土家醫藥

主编　田华咏　张元忠　田　兰

编委　向洪彪　叶　凡　高陆地

中医古籍出版社
Publishing House of Ancient Chinese Medical Books

图书在版编目（CIP）数据

土家医药 / 田华咏，张元忠，田兰主编 . — 北京：中医古籍出版社，2022.6

ISBN 978-7-5152-1957-8

Ⅰ . ①土…　Ⅱ . ①田…　②张…　③田…　Ⅲ . ①土家族－民族医学　Ⅳ . ① R297.3

中国版本图书馆 CIP 数据核字（2019）第 275658 号

土家医药

田华咏　张元忠　田兰　主编

责任编辑　郑　蓉
文字编辑　蒿　杰
封面设计　韩博玥
出版发行　中医古籍出版社
社　　址　北京市东城区东直门内南小街 16 号（100700）
电　　话　010-64089446（总编室）010-64002949（发行部）
网　　址　www.zhongyiguji.com.cn
印　　刷　宝蕾元仁浩（天津）印刷有限公司
开　　本　787 mm×1092 mm　1/16
印　　张　39.25
字　　数　792 千字
版　　次　2022 年 6 月第 1 版　2022 年 6 月第 1 次印刷
书　　号　ISBN 978-7-5152-1957-8
定　　价　168.00 元

资助出版机构及项目

湘西土家族苗族自治州非物质文化遗产保护中心。

科技部国家重点研发计划中医药现代化研究《十五个少数民族医防治常见病特色诊疗技术、方法、方药整理与示范研究》，课题编号为 2019 YFC1712505。

內練苦功
外樹形象
实出特色
造福人民

為土家醫藥題
諸國本

国家中医药管理局原副局长、中国民族医药学会原会长诸国本教授题词

前言

为了更好地保护与传承土家医药文化遗产，湘西土家族苗族自治州非物质文化遗产保护中心组织编写《土家医药》，旨在传承与发展土家医药这一文化瑰宝。项目源于湖南省第三批与第四批省级非物质文化遗产代表性项目名录："土家医·小儿提风疗法""土家医·封刀接骨术""土家医·蛇伤疗法""土家医·桐油接骨黑膏药制作技法"，湘西自治州第一批州级非物质文化遗产项目名录"土家医药"，以及其他州级非遗传统医药中的土家族医药项目。

本书共由土家医药发展简史、土家医基础医学、土家医方剂学、土家医临床医学、土家药学5章组成，近50万字。书中收录了土家医药的相关研究成果，具体有如下几个方面。

最新土家医药历史相关考古成果：古溪州（今湘西永顺县境内）老司城遗址中的"太医院"遗址；永顺县境内"明嘉靖钟灵山宣慰使收粟记摩崖"上刻有"医士王仲文、万雨久"的字样；花垣县茶洞镇"药王洞"遗址距今已有三万五千年历史，相传为当年"药王"居住之地，并有相关石器出土；在土家族母亲河——酉水中游旁的里耶古镇，考古发掘出土3.6万枚秦代简牍，其中有记录药物、疾病的简牍。这些考古发现印证了湘西土家医药的悠久历史。

土家医药标准研究成果：收录了近年来由作者起草完成的《土家医医疗

技术规范》20项，其中“土家医小儿提风技术”等18项土家医医疗技术规范作为“团体标准”由中国民族医药学会正式发布。

土家医药“经方”研究成果：收录了湘西北土家族地区清末刊行或手抄本医籍中的经典医方，如鄂西清代名医汪古珊所著《医学萃精》、湘西北大庸胡先容所著《医方守约》、湘西北大庸胡先炤所著《南垣医抄》、鄂西咸丰秦子文所著《玲珑医鉴》等古籍文献。

在土家药内容中，增加了临床应用并举例，如在水黄连的临床应用中列举了“咽喉肿痛”“火眼”“肠炎”“痢疾”“腰带疱”“急性黄疸型肝炎”“慢性子宫颈炎”等疾病的治疗方。

书中的主题词，如医疗技术名称、病症名、药物名等以汉语、土家语（汉译音）双语书写，便亍懂土家语的医药人员阅读，以水黄连为例，土家语为“泽黄连 cer huanr lianr”，国际音标为ts e^{21} $xuan^{21}$ $lian^{21}$。

目录

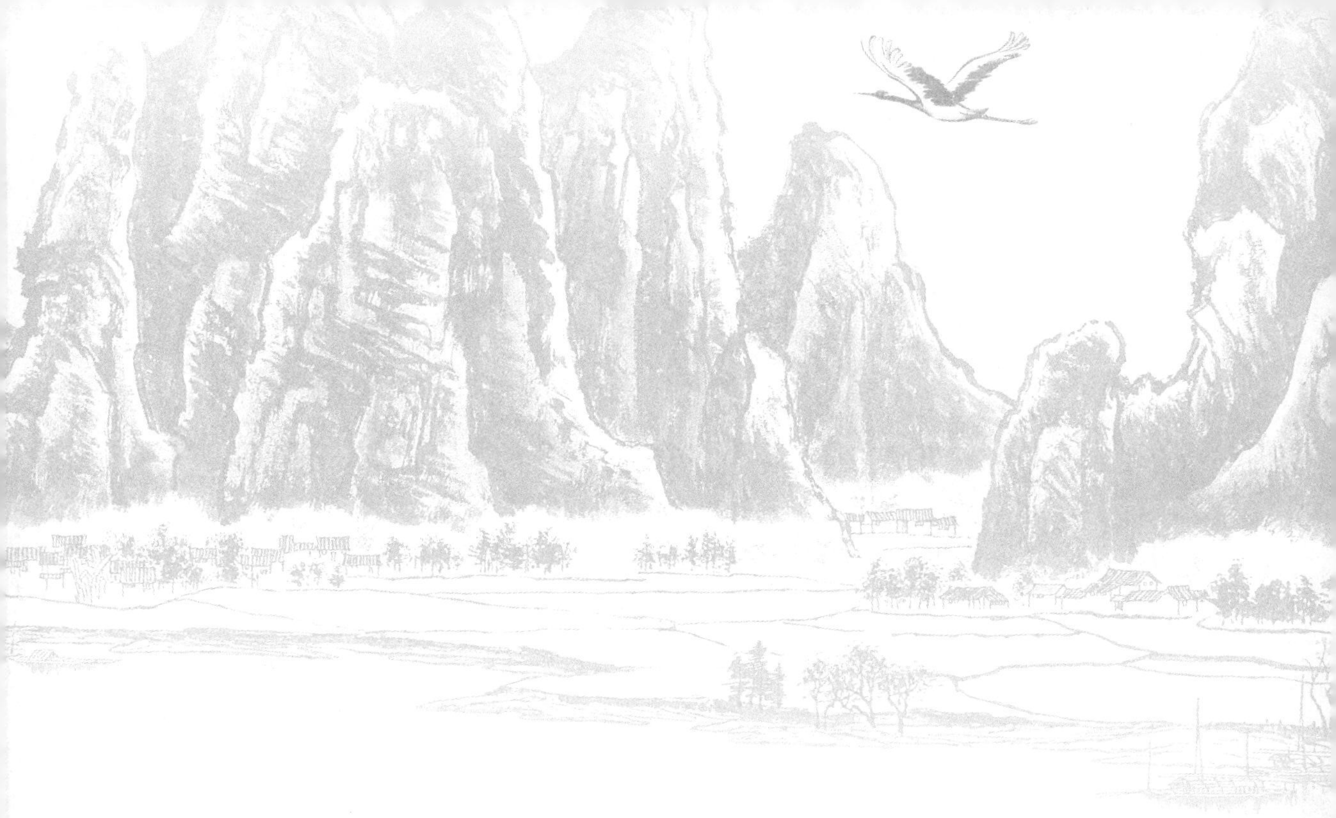

第一章　土家医药发展简史

土家族以其悠久的历史、勇敢勤劳的精神著称于世，是世代居住在湘、鄂、渝、黔边区武陵山脉一带的土著民族，又称武陵“土家”。土家先民在长期的生活实践中积累了丰富的防病、治病经验，也创造了本民族的医药——土家医药。土家医药具有历史悠久、资源丰富、医技医术特色突出、临床疗效好的特点。千百年来，土家医药是土家人民的健康守护神，也是当今社会的重要卫生资源。

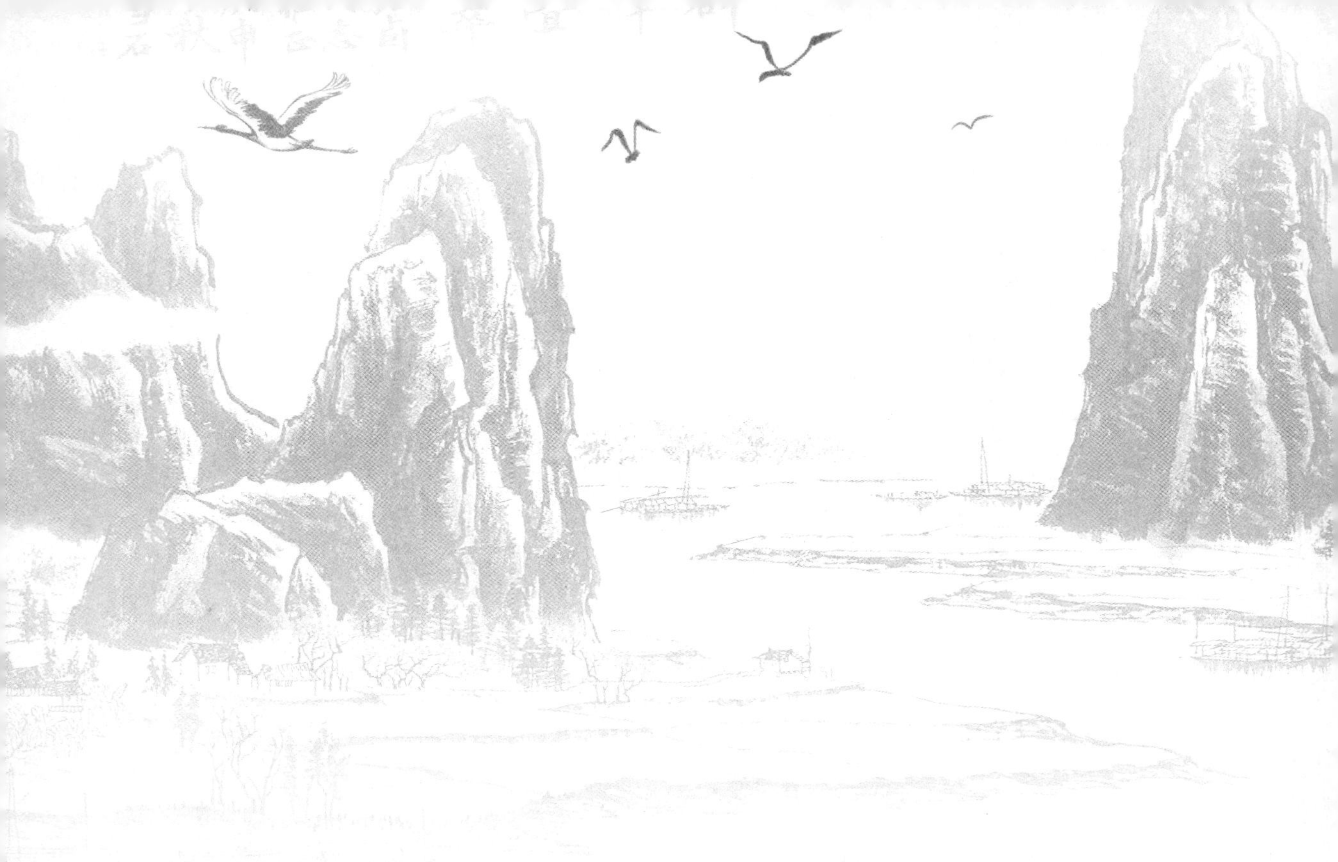

一、土家族先民早期的医疗活动及医药知识的积累

土家族医药的起源同其他兄弟民族一样，与人类最初的生产生活活动紧密相连。先祖们在长期的社会生活实践中，在与大自然的抗争和与疾病作斗争的过程中，积累了防病、治病经验，创造了本民族的医药。土家族早期的医药是伴随人类生产生活而起源的。“有了人类，就有了医疗活动”，土家族医药的出现也印证了著名生理学家巴甫洛夫的名言。在原始的生产活动和医疗活动中，火给土家族先民带来了生产生活和医疗的好处。有了火，就改变了土家族先民的生活、生产和医疗条件，如火改变了饮食方式，使先民从生食逐渐过渡到熟食，也改善了饮食条件。火除了改善摄食之外，还能烤火取暖、防寒防潮，为身体健康提供保障。在烤火取暖的同时，先民们逐渐知道把石头、植物根茎或果实以及动物的皮毛等烤热包裹后放在身体的某些部位，以减轻或消除某些原因引起的肚子痛、骨节痛等，于是就产生了原始的焐热法，这是千百年来一直流传在土家族民间的方法。现今的滚蛋疗法、扑灰碗疗法、熨法等传统疗法，都是承袭焐热法而发展起来的外治疗法。先民们在生活实践中摸索，制作出一些简单的治疗工具，并发明了相应的治疗方法，如用麝针挑治脓疱就是土家族民间的一种常用方法。土家族祖先在漫长的生活岁月中，在采集野果、植物种子和根茎的过程中，逐步分辨出哪些植物食用后对人体无害、哪些植物能用来治病、哪些植物能食药两用、哪些植物对人体有害。通过不断地实践积累，总结出一整套植物药用准则。同时，通过渔猎、畜牧和制造生产生活用具等实践，先民们积累了许多防治疾病的经验。

二、土家医药的有关历史传说

由于土家族是有语言而无文字的民族，民族医药主要靠“口承”这一方式传承至今。“没有文字的民族有自己的文化，他们对民族文化的继承和发展主要靠口耳相传，代代承袭。”“当他们祖先没有发明记载思想语言的工具之前，这种口耳相传的材料，在古代便是史料……所以古人研究历史，都是把传说看成重要史料……过去学者们把古代传说和书本记载并重，不是没有原因的。”土家族民间还流传着许多关于医和药的故事。

传说，药王菩萨肚皮上有一面镜子，能照见人体疾病所在，他经常寻找药物为百姓治疗疾病。一天，药王菩萨路过河边，看见岩板上有一滴滴的鲜血，便问旁人。旁人曰：“刚死一产妇，出葬从这里路过。”药王菩萨听后大惊，曰：“世人不善医药而误人致死，惨也。”他追上送葬之人，见坑已挖好，产妇尚未下葬，药王菩萨便对他们

讲:“此妇人未死，为何葬之？”众人皆惊，便问药王:“怎知其未死？”药王菩萨回答说:“人死则血止而发黑，今见沿途滴血不绝，故可知其未死。”家人听后，便请药王诊治。药王速取针两根，深刺一穴。少顷，妇人叹息一声，再少顷，妇人少腹蠕动，产下一子，两人性命得救。一日，药王到山中采药，尝后中毒，便倒在一蔸茶树下昏死过去。次晨，茶树叶上露水滴入药王口中，他便慢慢苏醒，于是便知茶叶有解毒之功。后来，茶能解药性、吃药不能喝茶水的知识一直流传至今，妇孺皆知。又一日，药王路过一山，一只白虎突然跑到他面前，张着口。药王大惊，说:“我一辈子为民诊疗，没做亏心事，今天你要吃我，请点头三下，若不吃我，请摇头三下。”老虎听后，便摇头三下，双目流泪，似在乞求解难。药王大胆走近老虎身边，见老虎被一大块猪骨头卡住喉咙。药王便用了一点药，将猪骨头从虎口中取出。但老虎仍然不走，并且横身靠近药王。此时药王明了虎意，于是骑上虎背。白虎腾空而去，药王同白虎一道升天成佛（部分土家族人民图腾崇拜白虎）。为了纪念药王，明朝时在沅水河畔的泸溪县浦市修建了“药王庙”，庙中香火连年不断，祈祷药王菩萨保佑庶民，直到新中国建立初期，此庙已绵延400余年。据记载，庙里还挂了一面铜镜，可透“阴阳八卦，天地人相随，全身血脉，药物走性”，据说这面铜镜就是药王菩萨留下为民诊疗疾病用的。

民间还传说太上老君派弟子下凡为民治病。弟子说:“徒儿不懂医药，怎能解除凡人疾苦呢？”于是太上老君给弟子仙丹三粒，口服后他们便浑身透明，接着又赐予弟子随便扯到草即是治疗病的药的能力，这就是后来百草都是药、百草能治病的由来。

这些关于土家族医药的民间故事虽为传说，但千百年来土家族人民世代不忘药王菩萨、太上老君弟子为他们治百病、拯救苍生的恩惠。有的土家山寨把医术精湛、深孚众望的“老药匠”（土家族对医生的尊称）称为“药王菩萨”或“太上老君下凡弟子”。

在湘西永顺县有这样一个传说。古时候天上有十二个太阳，昼夜不停地晒，晒得石头破裂，树木枯焦，地也晒得黑焦，人类面临被晒死的危险。土家族先民中有个名叫卵雨的英雄，有一天，他带上桃弓、柳箭，爬上马桑树对着太阳直射，连射十箭，射下十个太阳，天上还留了两个太阳。卵雨给他们安排了行程，哥哥改名叫月亮，妹妹叫太阳。哥哥走夜路，妹妹白天走。这俩兄妹乖乖地听卵雨的话，日夜不停老老实实地给人类做事。被卵雨射落的十个太阳，落到九国九州之地，其中一个落到土家族山寨的不二门热水坑（永顺县城郊猛洞河边）。因为热水坑有个“火红的太阳”在下面，所以坑里的水一年四季都热气腾腾，适宜人们洗浴，能让人感到全身清爽、舒畅。当地土家族认为这里的水具有祛疾疗病的作用，将其称为“地涌泉”，看作是“当地兴望之兆”，是“能治百病”的好水。

三、湘西考古资料“考”出悠久历史

（一）湘西“药王洞”

在湘西花垣县茶洞镇清水江岸边（沈从文笔下的“边城”）有一洞穴，名叫“药王洞”。考古专家先后两次在洞穴中发掘出土了60多件片制、磨制石器，还有部分熊、牛的动物化石。通过对洞中发掘出的动物进行骨胶原蛋白提取分析，发现其骨样距今约3.5万年，其地质年代大致为更新世晚期向全新世过渡阶段。“药王洞”的名称与当地的一名“老药匠”有关，他的故事在当地世代相传。老药匠常年居住在洞中，医术高超、医德好，疗伤治病仅取薄酬，对贫困村民不收分文，在当地享有盛誉，被称为“药王”。后人将此洞称为“药王洞”，以此感恩老药匠的功德。一座“药王洞”，传承了千百年土家山寨的医药史话。

（二）里耶秦代简牍

十余年前，在土家人的母亲河酉水中游江边古镇——龙山县里耶镇，考古人员在抢救性发掘地下文物时，从“井”下发掘出3.6万多枚简牍。经考古确认，这些简牍为秦代文物，其中有不少记录了当地的药物名称、病症名及治病方药。这表明，早在两千多年前，里耶土家族先民居住地就有了丰富的药物资源及医药知识。

（三）溪州土司文化承载土家医药历史

在古溪州（今湖南永顺）有一座上千年的古王城，即溪州土司皇城（又称老司城），建于912—923年间。土司皇城中建有太医院，内设太医为宫内达官贵人服务。

在土司辖区有“医士”的文献记载，如在“明嘉靖钟灵山宣慰使收粟记摩崖”上刻有“医士王仲文、万雨久”的名字，落款时间为“嘉靖四年（1525年）秋仲月吉”。

四、土家医药知识起源及巫医的传入

土家族是有民族语言而无民族文字的世居少数民族。早在春秋战国及秦汉时期，土家族先民在漫长艰难的生活岁月中，在生产活动中“尝草识药”“治验病疾”，在医疗活动中积累了一些简单的防病、治病知识，医药文化逐步在土家族居民中形成。这种医药文化是一种地域性医药文化，包括人文医学、巫医、药物、疗法等。

（一）“巫医”“梯玛”背景下的土家族“神药文化”现象

在土家族医药发展历史上，一个不可忽略的问题就是“巫风”与“巫医”问题。所谓“巫风”，是远古人神不分的意识残余，指女巫主持的祭降神的风气。《国语·楚语》曰："在男曰觋，在女曰巫。"古代的巫、觋是职业，以歌舞娱神降神，为人祈福治病。关于巫风的起源问题，有学者认为：巫风起源于远古，兴盛于殷商。到了周朝，人民重农务实，北方巫风因之逐渐减弱。而僻在蛮夷的南方楚国，地处沅湘流域，溪深村密，人迹罕到，外间思潮很少影响到这里，所以巫风于此独得保存。

土家族先民千百年来一直居住在古代南方"蛮夷"之地，由于中原"重农务实"，民丰物阜，巫风逐减，后逐渐转移到"蛮夷"之地。在土家族历史上，巫是外来的，应该说是由楚巫带进土家族地区的。土家族巫师自称"梯玛"，土语"梯"为女性生殖器，"玛"同汉语，指动物马。"梯玛"的土语本义应为"马氏族之神女"，"梯"既指巫的性别也表示对巫的善崇，"马"则是以氏族图腾马来框定巫的所属。"梯玛"是女巫在土家族的代言人，或女巫是"梯玛"的前任。经过历史的变迁和土家族祭祷活动的延续，后来的梯玛由女人变成男人，现在土家族祭祀活动中的梯玛已由男性担任。不管是古代的巫或"梯玛"还是现今的"梯玛"，都是土家族人对本民族专门从事祭神活动之人的特有称呼。他们"皆通医道，皆事医术"。他们的"巫经"自古以来都口耳相传，通过梯玛歌的形式流传至今。梯玛是"人神合一"的人，既是"神"的代言人，能够对人传达"神"的旨意；又是人的代言人，能够向"百神"表达人的祈求，为人排忧解难、消除病灾，保佑人丁兴旺。梯玛的医道、医术建立在"神"与药的基础之上。梯玛的存在是土家族医药发展史上，特别是早期发展史上不可忽略的现象。

关于土家族历史上的巫，金述富先生认为："作为土家族巫师，自称谓'梯玛'，本身就为我们储存了一个'土家族巫师源于远古母系社会'的极宝贵的历史信息。"也有专家认为，土家地区的巫是在战国时期从楚国传入的。这一点我们可从屈原流放沅湘时，在湘西沅江中游所作《九歌》《招魂》等作品中，找到巫觋文化的印记。被称为先秦时期百科全书的《山海经》，是由楚国或楚地区巫师们传留下来的古之巫书。书中记载了许多医药知识，至今仍有医药之谜未解。《山海经》中记载的疾病，如"蛊疫""心痛"病症与土家族医中的"水蛊胀""心痛症"相似；药物中的"善走药""不怒药""大力药""不孕药"，与土家医中"打药""不老药""隔稀药"（避孕药）等相类似。《山海经》中较多地论述了"巫术""医道"，也被后人看作是我国早期关于巫医结合的记载。

巫医，是信仰鬼神与医术结合，"神药"共通的巫术产物。巫医的活动范围所涉面广，远不止敬神消灾、驱邪、祈福、婚丧、生育、卜居迁徙等，还有关于生老病死、疾病治疗的内容。巫师（法师）们既要祈求神的保佑，又辅助以医术治疗疾病。历史上土家族人十分相信"梯玛"，凡有病痛都请他驱邪医治。如为使儿童健康成长，要请"梯玛"，用"赶白虎""祛邪魔""解结坑""退煞气"等法术。对育龄夫妇，要做一堂"梯玛"法事，以求生子等。

（二）衍生于“梯玛法术”的土家族古代“医术”

在巫医逐渐远离土家族“巫坛”之后，取而代之的是“梯玛”。“梯玛、水师、药匠”是土家族医药发展过程中的三种现象。早期梯玛的医术比药匠（土家族称医生为药匠）、水师要高。到后来，药匠取代了梯玛和水师，成为土家族的治病医生。梯玛医术高明之处在于融药物、医术、精神于一体，在药物治疗或手法施治之时，借助“神灵之手”，解除病人精神上的顾虑。在精神治疗时，要奉行“法事”，其形式有“还愿”“解结”“退邪”，使病人得到精神安慰，心理平衡，增强抗病能力。梯玛主要靠“法术”“神法”的“神”与医药之术治病消灾。水师以“神水”封刀、“法水”接骨、“占卜”预测疾病转归等三大形式防病疗疾。当患伤疾、出血、烧烫伤、噎喉、小儿惊吓等疾病时，梯玛一边念咒，一边行画水的“法术”。如骨刺噎喉画“鹭鸶水”；烧伤画“雪山水”；刀伤画“封刀口水”；保胎儿平安画“催胎水”，在画水时还要念“安胎口诀”。水师，顾名思义，是用“法水”“神水”治病的医师。水师主要治疗筋骨疾病、皮肤疮疡等外伤科疾病。水师治病也是先“画水”“喷水”，然后正骨复位，用草药外敷，再用树皮或树枝固定。水师治病的“水”，有药物止痛功能或有“神”的心理功能，有利于疾病的康复。梯玛的“卜筮占验”，现在土家族民间又称“抽签”，由抽签来预测凶吉或疾病的转归，这里面孕育着早期土家族的预防医学知识。如在傩祭中“目疾”祭词：“汝来佛前问眼疾，古物做戏是病根……要想眼睛得清亮，还须良医开良言；我上灵山求佛佑，神药两解得安康。”傩祭祭词具有一定的预防思想（中医称为“治未病”），如“古物做戏是病根”，“古物”指生殖器，“做戏”指房事，意为要节制房事，不可放纵，以利健康。

（三）“巫文化”影响下的土家特殊医学

巫文化在春秋战国时代所起的医疗保健作用，是有史料记载的。在土家族地区的黔中郡、溪州（今湘西北西水流域一带）等地，巫、梯玛（土老司）为人治病是常事。有关巫的记载，在土家族地方史籍中时有出现。现选录有关资料如下：

“病不用医，惟椎牛羊，延师巫击鼓卜筶，以祝鬼。”（《永顺府志·风俗》卷十，乾隆二十八年本）

“信鬼巫，病则无医，惟惟牛羊，师巫击鼓铃，卜竹筶以祀鬼。”“凡遇疾病死丧必杀牛祭鬼……”“他若疾病不事医药，歌丧哭嫁，崇巫尚鬼。”（《永顺县志·风土》卷四，乾隆五十八年本）

“灵病一病迎。”（意为病不吃药，惟延巫觋，请巫医治病）“畏鬼信巫。”（《乾州厅志》卷十六，乾隆四年本）

“賨人敬信巫觋，多往奉。”（唐代房玄龄《晋书·李特传》）賨人，又称之为板盾蛮，是土家族先民。有专家认为，賨人的后裔即现今的土家族。

“昔楚南郢之邑，沅湘之间，其俗信鬼而好祀，其祀必使巫觋作乐，歌舞以娱神。”（宋代朱熹《楚辞集注》）

“蛮俗好巫，每淫祠鼓舞，必歌俚辞……以教巫祝，故武陵溪洞夷歌，率多禹锡之辞也。”（后晋刘煦《旧唐书·刘禹锡传》）

“顺巫讽咒礼神，讨筶以卜吉凶。”（《永顺县志·风土》卷四）

“疾病服药之外，惟听命于巫，幸而愈，则巫之功；不愈则巫之过。”（《辰州府志·风俗》卷十四）

“疾病凡医治外，均听命于巫。有病赴庙祈佑，许以牲醴。愈则酬之……以巫者祝而祭之。”（《龙山县志·风俗》卷十一）

“查土俗四例，凡遇病死丧，必杀牛祭鬼。”（《桑植县志·风俗》卷二）

“疾病祭竹王，俗称白帝天王。”（《乾州厅志·风俗》卷二，乾隆四年本）

“农夫争视土牛色，占水旱疾疫；眉色占棉花；视勾芒笠鞋，占春早迟及晴雨寒暖。”（《乾州厅志·风俗》卷五，光绪三年本）

“土民散处山谷间……尚巫信鬼，语言侏离，不识文字。”（《永顺府志·风俗》卷十，乾隆二十八年本）

“他若疾病不事医药，歌丧哭嫁，崇巫尚鬼。”（《永顺县志·风土》卷四，乾隆五十八年本）

土家族民间有“崇巫尚卜”的习俗。在巫术文化事项中，按其性质大致可分为“驱邪巫术”“求福巫术”和“预知巫术”三种。“信巫鬼，重淫祀”，巫风弥漫在巴楚之地几千年，成为巴文化、楚文化的特征之一。

德国汉学家文树德教授（Paul U.Unschuld）在《中国医学思想史》一书中提出，中国医学按历史时期可分为七大系统，即“占卜治疗学”“巫术治疗学”“宗教治疗学”（或称宗教医术）和“实用药物治疗学”“佛教医学”“整体相关医学”“西方现代医学”共七个系统，其中前三个系统均涉及巫医的相关内容。文氏的中国医学分期，也适用于国内各民族医药的发展实情，特别适于中国南方民族医药发展实际，如深深烙上巴楚文化印记的土家医药。究其原因，早在两千多年前，土家族先民就生活在巴文化、楚文化的圈中，受楚巫文化辐射。

战国先秦时期，土家族先民的医者（巫医）除了医治疾病外，巫（觋）还要司职占筮、医药、赛祷、祈雨、禳灾、娱神、降神、诅咒、设蛊、算命、相面、预言，以及主持巫术仪式等多种活动。医药是巫的职司之一，乃至被称为巫医，故历史上有“巫医同源”之说。土家医药发展也是沿着巫、巫医、梯玛（水师）到药匠（医生）之路，一步一步传衍至今。

五、土家医药的形成与发展

土家族先民，无论是春秋战国时期的巴人，还是后来被称为“乌蛮”的蛮人、“賨人”（板盾蛮），以及唐宋时代的“土人”“土民”等，早在两千多年前就定居在湘、鄂、渝、黔边区一带。在漫长的历史演进中，土家人民用自己的勤劳和智慧，开发、建设了自己的美好家园，创造了具有民族特色的民间自然状态下的灿烂文化。从秦汉到明清，在两千多年的漫长岁月中，土家族也深受历朝历代社会制度的影响，其发展历程可分五个时期：第一阶段，是秦至隋的郡县制度时期；第二阶段，是唐宋的羁縻州县制度时期；第三阶段，是元明至清初的土司制度时期；第四阶段，是清代中晚“改土归流”后的府县制度时期；第五阶段，是近现代时期。为什么土家族医药发展没有按社会发展来分阶段，主要是考虑到史料问题。

（一）秦汉至宋有关土家医药文献史料

这一时期的记载文献，包括《神农本草经》《本草经集注》《图经本草》等。

1.《神农本草经》中记载产于武陵土家的药物

丹砂

丹砂，又名“朱砂”“辰砂”，“巴寡妇清”因丹之专利而名载史册。渝东黔江区古代国为丹兴县。丹砂，《神农本草经》将其列为上品。道家称之为“仙药”“不死之药”，是炼丹的主要原料。辰砂，因出产于古武陵郡溪州、辰州（今湘西辰溪一带）而得名，为我国著名道地药材。

《神农本草经》卷一的上经中记载：味甘，微寒。主身体五脏百病，养精神，安魂魄，益气，明目，杀精魅邪恶鬼。久服通神明，不老。能化为汞，生山谷。

女贞实

《神农本草经》卷一的上经中记载：味苦，平。主补中，安五脏，养精神，除百疾。久服肥健、轻身、不老，生山谷。

杜若

杜若，今之高良姜，又名杜蘅。《神农本草经》卷一的上经中记载：味辛，微温。主胸胁下逆气，温中，风入脑户，头肿痛，多涕泪出。久服益精，明目、轻身。一名杜衡，生川泽。

2.《本草经集注》中收载产于武陵土家的药物

南北朝时陶弘景所著《本草经集注》中记载产于武陵的药物举例：

丹砂

《本草经集注》玉石上品记载：丹砂，味甘，微寒，无毒。主治身体五脏百病，养精神，安魂魄，益气，明目，通血脉，止烦满、消渴，益精神，悦泽人面，杀精魅邪恶鬼，除中恶、腹痛、毒气、疥瘘、诸疮。久服通神明不老，轻身神仙，能化为汞，作末名真朱，光色如云母，可析者良……乃出武陵，西川诸蛮夷中，皆通属巴地，故谓之巴沙。

女贞实

《本草经集注》草木上品记载：女贞实，味苦、甘，平，无毒。主治补中，安五脏，养精神，除百疾。久服肥健，轻身，不老。生武陵川谷，立冬采。叶茂盛，凌冬不凋，皮青肉白，与秦皮为表里。其树以冬生而可爱，诸处时有。《仙经》亦服食之，世方不复用，市人亦无识之者。

3.《本草图经》中有关土家族地区的药物记载

由宋代苏颂等集体编著的《本草图经》，成书于1061年，收载药物780种。该书在635种药名下绘制了933幅图，是我国第一部版刻药物图谱，其中收载了多种武陵土人所用的药材，如：

丹砂

《本草图经》玉石上品卷一记载：丹砂，生武陵山谷，今出辰州、宜州、阶州，而辰州者最胜，谓之辰砂。生深山石崖间，土人采之，穴地数十尺始见其苗，乃白石耳，谓之朱砂床……陶隐居注：谓出武陵西川诸蛮中。今辰州乃武陵故地，虽号辰砂，而本州境所出殊少，往往在蛮界中溪溆、锦州得之，此地盖陶所谓武陵西川者是也。而后注谓出西川为非，是不晓武陵之西川耳……而《本经》以丹砂为无毒，故人多炼治服食，鲜有不为药患者。岂五毒之说胜乎？服饵者当以为戒。

杜若

《本草图经》草部上品卷五记载：杜若，生武陵川泽及冤句，今江湖多有之。叶似姜，花赤色，根似高良姜而小，辛味，子如豆蔻。二月、八月采根，曝干用。谨按此草，一名杜衡。而中品自有杜衡条。杜衡，《尔雅》所谓土卤者也。杜若，《广雅》所谓楚衡者也。其类自别，然古人多相杂引用。《九歌》云：采芳洲兮杜若。又《离骚》云：杂杜蘅与芳芷。王逸辈皆不分别，但云香草也。古方或用，而今人罕使，故亦少有识之者。

女贞实

《本草图经》木部上品卷十记载：女贞实，生武陵川谷，今处处有之。《山海经》云：泰山多贞木，是此木也。其叶似枸骨及冬青木，极茂盛，凌冬不凋；花细，青白色，九月而实成，似牛李子。立冬采实，曝干。其皮可以浸酒，或云即今冬青木也。而冬青木肌理白，纹如象齿，道家取以为简。其实亦浸酒，去风补血。其叶烧灰，作膏涂之，治瘅瘃殊效，兼灭瘢疵。又李邕云：五台山冬青叶似椿，子如郁李，微酸，性热，与此小有同异，当是别有一种耳。又岭南有一种女贞，花极繁茂而深红色，与此殊异，不闻中药品也。枸骨木，多生江浙间，木体白似骨，故以名。南人取以旋作合器甚佳。《诗·小雅》云：南山有枸。陆机云：山木其状如栌，一名枸骨，理白可为函板者，是此也。皮亦堪浸酒，补腰膝。烧其枝、叶为灰，淋汁，涂白癜风，亦可作煎敷之。

4. 其他文献有关土家族地区的药物记载

在《荆楚岁时记》中有对艾叶的记载："五月五日，四民并踏百草，又有斗百草之戏。采艾以为人，悬门户上，以禳气。"艾叶，又称艾蒿，是多年生草本植物，具有芳香气味，民间用于杀虫、防病虫害。在土家族山寨，妇人将艾叶剪成虎形，争相佩戴，用于祛邪除恶。在端午这天，土家族山寨家家门上挂艾叶、菖蒲。这一习俗沿袭数千年之久。因土家族居住在南方山区，此时多雨潮湿，天气开始转热，蚊虫叮咬及疫邪时有流行，艾叶、菖蒲的芳香气味，能起到清新空气、净化环境、祛瘟疫、驱虫疾的作用。

唐代孙思邈《千金翼方》一书中也记载了产于武陵的女贞实、杜若等药物。杜佑《通典》曰："辰州贡丹砂。"《宋史·诸蛮传》曰："上溪州刺史彭文庆来贡水银、黄蜡。"

（二）土司制度时期的土家医药

1. 土医的出现、土家医疗法及土家药物学的形成

土司制度一般是指元代以后，在少数民族地区实施的一种政治制度，与内地郡县相比，在政治、经济上享有一定特殊待遇，且土司长官可世袭。至元十二年（1275年），元朝政府对土家十一族实行土司制度。在湘西北、鄂西南、川东（今重庆市渝东南）、黔东北土家族地区共设立8个宣慰司、4个宣抚司、11个安抚司、6个土知州、39个长官司、5个蛮夷长官司。雍正十三年（1735年）实行"改土归流"，宣告持续460年的土司制度结束。土司制度下的土家族地区"山多田少，刀耕火种"（同治《保靖县志·卷三》）。土家族人民生活"食稻者十之三，食杂者十之七"（同治《施南府志·卷十一》）。"土人……时喜渔猎，食膻腥"（同治《永顺县志·卷六》）。土司制度下的土家族地区虽在政治、经济上享有一定的特殊待遇，但人民仍然生活在贫困之中，疾病时有流行，如痨病（结核病）、打摆子（疟疾）、出麻子（天花）这些古老疾病长期存在于土家族地区，并时有蔓延。在元明时期，土家族医学发展主要有以下三个特点：

首先，土医、药匠、水师、接生婆的出现，使土家医药进入了有专职医生——"土医"的时代。除了上述从事医疗活动的人员外，还有"梯玛法师"仍然活跃在医和"神"的舞台，对患者进行精神与药物治疗，解除了部分患者的身心疾患。由于土医、药匠、水师、接生婆的出现，土家族医药也开始出现分科诊疗，如接生婆接生婴儿及医治妇人病；水师"封刀接骨"，擅长治疗骨伤、跌打损伤等外科疾病；土医是较为全面的医生，兼治各种病症。

其次，土家医疗法逐渐形成，并应用于临床。土医所用的“凉水止血”“童尿解毒”“火罐退热”“灯火消炎”等治法，以及被后人总结为“刀、针、水、火、药”的“五术一体”的土家医医技医术，这些都成为土家医疗体系的重要内容。土家医疗法，特别是外治法内容丰富，包括由梯玛或水师掌握的“封刀接骨”“推抹按摩”“刀针破疮”（或瓦针）“火罐疗法”“灯火疗法”“磁针（瓦针）放血”等外治疗法。其中最具有代表性的要数“火功疗法”“推抹疗法”“封刀接骨疗法”。这些土家医传统特色疗法在土司时期就逐渐成熟，并在土家族民间得到广泛应用。

最后，土家药物的临床应用步入常规时期，“土家药物学”初步形成。这一时期，土家药匠在临床实践中逐渐摸索总结出用药经验，根据临床应用对土家药物进行分类，共有专治跌打损伤的“打伤药”、清热泻火的“败毒药”等20余类土家药物。对某些有毒性的药物进行加工炮制，总结出一些特殊的炮制方法，如尿制法、焙制法、汗渍法、炭制法等。

2.“土司”制度时期的土家医药史料

在我国16世纪初及世纪末，有两部著名的本草书，一部是明朝政府官修的《本草品汇精要》，另一部则是明代医药学家李时珍个人撰写的《本草纲目》。前者完成于弘治十八年（1505年），丹青写绘，工笔朱墨；后者完帙于万历二十一年（1593年），木刻雕版，活版印刷。然而，由于历史的原因和当时彩图印刷技术的限制，《本草品汇精要》未能刊行，世间罕见，甚至连李时珍这位遍阅八百余家经史子集和医药文献的伟大医药学者，在其著作《本草纲目》中亦未引用此书内容。

《本草纲目》中产于武陵、黔中地、溪州及土人药用的药物举例如下：

海金沙

《本草纲目》第十六卷草之五记载：海金沙（宋《嘉祐》)，【释名】竹园荽。时珍曰：其色黄如细沙也。谓之海者，神异之也。俗名竹园荽，象叶形也。【集解】禹锡曰：出黔中郡，湖南亦有。生作小株，高一二尺。七月收其全科，于日中暴之，小干，以纸衬承，以杖击之，有细沙落纸上，且暴且击，以尽为度。时珍曰：江浙、湖湘、川陕皆有之，生山林下。茎细如线，引于竹木上，高尺许。其叶细如园荽叶而甚薄，背面皆青，上多皱纹。皱处有沙子，状如蒲黄粉，黄赤色。不开花，细根坚强。其沙及草皆可入药。方士采其草取汁，煮砂、缩贺。【气味】甘，寒，无毒。【主治】通利小肠。得栀子、马牙硝、蓬沙，疗伤寒热狂。或丸或散。(《嘉祐》)。治湿热肿满，小便热淋、膏淋、血淋、石淋茎痛，解热毒气。(时珍)。

丹砂

《本草纲目》第九卷石之三记载：丹砂（《本经》上品)，【集解】《别录》曰：丹砂生符陵山谷，采无时。光色如云母可拆者良。作末名真朱。弘景曰：即今朱砂也。俗医别取武都仇池雄黄夹雌黄者，名为丹砂用之，谬矣。符陵是涪州接巴郡南，今无复采者。乃出武陵、西川诸蛮夷中，皆通属巴地，故谓之巴砂。

五色石脂

《本草纲目》第九卷石之三记载：五色石脂（《本经》上品），【校正】并入五种石脂。【释名】时珍曰：膏之凝者，曰脂。此物性粘，固济炉鼎甚良，盖兼体用而言也。【集解】弘景曰：今俗惟用赤石、白石二脂。好者出吴郡，亦出武陵、建平、义阳……余三色石脂无正用，但黑石脂入画用尔。

杜若

《本草纲目》第十四卷草之三记载：杜若（《本经》上品），【校正】并入《图经》外类山姜。【释名】杜衡（《本经》）、杜莲（《别录》）、若芝（《别录》）、楚衡（《广雅》）、獛子姜（獛音爪，《药性论》）、山姜（《别录》云：一名白莲，一名白芩）。颂曰：此草一名杜衡，而草部中品自有杜衡条，即《尔雅》所谓土卤者也。杜若，即《广雅》所谓楚衡者也。其类自别，古人多相杂引用。故《九歌》云：采芳洲兮杜若。《离骚》云：杂杜衡与芳芷。王逸辈皆不分别，但云香草，故二名相混。古方或用，今人罕使，故少有识者。【集解】《别录》曰：杜若，生武陵川泽及冤句，二月、八月采根，曝干。

楮

《本草纲目》第三十六卷木之三记载：楮（《别录》上品），【释名】榖（音媾），亦作构、榖桑。颂曰：陆玑《诗疏》云：构，幽州谓之榖桑，或曰楮桑。荆扬、交广谓之榖。时珍曰：楮本作柠，其皮可绩为苎故也。楚人呼乳为榖，其木中白汁如乳，故以名之。陆佃《埤雅》作谷米之谷，训为善者，误矣。或以楮、构为二物者，亦误矣。详下文。【集解】《别录》曰：楮实生少室山，所在有之。八月、九月采实晒干，四十日成。弘景曰：此即今构树也。南人呼榖纸亦为楮纸。武陵人作榖皮衣，甚坚好。

枳椇

《本草纲目》第三十一卷果之三记载：枳椇（音止矩，《唐本草》），【校正】自木部移入此，并入《拾遗》木蜜。【释名】蜜楨櫠（音止矩）、蜜屈律（《广记》）、木蜜（《拾遗》）、木饧（同上）、木珊瑚（《广志》）、鸡距子（苏文）、鸡爪子（俗名），木名白石木（《唐注》）、金钩木（《地志》）、枅栱（音鸡拱）、交加枝。时珍曰：枳椇，徐锴注《说文》作楨櫠，又作枳枸，皆屈曲不伸之意。此树多枝而曲，其子亦卷曲，故以名之。曰蜜、曰饧，因其味也。曰珊瑚、曰鸡距、曰鸡爪，象其形也。曰交加、曰枅栱，言其实之纽屈也。枅栱，枋梁之名。按《雷公炮炙》序云：弊箄淡卤，如酒沾交。注云：交加枝，即蜜楨櫠也。又《诗话》云：子生枝端，横折歧出，状若枅栱，故土人谓之枅栱也。珍谓枅栱及俗称鸡矩，蜀人之称桔枸、棘枸，滇人之称鸡橘子，巴人之称金钩，广人之称结留子，散见书记者，皆枳椇、鸡矩之字，方音转异尔。俗又讹鸡爪为曹公爪，或谓之梨枣树，或谓之癞汉指头。崔豹《古今注》一名树蜜，一名木石，皆一物也。

白花蛇

《本草纲目》第四十三卷鳞之二记载：白花蛇（宋《开宝》），【释名】蕲蛇（《纲目》）、褰鼻蛇。宗奭曰：诸蛇鼻向下，独此鼻向上，背有方胜花纹，以此得名。【集解】志曰：白花蛇生南地，及蜀郡诸山中。九月、十月采捕，火干。白花者良。颂曰：今黔中及蕲州、邓州皆有之。其文作方胜白花，喜螫人足。黔人有被螫者，立断之，续以木脚。此蛇入人室屋中作烂瓜气者，不可向之，须速辟除之。时珍曰：花蛇，湖、蜀皆有，今惟以蕲蛇擅名。然蕲地亦不多得，市肆所货、官司所取者，皆自江南兴国州诸山中来。其蛇龙头虎口，黑质白花，胁有二十四个方胜文，腹有念珠斑，口有四长牙，尾上有一佛指甲，长一二分，肠形如连珠。元稹《长庆集》云：巴蛇凡百类，惟褰鼻白花蛇，人常不见之。毒人则毛发竖立，饮于溪涧则泥沙尽沸。鹯鸟能食其小者。巴人亦用禁术制之，熏以雄黄烟则脑裂也。此说与苏颂所说黔蛇相合。然今蕲蛇亦不甚毒，则黔、蜀之蛇虽同有白花，而类性不同，故入药独取蕲产者也。

其他地方志中零星记载的有关土家医药资料有：康熙四十二年（1703 年）《容美纪游》诗抄中多处记录了有关土人、土药的内容。如《容阳杂咏十四首》曰："驻年休说有黄精，通草还堪煮作羹。野草满山俱入药，神农强半未知名。"在这首诗的脚注中，还有"土产药材有百余种，黄连甚佳，生大黄中采之殊不易，蓠蓄之以得善伤"的记载。

（三）府县制度时期的土家医药

土家族历史上的府县制度，是清雍正四年至十三年（1726—1735 年）时，对土家族地区实行"改土归流"后，清廷在土家族聚居区设立府县的一种政治制度，革除了"汉不入峒、蛮不出境"等土司禁令和各种陋规，与外界加强了交流，加快了土家族地区的社会和经济发展。改土归流后，在土家族地区实行府县制度到清末的近 180 年里，土家族医药得到普及与发展，主要表现在以下方面：

1. 从开设药铺到坐堂医生

土家族医药的发展，经历了从民间土医的一草一方到坐堂纳脉诊病，从在民间分散行医到在集镇开设官药（中药）、草药铺（店、堂）。如乾隆年间（1736—1795 年）在湘西永顺县城出现私人官药店。在嘉庆年间（1796—1820 年）龙山县城和里耶也有 6 家中草药铺开设，并有土家族医生刘之馀、刘世杰、向德清、黄绍清等当地中草医坐堂诊病。鄂西咸丰县土家族医生秦子文在当地开设"延龄堂"接诊行医。清道光年间，川东酉阳、黔江等地相继开设了中草药铺。这些在中草药铺坐堂的医生中，有相当一部分是当地民族医，也称药匠或草医。

2. 学术传承与著书立说

明清以来，土家族民间出现了许多医药手抄本。这些抄本一般以相互传抄或师徒传抄等形式流传。但到了清末，土家族医生中的有识之士着手著书立说，将千百年来流传下来的医药经验进行收集整理，结合医生本人临证经验，编写成土家族医药验方、验案及综合性著作。

改土归流后，土家族地区府有府志，厅有厅志，县有县志。嘉庆年间和光绪年间的厅、县志记载了部分医药方面的内容。如《鹤峰州志》（卷之七）鹤峰物产篇中记载有：黄连、何首乌、黄精、贝母、独活、钟乳石、鹿茸、獭肝等植物、矿物、动物药近百种。嘉庆《龙山县志》（卷八）物产篇中记载食药两用的植物有：粟、麦、甜菜、蕨、姜、木姜子、土耳、胡桃、杏、白果、饭瓜（南瓜、牛腿瓜）、苞谷、芝麻等66种；另记载黄精、白及、细辛、荆芥、香附子、艾、牛膝、木贼、麦冬、独摇草（独活）、克马草（车前）、天南星、三步跳、葛粉、鸳鸯藤、合欢藤、益母草、王连、夏枯草、灯心草等36种民间常用草药。在疾病的预防方面也有记载："三月三，摘地菜花和饭作，日作节气。清明插柳叶于门，簪柳于首，曰避毒疫。挈榼提壶，上坟祭扫，挂褚钱于墓树前，祭毕，席地而饮。五月端午，悬艾于门，饮菖蒲酒，以角黍盐，昼夜相馈，遗以雄黄，点儿额及手足心，云辟疫。采百草煎汤，合家洗澡，云辟疥疮。乡村以五月初五日为小端午，十五日为大端午，云其俗自，反复波始。"

关于医家，湘西《龙山县志》（光绪版）卷十四载："刘之余，本城里人，业儒，精医术，性嗜施济人，有贫而病者，之余经诊之，且资以药饵。家故素封职，以窘生业，之余固弗憾也。日后当宿墓侧，一夜有虎至，之余觉，固不为惊，而虎亦旋去，家人劝之归，之余弗应，后以感犯，婴沈疾，乃舁而归，年八十六，后孙世杰补诸生，传其医术。"刘之余医术高明，还乐于济人，名传一时，连虎也不伤。这与传说中药王菩萨治病救人，最后骑白虎升天成佛颇有偶合之意。

在民间，还流传土人多寿民一说。据《龙山县志·寿民》（卷十二）记载：49人，卒者，寿年最长128岁，平均寿年96.3岁，健在的32人中，最大为96岁，平均86.53岁。其中一老翁86岁时，齿落复生。《湖北通志志馀·利川县志》载："利川县南门外校场围墙一带，皆交藤廷蔓，居其地者凿井而饮，皆登上寿，郡如邹科之母一百岁，连之珠之父一百岁，久珠亦九十三岁，杨成华之母九十八岁。其余罗清之祖炳章九十五岁，邹学之母，曾胜富之母，暨访钟浩皆九十余岁，至于耄耋古稀之年者不可胜数。"交藤即蓼科植物何首乌，具有补肝、益肾、养血、祛风的功效。在这些土家族聚居的僻野小县有这么多寿星，说明本地民族医药在土家族人民的防病治病中发挥了重要作用。

在鄂西州还有其他医籍书典和手稿抄本，如《蛮剪书》《血道专书》《草药汇编》《外科秘书》《医学秘授目录》《医方精选》《陈为寿记》《临证验证回忆录》《人兽医方录》《医学指南》《眼疾诊艾》《草药三十六反》等。有的医籍在清代以前已经出现，有的药物据考证可追溯到一千多年以前。

近年来，学术界发现不少土家族老药匠手中存有各种医药类的抄本。如龙山县洗车河镇土家族老药匠彭大善先生（已故）有家传抄本《二十四惊症》，书中对病名、症状、治法、药方均有简单的记述；还把二十四惊症绘成图，便于理解记忆。大庸市（现张家界市）永定区大坪镇赵善林（已故）老药匠手中尚存《七十二症》《二十四惊风》等抄本。永顺县石堤西镇陈正达老药匠（已故）善于武打气功，是一位医武结合的土家医，手中有关于擒打气功方面的抄本。书中对人体穴位的论述，不是按传统中医经络穴位描述，而是按人体位置和部位描述的。在记述的近 300 个穴位中，大部分为土家族药匠命名的穴位，如勾子穴（位于腹股沟处）、地空穴（位于足中）、鬼眼穴（位于膝眼部）、鱼鹅金耳穴（位于耳垂下方）、架染小穴（位于人中穴上位）等，并附图 37 幅。关于武打气功方面，有描述擒拿二十四气："一天门、二金销、三心金、四井栋、五大成，六后成、七将台、八还魂、九曲尺、十脉门，十一三关、十二架梁、十三五虎、十四背心、十五肛角，十六上马、十七下马、十八腿红、十九寮贤、二十弯子，二十一弯弯子、二十二下寮贤、二十三鞋带、二十四钩子。"以上擒拿二十四气，系根据人体穴位和节气的关系，来练功以壮体强身。陈先生还存有《老祖传秘方》抄本，载方 101 个，以及其他方药抄本数百个。当地土家医陈复兴有《急救药方》抄本，载方 60 个，均为土家医治疗急症之验方。

上述列举的土家医抄本，大部分是晚清至民国年间的抄本。据药匠们回忆，这些医书都是师传自抄，一代一代传抄至今，具体年代颇难稽考。清代道光元年至光绪元年（1821—1875 年），湘西北大庸县（现湖南省张家界市永定区）有 9 位当地土家族医生著有医学著作，其中有胡先容的《医方守约》、胡先照的《医方济世》、汤开瑾的《寿世津梁》等。湘西永顺县骨伤名医彭廉泉（1868—1952 年），著有《临床经验和奇方异术》。

3. 土家族医学理论框架初步形成

药匠们对人体的认识，对病因与病症的认识，对药物辨识分类、药性药味的认识，对传统医技医术的应用等，为后人构建土家医学奠定了基本框架。在医疗实践中他们又不断总结经验，丰富并发展了土家民间医药。如诊断与治疗方法、临床病症分类与治则、药物分类与临床应用等内容，许多民间抄本中都有类似的记载。后人不难发现土家族医药学的真实面貌和土家族医药的理论体系轮廓。

六、近代土家医药发展简况

清末鸦片战争至民国时期的百余年间，土家族民间医疗活动较为活跃，是土家族医药发展史上较为重要的一个时期。在明清时期，土家族医药从医理到本草，从诊断到治疗，都得到了较快的发展，为后人继承和发展打下了良好的基础。

民国时期，土家族地区民族民间医药从农村进集镇，从家庭药园或药铺到集镇诊所或药铺，是一段较为活跃的时期。湘西的10县，有中医528名、药店359家。据统计，重庆市黔江地区，1946年—1949年，全区包括秀山县、酉阳县、黔江区、石柱县、彭水县（为渝东南5个土家族居住区），共有中药铺205家、中医305人、草药摊205个、草医205人。昔阳县有草药摊149家。这里所说的草医，就是当地的民族医药人员。

据统计，1949年四川酉阳县有中西医药人员318人。其中，中医168人、西医8人、草医142人。《酉阳县卫生志》中记载：走方医，多系乡村医生，以草医为多，具有一定的医术，能治各种疾病，喜用单方、验方，遇有病家求治，随到随诊，待遇不拘，颇受群众欢迎。

在中医人员中，有相当多民族医药人员。在中药店中，中药与草药（民族药）各占一定比例。当时药铺中的中药，相当一部分是民族药。为什么没有把民族医药单独统计，因为在“废除中医，不用中药”的民国时期，并不容许草医药走进官方医药的殿堂。湖北省鄂西、贵州省铜仁等地的土家族地区，中草药诊所及中草药铺相继开设。各地诊所、药铺的出现，促进了当地传统医药，特别是民族医药的发展。

民国时期，土家族民间的土医、药匠在师承学医的基础上，对师传经验进行了文字抄记，出现较多的医学手抄本。如湘西民间的《七十二症》《二十四惊症》《二十四惊风》，鄂西民间的《草药三十六反》《草药汇编》《医疗精选》等。这些抄本，既是先辈“口传”下来的医药精华，又有抄者的临床经验，对土家医学的发展具有积极作用。

七、现代土家医药发展概况

中华人民共和国成立以后，党和政府十分重视传统医药的发展，将发展传统医学写入宪法，规定：“国家发展医疗卫生事业，发展现代医药和我国传统医药。”2016年12月《中华人民共和国中医药法》（简称《中医药法》）颁布，体现了党和政府对中医药事业的发展。《中医药法》指出：“本法所称中医药，是包括汉族和少数民族医药在内的我国各民族医药的统称……”

毛泽东主席生前十分关心传统医学的发展，他在1958年指出：“中国医药学是一个伟大的宝库，应当努力发掘，加以提高。”1951年，国家卫生部制定的《全国少数民族卫生工作方案》中就指出：“对于用草药土方治疗之民族医，应尽量团结与提高。”1997年1月25日，中共中央、国务院在《关于卫生改革与发展的决定》中指出：“各民族医药是中华民族传统医药的组成部分，要努力发掘、整理、总结、提高，充分发挥其保护各民族人民健康的作用。”1983年，卫生部、国家民委在《关于继承发扬民族医药学的意见》中强调：“发展民族医药学，不仅是一个重要的学术问题，而且是执行国家根本大法的问题，是提高民族自尊心，继承发展民族文化的重要内容，对促进民族团结，巩固边防，都有积极的意义。”

新中国成立后，在党和政府关心支持下，土家族医药的发掘、收集、整理和研究工作，在继承中创新，在创新中发展。土家族医药所取得的成绩得到国内学术界的认可，土家医药学成为我国重要卫生资源之一，得到国家主管部门的肯定。土家医药的抢救发掘及其取得的成果，为今后我国土家医药的研究与开发、学术的继承与创新、临床的应用与推广奠定了坚实的基础。

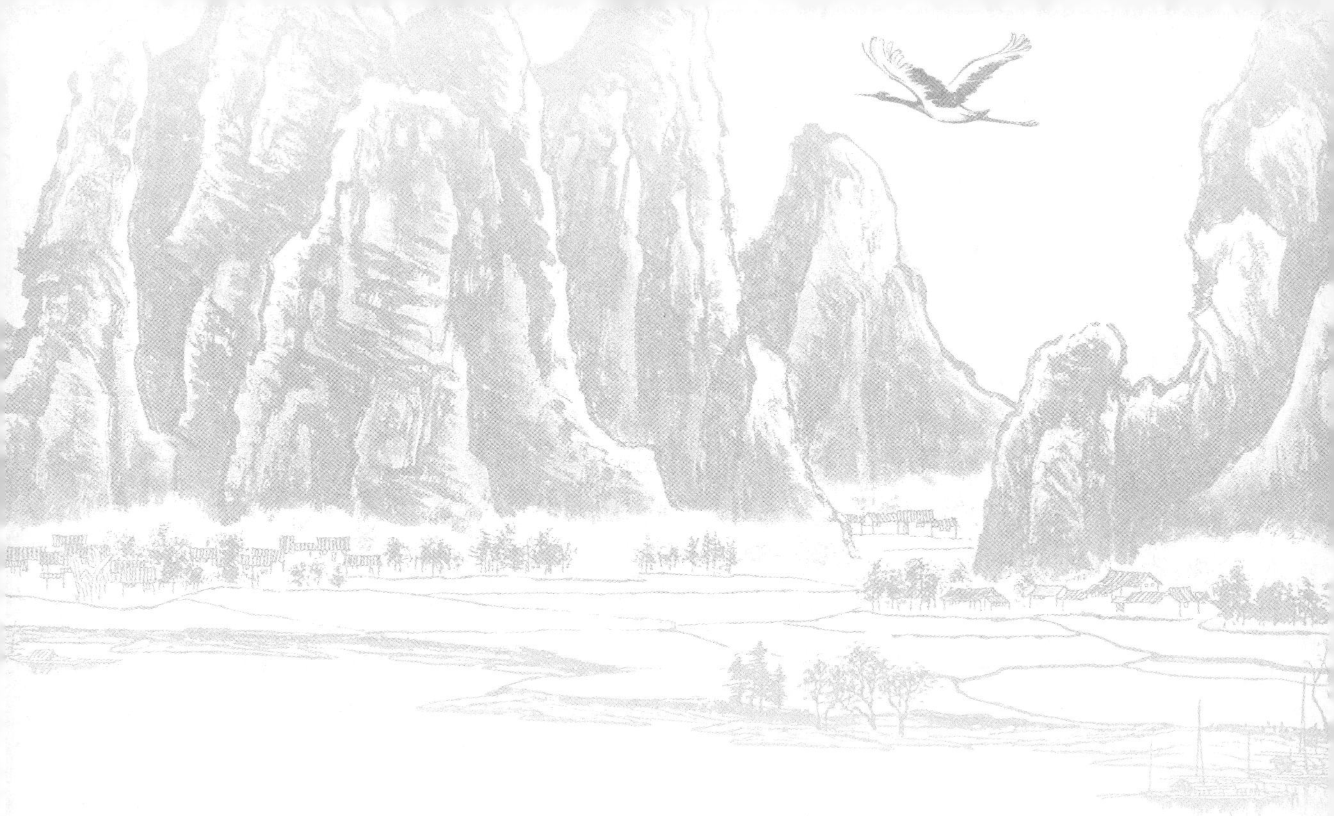

第二章　土家医基础医学

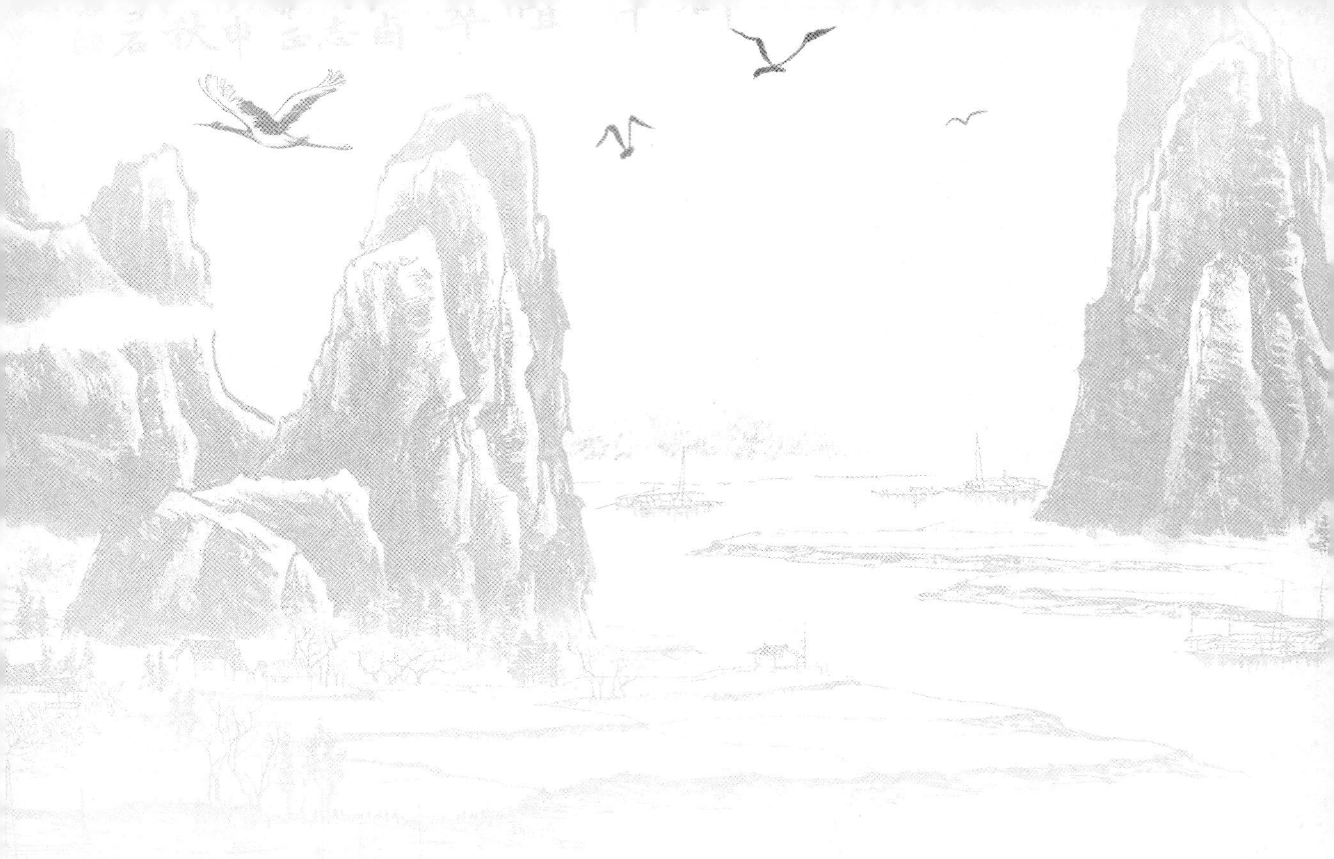

第一节　人体结构与功能

人体主要由三元脏器、十窍、肢节、筋脉及气、血、精等组成。

一、三元脏器

（一）上元脏器

上元脏器包括：脑、心、肺。三者共居上天，统摄人体气血、神志，为三元之首。

【脑】位于“可巴骨”（颅骨）内，主神。脑是人体生命活动的统帅，主宰着人体的生命活动。脑主神，是指人的精神、意识、思维活动皆由脑产生，各种感觉和运动亦由脑所主。脑主神功能的正常发挥，与气、血、精的盛衰关系极为密切。气、血、精充盛，则脑得以充养。脑神精灵，人体生命活动正常，表现为精神振奋、神志清楚、语言清晰、反应灵敏、动作自如。反之，脑失所养，脑神失常，出现精神萎靡、语言错乱、反应迟钝，甚至出现神躁、神乱、神闭、神昏、神亡等危象。

【心】位于左胸“排叉骨”（又称肋巴骨）中间，主血。心是人体气、血、精输布全身的“中枢”。心如一个“唧筒”，心肌扩张，把全身各处的气、血、精沿筋脉吸到心腔；心肌紧缩，则把抽吸到心的气、血、精通过筋脉输送到全身，使人体上下内外都能得到气、血、精的充养，以维持人体正常的生理功能。心主血的功能失常，通常表现为两个方面：一是血亏、气少、精衰，可见心悸、倦怠乏力、头晕目眩、面色苍白、唇舌色淡、爪甲无华；二是血气滞胸，出现心悸、心胸憋闷刺痛、面口青紫、爪甲发乌。

【肺】位于胸腔，左右各一，主呼吸。肺如一个囊袋，上经喉管与口鼻相连，下由气管与心相通，喉管与气管不断交替开合，将体内外的气体进行交换，吐故纳新，保证人体新陈代谢的正常进行，维持人体的生命活动。当喉管张开，气管闭合，则自然界的天气经鼻窍与喉管吸入于肺；当喉管闭合，气管张开，则吸入肺的天气沿气管下注于心；当气管、喉管均张开，则将全身浊气由心经气管、肺、喉管自鼻窍排出体外。肺主呼吸的功能失常，表现为两个方面：一是气亏，可见少气、倦怠乏力、咳喘，动则益甚，精神萎靡、语声低微；二是气挡胸，可见胸闷、气促、肚胀等。

（二）中元脏器

中元脏器主要包括：肚、肠、肝三大脏器，三者共居腹内。中元脏器为水谷出入及水精、谷精化生之处，人体营养之本。

【肚】又称胃，位于上腹，主受纳与消磨。受纳，即接受、容纳饮食物；消磨，即初步消化，形成糊糊（即食糜）。肚如一个磨子，上有一口，通过食管与口窍相通；下有一窍，与肠相连。肚接受从口窍沿食管进入的饮食物，将其磨成糊糊，进行初步消化，然后经下窍传入肠中。肚主受纳与消磨功能失常，主要表现为食停肚（又称隔食），可见腹胀、不思饮食、嗳气、呕吐、打臭饱嗝等。

【肠】位于脐腹部位，主食物的消化。其主要功能为对进入肠内的食物进行消化，精微由肠吸收，上注于肝，为人体所用；糟粕形成粪便，经肛窍排出体外。肠主消化功能失常，可见腹胀、腹痛、腹泻、便秘，甚则完谷不化。

【肝】居右排叉骨后方，右胁之内，主水精、谷精的生成。肝有两管，上管与筋脉相连，下管与肠相通。肠吸收的精微沿肝之下管上输于肝，在肝的作用下，生成水精与谷精，通过肝之上管进入筋脉，流注于心，再依靠心的作用，输布于全身。肝病则导致水精、谷精生成障碍，人体所需的营养物质匮乏，可见面色萎黄、形体消瘦或虚肿、倦怠乏力等。

（三）下元脏器

下元脏器包括：腰子、养儿肠（或精脬）和尿脬，三者共居下元。下元脏器为人体孕精生成之所、生命发生之根，同时有排泌余水（尿液）之功。

【腰子】土家医所称的“腰子”，相当于西医人体的肾脏。腰子位于腰的两侧，左右各一，具有生成孕精及排泌体内余水的功能。每个腰子有两个“口”，分别与管子相连。当腰子发育到一定程度，通过上管输送而来的血液及其中所含的谷精化为孕精。若男女交合，孕精便由腰子经下管输送到养儿肠或精脬，“男精”与“女精”结合，妇人便能孕子。若孕精生成功能失常，孕精的生成出现障碍，主要表现为不孕等病症。

【精脬】位于男人少腹。男子精脬产生、储存精液，在性快感时排出体外。精脬功能失常，可见遗精、滑精、男女交合时不射精，或失眠多梦等。

【养儿肠】位于女人的少腹内，产生孕精，如与男子孕精结合，便能孕子，否则化为月经排出体外。养儿肠功能失常，可见滑胎、月经不调、摆白等。

【尿脬】位于少腹，主尿。机体内水分经相关脏器运化后形成水精，营养机体，剩余部分则沿肠管输入尿脬，在尿脬的作用下，生成尿液，从尿窍排出体外。尿脬功能失常，主要表现为排尿异常，可见尿频、尿急、尿痛、尿闭和水肿等。

二、十窍

人体体表与外界相通的器官，土家医称为“孔”或“窍”，或统称为“孔窍”。人体体表有九大窍和一小窍，土家医称为“十窍”。九大窍：眼，二窍；耳，二窍；鼻，二窍；口，一窍；肛门，一窍；尿孔，一窍。一小窍：皮肤上的无数汗孔。以上共计十窍，又称为十孔。

“十窍”为人体重要器官，在人体生命活动中起着重要作用。

【眼窍】职司视万物、辨五色。眼窍有病，轻则视物昏糊、颜色不分，重则失明。

【鼻窍】司嗅味与进出气。鼻窍有病，则鼻塞流涕、气味不辨、呼吸不畅。

【耳窍】司听声音。耳窍有病，则耳鸣、耳塞，甚则耳聋。

【口窍】司言语、纳吐。口窍有病，则纳食异常、讲话障碍。

【肛窍】通称肛门，司排便。肛窍有病，则排便异常，可见便秘或屙稀。

【尿窍】司排尿。尿窍有病，可见屙血尿、尿痛、尿少，甚则点滴俱无。

【汗窍】或称毛孔，司排泄汗液。汗窍有病，则排汗异常，可见汗出淋漓、汗闭、盗汗等。

三、肢节

人体肢节由肢体、骨头和榫三大器官组成。肢节，是人体的主要运动器官。

（一）肢体

肢体分为手肢（上肢）、脚肢（下肢）和腰肢（躯干）三部分。

【手肢】由筒子（肱骨）骨段（上臂）、钳杆（尺骨、桡骨）骨段（前臂）和手组成。筒子骨段与钳杆骨段联结处称“倒拐子”（肘关节）。手有十指，即左右手土地佬指（拇指）、鸡公指（食指）、中指、黄鼠狼指（无名指）、重（chóng）指（小指）。手与手指的功能主要是捏握持物。

【脚肢】由大腿、小腿和脚板（土家医又称脚为“千斤顶”）组成。大腿、小腿之间由“克膝老”（膝关节）串联。脚肢的主要功能是蹲坐、站立和行走。

【腰肢】由背膀、腰杆和下腰组成，其主要功能是维持人体的正常姿势。

（二）骨

骨是构成人体的支架，具有支撑人体、保护内脏和进行运动的功能。根据骨的形态和大小，将骨头分为长骨、短骨、大骨、小骨。

【长骨】由龙节骨（又称腰杆骨，即脊椎骨，分为上龙节骨即腰子以上部分和下龙节骨即腰子以下部分）、左右筒子骨（肱骨）、左右钳杆骨（尺桡骨）、左右大腿骨（股骨）、左右穷骨头（也称连二杆骨，即胫骨和腓骨）、左右饭司骨（锁骨）、左右排叉骨（又称肋巴骨，肋骨）、颈坎骨（颈椎骨）组成。

【大骨】由顶门骨（顶骨）、额门骨（额骨）、上牙巴骨（上颌骨）、下牙巴骨（下颌骨）、左右肩担骨（肩胛峰）、左右盐铲骨（肩胛骨）、胸包骨（胸骨柄）、左右胯骨

（髋骨）、左右相思板骨（耻骨）、左右克膝盖骨（髌骨）组成。

【短骨、小骨】包括鼻梁骨（鼻骨）、牙齿骨（牙齿，共二十八颗，分为门牙、板牙）、喉结骨（喉骨）、左右手掌八卦骨（腕骨，各八块）、左右五爪骨（又称手指骨，即指骨，各十四块）、左右脚巴掌骨（包括脚掌部的跟骨、距骨、骰骨等若干）。

（三）榫

两块或两块以上的骨头联合处，土家医称为“榫”或“榫头”，或称为“骨节”。土家医所称的榫或骨节，相当于西医的关节，具有连接骨头和维持肢体骨节运动的功能。

骨节又分：

【上肢骨节】包括手指骨节（指关节）、手腕骨节（腕关节）、倒拐子骨节（肘关节）、肩膀骨节（肩关节）。

【下肢骨节】包括脚趾骨节（趾关节）、螺丝骨节（踝关节）、克膝骨节（膝关节）、胯骨骨节（髋关节）。

【腰脊骨节】有颈椎关节、胸椎关节、腰椎关节、骶椎关节等。

三、筋脉

筋脉遍布于人体各个部位，是沟通“天、地、水”三元，联系机体上下、内外、表里的独特系统。筋脉能够运载气、血、精，维持人体各器官正常功能，协调机体运动，从而使人体成为一个有机的整体。

筋脉包括：筋、血脉和经脉三个部分。

（一）筋

筋由肉筋索（肌腱）、肉皮筋（筋膜）、麻筋（神经）组成，肉筋索和肉皮筋具有约束骨节、主持运动和保护内脏的功能。

（二）血脉

血脉（血管）由“青筋”和“索筋”组成。青筋（静脉）在体表能看见，如分布于手脚、颈项部位的静脉血管，其功能是将消耗了部分谷气和清气后的青血向心输送。索筋（动脉）是指在体表能触到跳动，但不易看见的血管，即动脉，其功能是由心向全身运行具有营养作用的红血。

（三）脉

脉具有沟通三元，联系机体上下、内外、表里各组织器官，感应传导信息、调节机体平衡的作用。脉由阳脉、阴脉、手脉、足脉、胞脉、裤腰带脉等组成。土家医的脉种类较多。

常用的有：

【**骨脉**】位于桡骨茎突处，相当于中医的寸口脉。

【**命脉**】或称劳脉，位于手掌背部，食指与中指之间隙，相当于中医的外劳宫穴。

【**芳脉**】位于中指与食指相连处。

【**天脉**】位于耳垂二寸处。

【**虎脉**】位于虎口一寸处，紧靠合谷穴。

【**肘关脉**】位于“倒拐窝”（相当于西医的肘窝）内侧，在中医所称的尺泽穴位处。

【**踏地脉**】位于踝关节解溪穴位三寸，近似中医的冲阳或陷谷穴位之间。

【**鞋带脉**】位于踝关节系鞋带处，近似解溪穴位处。

【**指缝脉**】位于手指第一关节和第二关节处。

【**太阳脉**】位于面部的太阳穴位处。

四、人体物质基础——气、血、精

气、血、精，是构成人体和维持人体生命活动的基本物质。机体维持正常的生命活动，主要依赖于三元脏器的正常功能，而三元脏器的功能又以气、血、精为物质基础。气、血、精在体内不断循环、转换，并通过筋脉输布全身，滋养着人体器官，保证各器官的正常功能，以维持机体正常的生命活动。机体内少气、血亏、乏精，可影响组织器官功能，使人体的生命活动受到影响；甚者，可导致生命活动的终结——死亡。

（一）气

气，是自然界的一种物质。古人认为宇宙间的一切事物，都是由气的运动变化而产生的。

土家医认为，气既是构成人体的基本物质，也是维持人体生命活动的主要物质基础，同时又是产生疾病的原因之一。

1. 气——人体的基本物质

人体存在着各种气，如清气、谷气等。清气是指在上元肺气的作用下，从自然界中吸入的“天气”。清气由气管而进入心，和精、血共同运行在筋脉之中。谷气是指谷物中的精气在三元器官的共同作用下而形成的富有营养的精微物质。谷气在机体内依赖筋脉循行至全身，滋养人体各组织器官。清气与谷气是人体不可缺少的基本营养物质。

2. 气——维持人体生命活动的物质基础

气是活力很强的物质，具有激发、推动的生理作用，是人体生理活动的动力所在。三元脏器、十窍、肢节、筋脉的各种生理活动，包括水谷的受纳消磨与变化、清气的吸入、废气的排出、血液的化生、精的形成、血液与精的环流与转化，都靠气的激发和推动。当气功能不足或出现循行障碍时，就会减弱组织器官的生理活动，如出现水谷摄纳下降、血液化生不足、水谷孕精形成障碍等一系列病理变化。气的激发与推动作用，是人体各组织器官维持生理活动的最基本保障。气是维持人体生命活动的主要物质基础，土家医判断人有无生命体征的标志——气是否存在。

3. 气——维持机体恒定体温的关键所在

人体需要维持恒定的体温，以保证各种生理功能的正常实现。人体温度之所以能够保持正常，有赖于“冷气”与“热气”的平衡。气旺则人体温度正常；气衰则肢体发冷，机体功能减弱；气亢则身热，机体功能亢进；气亡则身冷如冰，机体功能消亡。

4. 气——产生疾病的原因之一

土家医认为，疾病产生的原因虽多，由气所致疾病大约可分为：外气（体外的毒气），内气（体内所滞毒气）。气之致病，不外为“废气聚集”和“瘟气入侵”两种原因。

人体三元脏器、十窍、肢节、筋脉不停地运动，无时不在产生废气。正常生理情况下，废气不断经肺由口鼻，或从肛窍、汗窍等排出体外。但当各种原因造成排泄失常，蓄结于内，则成为有毒之气（或称废气）。如肺中的废气——气毒，积于肺心，可见咳喘、胸闷；毒气积于肝，可见胁肋胀痛；毒气积于肠——粪毒，可见腹胀、便秘或结；毒气积于腰子——尿毒，可见腰痛、小便失常，甚则水肿等病症。

另一方面，人生活于自然界，无时不受自然界的影响。自然界气候的变化可形成“风、寒、湿、火”等瘟邪之气，动植物死亡腐败亦可形成瘟气，均可作用于人体，侵犯三元脏器、十窍、肢节和筋脉而产生相应疾病。

（二）血

血是由水精与谷精在上元心气的作用下化生的一种红色的液态精微物质，富含营养物质和水分，具有营养和濡润机体的重要作用，也是构成人体和维持人体生命活动的基本物质之一。

1. 血的功能

（1）濡润机体　由于血中富含水精，血水随筋脉流行至全身各脏器、孔窍、肢节等组织器官，对人体起着濡润作用。

（2）营养作用　血与谷气相合，输布于周身起营养作用。由于谷气富含营养，血气沿筋脉循行至全身，为全身各脏器的功能活动提供营养。

（3）动力作用　血与清气结合，刺激机体生命活动，起动力作用。

另外，血还与谷精一起，参与孕精的生成。

人体各器官（三元脏器、十窍、肢节、筋脉等）在血的营养和濡润作用下发挥其生理功能。筋脉之中血充足，则面色红润、肌肉丰满壮实、各脏器功能正常。当血亏濡养作用减弱时，则脏器功能低下，可见面色无华或萎黄、肌肤干燥、肢体或肢端麻木、活动力减弱或精神活动失常等表现。

2. 血的分类

土家医将体内的血分为：红血、青血、污血和黑血四种。

（1）红血　是指由谷气、清气和血水按一定比例共同组成、运行于索筋、具有营养和濡润机体作用的血液，“红血”相当于西医的动脉血。

（2）青血　是指被机体消耗了部分谷气和清气后而运行于青筋的血液，“青血”相当于西医的静脉血。

（3）污血　是指含废气较多或杂有瘟气的血液。

（4）黑血　是指因为某种原因不在索筋或青筋中运行，失去了濡养机体作用的死血，如外伤局部的瘀血。

（三）精

精是指具有营养机体和维持生育功能的精微物质。土家医按照生成来源和作用将其分为谷精、水精和孕精三类。

1. 谷精

（1）谷精的生成　谷精来源于饮食，人体摄入的饮食经肚的消磨、肠的发酵、肝的变化而化生谷精。充足的饮食是化生谷精的物质基础，肚、肠、肝等脏器的功能正常，才能将饮食物充分消磨、发酵、吸收、变化，从而生成谷精。

（2）谷精的功能　一是营养作用：谷精含有丰富的营养，对机体三元脏器、十窍、肢节、筋脉等各组织器官起营养作用；二是生成血液：谷精生成后，与水精一起，在心气的作用下化生血液，成为血的重要组成部分；三是化生孕精：谷精为化生孕精的重要物质基础。

2. 水精

（1）水精的生成　水精来源于饮食物，主要是水饮流质食物。水饮被人体摄入后，通过肠的吸收、肝的变化，上注于心，在心气作用下，成为血的重要组成成分。水精的正常生成，须满足以下两个条件：一是要维持正常的饮食，充足的饮食是生成水精的物质基础；二是要肠、肝等脏器的吸收化生功能正常。只有以上功能正常，才能从饮食中吸取足够的水津，进而生成水精。

（2）水精的功能　一是濡润作用：水精中含有大量的水分和营养物质，对人体的三元脏器、十窍、肢节、筋脉等各组织器官具有滋润和营养作用；二是生成血液：水精生成后，可在心气的作用下参与生成血液，成为血液的重要组成部分；三是调节体温：水精可由汗窍排出，成为汗液，具有调节冷气与热气平衡的作用，以维持人体正常体温。

（3）水精的代谢　水精被人体利用以后，其剩余水分和代谢废物排出体外，具体有以下几种途径：一是形成汗液自皮肤汗孔排出，二是形成尿液自尿脬排出，另外呼吸与大便中也能排出部分水分和废物，其中以汗尿的排泄为主。

3. 孕精

（1）孕精的生成　孕精是指具有生殖功能的精微物质，其由谷精与血在下元腰子的作用下而生成，孕精的正常生成有赖于谷精与血的充盛和腰子功能的成熟和健旺。只有谷精与血来源充足、腰子功能健旺，机体才能正常产生孕精；如若精血不足、腰子功能虚衰，机体则无以生成孕精。

（2）孕精的功能　孕精的主要作用是维持男女生殖功能。孕精在腰子中生成后，不断地输送到养儿肠或精脬中，以维持男女的生殖功能。如果男女交合，便能在养儿肠中孕育胎儿。如机体孕精生成充足，则男女性机能正常，生殖功能旺盛；如机体孕精生成不足，则致不育不孕病症。

五、“气、血、精”的运行与依存关系

（一）气、血、精的运行

气、血、精生成后同居筋脉之中，通过心气的作用、心肌的紧缩而注入索筋，灌注于三元器官、十窍、肢节，并将营养物质输布全身各组织。机体利用后的气、血、精再回到青筋，由青筋复注入心，循环往复不休，维持机体的基本物质供给。通过这种基本的生命物质运动，将富含营养作用的红血输布到全身，为人体所用，又将被消耗了部分营养物质的青血复送回心，这样运行不息，营养人体周身上下。

（二）气、血、精的依存关系

气、血、精的性状及生理功能虽各不相同，但三者均是构成人体和维持人体生命活动的基本物质，均来源于肚、肠、肝等脏器化生的水谷精气。在人体的功能活动中，它们之间相互渗透、相互转化；在生理功能上，也存在着相互依存、相互为用的关系。

1. 精与气的关系

（1）气能生精　精的生成有赖于气对各脏器的推动功能。因此，气盛则精盈，气虚亦可导致精亏。

（2）精能化气　气的生成以精为物质基础。精充盈则气充盛，反之，精亏则气少。精可化气，气能生精。人体精气充沛，生命力就旺盛；精气衰减，生命力就随之衰弱；精气败绝，生命也就消亡。

2. 精与血的关系

（1）精能化血　血是由谷精与水精共同在气的作用下化生而成的，精是血的重要组成部分，故精充则血旺，精衰则血虚，精绝则血枯。

（2）血能化“生精”（生殖之精简称“生精”）　如孕精即是血与谷精在下元腰子的作用下生成的。人体血液充盈，则生精有源，且腰子功能健旺，孕精充盛而能生殖。所以，血液充足，则生精有源；而血液亏虚，亦能导致精的不足，精不足则形体衰弱，不能生育。

因此，精与血之间存在着相互滋生、相互转化的关系。精血充足则机体营养充分，生命力旺盛；精血虚衰则营养不足，生命力减弱。

3. 气与血的关系

（1）气与血的关系　气能生血和气能行血。血的化生与运行，均有赖于气。气的功能正常，各脏器功能健旺，饮食得到受纳、消磨与变化，则血的化源充足，血液得以正常化生。血液在筋脉中的运行，也需要依靠气的激发和推动作用，气旺则血行。

（2）血与气的关系　血能载气和血能生气。气之所以能输布到机体的内外、上下，有赖于血的运载，气附于血中而随之流行全身。同时血在运行过程中，还能不断地为气的生成提供谷精之气，从而保持气源的充足。土家医认为：“气血充足，则人体机能健壮；气血不足，则机能衰减；气血壅滞，则瘀而为病；血枯气脱，则生命消亡。”

第二节　病　因

引起人体发病的各种因素，称为病因。致病原因较多，大体上可分为瘟气、饮食、劳伤、情志、毒伤、内虚等几个方面。可将其概括为三大类，一是体外致病因素（包括有形或无形的因素）；二是体内形成的致病因素（如代谢物滞内，排泄不畅产生的“毒气”）；三是“心神”不调致病的精神因素。

一、瘟气

瘟气（或称“外邪”），一般是指因自然界的气候变化失常而产生的一系列致病因素。自然界是人类生存的场所，人类依靠自然界提供的“大气”而生存，“大气”包括“清气”“谷气”。在长期的生活实践中，人类对自然界气候的特点有了系统的认识，并遵从四时气候的变化而居。当气候变化异常时，即形成能致疾病的因素——“瘟气”（或称“毒气”“邪气”），侵犯机体而产生疾病。致病“瘟气”，大致可分为“风邪”“寒邪”“暑邪”“湿邪”“火邪”五类。

（一）风邪

风邪，是指自然界中来去迅速、变幻无常、致病广的一种邪气。

风邪伤及上元头窍，可出现头痛、出汗等；伤及皮窍，则表现为皮肤的瘙痒及风疹块的出现，且发作无时，变化无度；侵犯关节，可出现游走性疼痛等。风气是“七十二风症”和“七十二惊症”的主要病因。

土家医将“风邪”分为“热风邪”“冷风邪”“水风邪”“内风邪”四类。七十二风症和七十二惊症由这四类风邪所致，“七十二”为约数，体现风邪致病的广泛性。热风邪能产生火风、漆风、热风、脐肚风、产后风、风痨、羊角风、破骨风等热风症，冷风邪能引起冷骨风、钻骨风、眉毛风、摆头风、赶脚风、节骨风、头骨风、蛇风等冷风症，内风邪可引起内节风、歪口风、抽风等内风症，水风邪能引起水滞风、水蛊风等水风症。

（二）寒邪

寒邪，是指自然界中具有寒冷、凝滞特性的致病邪气。

寒邪侵犯机体有内、外两条途径，故寒邪有“外寒邪”和“内寒邪”之分。外寒邪致病，一般是指在气温较低、贪凉露宿或淋雨涉水时，外界寒气侵犯体表、皮窍、肢节、筋脉，引起气血阻滞不通从而导致发热、怕冷、脑壳痛、全身酸痛等症状，称为“伤寒病”或“着凉症”。内寒邪致病，是指外界寒气直接内犯三元脏器引起一系列病症。如寒邪经气管入肺感寒，出现咳嗽、流清鼻涕；过食生冷之物，致肚肠受寒，则出现呕吐、腹痛、腹泻等。

（三）暑邪

暑邪，是指具有火热兼湿特性的致病邪气，常见于夏季，具有明显的季节性。

夏季气候炎热而兼带湿气，“暑邪”侵犯机体，轻者可表现为发热、面红、出汗、口渴、乏力、肚胀、拉稀、脉快等症状；病情严重者，则发生中暑，表现为突然昏倒、不省人事、手足发凉等，土家医称为“跳山症”，相当于中医的“中暑”。

（四）湿邪

湿邪，是指具有黏滞、水湿特性的致病邪气。

土家人聚居区多为山高林密、河流密布之地，多雾多湿，四季皆有，夏秋二季尤为突出。湿邪致病，多由居住潮湿之地，或因阴雨、雾湿所客，或因汗出沾衣等发病。

湿邪往往与风邪、寒邪或暑邪相兼致病，故有“风湿邪”“寒湿邪”“暑湿邪”之分。风湿邪常引起风湿病和一些皮肤病。风湿邪侵犯关节筋骨，可导致骨节疼痛、游走不定，甚则出现屈伸不利、行走不便等功能障碍。风湿邪外犯发肤，可引起风劳、风疹等病症，临床中可表现为皮肤瘙痒、风疹团块或浮肿等。寒湿邪和暑湿邪，多侵犯肌肉和中、下元，引起身痛沉重、手足发凉或轻微发热、口淡或微渴、肢体水肿、肚肠疼痛、吐泻、乏力困顿等。

（五）火邪

火邪，是指具有炎热特性的一类致病因素。

火邪又称为火气，其致病途径常表现为直接感受火热之气，或因自然环境的改变而致脏器功能失调，从而导致体内火气（火邪）的生成，土家医将火邪分为“外火”“火毒”“三元内火”三种。

外火邪致病是指火热之气从外部直接侵犯机体，临床中常引起红痧症、白虎症、雷火症等，主要表现为高热、汗出、口渴、便结、溲赤等。

毒火邪是火热之气重者，最易伤及皮窍肌肉，导致毒热结聚筋脉，肉腐血瘀，临床中表现为局部皮窍的红胀、灼热、疼痛、溃脓等，如疔、疮、疱、癀等。

三元内火邪是由三元功能失调而内生之火邪。上元之火分为脑火邪、心火邪、肺火邪三类。脑火邪致病，主要表现为神躁、神乱、神糊、神昏、神闭等症状；心火邪致病，主要表现为心烦、胸闷、狂躁、乱语、心痛等症状；肺火邪致病，主要表现为口燥、多饮、咳喘、咳吐脓痰或血痰等症状。中元火邪伤及肚肠，分肚火和肠火之邪。临床中肚火邪多表现为肚疼、饮冷、饭劳（多食易饥）、胃灼热、牙肉溃烂出血等；肠火邪则可见肠燥、泻下稀便黄臭或脓血，如痢症、干霍乱、便结等。下元火邪，病在尿脬，临床多表现为血尿、尿痛、尿频等。

二、伤食

正常的饮食（或称“水谷”）是人体气、血、精的主要来源，为人体提供必需的营养物质以维持机体正常的新陈代谢。饮食有节则机体生命活动正常，饮食失常则导致诸多病理变化而发生疾病，土家医谓之“伤食”。伤食分为饮食不洁、饮食失度、饮食偏嗜三方面。

（一）饮食不洁

饮食不洁是指食用不洁、陈腐变质或有毒的食物，如腐败的瓜果蔬菜、臭鱼烂虾、有毒菌类、霉变的粮食等，而出现恶心、呕吐、肚肠疼痛、拉稀、尿少等症状，严重者可导致昏迷或死亡。

（二）饮食失度

饮食失度是指饮食失去节度，表现为饮食过量和饮食不足两个方面。

1. 饮食过量

指食用食物超过了中元肚肠的消化能力，从而导致肚肠间未消化物积聚停滞而发生一系列病理变化，引起中元功能紊乱或虚衰，临床中表现为腹胀、肚疼、厌恶饮食、呕吐、便干结难排出或拉稀等症状。

2. 饮食不足

指机体摄取的食物过少，从而导致机体得不到足够的营养物质，气、血、精相应地生成减少，而出现一系列病理状况，可表现为头面苍白、心慌乏力、瞌睡多而双眼无神，严重者可出现机体极度虚弱、免疫抵抗力低下而容易感染他病。

（三）饮食偏嗜

饮食偏嗜是指机体习惯性地摄取过冷或过热食物，或长期偏食某种食物或饮品。正常的饮食结构必须要合理，摄取食物应该多样化，讲究均衡饮食，才能满足机体对各种营养成分的需求。土家药匠对膳食很有讲究，提倡食物适温摄取和多食新鲜瓜果、蔬菜和五谷，少吃陈菜、辣味，以保持机体的健康。饮食过冷则容易损伤中元肚肠，可出现呕吐、腹痛、腹泻等症状；过热则导致中元热气结聚，可出现口渴、口臭、出汗多、腹满胀痛、便秘，甚至形体消瘦、狂乱等症状。长期偏食某种食物，饮食失衡，可导致三元发生多种病变。小儿偏食，易导致食积和走胎病；老人偏食，易使气血亏损，而发生黄肿病、脚气病等。适量饮酒，可活血通脉，有益机体健康。因酒性既热且湿，酗酒则损伤内脏，表现为肚胀、不思饮食、口苦口腻等一系列症状。

三、劳伤

适度的劳动锻炼有益于全身气血的畅通，并可增强肌肉的力量和保持筋骨的强健；适宜的休息可消除疲劳，恢复体力和脑力，从而保持机体的健康。如果长期劳累过度或缺乏必要的休息，则会导致机体功能紊乱，从而引发多种疾病，土家医谓之“劳伤病”或“伤疾”。

劳伤分“外劳伤”和“内劳伤”两类。

（一）外劳伤

土家族人多居住和劳作在山峦密布、沟壑纵横的地区，易受到创伤，其中主要包括劳动中的跌打、损扭、砸压、烧灼、冷冻、伤力等，常见有金创出血、骨折、错榫、扭挫伤、烫火伤、冻疮等病症。

（二）内劳伤

1. 房事无节制

纵欲过度，容易损伤腰子，使气精血亏损，出现头晕目眩、气短多汗、腰腿酸痛、全身虚弱、生殖机能减退等症状，甚至早衰，引起色劳、经劳、月家劳等。

2. 劳神过度

生活起居无规律，长期用脑过度，会耗伤心血，损伤心神，夜不安寐，而出现心悸、失眠、头昏、急躁易怒、食欲不振等症状。

四、情志

情志活动主要指人的喜乐、惊怒、悲哀、忧悔等，是人们因外在环境各种刺激所引起的不同心理状态。正常的情志活动，一般不会引发疾病，只有突然、强烈或持久的情志刺激，超过了机体生理调节范围，引起人体机能失衡，才会导致疾病的发生。

情志活动与三元脏器的功能活动密切相关，土家医提倡喜乐有度，悲哀有节，防惊克怒，除忧舒悔，从而保持心神舒畅。异常的情志变化常可致三元脏器功能紊乱，气血运行紊乱，伤脑损神，从而引起一系列病症。如人惊吓过度，可表现为心慌气乱、腿脚发软。惊骇如千斤压顶，使脚不能支撑身体，从而引起许多全身性疾病，土家医称之为“千斤顶”。

临床情志异常，可见神癫、气癫、风癫、霉癫以及由恐吓惊骇引起的小儿惊痫等病症。

五、毒伤

致病毒气包括天毒、蔫毒、内毒和无名毒等“毒气”。毒气所伤，具有发病急、变化快、病情重的致病特点。若不及时救治，常致反复发作，或终身残疾，难以康复，甚则死亡。

（一）天毒

天毒是指动物或植物腐败所滋生的“秽浊”之气，也称“瘟毒”。瘟毒之气可经空气传播和接触感染，有强烈的致病作用，常导致疾病的流行。其特点为致病力强，不分老幼，众人触之即犯病，且病情凶险，临床主要表现为高热、昏迷、皮窍下出血、吐血、尿血等危急重症，如不及时救治，可迅速导致死亡。

（二）蔫毒

蔫毒是指自然界中存在的有形毒物，常因接触、误伤、误服等途径使毒气侵袭机体而发病，可分为虫毒、食毒、水毒、草毒。

1. 虫毒

指野蜂、蜈蚣、霍辣子、虎、狼、野猪、癫狗、毒蛇等咬伤人体而发病。致病特点：有被咬伤病史，发病急，症状严重。虫毒可通过血脉到达全身，出现全身中毒现象，如昏迷、皮肤紫斑、鼻出血等。常见有蜂毒病、蜈蚣症、疯狗病、蛇咬伤等。

2. 食毒

指误食有毒物品或服用药物过量而中毒，误食毒物后出现的中毒症状，因毒邪的品种不同而各不相同，轻者可出现头痛、恶心、呕吐、腹泻等症状，重者神昏，甚至死亡，常见有蕈毒病、乌头症、桐油中毒等。

3. 水毒

指被毒邪污染之“毒水”进入机体，影响肚肠气血运行，导致功能紊乱。致病特点：以腹痛、腹胀、呕吐、腹泻为主，外部则表现为皮肤流水，严重者可出现昏迷。如湿霍乱症、水毒症、清水疮、水锈病等。

4. 草毒

指某些有毒植物或被毒邪污染的无毒植物，人体接触后而发病。致病特点：轻重不一，轻症只损伤体表，严重者入内可伤及内脏。临床可表现为皮肤水肿、气促、心烦、呕吐、神志不清等。常见有漆疮病、花姑病。

（三）内毒

内毒是指机体代谢产物不能正常及时排出体外，蓄积于机体内部而成致病因素，从而引发一系列病理症状，分气毒、血毒、尿毒、粪毒、脓毒、痰毒、胎毒等。

1. 气毒

指内脏功能紊乱所产生的一种毒气，易损伤肚、肠、肝等器官。“气”常兼夹风、冷、火邪为病，故又可分风气毒、冷气毒、火气毒等。风气毒：致病特点为走窜不定，在外表现为肿，在内表现为胀，如风气病。冷气毒：致病特点为畏寒怕冷，遇冷加重，需加衣被缓解，为内部阳气亏虚所致，临床可表现为腹痛蜷卧、四肢内收、喜静、脉沉细小，常见有冷骨风、冷血病。火气毒：临床表现为口干不欲水、面红如妆、五心烦热、夜间汗出、身体消瘦、舌红干、脉细快，如虚痨病。

2. 血毒

指机体某些血液成分异常或运行障碍，长期停留体内变为坏血而成为一种致病邪气。其致病特点为血液运行异常，生血功能发生障碍，表现为血淡、血白、紫点、血热等，常见有鬼打症、血虚症、血热病、乳腐病等。

3. 尿毒

指尿液不能正常排出，蓄积于体内或渗入脏器而成致病邪气。临床中可见排尿不畅而出现水肿、腰痛，入血后流于全身出现口气带尿味，严重者危及生命，常见有奓肿病、尿毒伤神症。

4. 粪毒

指大便不能正常排出机体，蓄积于肠道，日久成毒，或有毒粪便排出在地上，健康人接触后而发病。临床可表现为腹痛、腹胀、肠绞或下脓血，手足接触者可出现皮肤瘙痒、水疮，日久经表入内则出现黄肿、乏力、头晕眼花，常见有黄肿病、粪毒病、肠结病、屙痢症等。

5. 脓毒

指机体内火热灼腐血肉成脓，进入血脉而发病，临床可表现为皮肤生疱疮、高热、抽搐、神志昏迷等，常见有脓毒攻心证、脓毒伤脉证等。

6. 痰毒

指体内水分被阴火煎熬，日久成胶状物，蓄积体内而致病。临床中因停留部位不同，表现各异，在脑部可引起脑血流异常，在胸可导致呼吸不畅、咳嗽、咳痰，停留关节可致关节肿胀，在腹引起腹胀大如棉团状，常见病症有闷头症、箍胸症、冷流痰、棉花肚等。

7. 胎毒

指孕妇在怀胎期间过食肥甘辣味，伤及胞胎，日久成为邪毒。临床可表现在孕妇和胎儿两方面，孕妇出现水肿、阴部流脓血，重者抽搐昏迷，常见有胎肿病、血昏病；胎儿出生后表现为黄皮、口腔红肿等，常见有胎黄病、赤红病、马牙病。

（四）无名毒

某些疾病没有找到明确的致病因素，土家医称之为“无名毒”，如无名肿毒。

六、内虚

内虚指机体先天不足或后天失养而致气、血、精亏虚，三元脏器功能减退，机体抗病能力不足，常易为各种致病因素侵害而发病，多表现为慢性病症，持久不愈。

第三节　病　理

因致病原因、环境、气候条件及体质的不同，在疾病变化过程中，其病理变化也是错综复杂的。古代药匠经过常年的临床观察与切身体验，认识到疾病的病理变化是有规律的。土家医认为疾病的基本病理变化分为气血失调和冷热失衡两种。

一、气血失调

气血调和对人体的健康有着重要意义。气乃人体生命活动的动力源泉，血是人体营养的来源。若气血充沛，则人体生命力强盛；反之，气血失调，人体就会百病丛生。

（一）气的病理

体内“气亏”“气阻”“气逆”，可引起机体的一系列气机变化。

1. 气亏

主要是指三元之气不充足，脏器组织功能减弱或衰退，抗病能力差的病理状态。

人体中内脏、十窍、肢节、筋脉全都依赖三元之气的充斥和灌溉，才能维持正常的生理功能。气亏可由先天不足、后天失养或久病亏损所致。假若上元气亏，则脑、心、肺的功能衰退，出现汗多、气促、息微、心慌、恐惧等症；若中元气亏，受纳运化谷物的功能失常，则见肠鸣、腹泻、纳减、体倦、腹痛、完谷不化等症；若下元气亏，则不能主水固精，出现水肿、遗溺、滑精、崩漏、带下、腰膝酸软等症。

2. 气阻

主要是指三元之气流通不畅或阻滞，导致机体出现功能障碍的病理状态。

人体之气，须舒达通畅，才能使机体功能正常发挥。气阻多因有形病邪阻滞或脏器功能障碍而引起。若上元气阻，影响心肺功能，则会出现胸部胀闷、心痛、气促、咳喘等；若中元气阻，降低肚肠受纳、消磨功能，则会出现肚腹气胀、腹胁疼痛；若下元气阻，则会出现腰痛、小肚胀痛、小便淋涩不畅等。

3. 气逆

主要是指三元之气向上冲逆的病理状态。

气的运动，是指气在机体内有规律地循行。倘若因饮食阻滞，病气侵扰，或情志失调，使气失调达，则可致气逆于上，气逆于上，则肺、肚、肝、肠的脏器功能失调，表现为反酸、呕吐、咳喘、呃逆、嗳气、头晕胀痛等一系列症状。

（二）血的病理

“血亏”“血瘀”和“出血”等可引起体内“血机”的变化。

1. 血亏

是指因人体产血不足或失血过多而造成血液减少，使血的滋润和营养功能衰减，组织器官失养的病理状态。

血亏多由失血过多，新生的血来不及补充，或化源不足，亦或化生血液的功能衰减造成。三元血亏，着重指上元心、中元肝、下元腰子的血不足，临床上常见神疲倦怠、面色萎黄、唇舌爪甲色淡苍白，失眠、心悸、注意力不集中，寅脉、辰脉、酉脉、未脉快且细弱等。

2. 血瘀

是指由多种原因导致血液运行不畅或溢于筋外、停滞体内所引起的一系列病理表现。

血瘀多由久病、外伤、冷热失调等致使血液运行不流畅，甚至血液凝结造成。血瘀主要表现为四方面：上元筋脉血瘀，血阻心肺，可见心口疼痛、呼吸困难、咳喘；中元筋脉血瘀，血阻肚肠，可见肝腹刺痛、大便血乌、肝腹部有硬肿之物；下元筋脉血瘀，血挡小肚，可致妇女闭经、月经不顺和养儿肠肿块；肢体血瘀，可见肢节麻木疼痛、手脚不灵活，甚至瘫痪等。

3. 出血

又称见红，是指因筋脉受到损伤，导致血液由脉道溢出，通过十窍排出体外的病理表现。

出血多由气机逆乱、外伤、冷热失调等导致筋脉损伤而形成，常见的出血有咯血、呕血、溲血、便血、鼻血、皮肤紫斑等。

4. 血热

是指因三元脏器内火热盛，热侵血脉所导致的病理表现。

血热多由外火内侵或三元脏器功能失调，致火热内生，热炽血脉，热在血分。因热致病，必会迫血妄行，或是耗伤水精，则会出现热盛动血或局部血行壅滞，常见有热证、各种出血症、外伤科中疮疡疔痈等。

5. 血寒

是指由寒气内舍血脉，凝滞气机，血行不通畅所导致的病理表现。

寒在血脉，必然导致气血阻滞，症见四肢冷痛、少腹拘急、肤色紫暗，或是月信愆期、夹有血块、色质紫暗等。

气与血在生理功能上相互转换、相互促进，因此土家医认为二者在病理上不能相互分离。气病则血病，气亏则血虚，气阻则血瘀，气逆则见红；血亏则气虚，血瘀则气阻，所以临床上以气血同病、气血失调多见。

二、冷热失衡

“冷热平衡”是维持人体机能正常的基本条件。人体能维持正常的体温是由于体内冷气和热气的相互调节，使之相对恒定，才能维持人体的正常生理活动。

人体冷热的偏盛偏衰，是指由各种病因的作用破坏了人体正常的冷热调节机能，从而产生的一系列病理变化。土家医认为“冷热失衡”是人体产生疾病的基本病理变化之一。

（一）冷气所致的病理变化

心肺气冷，可见心痛、肢体清冷、咳嗽稀白痰涎清水；中元肚肠气冷，则见肚腹冷痛、完谷不化、手足清冷、呕吐清水、腹泻清稀；下元腰子与养儿肠冷，则见腰膝冷痛、白带清稀、小肚寒冷等；肢节冷气入侵，可见手足寒冷之冷骨风，骨节冷痛。

（二）热气所致的病理变化

心肺气热证，可见心烦胸闷、咳痰黄稠、气喘鼻煽、舌红糜烂、脉快等；肚肠热证，可见食多消瘦、腹泻黄臭或便结，严重者便脓血；十窍热证，则常表现为目眼红赤或发黄、鼻孔烂赤、耳肿流脓，口舌生疮、口苦，肛门瘙痒红烂，小便淋沥、涩痛热赤，长疖、疔、疱、疮、癀等。

（三）冷热转化

热证可以转变成冷证，冷证亦可以转变成热证。由热转冷，可见于某些慢性疾病，由于体内冷、热气的消长变化，使热证变成冷证。如某些急性疾病引起的高烧，因治疗不当或体内气血的损耗而出现体温骤降、手足冰冷等冷证的表现。从冷变热，可因体内冷气渐渐消退，热气渐渐增长，使冷证变为热证；亦可因用药过热，助长了体内的热气，而使冷证转变为热证。由此可见，冷和热两种性质不同的病理变化可以相互转化。

（四）冷热交错

临床上常出现冷热交错的病理变化，有时为外热内冷，外冷内热；有时又为上热下冷，上冷下热；有时为先热后冷，先冷后热。在人体中冷热既相互矛盾，又能相互转化。

冷热失衡理论是土家医确定病性、判断病程的一个重要依据，在应用中要分析辨别，把握疾病的冷热本质区别。

第四节　诊　断

一、看诊

（一）主要内容

1. 看形态

土家医通过观看病人的形态来判断疾病，如病人体形的肥胖、瘦弱，活动态势等。

2. 看神色

土家医通过看病人的面部神色来判断病情，神色体现在病人的目光神态、颜色表情、气息语言、肢体形态与动作、反应能力等方面。

3. 看眼

土家医通过观察病人眼睛形色的变化来诊断病人“三元”内脏的病变。

4. 看舌

土家医通过观察病人舌苔与舌质的色泽、色质、厚薄等变化来判断病情。

5. 看口腔

土家医通过查看病人的口腔变化来诊断疾病，如嘴唇颜色、口腔黏膜、口腔内牙齿与牙龈等。

6. 看鼻

土家医通过察看病人鼻的颜色、鼻翼活动、鼻腔黏膜、鼻涕分泌等鼻的情况来诊断病情。

7. 看毛发

土家医通过看病人的毛发变化来诊断疾病，如毛发颜色的改变，毛发的稀疏、脱落等情况。

8. 看耳

土家医通过观察病人的耳朵的变化来诊断病情，如耳道流脓、流血、生异物，耳郭、耳郭背后耳筋的变化等。

9. 看皮肤

土家医通过观察病人的皮肤情况来诊断疾病，如皮肤颜色、湿燥、长疔疱、溃烂等。

10. 看手足

土家医通过观察病人的手足外形变化和活动情况来判断病情。

11. 看背腹

土家医通过观看病人的背及腹部形态、颜色变化来判断疾病。

12. 看大小便

土家医通过观察病人的大便、小便来判断疾病，如二便的颜色、便量，大便质地、臭味等情况。

（二）患者准备

患者处自动体位，坐位、卧位、站位均可。检查时，嘱患者在自然光线下全身放松，由医生进行检查。看眼应在特殊检查环境下，如用电光检查、手电筒等。

（三）器械准备

土家医看诊一般不需检查器械，用肉眼直接观察即可。在检查眼疾时，需用手电筒等辅助设备。

（四）检查方法与常见疾病的临床表现

1. 看神色

主要是观察患者颜面部的神与色。神即神气，色即面部颜色。

（1）正常神色　神志清楚，目光有神，气血充足，颜面红润有光泽，精神焕发等，土家医称之为“有神”，是健康的表现。

（2）病态神色　神呆无华，精神萎靡，双目乏神，或狂言癫语，土家医称之为“丧神”，主重病。久病丧神者，突然两眼有光、面红、有神、精神好转、思食，但眼球呆滞不动，此为“回光返照”，多为病人精、气、血丧尽，是病危的临床表现。

2. 看眼

（1）眼神　一是有神，健康人的眼神为目光有神，眼珠（诺次里 lof cixlix）转动灵活，看物清楚，能分辨物体颜色；二是无神，即目光无神，眼珠转动不灵，看不清物体等。

（2）眼色　健康人的眼（目）色：角膜透明无色，白睛白色，黑睛呈褐色或棕色，眼睑润泽。病态眼色：眼结膜色红、起血丝，目赤肿痛，主火，多为热毒表现，如火眼；色黄，主肝病（黄疸）；眼珠上有蓝斑，主蟵虫（蛔虫）病；眼球上有波浪样白芒，多属肺病，多见于咯痨（肺痨）；色黑，眼眶周围发黑，主寒邪、水邪，多见腰子痛（即肾虚）、水肿等。

（3）眼形　眼肿，多为奓肿（即水肿病）初期；眼球突出，多为奓颈病，相当于西医的甲状腺肿大；眼窝凹陷，多为久病体弱、精气血亏损等。

（4）眼态　土家医认为健康人眼珠活动自如。小儿眼睛斜视或上翻，多见于惊症、风症；睡时露眼珠，属走胎；眼珠呆滞不动，多为危重表现。

3. 看鼻

土家医通过观察鼻的色泽变化、形态大小、呼吸时的动态变化来诊查疾病，健康人鼻部颜色同面色一样，鼻梁直。

鼻头呈紫红色，生出丘疹，名曰酒糟鼻；鼻头色黑如炭，为重病危象；鼻头色黄，主三元内脏有湿热、胸中有寒气等；鼻头黄色而亮，为体内有瘀血；鼻头色白，主气血亏虚及亡血；鼻头色青，临床主疼痛，多见于急腹症；鼻头色微黑，主水气内停三元脏器；鼻头色黑伴干枯，多主虚劳，如土家医“七十二痨病”中的月家劳、房劳等；小儿鼻柱红紫色，主热证，多见于长疖肿或出脓血病；鼻色枯槁，主危证；鼻干，主阴虚肺燥或心脾热等中上元之疾病；鼻流清涕为着凉风寒证，流浓涕为着凉风热证或上元火证；鼻翼翕动，气促，为上元肺热，疫火交织；在鼻翼间两侧出现黑色瘀点主伤势重，瘀点在左侧鼻翼沟主上元胸肺有伤疾，瘀点在右侧鼻翼沟主背脊部有伤疾。

4. 看面

土家医称面为脸，健康人的面色光泽红润，土家医通过查看面部颜色来诊查疾病。

土家医认为，面有五色，即白、红、黄、黑、紫。颜面五色在疾病的过程中是可以互相转化的，有“五色善恶”之说，如“善色转恶色”表示病情加重，“恶色转善色”表示疾病有转机。

白色　面白如纸，为精、气、血不足，主虚证、寒证、血亏、气亏，多见于肺痨或其他痨病，如月家痨、伤力痨、色痨等。虚寒证表现为面白，浮肿；血虚证表现为面白、消瘦、中气不足；阳虚证多见面色苍白、汗出、四肢发冷。面部见白点或白斑，土家医称为“虫斑”，多见于肠道蛐虫（蛔虫）、钩虫等肠道寄生虫病。

黄色　面黄为中元肚肠失运化，气血亏损，主虚证、湿证，多见于黄疸病。色黄而晦暗如烟熏者，土家医称为“阴黄”或“暗黄”；面色鲜黄如橘皮者，土家医称为“明黄”或“阳黄”。面色淡黄，多见于因中元肚肠运化不足，气血亏虚而引起的小儿走胎（相当于中医的疳积），以及小儿隔食（停食）、蛐虫病等。

红色　颜面红赤，属热，主热证。赤甚为实热，多见于外感风热证；微赤为虚热，多见于三元脏器阴虚内热。

青色　面青者，主寒、痛、气滞、血瘀、惊风，临床上多见于各种风证、痛证、惊证等。

面青紫色　主急性痛证，如心阳暴脱、真心痛、肺气阻塞。小儿热变、惊风亦出现面部青紫，肝脏证候可见青紫色。

黑色　主肾虚、寒证、痛证、瘀血证。面部有黑褐斑，见于血瘀、阴虚火旺、老年人肾精虚衰等。眼眶周围黑色，见于肾虚水肿或寒湿邋遢病（带下病）。

5. 看舌

看舌，土家医也称看舌条或舌头，临床上主要查看患者的舌色、舌形、舌态、舌苔及舌质的变化。看舌的顺序一般是从外向内，从舌尖到舌根。看舌根时，嘱患者将舌伸出，或用压舌板、棉签压舌根，以查舌质变化情况。

（1）看舌的颜色

舌淡红　舌色正常为淡红。

舌淡白　主气血亏损。

舌红　舌质绛红，主火，多为火邪入内，体内积热毒。舌尖红主心火，舌中红主肚火，舌边红主肝胆火。

（2）看舌的形态

干舌　舌质干燥，纹理粗糙，主体内发热病证。

肥胖舌　舌体较正常舌大，主体内水运不畅，水滞机体或有痰饮。

瘦舌　舌体比正常舌质小而瘦，主三元脏器气血虚而引起的亏虚疾病。

嫩舌 舌纹理细，为三元脏器及筋脉气血受阻，运行不畅，体内水湿积滞，临床上多主虚证。

（3）看舌苔的颜色

苔白 主风、寒、湿气，多见于风寒着凉、风湿等。

苔黄 主热、火邪，热毒滞中元肚肠，多见于隔食、停食、小儿走胎等病。

苔灰黑 主寒湿。苔灰黑而滑，为寒重阳虚，痰湿阻内，积于三元脏器；苔色灰黑而干，为三元脏器内火重而致的重疾。

6. 看唇

口唇，土家医称嘴皮。看唇，是指土家医在诊查疾病时，查看患者口唇的颜色、干湿、纹理、活动等。正常人口唇色泽丰润、红活、表面光滑。土家医认为，口唇与中元脏器的脾胃（肚）、三元脏器中的精气血以及人体筋脉相关，故曰人之病在唇反映人体精气血盛衰情况。经西医研究证实，唇部血管的变化，能反映内脏的病变情况。

（1）看唇色

唇白 唇淡白，为气血亏损，主虚症，临床上多见于出血、失血。唇苍白，见于由精气虚不能运化气血而引起的"中元"脏器（肚肠）疾病。

唇黄 为"中元"脏器肚之虚或寒湿之证；唇色淡黄或晦暗，口唇干枯，主"中元"脏器重虚之证。

唇红 唇淡红，主虚寒之证，临床多见精气血亏损或气血不足；唇深红，主热证、实证；唇鲜红，主肠中虫症，如肠道蛔虫；唇红如樱桃色，主体内中毒，如煤气中毒等；唇色乌红，其色晦暗，为上元脏器及筋脉血瘀阻滞之心肺疾病。

唇青黑 唇青而色深，主痛；唇青而色淡，主寒证；唇黑，主中元肚肠之火、热证；唇青色深紫者，为气血亏损；唇色深黑如漆者，主中元肚肠重证。

唇紫 主中元肚肠气血虚寒及血瘀之证。

（2）看唇形

口唇生疮 中元脏器肚肠内热可致口唇生疮，如婴儿口腔黏膜糜烂、布满白膜、状如鹅口，土家医称"鹅口疮"。

唇上疱疹 唇上起小疮，色黄透明，主外感风热、麻疹等。

口唇烂 口腔黏膜糜烂，呈白色，形如苔藓，称"口烂"。

唇肿 红肿，主实热证；白肿，主虚寒证。

唇歪 口唇歪斜，主风证，如歪口风（面瘫）。

土家医在看口唇诊病的同时，还注意查看患者口腔的变化，如喉咙肿胀，或糜烂，为蛾子症，也称喉蛾；牙龈肿、疼痛、色红，为火牙。

7. 看头发

土家医认为头发的生长与色泽，与下元脏器"腰子"（肾）的精气血盛衰有密切关系，故有“发为血之余，肾之华”之称。气血盛，则发润黑；气血虚，不能养发，则发黄稀。

（1）看发色

发黑润泽，为肾气强；发白或斑白，为中老年人肾气亏衰；发色枯黄，为肾气不足；头发灰黄或灰白色，为精血供应不足，不能滋发；发红或红褐色，多为中毒，见于砷、铅中毒等。

（2）看发形

土家医通过查看头发形态的改变来诊断疾病。

发竖　即头发直立而干枯，为肾气亏衰所致。

发枯萎　发枯萎而无光泽，多由久病体衰，肾阳虚，体内血燥，头发失于濡养所致。

发结　头发枯黄，无光泽，发结如穗，伴有面黄肌瘦、肚腹膨胀、大便稀或便结，多见于小儿走胎病，如走猴胎。土家医的小儿走胎相当于中医的疳积与西医的营养不良。

发干　头发干枯，多由中元脏器的脾胃不和，后天营养不足，发失营养所致。头发干，粗细不匀，为下元肾气亏损体虚所致。

发落　落发过多，视为秃发。发落大体分为三种：一是先天性落发；二是后天落发（疾病原因）；三是某些药物引起的落发，视为药物性落发。

8. 看皮肤

皮肤是人体的外屏障，是人体的重要器官。皮肤通过筋脉与三元脏器相连，体内病变可反映到体表皮肤上。通过查看皮肤，可了解体内病变信息，达到查皮肤以诊疾病的目的。

土家医在察肤诊病时，主要查看皮肤色泽、形态、感觉的异常以及病理变化等。

（1）看皮肤色泽

肤白　主气血不足或阳气虚亏。肤生白斑，为“白癜风”。

肤黄　周身皮肤发黄，伴目黄、尿黄者，为黄疸病。

肤红　皮肤突然红赤，属突发热病、新病；皮肤逐渐红或潮红，多属阴虚内热久病。

肤青　皮肤出现青紫色，多为寒证或由外伤筋脉不畅，血滞所致。

肤黑　多为肾虚亏损。水肿后期，或久病气滞血瘀，血滞筋脉，皮肤出现黑色。

（2）看皮肤损伤形态

皮肿　常见皮肿有血肿、水肿、气肿、虫毒红肿以及疮疡疾病引起的红肿等。

色斑　红斑，压之褪色者，主热证；压之不褪色者，主瘀证。

黑斑　主瘀血滞于皮肤，如外损皮肤，筋脉损伤，瘀血滞于皮肤，呈瘀斑；冬天寒冷，皮肤冻伤，初起紫斑，久则成黑斑。

白斑　主气滞或气血不和。

风团　一般是指由风邪所致，呈团块样隆起的皮肤风块。红色风团，主热证或阴虚证；紫色风团，主血瘀证；白色风团，主外感风寒；红色、淡红色风团，好发于暑湿之季，多为过敏性风团。

丘疹　形如粟米或豆瓣状，呈散在或连片样分布。丘疹色红，主热证；丘疹粉红，为风湿寒邪所致；丘疹色白，主风寒证。丘疹紫暗，主血瘀证；丘疹色淡，主气血亏虚。

水疱　大小不等，小如米粒，大如蚕豆或鸡蛋，清亮隆起，内有液体，多为风毒、湿毒侵肤所致。

在临床上，还有脓疱、溃疡、糜烂、皲裂、痂皮等临床表现。在病形上，有长痘，如水痘；出疹，如风疹、麻疹；还有长痱子、皮癣、痤疮、湿疹、疥疮、漆疮、“猴子”（疣）、结节、疮、疽、痈、疔、疖等疾病。

9. 看耳

土家医认为，耳朵是三元脏器在体表的信息反映，耳与内脏相关联，在三元脏器中，耳与心、腰（肾）、肺最为密切。土家医看耳诊病，主要观察耳部皮肤的色泽、耳的形态筋脉（血管）等情况。

（1）看耳色

正常耳部，色泽红润。耳红赤色，主上元心肺热证、中元肝胆湿热证、外感风热证；耳青黑色，主痛证；耳黑色，多为腰子病实证；耳黄色，主风入腰子，多为湿热下流入腰子；耳黄过甚，见于肝胆病引起的黄疸；耳后筋脉呈红色，主火重，热证；青色，主风气重；紫色，为妇女阴内有脏物。

（2）看耳形

耳部薄而瘦小，特别是耳垂小瘦不能下垂者、耳枯萎皱薄者，主亏损，多为危急重证。

耳肿，多主实热病证。

（3）看耳纹

纹形　正常耳纹形有树枝形、网状形及竹丫形。如树枝形干上分枝多，主病重；网状形纹多状如蛛网，多主病危。

纹色　纹红，主热证；纹青，主风气邪证兼血瘀证；纹黑，主体有寒。

土家医看小儿耳后筋脉，耳后筋脉上呈“丫”形，认为是走狗胎；筋脉上有一黑点，为走鬼胎；筋脉上有一像“猴子”样凸起的坨，认为是走猴胎。

10. 看手指

土家医看指诊病，一般是“男看左，女看右”，在指诊时分三个步骤，一看指节，二看指色，三看指筋。

（1）看指节

土家医认为，拇指主一年之疾，拇指第一节主春夏之病，第二节主秋冬之病，食指主春天之疾，中指主夏天之疾，无名指主秋天之疾，小指主冬天之疾。每一指的三个指节分别是主某一个月份的病证，如食指第一节主正月之病、第二节主二月之病、第三节主三月之病，其余指及指节以此类推。

（2）看指壳色

土家医所讲的指壳，即指甲。正常指壳色泽如面，压之即散。压之不散或白而无华皖白者，为三元气血亏损，主肝之疾；指壳色淡白者，主三元脏器气血虚；指壳乌黑，主血瘀而疼痛；色青，主寒冷之证；色红而赤，主热；色红，主血热；色红而紫，主风热证；色黄，多为黄疸；花指壳，即小儿拇指、食指的壳上出现“花甲”斑，为蛔虫所致。

（3）看指壳形

扁平甲　多主小儿气血不畅，如走胎、停食症。

枯甲　多为“三元”脏器气血不足、血流不畅引起。

倒甲　指甲倒生甲沟肉内，也称嵌甲，刺痛难忍。

11. 看背腹

（1）看腹

土家医称腹为肚皮。

腹色　色白者，为中元气血不足，主体虚；色黄者，主黄疸或虫积；色赤者，主热证；色黑者，主寒证、血瘀、劳伤及痛证。

腹形　膨胀，主三元脏器内积水或血气；筋脉怒张，为久病体弱、气血滞腹所致，使筋脉显露腹上。小儿肚皮青筋暴露，腹大如鼓，厌食稀便，为走胎病（疳积）。

（2）看背

看背，即看患者背腰部有无颜色改变、脊骨有无弯曲或畸形、腰背活动有无异常。

背形　驼背，由下元腰子精血亏损引起；龟背，多因先天不足，后天失养引起；疳背，背肌消瘦，脊骨外露，为走胎病后期，缺乏营养所致。

12. 看二便

看二便是指土家医通过查看患者大便和小便的颜色或形状（大便）来诊断疾病，古代医家称“二便为一身之门户”。

（1）看大便

大便，也称粪。正常人大便色黄、成形、无特殊臭味。

便色　色白，为虚寒证；色黑，为肚肠瘀白；色红，为赤痢或便血；色青，为急风入肚；色深黄，为实热；色淡黄，为虚热；便脓血，为赤痢症。

便形　便秘干结，为肚肠实热；稀便，为泄泻或屙痢。

（2）看小便

土家医称小便为尿。正常人的尿淡黄透明。成人昼夜尿量约 1000 ～ 1800 mL，尿量少于 400 mL 为少尿，尿量超过 2500 mL 为多尿。

尿色　黄赤色或深黄色，为体内热证；红色，多为尿道结石引起，或称血尿；尿红涩痛，为尿积病；尿浊色白如米泔水，为湿热，病在尿脬（膀胱）。

尿量　尿多、清长，多为寒证；夜间多尿，为虚证；尿少、短少不利，由中元阳气不振所致；尿少、黄赤、身热口干，为热证；尿少伴奓肿，为水肿病。

尿痛　由湿热入下元水道（腰子、尿脬）引起的刺痛，多为灼痛伴有尿淋不畅；尿石症，其疼痛性质为绞痛或剧痛。

二、问诊

（一）简介

问诊（药匠俗称问病）是土家医诊断疾病最常用的诊法之一，问病包括询问病人的年龄、婚姻、职业、家属、籍贯、居住地、饮食、嗜好、生活习俗，以及既往得病情况，疾病治疗与转归等。

（二）患者准备

患者处自动体位，坐位、卧位、站位均可。医生问诊时，嘱患者不要紧张，如实回答医生所询问的与疾病相关的问题。患者神志不清，则需询问陪同人员或知情者，以了解病情。

（三）器械准备

土家医问病诊断时，无须特殊的器械。

（四）问病方法

医生在询问患者病情时，态度要和蔼可亲，视患者如亲人，关心病人的疾苦，体贴病人的痛苦。在询问病情时，细心询问，要耐心听患者诉说。在询问过程中采集问病资料，必要时要给出相关解释，以消除患者心理压力。对特殊病人，要单独询问病情，以保护患者隐私。问病时，要重点突出、简明扼要，以准确系统地收集病历资料。在问病中，医生要用通俗易懂的语言与病人沟通，不用病人听不懂的医学术语询问病情。

（五）问病内容与临床表现

土家医问病内容有患者姓名、性别、年龄、婚姻情况、民族、职业、籍贯、出生地、常住地、发病节气、主要症状、临床表现、病程、现病史、既往史、个人生活史、家族史等。

1. 问胃口与饮食

口苦，多为体内热证；口淡，多为肚肠虚弱或寒证；口酸，多为肚肠肝不和或有热毒；口臭，多为飞蛾症及“虫牙”症或肚肠积物不化而吐臭气；口甜，多由中元肚肠湿热毒邪所致。

偏食，多见于小儿虫积；厌食，厌油腻厚味，伴肝胁处疼痛、口苦、目黄或身黄者，为肝胆湿热毒邪所致的胆热病；食差，不想吃饭，多为食物积滞肚肠所致停食症；中元脏器气虚所致食差者，表现为吃饭不香、乏味。

口渴多饮者，多为热证缠身。

呕吐酸水，轻者为肚疾，重者多为妇女妊娠呕吐；呕吐清水，多为肚肠内寒积停食所致。

2. 问二便

问二便，即问大便与小便。

（1）问大便

大便秘结，数日不屙，伴有腹内胀痛、口渴、发热者，为热病；病后、老年或产后妇女便秘，多属体质虚弱；大便有脓血，伴坠胀感，为痢疾；稀薄便，伴肚子隐痛，多为虚寒之证；水样便，多为急性泻泄；便呈黑色者，是内有积血；便呈鲜红者，多为肛门痔疮。

（2）问小便

尿血鲜红，伴尿痛，多为热疾；遗尿多见于小儿，因先天不足、脬泄或不良习惯所致；尿失禁多见于老年人，为气虚所致下元虚；尿短少，伴赤黄者，多由伤血或汗淋、吐泄耗血所致；多尿伴清淡者，多为小肚着凉或体内虚寒；小便不利者，多为水蛊胀或黄肿病。

3. 问孔窍

问孔窍，即问病人眼、耳、鼻、口等器官的疾病情况。

眼窍　胀痛、畏光、流泪，夜间眼屎封眼，是由热气所致，土家医称红眼病；黄昏后视物不清，称鸡盲眼。

鼻窍　土家医称鼻孔。常出血，反复发作，称为痧症或痧鼻子；鼻孔红烂，有浓涕伴鼻痒者，称为蚁虫症。

耳窍　土家医称耳孔。有如蝉鸣或流水声，或左或右，时发时止者，称为耳鸣症；

耳内不慎灌水，引起耳窍受阻，常流脓汁，称为灌蚕耳；湿热充斥于耳，蒙蔽清窍，可引起耳聋。

口窍 土家医称嘴巴，常见口部疾患有疼痛、流涎水、口臭等。喉咙红肿、吞咽痛、口臭是飞蛾症；满口白斑如雪片，流涎水，称为鹅口疮。牙为口窍之内门，牙疾多由积湿成热引起。牙龈腐烂、齿脱、口臭唇蚀，称为风火牙。

4. 问经带产

问女病人经期、白带、孕产等相关病情。

一问经：主要问经期、经量、经色、经质。经期提前，色红量多，为养儿肠有内热；经期延迟，量少色淡，多为养儿肠气亏血虚；色紫暗有块，小肚胀痛，属养儿肠内有瘀血。

二问带：带稀而多、色白味腥，为养儿肠有寒气；带下黄稠、味臭秽，外阴瘙痒，为养儿肠湿热。

三问产：妇女停经呕吐，是为喜病。喜病引起腰酸伴坠胀感，要注意保胎，以免滑胎。产后血量过多、汗多，多属气血双损。

5. 问筋骨

问筋骨，即问筋脉与骨节方面的病情。

肢节痛伴有红肿灼热者，多是由风湿伤及肢节筋脉引起的热证；全身肢节疼痛，呈游走性，是由风、寒、湿侵害筋脉引起的风气病，寒气重者叫冷骨风；腰腿绵绵作痛，疲软无力，发凉，兼有尿清长、大便稀薄者，多为腰子筋脉亏虚；腰腿冷热痛、体沉，天气变化或久坐后加重者，是由风湿侵蚀腰腿筋脉所致的腰腿痛。

三、脉诊

（一）简介

土家医的脉诊，一般称号脉，是诊断疾病的常用方法之一。号脉是通过把脉了解体内病变的诊病方法。目前，土家族民间流传的脉象有 30 余种，药匠们常用的脉种有骨脉、命脉、鞋带脉、太阳脉等 10 余种。

（二）患者准备

号脉不需特殊体位，根据所把脉的部位确定体位，一般为坐位或卧位。

（三）器械准备

需要普通诊室、诊断桌、脉枕、座椅，医生清洗双手之后即可检查。

（四）检查方法

1. 体位选择

号上肢及头颈部或上半身脉时，患者取坐位或卧位。号下肢或脐部以下脉时，患者取卧位或俯卧位。

2. 单手三指号脉方法

医生号脉时，用食指、中指、无名指按压诊脉处。号脉时，按压切脉循轻、中、重有序的诊脉方法以获得所需脉象。号脉时指腹要均匀按压，仔细辨别脉象，反复挪动取脉。

（五）注意事项

号脉时要找准“脉位”，按照由轻到重的顺序进行。冬季寒冷时号脉，医生要先暖手指。脉诊所用脉枕要柔软，常换干净枕套。

（六）常见脉诊的临床表现

1. 骨脉

骨脉位于杆骨下端茎突处，相当于桡骨远端处，与中医的寸口脉近似。轻拿有脉者为外热，重拿有脉并有力的是内热。

2. 命脉

命脉（也称劳脉）位于手掌背部食指与中指之间隙，相当于中医的外劳宫穴穴位处。体健或仅有轻病，号不出命脉脉象；若能号到命脉脉象，多是重病之表现；劳脉脉象向腕部扩散时，是危重之疾或死亡前兆。

3. 天脉

天脉位于耳垂下二寸处，号脉时按轻、中、重的次序进行。轻号得脉者，乃为外感之疾病；中号得脉者，脉快而有力的为内热，快而滑动为头眩晕病；重号得脉者，脉无力而动，乃为心虚气喘。

4. 太阳脉

太阳脉（又称五阴六阳脉）相当于中医的太阳穴穴位处。体健时，脉平和；脉粗大、快而和者，为外感风寒而引起的热疾或寒疾；脉细而小、慢无力者，多为慢性病，主头晕目眩等疾病。

5. 鞋带脉

鞋带脉位于踝关节系鞋带处，故药匠称之为鞋带脉，近似解溪穴穴位处。此脉主小儿疾病，小儿外感风寒发烧时，脉洪大，快而频；小儿走胎、黄肿病时，脉细弱，快而无力。

6. 虎脉

虎脉位于虎口后一寸处，紧靠合谷穴穴位处。号脉时中指和拇指同时用力，轻按不易得脉，中或重按方可得脉，虎脉主危重疾病。有脉者，即使是重病尚可治；无脉者，即使是病情暂较轻，也为不治之证，药匠们称虎脉为死亡之脉。

7. 指缝脉

指缝脉即在手指的第一关节和第二关节处。号脉时为男左女右，五根手指各主一脏器之疾。食指、中指主天元（上元）之疾，即食指主肺、中指主心。拇指主地元（中元）之疾，主肚肠（脾胃）。无名指、小拇指主水元（下元）之疾，无名指主肝、小指主腰子（肾）。各指第一节有脉则表示病情较轻，第二节有脉则表示病情较重。体健时，第一和第二节无脉。

8. 踏地脉

踏地脉位于踝关节解溪穴穴位下三寸处，近似冲阳或陷谷穴穴位之间处（拇趾与食趾中）。得脉兼跳有力者为可治之证，脉无力者为病重，脉细微者为不治之证。

9. 肘关脉

肘关脉位于倒拐窝内侧，相当于中医尺泽穴的位置。老药匠称肘关脉为断生死脉，重病危疾时，此脉号不出脉或脉细弱无力。

10. 芳脉

芳脉位于中指与食指相连处。体健时一般号不出此脉象，病重或病危时方可得脉。

11. 地支脉

药匠们在运用脉诊判断疾病时遵循一定的时间规律，借助十二地支的次序把脉象、时间和疾病三者紧密地联结起来。某些疾病的发生和发展，受到时间、空间和人间因素（即三间因素）的影响，在某一特定的环境时易发病。药匠在长期的医疗实践中摸索出诊脉的时间，参照十二地支中子、丑、寅、卯、辰、巳、午、未、申、酉、戌、亥十二时辰的病情变化，选择一定的时辰诊脉以观察脉象与疾病的关系。循时诊脉对进一步辅助疾病的诊断，具有一定的价值和意义。

（1）子时脉（舌根脉） 在舌根下号脉，有脉者为健康之人；无脉者，多是病重或不治之证。在号舌根脉的同时，还可号太阳脉、肘关脉、反经脉（相当于踝部的昆仑穴穴位处）、咽脉（位于鼻翼外侧的迎香穴穴位处）。以上五脉同时进行，均有脉象多为健康之人，无脉象是重病的表现。

（2）寅时脉（太阳脉） 如前述，寅时号脉以号太阳脉为主，兼膻中脉合诊，膻中脉相当于中医所述的胸口膻中穴穴位处。体健时，二脉均匀；二脉细弱、缓慢，主脱影、体弱、不思饮食等；二脉急快，出现间跳（间断脉），多主心血气虚，即心气病。

（3）卯时脉 拿卯时脉以天脉和肘关脉合诊。脉急快，不均匀，洪大有力，多主急性热病，如痧病、乌鸦症、红眼病等。

（4）辰时脉　辰时号肺脉（相当于肩贞穴穴位处）。辰时脉主头脑之疾，体健无病时号不到脉，若能号出辰时脉，示脑内有充血或炸血筋，可引起的头痛、中风等疾病。

（5）午时脉　午时脉以号太阳脉、肘关脉和反经脉等三脉合诊。在午时号出有脉者，示体健无病；三脉均号不出脉象，示危急或不治之疾。

（6）未时脉　未时脉以号胯脉（位于疡子窝中间，即腹股沟中间）来诊断心和气血之疾病。胯脉脉象缓慢、细弱者，多为心气虚或气血亏损等。

（7）申时脉　申时脉以号弯筋脉来诊断胃肠之疾，弯筋脉位于膝关节后弯处。此脉平时号不着，能号到弯筋脉，多主胃肠寒湿、虚寒痢疾、红痧症等。

（8）戌时脉　戌时脉以号咽喉脉（位于喉头两侧处）来诊口咽之疾病。号脉时，用拇指和食指同时紧贴脉位，有脉者示疾病轻，无脉者主口干、舌燥、声音嘶哑、哑巴症等。

（9）亥时脉　亥时脉以号后筋脉来诊断蛾子症和蚁症。后筋脉位于脚后跟昆仑穴附近，平时此处号不到脉，只在患蛾子症、蚁虫症时才能号出。

四、摸诊

摸诊主要是指药匠以手触摸病处，如额头、疼痛部位、骨头体表部位等，以了解病情的一种诊断疾病的方法。

（一）患者准备

根据所检查部位的需要，患者取坐位、卧位或其他相应体位。

（二）器械准备

土家医摸诊检查，无须特殊器械。

（三）检查方法

在摸诊时，根据患者病变部位及病变情况，可用单手或双手摸诊。

（四）注意事项

医生在摸诊前，需清洗双手。冬季室温保持在 24 ℃左右，注意防寒。

（五）常见疾病的摸诊部位及临床表现

1. 摸骨折

土家族药匠对诊断外伤性骨折经验较为丰富。方法是用双手触摸伤处，若肢端骨断，药匠用双手拿起伤肢，将伤肢轻轻摇动。若听到有“奇咕、奇咕”之声响，系骨头齐断；若听到“嗟嗟”之声，多为粉碎性骨折。

2. 摸冷热

药匠用手掌摸病人的额头，触摸时感到“烫”手，即是高热，多主风寒外感病或其他重证；一般热（系指较常人热些），多主病初期轻证，或病的恢复期；界于高热和一般热之间，称中热，主轻证或治疗期间。

3. 摸疱疮

在疱、疮、疔、疖、癀、流痰初期或中期，可以通过摸诊来协助诊断。如病始形如米粒，摸时根深坚硬，初起即小白疮，后为红肿，自述先痒后痛，怕冷发热，头晕恶心，多为疔。疮疡肿而色红，皮亮薄，肿起根盘收束，拒摸，摸则痛增，是为疮疡早中期。按之不甚疼痛，肿块硬，指摸后不复，是脓未形成期；摸之则痛，肿块已软，指摸后即复，即脓形成。

4. 摸肚子

正常肚子（腹部）无膨满，腹壁按之柔软有弹性，腹张力适中，皮肤光洁，与肌肉不分离，青筋不显露，无黄染、皮疹、溃疡、水肿、瘀斑，摸之无硬结、肿块、压痛等。

若小儿肚子中间摸到有一坨或一块，多为小儿蝤虫症（蛔虫症）；肚子胀臌，青筋暴露，是滞食不消，多为小儿走胎、积食。

肚筋怒张指肚腹部出现青筋怒张，多见于久病体弱、血瘀气滞之证。

“帅气”相当于疝气病，“帅气”多发于儿童或体质虚弱之老年人。发于肚脐部的称为“肚腹帅气”，发于疡子窝（腹股沟）称为“疡子窝帅气”。患儿站立时，医生能摸到“帅气”。

5. 摸奶疱

土家医所称“奶疱”，是指妇女乳房上生疱或肿块。乳腺红肿、疼痛，摸之有结节，多为急性奶疱（急性乳腺炎）。一侧乳腺摸之有一个或数个结节状肿块，触之不痛，土家医称之为“奶肿疱”。

6. 摸囟门

摸囟门是土家医以触摸婴幼儿头颅上囟门而判断疾病的一种方法。

正常婴幼儿的前囟于出生后 12 ～ 18 个月闭合，后囟门于出生后 2 ～ 4 个月闭合。

婴幼儿囟门早闭，多见于小头畸形；囟门迟闭，骨缝不合，多见于颅骨生长发育迟缓的患儿，如佝偻病。

小儿囟门凹陷，触摸时低于颅骨，称为囟门凹陷，多为虚证，如吐呕、腹泻致津血不足可引起囟门凹陷。

婴幼儿囟门凸突，触摸时感觉明显，多为热证高烧，或由颅内水停血瘀引起。

7. 摸耳

摸耳是指医生用双手的拇指、食指触摸患者耳郭、耳垂等部位以诊断疾病的一种方法。

触摸时注意有无耳软骨增生、软组织隆起，以及隆起、增生的范围、软硬度。

摸耳垂　如在耳垂、下颌反应点触摸到片状隆起，质地软，多见于牙周炎。

摸对耳屏　在对耳屏及对耳轮之间部位触摸到条状软骨增生，临床多见于神经衰弱。

摸耳舟　若在耳舟起始部触摸到条片增厚，多为肩背痛。

摸耳甲部　如在耳甲部肝区点摸到海绵状隆起，多为脂肪肝；在胆区摸到片状隆起，质硬，多为慢性胆囊炎。

第五节　治则治法

土家医在长期治疗疾病的过程中总结出了丰富实用的经验，千百年来流散于民间。土家医疗法可归纳为两大类，一是药物内治法，二是传统外治法。另外，土家医根据多年的临床研究，针对毒邪致病还总结出了治毒十法，但总的治疗原则是七种治法、八种原则，称之为土家医“七法八则”，此治则更是药匠成名之传家秘诀。

一、治则

一是寒则热之，二是热则寒之，三是亏则补之，四是实则泻之，五是阻则通之，六是肿则消之，七是惊则镇之，八是湿则祛之。在具体疾病的诊治过程中要根据病情采用相应的用药原则。

二、治法

（二）汗法

指开通汗窍、驱逐瘟气的一种疗法，其作用主要是驱逐侵入肌肤的病气，如寒、湿等，适用于外感疾病、水蛊胀和疮疡、流痰的早期和出水痘未透阶段。

汗法又分三类：热发，用热性药物治疗肌表寒证；寒发，用冷凉性药物治疗肌表热证；补发，对体质虚弱又感病气者，在应用温、寒药物发汗时，适当用一些补气血的药物，以达到既无损元气又驱除病气的效果。

（二）泻法

指驱逐体内结滞、通泻二便的一种疗法，有排出积滞和恢复机体功能的作用。泻法主要用于病气在肚肠、大便秘结以及三元脏器的水滞、食滞或瘀血、虫积等。

（三）赶法

指祛除体内湿气、风气、气滞、血瘀的一种疗法，有祛除风寒湿气、疏通筋脉骨节气血、调畅肚肠气机的作用。

（四）止法

指通过药物作用达到制止出血、遗尿、遗精、崩带、汗出不止的一种疗法。

（五）补法

指通过内服药物来滋补人体气血精或补益三元脏器虚损的一种疗法，主要用于虚证。补法又分补气、补血、补精三大类，并且可以根据不同的病情来选用平补、缓补、急补等不同方法。补气法，适于神倦无力、虚汗、脉虚大、少气懒言等气虚证；补血法，适于头晕目眩、心慌、唇爪无华、舌淡、脉细、健忘失眠、面色㿠白等血虚证；补精法，适于头晕目眩、脉弱、腰痛、膝软、遗精、阳痿等精虚证。

（六）温法

指通过内服药物达到温暖三元脏器的一种疗法，用于治疗形寒肢冷、胸腹冷痛、吐泻清冷等内寒证。

（七）清法

指通过药物作用达到祛除三元脏器火毒的一种疗法，主要用于治疗高热烦渴、目赤舌红、口苦溺黄、脉快等内火证及疔、疮、癀等火毒证。

三、治毒法

在临床诊疗实践中，土家医还总结出了某些专项或单种具有特色的治疗方法。土家医认为临床诸多病症的病因多为毒邪致病，在临床治疗中针对病因治疗为主要法则，目前针对毒邪所致病症的治法共总结出 10 种治毒法则。

（一）攻毒法

指针对毒邪重、病情急危而设的一种治法。毒邪重急，转变快，非猛药不能攻其邪。因此，组方选用性烈药物，直捣毒窝，达到除毒保体的目的。此法适用于火毒证、瘟毒证、脓毒证，代表方有牛角败瘟汤、银花败毒汤、千年老鼠屎汤等。

（二）败毒法

指针对毒邪亢盛、平素身体强壮而设的一种治法。毒邪亢盛于内，由于正气奋起抗邪而主要表现为正邪交争剧烈，多选用大寒性猛药物以迅速消除毒邪，达到祛毒保体的目的。此法适用于火毒证，代表方有功劳败火汤、黄连石膏汤等。

（三）赶毒法

指针对毒邪蓄积体内的各种顽疾而设的一种治法。毒邪内存，扰乱机体功能，导致所在器官功能减退，发生病变。通过药物驱赶体内毒邪，使毒邪逐渐排出体外，达到祛邪目的。此法适用于水毒证、食毒证、气毒证、血毒证，代表方有搜出虎汤、通条散、赶血三七丸等。

（四）清毒法

指针对毒邪程度不重、广而弥漫状态下而设的一种治法。毒邪侵入，未完全入里，位于体表与内脏之间，呈弥漫状态。攻法太重，散法不及，用清毒法来解除邪气，方能奏效。组方多用清解药物，内清外散。此法适用于热毒证，代表方为双解汤、升麻汤。

（五）排毒法

指针对毒邪停于体内某一部位，不能自行排出而设的一种治法。如水毒内侵，停留在皮下、腹内，选用疏通药物，使水排出。此法适用于水毒证、中满症、隔食症、尿急症等，代表方有木通灼心汤、柿把爪带散、猪头排水丸等。

（六）拔毒法

指针对毒邪附于器官组织、粘连不开而设的一种方法。毒邪入侵，附着于相应的器官组织，散赶不动。在外用刀割剔出，在内选用性烈有毒药物杀伤毒邪，达到削去目的，此法适用于巴达毒邪引起的瘤子、肿块等。

（七）化毒法

指针对毒邪入体时间长、相互缠绕成结或黏附不散而设的一种治法。毒邪日久，缠绕成结，不化小溶解则不能排出。此法多选用一些化解、溶化药物，使毒邪化成微粒状后经代谢排出体外，适用于结石病、停血症、干血症等。

（八）散毒法

指针对毒邪滞于肌肤、骨节缝之间的潮毒、寒毒而设的一种治法。毒邪内入，滞于肌肤、骨缝、肚肠之间，犹如雾露状，使用发散药物，通过蒸发，使邪从孔穴排出。此法适用于寒结病、气结病、冷气病、湿气病，代表方有黄花解毒汤、透身汤、怄气肝汤。

（九）放（提）毒法

又称提毒法，是针对毒邪滞于体表或毒邪刚侵四肢远端而未入内的一种快速治法。毒邪经皮入侵，由于体气旺盛，拒邪于表，但皮肤紧凑，又不能使邪外出，留于皮内肉外；或虫毒咬伤，毒液刚入皮内远血之端，用此法迅速追邪出外，防止入里。虫毒伤用小刀、磁针等工具在伤口刺破放出毒邪，外敷药物使毒邪远离人体，防止毒邪入内；寒毒、气毒居于局部不散，针刺后外敷药膏，拔毒外出，适用于蚂蟥症、虫毒症、痈、疖、脓毒证等。

（十）调毒法

指针对毒邪不重、身体虚弱状态而设的一种治法。平素体虚又感染毒邪，或毒邪滞留日久导致体虚，虚实夹杂。此时单纯除毒易伤体、补虚易助毒，用调毒法除毒与补虚并用，使“补虚而不留邪”“除毒而不伤体”。临床具体着重补虚还是除毒，应根据毒邪的轻重和身体虚损程度灵活应用。代表方有土参祛毒汤、羊雀补体汤。

第六节　土家医医疗技术

一、针刺类技术

雷火神针技术

（嘿他泽安额阿艺 meftaxceranxngax yl）

土家医雷火神针技术是在中医“雷火神针”“太乙神针”基础上改进创新的一种外治技术，其特点是集针刺、热疗、药物超导三位一体，具有较好的临床疗效，能通经活络、散瘀止痛、祛湿通节、消肿散结。

（一）常用器具及基本操作方法

1. 常用器具

（1）器具准备

雷火神针、桐油、消毒治疗巾、电热锅或电炉、酒精灯、盛油碗、装针袋、不干胶纸（写姓名用）。

（2）雷火神针制作

主要药物　滚山珠、麝香、活节草、巴岩香、满山香、冰片。

制作方法　由操作杆、银质针、药包组成，形如椭圆。操作杆长 20 cm，分针座和手柄两部分，将特制的银针装在针座上，药包外层为青棉布，中央为药粉和艾绒，将药包套在针上，针在药包中央，针尖与药包外层平齐，将药包固定在针座上。

2. 治疗部位

一般为腰背部、四肢关节、颈椎、病痛部位及相应穴位。

3. 操作方法

在治疗部位上用 75 % 酒精消毒，铺棉布治疗巾。神针在火上烧热，或在锅内加热到 100 ℃时，用神针头部蘸热油，待温度降至 40 ～ 50 ℃后开始针刺，刺一遍（皮内），捶打 10 遍，反复 7 次，约 5 ～ 10 分钟，再针刺另一个部位。通常一次治疗 3 个部位，最多不超过 5 个部位。如病变部位多，每天可交替针刺治疗。治疗完成待针凉后，将针放到针盒内。嘱患者取下治疗巾，用干净卫生纸擦去皮肤上的桐油，穿好衣裤，喝一杯温热水，休息 15 ～ 30 分钟，再离开治疗室。

4. 治疗次数和疗程

每天 1 次，7 天为 1 个疗程，1 ～ 3 个疗程为 1 个周期。治疗时，要间隔 10 ～ 15 天再行下 1 周期。

（二）适用的常见疾病

该疗法可用于治疗风湿痹痛（寒痹证、痛痹证）、冻结肩、头风痛、中风偏瘫、阴疽、蛇串疮后遗症、筋骨疼痛、冷骨风、麻木症、半边风、腰僵症、牛皮癣等。

1. 风湿痛（借及糯梯地 · jief jir loftix dif）

风湿痛是因风寒湿邪气入侵人体，滞留筋脉及奴嘎（骨头），使气血运行不畅所致，以全身榫头（关节）游走性红、肿、痛为临床主要表现，相当于中医的风湿痹证和西医的风湿性关节炎。本病依据《土家医病证诊疗规范》中相关标准进行诊断。

【治则治法】祛风除湿，散寒通络。

【处方】四两麻 50 g，威灵仙 50 g，淫羊藿 50 g，松节 50 g，三角枫 50 g，五角枫 50 g，苞谷酒（50 度以上）1000 g。

【加工方法】将药物切碎，装入瓷罐或瓦罐中，用苞谷酒浸泡 10 日，备用。

【操作方法】

（1）患者呈坐位或卧位，具体依据患病部位选择治疗体位。

（2）药酒过滤去渣，装于治疗碗中加热至 50 ℃备用。

（3）患处铺治疗巾，神针捶醮取加热的药酒后开始叩击患处，先用针尖面垂直叩击一遍，再用神针侧面捶打 10 遍。如此反复 7 次，约 10 分钟。每次治疗部位为 2 ～ 3 个。治疗完毕后，用卫生纸擦去皮肤上的药酒渍。嘱患者穿好衣裤，喝一杯温开水，休息 10 分钟。

2. 肩膀痛（坡尔梯克尔地 · peftixkek dif）

肩膀痛多由风邪所致，以肩膀骨周围疼痛、肩膀骨节活动障碍为主要临床症状，土家医又称其为肩膀冷骨风或骨节风病。本病中医病名较多，因睡眠时肩膀受凉引起称“漏肩风”“冻结肩”，多发于 50 岁左右的中年人，又称“五十肩”，相当于西医的“肩关节周围炎”（简称肩周炎）。本病依据《土家医病证诊疗规范》中相关标准进行诊断。

【治则治法】祛风除湿，活血通络止痛。

【处方】三百棒 100 g，四两麻 50 g，马蹄香 50 g，茗叶细辛 50 g，千锤打 50 g，灵仙根 50 g，八角枫根 500 g，苞谷酒 1000 g（50 ℃以上）。

【加工方法】将药物切碎，装入瓷罐或玻璃罐中，用苞谷酒浸泡 10 日，去药渣备用。

【操作方法】

（1）患者呈坐位，将治疗巾盖在患处。

（2）将药酒加热至 50 ℃，神针蘸药酒，用针尖面叩击患处。针刺一遍，捶打 10 遍，如此反复 7 次，约 10 分钟。治疗完毕后，用卫生纸擦去皮肤上的药酒渍。嘱患者穿好衣裤，喝一杯温开水，休息 10 分钟。

（三）禁忌证

心脏病、高血压病、脑血管病、精神病、血液病、肝肾功能异常、发热、皮肤感染、皮肤严重过敏、孕妇及产褥期等。

（四）注意事项

（1）患者年龄　最佳年龄为 20 ～ 65 岁，根据患者体质，可适当放宽到 16 ～ 70 岁。

（2）严格掌握适应证和禁忌证　治疗病种以辨证属寒、瘀为主，患者病变部位多有冷、痛、麻、木、痒感觉。

（3）治疗前仔细检查针具　在治疗之前，医生要仔细检查雷火神针器具，如针与药锤是否固定紧、针尖不能外露在药锤表面、药锤是否已包扎紧以避免热油滴在患者皮肤上灼伤皮肤。

（4）严格按照操作规范治疗，熟练掌握手法和操作程序　严防水滴入高温桐油中溢出后烫伤操作人员和患者，要求加热设备离患者 1 米以外。神针第一次在高温桐油中加热消毒后取出，待温度降至 40 ～ 50 ℃时开始治疗，避免烫伤患者皮肤。

（五）施术后可能出现的异常情况及处理措施

1. 可能出现的异常情况

患者可能出现晕针、皮肤药物过敏、局部感染、局部烫伤、医源性感染等不良反应。

2. 急救用药品、器材及食品

（1）药品及器材：肾上腺素针、一次性注射器、络合碘、消毒棉签、湿润烧伤膏。

（2）食品：白砂糖。

3. 处理措施

（1）晕针　晕针多与过饱、过饥、恐惧疲劳有关，患者在治疗前应休息数分钟。如过饥，应在稍进食后治疗；如过饱，应待食消后治疗；如疲劳，应待解除后治疗；如患者出现恐惧，应在治疗前做好解释工作，待紧张情绪消除后治疗。发现晕针应即刻停止治疗，平卧休息，给予热糖水，重者可按压人中穴、合谷穴。

（2）皮肤药物过敏　过敏多与患者体质有关，事前常无法判断。如出现皮肤过敏，医者应停止治疗，可在局部涂氟轻松软膏，重者可口服抗过敏药。

（3）皮肤感染　感染多由针刺部位原有感染灶或周围有皮肤感染，或治疗后患者不注意个人卫生所致。应在治疗前检查治疗部位及周围皮肤，发现有疮、疖、痈、疔者暂不治疗。可给予抗生素或中药清热解毒药物内服、外敷。

（4）局部烫伤　烫伤多由医者操作不当所致。预防措施：一是针加热后应冷却到不超过 50 ℃时使用；二是治疗时桐油不能使用过多，以免溢出后滴在皮肤上；三是加热时加热工具应远离患者，医生要小心操作，避免燃烧时油碗倾斜烫伤自己。如出现轻度小面积烫伤可外涂烫伤膏，重者可请专科医生治疗。

（5）医源性感染　多由一针多人使用，消毒不严所致。预防措施：做到常规消毒，一人一针。可针对不同病原菌选择正确方法治疗。

麝针技术

香子安额阿挑捏西拉 · Xianxzix anxngax tiaox niexxix lar

麝针疗法是将麝香装入香獐去髓的门牙骨腔内，用于外科扩创引流和穴位点刺的土家医传统治疗方法。麝香又叫香子、当门子，鹿科动物林麝、原麝等成熟雄性尿脐香囊里的干燥分泌物。土家医认为香子有辟秽驱瘟、透窍提神、赶血消肿、祛风化湿、散结止痛的功效。麝针是传统土家医的常备外治用具，现由于药源已渐稀少，麝牙可用同科动物的牙替代，麝香可用人工养殖麝和人造麝香、白芷和满山香提取物代替，但效果略逊。

（一）器具及基本操作方法

1. 主要器具及其制作方法

（1）常用器具　麝针。

（2）麝针的制作　麝针取自香獐类动物的门牙（或称当门牙），当捕捉麝后立即用尖刀剥开其牙龈，小心拔出加工（牙长约 2.5 ～ 5 cm）而成。麝牙呈略弯的长尖锥形，根部稍粗，前端尖锐，齿内腔有鲜红色牙髓。制作时，将拔出的麝牙放入开水中煮 15 ～ 30 分钟，用指甲刮去外层肉膜，用带钩的针拉出牙髓腔中的牙髓，即成牙针，于通风处阴干。1 周后，取制好的牙针，从根部向牙腔中置入 0.2 ～ 0.5 g 麝香，而后将根部用消毒脱脂棉塞紧，再盖上银制针盖，用蜂蜡滴入牙与盖的缝中密封。将牙尖用 500 ～ 2000 目砂纸磨到尖锐光滑，即成麝针。以一块如手掌大的香獐皮缝成针袋，将麝针收存备用。

2. 其他用品

75%酒精，2%碘酒或聚维碘溶液，0.9%生理盐水，灭菌橡胶手套，消毒纱布，消毒棉签，胶布或创可贴。

3. 治疗部位的选择

麝针治疗部位，主要针对病患之处，多为阿是穴，亦可对症选用常规的治疗穴位和经验穴。

4. 操作方法

（1）切开排毒、排脓法　麝针的针尖部用 75%酒精或聚维碘擦拭消毒，患处局部以 75%酒精或聚维碘常规消毒，用麝针刺破疱、疮、疖、流痰成脓处，从疮的四周根部向创口轻挤，使脓血毒液排出，边挤边用生理盐水洗去流出的脓血毒液，以排出脓毒减少、排出血色略见鲜红为度。脓腔较大者可用止血钳以生理盐水浸纱布清洗脓腔。排出脓血毒液后，以生理盐水清洗干净，再用聚维碘溶液消毒一遍。创面小者，用创可贴；创面大者，用消毒纱布敷盖，胶布固定。

（2）针刺放血法　本法适用于治疗跌打损伤、关节肿胀疼痛和瘟毒犯血等相应病证。局部用 75%酒精或聚维碘常规消毒，麝针尖以 75%酒精消毒，用麝针尖以适当角度刺入青紫肿胀的瘀血或疼痛处，或相关部位如肘弯腘窝怒张的青筋，也可用于刺八邪、少商、商阳、隐白等宜于放血治疗的相应穴位。也可在患处用针尖叩击，出现出血点。对于慢性瘀血肿胀疼痛，可在针刺或叩击处加用火罐扯罐治疗，有利于瘀血的排出、消散和肿胀疼痛的缓解。

（3）针刺法　此法主要用于中暑、突然晕死、急痧症等的救治。用75%酒精消毒麝针和治疗穴位处，刺人中、涌泉、中冲、劳宫等穴。伤寒、外感发热引起的头痛，针刺百会、太阳、风池、印堂等穴位。臁疮刺患处与正常皮肤交接处，以微出血为度。

（二）适用的常见疾病

1. 疱、疮、疖、流痰、脓肿

土家医的疱，类似于中医的有头疽、对口疮和西医的痈。痈系多个相邻毛囊和皮脂腺或汗腺贯穿性红肿热痛，化脓而成的急性化脓性感染。疖子又叫毛疔疮，与中医疖和西医单个毛囊及附属组织急性化脓性感染类似。土家医的疮泛指因外邪感染形成的炎性溃疡。流痰又叫巴骨流痰，类似于中医的湿毒流注、流痰、附骨疽，以及西医的化脓性骨髓炎、转移性脓肿、骨结核脓肿等，系由外感风热湿毒留滞皮肉筋膜，导致皮肉筋膜受损，肉腐成脓。

常见患处肿胀发热，色红拒按，鸡啄样疼痛。未成脓时患处肿硬，皮肤颜色纹路因肿胀而变浅；待其成脓则疮头颜色变成黄白色，疮头皮肤变薄变软。

此类病证的共同特征是外邪侵于肌肤筋膜，局部气、血、水运化受阻，邪毒盘踞为患，肉腐成脓，患处肿胀疼痛。本病依据《土家医病证诊疗规范》进行诊断。

【治法治则】消痈排脓，消肿止痛。

【操作方法】麝针及患处常规消毒，采用直刺或斜挑刺。已成脓变软的疱疮顶部，刺挑的疮口大小视顶部成脓变软面积而定，以能有效排脓为宜，不可随意扩大疮口。刺破疮顶，有脓从中顺畅排出即可。然后从疮脚四周向疮口轻挤，以排净脓汁、排出恶血、血色渐转鲜活为度。

患处常规消毒和清洗，必要时配合内服解毒消疮、通脉生肌药物和外用拔脓拔毒药或围箍药。热性疮毒多用黄花草、马鞭草、毒赶散、岩白菜根、蓖麻子、观音莲、小秤砣萢叶等外敷，冷性疱疮流痰多用煨天荷芋叶柄、岩泽兰、煨巴岩姜、赶山鞭、土贝母等外敷。

2. 跌打损伤，瘀血肿痛

土家医之跌打损伤，类似于西医的闭合性机械损伤，土家医将跌打损伤分为内伤和外伤两类。内伤指外力造成的颅脑和上下内仓内部脏腑器官及相应组织的损伤停血，外伤指外力造成的、未引起内仓或颅内损伤瘀血的以及头面、四肢、胸腹、颈背骨肉筋脉膜原皮毛的损伤。其特点是皮肤损害不严重，无大面积开放性伤口，皮下有瘀斑，患处肿胀、跳痛或胀痛比较明显。部分患者伤后有寒热往来、全身重着酸痛、口苦、小便黄、舌红紫有瘀斑、舌下络脉青紫、脉弦等。本病依据《土家医病证诊疗规范》

进行诊断。

【治法治则】拔除恶血，消肿止痛。

【操作方法】患处常规消毒，根据患处解剖结构，避开血管神经，用麝针针尖叩击患处，以刺破皮肤为度。肉外皮内的皮下血肿可轻轻挤揉以利排出。深入肌肉筋膜间的恶血，可配合竹筒扯火罐，以利恶血从针孔中排出，反复扯罐至针孔排出淡黄色体液为度。用麝针叩击患处时，手法宜稳、准、快，叩针速度过慢会增加疼痛。扯罐初时吸力宜小，随着恶血的排出，患处内部压力减小而渐次增加吸力，不可粗暴用力，以免引起不必要的损伤。

麝针治疗操作前，为了减少针刺及扯罐带来的疼痛，以及防止对疼痛耐受性差的病人出现意外情况而影响治疗，可于患处反复涂抹麻筋止痛药酒 15 ～ 30 分钟再行施针。

麻筋止痛药酒配方：生草乌、半截烂、天仙子、血当归、四两麻、白龙须、三百棒、地胡椒各适量，与高度粮食酒 1 ∶ 1.5 浸泡半月备用。

外敷药方：散血草、血当归、三百棒、透骨草、七爪风、巴岩姜、铁马鞭、小血藤根、大泽兰、八棱麻、接骨木叶等，加酒鲜捣外敷，消毒绷带固定。

3. 慢性水湿、瘀血、肿胀疼痛

土家医的慢性水湿、瘀血、肿胀疼痛，相当于西医的风寒湿性关节痛及其他疾病引起的疼痛，是由局部肿胀积液或血行不畅、瘀血留滞而引起患处肿胀、胀痛、闷痛、鸡啄样疼痛的一个局部病变。本病依据《土家医病证诊疗规范》进行诊断。

【治法治则】祛水湿，排恶血，消肿胀。

【操作方法】患处及麝针常规消毒，根据患处解剖结构避开神经血管，在肿胀疼痛最明显处以麝针刺破皮肤，使水湿恶血流出，从四周向针孔轻挤，以利水湿恶血排出。肿胀面积较大、肿势较重者，可于患处用麝针叩刺加用竹筒扯火罐，也可根据伤痛部位，加用上八邪、下八邪放血排毒。可反复扯罐至水湿恶血减少，针刺处流出清净体液为度。针刺不可过深，以免引起损伤。

治疗前可用麻筋止痛药酒先涂抹，以减轻针刺透皮引起的疼痛。

外用治疗药有土家传统药酒和膏药，也可根据病证的冷热选用鲜草药外敷。红肿热痛者可选红鲍牙齿、观音莲、八爪金龙、海螺七、血蜈蚣、红肥猪头、斑叶兰、马钱子、酸汤根、夏天无、油茶嫩叶等加少许食盐捣碎敷患处。肿胀冷痛者，可选用麻布七、四两麻、柑子叶、三百棒、七爪风叶、麻口皮子、樟树叶等鲜药加酒捣外敷。

4. 蛇虫蜇咬伤的患处排毒

常见的毒蛇有尖吻蝮（五步蛇）、烙铁头、蝮蛇、竹叶青、气包蛇（眼镜蛇）、九道箍（金环蛇和银环蛇）等，常见的毒虫有蜈蚣、千脚虫、蜘蛛、雷蜂、山螃蟹（土蝎子）等。土家医根据蛇毒侵入人身所造成的不同症状，把蛇毒分为风毒、火毒、风火毒三大类。

风毒类　以九道箍等毒蛇为主，风毒易伤气经，传走善变，病情发展快，伤处肿胀疼痛不明显，甚至只轻微麻木，易被忽视，移时则头晕目眩、肢体麻木不仁、呼吸困难、口唇发绀，甚则强直抽筋、神志不清，严重的可危及生命。

火毒类　以五步蛇毒为主，竹叶青、烙铁头皆为火毒类毒蛇。蛇伤火毒为患，易伤血气、经脉、皮肉，出现伤口出血不止、皮肤起泡发黑，蛇毒扩散之处，肿胀疼痛剧烈，严重的全身皮下出血（俗称开蛇花），甚至七窍出血，部分出现尿闭神昏，可危及生命。

风火毒　以气泡蛇、蝮蛇为主，兼有风毒与火毒症状，容易风火相煽，毒焰猖獗，危害迅速，耗气伤血，蒙心扰神，多患相兼。

蜈蚣、雷蜂、蜘蛛、千脚虫、土蝎子蜇伤依其红肿痛的症状表现归类。本病依据《土家医病证诊疗规范》进行诊断。

【治法治则】放血扩创，排毒解毒。

【操作方法】患肢近心端用止血带或丝线绑扎，以减慢蛇毒向心侵犯的进展。患处用高锰酸钾溶液或双氧水冲洗，患处及麝针常规消毒。医者持麝针用挑刺法一字或十字形扩开创口以利排毒，并可以伤口为中心向四周做皮肤叩刺。用竹筒扯火罐以利毒素排出，同时用双手从近心端向远心端将蛇毒挤赶到伤口，以防窜入内脏。反复挤赶扯罐，每扯罐一次，将污血用高锰酸钾溶液或双氧水洗净。火毒和风火毒蛇伤易引起溶血、出血不止和皮肉坏死，扩创不宜太宽，不宜密集大面积叩刺，一般在伤口周围刺三到九个针孔，深度以刺破真皮为度。

毒蛇咬伤是可以危及生命的急证，应尽早排毒和内服外用解蛇毒的药。除常规蛇药和抗毒血清及土家医经验方外，在农村和野外送入医院救治前可就地采鲜草药内服外用，如竹叶细辛、八角莲、苦瓜七、海螺七、一点血、一把伞、酸汤根、大降龙草、臭根、毛蒿菊、白芷、防风、半边莲、铁马鞭、地耳草、一点白、公鸭脚板、斑叶兰、毒赶散、捆仙丝、红老邪酸、蛇倒退、葎草、血蜈蚣等，均可对症嚼捣内服与外敷伤处。

5. 老烂脚

土家医的老烂脚，类似于中医的臁疮和西医的小腿静脉曲张性溃疡，以发病后患处周围皮色紫暗，溃疡面下陷，四周疮沿高于皮面，脓汁水湿淋沥不净，疮面久难收口而得名。此病每发于外伤或过力之后，偶有自然愈合，患处易见血脉粗大如蚯蚓状，并且肤色变黑，遇患处受外力损伤时容易复发。临床可见肌肤坏死溃疡、疮面脓汁腐臭、四周青紫肿硬、疮沿隆起，气血阻截益甚，新血不溉，腐肉不去，患处生新乏源，日久缠绵不愈。本病依据《土家医病证诊疗规范》进行诊断。

【治法治则】温阳祛湿，引血通脉，去腐生新。

【操作方法】患处和麝针常规消毒，用双氧水洗去疮面腐肉，用麝针在隆起的疮沿间隔 0.5 ～ 1 cm 点刺皮肤出血。

【外用药物】用温阳通脉、祛湿生肌的鲜药：生姜、桂皮、地罗汉、蜈蚣、蜣螂、苍耳虫、地蜂子、巴岩姜、鱼腥草、龙胡子、大叶腹水草等。用法：捣碎焙干研细末，蜂蜜调成药膏外涂患处，也可将醉仙桃鲜叶洗净，在酒精灯上灼软，外敷患处，每日换药 1 次，3 日麝针疮沿刺血引血一次。

6. 中暑，晕死症

土家医中暑又叫跳山症，与中西医的中暑相类似，多为在夏天炎热环境或其他高温环境感受邪热，造成气伤津水不足，是一种急性发作以发烧、口渴、大汗烦躁、浑身无力甚至神志昏迷、扯筋为主要临床症状的热性证候。

先兆中暑　在高温环境下可出现全身乏力、头昏肢倦、胸闷恶心、口渴多汗等症状。如离开高温环境，休息后可恢复正常。

轻度中暑　面色潮红，胸闷烦躁，皮肤干燥，呼吸急促，或大量出汗，恶心呕吐，面色苍白，血压下降。

重度中暑　上述症状持续不解，继现闭汗高热、头痛呕吐、神昏肢阙，或肢体痉挛、抽搐等症。

舌脉　阳暑为舌红、苔黄、脉浮快，阴暑为舌淡、苔黄腻、脉细。

本病证多有夏季暑晒或高温环境下体力劳动、长途行走、田间作业史。本组病证依据《土家医病证诊疗规范》进行诊断。

土家医的突然晕死症，相当于中医的晕厥神昏和西医的休克，可由多种内因或外因引发，是一种以神志昏迷、面色苍白或灰白发绀、口唇青紫而暗、心跳脉搏细微或无脉、眼直目呆、手足厥逆、身冷如冰为主要症状的急证。

【治法治则】透窍醒神，回阳救逆，消暑益气，养阴生津。

【操作方法】麝针及局部消毒，取人中、内关、涌泉、中冲等穴，虚证配气海、关元，实证配合谷、太冲。麝针刺穴时宜慢刺，缓缓进针，人中、内关用泻法，可酌情放血，涌泉用补法平泻，进出针宜慢，刺激宜平和，出针后加压封住针口，不使出血。

7. 瘟疫毒气病

土家医的瘟疫毒气病，相当于中医之温病、西医的传染病，分为瘟病和疫病两大类。瘟病发病较轻、较慢，疫病发病急、病性重。瘟疫病具有很强的传染性，感染天毒、瘟疫、邪气后，大多数人都会或轻或重地发病。土家族地区尤以毒痢、瘟黄、大伤寒、红痧症、烂痘子为多，其共同特征是人群普遍易感，病势猛烈，高烧持续。

【治法治则】赶火败毒，凉血。

【操作方法】将脚拐子窝、手拐子窝用弹性乳胶管于近心端结扎，治疗处及麝针常规消毒，以麝针斜刺入青紫的血筋，使流出少量乌血。同时，操作者可用手从远心端向近心端赶抹血筋，让乌血流出，热毒得泻。候出血停止，再用消毒棉签按压针孔，解开缚扎的橡胶带。1 日 1 次或 1 日两次，3 日 1 疗程。

8. 伤寒，外感发热

土家医之伤寒和外感发热，类似于中医的风寒感冒、风热感冒和西医的上呼吸道感染。风寒表现为恶寒重发热轻，鼻塞，流清涕，打喷嚏，咽痒咳嗽，痰稀白，舌淡苔薄白，脉浮缓或浮紧。风热表现为恶寒轻发热重，咽痛咽红，鼻塞流黄涕，口干欲饮，咳嗽痰黄，舌微红苔薄黄，脉浮数。外感夹湿则舌苔滑腻，肢身重着，脉兼见滑。本病依据《土家医病证诊疗规范》进行诊断。

【治法治则】疏风解表，赶火。

【操作方法】麝针及治疗点常规消毒，外感发热取大椎穴，刺 3 ～ 5 针出血加用竹筒扯罐，到血净拔出透明体液为度。发热咽喉肿痛，取大椎刺络扯罐，加用小商穴、商阳穴点刺放血，点刺后以手挤压出血 1 ～ 2 mL，1 日 1 次或隔日 1 次，7 日 1 疗程。

9. 血丝疔

土家医的血丝疔，又称窜筋症，相当于中医的红丝疔及西医的浅表急性淋巴管炎。土家医认为，本病是天毒火邪为患，凶猛暴烈。其病多起于手足，因外伤创面污染或癣疮溃疡不收，复感火热毒气，毒结生疔。患处红肿发热胀痛，肿势漫延，毒气沿经络由远心端向心腹方向走窜，气血凝滞于经脉而呈红线。甚则红丝所到之处，肢体肿胀，全身恶寒发热，恶心呕吐，溲涩纳呆，舌红苔黄，脉弦数或洪。严重者内陷走黄，肿痛剧烈，高热神昏。本病依据《土家医病证诊疗规范》进行诊断。

【治法治则】赶火败毒，凉血消肿。

【操作方法】麝针及患处常规消毒，先从近疔端挑破红丝，以红丝中毒血外流为度。再从近心端挑破红丝之头，由近心端向远心端轻抹，使毒血排出。再从近心向患处方向将红丝每隔 3 cm 挑破，抹挤排出毒血，直到红丝变淡，经脉近似常色。再叩刺肿疡，尽量排出毒血。络合碘消毒排毒各处，以水飞雄黄末调雄猪胆汁如稀糊，敷患处及针挑处。

10. 筋瘤

土家医之筋瘤，相当于西医的腱鞘囊肿。缘于外力损伤复旧不全或风寒湿毒侵犯，经隧闭阻，水气运行不畅，蕴结于筋外膜内而成瘤包，不红不痛，包膜宽整，以手摸之圆滚活动如珠。

【治法治则】透窍舒筋，破瘤排水。

【操作方法】麝针及患处常规消毒，以拇指食指固定瘤包，避开血筋，以麝针刺破瘤包，挤出瘤包内汁水，用络合碘消毒清洗患处，纱布加压包扎。或以马蹄香、甘遂、巴岩香叶、地胡椒、三百棒各适量加酒共捣，敷患处，加压包扎，1 日 1 次换药。

（三）禁忌证

（1）孕妇、摆红摆白病人、腺病患者、有出血倾向者、阴虚火旺者、幼儿、高热患者、年老体弱者、不能耐受针刺疼痛者、精神分裂症狂躁型患者、有应激性精神障碍史者忌用。

（2）高血压患者及有晕针史者，慎用。

（四）注意事项

（1）操作前，应将麝针用75%酒精或2%碘酒擦拭消毒；耐心与患者沟通，消除患者的顾虑，取得患者配合。

（2）在施针时，必须熟悉患处的解剖结构，看准施术患处，如非青筋放血尽量避免刺中血管，须深刺时必须避开动脉和神经。尽量转移患者注意力，进针退针手法宜稳、准、快，以减少患者的紧张和痛苦。

（3）患处清洗消毒要严格，避免意外再感染。历史上，在土家族民间药匠的习惯中，麝针使用前后是不消毒的，但为防止针具交叉感染，现在治疗前及治疗后，要将针具用75%酒精擦拭消毒。

（4）用于蛇虫蜇咬伤处的刺血放血，用后的麝针必须用75%酒精和生理盐水反复擦拭冲洗，使动物毒性蛋白活性得到破坏和清除。

（5）治疗过程中如出现晕针，应停止治疗并作相应处理。

（6）针刺不当出现异常出血，应压迫患处止血，并做适当加压包扎，待止血后改用其他方法治疗。

（7）麝针不宜用烧灼法消毒，防止高温损坏麝牙和造成麝香挥发走气失效。

（五）施术后可能出现的异常情况及其处理措施

麝针针刺时，偶可见出血、晕针现象。发生晕针现象，应立即停止治疗，让患者卧床休息，注意其面色、汗出情况，观测其血压脉搏，缓解其情绪，饮用一杯白糖水，并按压人中、合谷、内关，以促进症状缓解。

针刺有出血现象，局部压迫止血。单纯压迫止血无效者，可用炒五灵脂、见血清、血余炭、金鸡尾等外敷加压包扎。

针挑技术

安额阿挑艺 · anxngaxtiaox Yl

土家医针挑技术又称挑刺疗法，是一种用特制针或大号针（缝衣针）在疼痛反应点，挑破浅层皮肤异常点或挑出皮下纤维物，以治疗疾病的土家医传统技术。中医称为挑治疗法，又称挑针疗法、截根疗法，也称针挑疗法。

（一）针具及基本操作方法

1. 针具

三棱针或不锈钢缝衣针（以 5 ～ 8 cm 长为宜）。

2. 操作方法

（1）针挑部位　可选以下部位：针挑点（反应点），痧点（其特点是粟粒大、苍白或红色、压之不褪色），皮下结节或硬节，压痛点。上述无论为哪种情况，都有一个共同点，即出现质地粗糙的丘疹及压痛点，这些反应点都分布于与疾病相关的区域。支气管炎、哮喘、睑腺炎、肩周炎等多分布在肩胛区；前列腺、肛肠疾病多分布于腰骶部；肝、脾、胃部疾病多分布于骶上区至肩胛上区域。

（2）消毒　选择针挑点（反应点）或穴位，用 2 % 碘酒、75 % 酒精进行常规皮肤消毒。

（3）持针　用右手拇指、食指、中指三指握于距针尖 3 ～ 4 cm 处。

（4）行针　针尖与皮肤呈 30°角，先挑破表皮，后刺入真皮，再到皮下纤维，将皮下纤维挑断，或用手术刀将其切断。挑完后用 75 % 酒精消毒针挑点。

（5）上消毒敷料，用胶布或创可贴固定。

3. 挑刺疗法的几种主要技法

（1）针挑断筋法　用针将皮下纤维（土家医称筋）挑断的方法，也称挑刺断筋法。

（2）针挑出血法　用针尖对准患处红肿坚硬处，快针轻刺，以局部针刺点渗血为度。

（3）针挑颗粒法　用针尖挑破患处，拨出白色颗粒。

（4）针刺挑液法　用针尖挑刺穴位，针口出现黏黄色液体（或者涕样液体），用指挤压，使液体尽出，见血为度，主要用于治疗小儿走胎病。

4. 常见病挑刺治疗处方

（1）肩周炎　选肩胛区反应点，配以胸 1 与胸 2 夹脊穴。

（2）小儿走胎　四缝穴（又称挑走胎疗法）。

（3）痔疮　背部、骶部痧点（又称挑痔疗法）。

（4）睑腺炎　肩胛区痧点。

（5）腰腿痛　腰 2 ～ 4 夹脊穴，配以委中穴。

（6）马牙　牙床或牙龈上的白色粟点（又称挑刺颗粒法）。

（二）适用的常见疾病

挑刺疗法主要适应证：小儿走胎、肩周炎、睑腺炎、血管神经性头痛、痔疮及腰痛等疾病，以及内科、儿科、妇科、皮肤科、五官科、外科等各种常见病、多发病和疑难杂病等。

1. 肩膀痛（坡尔梯克尔地 · peftixkex dif）

肩膀痛是以肩膀骨周围疼痛为主的慢性病症。土家医认为本病由风寒之邪所致，以肩膀痛、肩膀骨节活动障碍为主要特征，又称肩膀冷骨风或节风病。本病相当于“漏肩风”“五十肩”，西医的“肩关节周围炎”。本病依据《土家医病证诊疗规范》进行诊断。

【治则治法】祛风散寒，活血通络，止痛。

【针挑处方】肩胛区反应点，配以胸 1 与胸 2 夹脊穴位。

【操作方法】

（1）体位　患者呈坐位，医者站于患者背后。

（2）消毒　选择针挑点（反应点）或穴位，用 2 % 碘酒，75 % 酒精进行常规皮试消毒。

（3）持针　用拇指、食指、中指握针，距针尖 3 ～ 4 cm 处。

（4）行针　针头与皮肤呈 30°角，先挑破表皮，后挑破真皮，再深入到皮下纤维，将皮下纤维挑断。挑完后用 75 % 酒精消毒针挑点，后用消毒纱布或创可贴固定。

2. 小儿走胎

小儿走胎病概述、诊断、治则，同“提风疗法”中小儿走胎病。

【操作方法】

（1）患儿由成人抱住，医者面对患儿。

（2）选择针挑点四缝穴，用 2 % 碘酒、75 % 酒精进行皮肤常规消毒。

（3）用消毒针尖挑刺四缝穴，针口可出黏黄色液体或涕样液体，医生用手指挤压，使液体尽出，见血为度。

（4）针挑后用 75 % 酒精消毒，用创可贴贴于针刺处。

（三）禁忌证

（1）血友病、白血病、肝硬化以及全身性出血倾向者。

（2）年老体弱者。

（3）孕妇、严重心脏病患者。

（4）婴幼儿（走胎患者除外）。

（5）急性传染病。

（四）注意事项

（1）针挑所用器具要严格消毒，要求一人一针，以预防血液传播性疾病在针挑治疗过程中发生。

（2）每次针挑反应点或穴位不宜过多，反应点或穴位一般为 1 ～ 4 个。

（3）针挑时注意询问患者有无头晕、心慌、恶心反应，并观察患者面部颜色是否有改变，以防发生晕针。

（五）施术后可能出现的异常情况及处理措施

（1）挑刺治疗中意外情况可偶见晕针、出血等反应。

（2）处理方案：①发生晕针现象应立即停止治疗，嘱患者卧床休息，测血压、脉搏。对症处理可采用指压人中、合谷、中冲等穴位的方法。有低血压等现象严重者，用肾上腺素皮内注射。②针挑处有出血现象，用压迫止血方法止血。③挑刺中断针，用手术钳夹取或行外科手术取出断针。

放瓦针技术

瓦安额阿诊业拉・wax anxngax zenx nier lav

瓦针疗法，也称瓷瓦针疗法，是土家医常用的外治疗法。瓦针的起源可追溯到新石器时代用于扩创排脓排毒的石刀石针，以及梯玛时期的鱼骨针、动物牙针。当瓷器进入寻常百姓的生活中时，瓷锋比石锋更坚实锋利，并且随处可得，瓷针也就取代了土家历史沿用的石针、骨针、牙针、陶针，成为放瓦针疗法的主要器具。近代以来，玻璃器皿广泛传入，玻璃锋也被放瓦针疗法广泛采用。放瓦针疗法也从单一的拔毒排脓引申为多种疾病的放血疗法。其方法为将瓷碗打破，选择具有尖锐锋口的碎瓷片为针，用瓷针扎刺患处，使局部出血或放出瘀血脓毒，从而达到治疗疾病的目的，是一种土家族民间古老的传统外治方法。

（一）主要器具及基本操作方法

1. 主要器具

瓦针。

2. 瓦针制作

将瓷器敲烂，选择尖锐锋利的瓷片做“瓦针”。

3. 操作方法

在放瓦针疗法施治前，先将制作成形的瓷针用 75 %酒精浸泡半小时以上备用，临用时用消过毒的镊子夹出使用。医者的手或所戴手套必须消毒。患者以适当体位充分暴露患处，以 75 %酒精或络合碘对患处予以消毒，然后针对病情进行放血或透刺治疗。

（1）放血法　本法适用于跌打损伤、关节肿胀、瘀血疼痛等病症。局部用 75 % 酒精或络合碘消毒，瓷针针尖处用 75 % 酒精消毒。用针尖刺瘀血或疼痛处，或用针尖叩击，出现出血点。对慢性瘀血肿胀疼痛，可在针刺或针刺叩击处加用火罐拔罐治疗，有利于消散瘀血，缓解疼痛。

（2）刺法　此法主要用于中暑、突然晕死、急性痧症等急症的救治。用消毒的瓷针刺人中穴、涌泉穴、劳宫穴等穴位。伤寒、外感发热引起的头痛，针刺百会、太阳、风池、印堂等穴位。

（二）适用的常见疾病

1. 咽痛

土家医之喉咙肿痛，相当于中医的急咽痹和西医的急性咽喉炎，多因冷热不匀或感染时气而发，可见咽喉疼痛或吞咽不适、身发寒热，或脘腹不适，或咳喘有痰，起病较急，身体不适较为明显。望诊多见喉咽部有不同程度的肿胀充血，甚则见脓性黏液。

【治法治则】赶火败毒，消肿止痛。

【操作方法】患者双手掌心向下放于治疗桌上，医者以 75 %酒精棉给患者双拇指消毒。用瓦针快速刺入双侧少商穴，深约半分许，挤出 3 ～ 5 滴血液，然后用消毒棉球压迫片刻。同时点按天突、合谷穴各 100 转。隔日 1 次，3 次 1 疗程。

2. 烧热症

土家医烧热症相当于中西医的发热，可见恶寒发热，或但热不恶寒，口渴欲饮，或头身疼痛，脉浮数或脉洪。本病依据《土家医病证诊疗规范》进行诊断。

【治法治则】赶火败毒，疏风利咽，止痛。

【操作方法】大椎穴消毒后放瓦针加用扯罐法。十宣用瓦针点刺出血，或十二井用瓦针点刺后挤出少量血液。

注：十宣在手十指尖离指甲缘一韭菜叶宽处。十二井为十二经的井穴，即少商、中冲、少冲、隐白、涌泉、大敦、商阳、关冲、少泽、厉兑、足窍阴、至阴。十宣与十二井可根据病情酌情选用。

3. 八岔瓦针排毒

此法多用于治疗蛇虫伤、无名肿毒、脚气发作肿胀等。土家医之八岔，分手八岔、脚八岔，相当于中医的八邪、八风穴，在手、脚岔中掌皮与手、脚背嫩皮相接处。土家医认为手八岔、脚八岔是手脚气血的低洼，如毒血充塞手掌脚掌，可从八岔决渎放血以排出毒气。蔫毒类的蛇虫毒或天毒类火毒、热毒、潮毒侵袭脚手，伤血伤气，引起气血壅阻，发热、肿胀、疼痛，毒气沿经脉走窜，严重者会出现毒气攻心。其症多见患处红肿热痛，肿势由手掌向心方向扩张，舌红苔黄，脉洪或数。

【治法治则】赶火败毒，通络消肿。

【操作方法】患处常规消毒，嘱患者五指（趾）张开，医者以一手将患者手（脚）握住固定，一手握针快速刺入、快速出针，然后从近心端向八岔方向赶抹，以利毒气随恶血排出，并且可于蛇虫伤口处放瓦针加扯罐排毒。以生理盐水清洗患处后，再根据病症需要外敷药物。放针后的排毒口不可见生水，以防感染。

4. 瘟毒病

土家医的瘟毒病，相当于中医的疫毒、温病及西医的发热性急性传染病。其症多见发热汗出，热势较高，头痛如刀劈，身痛如杖笞，双目红赤，面红口渴，大便艰涩，小便短赤，舌红绛，苔起白粉，脉洪大或疾数。

【治法治则】赶火清气，排毒祛瘟。

【操作方法】患者取仰卧位，双手掌心向上平放身体两侧。手腕部下垫防水消毒塑料布。常规消毒，选取暴露最明显的青筋，以消毒瓷针点刺青筋出血一两个点，并从肩臂向肘窝用力推抹，以利乌血排出，毒火得泄。俟出血停止，则用酒精消毒清洗血污，将针刺点以创可贴敷盖。若针刺孔过大，出血量超过 3 mL 仍未止血者，当压迫止血。视病性轻重，可 1 日 1 次或隔日 1 次。热势消退平复则停用。总放血治疗次数应不超过 7 次。

5. 烂脚疮（裙边臁疮）

土家医之烂脚疮，相当于中医的臁疮和西医的静脉曲张性溃疡或重力性湿疹。此疮多发于下肢中段前方的胫腓骨周围，以发病后患处周围皮色紫暗，溃疡面下陷，四周疮沿高于皮面，脓汁水湿淋漓不净，疮面久难收口而得名。此病每发于外伤或过力之后，偶有自然愈合，患处易见血脉虬乱粗大如蚯蚓状，并且肤色变黑，遇患处受外力损伤时容易复发。症见肌肤坏死溃疡，疮面脓汁腐臭，四周青紫肿硬，疮沿隆起。

【治法治则】活血通脉，去腐生新。

【操作方法】患者取仰卧位或坐位，充分暴露脚杆患处。常规消毒，医者用瓷针在疮沿和正常皮肤交界处，环疮线性散刺，每个刺点相距 0.5 ～ 0.7 cm，点刺以出现小血珠为度，药物涂敷疮面。隔日 1 次，点刺前后次不重复。7 次 1 疗程，可连续 3 疗程。每疗程中间可休息 3 天。

6. 疱疮

土家医的疱疮，相当于中医的疮痈或西医的皮肤化脓性感染，常见患处肿胀发热，色红拒按，鸡啄样疼痛。未成脓时患处肿硬，皮纹因肿胀变浅；成脓则疮头颜面变成黄白色，疮头皮肤变薄变软，患处肿胀疼痛，常伴身发寒热、舌红苔黄、脉洪大或滑数。本病依据《土家医病证诊疗规范》进行诊断。

【治法治则】赶火败毒，排脓消肿，止痛。

【操作方法】瓷针及患处常规消毒，采用直刺法点刺已成脓变软的疱疮顶部，以能有效排脓为宜，不可随意扩大疮口，刺破疮顶，有脓从中顺畅排出即可。然后从疮脚四周向疮口轻挤，以脓汁排净，恶血排出，血色渐转鲜活为度。患处常规消毒和清洗，刺破的疮口可放纱线引流，或用蓖麻子捣碎外敷疮口以拔毒排脓，也可外用药物围箍。

7. 窜筋症

土家医的窜筋症，也称血丝疗，又叫红蛇症，由火毒引起，相当于中医的血箭疔、红丝疔及西医的急性淋巴管炎。其症多因心肝火盛，外有湿毒疮疱创伤，飘火毒气从创口侵入，与心肝内生火毒相互感应。初见手足患处红肿热痛，既而上肢、下肢内侧皮肤出现一条红丝向躯干走窜，并且下身大腿缝或腋下疡子可见肿大疼痛，常伴怕冷发烧头痛、全身困乏无力、舌红苔黄、脉洪数等。

【治法治则】赶火排毒，消肿。

【操作方法】患肢常规消毒，用瓷针将后心端的红蛇头挑破出血，从近心端向远心端赶出毒血，再将红蛇身从近心向远心，每隔 2.5 ～ 3 cm 挑断，如法赶出毒血。患处常规消毒，并外敷赶毒败火的草药。

（三）禁忌证

幼儿、高热、贫血和晕血晕针患者、年老体弱、孕妇，严重心肾功能异常，精神状态异常，糖尿病患者以及凝血障碍患者等均禁用本疗法。癌性肿瘤，淋巴结肿大或淋巴结核以及皮肤血管瘤等均禁用放瓦针疗法。过饱过饥过累的患者在情况未得到改善前，不适宜应用本疗法。

（四）注意事项

（1）治疗前，应针对本疗法的禁忌证详细询问患者。适宜使用本疗法者，医者应对其耐心讲解，寻求患者配合，消除患者的担心和情绪的紧张。过饱过饥过累的患者应在前述状态改善后方可施治。

（2）用于治疗的瓷针须用 75 % 酒精或 2 % 碘酒浸泡或擦拭，应对针具进行严格消毒，做到一人一针具。

（3）医者持针时应谨慎，要用力夹紧瓷针，以防施针时滑脱，瓷针的边锋划伤医者自己的手指。

（4）施针时，进针速度和出针速度要快，针入用力要适中，做到稳、准、快。

（5）施针时应避开重要脏器、血管及神经。

（五）施术后可能出现的异常情况及处理措施

（1）瓷针针刺时，可偶见出血、晕针现象。

（2）发生晕针现象，立即停止治疗，令患者卧床休息。对症处理：指压人中、合谷等穴位。

（3）针刺处有出血现象的，应局部压迫止血。

二、敷熨熏浴类技术

提风技术

波立日尔书底底艺 boxlirrefsuxdi xdir Yl

土家医之提风技术，是土家医药匠（色左 serzox）将土家药敷贴于肚脐上，通过药物熨脐，以温“中元”之脏器，和畅筋脉，使精、气、血布输于机体、调整或改善“三元”脏器的功能，祛除“中元”的风气之邪，来治疗“中元”疾病的一种土家医传统外治法。提风技术主要用于小儿疾病的治疗。

（一）材料及基本操作方法

1. 材料

（1）药物：根据不同病证采用适合的处方。

（2）辅助材料：鸡蛋、桐油。

2. 治疗部位

患者肚脐处。

3. 操作方法

（1）鲜药使用方法

1）将新鲜的药物（洗净）放入擂钵中擂烂。

2）鲜鸡蛋一个，煮熟，去壳，用刀切除 1/3，去掉蛋黄。

3）用白纸制作一个漏斗型纸筒，约铅笔体大。纸筒漏斗朝上，滴入桐油约 15 ～ 20 滴，然后将漏斗纸筒封闭。

4）点燃油纸筒，将加热的桐油缓慢滴入蛋孔中的药物上，待桐油浸入药物后，灭掉油纸筒火。然后医生用手指触摸蛋孔内的药物表层，待温度适宜（约 40 ℃）后，将药蛋敷贴肚脐上 20 分钟即可。半岁以上小儿敷贴时间可适当延长 10 分钟。敷贴后，嘱患儿陪护人用手固定好药蛋，以免滑落。

5）提风疗法，每天 1 次，3 次为 1 个疗程。

（2）药物干品使用方法

将大路边黄、小路边黄、地三甲、熟幽子干品，研末备用。将干品 6 ～ 9 g 用“剩饭”（即吃剩的米饭）调和，用桐油将药饭炒热，医生用手将饭捏制成一个约小杨梅大的饭团，温度为 37 ～ 40 ℃，外敷贴在肚脐处，用纱布包扎固定。保留 6 ～ 8 小时。每日 1 次，连敷 3 次。

（二）适用的常见疾病

1. 小儿走胎病（波立倮则打 · bolir lor zerdaf）

土家医的小儿走胎多为喂养不当、乳食不节、营养不调使食物停滞在胃肠，损伤中元之气，水谷精微不能吸收所致营养不良。临床表现为面黄肌瘦，肤无光泽，毛发稀少，青筋暴露，腹大如鼓，或消瘦，腹凹如舟，体倦无力，食欲不振，心烦口渴，大便不调，尿清长或如米泔样等。土家医将症状较轻的病程初期称为“停食症”或“隔食症”。而对病程较长，出现形体消瘦如猴，呈老人貌，腹凹如舟、精神萎靡、啼哭无力的症状则称为“走猴胎”。土家医所称的“停食症”或“隔食症”，相当于中医“疳证”的“疳气”；“走猴胎”相当于中医疳症的“干疳”。小儿走胎病可依据《土家医病证诊疗规范》中相关标准进行诊断。

【治法治则】消积导滞，健脾和胃，益气补血。

【操作方法】小儿提风疗法（肚脐贴敷法）。

（1）鲜药治疗技术　药物可用大路边黄 5 g，小路边黄 5 g，地三甲 5 g，熟幽子 3 g，鲜鸡蛋 1 个，桐油适量。用法：鲜药洗净，切碎捣烂备用。鲜鸡蛋放入水中煮熟，去壳，用刀切去 1/3，取出蛋黄，将药物放入蛋孔中（平蛋孔面），后将加热的桐油滴入蛋孔药物中 20 ～ 30 滴，温度约为 40 ℃。将药蛋面敷于小儿肚脐上固定，置留 20 分钟。药蛋取出后，用卫生纸轻拭干净肚脐上的药渣。医生用拇指轻按揉肚脐 3 分钟。

（2）干药治疗技术　以上药物组方中除去鸡蛋，备适量米饭。将上述四味药物焙干，混合研末备用。用法：取药末 6 g，放入米饭中调匀，将药饭放入锅中加桐油适量炒热后，捏成约小杨梅大小饭团，温度约 37 ～ 40 ℃，贴敷在患儿肚脐处，用纱布或创可贴固定，置留 6 小时。每日 1 次，连敷 3 次。注意药蛋或药饭外敷时，控制好温度，以防烫伤患儿皮肤。

2. 小儿屙稀

土家医的小儿屙稀（波立恶特阿答 · boxlir ortafdar），是指小儿因内伤乳食或外感毒邪（主要为风寒湿邪气）所导致的大便次数增多的病症。相当于中医的“小儿泄泻”，或西医的“小儿腹泻”。依据《土家医病证诊疗规范》中相关标准进行诊断。

【治法治则】消食止泻，调养元气。

【操作方法】

（1）小儿提风疗法（肚脐贴敷法）

药物可用三月泡尖 3 g，三颗针叶 3 g，龙船泡尖 3 g，乌泡尖 3 g，鲜鸡蛋 1 个，桐油适量。用法：鲜药洗净，切碎捣烂备用。鲜鸡蛋煮熟去壳。用刀切去熟鸡蛋 1/3，挖出蛋黄，将药物装入蛋孔中，将桐油加热后滴入（15 ～ 20 滴）药蛋内药面上。医者用拇指指腹在蛋药面测试温度，大约在 40 ℃，将药鸡蛋面敷于小儿肚脐上，置留 20 分钟。每日 1 次，连续 3 次。

（2）蛋滚法

药物可用田边菊 10 g，马齿苋 10 g，三月泡尖 5 g，鲜鸡蛋 1 个，小银片 1 片，桐油适量。用法：药物，鸡蛋共煮熟。鸡蛋去壳，在热鸡蛋上涂少许加热的桐油，医者手执药鸡蛋在患儿肚脐周围反复滚动约 10 分钟，每日 1 次。术后用卫生纸或消毒药棉将治疗部位擦拭干净。注意热鸡蛋温度应在 40 ℃左右，以防烫伤皮肤。

（三）禁忌证

有皮肤过敏、肚脐周围有炎症及糜烂渗出性皮肤病者禁用。

（四）注意事项

（1）治疗场所应清洁、安静，治疗室温度以 24 ℃左右为宜。冬天寒冷时，有条件的应在空调房进行。农村可在火炉或电炉边实施提风疗法，以防寒冷使患儿着凉、感冒。

（2）在为患儿实施提风疗法时，陪护者可用手敷贴药蛋使其固定，以防患儿因哭闹将敷贴药蛋用手抓落或滑脱。

（3）鲜药应先洗净，后捣烂，以防鲜药因不干净而引起皮肤过敏或感染。

（4）小儿肚脐及皮肤娇嫩，药量一般宜小，敷贴时间不宜过长。鲜品敷贴一般为 20 分钟，干品敷贴一般以 6 ～ 8 小时为宜。

（5）小儿如有皮肤过敏、腹部皮肤破损、腹部皮肤生疮疡者，不宜药物敷贴。

（6）在敷贴药蛋时，注意药蛋的温度，切记勿伤小儿肚脐皮肤。敷贴前医者应用拇指测试药蛋的温度，大约以 37 ～ 40 ℃为宜。

（五）施术后可能出现的异常情况及处理措施

（1）出现皮肤过敏者，应停止药物外敷。如出现皮肤瘙痒，可用抗过敏药物治疗。

（2）小儿如出现局部皮肤灼伤，要注意保持创面清洁，防止感染。

蛋滚技术

日阿列右倮诊业细 · rar lier gux lox zenx nier xif

土家医的蛋滚疗法，是用新鲜优质的家禽蛋（鸡、鸭、鹅等）以清水或配以土家药共同煮至熟透，趁热置于患处，旋转滚动，利用蛋的热力效应起到治疗作用，祛除寒邪毒气，达到治疗效果的一种土家医传统疗法。

传统土家医在使用蛋滚疗法时，主要采用以稻谷、玉米、小麦、荞麦等粮食为饲料的自然放养鸡的蛋为原材料。鸡蛋性味中和，具有补精血、开咽喉、止咳嗽、除烦热、安胎气、解毒气等功效。

（一）常用器具及基本操作方法

1. 常用器具

（1）材料　家禽蛋，首选鲜鸡蛋，或鸭蛋、鹅蛋。

（2）主要药物　选择具有温经散寒、活血通络、祛风除湿的土家药，如大路边荒、苏叶、散血草、熟幽子等。

2. 操作方法

（1）药蛋制作　将所需药物及蛋洗净，放入清洁砂锅中，加清水适量，用文火煮熟，备用。

（2）用法　将热药蛋取出，药蛋温度以不烫手为宜，约 40 ℃。医者用手将药蛋放在所治部位反复滚动，当温度降低后另换一枚药蛋，反复治疗，1 次约 15 分钟。

（二）适用的常见疾病

1. 小儿走胎（隔食，停食）

土家医的停食走胎，相当于中医的小儿疳积和西医的小儿消化不良，参照《土家医病证诊疗规范》进行诊断。

【治法治则】温中元，赶寒通经，健肚消食。

【处方】小路边黄（报春花科聚叶珍珠菜）10 g，大路边黄（蔷薇科龙牙草）10 g，地三甲（蔷薇科蛇莓）10 g，以上三味为鲜药，熟幽子（吴茱萸）6 g，鸡蛋 3 个。

【操作方法】将药物与蛋放入砂锅中，加水按常规方法煮熟。治疗时取热蛋一枚，置于小儿腹肚部按顺时针方向反复滚动，蛋温降低后，另换一只热蛋继续滚动，每次 15 分钟。1 日 1 次，5 日为 1 疗程。也可在蛋煮熟后，取蛋一枚从中用刀剖为两半，放入药水中再煮，俟蛋滚治疗时，加用药蛋敷肚脐 15 分钟以增强蛋滚治疗的效果。

2. 小儿屙稀

该病相当于现代医学的腹泻及中医的泄泻。

【处方】田边菊 10 g，马齿苋 10 g，三月泡尖 5 g，鲜鸡蛋 1 个，小银片 1 片，桐油适量。

【操作方法】药物、鸡蛋共煮熟。鸡蛋去壳，在热鸡蛋上涂少许加热的桐油，医者手执药鸡蛋在患儿肚脐周围反复滚动约 10 分钟，每日 1 次。术后用卫生纸或消毒药棉将治疗部位擦拭干净，注意热鸡蛋温度应在 40 ℃左右，以防烫伤皮肤。

3. 着凉症

土家医的着凉症，相当于中医的风寒表实证及咳嗽，以及西医的上呼吸道感染。本病依据《土家医病证诊疗规范》进行诊断。

【治法治则】赶寒发汗，通窍祛湿。

【操作方法】将药物和蛋放入砂锅中，武火煮沸，改文火再煮 10 分钟。以微火保持适宜温度。术者用热蛋在患者额头、太阳穴、颈背反复滚动，感觉蛋温变冷，则换一只热蛋继续在原部位滚动，到患者微微出汗。蛋滚治疗停当，着患者在治疗床上盖被休息 30 分钟。1 日 1 次，3 次为 1 疗程。

4. 冷性风气痛

土家医的冷性风气痛，相当于中医的风湿寒痹和西医的风寒湿性关节痛。症见麻木肿痛，遇冷加重，遇温痛减，患处肿胀、色淡、无热，舌淡白或紫黯，苔白或白腻，脉沉弦或滑

【治法治则】祛风，散寒，活血止痛。

【处方】丝棉皮 10 g，羌活 10 g，五香血藤 15 g，桑树枝 10 g，巴岩香 10 g，鸡蛋两个。

【操作方法】将药物切细，与鸡蛋共放入砂锅内，加冷水武火煮沸后，再改为文火煮 20 分钟，改为微火保温。术者将热鸡蛋置于患处，反复滚动，待蛋温变冷时放入砂锅中加热，另取一只鸡蛋继续治疗。每次 30 分钟，1 日 1 次，7 天 1 疗程。

5. 冷性大关门

土家医的冷性大关门，相当于中医的冷秘和西医的习惯性便秘，属寒证。因大便秘结不通，取类比象似大门关闭不开而得名。症见大便艰涩，肚痛拘急，肚子胀满拒按，软胁胀痛，手足冰凉，喜热怕冷，呕吐打饱嗝，舌淡苔白腻，脉沉弦紧。本病依据《土家医病证诊疗规范》进行诊断。

【治法治则】温中赶寒，润肠通便。

【处方】小杆子根 25 g，巴岩香叶 20 g，生姜 15 g，木姜子 10 g，秤砣萢根 20 g（以上俱为鲜药，干品用量减半），鸡蛋 3 个。

【操作方法】将切碎的鲜药和鸡蛋放入砂锅中，加清水武火煮开，改文火煮 15 分钟，改为微火保温。术者取热鸡蛋在脐周、腰背部、腹肚、肺俞、大肠俞、肾俞、命门、腰阳关、足三里、涌泉、梁丘等处滚动，蛋冷则放回砂锅加热，另取热蛋在治疗

部位来回滚动，以患者微微见汗为度。滚毕以热蛋一枚敷于肚脐，嘱患者在治疗床上盖被休息30分钟即可。每日1～2次，3日1疗程。秘结症状较重者可同时配用内服药物治疗。

6. 冷性小关门

土家医的冷性小关门，或称滴尿症，相当于中医的癃闭寒证和西医的急性尿潴留，因小便闭塞如门不开而得名。症见小溲不利，点滴不畅或尿路闭塞不通，尿道无涩痛，小肚子胀满不适，舌淡或紫黯，苔白或腻，脉沉弦紧或沉迟。本病依据《土家医病证诊疗规范》进行诊断。

【治法治则】温中赶寒，通经开闭。

【处方】韭菜一把（后下），红牛克西15 g，八棱麻30 g，岩菖蒲12 g，钓鱼杆10 g，鸡蛋3个。

【操作方法】韭菜切段另用干净容器盛装，其他药切细与鸡蛋放入砂锅中，加清水适量，武火煮至沸腾，改为文火煮20分钟，放入韭菜，搅匀，加盖停火，停温到55 ℃左右，开微火保持温度。术者取热鸡蛋在肚脐、关元、气海、水分穴反复滚动，阳虚者可加命门、腰阳关。蛋温下降略冷则放回砂锅加热，另取一只在治疗部位重复滚动。每日1～2次，每次间隔4～6小时。

7. 冷心窝

土家医的冷心窝痛症，相当于中医的胃脘冷痛和西医的寒性胃部疼痛。临床上多见上腹部冷痛，手摸患处有冷凉感，空腹时掣痛或刺痛，喜热怕冷，得热痛减，遇冷加重，日轻夜重，口淡不渴，或喜热饮，食后饱胀难化，易打嗝上泛，初见舌淡苔薄白、脉弦紧，其后可见舌淡黯、苔白腻、脉沉缓弦滑。本病依据《土家医病证诊疗规范》进行诊断。

【治法治则】温中赶寒，理气活血，止痛，和胃消食。

【处方】熟幽子10 g，小杆子根15 g，内红消20 g，鸡矢藤20 g，香叶子12 g，橘子皮10 g，生姜6 g，鸡蛋5个。

【操作方法】将药物切细，和一个鸡蛋放砂锅中，加冷水适量，武火煮开，改文火煎15分钟后，改微火保温，并取煮熟鸡蛋一枚，从中切为两段，放入砂锅泡煮。候温度适宜，术者取热蛋在上腹部作顺时针滚动，并可加滚背部（以胃俞、脾俞为中心的部位）和脐周，冷则放回砂锅加热，另取热蛋重复滚治。每次30分钟左右，以患者微微有汗为佳。滚治后取切开的鸡蛋的一部分，温敷肚脐，嘱患者盖被在治疗床上休息30分钟。1日1次，7日1疗程。

8. 肩膀痛

土家医的肩膀痛又称漏肩风，相当于中医的肩凝及西医的肩关节周围软组织炎。由于多发于五十岁以上的中老年妇女，又叫五十肩。临床症见疼痛呈刺痛或放射痛，初则稍轻，继而日渐加重，日轻夜重，肩关节后伸、外展、内转功能受限，甚者手掌无法抬举摸到头面，肩关节周围软组织压痛，活动时疼痛加重，严重者转动关节时有骨性摩擦音。舌象多见淡胖或紫黯，苔薄白或白腻，脉弦紧或沉涩。

【治法治则】温经通络，赶风散寒，活血通筋止痛。

【处方】四两麻 10 g，海风藤 15 g，麻骨风 10 g，三百棒 25 g，姜黄 10 g，铁脚七 12 g，岩川芎 10 g，桂枝 6 g，桑枝 15 g，鸡蛋 3 个。

【操作方法】将药材切细，与鸡蛋一起放入砂锅中，加清水适量武火煮沸，再用文火煮十五分钟，改为微火。术者取热蛋在肩部以疼痛点为重点，以肩关节为中心，在肩胛区、三角肌、腋前区等处反复滚动，蛋冷则放回砂锅加温，别取一只热蛋重复操作。每次治疗 30 分钟，7 日 1 疗程。治疗后嘱患者休息 30 分钟，平时注意肩臂的保暖。

（三）禁忌证

皮肤疮疡，皮肤溃破者忌用，肠道蛔虫病、大便干结、实热病证等忌用。

（四）注意事项

根据患者年龄、皮肤性状、机体对温热的敏感程度选择适宜的温度，以患者能耐受为度，温度过低达不到治疗效果，温度过高容易引起皮肤意外烫伤。治疗时术者以手握蛋试温，以术者手之感觉为参考。

（五）施术后可能出现的异常情况及处理措施

（1）在蛋滚疗法过程中，严格掌握温度，防止烫伤。如偶因个体皮肤差异，或热蛋温度过高，引起灼伤或烫伤，应及时用 75%酒精外涂，进行局部降温和消毒处理，外涂烧烫伤药膏，预防感染。

（2）由于体质差异和过敏源的不可预见性，偶见局部皮肤过敏，应立即停止蛋滚治疗，予抗过敏药内服或肌注。出现过敏性休克者，应立即皮下注射肾上腺素，用地塞米松静滴，并移到采光良好、通风干燥的地方观察。

扑灰碗技术

切被不次砍艺 · qierbifburcifkanx Yl

土家医的扑灰碗技术，是医者用热草木灰或药末加热作为介质，装入中号碗内，用土家湿家机布（民间称土布）或湿巾将碗口包扎，热熨患处，借助药物及物理温度等作用，使气血筋脉流通，以达到治疗疾病目的的一种传统技术，主要用于风湿痹证、寒性腹痛、五更泻、妇女少腹冷痛等疾病的治疗。

（一）常用材料及基本操作方法

1. 常用材料

（1）材料　紫末灰（指燃烧后的热灰，温度为 70 ～ 80 ℃）或炒热药末 250 ～ 300 g，瓷碗（中号）一只，家机布或毛巾一块。

（2）制作　热紫末灰或热药末盛于碗中（灰与碗口齐平），将家机布或毛巾在冷水中浸湿，用湿布盖在碗口上，然后将碗口倒扑过来，用湿布将碗口包好，将四个边角打结，固定好碗口，即为灰碗。

2. 部位选择

寒性腹痛、腹泻，选择肚腹胃脘部。寒性关节痛、腰腿痛选择患处。

3. 操作方法

患者平卧或仰卧，将灰碗盖湿布面平放在患者治疗部位。医生持碗在患治疗部位左右、上下来回推动，旋转推动频率约为每分钟 20 次左右。治疗时间，1 次为 15 分钟。在治疗中，灰冷或土布干了，需更换灰碗，继续治疗。每日 1 次，5 次为 1 疗程。

（二）适用的常见疾病

1. 风湿病

风湿病（借及糯梯地 · jief jir loftix dif），是由风寒湿邪犯体，滞留筋脉及骨，气血运行不畅，以全身榫头（关节）呈游走性红、肿、疼痛为主要表现，相当于中医的风湿痹证和西医的风湿性关节炎。本病依据《土家医病证诊疗规范》中相关标准进行诊断。

【治则治法】祛风除湿，散寒通络。

【处方】辣椒树兜 100 g，茄子树兜 100 g，干萝卜 100 g。

【操作方法】

将上药研末，炒热备用。将炒热的药末装入灰碗内，碗口用温布或毛巾包扎紧，术者将“灰碗”熨敷痛处或所选治疗部位反复推敷。灰冷即换，熨敷治疗 15 分钟。

2. 寒性腹痛

寒性腹痛，土家医又称冷肚子（救没替 · Savmertif），是指因寒气入内引起的腹部疼痛，其特点是热后即缓，冷寒加重。本病依据《土家医病证诊疗规范》进行诊断。

【治则治法】温经散寒。

【处方】灶心土或千层泥 200 g，辣椒树兜 100 g。

【操作方法】

（1）将灶心土或千层泥研成末，辣椒树兜切细研末，药末合匀炒热，制成灰碗备用。

（2）将热灰碗扑在患者腹部，医生用手推灰碗，上下左右移动，推敷 15 分钟。

3. 血瘀证

血瘀证是由外伤（跌打损伤）后伤处瘀血，久而不散所致，可见伤处青紫色或肿胀、疼痛。本病证依据《土家医病证诊疗规范》中相关标准诊断。

【**治则治法**】活血散瘀，消肿止痛。

【**处方**】苞谷（玉米棒）200 g，地榆 200 g，血余炭 20 g。

【**操作方法**】苞谷、地榆、血余三药烧灰（存性）。将热药灰装入灰碗中，盖好温布（巾），固定碗口，热敷瘀肿处 20 分钟。

（三）禁忌证

（1）外感发热、小儿出痧子、腰带疮（带状疱疹）等。

（2）皮肤炎症，疱、疮、疖、流痰等热性疾病。

（四）注意事项

（1）掌握好灰的温度，以不烫伤皮肤为宜，但如果温度过低，则达不到治疗效果。

（2）注意灰碗口的湿布要捆紧，不要让热灰外漏，避免烫伤皮肤。

（五）施术后可能出现的异常情况及处理措施

如患者出现灼伤，应立即停止治疗，并对患处消毒，外敷烫伤药物，以预防感染。

药筒滚熨技术

色提壳古倮踏捏西 · ser tir ker gux lox taf niex xix

土家医的药筒滚熨疗法，利用竹筒的通透性，让内贮药物渗出，施布于皮肤，经透皮渗入机体，达到祛病保健的作用，并用药筒施以温熨、敲拍、滚揉、点按等物理疗法，是一种集药物外治、推拿点穴、温热疗法于一体的土家医特色传统外治技术，用于治疗伤科、风湿科、妇科、内科等慢性寒性病证，具有通经脉、赶气血、散寒毒、消风毒、赶湿毒、消肿痛等功效。

（一）常用材料及基本操作方法

1. 常用材料

（1）材料　竹筒、白酒、药材。

（2）药筒的制作　①将节长 30 cm 左右的水竹，在两端距竹节 5 ～ 7 cm 处锯断，用刀削去竹青皮，刮削平整，以尖刀或钻头在一端竹节隔层上钻一直径 1 ～ 2 cm 左右的小孔。把做好的竹筒放入锅中，文武火煮两小时，取出阴干备用。②将阴干的药筒用200目砂纸打磨光滑，用晒干的节骨草摩擦抛光。比照竹筒孔径削桃木为塞子，长度为10 cm，用砂纸磨光。③将碾好的药料装入竹筒中，以半筒为准。加入54度纯粮烧酒到满筒。用桃木塞塞紧筒孔，摇匀，放入装有药酒的坛中，密封浸泡半月取用。

（3）主要药物　剥皮走血、地血香、熟幽子、见肿消、满山香、岩川芎、巴岩香、皮子药、四两麻、铁脚七、救命王、木姜子根、岩菖蒲、七爪风、血三七各适量，共研粗末备用。

2. 治疗部位

药筒滚熨疗法的应用较广，可根据病症不同，在头颈、胸背、腰腹、四肢施以相应的治疗方式和手法。

3. 操作方法

根据病情和病位的具体情况，可采用滚、敲、揉、刮、按、熨、搓等手法。

（1）滚法　双手掌心向下握药筒，将药筒横放于患部，力度适中，向前后左右作滚碾运动。初时宜缓、宜轻柔，后渐快渐施力，以患者感觉舒适为度。每次治疗5～10分钟。

（2）敲拍法　术者手握进药的药筒端，以适当力度在患处进行敲打拍击，初宜轻柔慢，后渐快渐酌施力。切忌用力过猛，造成不必要的意外损伤，每次5～10分钟。风气病全身走窜和保健遍敲法可适当延长治疗时间，力度以轻柔舒缓为宜。

（3）按法　分为横按法和竖按法。横按法：药筒置于患处或穴位等治疗部位，术者以掌心向下施力按压，力度由轻到重，以患者能耐受或穴位得气为度。竖按法：以进料端塞上圆头桃木塞，或消毒纱布按住治疗点，术者手持药筒上端，向下施力按压患处或治疗点。每按压1～3分钟一歇，7～9歇为一次治疗。按压力度适中，避免过分用力造成组织损伤。

（4）揉法　术者以单手或双手握筒，药筒贴于患处，适度用力作顺时针或逆时针按揉。每次10～15分钟。

（5）刮法　取药筒中药液适量置入碗中，用棉球醮药液涂于筒身，术者单手或双手握筒，按土家医常规刮汗法，在头、面、胸、腹、四肢由上而下，由近心端向远心端进行推刮。力度适中，刮至皮肤潮红为度，不可刮破表皮。也可在进料端塞上消毒纱布，术者竖握药筒在治疗部位推刮。

（6）熨法　分为滚熨法和点按熨法。滚熨法：取白酒100～200 mL倒入瓷碗中，点燃。将筒身在火焰上烤热，术者以手试温，以温热不烫，手能耐受为度，在患处施滚法。每滚熨1次，可用筒身敲拍患处7次，依法7～15次滚熨敲拍为1次治疗。点按熨法：药筒拔去软木塞，进料口塞满消毒纱布，外用棉布包裹绑扎。酒精炉上烧青陶瓦一块至热，将浸透药液的进料端在青瓦上杵热，术者以手试温，以能耐受为度，按熨患处或治疗点 1 ～ 3 分钟，杵按 7 ～ 9 次为 1 次治疗。

（7）搓法 分为手搓法和脚搓法。手搓法：患者用手掌心相向夹握药筒做前后搓动，或将药筒放在铺有干净塑料薄膜的平台，将手以掌心向下置于药筒上，适度用力作前后搓动。脚搓法：药筒平放在铺有干净塑料薄膜的地面，患者正坐治疗椅上，赤脚踏在药筒上做前后滚搓运动，搓按适度用力，以接触处有按压感为度。

（二）适用的常见疾病

1. 风寒闭汗症

土家医的风寒闭汗症，相当于中医伤寒的风寒表实证。外界风寒侵袭肌表，毛窍闭郁，临床症见无汗，发热，怕冷怕风，头颈强痛，鼻流清涕，或喷嚏或咽痒咽痛，或兼肢体重着、酸等。舌淡，苔白，脉浮缓或浮紧。本病依据《土家医病证诊疗规范》进行诊断。

【治法治则】赶寒止痛，开闭发汗。

【操作方法】采用按刮的方法，即手醮药液点按刮迎香、印堂、太阳穴，用药筒刮颈背腰和四肢，以局部潮红为度。日 1 ～ 2 次。 7 日为 1 疗程。

2. 风湿痹痛症

土家医的风湿痹痛症，症见肿胀、疼痛、重着、酸楚，或全身游走，或痛有定处，患处色淡或青紫色黯，得温痛减。舌淡黯，苔白腻，脉沉弦滑缓或沉迟。本病依据《土家医病证诊疗规范》进行诊断。

【治法治则】温通经脉，赶血赶气，祛湿消肿。

【操作方法】热熨法结合敲拍法。游走不定者加用刮法以安未受邪之处。1 日 1 次，7 日为 1 疗程。

3. 风湿擂杵症

土家医的风湿擂杵症，相当于中医的顽痹和西医的类风湿性关节炎。临床症见关节肿痛变形，伸屈不利，晨僵。舌淡，苔腻，脉弦涩或弦滑。本病依据《土家医病证诊疗规范》进行诊断。

【治法治则】温化痰瘀，通关利节，祛毒消肿。

【操作方法】宜用药筒竖熨法，辅以敲拍法震拔痰瘀邪毒之胶结。7 日 1 疗程，3 疗程无效者改用其他治疗方法。

4. 风湿腰僵症

土家医的风湿腰僵症，相当于西医的强直性脊柱炎。属土家医“七十二风症”中的竹节风。症见后方髂骨痛和不对称骨节肿痛，腰杆疼痛僵硬，严重的有跛行和腰杆竹节样增生，筋与骨的结合部疼痛和压痛。舌淡黯苔白，脉沉弦细或细缓。本病依据《土家医病证诊疗规范》进行诊断。

【治法治则】温腰壮阳，赶风散寒，行血化痰，化湿通关。

【操作方法】用竖熨法温熨腰杆髂骨和其他肿痛部位，腰髂可加用纵横滚熨，适度敲拍。7日1疗程，3疗程为1个治疗期。两个治疗期无明显改善，改用其他方法治疗。

5. 冷骨风

土家医的冷骨风，相当于中医的阳虚寒痹及产后风、伤后虚风。症见冷痛麻木，活动受限，畏寒畏风，得温则舒，遇寒痛增。舌色淡暗或紫暗苔白，舌下络脉青紫，脉沉弦细弱或沉紧而迟。本病依据《土家医病证诊疗规范》进行诊断。

【治法治则】温阳赶寒，活血舒经。

【操作方法】局部用竖熨法与敲拍法结合治疗。并且根据病症治疗需要，可用竖熨法按熨神阙、肾俞、腰阳关、阴陵泉、足三里。每日1次，7次为1疗程。如配合温阳扶正的中草药内服，有良好的协同作用。

6. 腹肚冷痛症

土家医的腹肚冷痛症，相当于中医的寒性腹痛、缩阴证。多为腹肚掣痛，纳呆呕恶，肚胀肚泻。亦有寒气入于下元，引起小肚收引掣痛，甚则发为缩阴证。多见舌淡黯，苔白，脉沉弦紧或脉沉迟涩。

【治法治则】温运中元，赶血，赶风气。

【操作方法】用按熨法敷熨肚脐，1～3分钟后加热再熨。5～7遍为一次治疗。有上肚痛加熨中脘。下肚痛和缩阴，加熨关元、气海、肾俞、腰阳关等穴。5天1疗程，3个疗程无明显改善改用其他治疗方法。

7. 妇人小月肚子冷痛

土家医的妇人小月肚子冷痛，相当于中医的经行腹痛寒证和西医的经前期少腹疼痛。症见月事将来之时，小肚寒冷疼痛，甚则痛引腰背，喜温喜按，月经色黯有块，舌淡苔白，脉沉弦涩缓或紧迟。

【治法治则】活血通经，赶寒温中。

【操作方法】以滚熨法温熨小肚和腰杆。或用点按熨法敷熨肚脐、中极、关元、气海、命门、肾俞、腰阳关。每次30分钟，每日1～2次。经行痛减则暂停，经后每日1次，每7天休停两天，治疗到月经来潮为1疗程。

8. 腰腿痛症

土家医的腰腿痛，类似于中医的腰腿痛，以及西医的腰椎退行性改变、椎间盘突出症。此症每于繁重劳作或腰杆着凉而发病加重。多见腰僵腰痛，麻木冷痛牵扯到腿足，活动受限，转侧不利。甚者日久出现腿脚肌肉萎缩，下肢废用。舌暗淡，苔白，舌下络脉青紫，脉沉弦紧迟缓，过虚则多见沉弱脉象。本病依据《土家医病证诊疗规范》进行诊断。

【治法治则】温经祛寒，赶血通脉，行气舒筋。

【操作方法】根据临床症状确定腰杆病患部位，施以滚熨、点按熨、敲拍和按揉诸法。每次 30 分钟。1 日 1 次，7 次 1 疗程，3 疗程无明显改善改用其他治疗方法。

注：腰肌劳损和颈椎退行性变可参照本节对症施治。

（三）禁忌证

孕妇，严重心肾功能不全，晚期糖尿病，恶性肿瘤，体表有溃疡性皮肤病，体质虚弱气虚血少，红肿热痛，闭合性外伤初期和开放性外伤，出血性中风急性期，患有精神类疾病的患者慎用。

（四）注意事项

（1）坚持一人一筒，防止医源性感染。用过的药筒用 75 % 酒精消毒，再涂抹风气肿痛消药酒，用消毒塑料袋密封包装，贴上患者姓名，在阴凉处保存，不能再放入药酒坛中贮存。

（2）临床操作中，力度的应用当轻重适宜，禁止粗暴用力，以免引起意外损伤，头颈、胸腹部应用敲拍法宜慎。热熨时，要严格把握温度，以免引起烫伤。药液不可涂搽于溃疡处，还应防止药液溅入眼中。应用温热滚熨法时，易燃物不可放于酒精炉和燃烧的酒碗边，以免引发火灾。

（五）施术后可能出现的异常情况及处理措施

（1）在治疗过程中可能偶见晕厥、皮肤过敏、局部烫伤、医源性感染等个案病例。

（2）处理措施

1）治疗性晕厥：多由过饱、过饥、过渴、疲劳和情绪紧张所致。治疗前需先休息 10 ～ 30 分钟，饥、渴、饱胀情况需先改善方可治疗。出现晕厥应立即停止治疗，患者于通风处平卧休息，给予冷开水或温的白糖水，重者点按水沟、合谷、内关、涌泉等。

2）皮肤过敏：出现皮肤过敏，应立即停止治疗，局部涂用地塞米松软膏，严重者口服抗过敏药。

3）药物过敏性哮喘和休克：发生哮喘和休克，立即用肾上腺素皮下注射，静滴地塞米松，将患者移离致敏环境。

4）局部烫伤：烫伤多由热熨时温度掌握不当所致，治疗时术者以手试温，控制在 50℃左右，以手能耐受为度。小面积烫伤涂用烫伤膏即可，较大面积的烫伤按专业烫伤治疗处理。

5）医源性感染：出现感染时，针对不同病因使用中药清热解毒药或抗生素治疗。

土家医灶心土技术

作孔八字和列诊聂细 zor kongr bar zif hor ler zenv ner xif

土家医灶心土疗法（作孔八字和列诊聂细 zor kongr bar zif hor ler zenv ner xif），是土家族民间治疗寒性疾病的一种传统外治方法，具有悠久历史。

灶心土，又名为伏龙肝，首载于《雷公炮炙论》。异名有：灶中黄土（《金匮要略》）、釜下土（《肘后方》）、釜月下土（《补缺肘后方》）、灶心土（《本草纲目》）。伏龙肝（灶心土）药用已有千余年的历史。灶心土，为久经柴草熏烧的灶底中心的土块，块体成红褐色，质地较硬，常有蜂窝状小孔，具烟熏气，味淡，其成分主要由硅酸、氧化铝、氧化铁所组成。灶心土性味为辛、温。归脾经、胃经，具有温中燥湿、止呕止血的功效。临床上用于治疗呕吐反胃、腹痛泄泻、吐血、衄血、便血、尿血、妊娠恶阻、崩漏带下、痈肿溃疡。

用灶心土掺药敷熨治疗各种寒性病症，是土家族民间常用于寒性病症的传统治疗方法。外用热熨疗法（灶心土疗法）具有温中止痛、祛湿消肿、和中、提风、温通三元、赶寒、除湿、散血、通脉、止痛等功效，多用于治疗寒湿性痛证，如心腹痛、腰腿痛、痛经、崩漏带下等病症。

（一）常用器具及基本操作方法

1. 介质及其配制

（1）灶心土，瓦窑土、炭窑土亦可代用。选取灶心土若干，以新出火坛未见水浸润者为佳，置放年久回潮者，须晒干或炒干。然后由舀中捣细，过 50 目铁筛除去碎石，分作每 750 g 一包装入塑料袋中密封，干燥处保存备用。

（2）食用酒（54 度粮食酒），食用醋，桐油或茶油，温茶水或温盐水，70 ℃左右温开水等。介质用量根据病情需要加以选用，以拌润药末，捏之成块，搓之能散为原则。

（3）青色厚棉布，剪成 45 cm×45 cm 规格，包灶心土用。

（4）白色薄棉布，剪成 50 cm×50 cm 规格，包裹药包外层用。

（5）捆扎用的绳索以结实的麻线，粗棉线或毛线均可。

2. 药物配方、药包配制流程及技术要求

（1）药物配方

1）消肿散结方：熟幽子，臭牡丹，满山香，大三百棒，散血草，小血藤，一点血，四两麻，夏天无。

2）小肚通消方：小茴香，地雷，牛克西，桂皮，川芎，血当归，荜茇。

3）温肺消喘方：细辛，丁香，白芥子，苏子，甘遂，巴岩香，白芷。

4）赶血消肿方：大血藤根皮，血当归，冷水七，凤仙透骨草，散血草，大泽兰。

5）小儿提风方：蛇莓，仙鹤草，路边黄，胡椒，杏仁，熟幽子，八角香，桂皮。

6）祛风散寒方：柚子叶，三百棒叶，七爪风，石香薷，紫苏叶，香葱头，生姜。

7）祛风除湿通经方：马蹄香，鸟不歇，巴岩香，八棱麻，五虎进，五加皮，赶山鞭，野薄荷。

（2）药层的制作

1）将鲜药洗净，切细，用擂钵捣为药泥。

2）将干燥的药材用粉碎机打碎，过 100 目筛。

3）将介质和药粉加入擂钵共捣均匀，干湿适中，以捏之成团，搓之能散为度。

4）将制好的药料平摊于白色薄棉布中心，形成直径 20 cm 左右的药层。

5）用油类介质时，多将油与捣细的药料在锅中文火炒热，然后摊在白色薄棉布上做药层。

（3）药包制作

1）灶心土 750 g，在铁锅或陶锅中炒热，以 70 ～ 100 ℃为宜。

2）将炒热的灶心土用锅铲舀在青棉布上，收拢青棉布四角，绑扎成包。

3）将土包置于药层中心，收拢白色薄棉布四角，用麻绳绑扎成药包。

（4）技术要求

1）药材洗净无泥，饮片无霉变和灰屑。

2）灶心土要求取于纯烧柴火的灶膛或火坑，掺杂化学材料燃烧灰烬的灶心土不可应用。炭窑土和砖窑土以远离人群，无污染为标准，用煤烧砖的瓦窑土不宜用。

3）临床制作药包要求动作熟练，制作速度要快，尽量减少热能的散失。

3. 治疗设备及设施

（1）治疗室 1 间，10 ～ 15 平方米，通风干燥，透光明亮。室内配备治疗床，桌椅，贮物柜，灭火器，开水壶，污物桶，一次性口杯，消毒纸巾，白糖等。

（2）中药粉碎机，治疗车，火炉，炒制灶心土的陶锅或铁锅，锅铲，盆，棉布，擂钵，陶盆，消毒用酒精，消炎膏，烫伤膏等。

4. 治疗部位的选择

（1）寒性腹痛、腹泻，选择肚腹、胃脘部。

（2）寒性关节痛、腰腿痛、伤损肿痛等，选择患处。

（3）风寒湿毒气引起的外感着凉症和寒痰蕴结的寒性咳喘，选择颈背部。

（4）女科病选下腹部和腰部。

5. 操作方法

（1）悬熨法　将加热制好的药包悬空置于离治疗部位 5 ～ 15 cm 的位置，以患者皮肤可以感受到能耐受的温热为度。医者应用手贴近患者皮肤，用手背感受温热程度，防止过度的热辐射引起皮肤灼伤。医者手持药包悬空作回旋转动或远近运动。等到药包温度降至皮肤接触能够耐受的 50 ℃左右，再做进一步治疗。如系准确控制温度的微波炉和恒温箱加热的药包，可免用照熨流程，温度控制在 50 ℃左右，直接进行与皮肤接触的其他治疗手法。

（2）捣拍法　医者手持药包，在治疗部位快按快提，如鸡啄米状，多用于药包温度偏高，久按易引起患者耐受困难或轻微烫伤之时。

（3）按扑法　药包温度控制在 45 ℃左右，可将药包直接按在治疗部位，以患者能耐受为度，有不能耐受感觉时，则提起药包，待治疗部位适当散热后再按下。

（4）赶刮法　药包温度控制在 45 ℃左右，医者手持药包对治疗部位进行从头向足，或由近心端向远心端推刮。要求力度适当，速度稍快，以不擦伤皮肤表层为度。冷则再易加热的灶心土，重新包好再如法操作。

（5）按揉法　药包温度控制在 45 ℃左右，医者直接将药包按在治疗部位上进行旋转揉动，一般补法按顺时针揉转，泻法按逆时针揉转，冷则换上热土包再重复操作。

（6）敷盖法　药包温度控制在 45 ℃左右，医者将药包放置于治疗部位敷盖，不加压固定。冷则易之。

（7）跳拍法　药包温度控制在 50 ℃左右，医者手持药包对治疗部位进行由头向足，或从近心端向远心端方向的捣拍，每次捣拍均移动在相近的不同位置。

（8）焖法　药包温度控制在 45 ℃左右，将药包敷盖在治疗部位，然后加盖小棉被保温。冷则换上加热的药包重复操作。

（9）烫“五心法”　土家医所谓的“五心”，是指的脚心、手心、背心、心窝、脑门（心）。脚心：指双足掌面涌泉穴及其周围部位。手心：指双手掌面内劳宫及其周围部位。心窝：指剑突下、上腹中线的凹陷部位。背心：指两肩胛骨之间相当于肺俞、心俞的部位。脑门（心）：指包括印堂穴在内的前额中部。熨五心法：将研捣成细料的药材用桐油煎炒到略发香味，配合炒热的灶心土包成药包。采用捣、拍、揉、刮等法进行施治，多用于治疗着凉症及其他的寒证等。

（二）适用的常见疾病

1. 着凉闭汗症

土家医的风寒闭汗症，相当于中医外感伤寒的风寒表实证及西医的上呼吸道感染疾病。症见怕冷无汗，肩背如冷水瓢泼，经隧挛急，气血不通，头颈强痛，鼻流清涕，喷嚏或咽痒咽痛，肢体重着酸楚，甚者呕吐泻肚，腹肚饱胀冷痛等亦现。舌淡苔白，脉浮缓或浮紧，夹湿者多见白腻苔，缓滑脉。

【治法】温经散寒，赶风通络，开闭发汗。

【处方】柚子叶 25 g，三百棒叶 25 g，七爪风 15 g，石香薷 20 g，紫苏叶 20 g，香葱头 9 个，生姜 15 g。

【操作方法】

（1）患者在治疗床上取俯卧位，充分暴露颈肩背腰部位。医者戴手套从头、颈、面、肩背至腰滚揉一遍。

（2）医者手握药包捆扎端，药面朝向治疗部位，先悬烫照法，从颈到腰回旋而下，待温度降至 50 左右，则将药包扑在颈部皮肤上，从上而下回旋推揉至腰，如此反复多次，药包变冷则更换为已加热的灶心土包，再继续施治，一般可重复 2 ～ 3 次。

（3）待患者自感颈背温热，有通畅舒适感时，嘱其穿上衣服，喝加有姜葱的热粥一碗，盖被取汗。

（4）汗出后用干燥纸巾或毛巾揩干汗渍，嘱患者加衣注意保暖。

气血不足之人慎用此发汗法；汗出不解，当改用其他方法治疗；受寒较重者可加用烫五心法配合治疗。

2. 陈伤肿痛

土家医的陈伤发损，相当于中医的伤后风损、劳伤和西医的外伤后遗症疼痛等疾病。机体受到外力损伤，如伤损愈合不全，每遇阴雨天气发为酸楚重着，肿痛，甚则遇寒加重，发为冷骨风。

【治法】温经祛寒，赶血走气，除湿消肿。

【处方】马蹄香 15 g，乌不歇 18 g，巴岩香 25 g，八棱麻 15 g，五虎进 10 g，五加皮 25 g，赶山鞭 20 g，野薄荷 10 g。

【操作方法】根据病患部位不同，酌情采用照熨，按揉，点按烫和敲拍法。每次半小时，每日 1 ～ 2 次。7 天为 1 疗程。

3. 冷骨风

土家医的冷骨风，相当于中医的阳虚寒痹及产后风、伤后虚风等疾病。症见冷痛麻木，活动受限，畏寒畏风，得温则舒，遇寒痛增。多见舌色淡黯或紫黯苔白，舌下络脉青紫，脉沉弦细弱或沉紧而迟。

【治法】温阳赶寒，活血舒经。

【处方】生姜 15 g，桂皮 10 g，马蹄香 10 g，乌不歇 15 g，巴岩香 25 g，八棱麻 15 g，五虎进 12 g，五加皮 15 g，赶山鞭 15 g，野薄荷 10 g。

【操作方法】干鲜各药调配研捣成末，将炒热的灶心土包成药包。局部用杵按法与敲拍法结合治疗。并且根据病症治疗需要，可用按扑法温扑神阙、肾俞、腰阳关、阴陵泉、足三里。每日 1 次，7 次为 1 疗程。如配合温阳扶正的中草药内服，实践证明二者有良好的协同作用。

4. 小儿走胎（隔食，停食）

土家医的停食、走胎，相当于中医的小儿疳积和西医的小儿消化不良。症见脘腹饱胀，水谷不化，脘腹饱胀不适甚或呕吐恶心，腹痛，肠鸣泻肚，瘦削骨立，面黄如菜色，齿迟发焦萎，囟门难收，眼瞳黄黯无光，短气少力，皮毛黯淡不泽，爪甲菲薄扁平，鸡盲，胆怯易惊，睡则露睛，神情淡漠，目呆口钝等。

【治法】温运中元，赶寒通经，健肚消食。

【处方】蛇莓 15 g，仙鹤草 25 g，路边黄 15 g，胡椒 6 g，杏仁 10 g，熟幽子 10 g，八角香 6 g，桂皮 6 g，鸡蛋 3 个。

【操作方法】

药物洗净，捣细，用桐油和鸡蛋煎成药饼，置于单层消毒纱布上；灶心土半斤炒到 70 ℃左右，取出用青棉布包好扎紧，放于药饼中心，收拢纱布四角，用麻线绑扎成药包。治疗时，医者一手持药包，一手试温度，先悬空照熨，待温度低于 50 ℃，则置于小儿腹肚部，按顺时针方向反复按点揉滚，每次 15 ～ 20 分钟。1 日 1 次，3 ～ 7 日为 1 疗程。也可将药包置于肚脐，先悬空照熨，待低于 50 ℃则敷于肚脐上，等变凉再重复一次。

5. 伤风着凉冷咳症

土家医的伤风着凉冷咳症，相当于中医的风寒表实证及咳嗽，以及西医的上呼吸道感染。症见无汗头痛鼻塞，肢体重着，颈背强直，寒毒闭阻经脉，鼻流清涕，咳嗽吐白稀痰，或恶寒发热。脉浮而紧或迟缓。

【治法】赶寒发汗，温分肉和气血，通窍祛湿。

【处方】紫苏叶 25 g，香葱头 9 个，生姜 15 g，鲜野薄荷 15 g，四两麻 10 g，丁香 6 g，白芥子 10 g，苏子 15 g，甘遂 10 g，巴岩香 30 g，白芷 10 g。

【操作方法】药物研细，拌酒适量，10 分钟后于青布上铺作药层。灶心土 1500 g，以文火炒热，保持适宜温度。药包按规范制作完毕，术者当即用药包在患者额头、太阳穴、颈背反复滚动，感觉药包温度下降，则换一只热药包继续在原部位滚动，直至患者微微出汗。杵按治疗停当，嘱患者在治疗床上盖被休息 30 分钟。1 日 1 次，3 次为 1 疗程。在用灶心土药包温扑治疗的同时，可用土家医治疗伤寒闭汗症的传统验方内服，也可用岩川芎、生姜、香葱头、羌活、桂枝、红紫苏、吊柳和大、小荊芥等对症组方内服。

6. 腰腿冷痛症

土家医的腰腿冷痛，相当于中医的腰痛、腰腿痛、肾着及现代医学的腰肌劳损、棘间韧带病变、腰椎退行性改变、风湿类腰间组织病变等。症见腰杆胀痛，冷痛，酸痛或刺痛，或兼有拘挛僵硬感，俯仰艰难。阴雨风冷受寒加重，得热则痛减，龙节骨正中或两侧有压痛点。舌淡苔白，脉沉弦或涩。

【治法】温腰补火，祛寒通经，赶气行血，舒筋止痛。

【处方】柚子叶 30 g，樟树叶 15 g，三百棒叶 25 g，七爪风 25 g，石香薷 20 g，紫苏叶 15 g，香葱头 9 个，生姜 15 g。

【操作方法】

（1）患者取俯卧位，充分暴露腰杆部位，取腰杆胸十椎到骶尾部为治疗点。

（2）将药物研捣为细末，加酒调为药层，另将灶心土炒热，制药包后，扣在腰上热敷患处，或进行按扑拍揉等手法治疗。

（3）从上而下，从左而右，回旋烫照或游动式热敷，冷则再换热药包重复施治，每次治疗可换 2 ～ 3 遍。

（4）治疗完毕应嘱患者即刻穿衣，防止感风受凉。

7. 冷性风气痛

土家医的冷性风气痛，相当于中医的风湿寒痹和西医的风寒湿性肌肉关节痛。症见患处麻木肿痛，遇冷加重，喜温痛减，患处肿胀色淡无热。舌淡白或紫黯，苔白或白腻，脉沉弦或滑。

【治法】散寒，活血，祛风湿。

【处方】马蹄香 10 g，鸟不歇 15 g，巴岩香 25 g，八棱麻 25 g，五虎进 12 g，五加皮 15 g，赶山鞭 18 g，野薄荷 10 g。

【操作方法】将药物研捣为细末，酒调铺为药层，另将灶心土炒热包好，放入药层中心，包扎成药包。在患处采用照烫，杵扑，热焖等法施治，每次 30 分钟，1 日 1 次，7 天为 1 疗程。

8. 宫寒不孕症

土家医的宫寒不孕症，相当于中医的宫冷不孕及现代医学的局部循环障碍性不孕症。症见形寒肢冷，久婚无喜，小肚喜热喜按，掣痛或刺痛，遇寒加重，得热痛减，白带量多清稀，月事期推后，色黯有块，月事期淋漓不净，月事期延长。舌淡嫩或紫黯，苔白滑或白腻，脉沉迟弦涩或沉缓弦滑。

【治法】暖肠赶寒，通经祛湿，养血助胎。

【处方】赶山鞭 15 g，秤砣莼根 25 g，小茴香 10 g，地雷 15 g，牛克西 12 g，桂皮 6 g，川芎 10 g，血当归 12 g，荜茇 6 g。

【操作方法】以上干鲜各药，切细研捣成末，将灶心土炒热，用一半灶心土与药层做成热药包。术者取热药包在肚脐、关元、中极、子宫、石门、肾俞、膈俞、脾俞、腰阳关、命门等部位滚动，药包冷后换用加热的灶心土，在治疗部位生重复施治。每次治疗 30 ～ 60 分钟。每日 1 次，15 日为 1 疗程。治疗后注意保暖，忌食生冷，经期停止治疗。

9. 妇人小月肚子冷痛

土家医的妇人小月肚子冷痛，与中医的经行腹痛寒证和西医的经前期疼痛类似。多由先天不足，后天失养，损及腰子火气，气血精生化不足，温煦无力。再加摄生不慎，如小月受寒淋雨或久居冷湿之处等，风冷之邪内侵，蕴结于小肚之内，子宫寒结，阴脉受损，经气不通，月信发动之时，气血运行不畅，不通则痛。症见月事将来之时，小肚寒冷疼痛，甚则痛引腰骶，喜温喜按，月经色暗有块，舌淡苔白，脉沉弦涩缓或紧迟。

【治法】温运下元，赶血通经。

【处方】熟幽子 10 g，臭牡丹 10 g，满山香 15 g，大三百棒 25 g，散血草 15 g，小血藤 30 g，一点血 10 g，四两麻 10 g，夏天无 15 g。

【操作方法】以滚熨法温熨小肚和腰杆，或用点按熨法敷熨肚脐、中极、关元、气海、石门、肾俞、腰阳关。每次 30 分钟，每日 1 ～ 2 次。经行痛减则暂减停，候经后每日 1 次，每 7 天休停两天，治疗到月经来潮为 1 疗程。

10. 冷性大关门

土家医的冷性大关门，相当于中医的冷秘和西医的寒性习惯性便秘，症见大便艰涩、肚痛拘急、肚子胀满拒按、软肋胀痛、手足冰凉、喜热怕冷、呕吐打饱嗝、舌淡苔白腻、脉沉弦紧。

【治法】温肚赶寒，赶气通便。

【处方】小杆子根 25 g，巴岩香叶 20 g，生姜 15 g，木姜子 10 g，秤砣萢根 20 g（以上为鲜药，干品减半量），灶心土 1500 g。

【操作方法】将干鲜各药研捣为末，温开水调为药层，与加热的灶心土包制成药包。术者持药包在脐周、腰背部、腹肚、肺俞、大肠俞、肾俞、命门、腰阳关、足三里、涌泉、梁丘等处照烫、杵扑、按揉。在治疗部位来回按揉，以患者微微见汗为度。揉毕以一个热药包敷于肚脐，嘱患者在治疗床上盖被休息 30 分钟即可。1 日 1 ～ 2 次，3 日为 1 疗程。秘结症状较重者同时配以内服药物治疗。

（三）禁忌证

（1）外感发热，小儿出疹子、腰带疮（带状疱疹）等。

（2）皮肤炎症，疱、疮、疖、流痰等热性疾病。

（3）外力伤损初期及伤后尚有热象者。

（4）虚火上炎，五心烦热者。

（四）注意事项

（1）掌握好灶心土的温度，温度过高时先用悬空熨照，待温度适宜再扑在皮肤上，以不烫伤皮肤为宜。如温度过低，则达不到治疗效果。

（2）注意药包尾部的线要用麻线捆紧，不能让炒热的灶心土外漏，防止烫伤皮肤。

（3）注意患者皮肤耐受程度的不同，年幼及青年女人等皮肤娇嫩者温度宜略低。

（4）密切注意患者对温热的感受，如感觉温度过高不能耐受，应把药包提起改为悬空烫照，待温度略降后再恢复治疗。

（五）意外情况及处理措施

一般意外情况，是灶心土温度过高导致烫伤。一旦发生烫伤，应立即把药包移开停止治疗，患处可涂烫伤药膏，严重的按常规烫伤治疗流程处理，并注意预防感染。

泡脚技术

及爬泽补诊业细 · jirpar cerbux zenx nier xif

土家医的泡脚疗法，是一种用土家族药物加水煮沸或将药物直接加热水浸泡后，兑温水浸泡足部的土家医传统外治方法。

泡脚疗法是通过药物、温水热疗加脚掌按摩三法一体的共同作用，促进人体气、血、精的循流，以达到滋养三元脏器、增进体内新陈代谢、提高人体免疫能力、温阳益气、健脾和胃、升清降浊、温补下元、通调三焦、利水消肿、通经活络、行气止痛、敛汗固表、涩精止带、改善血压、消除疲劳、改善睡眠、强身健体、局部活血化瘀、消炎、除臭止痒、延年益寿的功效。

（一）常用材料及基本操作方法

1. 常用材料

泡脚容器以木制脚盆或木桶为佳。泡脚木盆的直径以纳入双脚为宜，一般直径为30～35 cm，脚盆高度在15 cm左右。木桶高度一般在30 cm左右，木桶直径同木盆直径，适于高位泡脚（脚掌至膝盖处）。

2. 主要药物

根据病证配方加工成汤液备用。

3. 操作方法

（1）水温　热水泡脚水温一般在37～45 ℃之间。冷水泡脚的水温在5 ℃左右。热水温度主要根据个体差异来选择，初次泡脚者，水温不宜过高，以40 ℃左右为宜，以免烫伤皮肤。

（2）热水泡脚　将药液倒入木盆内，加温水，用水温计测水温，水温控制在40 ℃左右。或手试水温，以不烫手为宜。水位约10 cm，以浸泡踝关节下为度。双脚伸入脚盆中浸泡，浸泡时间为15～25分钟。水温低了，加温水，随时用水温计测水温，保持水温在40 ℃左右。双脚浸泡5分钟后，用手或毛巾反复搓揉脚背、脚心、脚趾，或用双脚互相搓擦脚背、脚心。高位泡脚（用木桶盛热水，水浸泡在小腿肚上部）时，可用手或毛巾搓揉小腿肚及下肢的一些穴位，如三阴交、足三里等。可搓揉至皮肤发热发红，以增强泡脚效果。泡完脚后，用毛巾擦干水、穿袜保暖。

（3）冷水泡脚　泡脚前，先用手或毛巾摩擦双脚掌，使脚掌部发热，然后将双脚掌泡在冷水中（水温约 3 ～ 5 ℃），再用两脚板相互摩擦，擦至脚掌部潮红、发热，每次冷水泡脚约 4 ～ 6 分钟。泡完脚后，立即用毛巾擦干水，穿袜保暖。

4. 治疗部位

双脚掌，双下肢（膝关节以下）。

（二）适用的常见疾病

1. 外感着凉闭汗症

土家医的外感着凉闭汗症，相当于中医的风寒表实证和西医的上呼吸道感染。可见鼻流清涕，风寒湿毒气停于肺中，则咳嗽、吐白稀痰，人体正气奋起抗击风寒湿毒，正邪交锋故见恶寒发热。脉见浮而紧或迟缓。

【**治法治则**】赶寒发汗，温分肉和气血，通窍祛湿。

【**处方**】生姜、地胡椒、葱白等量。

【**操作方法**】将生姜、葱白切碎放入锅内，加水煮沸 5 分钟，或直接用开水浸泡。待水温凉到 40 ℃左右，浸泡双脚到药液逐渐变凉，如足感水温已凉则停止泡治。每日 1 次，5 日为 1 疗程。

2. 肚子冷痛症

土家医的肚子冷痛症，相当于中医的胃脘冷痛和西医的寒性胃部疼痛。其症多见上腹部冷痛，手摸患处有冷凉感，空腹时掣痛或刺痛，喜热怕冷，得热痛减，遇冷加重，日轻夜重，口淡不渴，或喜热饮，食后饱胀难化，易打嗝上泛，初见舌淡苔薄白，脉弦紧。日久不愈，寒邪盘踞中元，气血不畅，饮食留滞不化，则见舌淡黯，苔白腻，脉沉缓弦滑。本病依据《土家医病证诊疗规范》进行诊断。

【**治法治则**】暖肚赶寒，行气活血，和胃消食。

【**处方**】干姜 10 g，干川椒 3 g。

【**操作方法**】将上药加水适量，水煎，取药水、泡双脚。每次 25 ～ 30 分钟，1 日 1 次。

3. 冷性呕吐症

土家医的冷性呕吐症，相当于中医的呕吐寒邪犯胃症及西医的胃肠型感冒。其症多见受风寒或过食生冷后，出现上肚子饱胀不适，不思饭菜，痉挛疼痛，恶心呕吐。舌淡苔白，脉沉紧或沉弦。

【**治法治则**】温散寒毒，和肚止呕。

【**处方**】熟幽子 20 g，酒曲子 30 g。

【操作方法】前药加水适量，武火煎沸后改文火煎半小时，取汁泡双脚。每次 30 分钟，1 日 1 次。

4. 大关门症

土家医的大关门症，相当于中医的脾约冷秘和西医的习惯性便秘。土家大关门，即因大便秘结不通，取类比象似大门关闭不开而得名。症见大便艰涩，肚痛拘急，肚子胀满拒按，软胁胀痛，手足冰凉，喜热怕冷，呕吐打饱嗝。舌淡苔白腻，脉沉弦紧。本病依据《土家医病证诊疗规范》进行诊断。

【治法治则】通经下气，润肠通便。

【处方】狗屎柑（干品）5 g，大黄 10 g，麻仁 6 g。

【操作方法】上药水煎沸半小时后，取液待温热适中，用药水泡双脚。每次 20 分钟，1 日 1 次。

5. 小关门症

土家医的冷性小关门，属于滴尿症之一候，相当于中医的癃闭寒证和西医的急性尿潴留，因小便闭塞如门不开而得名。症见小溲不利，点滴不畅或尿路闭塞不通，尿道无涩痛，小肚子胀满不适。舌淡或紫黯，苔白或腻，脉沉弦紧或沉迟。本病依据《土家医病证诊疗规范》进行诊断。

【治法治则】温火赶寒，通经开闭。

【处方】葱头（含葱根）80 g，韭菜根 60 g，菟丝草（菟丝草民间称无娘藤或无根藤）50 g。

【操作方法】上药加水适量，文火煎沸 40 分钟后，取液候温热适中，用药水泡脚。每次 20 分钟，每日 1 次。

6. 吊茄子症

土家医的吊茄子症又叫漏茄子症，相当于中医的阴挺及西医的子宫脱垂，多见面色萎黄，饭食无味，小肚子不适，小腹隐痛，站立或用力时阴中有物梗塞，白带增多，月经异常。本病依据《土家医病证诊疗规范》进行诊断。

【治法治则】补气固摄，升提举陷。

【处方】土党参 10 g，升麻根 10 g，金刚刺 30 g，飞落伞 10 g，山栀子 10 g，川续断 10 g。

【操作方法】上药加水适量，水煎药液倒入木盆中，趁热熏患处，候温热适度行坐浴。水冷后，倒入洗脚盆中再加沸水适量，将温度调为 45 ℃左右泡脚。每次 20 ～ 30 分钟，每日 1 ～ 2 次。该方药具有补中益气、固涩升提之功效，适用于吊茄子症的治疗。

7. 烂脚叉手叉症（手脚癣疮）

土家医的烂脚叉症（又叫落地霉）和烂手叉症（又叫粘手霉），相当于中医的手足癣疮和西医的手足皮肤真菌感染。其症多因久居潮湿之地，或水中作业，或汗脚鞋中潮湿，引起湿毒霉虫感染，初时多见脚叉水疱，甚则脱皮糜烂、瘙痒流汁，严重者手掌皮、脚掌皮大片裂口脱屑，瘙痒难当。若霉虫潮毒化火，可出现上行攻心症状。其症多见舌淡红或微红，苔白腻或黄腻，脉滑。本病依据《土家医病证诊疗规范》进行诊断。

【治法治则】燥湿败毒，祛风杀虫止痒。

【处方】

（1）苦参、河柳树叶、土槿皮、土大黄各适量，加水煎泡。

（2）化香树皮、藿香、三百棒、木姜子、湘西米醋各适量，加水煎泡。

【操作方法】上药加水适量，文火煎沸后半小时，取药液兑温水泡脚。每日 1 ～ 2 次， 7 日为 1 疗程。

8. 风气病

土家医的风气病，相当于中医的风湿痹阻证及西医的风寒湿性关节痛。症见患处肿胀疼痛重着，皮色如常，皮温正常或略冷，活动受限，得温痛减，遇冷加重。舌淡苔白，脉沉弦缓。本病依据《土家医病证诊疗规范》进行诊断。

【治法治则】赶湿败毒，消肿止痛。

【处方】石菖蒲、艾叶、老茅根、桃树枝、桑树枝各适量。

【操作方法】上药切细加水，煎沸 20 钟后取液，药液兑温水泡脚。每次 20 分钟，每日 1 ～ 2 次， 7 日为 1 疗程。

（三）禁忌证

（1）有严重心血管疾病的患者。

（2）各种出血患者，如吐血、呕血、便血、鼻出血等。

（3）急性重型肝炎、严重肾功能衰竭、流痰（相当于西医的骨髓炎）、痨榫（相当于西医的结核性关节炎）、活动性肺结核患者。

（4）妇女经期，5 个月以上孕妇。

（5）老年体虚者。

（6）皮肤溃烂，急性皮肤炎症，长疱、疮、痈、疖患者。

（7）虫蛇咬伤，水火烫伤，足部外伤患者。

（四）注意事项

（1）泡脚前，应详细询问患者病史。有皮肤过敏者，不宜用有强刺激性的药物。久病体弱者及一般心血管疾病患者，用药量不宜过大，治疗时间不宜过长，病愈即止。

（2）药物泡脚前，应先用清水清除脚部的污垢、汗渍，待清洁后再用温药水泡脚。

（3）饭前、饭后 1 小时，或过饱、过饥、过度疲劳者、酒醉后均不宜泡脚。

（4）泡脚时患者出现头晕、心慌、面红、异常出汗等症状，应暂停泡脚治疗。

（5）泡脚时出现瘙痒、斑丘疹等药物过敏反应者，立即停止泡脚。

（6）泡脚时对脚部行按摩，手法不宜过重，忌用力搓擦皮肤，防止擦伤。

（7）泡脚完毕后，用毛巾擦干脚部药水。

（五）施术后可能出现的异常情况及处理措施

（1）温水泡脚时，由于脚部血管扩张，使头部血液供应减少，患者治疗完毕后马上起立，会出现大脑缺血缺氧而引起头晕或体位性低血压。应嘱患者静坐或卧床休息，喝温开水或糖水，之后缓缓起立。

（2）温水泡脚过程中，若患者出现头晕现象，应立即停止温水泡脚。

三、灸类技术

烧艾技术

克尔　思务诊业细・Kexsix wuf zenx nier xif

土家医的烧艾疗法，是一种将干燥艾叶及配伍药物共同制成艾绒，置于体表穴位或患处，进行烧烫，通过对穴位进行温热刺激和药物作用的诱导，或烧艾的温热作用和药物治疗效用直接作用于患处，以治疗各种寒性病证的外治方法。

土家传统烧艾疗法，有把配入药物及麝香的艾绒捏成小团，直接置于体表穴位或患处的药麝直接烧艾法，还有隔盐烧、隔蒜烧、隔姜烧、隔生附片烧和搓艾成条的悬空烫等。以治疗部位分，有烧穴位法和以患处为穴的烧痛处法（又叫烧阿是穴）等。其临床应用很广泛，故有"一艾烧百病"的说法。

烧艾疗法具有温经赶寒、活血通脉、散风祛湿、暖脏补虚、补火回神、补气固脱、消肿散结、拔毒泻火、通畅气机的功效与防病保健作用。

（一）常用器具及基本操作方法

1. 材料

艾叶。

2. 艾绒的制作

将艾叶放于锅中，微火焙干，用手搓成绒状或放入擂钵中轻擂，用细筛去除艾绒中的杂质和灰末，所得松软的纤维状物即为艾绒。

3. 操作方法

（1）选穴

根据临床治疗需要，选定一个或多个穴位，位置准确，用水笔做好标记。

（2）艾团的捏制和直接烧艾法

将已配制好的艾绒用手揉成苞谷子大小的圆形艾团，要求下圆上尖，外形呈圆锥状。根据病情、患者体质和对烧灼疼痛的耐受力等因素，可酌情决定艾团大小，小者如麦粒，大者如枣核。在选好的穴位上涂一点清水或盐水（也可用桐油、蜂蜜、凡士林），将艾团粘置于穴位上，点燃木状炷香，待无明火时，以香火引燃艾团尖端，边烧边吹，并用手在艾团周边轻轻摸按皮肤，以便分散患者的注意力，消除其紧张情绪。待艾团即将燃尽，患者感觉疼痛剧烈难忍时，术者以拇指指腹醮少许清水快速压在燃烧的艾团上，稍压片刻，火熄为度，也可用硬币做的烧艾按火器蘸水将艾火按熄，此为 1 熘。根据病情，同一穴位需多熘烧艾时，用镊子将艾火快速夹起移除，待患者疼痛感缓解，平静后再重复烧治。

（3）间接烧艾法

间接烧艾法，是指烧艾治疗时艾团艾火因隔离物而不直接与皮肤接触，土家医又叫隔火烧艾法、隔物烧艾法、隔药烧艾法，即在治疗穴位上加上有治疗作用的鲜药片或其他保护性介质，将艾团置于隔离片之上点火烧治，是一种药物贴敷外治与烧艾温热疗法相结合的传统外治法。常用的有隔姜烧艾、隔蒜烧艾、隔盐烧艾、隔附片烧艾、隔葱烧艾法、悬空烫灸法等。

1）隔姜烧艾法：切取鲜生姜片厚约 6 ～ 9 mm，用粗针在姜片穿刺小孔若干，将姜片置于治疗部位，上置艾团烧治。以患者有热感，局部皮肤红晕、出汗为度。如患者热不能忍，则暂时移起姜片，待火势渐小再贴上烧治。根据病情，可反复施治，熘数视病情而定。隔姜烧艾法多用于治疗肚子冷泻、肚子冷痛、冷风气肿痛、面瘫、着凉闭汗症等。

2）隔蒜烧艾法：用紫皮五月蒜头切成 3 ～ 5 mm 薄片，穿刺数孔，置于治疗部位，上放艾团点燃施治。每烧三五熘则换去蒜片，每一治疗部位可烧 6 ～ 9 熘。此法多用于治疗疡子、疮痈、痨病、虫毒伤等。

3）隔盐烧艾法：此法多用于肚脐烧艾。先将草纸浸湿，铺在肚脐眼内，用细盐填平，其上再垫穿孔薄姜一片，置艾团于姜上烧治，患者感觉疼痛则用镊子夹去艾团，待火势渐小再重新烧治，熘数多少视病情而定。多用于治疗屙红白痢、霍乱症、四肢厥冷、虚脱、中风、大小便失禁等。

4）隔附片烧艾法：八厘麻子根（鲜附子）切薄片穿孔，烧治方法如隔姜烧艾法，也可用生附子粉加面粉用水或甜酒汤调和做饼穿孔，厚度为 6 ～ 9 mm，烧艾方法如隔姜烧艾法。此法多用于治疗跑马症、阳痿、早泄、疱疮不敛、寒疮不化脓又不收口等。

5）隔葱烧艾法：将韭菜或葱白适量，鲜捣如泥，敷于肚脐上，葱泥范围盖过肚脐孔一横指。置艾团于上烧治，以患者感觉腹中温热不疼痛为度，不拘熠数，最多可10～20熠。此法多用于治疗尿闭、虚脱、肠子胀气不通、女子乳痈初起等。

6）悬空烫灸法：用清艾条在离治疗部位10～30 mm的上方利用艾火热力烫治。鸡啄烫，在治疗部位盖上浸有桐油的草纸，以艾火在纸上抵近拉远反复快速啄烫。药艾烫，其艾火置于治疗部位下方，用热力和药物烟熏患处以治疗疾病。

（4）治疗部位

根据临床病症的治疗需要，可按三元脏腑互生、互化、互用、互制的关系取穴，如常用的有循经取穴、隔经取穴、上病治下、下病治上、左病治右、右病治左、腰腹病取足、头颈胸病取手等，也可取经验治疗穴施治，或以患处症状最明显处作为治疗穴，即以患为穴等。

（二）适用的常见疾病

1. 风湿肿痛症

土家医的风湿肿痛症，相当于中医的寒湿痹阻证及西医的风寒湿性关节痛。症见肿胀疼痛重着，皮色如常，皮温正常或略冷，活动受限，得温痛减，遇冷加重，舌淡苔白脉沉弦缓。本病依据《土家医病证诊疗规范》进行诊断。

【治法治则】补火散寒，温经通脉，消肿止痛。

【处方】以痛处为穴或取邻近脏腑经络穴施治。直接灸加悬空烫。

颈部　取颈夹七、天柱、大椎、压痛点等。

肩部　取肩髃、肩窌、肩内陵、臑俞、肩贞、压痛点等。

肘部　取肘窌、曲池、天井、压痛点等。

腕　取阳池、阳溪、压痛点等。

指节　以压痛点为穴。

腰　取夹七和相应龙节骨正中点、两侧肌肉压痛点等。

骶部　取髂骶关节连接处和有丸子处或压痛点等。

踝部　取环跳、承扶、阴廉、居窌、秩边、压痛点等。

膝部　取内外鬼眼穴、伏兔、梁丘、血海、曲泉、阴陵泉、阳陵泉、压痛点等。

髁部　取昆、痛点等。

趾关节　以肿痛点为穴。

【操作方法】患者取适当体位，充分暴露患处，术者用手摸按，寻找患处肿痛最明显的点，用笔做上记号。点燃清艾条，围绕治疗点在患处做回旋悬空烫，先远后近，以患者舒适为度，可边烫边用手轻轻按揉患处。悬空烫10～15分钟，然后在治疗穴直接烧药麝艾，每穴1～3熠。

2. 肚子痛

土家医的肚子痛，相当于中医的胃脘痛及西医的胃痛，多由过食生冷或外感风寒湿毒，致使肚子气机郁滞不通，和降不能，不通则痛。临床上多见心窝下疼痛，或胀痛，刺痛，闷痛，隐隐作痛，常伴有肚子饱胀、恶心作呕或嘈心吐酸水、吃东西无味口或食量减少等停食症状。舌淡苔白兼腻，停食化火者可有黄苔，脉弦滑。本病依据《土家医诊疗规范》进行诊断。

【**治法治则**】温运中元，和肚降气，通经止痛。

【**处方**】足三里，中脘，脾俞，胃俞，天枢，关元。

【**操作方法**】患者取仰卧位，隔姜以药麝艾灸足三里、中脘、天枢、关元，每穴5～7壮。取坐位，用药麝艾直接灸脾俞、胃俞各1壮。隔日1次，7次为1疗程。

附：也可于施灸前按压推揉第二到第四胸椎棘突10～15分钟，待疼痛缓解后再行施灸。

3. 腰杆痛

土家医的腰杆痛，相当于中医的腰痛和西医的腰肌劳损、棘间韧带病变、腰椎退行性改变、风湿类腰间组织病变等。临床多见腰杆胀痛，冷痛，酸痛或刺痛，或兼拘挛僵硬感，俯仰艰难。阴雨风冷受寒加重，得热则痛减，多于龙节骨正中或两侧有压痛点。舌淡苔白，脉沉弦或涩。本病依据《土家医病证诊疗规范》进行诊断。

【**治法治则**】温腰补火，祛寒通经，赶气行血，舒筋止痛。

【**处方**】肾俞，大肠俞，压痛点，委中，腰阳关，膈俞等

【**操作方法**】患者取俯卧位，术者可先用清艾条点燃回旋悬空灸每穴3～5分钟，再于相关穴位用药麝艾直接灸1～3壮。每日1次或隔日1次，15日为1疗程，休息3日再行下1疗程。

4. 猴儿疱

土家医的猴儿疱，又叫抱耳风、耳衬，相当于中医的痄腮和西医的急性流行腮腺炎。症状多见发高烧、头痛、作呕、身重乏力、思睡厌食，耳巴子前下方红肿热痛，摸按痛增，常常首发于一侧，对侧继而发病，口中流涎，吞咽困难。舌红苔薄黄，脉数。本病依据《土家医病证诊疗规范》进行诊断。

【**治法治则**】赶火败毒，消肿止痛。

【**处方**】角孙，曲池，下耳尖穴。

【**操作方法**】剃去同侧角孙穴处头发，根据患者年龄大小和体质强弱等因素选择灸团大小，在同侧角孙、下耳尖穴、曲池穴用棉签涂少许桐油，贴上纯艾团直接灸。每穴1～3壮。1日1次，5日为1疗程。

5. 脑壳痛

土家医的脑壳痛，相当于中医的头痛、头风和西医的偏头痛、紧张性头痛、心血

管疾病性头痛等。以患者自觉头部疼痛为主要症状。临床多见面额胀痛、刺痛、跳痛、冷痛、走窜痛。舌淡黯苔白或腻，脉弦滑或弦紧。本病依据《土家医病证诊疗规范》进行诊断。

【治法治则】舒经通脉，赶血透窍，走气止痛。

【处方】八卦穴，太阳穴，天柱穴，百会穴等。

【操作方法】就近取穴，脑痛取八卦穴，侧痛取太阳穴，后脑壳痛取天柱穴，脑壳顶上痛取百会穴。准确选取 2 ～ 3 穴，用药麝艾，艾团大小适中，每穴灸 1 ～ 3 燋。隔日 1 次，5 次为 1 疗程。

6. 腰带疮

土家医的腰带疮，又叫火龙缠腰症、褡袋疮，相当于中医的蛇串疮及西医的带状疱疹。临床多见发病前轻微发烧，全身不适，继而患处出现刺痛灼热，渐发紫红斑块，并慢慢出现成串水疱，呈带状分布。水疱成簇发亮，疱浆清亮，疱周皮色有红晕。严重者有大水疱、血疱，或结黑痂，局部皮肤坏死。本病多发于身体一侧躯干部，很少超过人体正中线。舌红苔黄腻，脉滑数。本病依据《土家医病证诊疗规范》进行诊断。

【治法治则】赶火败毒，活血祛湿，通络止痛。

【处方】痛处为穴（腰带头、腰带梢），支沟，阳陵泉，合谷，大椎。

【操作方法】在水疱初发之处，即腰带头，选症状较重的两处施灸。在水疱发展的最末端，即腰带尾，选最末端两处为施灸点。以药麝艾按先头后梢的顺序，每外选 3 ～ 5 穴，每穴烧艾 5 ～ 7 燋。每日 1 次，7 日为 1 疗程。

7. 拉稀

土家的医拉稀病，又称泻肚子，相当于中医的泄泻和西医的急慢性肠炎。烧艾疗法适用于慢性泻肚子的虚证与寒证。本病多因水谷不化，清浊分流失当，水液失制，下走肠道而成痢泻。症见食少畏寒，腹肚鸣响，胀气不适或疼痛，排便次数增多，大便清稀如水或溏薄，甚至完谷不化。腹肚喜温喜按，舌淡苔白滑，脉缓。本病依据《土家医病证诊疗规范》进行诊断。

【治法治则】散寒化湿，理中止泻。

【处方】肚脐，天枢，气海，足三里，梁丘。

【操作方法】

患者取仰卧位，肚脐用隔盐烧艾法，其他穴直接烧艾。每穴用药艾或药麝艾烧 3 ～ 5 燋，每日 1 次，5 日为 1 疗程。

慢性虚寒泻：将中脘、天枢、关元、足三里直接用药艾烧治。隔日 1 次，1 个月为 1 疗程。

泻肚子经验穴，可取足外踝高点直下，申脉穴下一横指赤白肉际处，以药麝艾用温和烧法，每次 20 分钟，每日两次。

（三）禁忌证

1. 禁忌病证

虚火上冲，或邪火内盛者，火炽神昏，扯筋，中风闭证，极度衰弱的恶病质，女子小月期间，女子怀喜期间，糖尿病患者，严重心肾疾病患者。

2. 部位禁忌

面部不宜用直接烧艾法，以免形成烫伤疤痕。骨节活动处不宜大面积烧烫发泡，以免感染外毒，化脓溃疡难以愈合。心脏等重要脏器部位，乳头、大血管、阴部、睾丸、浅表的筋腱等不宜直接烧艾。

（四）注意事项

（1）烧艾时，患者体位应适当，以舒适和便于烧艾为准，应注意防止艾团脱落烫伤。直接烧艾时，热力较强，应注意防止烧伤皮肤，尤其是神志不清、感觉麻木的患者应格外注意。

（2）烧艾应在无风的静室里进行，防止冷风直接吹拂，或吹散体表穴位上的燃火艾绒，避免火星灼伤皮肤。

（3）烧艾治疗后忌食生冷、腥臭、发物，包括雄鸡、鲤鱼、羊肉、母猪肉、种猪肉、牛肉、虾公、酸菜、茶等。忌洗冷水脸，忌冷水沐浴，烧治部位不能沾水，也不可抹擦。

（4）烧艾治疗 1 周内不得从事重体力劳动，应注意保暖和休息，忌房事。

（5）烧艾后有痒感不能抓挠，以免感染外毒。烧艾后皮肤起水疱，疱小者一般 1 周左右可自行消失，水疱较大者用消毒针从下方刺破，放出水液，然后涂抗生素软膏，用消毒纱布敷盖固定。

（6）烧艾顺序一般先头后四肢，先上后下，先背部后腹部，先腑经后脏经。烧艾熔数先少后多，烧艾火力先小后大。如遇特殊情况，在治疗时应根据病情需要灵活变通。

（五）施术后可能出现的异常情况及处理措施

（1）在烧艾过程中，偶可因精神紧张、疼痛、过饱、过饥、过累等发生晕灸现象。临床可出现头晕、恶心、面色苍白、心慌气急、出虚汗、手足冰凉，甚至晕死等急证表现。一旦晕灸现象发生，应立即移除燃烧的艾团，停止烧艾，给患者喝热糖水，并做相应对症处理。

（2）皮肤意外烫伤，用生理盐水清洗创面灰尘，外涂烫伤药膏，注意防水避免感染。

（3）在烧艾治疗期间，发现有口渴、便秘、尿黄等化热征象时，可用土家医药对症处理，可酌情使用如生津降火的清凉饮料等。

烧灯火技术

特也特米务艺 · tiextermivwuf Yl

土家医的烧灯火技术，是指用干灯心草蘸香油燃着灸灼病处或穴位以治疗疾病的一种传统外治技术，分直接和间接烧灯火疗法，在土家族民间应用较为普遍，其特点为取材容易、操作简便且临床疗效较好。

（一）常用材料及基本操作方法

1. 常用材料

（1）干灯心草一段，约 10 cm。选择粗长饱满的灯心草，直者为佳。

（2）植物油适量，首选香油（无杂质与无掺水香油），若无香油，花生油、桐油等亦可。

（3）小容器 1 个，蜡烛一支，打火机或火柴。

（4）治疗床 1 张，座椅 1 张，治疗巾，75 % 酒精，棉签，龙胆紫，卫生纸等。

2. 部位选择

根据病症，选择治疗部位。烧背腰部，可用俯卧位；烧胸腹部，可用仰卧位；烧头部、耳郭部位，可用坐位。如小儿走胎隔食，选择肚脐眼（中医称神阙穴），取仰卧位；猴耳疱主选角孙穴（患侧），取坐位。

3. 操作方法

（1）灯心草一端浸入油中约 1.5 ～ 2.0 cm 长，拿出后用软纸吸收灯心外浮油。

（2）医生在烧灯火之前，可在所选治疗部位或穴位处，先施揉滚手法 3 ～ 5 分钟，使治疗部位或穴位放松，便于烧灯火治疗。

（3）医生用拇指、食指捏住浸油之灯心草，点燃后对准穴位或治疗部位迅速灼灸，立即提起，为 1 燋，灯火稍触及患者皮肤时即灭，可听到“啪”的像米粒在火中烧炸之声音。快速灼灸，患者不觉灼痛。如果手法不熟，烧灯火时的油太多或太少，听不到“啪”声，患者会感到疼痛。

（4）烧灯火后，用棉签擦拭烧灯火处油渍，为保护局部（创面）清洁，可用龙胆紫涂烧灯火创面，5 天左右烧灯火处即可结痂并脱落。

4. 土家医烧灯火技法分类

（1）直接灯火　土家医又称阳灯火、明灯火。医者用点燃的灯火直接点烧患者穴位，灯火接触到皮肤即灭，迅速提起，为 1 燋。

（2）印灯火　土家医又称阴灯火。医生根据病情选好烧灯火部位或穴位后，将点燃的灯心草灸以拇指腹速印在穴位上，称为印灯火，主要用于小儿疾病的治疗。

（3）隔烧灯火　将纸或药片（如姜、竹）抹上桐油，贴在患处或所选穴位。医者将灯心草蘸桐油点燃后，直接在纸或药片上点烧，一处可连续点烧 10 余燋。此法多用于治疗慢性顽固性寒性疼痛，如风湿痛痹、盐铲骨冷骨风等。

（二）适用的常见疾病

1. 小儿走胎（波立倮则大 · boxlir lor zerdaf）

穴位选择，取患儿双耳廓后小青筋处。用直接烧灯火方法，直接灼灸耳后小青筋处（双耳）各 1 燋。灼烧时，可听到像米粒在火中烧炸之声，7 日后在患者双侧再重复烧灯火 1 次。

2. 落地惊（里比列惊 · lik bix ler lihx）

又称扑地掠，指突然跌倒在地，不省人事，立即用灯火烧内关、合谷、百会、涌泉、膻中穴各 1 燋。如烧灯火后苏醒，再根据病情酌情治疗。

3. 猴耳疱（胡尔 · exhuy）

猴耳疱，土家医又称抱耳风，相当于中医的痄腮和西医的腮腺炎。

穴位：角孙（患侧）、曲池、耳尖穴等。

治法：一侧患病，烧灯火治疗患侧穴位；两侧患病，烧灸两侧穴位。

4. 眉毛风（糯布是嘎风 · lof buf sif gax hongx）

土家医之眉毛风，相当于西医的眶上神经痛。

穴位：眉心穴（攒竹处），耳后小静脉穴（青筋处）。

治法：左侧痛灼灸左侧穴位，右侧痛灼灸右侧穴位，即烧患侧穴位。

5. 火眼病（糯布米给 · lof buf miv ger）

火眼病，相当于西医的急性结膜炎。

穴位：角孙穴，烧灯火治疗，即烧健侧角孙穴。双眼患病，烧灼双耳角孙穴。

6. 风团（起盘 · Qixpany）

土家医的风团，相当于西医的荨麻疹。

穴位：百会穴，长强穴。

7. 阴缩症（日杆子没起列症 · rir gany ziv mer aix lier zenf）

土家医也称缩阴症。

穴位：肚脐眼（神阙）、关元穴、中极穴、长强穴。

治疗方法：在肚脐眼周围上、下、左、右各 2 cm 处，及小腿内侧皮肤紫红处，与上述穴位，各烧 1 燋。

8. 小儿脐风（没替苦里风 · mer tif don gor hongx）

相当于西医所述之新生儿破伤风。

可选用以下方法：百会、印堂、人中、承浆、少商、大敦各烧 1 燋。脐周 6 燋，脐中 1 燋；脐中印灯火 12 燋；脐中印灯火 4 燋，明灯火 1 燋，脐周上、下、左、右各烧两燋明灯火。以上 3 种方法，根据病情选择应用。

9. 头痛（科巴地 · kox baxdif）

以前额痛为例。前额痛时，有筋脉跳动之感。

穴位选择：太阳、印堂、合谷、神庭。

方法：以上穴位各烧明灯火 1 燋，间隔 7 日再烧 1 次，治愈为止。

10. 小儿闹夜（波立兰彩致 · boxlir lanrcaix zif）

婴幼儿白天入睡，晚上不睡，哭闹不安，土家医称为闹夜。

穴位选择：小儿脐周。

方法：在小儿肚脐周围及脐中各烧明灯火 1 燋，间隔 7 日再烧 1 次，治愈为止。

11. 腰带疮（没卜拉切嘎 · mer lax dief gax）

土家医的腰带疮，相当于中医的"缠腰火丹""蛇斑疮""火带疮""蜘蛛疮"等，以及西医的带状疱疹。

穴位选择：凸出的疱疹部位。

方法：用灯草一根，蘸香油后点烧，在靠近疱疹区域时将灯火吹灭，使带有油渍的灯草灰沾于皮损处，患者感患处灼热。每日 1 次，3 天为 1 个疗程。

以上疾病根据《土家医病证诊疗规范》中相关标准进行诊断。

（三）禁忌证

（1）高热、高血压危象，肺结核晚期、严重贫血大量咯血、呕吐、急性传染病，以及皮肤痈、疽、疱、疖并有发热者。

（2）心脑血管疾病伴心功能不全患者，精神病患者，孕妇。

（3）颜面部、颈部以及大血管行走的体表区域，黏膜附近，均不宜烧灯火治疗。

（四）注意事项

（1）烧灯火时，医者应注意掌握烧灼的速度，速烧速提，防止烧伤穴位以外皮肤，灯心草蘸桐油不宜太多，防止油火滴洒灼伤皮肤。一旦出现皮肤烧伤，应立即停止治疗。

（2）小儿皮肤嫩，一般用印灯火法、隔姜片烧法，以免灼伤皮肤。

（3）烧灯火一般程序为：先上后下，先背后腹，先头身后四肢。

（4）烧灯火后，要保持烧灯火局部或创面清洁，防止感染。烧灯火后 3 日内局部不要沾水，创面约 7 天即可愈合。

（5）皮肤破损溃疡忌烧，孕妇腹部及腰骶部忌烧灯火。

（6）小儿哭时，不能强行烧灯火，待小儿安静时再烧灯火。

（7）在烧灯火治疗时，出现晕厥者，应立即停止治疗，令其静卧休息。

（五）施术后可能出现的异常情况及处理措施

（1）出现皮肤灼伤，涂龙胆紫等，并外敷烧伤药膏，保持创面清洁，防止感染。

（2）创面持久不愈者，可用烫伤药膏外敷，促其愈合。

（3）出现晕厥者或皮肤过敏较重者，采用对症处理。可用糖皮质激素（如泼尼松），肌注抗组织胺药物，重者可用肾上腺素、肾上腺皮质激素等。

推油火技术

米色堤别诊业细 · Mix ser sif biex zenx nier xif

土家医的推油火疗法，是将桐油或再掺入其他药物，加热后浮起泡沫，称之为油火泡或油火泡沫，土家药匠以油火泡沫作介质，在患处进行推抹及拍打手法，用以治疗疾病。推油火疗法是聚温热疗法、药物疗法及推抹疗法为一体的土家医传统外治疗法。

桐油，系大戟科植物油桐种子加工所榨出的油脂。桐油有提风解毒、杀虫消疮、润肤生肌的功效，其味甜麻，其性偏凉，有小毒，有强烈致呕作用。推油火疗法利用桐油既有药用功效，又有溶媒作用的特点，将桐油加药物加热制成油火泡沫，并以此为介质，施以推抹及拍打手法，达到通气血、赶寒气、祛风湿、舒筋脉、止疼痛的治疗效果。

（一）常用材料及基本操作方法

1. 常用材料

（1）材料　桐油及所选药物。

（2）油火泡沫制作　将桐油及药物放入铁或瓷锅中，点火，将油加热至沸，以出现泡沫为度。

2. 治疗部位

根据治疗部位的不同，嘱患者选择适合的躺卧体位。如腹部推油火，患者选仰卧位；头部推油火，患者可选择坐位；在颈、背、腰、臀部推油火，患者选择俯卧位；在肩关节、髋关节推油火，患者选择治疗部位在上方的侧卧位；下肢膝髁关节，患者选择坐位或仰卧位均可。治疗体位选择的原则是患者感觉舒适，便于推油火治疗的操作。

3. 操作方法

术者双手常规洗净，用手抓起煮沸后在油锅中泛起的浮在油上的黄白色泡沫作为介质，迅速放在治疗部位。治疗时，根据不同部位选择推抹方式。推抹腹部时，由上到下，并可以肚脐为中心按顺时针方向推抹，遇有确凿影像证据证明内脏反位的镜面时，按反时针方向推抹；头部由前向后推抹；颊部治疗时采用回旋推抹手法；颈腰部从头向脚方向推抹；背部、肩胛部由头向脚方向和从龙节骨向左右推抹；髂骶部、髋部由向心部向远心部推抹，并可在患处作回旋推抹；四肢干部从近心端向远心端推抹；肩、肘、膝、踝关节除回旋推抹外，尚须超过关节范围从近心端向远心端推抹；手足心推抹时，术者以自己手掌小鱼际在患者手足心作回旋推抹。

（二）适用的常见疾病

1. 冷骨风

土家医的冷骨风，相当于中医阳虚寒痹的寒凝筋骨及产后风、伤后虚风。症见肢体关节冷痛麻木，活动受限，怕冷畏风，得温则舒，遇寒痛增。舌色暗淡或紫暗，苔白，舌下络脉青紫，脉沉弦细弱或沉紧而迟。本病依据《土家医病证诊疗规范》进行诊断。

【治法治则】温经散寒，活血通经，赶风止痛。

【处方】川乌、草乌、马蹄香、三角风、海风藤、红三百棒根叶、冷饭团根皮各适量。切片后用擂钵擂碎，焙干，用碾子或粉碎机制成药末。每次用量 50 ～ 70 g，置锅内，加桐油适量并熬制油火泡沫。

【操作方法】根据治疗需要，嘱患者在治疗床上以适当体位躺卧。术者手抓油火泡沫放于治疗部位，根据患处位置不同，分别选用由上向下、由近心端向远心端以及回旋推抹等方式，反复循环治疗，必要时可多种推抹手法配合运用。油火泡沫变冷后，则再从油锅中抓热泡沫放在治疗部位上，继续推抹。每次 20 ～ 30 分钟，1 日 1 次或隔日 1 次， 7 日为 1 疗程。3 疗程无明显改善者改用其他治疗方法。

2. 半边风后遗症

土家医的半边风后遗症，相当于中医的卒中后遗症和西医的脑血管意外恢复期。临床症见半身瘫痪，或患侧某一局部功能废用，患处肿胀麻木，汗出异常，手摸患处不温，肢体萎软无力或挛缩拘急，日久则患肢萎缩，功能废用。

【治法治则】活血通络，透窍豁痰。

【处方】鸡血藤 15 g，络石藤 15 g，老钩藤 15 g，岩菖蒲 10 g，地雷 10 g，铁脚七 12 g。将药物切薄片，干燥后，用粉碎机制成粗末，放入锅中，加桐油适量，制油火泡沫。也可预先炮制，临用加热起泡即成。

【操作方法】患者取侧卧位，暴露患侧，术者抓取油火泡沫，从头经肩向手，从颈经腰背向足，反复推抹。冷则再从锅中抓取油火泡沫重复操作。每次 30 分钟，每日 1 次，每 7 天休息 1 天，为 1 疗程，3 疗程无改善者改用他法。

3. 小儿走胎

土家医的停食走胎，相当于中医的小儿疳积和西医的小儿消化不良。症见面黄肌瘦，神疲乏力，短气，少语懒言，爪甲菲薄扁平，睛目失养而成鸡盲，胆怯易惊，睡则露睛，神情淡漠，目呆口钝。舌淡，苔白，或白腻，脉沉细而滑。本病依据《土家医病证诊疗规范》进行诊断。

【治法治则】温中祛风，健运中元。

【处方】小路边黄 10 g，大路边黄 10 g，地三甲 10 g，小杆子根 10 g。上药切细，用擂钵擂到根茎松散，焙干，碾槽中碾成粗末，置锅中，加桐油适量，酒精炉加热制取油火泡沫。用于儿童时，油火泡沫温度宜控制在 55 ℃以下。

【操作方法】术者抓取油火泡沫从剑突下向耻骨方向推抹，再从左右两侧，由上腹向少腹推抹。如油火泡沫温度降低，则再从锅中抓取热泡沫反复推抹。以肚脐为中心，在脐周按顺时针方向反复推抹。最后抓取油火泡沫，候温稍低，放于患儿肚脐，轻轻扪揉，重复二三遍。每次治疗半小时，1 日 1 次，5 日为 1 疗程。

4. 冻疱

土家医的冻疱，相当于中医的冻疮、冻伤以及西医的冷冻性损伤、战壕足、水浸足等。冻疮多发于暴露部位，以局部肿痒发凉，疼痛，皮肤出现紫斑或起水疱，溃疡等多见。冻僵多见于寒天溺水，因醉因伤病久困于冷湿之地，出现肢体冰冷僵硬、口唇青紫、肌肤色暗、毛孔收缩成鸡皮状、寒战、呼吸微弱、神志模糊、脉微而迟等症状，本病依据《土家医病证诊疗规范》进行诊断。

【治法治则】温经散寒，活血通脉。

【处方】四两麻 5 g，干姜 9 g，红花 6 g，当归 10 g，三百棒根皮 10 g，茄子根 15 g，肉桂 5 g。

【操作方法】将上药切细焙干，研粗末，放入锅内，加桐油适量，小火熬出油火泡沫。术者抓取油火泡沫，置于患处按常规推抹，并可按揉患处，冷则再抓起热沫重复治疗，反复多次。每次 30 分钟，1 日 1 次，7 日为 1 疗程。

5. 湿气病

土家医的湿气病，相当于中医的寒湿痹阻和西医的风湿病寒性肿痛。临床多见肿胀疼痛重着，皮色暗淡或紫暗，舌质暗淡、水滑，苔白腻，脉沉迟滑或沉弦滑等症状。本病依据《土家医病证诊疗规范》进行诊断。

【治法治则】散寒通经，赶血行水，赶气止痛。

【处方】四两麻 6 g，三百棒茎皮 10 g，甘遂 6 g，巴岩香 12 g，铁脚七 10 g，生姜

15 g，岩川芎 10 g。

【操作方法】上药切细焙干，用粉碎机粉碎成细末。置入锅中，加桐油适量，文火熬制到起油火泡沫，适当调小火力，控制在 60 ℃以下。患者在治疗床上选择适当体位，充分暴露治疗部位。术者抓取油火泡沫置于患处，按常规顺序推抹，感觉油沫变冷则再从锅中抓取油火泡沫重复治疗。在推抹的同时可酌用按揉手法。每次 30 分钟，7 日为 1 疗程，3 疗程无明显改善者改用他法。

6. 腰杆痛

土家医的腰杆痛，相当于中医的腰痛、腰腿痛和西医的腰肌劳损、外伤、腰椎退行性改变的疼痛。其症多见腰部疼痛，俯仰转侧不利，得热痛减，遇寒加重，部分可牵扯到臀、腿、脚麻木疼痛。舌淡苔白，脉沉弦涩或沉弦紧。本病依据《土家医病证诊疗规范》进行诊断。

【治法治则】温经通脉，赶气活血，壮骨舒筋，祛风通络。

【处方】伸筋草 10 g，扯丝皮 6 g，五皮皮 12 g，夏天无 9 g，螃蟹七 5 g，柑子叶 10 g，见肿消 9 g。

【操作方法】将上药除柑子叶外全部切细，焙干研末，柑子叶擂成糊状，共放入锅内，加适量桐油调匀，文火熬到起黄白色油火泡沫。患者在治疗床上取俯卧位，术者抓起油火泡沫，置患处，从头向脚方向反复推抹，冷则重新抓起油火泡沫重复操作。每次 30 分钟，日 1 次， 7 日为 1 疗程，休息 1 日可重复治疗。

7. 损伤肿痛

土家医的损伤肿痛，相当于中医外力引起的跌打损伤和西医的闭合性机械性损伤肿痛。症见患处肿胀青紫，无明显发热，胀痛或鸡啄样疼痛，日轻夜重，动则疼痛加重，舌黯淡有瘀斑，舌下络脉青紫怒张，苔腻微黄，脉弦涩。本病依据《土家医病证诊疗规范》进行诊断。

【治法治则】散血通脉，赶气止痛。

【处方】三百棒 15 g，血当归 10 g，四两麻（阴干）6 g，飞天蜈蚣 6 g，巴岩姜 10 g，白头婆（阴干）10 g。

【操作方法】将加工后的药物置于锅内，加桐油适量，文火熬到浮起黄白色油火泡沫，保持油火泡沫温度在 60 ℃以下。患者或坐或卧，取适当体位充分暴露患处。术者抓起油火泡沫置于患处，按常规手法推抹，并可按揉叩拍，力度适中，以患者感觉舒适为度。当油沫变冷，则重新抓取热的油沫反复施治。

（三）禁忌证

外感热证、溃疡性皮肤病、肚肠出血、胃肠肿瘤等疾病。

（四）注意事项

（1）严重心肾功能不全或血糖、血压居高不下者应谨慎施治，须严格控制油温，防止高温刺激和烫伤引起不良后果。

（2）注意调节酒精炉的火力，掌握好油火泡沫的温度，以油温不超过 60 ℃为宜。

（3）术者抓取油火泡沫时要迅速，做到速抓速放，并且不可抓及泡沫下的药油，以防术者手被烫伤。

（4）术者应根据患者的身体状况和皮肤特点掌握油火泡沫的温度，毛孔粗大、皮肤粗糙厚实者，可适当升高治疗温度；儿童和皮肤细嫩的患者，其油火泡沫的治疗温度应适当降低。抓放油火泡沫时，术者应密切注意自己手部的温度感觉，防止温度过高烫伤患者皮肤。

（五）施术后可能出现的异常情况及处理措施

（1）在推油火疗法的治疗过程中，偶见因油火泡沫温度过高而烫伤医生的手或患者皮肤。如发生烫伤，可立即用 75%酒精纱布湿敷患处降温，尽量不用冷水浸泡，防止起泡增加。灼痛减轻后，酌情外涂烫伤药膏。

（2）局部皮肤过敏，可涂地塞米松软膏。较重者使用抗过敏治疗方案。

酒火技术

日尔米艺・refmiv Yl

酒火技术，也称火攻技术，是土家族药匠用药酒燃烧之火苗在患者病处捶击以治疗疾病的一种传统特色疗法。在土家族民间较为常用，还称之为打酒火疗法。其特点是利用酒火的温度热熨患处皮肤，使药物借助温热之力，由表达里，起到舒筋活络、祛寒、镇痛消肿的作用，并辅以手法治疗，从而达到治病的目的。

（一）常用材料及基本操作方法

1. 常用材料

（1）酒火棰的制作　准备一节约长 30 cm，拇指般大的质地较硬的杂木棒，将其一端用药棉或医用纱布包裹，由细铁丝扎紧，以不脱落为宜，是为酒火棰。

（2）药酒配制　选用具有赶气、赶风、赶寒、止痛、活血作用的土家药，如皮子药、地雷、半截烂、赶山鞭、铁灯台、九牛造、大血藤等，用 50 度以上的高粱酒或苞谷（玉米）酒浸泡 10 ～ 20 天。

2. 部位选择

酒火治疗部位：主要针对患病之处。如肩周炎治疗肩胛处，腰痛治疗腰部，膝关节痛治疗膝关节，脚踝部疼痛治疗脚踝等。

治疗体位选择：腰部选择俯卧位，肩部选择坐位，下肢部治疗选择坐位或卧位。

3. 操作方法

（1）器械准备 酒火棰、酒火碗（土瓷碗或金属碗）、打火机，治疗巾（以土布为宜）、卫生纸、医用手套，药酒（过滤药渣）。

（2）操作方法 选择治疗部位，嘱患者脱掉外衣或外裤，暴露患处，在患处铺治疗巾。先将药酒盛入碗内，医生手持治疗棰，将其放入药酒碗中蘸药酒后用火点燃，迅速拿起放置在治疗部位，反复捶打患处。火捶熄灭后，又放入药酒碗蘸湿点燃，反复 10 余次，为一次治疗。酒火棰叩打完毕后，医生施按摩手法治疗。治疗完毕后，取下治疗巾，用卫生纸擦拭治疗部位，保持局部清洁。嘱患者休息 10 ～ 15 分钟。

（二）适用的常见疾病

1. 肩膀痛

肩膀痛，多为风寒邪致病，是一种以肩膀骨节周围疼痛、肩周活动受限为主要症状的慢性病证。相当于中医的漏肩风、冻结肩、五十肩，以及西医的肩关节周围炎（简称肩周炎）。本病依据《土家医病证诊疗规范》中相关标准进行诊断。

【治则治法】祛风散寒，活血，通络，止痛。

【处方】三百棒 100 g，四两麻 50 g，苕叶辛 50 g，千锤打 100 g，马蹄香 100 g，55 度苞谷酒 1000 g。将药切细，装入瓷或陶器罐中，加入白酒浸泡 7 日，备用。

【操作方法】患者坐位，暴露治疗部位，医者站立在患者侧，用药巾盖在患处，手持酒火捶浸药酒后点燃，在患处敲击。每敲击 2 ～ 3 次，医生用另一手掌按摩 3 ～ 5 次，如此反复治疗 10 余次后，停酒火捶击，改用手法按摩 5 分钟。每日 1 次，7 日为 1 个疗程。

2. 腰痛（腰地 · yaoxaif）

腰痛多为因扭伤或骨性病变引起的慢性疼痛，或引起下肢疼痛，俗称腰腿痛。本病依据《土家医病证诊疗规范》中相关标准进行诊断。

【治则治法】赶气消肿，止痛。

【处方】三百棒 100 g，五花血藤 150 g，大血藤 100 g，血三七 50 g，岩泽兰 50 g，散血莲 50 g，八里麻 30 g，白酒 1000 g。药物切细，装入瓷或陶器罐中，加入白酒浸泡 7 日，备用。

【操作方法】同“肩膀痛”治疗方法。

（三）禁忌证

各种急性热症，年老体弱者，心血管疾病患者。

（四）注意事项

（1）治疗巾要大于治疗部位，以防酒火灼伤皮肤。

（2）在治疗过程中医生用治疗棰叩打患处时，要力量均匀，既不能用力过猛，以防火苗散落，灼烧皮肤，又不能用力过轻，否则酒火热力不能达患处。

（3）酒火治疗后，施手法按摩治疗要视治疗部位情况而定。皮肤有疼痛感的患者手法要轻，有灼痛感的患者可不施手法治疗。

（五）施术后可能出现的异常情况及处理措施

在酒火治疗中，可偶见因治疗时间过长，引起治疗巾过热而灼伤皮肤。个别患者偶见由酒火引起皮肤过敏。如有灼伤或皮肤过敏者，忌用手法推拿按摩治疗。如皮肤灼烧有疼痛感的，可酌情用烧伤药膏外涂患处，保持创面清洁。一般轻微灼烧不需药物治疗，休息后可自愈。

四、骨伤类技术

接骨技术

鲁嘎阿纳艺 luxgaxaxlar Yl

土家医的接骨技术，是土家医生用土家医封刀接骨技法及药物治疗骨折的一种传统技术，其中包括理筋技术、复位技术、正骨技术、小夹板固定技术及练功康复技术等五项技术。

（一）常用器具及基本操作方法

1. 常用材料

木制小夹板，由当地杉树皮制成；绷带、药棉、胶布、牵引装置、治疗床；常用药物有血当归、竹根七、桃仁、接骨本、三百棒、骨碎补、八棱麻、桑寄生、续断、黄柏等，均为具有消肿止痛、活血化瘀、通经活络、接骨生肌功效的土家药物。将以上药物制成散剂，用凡士林或蜜调拌，供外敷患处用；麻药酒，由土家医用具有麻醉、止痛的药物制成。

2. 操作方法

（1）体位　医生根据患者骨折部位选择适当体位，如上肢骨折患者取坐位，下肢骨折患者取平卧位等。

（2）复位

1）土家族医生采用手法复位。对于闭合性骨折，疼痛较重者，可先用麻药酒湿敷患处，待疼痛缓解后再实施复位术；在复位前，医生用双手揉摩患处，使肌肉放松，促进气血的流通，以缓解骨折处疼痛；手法复位一般由两名医生实施，手法复位医生用手摸清骨折端方位，助手握患者骨折近端肢体，用力固定勿活动，医生用双拇指置于向上（向前）骨折处凸起的一端，其余四指握向下凸起的一端，用力折骨使其向下（向后）成角，同时双拇指按压向上（向前）凸起的骨端，使一侧两断端的骨正对齐，接着用食指为用力点，端提上顶下（后）移的另一骨折端，使断端反折向上（前）成角对齐后侧骨，顺势折回拔伸牵引，而后稍摇摆牵抻远端，以了解复位情况。医生用手轻揉摩患处以理筋脉促气血畅通；了解骨折处是否光滑平整，若手法复位成功，外敷接骨药，用纱布包裹，在骨折处用小夹板固定；两天换药一次，换药前将小夹板解开，保持骨折端平衡，以防骨折端错位，外敷药物后，再行固定。

2）土家医治骨折手法复位的要点。一是摸法，摸清骨折端的方位；二是端法，端平骨折处；三是揉摩法，揉摩骨折部位及周围组织，了解骨折的内形特征，通过揉摩促进局部气血的疏通，缓解骨折处疼痛；四是拉扯法，通过用力拉扯手法，使骨伤处收缩的肌力放松，在骨折端或错位处形成空隙距离；五是推法，将分离移位的骨块，用拇、食、中指捏压回原位；六是按压法，在捏压法的基础上，按压凸起的骨端回复原来的位置，达到按整复平目的；七是小夹板固定法，手法复位后，用杉树皮小夹板固定。

3）根据不同骨折部位，采用不同的正骨复位手法。腰椎骨折，用整压手法；颈椎骨折，用摇晃手法；肱骨上端骨折，用按、挤、曲等手法；胫腓骨折，用按、压、推、拉手法；股骨颈骨折，用挤、压、牵引等手法；尺桡骨折，用分骨、拉、按或折顶等手法；肱骨骨折，用提拉、按压、扳提、拔伸牵引等手法。

（二）适用的常见疾病

1. 杆骨下端断骨 / 杆骨八提鲁嘎壳（ganxgur barter luxgax kor）

杆骨下端骨折，是指因外伤所致杆骨下端距榫头面 2 ～ 3 cm 范围内断骨。土家医所称钳杆骨，即西医的尺桡骨。钳骨相当于西医的尺骨，杆骨相当于西医的桡骨。本病依据《土家医病证诊疗规范》中相关标准进行诊断。

杆骨远端骨折是临床最常见的骨折之一，指发生于杆骨下端距关节面 2 ～ 3 cm 范围以内的骨折，临床上多见于 6 ～ 10 岁和 60 ～ 75 岁两个年龄段。在 6 ～ 10 岁阶段，男女发病率没有显著性差异。在 60 ～ 75 岁阶段，女性患者明显高于男性患者，其原因与高龄及女性绝经后的骨质疏松相关。由于此处位于松质骨与坚质骨交界处，在力学上为应力的薄弱点，所以特别容易发生骨折。

【治疗原则】

手法复位，小夹板固定。

（1）外用药物　破血化瘀，消肿止痛，通经活络，接骨生肌。

（2）内服药物

早期：选用行气活血破瘀、消肿止痛的药物。

中期：选用接骨续筋、活血生肌的药物。

后期：选用补气养血、舒筋活络的药物。

【操作方法】

（1）外治法

1）手法复位

杆骨远端伸直型骨折［克雷氏（Colles）骨折］操作方法

牵抖挤压复位法　适用于骨折断端向掌侧成角或骨折远端向背侧移位，但骨折线未进入关节，骨折端完整者。患者可取坐位，老年患者取半卧位。肘部屈曲 90°，前臂中立位，助手把住上臂。术者两手紧握手掌，两拇指并列置于远端段的背侧，其他四指置于腕掌部，扣紧大小鱼际肌，触摸准确后，先顺势拔伸持续牵引 2 ～ 3 分钟，待重叠移位完全矫正后，前臂远端前旋并利用牵引力，顺纵轴方向猛力牵抖，同时迅速尺偏掌屈。尺偏掌屈时，不要旋转，但在维持牵引下触摸，适当挤压断段远端桡侧，以纠正桡偏，骨折即可复位。

提按折顶复位法　适用于老年患者，或骨折进入关节或骨折块粉碎者。肘屈曲 90°，前臂中立位，两助手对抗牵引。

矫正侧移位　术者站于患肢外侧，一只手握住前臂下 1/3 向桡侧推挤，另一只手握住掌腕部向尺侧推挤，矫正骨折远端的桡侧移位。

矫正掌、背侧移位　术者两手食、中、环三指重叠，置于近端的掌侧，向上端提。两拇指并列顶住远端的背侧，向掌侧挤按，使之向掌侧复位，以矫正掌、背侧移位。当桡骨远侧骨折段向背侧重叠移位较多时，往往需配合折顶手法复位。

舒筋　待骨折移位完全矫正，腕部外形恢复正常后，术者一只手拉住手腕，另一只手拇指延伸屈肌腱由远端向近端推按，舒理肌腱，使之恢复正常位置。

杆骨远端屈曲型骨折［史密斯（Smith）骨折］操作方法

屈曲型杆骨远端骨折与伸直型骨折相反，比较少见，骨折远端呈锥形，尖端朝下，基底向下位于掌侧，首先连带腕骨向桡侧和掌侧移位。复位一般采用提按挤压复位法，但与伸直型提按挤压用力方向相反。固定时除尺偏外，其他方向位置恰与伸直型相反

（即尺偏背伸位）。

2）外敷接骨散药膏

主要药物组成：有戊灭阿沙（血当归）、翁死席（地胡椒）、格龙铺阿沙（竹根七）、破皮走血（三百棒）、阿鲁嘎起（接骨木）、黄剥皮、阿沙鲁嘎席（八棱麻）、巴山虎（巴岩姜）、桑寄生、川断、土鳖虫、五加皮、血三七、土川芎、不拉西（桃仁）、普卡普（红花）等近20种土家药物。

加工：将上药共研末（粉碎），过100目筛，摊开紫外线灭菌，塑料袋封装，备用。

用法：散剂用医用凡士林或蜂蜜调拌成膏状，将药膏在纱布上均匀摊平，然后外敷于骨折部位周围，并用小夹板固定。

禁忌：禁辛辣食物及生冷食物。

3）外固定方法

土家医的接骨斗榫疗法治疗骨伤疾病，其外固定所用材料为特制小夹板。小夹板材料一般选用柳树小木板、杉树皮等。

伸直型骨折固定方法

夹板固定者，在维持牵引下，用4块夹板超腕关节固定。在骨折远端背侧和近端掌侧分别放一平垫。在骨折远端的背杆侧可先放一横档纸垫，一般长6～7 cm，以能包绕前臂远端的背、杆两侧面为度，宽1.5～2 cm，厚约0.3 cm。如放横档，则背侧不用再放平垫。压垫放置妥当后，再放上夹板。夹板上端达前臂中上1/3，背侧夹板和桡侧夹板的下端应超过腕关节，以限制手腕的杆偏和背伸活动。掌侧夹板和尺侧夹板则不应超过腕关节。将腕关节固定于轻度掌屈位，固定垫、夹板放妥后，扎上3条布带，绑带的松紧严格按照1 kg重量、上下移动1 cm为宜。最后将前臂置中立体，腕自然钳偏位。屈肘90°悬挂胸前，每天调整绑带的松紧度。

屈曲型骨折固定方法

夹板固定者，在维持牵引下，用4块夹板超腕关节固定。在骨折远端掌侧和近端背侧分别放一平垫，将腕关节固定于轻度背伸位，固定垫、夹板放妥后，扎上3条布带，余同伸直型骨折闭合复位外固定术。

关节内骨折固定方法

夹板固定者，在维持牵引下，用4块夹板超腕关节固定。在骨折远端背侧放一平垫，将腕关节固定于轻度掌屈位，固定垫、夹板放妥后，扎上3条布带，余同伸直型骨折闭合复位外固定术。

复位结束后，重新拍摄腕关节正侧位放射片，了解骨折复位情况。

4）治疗时间及疗程

杆骨远端骨折，成人一般固定4～5周。伸直型骨折固定于腕关节掌屈尺偏位，

2～3周后改为腕关节功能位，固定3周，儿童一般固定3周左右即可。骨折局部无压痛、纵轴叩痛，X线片显示骨折线模糊，有骨小梁通过骨折线，即可拆除夹板，进行腕关节屈伸等活动。

（2）内治法

分期内服土家药。

1）早期

方药组成：戊灭阿沙（血当归）12 g，翁死席（地胡椒）15 g，黄剥皮 10 g，竹根七 10 g，破皮走血（三百棒）20 g，不拉西（桃仁）8 g，生地黄 12 g，土川芎 10 g。

用法：水煎，内服。每日1剂，分3次服，连服5～7剂。

2）中期

方药组成：戊灭阿沙（血当归）12 g，阿鲁嘎起（接骨木）10 g，土鳖虫 6 g，续断 12 g，川芎 10 g，巴山虎（巴岩姜）10 g，米米页（泽兰）6 g，白芷 10 g，五加皮 15 g。

用法：水煎，内服。每日1剂，分3次服。连服5～7剂。

3）后期

方药组成：爽卵必苏苏（土党参）15 g，戊灭阿沙（血当归）12 g，土续断 12 g，土川芎 9 g，活血藤 9 g，阳雀花树皮 9 g，杜仲 12 g，五加皮 15 g。

用法：水煎，内服。每日1剂，分3次服，连服5～7剂。

注：儿童骨折中后期不需要内服土家药。

（3）功能康复（各期的功能锻炼）

早期：手指、肩、肘关节功能锻炼；

中期：1个月后，骨痂形成，拆除外固定，活动腕关节；

后期：负重锻炼。

（三）禁忌证

（1）重症休克者。

（2）大面积创伤合并严重感染者。

（3）开放性骨折急需清创复位者。

（4）不适宜小夹板固定的禁忌证：如局部严重肿胀或皮肤起水疱者，肋骨骨折患者，急需手术治疗的骨折患者，伤肢远端脉搏搏动微弱，末梢循环较差者或伤处有血管损伤者。

（四）注意事项

（1）手法复位，有条件的可在医院行X线透视或拍X线片以确定骨折对位情况。

（2）敷药及行小夹板固定后，随时观察肢体（骨折）远端的血液循环情况，防止包扎过紧，影响肢体血流而坏死，过松则不能固定复位骨折，易错位。在观察中发现错位应及时纠正，重新复位。

（3）在整复时忌用暴力，拉扯牵引时须徐徐用力，勿过猛或不及。用力的方向、大小，应根据病情而定。

（4）注意防止各种并发症的出现。如开放性骨折的局部感染，大血管损伤，椎体骨折长期卧床引起的褥疮、榫处（关节）僵硬等。

（5）对下肢（股骨）骨折进行牵引时，须测下肢是否等长，随时注意牵引重量，如过长要减少牵引重量，过短需要加大牵引重量。

（6）在后期应加强功能锻炼，以促进功能恢复。

（五）施术后可能出现的异常情况及处理措施

（1）出现骨折错位，应尽快重新复位。

（2）榫处（关节）僵硬者，需在医生的指导下进行功能恢复锻炼与康复治疗（药物治疗）。

（3）对骨折畸形愈合，延迟愈合及不连接（不愈合）的患者，按相关常规治疗进行处理。

骨折畸形愈合者：采用闭合折骨术治疗及开放折骨复位固定术治疗。

迟延愈合者：采用对因治疗，如延长固定时间，改善固定方法，加强固定效能，进行合理的功能锻炼，外敷药物治疗等。有局部感染者，采用抗感染措施。

骨折不连接者：参照西医处理措施，如植骨术。

斗榫技术

声头途艺 snxtourtur Yl

土家医的斗榫技术，是土家医用手法整复脱榫的一种传统外治方法。土家医的脱榫，相当于中医的“关节脱臼”。土家医将人体关节称为“榫”，关节脱臼复位称为“斗榫”，土家医“斗榫技术”是民间土家医常用的关节脱臼复位方法。

（一）常用材料及基本操作方法

1. 常用材料

纱布、绷带、胶布、药棉、夹板或杉树皮小夹板；治疗床、牵引装置；常用药物有血当归、竹根七、桃仁、接骨本、三百棒、骨碎补、八棱麻、桑寄生、续断、黄柏等，具有消肿止痛、活血化瘀、通经活络、接骨生肌的作用。以上药物制成散剂，用凡士林或蜜调拌，供外敷患处用。

2. 操作方法

（1）体位　根据患者脱榫部位选择治疗体位。如肩榫脱榫，患者取仰卧位；肘榫脱榫，患者取坐位或仰卧位；腕榫脱榫，患者取坐位；颈榫脱榫者，取俯卧位，肩头与床头齐。

（2）斗榫方法　手法斗榫，一般由两名医生实施，一名主治医生，一名助手。土家医根据各不同部位脱榫而采用不同手法斗榫，使脱榫关节复位，达到治疗目的。如肘部脱榫，采用揉摸、伸直、挤按、屈曲、牵拉榫位的斗榫方法。膝部脱榫，采用揉摸触碰、伸直、半曲位、屈肢、屈肢挤按手法斗榫。踝部脱榫，采用挤、压、摇、摆等方法斗榫。肩部脱榫，采用上提、伸展、腋抠、抠拉合成等手法斗榫。髋部脱榫，采用摇摆、屈伸、揉拉等手法斗榫。

（3）脱榫经手法斗榫后，外敷土家医药物，促进瘀血消散，活血止痛。如需要固定的用绷带或胶布固定。特殊脱榫部位需要用夹板固位的，可选择夹板固定。

（二）适用的常见疾病

1. 肩膀骨节脱榫（坡尔梯克尔糯梯得辽·peftixkex lofeix derliaor）

肩臂骨节脱榫，是指在外力作用下使肩肱关节脱位。土家医将关节脱位称为“脱榫”。本病好发于青壮年，为临床最常见的关节脱位之一，相当于中医的肩骨脱臼和西医的肩关节脱位。本病依据《土家医病证诊疗规范》中相关标准进行诊断。

【治则治法】理筋复位，活血祛瘀，止痛。

【操作方法】理筋整复手法：按揉，捏拿，拔伸，摇法。

患者采用仰卧位，医生立于患侧床边，双手按揉肩髃、臂臑、手三里、曲池等穴位，捏拿肩周软组织，以松弛肌肉，缓解痉挛。医者双手握住脱榫手臂，先轻轻摇动，后将肘关节（土家医称“倒拐子”）弯曲90°，将患臂用力向内拉，拉到一定的程度后猛力向内一拐，听到“咯登”一声响时，即脱榫骨节复位。外敷土家接骨散或鲜药（四两麻、见肿消、血三七、三百棒、散血莲、活血莲）。上臂贴于胸壁，腋下垫棉垫。将上臂用绷带固定于胸前，前臂屈肘90°，使上臂保持在内收内旋位，用三角巾悬吊于胸前，固定1周。

2. 其他榫头脱位的复榫方法

（1）倒拐子脱榫（肘关节脱位）斗榫方法：用揉摸，伸直，挤按，牵拉榫位（关节位）的斗榫方法。

（2）膝部脱榫的斗榫方法：用揉摸，触碰，伸直，半曲位，屈肢挤按的斗榫方法。

（3）脚踝脱榫（吉糯布脱榫）方法：相当于西医的踝关节脱位。用挤、压、摇、摆等手法斗榫，使踝关节复位。

（三）禁忌证

（1）先天性关节脱榫、已超手法斗榫时限者、脊柱Ⅱ度以上滑脱等，禁做一次性手法斗榫（复位）。

（2）病理性脱榫，禁用一次性手法斗榫。如痨榫（关节结核）、骨肿瘤、化脓性关节炎等。

（3）开放性脱榫、榫头化脓，禁做一次性手法斗榫。

（4）陈旧性脱榫并错位断骨，手法斗榫超过时限者（3～6个月以上），3个月以上的胸锁、肩锁脱榫禁用手法斗榫。

（5）上段颈椎脱榫，并脊髓损伤，高位截瘫者，不宜做一次性手法斗榫。

（四）注意事项

（1）手法斗榫前，应选择好体位，个别疼痛较重的患者可采用麻醉止痛措施，要求患者积极配合医生手法治疗，争取一次斗榫成功。

（2）医生手法斗榫前，要认真检查，对脱榫部位用看、比、摸的方法进行诊断，做到“手摸心会”。

（3）手法整复时，医生要做到技术熟练，动作轻重适宜，用力均匀，切忌动作过猛，以减少患者痛苦。

（4）在手法斗榫过程中，要随时观察患者的神色、表情，询问其感觉。

（5）手法斗榫完毕后，对患处进行理筋按摩，并外敷药物。

（6）对斗榫后采用各种方法固定的患者（悬吊法、小夹法、石膏托固定等）要随时观察其伤肢血液循环情况，若发现有血液循环障碍，应及时将包扎带放松，如仍未好转，应拆开绷带，重新包扎。

（7）斗榫康复期间，配合土家药物内服治疗，解除固定后，配合功能锻炼，以舒筋活血、运动关节，尽快恢复功能。

（五）施术后可能出现的异常情况及处理措施

（1）个别患者斗榫后意外再脱榫，需重新斗榫。

（2）固定后出现血液循环障碍者，医生应及时检查，做出诊断并进行有效的处理。

（3）在夹板固定的两端，偶尔发生压迫性溃病。出现压迫性溃病时，应及时解除压迫夹板，用药物对症诊疗。

五、刮痧类技术

放痧技术

不实补六诊业细 · Bur sir bux lur zenx hier xif

土家医的放痧疗法，民间又称刮痧疗法。放痧疗法是指用边缘光滑的专用木质、角质刮痧板，以及古代方孔圆形钱币（俗称小钱）、光洋（银圆，清末及民国钱币）、硬币、汤匙、嫩竹板、木梳背、生姜块、蘘荷块茎、丝线、棉纱线、滚痧棒等为滚刮用具，醮取放痧介质（桐油、茶油、姜汁、烧酒、药酒、清水、药汁、药油、清凉油、凡士林等），在体表于经脉循行部位进行由上而下、由内而外、由近心端向远心端，均匀用力反复单向刮搽和滚按，滚刮到局部泛红晕或出现紫红色痧斑为度，具有赶血走气、透窍疏经、解痧赶毒的功效。

土家医将由内外邪毒引起的，具有气血逆乱，寒热异常等症状的急症叫痧症。土家医有七十二痧症之说，如红痧症、火痧症、热痧症、冷痧症、乌痧症、绞肠痧症、急痧症、慢痧症、羊毛痧症、蛤蟆痧症、马痧症、牛痧症、虫痧症、猴儿痧症等。对痧症的治疗主要采用刮痧法、滚痧法、挑痧法、提痧法、点痧法等放痧疗法。

（一）常用材料及基本操作方法

1. 常用材料

（1）材料　刮痧板，滚痧绳，滚痧棒，各种配方介质。

（2）主要药物　根据不同疾病，选用不同功效的药物加工为放痧介质。

2. 操作方法

（1）根据病情，选择治疗部位。嘱患者选择治疗体位，如卧位、坐位等。

（2）施术者在治疗部位涂刮痧介质，手持放痧器具在体表治疗部位，先上后下，先轻后重，有秩序地进行放痧治疗，反复数次至体表出“痧”。

3. 治疗部位

（1）根据痧症治疗需要选择放痧部位，可选择坐位、俯卧位、仰卧位、侧卧位等体位。

（2）进行放痧治疗时，充分暴露治疗部位，进行局部消毒处理。体位可根据治疗需要做适当改变。

（二）适用的常见疾病

1. 红痧症

土家医的红痧症，相当于中医的疫疹。其症见，初始恶寒发热，头身疼痛，全身出现痧点，颜色紫红，多发于胸腹四肢，继而骤然高热神昏，口鼻窍孔出血，痧点融合成斑，头痛身痛剧烈。舌红绛，舌苔黄，或黄燥，或者焦黑，脉洪大或疾或数。

【治法治则】解瘟断症，泻火赶毒，凉血消痧。

【操作方法】用凉水刮大椎、曲池、足三里穴，十宣穴放痧泻热。

2. 跳山症

土家医的跳山症，相当于中医及西医的中暑。其症多见暴受暑热或久处高热环境，大汗淋漓，口干，饮不解渴，继而出现头晕头痛，眼花胸闷，四肢痿软，心慌作呕，舌干无津，脉细而疾，或细数。本病依据《土家医病证诊疗规范》进行诊断。

【治法治则】退火降毒，安心生津。

【操作方法】将患者移离高温环境，用刮痧板蘸凉水从颈、背、腰胯、缘龙节骨两侧刮到起紫红色痧斑。用凉水拍五心（手板心、脚板心、脑门心），神志不清者掐人中、合谷、百会、涌泉穴。

3. 羊毛痧症

土家医的羊毛痧，相当于中医的寒性腹痛和西医的肠胃型感冒。若恶寒重发热轻，腹肚手足逆冷，痧点暗淡，为母羊痧。若恶寒轻发热重，手足额头暖和，痧点鲜红，则为公羊痧。其症多见腹肚胀痛，周身乍寒乍冷，呕恶上泛，心慌不宁，舌淡苔白腻，脉浮数或沉弦滑。

【治法治则】放痧赶毒，和肚安中，走气止痛。

【操作方法】在大椎、大杼、肺俞、膏肓、神堂、章门、期门、中脘、天枢、足三里等穴所在部位用姜汁为介质或用姜块刮痧。

4. 肩膀痛

土家医的肩膀痛，相当于中医的肩凝、五十肩和西医的肩关节周围组织炎。其症多见肩部酸重疼痛，呈静息痛，有时牵涉颈部和上肢放射性疼痛，疼痛日轻夜重，肩关节周围软组织压痛，活动受限，转动上肢疼痛加重，甚者难以抬手摸头。日久寒毒湿气成痰，胶结于骨节，造成活动时肩关节摩擦有声。疼痛得热痛减，遇寒加重。舌淡苔薄白，脉濡缓。本病依据《土家医病证诊疗规范》进行诊断。

【治法治则】赶气活血，放痧散寒，活筋止痛。

【操作方法】

（1）用刮痧板蘸取赶风散寒、活血通经、除湿舒筋的药油为介质，在患侧颈根、肩膀、上臂刮治，并用刮痧板边角点按肩前、肩髃、肩髎、肩贞、压痛点。手法力度适中，以皮肤泛红为度。隔日 1 次，7 次为 1 疗程。

（2）取风府、天柱、大椎、肩井、曲池、合谷等穴所在部位蘸介质刮痧，以刮出紫红痧斑为度，并点按上述穴位。7 日 1 次，3 次为 1 疗程。

5. 绞肠痧

土家医的绞肠痧，相当于中医的肠痈和西医的急性阑尾炎。临床上多见猝然上腹或肚脐周围阵发性闷胀疼痛，泛恶呕吐。继而疼痛转移到右下腹，呈刺痛、绞痛和放射痛。右下腹压痛，反跳痛。侧卧向后扳右腿，疼痛加重。便秘尿黄，身发寒热，色红或有鲜红散在痧点，苔黄腻，脉滑数。本病依据《土家医病证诊疗规范》进行诊断。

【治法治则】败火赶毒，顺气通腑，破积攻下，活血消痧。

【操作方法】用黄剥皮、黄珠子、酸汤根、姜黄、铁马鞭鲜药各适量，加水和冰片少许，共捣取汁为介质，用刮痧板蘸取药液刮腰背龙节骨两侧、阑尾穴、足三里、大横、天枢、曲池、内关、阿是穴。在右侧小腹部痛点刮痧时，力度要稍轻而快，不宜点按，其余穴位加用点按手法。刮后以药渣外敷右侧小腹部，并且不拘时滴药汁保持湿润。

6. 马痧症

土家医的马痧症，又叫蒙痧症、马杀症，相当于中医温病学的暑温、伏暑和西医的化脓性脑炎、病毒性脑膜炎。其症多见初有轻微寒热不适，移后猝然高热，头痛如劈，面红目赤，呕吐，甚至暴呕如喷射，颈项僵强，严重者神昏谵语，目翻口噤，肢体逆冷。舌红或红绛，舌苔黄或黄燥，脉洪数。

【治法治则】断瘟解毒，败火清心，醒神开窍。

【操作方法】在太阳、八卦、百会、尺泽、委中、十宣等穴所在部位用麝针放痧泻火，神昏僵强加掐人中、合谷、内关、足三里、太冲穴以开关醒神。将鲜薄荷加水捣汁，用刮痧板蘸取药汁从头、颈、肩、腰、手、足刮到起淡紫红痧斑。

7. 闭汗发烧症

土家医的闭汗发烧症，相当于中医的风寒外感、伤风外感发热和西医的上呼吸道感染发热。其症多见喷嚏清涕，怕冷发烧，头痛身重，咳痰清稀，喉痒无汗，舌淡苔白，脉浮紧，或濡缓。本病依据《土家医病证诊疗规范》进行诊断。

【治法治则】赶风散毒，通经活血，放痧开闭。

【操作方法】患者取坐位或卧位，用刮痧板蘸姜汁或用姜块，先头面，再颈、背、腰、上肢，后下肢刮痧，以刮处出现淡紫红痧斑为宜。3 日 1 次，再刮时避开前次的痧斑。

8. 颈根病

土家医的颈根病，相当于中医的颈痹和西医的颈椎退行性病变。其症多见颈根强直拘挛，运动失利，肩臂麻木疼痛，头晕目眩，转头加重，头痛或半边头痛，腿无力，颈根有压痛点，得热症减，遇冷加重。舌淡苔白，脉浮紧或弦紧。本病依据《土家医病证诊疗规范》进行诊断。

【治法治则】赶寒舒筋，通气活血，滚痧止痛。

【操作方法】

（1）用颈痛滚痧油为介质，用滚痧棒，棉纱线或丝线蘸取介质，在颈肩背臂部重复单向滚刮，手法宜轻柔，每次 20 分钟，以皮肤泛红不起痧斑为度。隔日 1 次，7 次为 1 疗程。

（2）颈痛滚痧油的配制：半截烂 5 g，八厘麻 5 g，螃蟹七 5 g，八角枫 9 g，见肿消 10 g，罗汉虫 10 g，三百棒 15 g，岩菖蒲 6 g，四两麻 5 g，蜈蚣 3 条，岩川芎 6 g，小血藤 12 g，地胡椒 10 g。取茶油适量加药浸泡 7 日，文火熬至药枯黄，退火，过滤，加冰片 3 g，收储备用。

9. 急痧症

土家医的急痧症又叫霍乱症，相当于中医的暴泻、湿热泻泄、类霍乱、真霍乱和西医的急性胃肠炎、细菌性食物中毒、传染性弧菌感染性霍乱病、副霍乱病。本病多为误食含有湿热毒气的食物或饮水，忽然起症，出现上呕下泻，肚子掣痛，肠鸣肚胀，便稀如水，泻下急迫，或伴有发烧。严重者泻势猛烈，口渴，舌干瘦，皮肤干燥，目眶下陷，少气无神，甚至神志昏蒙，脉细而数。本病依据《土家医病证诊疗规范》进行诊断。

【治法治则】解毒败火，燥湿断痧，止泻止呕。

【操作方法】用刮痧板蘸清水，沿脊椎骨两侧、腹直肌和下肢外上侧，上肢外上侧的大肠经刮治，直至皮肤出现紫红痧斑。用手按掐提梁丘、足三里、合谷、内关穴。

（三）禁忌证

（1）有凝血障碍倾向者，溶血性疾病患者，急性传染性痧症，重症心肾疾病，高血压，严重糖尿病，中风急性期等禁止施用。

（2）孕妇、妇女月经期禁止施用。

（3）严重皮肤疮疡患者、皮肤过敏者、皮肤破损处不可施用。

（4）年老体弱或久病气血大伤者、过饱、过饥、过于劳累者禁止施用。

（四）注意事项

（1）所用放痧用具要求边缘光滑。边缘粗糙的器具容易损伤皮肤。滚痧线可用丝线或棉纱线，不宜用化纤线，以免擦伤皮肤。

（2）放痧操作时，术者要注意放痧力度，应均匀适度，过轻达不到放痧效果，过重容易损伤皮肤，一般以患者能够接受为度。在同一部位放痧时，必须滚刮到出现痧斑后再滚刮其他部位。

（3）放痧施治时，要注意蘸取介质保持润滑，不能干刮。滚刮时，自上而下，不能逆刮反滚。

（4）挑痧和点痧时，要对用具和皮肤进行严格消毒，防止感染。

（5）放痧完毕后，用卫生纸擦净治疗部位的介质残留物，如油和水。治疗完毕后，嘱患者穿好衣服，休息 15 ～ 20 分钟。

（6）放痧治疗后，12 小时内不得洗澡。

（7）放痧治疗后饮食宜清淡，不宜吃油腻荤腥食物，亦当忌食辛辣、生冷食物和烟酒。

（8）放痧治疗后 3 天内不宜从事繁重体力劳动。忌暴食、暴饮、大汗、房事等。

（9）第二次放痧治疗应该在治疗部位疼痛消失后再进行（一般 3 ～ 5 天，因人而异）。如确因病情需要提前进行第二次放痧治疗，应该避开前次治疗留下的痧斑。放痧治疗后，2 ～ 3 天内治疗部位有焦灼疼痛感，属于正常现象，不用另行处理。

（五）施术后可能出现的异常情况及处理措施

（1）在放痧过程中，如发现患者出现心慌、气促、面色改变、出冷汗等异常现象，应立即停止治疗，嘱患者在明亮宽敞通风处平卧休息，饮白糖水或温开水。

（2）在刮痧治疗时，若力度过重，引起疼痛或皮肤损伤，应休息 3 ～ 5 天再行治疗。如有皮肤损伤，应对伤处消毒，涂消炎药膏，用消毒纱布敷盖、胶布固定，以免衣物碰擦和感染。

六、推拿类技术

小儿推抹技术

波立 <u>是别</u>　<u>诊聂细</u> · box lix sif biex zenx nier xif

土家医的小儿推抹疗法，即针对适应病证，在相应的部位和穴位采用推、抹、揉、点、按、掐、拨、刮、捣、捏、提、翻、摇等手法，以疏通经脉、调畅经气达到治疗疾病的目的。

（一）常用材料及基本操作方法

1. 常用材料

清水、酒精，姜汁等推抹介质。

2. 操作方法

（1）治疗部位　根据疾病选择相应的推抹部位，如手掌、手指、前臂、头部、腰背部、胸部、足部等。

（2）体位　0～3 岁儿童，由大人抱，坐位或卧位进行。

（3）施术者在所选择的治疗体表穴位或部位，用拇指先轻后重，先上而下反复推抹。1 个穴位推抹（包括推、揉、按、摩、搓、捏等手法）30～50 次不等。

（4）治疗次数和疗程　每次推抹时间不宜过长，一般 10～20 分钟，每日 1 次或隔日 1 次，3～7 次为 1 个疗程。

（二）适用的常见疾病

1. 小儿走胎

土家医的小儿走胎，相当于中医的疳和西医的小儿非特异性消化系统功能低下。临床症见形体瘦削，面色萎黄，毛发枯萎干燥，精神不振，或烦躁哭闹，睡中磨牙露睛，或喜俯卧，食纳欠佳或嗜食异物，或腹肚胀大，大便不调等。舌淡苔白腻，脉弱或沉细滑，指纹淡或淡紫。

【治则治法】健运中元，化生血精。

【操作方法】

（1）患儿取仰卧位，先拨胸顺气，从胸骨向两边拨推 12 次，从排叉骨向下推至软腰 12 次。再从喉结向下推至脐上四寸的中脘穴 5～7 次，以食指顺时针方向按揉中脘穴 24 次，再以手掌根推揉肚脐 50～70 次。重复操作推运中脘穴及肚脐，7～12 次为一组治疗。

（2）点按揉足三里、上巨虚、天枢穴各 50～100 次。

（3）患儿改俯卧位，向上推七节骨 30～50 次。

（4）从鱼尾向上翻皮到胸椎水平 7 次，并点按揉脾俞、胃俞穴 50～70 转。

（5）病情较重者，加点按揉建里、梁门穴。

（6）每日 1～2 次，7 日为 1 个疗程。

2. 肚子痛

土家医的肚子痛，相当于中医的胃脘痛和西医的胃痛。临床症见心窝下疼痛，或胀痛、刺痛、闷痛、隐隐作痛，常伴有肚子饱胀，恶心作呕，或嘈心吐酸水，吃东西无胃口或食量减少等停食症状。舌淡苔白兼腻，停食化火者可有黄苔，脉弦滑。

【治则治法】温运中元，和肚降气，通经止痛。

【操作方法】

（1）患儿取抱位或取仰卧位，医者点按揉足三里、内关、合谷穴各 50～100 转，然后搓热双手，顺时针旋运中元 50～100 转。

（2）患儿取俯卧位，根据冷热虚实进行翻皮施以补泻。虚证、冷证，从下向头方向翻以补之；热证、实证，从颈向下翻以泻之。每次 10 ～ 15 遍。

（3）医者以双手拇指和中指头在患儿第五与第六肋之间揉按肚干筋 15 转，再掐提肚干筋 1 次。

（4）真火不足加点按揉脾俞、胃俞穴，气血不通加膻中、膈俞，肝气横逆加太冲、期门穴。

（5）必要时以隔山消、地雷磨汁喂服，辅助治疗。

（6）每日 1 次，7 日为 1 个疗程，有改善后可持续治疗 2 ～ 3 个疗程。

3. 小儿着凉证

土家医的风寒闭汗症，相当于中医的外感伤寒的风寒表实证及西医上呼吸道感染。症见发热、怕冷、鼻塞不通、流鼻涕、喷嚏、咳嗽、呕吐等。舌淡苔白脉浮缓或浮紧，夹湿者多见白腻苔，缓滑脉。

【治则治法】疏风赶寒，宣肺解表，舒通经隧。

【操作方法】

（1）患儿取抱位，医者先用双手大拇指蘸取姜汁，从眉中向上推抹到前发际，再从眉心经眉尾向两侧推抹到太阳穴处，各 24 下。

（2）医者一手扶住患儿后脑壳，一手以食指和中指用力，紧贴患儿双鼻孔下缘，以腕力带动鼻孔下缘皮肤，作上下反复不断地揉按。一般 50 ～ 100 次。

（3）患儿手掌心朝上，医者双手四指托住患儿手腕背面，以双手大拇指于掌根横纹中间向两边推拨。向桡侧推为刨火，向尺侧推为分水。刨火当略快而力重，分水宜略轻而慢。恶寒轻发热重，宜多推向尺侧分水以熄火；恶寒重发热轻，则宜多推向桡侧刨火以温煦蒸化。本法刨分 24 下为度。

（4）患儿手掌心朝上，蘸姜葱等热性药汁，由阳池推到曲池上面，量体质虚实，推 200 ～ 300 遍。或从患儿腕横纹中间，蘸取姜、葱等汁向上推到曲池，200 ～ 300 遍。

（5）患儿手掌心向上，医者用双手大拇指娘蘸取药汁从指中节向远心推抹大指娘、食指、中指头、二指头的指尖以退三元邪火，从指尖向近心方向推抹手指儿，补腰子真精以涵济三元真火，各 50 ～ 100 下。

（6）每日 1 次，5 次为 1 个疗程。

4. 肚痛症

土家医的小儿肚子痛，相当于中医及西医所述之小儿腹痛。其症多见肚胀肠鸣，大便或溏或秘，或停食作呕，或肚子掣痛，喜温喜按，小便清长，面色萎黄。舌淡，苔白、微腻，指纹色淡。

【治则治法】疏经补火，赶风化积，顺气止痛。

【操作方法】

（1）患儿取俯卧位，医者以中指按揉尾骨尖的鱼尾穴 50 ～ 100 次，再以食指、中指、二指头的指腹推搽龙节骨，自鱼尾穴向上沿龙节骨到第四腰椎的命门穴，推抹 70 ～ 100 次。

（2）推毕，让患儿取仰卧位，医者搓热手掌，按于肚脐上作顺时针旋揉 50 ～ 100 转。

（3）点按揉合谷、内关、足三里、太冲等穴各 50 ～ 100 转。

（4）每日 1 ～ 2 次，7 日为 1 个疗程。

（5）必要时配合小儿提风疗法联合施治。

5. 外感发烧

土家医的闭汗发烧症，相当于中医的风寒外感、伤风外感发热，和西医的上呼吸道感染发热。其症多见喷嚏清涕，恶寒发热，头痛身重，咳痰清稀，喉痒无汗，舌淡苔白，脉浮紧，或濡缓。

【治则治法】疏风透表，通经止痛，调平寒热。

【操作方法】

（1）患儿取正抱位，医者用双手大指娘从眉中向上推到发际线，24 次，必要时加用从印堂向上推到发际线 24 次。

（2）双手指娘从眉心经眉尾到太阳穴推抹，24 次。

（3）患儿手掌心朝上，医者双手四指托住患儿手腕背面，以双大指娘从掌根横纹中间向两边推拨。向桡侧推为刨火，向尺侧推为分水。刨火当略快而力重，分水宜略轻而慢。怕冷轻、发烧重宜多分水以济火，怕冷重、发烧轻则宜多刨火以温煦蒸化。

（4）患儿手掌朝上，医者手蘸姜葱等热性药汁，由阳池穴向上推到曲池 200 ～ 300 次，量体质虚实，推 200 ～ 300 次。或从患儿腕横纹中间，蘸姜葱等汁向上推到曲池穴。

（5）患儿手掌心朝上，医者手蘸药汁从阴池穴推至曲池下，200 ～ 300 次，量患儿虚实而施治。或从手背腕横纹正中凹陷处（一窝风）向上推至肘关节鹰嘴尖处，200 ～ 300 次。

（6）每 1 ～ 2 次，7 日为 1 个疗程。

（7）必要时以赶风发表、散寒通经药物对症加减配合治疗。

（三）禁忌证

（1）严重心肺器质缺陷和心脏病，以及严重颅内损伤和肝病及精神病患儿。

（2）严重凝血障碍或出血性疾病的患儿。

（3）各种恶性肿瘤、外伤断骨脱榫的患儿。

（4）皮肤化脓溃疡，或流痰、丹毒、黄水疮等急性外科感染性患儿。

（5）急性黄疸、肺痨等急性内脏传染病患儿。

（6）皮肤有烫伤、烧灼伤、擦伤、裂拆、破损、溃疡、疱疮等的患儿。

（7）自身免疫性溶血或皮肤划痕症、异位性皮炎等严重自身免疫性疾病患儿。

（8）体质严重羸弱，不能耐受推拿治疗者。

（9）未经监护人知情同意并声明治疗免责的危重病患儿。

（四）注意事项

（1）推抹治疗宜在安静舒适的环境中进行，防止不良声、光、电刺激影响治疗。

（2）治疗室要求冷热适度，并且空气流通，光线柔和明亮。温度一般以 28 ℃左右为宜，防止过热过冷。

（3）治疗前先让家长配合，适当饮食哺乳，防止过饱、过饥、过渴，并排大小便一次再开始治疗。

（4）小儿皮肉筋骨娇嫩，推抹时力度要适当，防止不必要的外力损伤。

（5）须进行严格消毒，防止意外感染。医生对患儿进行推抹前要洗手消毒，所用器具要求洁净并严格消毒，所用鲜药须清水洗净，晾干水气。药物为一次性使用，器具用后应严格清洗消毒，禁止多名患儿同时共用器械药物。

（五）施术后可能出现的异常情况及处理措施

（1）因推抹出现适量红晕和轻微瘀斑，属正常现象，可不予特殊处理。若用力不当引起局部皮肤擦伤，可于伤处以络合碘溶液消毒，涂抹消炎药膏，并用无菌纱布敷盖，胶布固定，以防感染。

（2）如出现患儿对推抹介质意外过敏，轻微的可涂用氟轻松软膏、地塞米松软膏、丹皮酚软膏等，局部治疗。较重的按常规抗过敏治疗。

（3）如患儿因体质差异，出现类似晕针现象，应立即停止治疗，并与家长配合缓解患儿紧张心理，并喂母乳或温开水或白糖水。严重的按掐人中、素髎、合谷、内关、中冲、少商穴，必要时加用艾条或香烟头温灸百会穴。

翻背掐筋技术

坡尔体克尔阿汝筋克欸尺诊业拉·

Peftixkex axrux jinx keixcir zenx nier lav

土家医的翻背掐筋疗法，是通过对颈背腰部皮肉筋骨和肋胁间筋经施以掐点、按揉、翻转、叩拍等手法以治疗疾病的一种传统外治法。本疗法具有赶气行血，通经活络的功效。

（一）常用材料及基本操作方法

1. 常用材料

介质：香油或茶油，配制的治疗药酒。

2. 治疗部位

颈部，背部，腰部，腹部，胁肋部。根据疾病需要，可加用手部、腿足部相应的部位和穴位配合治疗。

3. 操作方法

（1）嘱患者脱去或拉开上衣，充分暴露治疗部位。

（2）确定治疗体位，一般为伏案坐位或俯卧位，小儿可由家长端坐面对面将其抱紧。

（3）医者先用棉签蘸 75%酒精涂搽治疗部位，然后将治疗介质均匀涂布于治疗部位。医者用双手拇指和食指分别用力夹住患者龙节骨两侧皮肤，上自颈部，下到尾骶处有序翻转，连续 10 ～ 15 次，翻背完毕后掐隔筋 1 次。土家医所指“隔筋”，又叫“肚干筋”，位于两胁下约第五与第六肋骨之间。掐隔筋动作要快，用力不可过猛。翻背掐筋每日 1 次。

（4）在施用本法时，可根据内脏病特点，加用点按相应的俞穴和夹脊穴及手足经验穴。

（5）在施用翻、捶背、掐筋的同时，可按揉胸腹穴位以配合治疗，也可对症选用掐手筋、掐脚筋、掐颈根筋配合治疗。

（二）适用的常见疾病

1. 外感着凉症

外感着凉症，相当于中医的伤寒表证，与西医的普通上呼吸道感染。此症多由外感风寒毒气，或夜热贪凉，冒风淋雨，冷水浸泡，劳作脱衣缩汗等引起，症见恶寒发热，流清鼻涕，打喷嚏，头颈或全身疼痛不适。舌淡，苔白，脉浮紧，或浮缓。本病依据《土家医病证诊疗规范》进行诊断。

【治法治则】赶风散寒，舒经通窍。

【操作方法】患者取俯卧位或伏案坐位，医者将生姜适量擂细，加温水适量成姜汁水。将姜汁水从颈到骶均匀涂布于皮肤上，医者用双手从龙节骨两侧自骶至颈翻捏游动皮肤十次，同时对肩部进行拍按推揉，并点按大椎、肺俞、太阳、印堂、迎香等穴。每日 1 次，3 日 1 个疗程。

2. 小儿肚子痛

土家医的小儿肚子痛，相当于中医和西医的小儿腹痛。其症多见肚胀肠鸣，大便或溏或秘，或停食作呕，或肚子掣痛，喜温喜按，小便清长，面色萎黄。舌淡，苔白、微腻，指纹色淡。本病依据《土家医病证诊疗规范》进行诊断。

【治法治则】疏经补火，理气止痛。

【操作方法】家长面对面将小儿抱住，医者在小儿背后，从骶尾到胸椎段由上而下行翻背七遍，每行一次，轻掐肚干筋一次。然后可配合按揉胃脘下俞穴、内关、足三里穴，各 100 次，并可配合小儿肚脐提风疗法。

3. 小儿停食

土家医的停食，相当于中医的小儿积滞和西医的小儿功能性消化不良。本病依据《土家医病证诊疗规范》进行诊断。

【治法治则】理气和中，通经下气。

【操作方法】小儿由家长面对面抱坐，或于治疗床上取俯卧位，医者自骶尾到大椎穴处，行翻背掐筋法七次，按揉中脘，点按揉足三里，并由骶尾至命门段推七节骨 100 次。每日 1 次，7 次为 1 个疗程。

4. 小儿走胎

土家医的小儿走胎，相当于中医的疳证和西医的小儿非特异性消化系统功能低下。临床多见形体瘦削，面色萎黄，毛发枯萎干燥，精神不振。或燥烦哭闹，睡中磨牙露睛，或喜俯卧。食纳欠佳或嗜食异物，或腹肚胀大，大便不调等。舌淡苔白腻，脉弱或沉细滑，指纹淡或淡紫。本病依据《土家医病证诊疗规范》进行诊断。

【治法治则】益气消积导滞，健脾和胃。

【操作方法】患儿取俯卧位或对面抱坐位，医者从骶尾向上到第一胸椎棘突两侧行翻背术 10 遍，同时掐肚干筋。点按揉肾俞、脾俞、胃俞、足三里、合谷、曲池、三阴交穴各 100 转治疗。每日 1 次，7 日为 1 个疗程。

5. 痛经

土家医的痛经，又叫“小月肚痛”，相当于中医的痛经和西医的原发性痛经及继发性痛经。经血不通而痛，见于经前疼痛，症状多表现为掣痛、胀病，部分病例兼乳房胀痛，经行则痛减。不荣而痛则多表现为经后疼痛，多见经后空痛或绵绵隐痛，痛处喜按等症。本病依据《土家医病证诊疗规范》进行诊断。

【治法治则】督调气血，通经止痛。

【操作方法】

（1）经前不通而痛

患者取俯卧位，医者从颈背而下到骶尾，行翻背掐筋法 7 遍，再点、按、揉十七椎和次髎穴各 100 次。每日 1 次，经来痛止则暂停治疗。

（2）经行或经后不荣而痛

患者取俯卧位，医者从骶尾向肩颈方向行翻背掐筋疗法 5 次，并点按揉肾俞、脾俞、三阴交、足三里、关元、气海、太溪各 100 转。每日 1 次，5 日为 1 个疗程，休息 1 天可重复，每个周期经后治疗 2 ～ 3 个疗程。

6. 颈根痛

土家医的颈根痛，相当于中医的颈痹、落枕和西医的颈椎退行性病变及颈部软组织间接暴力损伤。其症多见颈根强直拘挛，运动失利，肩臂麻木疼痛，头晕目眩，转头加重，头痛或半边头痛，脚杆无力，颈根有压痛点，得热症减，遇冷加重。舌淡苔白，脉浮紧或弦紧。本病依据《土家医病证诊疗规范》进行诊断。

【治法治则】赶寒舒筋，通气活血，补火填精。

【操作方法】患者取坐位，医者立于患者背后，从腰骶向上至后发际行翻背法 5 次，从肩及颈到后发际行翻背法 5 次，并用双手大鱼际揉颈部两侧，以食指点按天柱、外劳宫、列缺、外关、肩井、肩髃等穴。

7. 腰杆痛

土家医的腰杆痛，相当于中医的腰痹和西医的腰肌劳损引起的腰杆痛。其症多见腰杆肌肉酸痛或掣痛或刺痛，受冷或活动时加重，龙节骨两侧有压痛点。舌淡苔白，或舌下脉络略青，脉弦涩或弦滑。本病依据《土家医病证诊疗规范》进行诊断。

【治法治则】疏通络脉，赶气行血。

【操作方法】患者取伏案坐位或俯卧位，患处消毒后涂以对症选用的介质。从肩背向下到骶尾，行翻背法 10 次，医者每翻背 1 次，用双手掌根按揉患处，同时可配合委中、承山、双手腰痛穴的点按。每日 1 次，7 次为 1 个疗法。

（三）禁忌证

急性热性疾病，年老体弱，严重心脑血管疾患，凝血障碍和晚期糖尿病患者，严重骨质疏松症等忌用本法治疗。

（四）注意事项

（1）对小儿施用翻背掐筋疗法时，要求力度适中。小儿皮肤娇嫩，用力过重易引起损伤。

（2）皮肤有疮疱、溃疡者，和褥疮患者应先行治疗，愈后才能施行翻背掐筋疗法。

（五）施术后可能出现的异常情况及处理措施

偶见在实施治疗过程中因用力过重，反复次数过多，造成组织损伤，导致皮肤发红或疼痛。出现上述现象宜暂停治疗，一般休息 3 ～ 5 天，症状即可消失，也可酌情选用有散血止痛作用的药物涂敷疼痛、发红、青紫处。

七、拔罐类技术

扯罐技术

米梯苦哈诊业细 · miv tixkux har zenx ninx xif

土家医的扯罐疗法，其操作技法从类型上分为扯火罐、扯热水罐、扯针罐、扯药水罐。扯罐疗法，以竹罐、陶罐、瓷罐为工具，现代又以玻璃罐、有机玻璃罐替代。其原理是利用燃烧的热力排出罐中空气而产生负压，使火罐吸附于体表，利用热力的温通作用，和对局部的温热刺激作用，以及造成被扯火罐部位的皮肤充血，形成局部人为瘀血，进而产生治疗性刺激。扯火罐疗法具有温通经脉、赶气散寒、赶风、消肿、止痛、活血、退热、散结、除湿、拔毒等作用，广泛用于内科、外科、骨伤科、风湿科、感染科疾病的治疗和养生保健。

（一）常用材料及基本操作方法

1. 常用材料

（1）材料　竹罐，牛角罐，玻璃罐，陶瓷罐，有机玻璃罐，瓦针，三棱针，梅花针。

（2）药物　根据病情选择不同的药物，配成不同的药液（如药酒、药水）。

2. 治疗部位

土家医扯罐疗法的治疗部位分为两种，一般以病痛之处为治疗部位，相当于中医以痛为俞的阿是穴选取。对于一些比较复杂的疾病治疗，除选取患处为穴外，也可根据治疗需要选取相应的远处经验穴作为治疗部位。

3. 操作方法

（1）患者体位。根据病情，患者可取坐位、卧位等体位。

（2）施术者一手持罐，一手持点火器具，用明火点入罐中，迅速取出，将罐吸负在体表治疗部位。

（3）一般吸附 5 分钟，即拔出。拔出时，用拇指沿罐边沿压松，使空气进入罐中方可拔出。

（二）适用的常见疾病

1. 蛇伤

土家医的蛇伤，指因毒蛇咬伤所致的病症。毒蛇咬伤是医学上的危急重症之一，其治疗必须争分夺秒。在治疗蛇虫伤时，拔出蛇毒，尽最大可能减少侵入机体的毒量，减轻蛇毒对机体的危害，是第一要务。本病依据《土家医病证诊疗规范》进行诊断。

【治法治则】解毒排毒，凉血。

【操作方法】将患者伤处从近心端用头发，或丝线，或布带，或藤条用力捆扎，每15分钟解松一次，约半分钟。尽量让伤处低于心脏水平，减少血液回流，阻止毒气向心蔓延。就近移到平稳处，用清水、生理盐水或醋等冲洗患处，将针具常规消毒，在每个牙痕周围刺3个针孔，按上呼罐进行扯罐排毒。并且医者不断用双手蘸取药汁从近心端向远心端的伤处用力赶抹，每3～5分钟起罐清洗血污。如此反复操作，直到针孔排出正常的血色鲜红如常为止。

2. 外力挺伤

土家医的外力挺伤，相当于中医的跌打损伤和西医的闭合性软组织损伤。泛指因机体直接接受外界暴力作用，引起骨折和开放性伤口的外伤。症见患处肿胀青紫，无明显发热，胀痛或鸡啄样疼痛，动则疼痛加重。舌暗淡有瘀斑，舌下络脉怒张，苔腻微黄，脉弦涩。本病依据《土家医病证诊疗规范》进行诊断。

【治法治则】拔除恶血，消肿止痛。

【操作方法】患者取适当体位，充分暴露患处。常规清洗消毒。患处外涂麻筋止痛药酒，药干则又涂，待15～20分钟后，以止血钳轻按患处疼痛不强烈时，用梅花针或三棱针在患处快速叩刺，用口径大小适中的呼罐上扯罐。待5～7分钟左右，将呼罐取下，用消毒纸巾揩去血污，患处涂布麻筋止痛药酒，再选相同的干净呼罐罩上扯罐。如法反复扯罐多次，待到针孔抽出液为淡黄透明的清液，停止扯罐，患处再次以75%酒精消毒，外敷治疗挺伤的草药。

3. 冷风气肿痛

土家医的冷性风气肿痛，相当于中医的寒湿痹阻证和西医的风寒湿性关节痛。症见患处肿胀疼痛重着，皮色如常，皮温正常或略冷，活动受限，得温痛减，遇冷加重。舌淡苔白，脉沉弦缓。本病依据《土家医病证诊疗规范》进行诊断。

【治法治则】温经散寒通脉，祛瘀除湿，消肿止痛。

【操作方法】根据病情配制药物加水煮罐，患者以适当体位充分暴露患处，选取肿胀最甚，按压时疼痛最剧处为治疗点。梅花针叩刺3～5次，力度以部分针孔出小血点为宜，用热水罐法扯罐，也可用药罐闪火法施治。

煮罐药物方：三百棒30 g，五加风15 g，七爪风20 g，小荆芥15 g，岩川芎10 g，巴岩香25 g，铁脚七12 g，马蹄香10 g，生姜3片。加水煎煮，用于寒性煮罐或患处熏洗。

4. 脚气痛风

土家医的脚气痛风，相当于中医的风湿热痹、白虎历节风和西医的尿酸增高性痛风。本病多从脚先起病，症见局部红肿发热，胀痛或鸡啄样疼痛，疼痛剧烈，日轻夜重。舌红苔黄腻，脉滑数。本病依据《土家医病证诊疗规范》进行诊断。

【治法治则】拔毒泄火，消肿止痛。

【操作方法】患者取端坐位，疼痛剧烈者，先外涂麻筋止痛药，然后用梅花针叩刺患处，行闪火扯罐法，或抽气扯罐法。扯罐吸力先轻后重，以患者能忍受为度。每次半小时，然后外敷草药。

外敷草药配方：土大黄，红阳球，山慈菇，羊角七，凉水叶。俱用鲜药，共捣碎外敷患处，干则润以冷开水。

5. 风寒头痛

土家医的风寒头痛与中医同名，相当于西医的感冒头痛。症见恶寒发热，头额强痛，口淡不渴，舌淡苔薄白，脉浮紧或濡缓。

【治法治则】祛风通经，拔寒止痛。

【操作方法】患者取端坐位，取前额八卦穴上方、颈部、肩部等部位，以闪火罐、扯火罐、热水煮罐法治疗。颈肩部可用游罐手法。

（三）禁忌证

（1）高热神昏，强直抽搐者禁用。

（2）心力衰竭者禁用。

（3）怀孕妇女慎用，妊娠 4 个月以上者禁用。

（4）皮肤过敏、皮肤水肿及皮肤有破损溃疡处非本疗法所宜。

（5）正常的判断辨别能力缺失、狂躁不安的精神病患者禁用。

（6）恶病质，及极度消瘦、皮肤失去弹性者禁用。

（7）严重感觉障碍者慎用。

（8）患有严重心脑血管疾病，或肝肾功能衰退、躯体浮肿，或有凝血障碍的出血性疾病，以及大血管周围，慎用或禁用。

（9）儿童和年纪较大的老人，慎用扯罐疗法。

（10）眼睛、耳朵、乳头、前后阴、怀孕妇女的腹部、腰骶部非扯罐疗法所适用。

（四）注意事项

（1）室内温度宜 25 ℃左右，防止着凉。冬春季扯罐时应注意，与治疗无直接关系的部位尽量不暴露，以防感受风寒。治疗时应避免有风直接吹及患者，尤其是治疗部位，切忌冷风直吹。

（2）扯罐部位尽量选择肌肉丰满、皮肤弹性好、毛发少的部位和穴位，以及敏感反应点多的部位。如系扯罐拔毒，可用刀片剃去毛发再扯罐。皮肤破损处，皮肤瘢痕处，皮肤有赘生物处或骨头隆起突出，肉少皮薄筋多之处，均应先行考虑是否适宜扯罐。同一部位再次扯罐，要待前次扯罐留下的瘀斑消退后才能实施。

（3）一般在饭后 1 ～ 2 小时后进行。应避免在过饱、过饥、过劳时扯罐。放针扯罐前，应详细询问患者是否有精神心理疾病，有无应激性疾病史、晕针史，有无心脏病、血压异常，有无凝血障碍。针砭时尽量转移患者注意力，减轻痛苦。

（4）注意除去净罐中的热水珠，以免烫伤皮肤。扯罐时动作要求稳、准、快。闪火法扯罐时，引火物不能落入罐中，火焰不能在罐口处灼烧，以免烫伤皮肤。

（5）扯罐治疗过程中，患者不能随便移动体位，以防呼罐滑脱。扯罐部位当日不能用冷水洗浴，以防感染。放针扯罐后，治疗部位应每日消毒，3 日内不可用冷水洗。

（6）取罐时，医者用大拇指按压呼罐边缘，使空气进入呼罐内，即可取下。取罐时切忌硬性拉扯，以防扯伤皮肤。使用口吸罐换气间歇，舌头抵压抽气孔要绷紧用力，以免吸力拉伤医者舌尖。

（7）在进行慢性寒性疾病的治疗时，留罐时间可稍长于其他疾病，以达到“留罐祛寒毒”的临床效果。急性热病用泻拔性扯罐法时，可用闪罐法短时间连续多次扯罐，以达到“透气散热”的目的。病情重、病位深及疼痛性疾病，扯罐时间宜适当延长。病情轻、病位浅及麻痹性疾病，扯罐时间可适当缩短。肌肉丰满，皮肤厚实的部位，扯罐时间宜稍长；肌肉瘦削、皮肤薄软的部位，扯罐时间宜适当缩短。冬春季节天气寒冷时，扯罐时间可适当延长；夏秋天气炎热时，扯罐时间宜酌情缩短。

（五）施术后可能出现的异常情况及处理措施

（1）扯罐治疗过程中偶见晕针晕罐现象，应及时拔除针罐，保持轻松表情，并让患者舒适平卧休息，给予温热的白糖水喝。如发生晕厥，则以指代针掐按人中、素髎、合谷、内关、太冲、足三里等穴位。

（2）治疗过程中偶见皮肤起水疱，一般细小水疱不需做特殊处理，待其自然吸收即可。如水疱较大，则用消毒针从水疱下方挑破放水，涂以消炎药膏。偶因治疗不慎引起皮肤轻微烫伤可涂以烧伤膏处理。

（3）取罐后，皮肤出现潮红或瘙痒者，患者不可用手乱抓乱搓挠，休息 3 ～ 5 小时或数日后可自行消退。拔罐后如出现溶血反应，可用中西药对症处理。

八、其他类技术

放血技术

<u>摸也</u>坡诊业细 · mievpov zenx nier xif

土家医的放血疗法，是土家族药匠用瓦针、小刀尖、银簪尖、磨针或三棱针刺破

人体特定穴位处或体表小静脉，放出少许血液治疗疾病的一种土家医传统外治方法，具有赶气排毒、消肿止痛、泻火解毒、通经祛风等功效。

（一）常用器具及基本操作方法

1. 常用器具

针具：三棱针或瓷瓦针，也可用注射针头、缝衣针代替。

竹罐或玻璃罐（拔罐类）。

2. 治疗部位

根据放血治疗部位的不同，可相应地选择坐位、俯卧位、仰卧位、侧卧位等。

3. 操作方法

（1）暴露放血治疗部位，用酒精或络合碘消毒。

（2）操作者双手消毒，一只手持消毒针快速刺破皮肤，另一只手做提、捏、推、按等辅助动作放出少量血液或黏液。针刺放血后，行局部消毒，用棉球擦干血液。

（3）针刺放血方法分点刺、挑刺两种。

1）点刺法：选定针刺部位，用大拇指和食指自上而下在选定的针刺点推按，使周围血液向放血下针点汇集，常规消毒，以手指娘、食指和屈曲的中指夹持固定被刺部位，另一手的手指娘、食指和中指头夹握固定针具，根据预定刺入深度，以中指卡定针锋露出的长度，用针对准放血部位迅速刺入 1.5 ～ 3 mm，然后迅速取出，放出少量血液或黏液。

2）挑刺法：常规消毒，医者以一只手的大指娘和食指按压或夹持固定治疗点，另一只手持针，快速斜刺入皮肤或血筋 0.1 ～ 0.2 cm，并且向上方挑破皮肤，放出少量血液或黏液。也可根据治疗需要，适当增加刺入深度，并将皮下白色筋膜挑断，然后出针，以消毒敷料加以敷盖。

3）散刺法：散刺法又叫梅花刺或豹纹刺，为点刺法之一种，是对治疗部位进行多个点刺的放血方法，一般可点刺 3 ～ 20 针，由病变外缘环形向中心点刺，必要时可加用扯罐法配合治疗。

部分疾病根据治疗需要，针刺放血后，可加用扯罐疗法，以增强疗效。拔罐操作方法，参照《土家医扯罐疗法技术规范》的要求实施。

（二）适用的常见疾病

1. 蛾子症

土家医的蛾子症，相当于中医的急乳蛾和西医的急性扁桃体炎。因喉咽部两侧咽扁桃体肿大，张口观之如飞蛾形而得名。一侧肿大者称单蛾，两侧俱肿者称双蛾。严重者肿大成脓有黄白色脓汁，说话震动亦感疼痛加剧。并多见身热口渴，咳嗽痰黄，大便不畅，小便黄少，舌红苔黄，脉洪数等症。本病依据《土家医病证诊疗规范》进行诊断。

【治法治则】赶火败毒，消肿止痛。

【操作方法】患者取坐位，头向上微仰，张口暴露喉咽部；或仰卧位，张口，暴露治疗点。选取肿大的痧子最红或有黄白点处为放血处。医者取经消毒的长针或磨制的银簪锋，点刺选定的放血点。要求进针快进快出，深浅适中，以出血为度。然后以竹管把制备的消蛾散吹在肿大的蛾子上，并可配合手部少商和商阳穴放血治疗。

消蛾散的制备：取陈年旧房壁上的母子窝（又叫壁钱）7 ～ 10 个，在青瓦上以文火焙焦，加冰片少许共研为末，以竹管纳之，吹敷蛾子。口中流涎则吐出。每日 1 次。

2. 小儿走胎症

土家医的小儿走胎症，相当于中医的疳证和西医的小儿非特异性消化系统功能低下。临床症见形体瘦小，面色萎黄，毛发枯萎干燥，精神不振。或躁烦哭闹，睡中磨牙露睛，或喜俯卧。食纳欠佳或嗜食异物，或腹肚胀大，大便不调等。舌淡苔白腻，脉弱或沉细滑，指纹淡或淡紫。本病依据《土家医病证诊疗规范》进行诊断。

【治法治则】消积导食，健脾和胃，益气补血。

【操作方法】家长从患儿身后将其抱定，并腾出一手固定患儿一侧手杆。医者常规消毒患儿食指、中指头、小指头。一手握针，一手握住患儿四指末节固定。一边由家长配合逗哄患儿，分散其注意力。取四指中节横纹中最黄点或中点，点刺出血或出浆液，并将血液和浆液挤净，再将治疗点消毒 1 遍即可。要求每指只能刺 1 针，深度以放出浆液和血液为度，进针出针速度要稳、准、快，以减轻疼痛。

3. 夹压挺伤停血

土家医的夹压伤，相当于中医和西医的挤压伤和外力撞击伤血肿。其症多见伤处青紫肿痛，严重者出现患处发火，身发冷热，口苦尿黄，甚至二便不利，舌红有瘀斑，苔黄，脉弦涩，发火者见数脉。

【治法治则】排血毒，活血消肿止痛。

【操作方法】根据患者伤情选择相应体位，局部常规消毒，在伤处涂抹麻筋止痛药酒，药干则再涂，约半小时许。术者一只手固定伤处，另一只手持放血针，避开血筋和麻筋散刺放血，同时可配合扯罐治疗。放针的深度视血肿程度而定，如血肿严重，针刺酌深，针口酌大；如血肿轻微，则以刺透皮肤为宜。扯罐时每扯 1 遍，用酒精洗去血污并消毒，再涂麻筋止痛药酒 1 次，即可再行下 1 遍扯罐放血。一般扯罐 3 遍，以针孔所流出血污渐少，继之呈淡黄液体为度。

（三）禁忌证

（1）施术部位或全身有感染、发热，施术部位有重要血管及神经。

（2）有出血，凝血功能异常者。

（3）体质虚弱者。

（四）注意事项

采用放血扯罐法针刺，只宜围绕牙痕刺 3 ～ 5 针，不可散刺。进行扩创排毒时，深度不宜伤及肌层，创口不宜过宽。采用烧烫炙灼法，只宜用于蛇伤后半小时以内的急救化毒，蛇毒已扩散者不宜使用。并且烧灼范围不宜过宽，火力不宜过猛，以免引起深层组织损伤。

（五）施术后可能出现的异常情况及处理措施

（1）出现皮肤过敏者，应停止针刺及拔罐，局部过敏可外涂抗过敏药膏或用扛板归、柚子嫩芽、油茶芽、马齿苋等鲜药捣汁外涂，全身性过敏可内服或注射抗过敏药物。

（2）出现出血异常或皮肤破溃，应停止针刺及拔罐，给予对症处理。出血不止者或出血量大者，应压迫止血，也可用具有止血作用的金鸡尾、水竹七（见血清）、三百棒鲜叶、白及、血当归、毛蜡烛、炒飞狐粪等捣细外敷并适当加压包扎。

（3）出现晕针晕血现象，应立即停止治疗，并让患者平卧休息，给予温开水或温白糖水喝。对患者多加安慰，消除心理紧张。严重者掐人中、内关、合谷等穴，醒神止晕。

第七节　土家医护理

土家医护理，在民间称“服侍”。土家医在历史上医生（药匠）护士是不分的，即“医护一家”，药匠既要看病治病，还要“服侍”病人。土家医十分重视对病人的“服侍”（护理），提出“三分治疗，七分服侍”之说。土家医服侍技术分为临床服侍、药物服侍、饮食服侍、季节服侍、心理服侍等。

一、临床服侍

分为疾病的基本服侍和特殊服侍，其中具有特色的是土家医传统外治法的操作技术。

（一）临床基本服侍

土家医的疾病按照传统方法分为十八类，包括七十二症、七十二痧、七十二风、七十二痨、七十二窍病、七十二惊、七十二痒、二十四气病、二十四伤、二十四霉、十二走胎、一百单八杂症等。所有病证的基本服侍均包括每天观察病人的气色，体表温度，脉象，舌质舌苔，大便的性质、颜色，小便的量、色。除了常规的基本服侍外，每种病证又有其特殊的服侍。如七十二伤病服侍，要注意观察损伤部位及程度，伤口愈合速度，皮色变化。若有骨折要注意检查夹板的松紧度，固定位置是否良好。

（二）临床特殊服侍

临床特殊服侍主要体现于土家医特色传统外治法，其操作技术在某些方面虽与中医相似，但亦有其独特的操作方法，现今仍被土家族医务人员广泛使用。据相关土家族医药的书籍记载，常用的临床特殊服侍技术有拔罐、麝针、瓦针、烧灸、油火、灯火、扑灰碗、佩带、蛋滚、放血、药浴、挑筋、熏蒸、推抹等20余种。

二、药物服侍

药物服侍主要包括煎服法、磨汁法、酒泡法、外敷法、烟熏法等，还有服药的方法、时间，特殊药物服药后的服侍等方面。

（一）煎服法

药物用水煎服是较常用的一种方法，多选用柴火或木炭，水多用井水或河流水，现多用自来水。癫狂病，除火气多选用雪水。煎煮时间，古代以一炷香计算，现多以药开后约20～30分钟为宜。煎煮的容器多选用砂锅或铜器，忌用铁器，容器口要盖严，防止药气丢失。

（二）磨汁法

药物用酒或水磨浓汁，药汁内服或外擦治疗慢性疾病。

（三）酒泡法

直接将药物用酒泡后，内服药酒或药酒外擦、外揉，多用于治疗跌打损伤、风湿疾病、骨节疼痛等。

（四）外敷法

将药物嚼烂或捣烂，或制成膏剂，外敷患处。

（五）烟熏法

将药物加一定的燃料烧燃，使药气直接作用于病变部位。

（六）服药方法

煎煮药物经口服用，与中药服用大致相同。若药液温度过高，不建议用口吹来降温，一则防止药气丢失，二则避免服侍人员将某些疾病传染给病患。另外，老人给小孩喂药时，要防止药液进入气道。

（七）特殊药物服药后的服侍

冷骨风、冷气病、着凉等疾病服药后，需加盖衣被，注意身体不要暴露于风中，以身体微微出汗为宜，有助于寒气外出，增强药物的疗效。土家医认为，某些疾病在服用某种药物后，使原有症状突然加重或嗜睡，为“药斗性”反应，属于正常现象，过一段时间后自然消失，不需做特殊处理。服侍人员需密切观察，要与某些药物中毒或疾病变化相鉴别。

三、饮食服侍

土家医称饮食禁忌为“忌口”，包括疾病忌口、药物忌口、经期忌口、妊娠忌口、老幼忌口、季节忌口等。

疾病忌口　如发热性的疾病，应忌食荤腥、蛋类，这些食物可令热不解，阻碍疾病恢复。饮食应以清淡为主，多食新鲜蔬菜、水果之类。

药物忌口　有的药物服用后要忌茶，因为茶会解除药性，降低临床效果。

经期忌口　女性经期要忌食生冷、苦寒之品，若食之易导致血滞、闭经、痛经、损伤血气。

妊娠忌口　妊娠期内忌食寒凉、辛辣之物，容易导致小儿生病。

老幼忌口　老年人三元脏器功能衰退，忌食过硬、过酸、过苦、过甜、过辣之品，易损伤肚肠。小儿三元脏器发育不成熟，过食辛辣之品，易伤肠胃，影响正常发育。小儿饮食宜营养丰富，易消化吸收，应定时定量，不可过食，否则易患“隔食”病。

季节忌口　在不同的季节应忌食一些食物，春忌鸭，夏忌狗，秋忌蛾眉豆、茄子，冬忌鳝鱼、青蛙，土家医认为这些食物会影响病情的恢复。

四、时令服侍

土家族聚居地潮湿、雨水丰富，人们易患“风湿”病、“冷骨风”病。土家医认为，根据一年四季的气候变化，人体机能的调整，需要注意一些事项。冬春之际应避免风寒直接吹面，否则易患“偏嘴风”。夏季劳作时要避开午时，防止中暑；大汗后不宜洗澡，应待汗收后沐浴。秋季风吹树叶枯落，要防止“风眼病”和“干枯病”。冬季冷风强，要注意保暖，防止寒气伤肺，尤其注重下肢脚部保暖，有“寒气从脚起”之说。病后体虚时要防湿气、冷气的侵袭。产褥期要头戴帽，脚穿鞋，体表不露，居住环境要保暖通风。由此可见，土家医注重气候、环境变化对疾病的影响。

五、心理服侍

土家医十分注重患者的心情变化，认为“心衰意落病难愈”，提出了“恐吓伤心，心药医”的观点，说明了内外环境的不良刺激与情感反应密切相关。如“怄气病”即是因气结于胸中而出现疲乏无力、纳差、苦闷、消极悲观等症状。对这些异常的情志变化和胃肠生理功能障碍者，给予诚挚的关心、耐心的解释和安慰，消除气结因素，达到康复的目的，有“胜食千年人参”的功效。再如“掉魂”证是一种心理障碍性疾病，主要表现为暮思寡忧、六神无主、心神不定、身体消瘦等症状。在服侍上除耐心解释，正确引导外，还可施“取魂”术，来纠正心理障碍。

第八节　土家医养生保健

养生，也称摄生、保生，是以自我调摄为主要手段，以“延缓衰老、健康益寿”为目的的多种保健方法的综合。养生文化，是土家医药学的重要内容之一。土家族的养生文化，是先民们千百年来在与疾病和大自然的抗争中产生和积累起来的。在生产生活实践中不断丰富和创新的养生保健知识，使土家族养生文化得到继承和发展，构建了具有土家族民族特色的卫生保健体系，成为我国最具特色的民族卫生保健体系之一。

土家族卫生保健体系内容丰富、形式多样，具有人文传统和预防医学思想。这些养生保健内容与土家人民的文化娱乐、体育运动、饮食习俗、生活起居等密切相关，同民俗文化、民族气质、生产劳动等有机地结合在一起。

土家族养生文化注重养形与养神的关系，强调形神共养、固护三元，这为土家族人民的身心健康做出了重要贡献。

一、土家医养神的特点

土家族养生文化的“神”主要是指人的精神意识思维活动和情感，其次指人体内在的生命力。土家医养神主要有以下几方面特点。

（一）信仰文化与养神

土家族是一个有着传统信仰的民族，有白虎图腾崇拜和祖先信仰、神与灵物崇拜，这些信仰深深地影响着人们的生产生活。土家族的白虎图腾崇拜实为祖先崇拜，《后汉书》载土家始祖“廪君死，魂魄化为白虎”，故土家族视白虎为其祖先，而白虎亦为天上的西方之神，因而相信祖先神灵会保佑人丁兴旺，消除灾难，惩罚一切罪恶现象。土家族还普遍相信万物皆有灵，认为自然界的一切事物都有灵魂，它们可以知晓人们的行为，并且会对人们的行为进行褒贬。在这些信仰文化的影响下，土家族形成了善恶报应的意识，他们相信自己的善恶是可以被神灵知晓的，行善者一定会得到神的奖励，而作恶者也必定会受到“天罚”。

土家药匠们（早期为巫医合一之“梯玛”）行医即以积德行善为本，凡自己上山采的药不收钱，不收出诊费，为患者推拿不收费，患者家中困难者分文不取，甚至有诊病时在医家吃住也不收钱。他们也积极引导人们行善事，积阴德，因而大多数土家人都以善良为立身之本，提倡做善事，绝不处心积虑伤害他人，不做伤天害理的事。加之土家族世代居住在与世隔绝的武陵群山之中，由于山高谷深，耕种不便，物质匮乏，还时常有虫兽伤人，因此土家族面临着巨大的生存压力。为了民族的生存和发展，梯玛们要求族群减少私心杂念，降低对名利和物质的嗜欲，不慕虚荣，要“知足常乐”。故而，土家族人们能保持心态平和，达到“志闲而少欲，心安而不惧，形劳而不倦……美其食，任其服，乐其俗，高下不相慕”。同时，相信善恶报应，也是土家人释放心中怒怨、舒缓心理压力的一种有效方式，这些都能达到养神的效果。

除此之外，土家族人民素以勇敢著称，并有着坚韧的意志力。古时土家族生存环境相当恶劣，既要面对自然环境对其生存的严重挑战，又要面对周边楚国和秦国两个大国及其他国家对其发展的威胁，他们创业与发展的每一步都充满着艰辛和挑战。因而，在长期的历史进程中，土家族形成了勇敢进取、坚忍不拔、目光远大、乐观豁达、不屈不挠的民族性格。同时土家族也是一个豪爽的民族，他们热情好客、邻里和睦、互相关爱。所以土家族人随时都能保持愉快、宽松的心境，也是有助于养神的。

（二）生命意识与养神

土家族与其他民族一样，也有着强烈的生命意识，认为生命是一个无限循环的过程，人的“生—死—生”只不过是循环往复的圆周式运动，死只是生的另一种形式，是新生的开始。土家族的丧葬仪式生动地反映出他们的生死观，他们认为死亡并不可惧。土家人死后，家人不仅不悲伤，反而“群聚歌舞，舞辄联手踏地为节”（北宋《溪蛮丛笑》）。在死者下葬前晚，土家人通宵达旦载歌载舞，边饮酒边跳舞，在整个丧葬过程中，没有痛彻心扉的哀哭和悲伤。这种丧葬仪式反映了土家人的生命意识，反映了他们对人生的一种豁达态度。正是这种生死观，使人们保持一种乐观、轻松的心态，有助于土家族人延年益寿。

（三）民族歌舞与养神

土家族人能歌善舞，土家山寨也成为歌舞之乡。在土家民间流传着的土家歌舞也是在劳动中逐渐形成的一种民俗文化，其形式及内容与农事活动、日常生活、祭祀等活动密切相关。如土老司祭祀活动时所唱的“梯玛神”，土家族跳“摆手舞”时唱的“舍巴歌”（现称“摆手歌”），纪念祖先的“茅古斯”舞，反映土家族人民劳动情景的劳动山歌，土家族青年追求爱情婚姻的情歌，新娘出嫁的哭嫁歌等，这些具有浓郁民族生活气息和乡土气息的歌舞，既是土家族人民生活的真实写照，又能使人放松身心，陶冶情操。

1. 民族舞蹈

【摆手舞】

这是土家族最流行的舞蹈。

“摆手”，土家族语称为“舍巴巴”“舍巴日”“舍巴罗托”“舍巴格”，译成汉语，意为甩手或玩摆手，又称玩摆。摆手舞是土家族人民欢庆重大节日、特别是每年古历正月欢庆春节、祭祀土王或先祖八拜大王（神），所跳的大型民族舞蹈，其动作主要是双手摆动，双脚只是随着手的摆动而踏着节拍起舞。跳摆手舞的同时要唱摆手歌，其唱词内容为追溯土家族的来源、迁徙的历史，赞颂祖先的艰苦创业。

摆手舞有大摆手舞和小摆手舞之分，数百上千人参加的谓之大摆手舞，数十上百人参加的谓之小摆手舞。大摆手舞规模大、套数多，跳舞时男女结队，不失为一项气势壮阔的体育艺术活动。小摆手舞又名农事舞，规模小，形式简单，由主持祭祀仪式的土老司带头，一人打鼓兼敲锣，围成圆圈一边转一边跳。小摆手舞融入了土家族人民生产生活的内容，其形式更加生活化、娱乐化、大众化。

【茅古斯舞】

这是土家族人民纪念祖先的一种古老的似剧似舞、从动作到内容都别具一格的舞蹈形式。

“茅古斯”是汉语，土家语称“古司拨铺”，意为“浑身长毛的人”，或“祖先的故事”。是土家人纪念祖先刀耕火种、捕鱼狩猎、开荒拓野等劳动业绩及生活状况的一种古老的艺术形式。

每逢舍巴节、还愿、祭祖等活动时表演。人数为十至二三十人不等，由一人扮“老茅古斯”，代表土家族祖先，其余扮“小茅古斯”，代表子孙后代。茅古斯表演的最大特色在于其服饰和道具，表演者全身赤裸，披裹茅草，头扎五条大棕叶扎成的冲天辫，特别引人注目的是一根捆在腰间的长 30 cm 左右的木棍，称之为“粗鲁棍”，象征着男性生殖器。茅古斯表演的内容主要是表现先民的生产劳动、生活方式，主要有“生产”“打猎”“钓鱼”“读书”“接亲”“接官”等段落，粗线条地勾勒出土家族从远古走到现今的发展历程。演出自始至终模仿古人的粗犷仪态，屈膝抖身、碎步进退、左右跳摆、摇头抖肩，全身茅草唰唰作响，头上五条大辫子左右不停摆动。表演者讲土家语，唱土家歌，融歌、舞、话为一体，通过舞蹈、道白来表达内容。

“茅古斯”舞，从古朴的装束形象到演跳的剧舞内容，是土家族人民从原始走向今朝的社会生活发展的历史画卷和“史诗”，被史学界、艺术界称为土家族文化的“活化石”，也是一种集养身和娱乐为一体的保健形式。

【八宝铜铃舞】

现一般称“铜铃舞”，又名“解钱”，是土老司梯玛跳神时的一种祭神仪式歌舞形式。土老司梯玛跳“八宝铜铃舞”的某些动作，如下跪、叩头、拜神、勒马望神、踩八封等，虽有其宗教色彩，但同时伴随而来的是欢乐、情畅、养身、健康的享受。经过改编的“铜铃舞”，将由梯玛一人跳的祀神舞编成了歌舞。

此外，还有广泛流行、广受欢迎的要要舞、跳丧鼓舞、跳马舞、土狮舞、跳高脚马舞等。

2. 民族歌曲

【摆手歌】

土家族民歌中最有名气的“摆手歌”，堪称土家族历史的画卷，人类演进的真实写照。从土家族起源，到生息繁衍、劳动生产、民族迁徙、民间传说、文化生活、风情习俗、生老病死无不涉猎。“摆手歌”中的“薅苞谷草”唱道：“月亮挂在屋檐角，满天星子没有落，轻脚轻手出门坎，搬起薅锄上山坡。啊喝掀天薅在了，你追我赶真热火，衣服裤子虽湿透，劳动歌声震山腰。看到太阳西边落，搬起薅锄下山坡，一路摸黑回家门，门槛下伢儿已睡着。”这首“薅苞谷草”反映出勤劳勇敢的土家族人民火热劳动的场面，真情地唱出了勤劳勇敢的土家族人民热火朝天、忙碌紧张的劳动生活。

【情歌】

这是土家族男女青年最为喜爱的一种民歌，是对爱情的追求和婚姻自由的选择。土家族情歌按内容可分为“初恋歌”“热恋歌”“接郎歌”“望郎歌”“送郎歌”“离别歌”“反抗歌”等。龙山县兴隆街一带流传的情歌这样唱道：“两个同穿一双鞋，脚对脚来怀对怀，岩板拱桥双双走，搀手走上望乡台，望乡台上看一回，天边还有阳雀岩，阳雀坡下藤缠树，后世投胎再回来。”情歌在土家族民歌中占的比例最大，感情最为丰富，情真意切。

【哭嫁歌】

土家族姑娘出嫁之前，新娘及其女性亲属多举行哭嫁仪式，边哭边唱，倾诉与父母亲人的别离之苦。一般在出嫁前半个月或一个月，甚至更长一些时间，出嫁姑娘就要哭嫁，陪伴哭嫁的有伯娘、婶娘、姊妹等。出嫁的日子越临近，哭嫁的次数越多，由隔一夜哭一次到每夜都哭，出嫁前一夜要哭通宵。土家族姑娘的哭嫁，从音乐到歌词，既有民间优美的旋律，又有动听的内容或丰富的歌词。哭嫁内容有哭父母、哭哥嫂、哭姊妹、哭媒人、哭自己公公婆婆、哭叔伯等，还有哭梳头、哭戴花等，更有上哭盘古开天、下哭亲朋好友或日常生活仪礼。

除此之外，土家族还有许多世代承传不灭的歌谣，如妇女的媳妇苦歌、山歌、儿歌、盘歌等，有着浓郁的民族生活气息，在艺术上达到很高的水平。有的经艺术家的发掘整理，被搬上了艺术的殿堂，蜚声海内外。

（四）生活起居与养神

土家族民间有讲究生活起居以养脑清神的习惯。起居养神的方法主要有：一是闭目养神，在劳动或长途跋涉疲劳时，选一个清静、空气新鲜的凉亭，桥上或泉水边、大树下坐下来歇一下气，闭上眼皮，打一会儿瞌睡，以调养脑神。二是早睡早起，土家族人在起居上注重早睡早起，以日出日落为期，与四时相应，以保证睡眠、怡养神气，神气得养，则形体亦健，抗病之力亦强。土家山寨的起居均以太阳出落为时度，晚上一般天黑后两杆烟的时间即入睡，以保证充足的睡眠；早晨天刚发白就起床，先下地出一段早工，如放牛、割草、耕作等野外活动，以醒脑提神。

二、土家医养形的特点

（一）运动健形

土家族人的健身运动，是土家族人在长期的劳动过程中，逐渐认识、创造和总结的一种身心锻炼的养生方法。这些方法具有促进气血运行、强健筋脉、协调三元的作用，从而达到防治疾病、延年益寿的目的。

土家族传统体育项目很多，不同年龄人群有不同的喜好。这些体育项目，各具特色，各有其功，对土家族人民的强身健体、防病治病起到了很大的作用。现择要介绍如下。

1. 打飞捧

此项活动可由若干人参加。用杂木树条做成约一米长的小木棒备用，打棒时，先在地上放两块石头做棒架子，把一根棒放于架子上，打棒者右手或左手持一根长棒，用力将放在架上的木棒打飞出去，以落地距离远者为胜。

2. 拣包

土家族民间拣包游戏较普遍，是少儿特别喜爱玩的一种游戏。拣包的包是将废布料用针缝成小口袋，内装沙子、苞谷、黄豆、蚕豆等物，装满后用线缝口，不让内容物漏出。包一般为李子大小，一次缝做若干个，供游戏时玩要用。拣包游戏一般是两人玩，也有多人玩。拣包时，先将手中的包抛向空中约一尺（30 cm）高，趁手中的包抛向空中之际，用拣包的手指将其他包抓在手中，然后再顺势将空中落下的包接在手中，未接住为失败。最后数拣的包数，多为胜，少为负。在野外，一般为拣石子或野果实。拣包可开发少儿智力和锻炼手的活动力，使脑手协调，有利于少儿身心的全面发展。

3. 赶仗

也叫赶山、打猎。是中青年在冬季，特别是下雪天的一项野外活动。赶仗是一项集体活动，一般由几人或十几人同行、带上几只仗狗（即猎狗）和火枪、刀、棒等赶仗武器。赶仗是冬季锻炼身体的好方法，主要为上山打野猪、麂子等较大型的野生动物。按土家族的民间习俗，“赶仗打肉，人见有份”。分肉时讲究“论功行赏”，按“头等”“二等”的等级分战利品。为鼓励猎狗（也有称赶仗狗），赶仗人会将野兽的内脏剥出，送给狗吃。

4. 打鸡

这是土家族民间的文娱活动，分“毛鸡”和“草鸡”两种。毛鸡的制作，用的是鸡尾巴或翅膀处的毛，用旧时的小铜钱作底，钱心插一小竹筒，筒内扎 3 至 6 根雄鸡尾毛，把这种叫作“毛鸡”。将数十根鸡毛尖倒系在小竹筒上叫“蓬鸡”，还有一种用稻草扎成的叫“草鸡”。

打鸡的形式有三种。一是抢鸡，由甲乙双方组成，男女均可参加。凡参加的人均可以抢贡鸡。抢鸡开始，首先由制草鸡人将草鸡抛向空中，谁抢得草鸡，就用草鸡去抛打自己喜欢的人身上。此时，受打的人要给打鸡人贡鸡，受贡者又将草鸡用脚踢到空中，谁抢到便又去打贡鸡人。若未打中对方则须受罚，要给对方贡鸡。抢鸡活动类似现代化的篮球运动，场上气氛热烈，紧张活跃。二是划界鸡，分甲乙双方，场中划中线，一方用脚踢草鸡，对方用手捉草鸡，捉到后又用脚踢向另一方，如此循环。若一方未捉到踢过来的草鸡，草鸡落地，就要向对方贡鸡。三是打团鸡，参加者围成圆圈，用毛鸡打团。比赛开始后，将毛鸡由上一个踢给下一个，依次进行，鸡在谁的面前落地，谁就为负，要受罚，给大家表演节目，如唱山歌、跳舞、模仿动物动作等。团鸡的表演方式较多，如正面鸡、反面鸡、担担鸡、高高鸡等。

此外，还有打漂岩、爬竹竿、爬树、跳水、游水、打氽子、射箭、挤油榨子、瞎子捉跛子、打波螺（陀螺）等形式多样的体育活动。

三、药食调补

（一）食物养生

土家族民间食物种类繁多。在土家族山寨，有些药物原本就是日常食品，能药能食，随手可取。土家族民间也素有食疗习惯，土家医常常根据不同的时节，合理调配膳食，选用既有营养价值又有预防保健作用的食物进食，促使人体气、血、精生机旺盛，三元脏器功能健全，从而增强机体抗病能力，达到延缓衰老的目的。

土家族人的饮食风味一般以麻、辣、酸为主。酸菜品种较多，如大头酸、酸萝卜、酸莴、酸海带、酸白菜、苞谷酸辣子、糯米酸、豌豆酸、沼辣子、酸藠头、酸胡葱、酸油麻菜，以及酸鱼、酸肉等多种酸味制品。在炒菜时也喜欢加入一点酸菜调味，开胃，使之吃起来油而不腻。辣是土家族人的另一种饮食风味，吃法花样繁多，有生吃、炒吃、烤吃、腌酸、炸吃、磨粉做成油辣子调味吃等，做的菜几乎无菜不辣，吃得咧嘴冒汗才过瘾。辣椒有助消化的作用，而且土家族聚居地多寒湿，吃辣椒有助于祛寒除湿。另外近年报道，辣椒素对癌细胞有一定的杀灭作用。

土家族人喜熟食，在烹调上强调炒和炖，但在调料方面多有讲究。炒肉多是用植物油，炒出来的肉香而不腻，对预防高血脂等有作用。对于一些腥味大的肉类，喜用一些花椒叶、柑橘树叶、柚子树叶、胡椒、葱蒜等香料，既能除去腥味，又能增加香味，有助开胃消食。土家族人冬春之际特别喜吃火锅菜，不管是荤菜，如猪肉、牛肉、狗肉、羊肉、野味等，还是素菜，如萝卜、胡白萝卜、豆腐、白菜、青菜、甜菜等，都到火炕上架一个锅子，将菜放入，用文火煮着吃。据药匠介绍，冬春之际吃炉子菜（火锅），一可以温中元，驱散肚中寒气；二可煮死病邪之物，有防病延年之功效。

土家族人认为，清淡蔬菜叶能利水，故能减肥。如红薯叶、南瓜叶等，特别是红薯叶。土家族民间老人，肥胖者较少，与食菜叶有很大关系，能够养生延年。

土家族人平时还经常食用一些确有防病作用的食物，起到有病早治、无病早防的目的。如土家族有“三月三，吃了地米菜煮鸡蛋，一年都不生疮”之说，而地米菜的确有清热解毒之功效；汁儿根（即鱼腥草根）也是民间常食的一种野菜，食之则有利尿消肿之功；夏天把冷粉树叶搓碎加水滤过，取液加碱，就凝固成晶莹可爱的凉粉，吃起来嫩而爽口，为解暑佳品；另有斑鸠豆腐，与凉粉加工相似，但凝固成一种碧绿的物质，亦为消暑之品；冬令时节，土家族人有吃狗肉的习惯，而狗肉有补肾壮阳之功效。

土家族地区盛产的各种野果也是养生佳品，土家族人认为，果能益脏。很多野果含有大量蛋白质、多种氨基酸、维生素类、多种糖类等有益物质，具有较高的营养价值和保健治疗作用。如三月泡有补肾固精的作用，也是一种极好的美容护发佳品；糖罐子（金樱子）有补肾固精、缩尿的功能，对肾虚遗精、小儿夜尿有治疗作用；羊奶奶（胡颓子）有补气定喘、活血、止痢的功效，对气虚咳嗽、月经不调、腹泻等病证有很好的治疗作用；核桃、板栗均为食疗佳品，有着很好的补益作用；猕猴桃（民间称毛桃子、洋桃子）被称为水果中的王中之王，含有大量氨基酸、维生素类、多种糖及矿物质元素，不仅营养丰富，还有润肺止咳的作用，对癌症也有很好的预防作用。此外还有美容功效，而从中提取的“果王素”对降脂及保护心血管也有一定效果；刺梨子含有大量维生素，具有润肺生津之效；地枇杷有治风湿的作用；鸟泡有生精润肺、补气益精的作用。

（二）茗茶养生

土家族聚居地区是茶叶盛产之地，喝茶养生也是土家族人的习惯，并常在茶中加入一些药物，对多种疾病都有治疗和预防作用。如在茶中加入七叶参，能增强机体抗病能力。将茶叶用清油炒过，开水冲服，名“油茶汤”，香味独特，极具营养价值，土家族人多用来招待贵宾。

（三）饮酒养生

土家族居住之地多是高山密林或江河之畔，寒湿深重。土家民众家家户户都备有酒水，以赶寒祛湿。更有在酒中加上各种药物泡制成药酒，每日徐徐饮之，既防寒湿侵袭，又有强身健体、活血舒筋之功。在土家族民间，不论是婚丧节日，还是好友聚别，都要喝上几盅酒，喝酒是土家族人饮食中的一个重要内容。土家人喝的酒分为两类，一类为烧酒，另一类为米酒（甜酒）。

烧酒，多用大米、苞谷等粮食发酵蒸馏而成，其质量优劣主要取决于酒曲和发酵过程。酒曲的配制是极其讲究的，所加入的草药有100余种，除酸味的草药不能使用外，其他麻、辣、香味草药均可。这些药材主要具有补益、活血舒筋等功效，所以烧制出来的酒对身体有好处，疲劳时喝上一杯，能驱除疲劳，提起精神；寒冬腊月喝一杯，则有活血、舒筋、祛寒之作用。渝东秀山土家族自治县曾有一位105岁的土家族老寿星，他每天都要喝一小盅当地的烧酒（他称为“养生酒”），耳不聋、眼不花，身体硬朗，每天还练练拳术，时常做些体力活。

甜酒的制作，是将糯米配上酒曲子，直接发酵而成。土家族人制作甜酒多是在节日或产妇生小孩时，尤以产妇生小孩是必不可少的，如农村吃满月酒。甜酒其味甘甜醇厚，具有催乳作用。

（四）药物保健

以药物预防疾病，是土家医预防保健中的重要一环，民间流传“一分治疗九分防”“药物汤水防大病”的说法。在药物防病保健上，药匠们根据不同疾病与季节，选用不同的药物进行预防。

春季用克马草、小杆子、水灯草、生姜煎水服，可防着凉；夏天用绿豆熬稀饭吃，用薄荷、鸳鸯茶熬水、凉粉树叶加工制作凉粉等食用，可防中暑、痧症，还用克马草煎水加适量红糖，当茶饮，可防尿积病，也可直接将车前草捣烂冲凉开水加红糖内服，热天经常在茅坑中洒一些桃树叶、黄荆条叶、辣蓼草，能防蛆虫滋生；夏秋之际用干艾叶、银茶藤、荆芥叶、土茵陈等放在室内火坑中文火烧，使其药烟在屋内弥散，以防蚊虫叮咬，还有将旱莲草捣汁加红糖拌凉开水内服，用于预防夏秋季红痧症、痧鼻子；在冬季经常使用茄子蔸、辣椒树兜煎水洗脚，防冻疮。长冻疮后可用萝卜在紫末灰中烧软，放置在冻疮上烫熨，有消肿作用，还能防冻疮溃烂。冬春时令，常用滋补类药物，如土人参、肥猪头等，以调补三元气血、强筋壮骨，还经常用枇杷叶熬水，防着凉后咯吼。

农村一年四季有吃大蒜，在蔬菜中加小酒（醋）的习惯，这对预防肠道瘟疾（如痢疾、拉肚子）有良好的作用。五月初五（或十五大端午）时，一是在门上挂一把菖蒲、艾叶、松柏等新鲜药物，用于祛避瘟气、防毒疫；二是用雄黄酒，即黄酒兑少量雄黄，洒在房子外面的四周墙边，以防虫蛇进屋。

用生何首乌、鸡血藤、生地黄内服，外加小酒洗澡，可防皮肤瘙痒症。用狗牙齿草煎水内服，或用大蒜、满天星、黄瓜香、路边黄捣烂挤汁涂搽身上，或小酒外搽，可预防蛇斑疮、腰带疮。用狗牙齿草捣烂挤汁兑红糖水当茶饮，可预防小儿猴儿疱。

人们平时常备一些急救药品，如半截烂、四两麻、豆根、白三七等，肚子痛时取少量四两麻放在口中嚼服或将豆根吞服可止痛；咯吼严重时用半截烂，止吼效果好；心里痛时用白三七，能止痛。

老年人的药物防病保健方法较多，如老年人有肠燥便结的可常用蜂糖，有润肠作用。常年咯吼的，常服桃核仁、矮地茶、生姜水，有润肺止咯之功。用焦锅巴冲开水服，可防隔食、隔气。常服冬瓜子、木瓜、三七、天麻等药物可使老年人耳锐目清。

另外，土家族民间用一些隔喜药物来控制生育。如将葵花饼、凤凰衣（即孵化鸡后的蛋壳）两药烧灰存性，再用艾叶、大通草煎水冲服上药，据说隔喜效果好。用无根藤、何首乌叶捣烂制成饼状，敷于骨脉处，保持一天，有避孕作用。用夜关门全草晒干研末，月经干净后服 3 g，有避孕效果。

生孩子后，不管是男孩或女孩，到了第三天，小孩的外婆家来人，给外孙子或外孙女洗一个澡，水中放一些祛风、除湿、解毒之类药物，煎熬后给小孩洗澡，这叫“洗三澡”。

在劳病（包括各种劳损、劳伤引起的慢性疾病）的防治中，土家医擅长用半截烂。半截烂是常用伤药，每个药匠都会随身带着。

总之，土家族人民用药物预防疾病，药物繁多，方式多样，对人民的防病强身有重要作用。

四、顺应自然

土家医强调，养生者需顺应天性，居住之地以背山临水、土地肥沃、泉水清澈为佳，朝阳而居。

土家族人民住在云贵高原余脉武陵山区的湘、鄂、渝、黔边区，这一带属亚热带山区气候，天气变化快，昼夜温差大，对人体健康有一定影响，土家族人民世世代代长期聚居在这种自然环境和气候条件下，在实践中总结出了很多行之有效的防病养身方法。如气候骤变时，要随时增减衣物；天寒地冻和酷暑之时，要尽量减少外出，以防冻伤和痧症；春末秋初时节，白天走山路或夜间行走要注意虫兽（特别是毒蛇）咬伤。

又由于这里山峦重叠、河谷纵横，人们或聚居高寒山寨，或聚居溪畔河谷，皆多存寒湿之气，雾露较大，故需四季保暖防湿；而夏热之季，又忌在烈日当空之下劳作，以防酷暑伤人。另外，土家族人民在劳动中讲究有度有节，反对蛮干闲散，以免伤神搅形，以保健康。

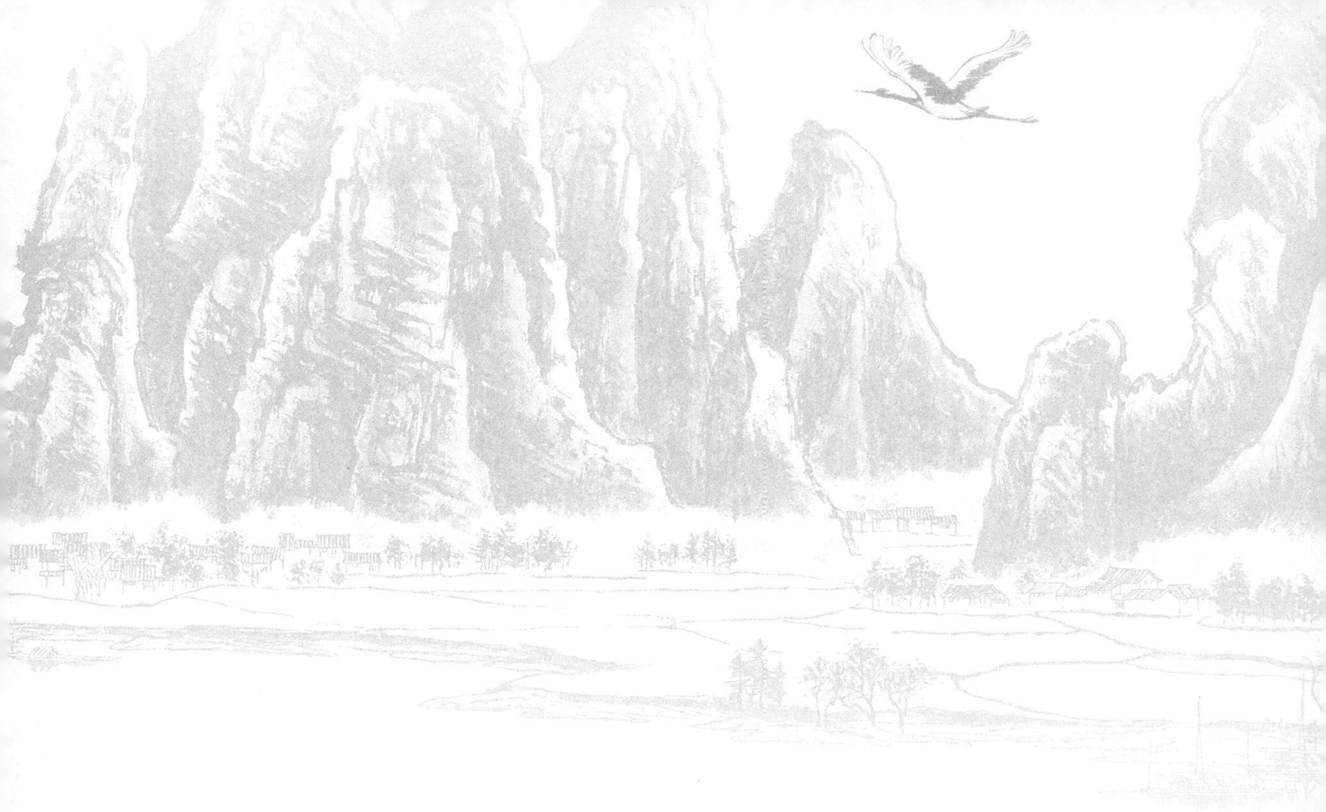

第三章　土家医方剂学

土家医方剂学，是土家族先民在“尝草识药，治验疾病”的医疗实践中逐渐积累和形成的一门学科。土家药匠（医生的尊称）治病所用的方剂（医方）称为“方子”。土家医“方子”，在土家族历代地方志或本草文献，或相关考古资料中均有散在记载。载于历史文献（一般指清代前，含清代）的“方子”，称为“经方”。土家药匠在民间世代应用并口耳相传的治病“方子”，称为“验方”。

土家医“方子”在土家族民间流传久，数量多。有的药匠还将单方、验方抄写保存。这些经方、单方、验方是历代药匠传承下来的治病经验，是留给后人的宝贵财富。

第一节　概　论

方剂，土家医称“方子”，是土家族先民同疾病作斗争过程中，在单味药物应用的基础上逐步发展而成的。土家医方剂，根据临床症候，辨析病因，确定病位和病证，然后在确定治法的基础上选择治疗药物，方剂也就随之形成。

一、分类原则

土家医方剂分类有按病证分类和按功效分类两种方法。土家医的传承主要靠口耳相授的方式进行，多存在于药匠的记忆中，流行于口头间，在地域和师承方面存在一定的差异，因此，有这两种学术观点。按病证分类有文字可查的，见于《老祖传秘方》《急救药方》，较详细的为陆源所著《各方药草》手写本。《各方药草》按打伤门、吐血门、手门、腰门、足门等分设，每一门下又记载若干治病方剂，如打伤门下有跌打损伤方、头面跌伤方、跌断手足方、脑破骨损方、打伤眼睛方、重物压伤方、尖棍伤方等，此种传承药方无方名。按功效分类的，以《寿世得效方》手抄本为代表。按方剂功效分类，即表出剂、清败剂、化散剂、赶排剂、提升剂、补益剂等十四剂（类）。此类方剂佚失较多，多有方无名。

在明清时期手抄本中，有《七十二症剂》《七十二风剂》《七十二痧剂》《七十二劳剂》《七十二惊剂》《七十二窍剂》《七十二疱疮剂》《七十二痒剂》《二十四气病剂》《二十四痢剂》《二十四伤剂》《三十六妇女病剂》《二十四霉剂》《二十四疡剂》《十二癫痫剂》《十二走胎剂》《一百单八症剂》等 10 多类方剂。

中华人民共和国成立后，为保护和发展民族医药事业，党和政府组织鼓励献方献技，由于方名佚失，不易编排，多采用按病证分类的方法编纂，代表著作有田华咏等主编的《土家族医药学》（1994 年版）。

二、组方原则

方子，是在识病辨证的基础上，依据确定的治法，选择适当的药物配伍组合而成。其组成结构，土家医概括为“主、帮、客、信”四大要素。土家医方子这一组成结构，表明了药物配伍之间的主从关系及佐制关系，既有明确的作用方向，又有相互间的紧密配合，因而能够发挥理想的治疗效果。所以，组方必须针对性强、组方严谨、选药适当、合理搭配。现将“主、帮、客、信”的意义分述如下。

主药　对疾病起主要治疗作用，是方中不可缺少的药物。

帮药　帮助主药治疗主病的辅助药物，或治疗兼病的药物。

客药　有两种意义。一是克制主药的“过火”；二是治疗与主病无关，但为重要兼病的“客气”药。

信药　包括“药引子”，能引导药物直达病变的部位。

以下用“散寒发表汤”为例：

主药——山麻黄，性温，发汗解表以散寒止痛，又利肺窍以止咳平喘。

帮药——水蜈蚣，性温，升散透邪，助山麻黄发汗透表。

客药——积雪草，性温耐寒，一方面赶寒毒，另一方面防山麻黄出汗过多。

信药——红苏麻，性温味香，善走皮窍，透邪外出，味香止呕。

土家医方剂，药味不多，单味药用量较大，少为几味，多则十几味，乃至百味。“主、帮、客、信”四大要素是否都要具备，在具体组方上应视病情和治疗的需要以及所选药物的功用来决定。一般来说，主药和信药不可缺少，而且主药用量大，信药用量最轻，但无特殊规定，具体应以临床征象与方子立法的主治方向而定，这样才能发挥方剂的优势和疗效。

三、配伍与引药

（一）配伍类型和作用

1. 主主相伍，功效相加

采用两种或两种以上主药来治疗重病，当单纯一味主药达不到疗效，或两种疾病需同时治疗时，本配伍方法可以起到增加疗效的作用。

2. 主帮相辅，增加功力

在针对主病使用主药外，配伍 1 ～ 2 味帮药，协同主药发挥更大的作用。

3. 主客相敬，减少反应

针对主病选用某种主药，但反应大或难于服下，或有轻度兼病，如不及时治疗，兼病加重而成另一种主病时所选用的一种配伍方法，可达到佐制和协调作用。

4. 主迎信达，畅通经脉

针对主药不易到达病位的情况，选用信药配伍，起到畅通经脉，引导药物直达病所的作用。

（二）引药方法和原则

药引子又称引信药，是方中不可缺少的组成部分，土家医引药有六大特性。

1. 缓引性

有些方剂的主帮药物其性猛烈，剂量较大，或味异难服，或服后引起肚肠不适，此时可配伍缓和药性、改变味觉的药物为引子，常用有红糖、白糖、蜂糖、米汤、糯米、食盐等。

2. 补引性

对于某些疾病，需用具有一定补养功效的药物为引子，可达到既补又引的目的。这类引子常用有猪肉、猪肝、猪耳、猪大肠、猪蹄、子鸡、鸡肝、雄鸡血、鸡蛋、狗肉、螃蟹等。

3. 速引性

有些病症需要药效快速到达病变部位，以尽快发挥治疗效用，这类引子有白酒、烧酒、黄酒、甜酒、酒糟、陈醋等。

4. 配引性

这类药引子既有帮药作用，又有药引的功能，常用药有灯心草、铁马鞭、退血草、月下红、葱白、水牛皮、枰鱼草、鲜荷叶、五虎劲、童便、石膏等。

5. 异引性

这类方剂配伍时须依照临床征象使用，即使同一类疾病，临床征象不同，主帮药同种，但药引子亦有可能不同。如治疗胃痛病的梅枣杏仁汤，男性用酒引，女性用醋引。

6. 多引性

在组方内根据病情用两种或两种以上药引子，以达到最佳治疗效果。如跌打损伤方既用白糖为引子，起缓和药性、调和味觉作用，又用甜酒糟引药达损伤部位。

四、组方变化

土家医方子的组成既有一定的严谨性，又有极大的灵活性。临症选药组方必须审视病情轻重，根据患者的体质、年龄、性别、生活环境与四季气候等，予以灵活化裁，使方药与病症相符，才能收到理想的疗效。因此，在应用成方时，不能固执原方，必须通过各种配伍来适应病情的需要。其组成变化大致有药味、药量增减变化与剂型变化三种形式。

（一）药味的加减变化

药味的加减变化，通常称“随症加减”，一般是指在主药、主证不变的情况下，随着次要症状或兼证的不同，把组方中的药物增加或减少，从而导致方剂功用和主治的改变。例如散寒发表方为表出寒邪剂，加杏仁后，为治喘剂，以治表寒喘证。方剂组成药物的增加或减少，使原方配伍关系有所改变，但主治病证与主症仍和原方相符。

（二）药量的增减变化

药量的增加或减少，是指组方中药物数量不变，通过增加或减少方中的药物剂量，改变方剂的配伍作用，从而导致功效和主治范围的改变。如痢冻方、理痢汤，两方均由水黄连、奶浆草组成，痢冻方中，奶浆草用量倍水黄连以治肠瘕，而理痢汤则以水黄连为主药治湿热痢疾。

以上两方药物剂量变化后导致了配伍关系的改变，以致两方功效、主治也有很大区别，因此，属于质的变化。

（三）剂型的变化

同一方剂，因配制的剂型不同，起的作用也有区别。例如：治疗风湿性关节病，用丸剂起效缓慢，适用于病情轻、体质差的患者；用酒剂可以快速起效，适用于病情重、体质强壮的患者。方剂组成后，临床运用有极大的灵活性，只有掌握了土家医方剂的配伍理论和方法，才能在临床工作中运用自如。

五、剂型

土家医在长期的临床实践中，创造了各种适应临床病情需要和适合药物特性的剂型，保证了方剂更好地发挥药效。现有书籍及手抄本记载的剂型有汤剂、酒剂、膏剂、丸剂、磨汁剂、外敷剂等剂型。土家医实际应用中还有散剂、鲜汁剂、佩挂剂、包裹剂、外擦剂等传统剂型。现代还有片剂、栓剂、胶囊剂、灌肠剂等。临床常用的有以下几种。

（一）汤剂

药物配伍成方子后，按方中要求用水煎煮一定时间，然后去渣取药液，称为汤剂。如姜粱汤、闭毛眼汤等。汤剂多作内服，亦可用于蒸、洗浴。其特点是吸收快，能较快发挥药效，而且便于临床根据病情灵活变化，以适应治疗的需要，是一种常用的剂型。

（二）丸剂

将药物研成细末，以蜂糖、米汤、面粉、荞粉、药汁等作为赋形剂制成圆形固体的剂型。常用丸剂有蜜丸、水蜜丸、水丸、糊丸。丸剂特点为吸收慢，药力持久，体积小，服用、携带及贮存都比较方便，一般用于慢性及虚弱病，如败毒排脓丸等。

（三）膏剂

药物用水或植物油煎熬去渣浓缩而成的剂型，有内服和外用两种。内服膏剂主要有煎膏；外用膏剂又分软膏和硬膏两种。

（四）酒剂

又称药酒，将方药浸入一定量的白酒中，待药物成分溶入白酒中后，去渣取液的剂型。酒剂可内服、外用，其特点为起效快、用量小，多用于治疗体虚、风湿、跌打损伤等，如风湿痛酒、金边祛风饮等。

（五）磨汁剂

将药材用水或酒直接磨成汁液，供内服或外用，如半截烂磨汁、金磨汁等。

（六）鲜汁剂

取鲜药捣烂，用手或布包挤压其药物的原汁，或切断药材藤茎，使汁液自然流出所收集到的一种自然汁液剂。其特点是药鲜味纯，疗效快，如路边黄汁、洋桃汁等。

（七）药泥剂

将鲜药捣烂或用口嚼烂如泥状的一种剂型，一般为外用，多用于治疗疮、疤、疔、出血等，如散血草泥、血藤叶泥等。

（八）包裹剂

将药物细小颗粒或粉末用果皮、米饭、豆皮、鸡蛋包裹在其中的一种剂型，主要适宜于有异味或易致呕吐的药物，或芳香类不能煎煮的药物，如岩丸子包剂、半截烂包剂等。

六、禁忌

土家医注重服药“禁口”，如不遵守禁口，会影响临床疗效。服药禁口分为常规禁口和特殊忌口两种。常规禁口，是指土家医认为能诱发疾病的某些食材，如水牛肉、雄鸡、鲤鱼、魔芋豆腐、芋头、绿豆、秋茄、秋禾米豆、葱、洋姜、大蒜等。特殊禁口，为服用治疗某些疾病方剂所需禁忌，如疮疡类方忌蛋，羊癫风类方药忌猪及羊头肉，伤寒类方药忌南瓜，气病类方药忌蜂糖，心痛类方药忌红薯、板栗、生萝卜，泻火方药忌辣椒、胡椒、酒类等。

第二节　土家医经方

温热病

1. 元霜丹

方源:《医学萃精》

处方：浮萍9 g，麦冬9 g，炙甘草9 g，玄参9 g，牡丹皮9 g，芍药、生姜各9 g，大枣3枚。

主治：太阳温病头项痛，腰脊强，发热作渴。

用法：长流水五杯，煎大半杯服，覆衣饮热稀粥，取少许汗。

按:《医学萃精》中为补遗方。

2. 素雪丹

方源:《医学萃精》

处方：浮萍、石膏、玄参、葛根各9 g，炙甘草6 g，牡丹皮9 g，白芍、麦冬、生姜各9 g。

主治：阳明温病，身热目痛，鼻干不卧，胸燥口渴。

用法：长流水六杯，粳米半杯，煎大半杯，去渣热服。覆衣饮热稀粥，取少许汗。

加减：如有呕吐，于本方加半夏9 g。

3. 浮萍汤

方源:《医方守约》

处方：浮萍、牡丹皮、白芍各9 g，炙甘草6 g，生姜9 g，大枣3枚。

主治：太阳瘟疫发热头痛。

用法：长流水煎大半杯服，热服，覆衣取微汗。

4. 雷击散

方源:《医方守约》

处方：牙皂、细辛各9 g，朱砂、明雄各6 g，枯矾3 g，白芷3 g，藿香9 g，木香、防风、桔梗、贯仲、陈皮、薄荷、法半夏、甘草各6 g。

主治：烟瘴瘟疫，头痛腹痛，闷头摆子，麻木胀满，手足厥逆，面色青黑，上吐下泻，霍乱急证。

用法：共研极细，瓷瓶收贮，毋使泄气，随带身边。凡遇前列急症，取0.9 g吹入鼻中。服后安卧片时，蒙头盖覆，或再饮姜葱温汤，催助汗出而愈。

按："明雄"，即明净无杂色的雄黄。

5. 竹沥饮

方源：《医方守约》

主治：暑风痴迷（不识人、不能语）。

处方：竹沥半碗，生姜汁少许。

用法：隔水炖熟，温服。

按：竹沥制取法，取手臂粗的水竹，截为二三尺长竹筒，放火上烘烤中段，用干净瓷碗盛接两端流出的汁液，即为竹沥。

6. 羚羊角散

方源：《玲珑医鉴》

处方：生地黄 9 g，北沙参 15 g，羚羊角 3 g，白菊花 6 g，川贝母 9 g，炒薏苡仁 12 g，茯苓 9 g，薄荷 6 g，钩藤 15 g，霜桑叶 6 g。

主治：湿热毒气内犯心包，神昏，胁痛，谵语妄见，烦躁，小便赤涩，大便溏稀，脉数疾，重按弦涩，舌白少苔，或斑或疹，病情危重，可用此方。

用法：水煎，内服。

7. 葛花清脾汤

方源：《玲珑医鉴》

处方：葛花 6 g，金钩 12 g，赤茯苓 6 g，泽泻 6 g，茵陈 6 g，酒黄芩 3 g，黄珠子 3 g，蛤蟆草 3 g，陈皮 3 g，厚朴 3 g，甘草 3 g。

主治：酒毒，肝胆湿热病。

用法：水煎服。

按：金钩，又名枳椇子、拐枣、鸡爪子；蛤蟆草，又名马蹄草，车前草。

燥病

生鸡子饮

方源：《医方守约》

处方：生鸡蛋。

主治：咽喉烂，便脓血。

用法：燥病咽烂用蛋白，取轻清象天，其数二十五，第一日用九，第二日用七，第 3 日用五，第四日用三，第五日用一。

加减：便脓血用蛋黄，取重浊象地，其数三十，第一日用十，第二日用八，第 3 日用六，第四日用四，第五日用二。取天数二十有五，地数三十之义也。

按：胃不热而冷饮之，取其不腥且滑也，若与诸药合煮，则腥气动呕，即倾入药汁杯中和饮亦呕，且杂入药汁，咽烂者并难下喉。

瘴气

1. 麝香散

方源：《医方守约》

处方：麝香 0.15 g。

主治：瘴毒痴哑。

用法：吞服，温水送下。

按：中瘴毒痴哑，南方地势低下，地气潮湿，容易产生潮毒（瘴气），人居于深山老林不慎感触，容易造成痰湿毒气阻滞神机出入之道，导致神志不清、哑口难言等症状。

2. 竹沥饮

方源：《医方守约》

处方：竹沥 1 碗，姜汁半匙。

主治：中瘴气，脉洪数大，口渴，时狂时痴时哑，舌肿口噤，头汗跻颈，目瞪发直，手足搐搦，角弓反张，或厥逆战汗。

用法：水煎，隔水炖温，少少频服。

瘧

龚黄易简方

方源：《医方守约》

处方：贝母 300 g，生半夏 200 g。

主治：疟。

用法：共研末，端午用铜锅文火炒至嫩黄色，摊冷，入瓶紧封，每服 0.35 g，姜汁三匙和匀炖热，未发前一刻服之即瘥，重者服二次。愈后忌南瓜、扁豆、芋艿、鸡蛋诸腥。

加减：每用半夏如绿豆大，以生姜汁和温水送下。

按：疟，民间又称“打摆子”。芋艿，即芋头。

痢疾

1. 姜茶饮

方源：《医方守约》

处方：姜 6 g，陈细茶 6 g。

主治：痢疾（畏冷发热）。

用法：水煎服，涩加白蜜 2 匙；久滑不止加乌梅 1 枚。

2. 槟茶饮

方源:《医方守约》

处方：槟榔 6 g，陈细茶 6 g。水煎，内服。

主治：有汗后重、痢病。

3. 香连丸

方源:《医方守约》

处方：木香 50 g、黄连 100 g 以吴茱萸浸水炒，加土成丸。每次 10 g，每日两次。

主治：腹胀、腹痛。

4. 藠白粥

方源:《医方守约》

处方：藠白 100 g，粳米 500 g。煮粥食。

主治：里急后重下痢。

5. 木槿花作羹

方源:《医方守约》

处方：槿花 10 朵，候水滚沸下锅，稍微再煮沸，稍加食盐即可。

主治：噤口痢。

6. 易简方

处方与用法：

（1）陈腊肉骨，烧灰存性。开水调服，每次 6 g。

（2）田螺两个，捣烂入麝少许，贴脐可止痢。

（3）木鳖子 6 个，研末。作药饼二，中挖孔入药末，烘贴脐，冷则换贴热饼。

（4）瓜蒌，采藤叶烧灰存性，香油调敷脐，止痢。

按：瓜蒌，又名“苦瓜七”，具有败火赶毒、消肿散结的功效。

7. 葛根治痢散

方源:《玲珑医鉴》

处方：葛根 12 g，酒炒苦参 6 g，陈皮 9 g，赤芍 6 g，松萝茶 6 g，麦芽 6 g，山楂 6 g。

主治：痢疾（赤痢疾、白痢疾）。

用法：水煎服。

泄泻

1. 锅焦莲米散

方源:《医方守约》

处方：锅焦 200 g，白莲（去心）200 g。共研末，入白砂糖 200 g。

主治：虚滑久泄。

用法：和匀瓶封，每日早晚取 12 g，以米饮调微稀，寄饭甑蒸熟食之。

按：锅焦即煮大米干饭时所起的“焦锅巴”。

2. 黄芩汤

方源：《医方守约》

处方：黄芩 6 g，芍药 3 g，甘草 3 g。

主治：实热泄水。

用法：水煎内服。

3. 阳春白雪糕

方源：《医方守约》

处方：山药 200 g，茯苓 200 g，白莲（去心）200 g，芡实 200 g。

主治：慢泄。

用法：药研粉，入白砂糖作糕。内服，每次 15 g。

4. 四神丸

方源：《医方守约》

处方：补骨脂 200 g，肉豆蔻 100 g，吴茱萸（湿面煨制）50 g，五味子 15 g。

主治：五更泄。

用法：研末，枣汤和丸。内服，每次 10 g，日两次。

5. 外治止泄法

（1）田螺两个，捣烂，入麝少许贴脐。

（2）木鳖子 5 个，丁香 3 g。共碾末入麝少许，贴脐止虚泄。

（3）蛇床子、木鳖子、艾叶各适量。共研匀，棉包置脐上，熨斗熨热。

（4）猪苓末、针沙、地龙各适量。共捣烂，以葱汁和，贴脐。

（5）杏仁 12 g，胡椒 5 g。共研末，填肚脐，外以膏药盖之。

（6）大蒜 10 g，捣烂贴脐，或贴足心。

（7）赤小豆 15 g，研末，酒调，贴足心。

干哕

猪苓汤

方源：《医方守约》

处方：猪苓 3 g，泽泻 3 g，茯苓 9 g，滑石 6 g，阿胶 6 g。

主治：干哕。

用法：水煎服。

噎膈

1. 萱花贝母郁金汤

方源:《医方守约》

处方：萱花 9 g，贝母 6 g，郁金 3 g，合欢 6 g，芦根 12 g，橘皮 9 g，半夏 6 g，竹沥一杯，姜汁一匙。

主治：噎塞膈闭。

用法：水煎服。

2. 九香散

方源:《医方守约》

处方：沉香 3 g，檀香 6 g，苏合香 3 g，丁香 3 g，木香 0.15 g，藿香 3 g，乳香 3 g，小茴香 3 g，香附 0.15 g。

主治：气郁噎膈。

用法：共碾末。每用一匕，以芦根煎汤和服。

3. 十汁饮

方源:《医方守约》

处方：梨汁一杯，藕汁一杯，蔗汁一杯，萝卜汁一杯，韭汁一杯，姜汁二匕，白蜜一杯，竹沥一杯，人乳汁一杯，牛乳汁一杯（一杯约 100 g）。

主治：脏燥津枯之噎膈。

用法：隔水炖温。分数次徐徐温饮之。

4. 蒌薤槟杏饮

方源:《医方守约》

处方：瓜蒌 6 g，薤白 9 g，槟榔 6 g，杏仁 6 g。

主治：咽塞胸痹。

用法：陈醇酒煎徐饮之。

5. 治噎膈易简方

（1）山豆根（研末）9 g，橘皮煎汤。调服，治噎塞。

（2）昆布 50 g，同小麦煮过，含咽，治噎塞。

（3）杵头糠一合，炼蜜为丸，米饮送，治噎膈食不下。

（4）凿柄烧灰存性，研末，温酒调服，治噎膈食不下。

（5）凤仙子 50 g，酒浸晒，研末，酒为丸，白饮送治噎食不下。

（6）蜣螂弹丸（选弹中有白如指大者），将弹少破，火煅，至黄色，存性，勿焦。入麝香 0.1 g，儿茶 0.6 g，朱砂 0.12 g，合弹丸研末，温酒调服，治噎。

（7）鸬鹚头（焙干烧灰存性）研末，温酒调服，治噎。

（8）鸡嗉合内藏物，泥包火煅存性，加木香、沉香、丁香共研末，枣肉和丸，生姜汤送服。治噎食不下。

（9）羚羊角，磨汁，白饮和服，治噎。

（10）白鹅尾，烧灰。每用 3 g，米饮下。治噎食不下。

（11）白鹅血，趁热饮之，治膈。

（12）猪肺管 200 g，藕 200 g，面罗底 1 幅，新瓦上焙枯，研末。姜汁合白砂糖，煎水调服治噎塞膈闭。

（13）五谷虫 15 g，同半夏、生姜各 18 g。焙干研末，灯心汤下 6 g。

呃逆

呃逆易简方

以下 10 方主治呃逆症：

（1）姜汁 1 匙，和蜜 1 杯。加热后内服。

（2）柿蒂 6 g，丁香、砂仁、白豆蔻、吴茱萸各 0.15 g，研末，兑酒，内服。

（3）刀豆 50 g，烧灰存性，研末，米饮和服。主治：病后发呃。

（4）荔枝 7 枚，连壳（烧灰存性），研末，温汤下之。

（5）梨木（烧灰存性），研末，温汤下之。

（6）干柿蒂。细嚼，咽汁。

（7）伏龙肝 15 g，丁香、白豆蔻各 3 g，共研末。另用桃仁、吴茱萸各 3 g，煎汤调服。主治：产后发呃。

（8）麻黄 50 g。烧烟，用鼻嗅之。

（9）乳香 50 g。烧烟，用鼻嗅之，或酒煎嗅之。主治：阴证发呃。

（10）黄蜡 50 g，烧烟，用鼻嗅之。主治：阴证发呃。

咳嗽

1. 马兜铃丸

方源：《南垣医抄》

处方：马兜铃（去土）、半夏（洗七次，二味焙末）、杏仁（去皮尖，麸炒，研），各 100 g，巴豆 21 粒，去皮油研，皂角膏为丸，梧子大，雄黄为衣，每 10 丸。

主治：喘嗽不止。

用法：以乌梅汤下，以利为度。

按：马兜铃、雄黄（所含砷离子）有副作用，用时要注意不可久服及超大剂量运用。

2. 清金膏

方源：《南垣医抄》

处方：天冬 250 g，麦冬、杏仁、贝母、半夏各 200 g。

主治：咳嗽痰喘。

用法：上药水熬去渣，取汁 5 碗，入白粉葛末 200 g，蜜 500 g。入瓷罐内，重汤煮 1 日，成膏取出，每日服数次。

3. 二母清肺饮

方源：《医方守约》

处方：知母（炒）、贝母各 6 g，麦冬、片芩、栀仁（炒）、天花粉、元参、桔梗各 3 g，当归、薄荷各 0.21 g，人参 5 g，甘草 0.9 g。

主治：痰火咳嗽，上气喘急，咽喉不利，口渴。

用法：上剉一贴，生姜三片，乌梅一个，水煎服。

4. 百部根汤

方源：《医方守约》

处方：百部 6 g，麻黄 0.9 g，桂枝 6 g，细辛 0.9 g，生姜 3 g，贝母 3 g，五味 5 g，白术 3 g，甘草 3 g。

主治：寒咳。

用法：水煎服。

5. 矾石丸

方源：《医方守约》

处方：矾石 150 g。

主治：久咳。

用法：研末，加蜜，做成丸，如梧子大，内服二丸。

6. 五味子汤

方源：《医方守约》

处方：五味 0.15 g，桔梗 6 g，桑皮 6 g，竹茹 9 g，紫菀 3 g，续断 3 g，干地黄 6 g，赤豆 50 g，甘草 3 g。

主治：咳嗽，吐脓血，胸胁痛。

用法：水煎，内服。

7. 百部丸

方源：《医方守约》

处方：百部 3 g，升麻 5 g，紫菀 3 g，五味 5 g，干姜 3 g，桂枝 5 g，甘草 5 g。

主治：咳不得息，吐脓血。

用法：水煎，内服。

8. 竹茹汤

方源:《医方守约》

处方：竹茹 6 g，生地黄 9 g，紫菀 6 g，饴糖 1 杯。

主治：咳逆下血不息。

用法：水煎，内服。

吐血

1. 灵雨汤

方源:《医学萃精》

处方：人参、甘草各 6 g，茯苓、半夏、干姜、牡丹皮各 9 g，柏叶 6 g。

主治：吐紫瘀血者。

用法：水煎，温服。

2. 白茅汤

方源:《医方守约》

处方：人参、甘草各 6 g，茯苓、半夏各 9 g，麦冬（去心)9 g，茅根、白芍各 9 g，五味子 3 g。

主治：吐红鲜血。

用法：水煎，大半杯，温服。

衄血

地芍黄芩竹茹汤

方源:《医方守约》

处方：生地黄 9 g，芍药 6 g，地骨皮 6 g，蒲黄（炒黑）6 g，黄芩 6 g，竹茹 9 g。

主治：劳热便血，口鼻出血。

用法：水煮，内服。

头面风

医鉴清震汤

方源:《玲珑医鉴》

处方：升麻 9 g，苍术（米汁浸烧）9 g，荷叶 1 张。

主治：头风。

用法：水煎，饭后服。

呕吐

比和饮

方源：《南垣医抄》

处方：人参、白术、白茯苓、神曲各 3 g，藿香、砂仁、炙甘草、陈皮各 0.15 g。

主治：胃虚，呕吐。

用法：上剉一贴，姜三片，枣二枚，陈仓米一升，先以顺流水二盅，煎沸，炮伏龙肝细末，搅浑澄清，取一盅（约 100 g），入药煎去渣稍冷服，日进三次，另煎陈米汤，时时啜之。

心腹痛

1. 葫芦巴丸

方源：《南垣医抄》

主治：心腹痛不可忍，或绞结绕脐，呕吐。

处方：葫芦巴、川楝子各 50 g，川乌（炮去皮）、吴茱萸（炒）、巴戟天各 250 g，白丑（炒头末）100 g，茴香（炒）150 g。

用法：上为末，酒糊和丸，梧子大，每服 20 丸，空腹温酒下。

按：白丑，又名白丑牛、白牵牛子、白喇叭花子。

2. 沉香降气散

方源：《玲珑医鉴》

主治：气滞心痛

处方：沉香 6 g，砂仁 21 g，炙甘草 15 g，盐炒香附 15 g，酒炒元胡 50 g，川楝子（取肉）50 g。

用法：共研细末，每服 6 g，淡姜汤送服。

惊悸

1. 荆沥饮

方源：《医方守约》

处方：荆沥二碗。

主治：惊悸。

用法：微火煎取一碗，分温四服，日三夜一。

按：取荆树条（二三尺的段）若干，将两端对齐并用铜丝绑成捆，烤取汁液，如制竹沥法。分温四服，即分作四次温服。

2. 龟板酥炙

方源:《医方守约》

处方：龙骨（研末，入鸡腹煮一宿），远志、苏菖蒲等分。

主治：惊悸。

用法：研末，每服酒调 3 g，1 日 3 次。

腰痛

松枝酒

方源:《玲珑医鉴》

处方：松节、桑树枝、桑寄生、钩藤、续断、天麻、金毛狗、虎骨（黄狗胫骨代用）、秦艽、青木香（满坡香代）、海风藤、菊花、五加皮各 100 g，当归 150 g。

主治：腰痛。

加减：痛在下部加牛膝，用酒 1000 g 煮，退火气，7 日后饮用，每日两次。

按：现代老虎骨以黄狗胫骨代用，青木香用满坡香代替。

囊缩

素验方

方源:《医方守约》

处方：山甲、僵蚕、全蝎、郁金、延胡索、钩藤、吴茱萸、大茴各适量。水煎，内服。每日 1 剂，两次分服。

主治：厥阴囊缩。

阴缩

素验方

方源:《医方守约》

处方：吴茱萸 9 g，川椒、附子、干姜、甘草各 3 g。

用法：酒水合煎，内服。外用盐 1 碗，炒热，布包熨少腹。

加减：缺盐之家，即取红灰，以湿纸包，再用布包，熨少腹。同寓有突患缩阴者，包热饭熨少腹即可。

主治：阴缩。

按：红灰，即火坑中烧红的草木灰。

尿浊

王氏验方

方源：《医方守约》

处方：核桃。

主治：尿白浊（虚损型）。

用法：每日晨、夜各取5枚，去壳留皮，细嚼以淡盐汤送下。

尿血

1. 郭氏方

方源：《医方守约》

处方：乌梅15 g。

主治：尿血。

用法：烧灰存性，研末，醋煮，米糊丸，米汤饮下。

2. 郭氏方

方源：《医方守约》

处方：五倍子、食盐适量。

主治：尿血不止。

用法：药焙干，研末，盐合药末捣，和为丸。每服6 g，日3次，温开水送服。

3. 梁氏验方“鲜马鞭草汁”

方源：《医方守约》

处方：鲜马鞭草100 g。

主治：尿血（有热象者）。

用法：洗净，捣取汁一盅，和酒煨热，内服。

4. 梁氏验方“浮小麦散”

方源：《医方守约》

处方：浮小麦50 g。

主治：尿血（见虚汗者）。

用法：以童便炒，研末，分作每日三次，砂糖汤调服。

5. 梁氏验方“益母草汁”

方源：《医方守约》

处方：益母草一握。

主治：尿血（有血块者）。

用法：捣碎取汁一大碗，分作每日三次服。

6. 梁氏验方“苎麻根煎”

方源:《医方守约》

处方：鲜苎麻根 250 g。

主治：尿血（涩痛者）。

用法：切片，水煎，内服。每日 3 次，分服。

7. 梁氏验方（牛膝汤）

方源:《医方守约》

处方：牛膝 50 g。

主治：尿血（茎痛者）。

用法：水煎，内服。每日 1 剂。

小便失禁

素验方

方源:《医方守约》

处方：鹿角霜 100 g，狗脊、菟丝子、仙茅各 200 g。研末炼蜜为丸。

主治：小便失禁。

用法：研末炼蜜为丸，内服，每服 9 g，日 3 次，淡盐汤送服。

便秘

1. 七宣丸

方源:《南垣医抄》

处方：柴胡、枳实、诃子皮、木香各 250 g，桃仁研 300 g，炙甘草 200 g，大黄（酒蒸）250 g。

主治：大便秘结。

用法：上药研末，炼蜜为丸，梧子大，每服 20 丸，米饮送下，日两服，渐加之，以利为度。

2. 厚朴汤

方源:《医方守约》

处方：厚朴 5 g，白术 6 g，酒曲、陈皮、枳实、甘草各 3 g。

主治：大便气秘（虚秘者气也）。

用法：水煎，内服。如不通，加大黄 3 g。

3. 三和汤

方源:《医方守约》

处方：羌活、紫苏叶、大腹皮、沉香、木瓜各 3 g，木香、陈皮、川芎、白术、炙甘草、槟榔各 3 g。

主治：大便秘结。

用法：水煎，不拘时服。

4. 半硫丸

方源：《医方守约》

处方：半夏 100 g（姜制为末），硫黄 10 g（碾极细）。

主治：冷秘虚秘（老年便秘）。

用法：用姜汁浸蒸饼，和丸，梧子大，每服 10 g，温酒姜汤任下。

5. 润燥丸

方源：《医方守约》

处方：麻子仁 100 g，桃仁 100 g，皂角仁 25 g，羌活 25 g，当归 15 g，防风 15 g，大黄 25 g。

主治：大便秘结不通。

用法：上为末，蜜丸梧子大，每服 15 g，空心白汤送下。

6. 润肠丸

方源：《医方守约》

处方：杏仁、麻子仁、枳壳、陈皮各 15 g，阿胶（炒珠）、防风各 6 g。

主治：便秘（虚弱老人）。

用法：上药共研为末，炼蜜为丸，梧子大，每服 15 g，老人用苏子汤下。

7. 益血润肠丸

方源：《医方守约》

处方：熟地黄 300 g，杏仁（去皮尖炒）、麻子仁各 150 g，以上三味，同杵成膏，枳壳、橘红各 100 g，肉苁蓉、阿胶各 250 g，苏子、荆芥各 50 g，当归 200 g。

主治：老人便秘（甚至七八日难下，色如猪粪，少如羊屎者）。

用法：上药研为末，以前三味膏同杵千余下，仍加炼蜜，丸如梧子大，白汤下，每次 20 g。

8. 五仁丸

方源：《医方守约》

处方：橘红 200 g（另研），桃仁、杏仁各 50 g，柏子仁 15 g，郁李仁（炒）6 g，海松子仁 3 g。

主治：大便秘结（妇人产后便秘）。

用法：上各另碾为末，和匀，蜜丸，梧子大，空心米饮下 20 g。

9. 颠倒散

方源:《医方守约》

处方：大黄 18 g，滑石 9 g，皂角 9 g。

主治：便秘。

用法：上药研为末，温酒送下。

二便闭

1. 车狗散

方源:《南垣医抄》

处方：推车客 7 个（蜣螂，男用头，女用身），土狗 7 个（蝼蛄，男用身，女用头）。

主治：大小便不通。

用法：上二物，新瓦上焙干，为末，以虎目树皮煎汤，调服。

2. 苦丁香散

方源:《南垣医抄》

方 1　苦瓜蒂 15 g，川乌（炮）、草乌（炮）、牙皂（炮）、白芷、细辛各 9 g，胡椒 3 g，麝香少许。

主治：大小便不通。

用法：上药研为末，用小竹筒将药注入肛门内。

方 2　连根葱 3 茎，带土生姜 1 块，淡豆豉 21 粒，盐两匙。

主治：便闭。

用法：同捣作饼，烘热掩脐，以帛系定，良久气透。

方 3　田螺 2 枚，盐 1 匙，和壳生捣。

主治：便闭。

用法：置脐下 1 寸，用帛系（固定）。

方 4　蜗牛 3 枚（无蜗牛，即用田螺），连壳捣如泥，入麝少许。

主治：便闭。

用法：药泥贴脐中，以手揉按即通，或白矾末安脐中，冷水滴之。

3. 云林铁脚丸

方源:《医方守约》

处方：牙皂荚适量。

主治：二便不通的寒闭。

用法：去皮子炙，研末，用酒和，做成丸，兑酒内服，每次 20 g。

4. 云林颠倒散

方源：《医方守约》

处方：大黄 9 g，滑石 9 g，牙皂 9 g。

主治：二便热闭。

用法：研末，水煎服。

加减：若小便不通，滑石增至 18 g，牙皂减半；若二便皆闭，大黄、滑石均增至 18 g，牙皂减半，研末，水煎服。

诸汗

1. 梁氏方“补气收汗方”

方源：《医方守约》

处方：炙黄芪、麻黄根各 50 g。

主治：自汗。

用法：上药焙干，共研末，加面糊合丸，每用浮麦汤下 6 g，日两次。

按：炙黄芪，即蜜炙黄芪。

2. 梁氏方“黑豆浆皮方”

方源：《医方守约》

处方：黑豆 1000 g。

主治：自汗。

用法：黑豆磨浆，熬熟结皮，每食一张，即用黑豆熟浆送下。

3. 易简方（嫩桑叶散）

方源：《医方守约》

处方：露桑叶 1500 g。

主治：自汗。

用法：晒干研末，空腹，米汤兑服。每服 29 g，每日 2 ～ 3 次，温开水送服。

4. 梁氏方“莲枣豆麦汤”

方源：《医方守约》

处方：莲子 7 粒，枣 7 枚，浮麦、黑豆 100 g。

主治：盗汗。

用法：水煎，内服。每日 1 剂，连服 3 剂。

5. 梁氏方“金童玉液蛋”

方源：《医方守约》

处方：鲜鸡蛋 5 枚。

主治：盗汗。

用法：外敲勿破，浸童便内一昼夜，取出煮熟食之。

6. 郭氏“豆麦止汗汤”

方源：《医方守约》

处方：黑豆、浮麦各 50 g。

主治：盗汗。

用法：水煎，红糖调服。

7. 梁氏“洗脚止汗方”

方源：《医方守约》

处方：苍术、白矾各 250 g。

主治：脚汗。

用法：研末，冬以雪水浸泡至立春，用时加温，洗脚或泡脚。

虚劳

1. 蕤芪膏

方源：《医方守约》

处方：葳蕤 1000 g，黄芪 1000 g（两药切炙）。

主治：精气两虚。

用法：久煎去渣，加蜜浓缩成膏滋，每服一匙。

按：葳蕤，即玉竹。切炙，即切片蜜炙。

2. 首乌茯苓丸

方源：《医方守约》

处方：大首乌（黑豆拌蒸）1000 g，茯苓 1000 g。共晒燥，磨粉，做成蜜丸。

主治：精血亏虚。

用法：共晒燥，磨粉为蜜丸。每服 10 g，每日 3 次，淡盐汤送下。

3. 易简方“九仙益寿脯”

方源：《医方守约》

处方：黄精 2000 g。

主治：精气不足。

用法：久蒸（一昼夜），每嚼 15 g，每日 3 次。

按：土家医所称“虚劳”证，是指临床表现为精气血亏虚所引的体虚型病证。

蛔虫病

黄精汤

方源：《医方守约》

处方：黄精 100 g。

主治：蛔虫病。

用法：水煎服，连服三剂，虫即下（排出体外）。

食积、腹胀、痞块

1. 素验方“土狗散”

方源：《医方守约》

处方：蝼蛄 5 个。

主治：食结，痞胀。

用法：焙黄，内服。

原注：蝼蛄（又名土狗），藏于田坎润处。

2. 化铁丹

方源：《医方守约》

处方：乌梅 8 枚，巴豆 16 粒，胡椒 48 粒，青皮、陈皮、丁香、木香各 15 g。

主治：腹肚痞结。

用法：研末，以面粉、醋调糊为丸。

加减：凡食积痞块多在心下胃脘之间，食后辄胀痛，夕飧须减饭者，以白沸汤送 3 g 即下，再吞 3 g 即下出食积之块。中病即止，不可过服。若大下不止，饮冷水一口即止。

3. 盐熨方

方源：《医方守约》

处方：炒盐 200 g。

主治：腹肿胀。

用法：锅巴盐炒热，棉布包置脐上，移时盐色黑，气蛊也，盐色不改，气虚中满也。盐色紫，血蛊也，盐色红，食蛊也，盐化水，水蛊也。

4. 草灵丹

方源：《医方守约》

处方：夏月黄牛粪，阴干，微炒黄，研末，每用 50 g。

主治：单腹蛊胀。

用法：水煎半时，滤清服之。

按：保留以备后人研究。

5. 梁氏方（黑鱼散）

方源：《医方守约》

处方：黑鱼1尾，芒硝6 g。

主治：腹蛊胀。

用法：从鱼尾抽去鱼肠，纳芒硝入腹，炭火焙干，研末，每用滚水调服6 g，每日两次，内服。

按："黑鱼"，学名叫乌鳢，俗称"财鱼"。

6. 蒸脐法

方源：《医方守约》

处方：麝香0.6 g，丁香、木香、小茴香、吴茱萸、乳香、没药、三七、红花、茜草、雄黄、附子、胡椒、五灵脂、夜明砂、牡鼠粪、龙骨、虎骨、蛇骨、土狗、穿山甲各6 g。除麝香不研，其余共研末，备用。

用法：上药末用温水调成糊状，每次10～15 g塞入肚脐，外盖纱布块用胶布固定。敷脐3～4小时，每日1次。

槐皮数10片，横直二寸，削去粗皮，薄厚适中，太厚则蒸难透，太薄则易焦。稻草拖墨印脐，呈十字样，作高边蔑圈围脐。将麝香置脐心上，盖药末，再盖槐皮，燃陈艾大炷，以蒸槐皮，焦则换蒸，透太热，则添药末。蒸毕泻气海、足三里各1壮（灸）。

注：惟脉微，口润，便溏者可蒸；若脉数，口渴，便燥者勿蒸。

主治：腹胀，肠覃，石瘕。

按：此方适用于下元虚微，温化不足，水湿留滞成痰结之证，邪火偏盛者不宜。

7. 熏洗方

方源：《医方守约》

处方：盖屋稻草适量，洗净切碎，用清水煮热。坐盆上熏之，次洗其腹，小便随下，以稻草水熏洗数次即瘥。

主治：尿积症。

按：盖屋稻草，即盖在茅屋上的陈年稻草。

8. 拭肿方

方源：《医方守约》

处方：巴豆30枚（和皮）。

主治：腹水。

用法：捣碎，水煮取汁，以绵浸汁中，拭肿上，随手可减，每日5～6拭。

9. 贴脐方

方源：《医方守约》

处方：巴豆（去油）12 g，硫黄 3 g，麝香 0.3 g，轻粉 6 g。

用法：研匀成饼，先用新丝绵一片布脐上纳饼，外盖油纸再用帛缚。气蛊，则谷道频泄；气血蛊，则下恶水。待下三五次，去药，以粥补之。隔一日用一次。

主治：蛊证。

按：此方为寒性证候所用方法。

水肿

1. 苓桂浮萍汤

方源：《医学萃精》

处方：茯苓、泽泻、半夏、杏仁、甘草、浮萍、桂枝各 9 g。

主治：水肿。

用法：水煎，大杯（约 100 g），热药汤内服。1 日 3 次。1 日 1 剂。

加减：中气虚者，加人参、北芪（黄芪）；肾水寒者，加川椒、干姜；肺热者，加麦冬、贝母。

2.《医方守约》经验方

水肿：水肿自上则汗之，水湿肿自下则泻之。实热水肿攻决之，虚寒水肿温补之。若老弱及大病后或产后水肿，则宜和解之，不可概用攻法，概用温补也。

“素验”——鲤鱼汤：主治老弱及产后水肿。鲤鱼、东瓜皮各适量。煮熟，内服。

“素验”——鳗鲡汤：主治老弱及产后水肿。鳗鲡、东瓜皮、萱草根叶各适量，煮食（鳗鲡，俗名泥鳅）。

“素验”——绿头鸭汤：主治老弱及大病后产后水肿。绿头鸭 1 只（去脏），商陆（制）、隔山消各适量。煮汤，食之饮之。

“素验”——鸬鹚汤：主治年老体弱病后水肿。鸬鹚（去脏）1 只，商陆 15 g。煮汤，内服。

“素验”——乌骨鸡方：主治老弱及大病后产后水肿。白毛乌骨鸡 1 只（去头爪翅脏），商陆（制）50 g，隔山消 100 g，切细纳入鸡腹中，置缽内，再入鼎中，重汤蒸半日。取汁，先饮之。第二日食半鸡，第 3 日食半鸡，皆无盐。并将鸡骨合药渣舂烂煮汁服之。

3 日用 1 只鸡，48 日用 16 只鸡，宜肥，因无盐，则减饭以肥鸡养胃也。

按：“素验”，即得到验证的医方。

3. 加味五皮饮

方源：《医方守约》

处方：茯苓皮 15 g，大腹皮、香加皮、广橘皮、桑百皮各 3 g，商陆（制）50 g，隔山消 100 g。

主治：水肿。

用法：水煎，内服。

按：商陆，用炮制的（必须先煎两小时或如法醋制）。

4. 丁月台方

方源:《医方守约》

处方：老丝瓜瓤（切段）3 只，巴豆 10 g。

主治：水肿（老弱病人水肿）。

用法：先同巴豆炒，次去豆，以瓤同陈米炒，次去瓤，用米饭合为丸，敷肚脐。

5. 商陆贴脐法

方源:《医方守约》

处方：红商陆根适量。

主治：臌胀（水肿）。

用法：捣烂如泥，贴脐帛缚。

按：红商陆，土家药名为“肥猪头”。

6. 螺蒜贴脐法

用方源:《医方守约》

处方：田螺 4 个，大蒜 5 枚，车前子（研末）9 g。

主治：水积尿罩（膀胱）。

用法：制成饼，贴脐，帛缚定。

7. 李氏方“皂矾黑豆散”

方源:《医方守约》

主治：贫血性黄肿（水肿）。

处方：黑豆（煮熟）2 kg，加皂矾 100 g。

用法：用水煮至干，收汁，入豆，当炒燥，再晒收。每晨空腹，吞一勺，以米饮（汤）送下。

按：皂矾，又名绿矾、青矾，主要成分为硫酸亚铁。

黄疸

1. 棣堂验方

方源:《医方守约》

处方：陈石灰（炒研）。

主治：虚性黄疸。

用法：拌醋做成丸。

2. 铁矢丸

方源：《医方守约》

处方：铁炉矢（舂细，下筛）、苦荞（磨粉）各等量，黄刷子草根适量。

用法：煮水后加工成丸。空腹服 9 g，以汤送下，1 日 3 次。

主治：黄疸（湿热性）。

按：黄刷子草，夜关门草（又叫铁扫把）。

3. 素验方

方源：《医方守约》

处方：猪苓、泽泻、栀子仁各 6 g，甘草 3 g，鲜车前 10 g。

主治：黄疸。

用法：水煎，内服。1 日 3 次，1 日 1 剂。

毒瘾

理脾戒烟饮

方源：《医方守约》

处方：生黄芪 250 g，漂白术 200 g，云苓 200 g，制半夏 200 g，西砂仁 150 g，广橘红 250 g，生甘草 150 g，阿黎勒 50 g，川椒红 24 g，白芥子 24 g，干姜 150 g，北细辛 9 g。

主治：鸦片烟瘾。

用法：以上 12 味药，共研为末。煮大枣半斤，用大枣水拌药末制成丸，如绿豆大。每饭后 1 时许，开水送下 9 g。1 日两次。

按：阿黎勒，为肉豆蔻。

脐风

钩藤天麻蚕蝉汤

方源：《医方守约》

处方：钩藤 9 g，天麻 3 g，姜（僵）蚕 3 g，蝉蜕 14 个去头足，胆南星 0.15 g，法半夏 3 g，橘红 3 g，薏苡仁 6 g，粉草 3 g。

主治：小儿脐风。

用法：水煎，内服。1 日 3 次。

加减：若无汗，加薄荷 3 叶，生姜 0.3 g，若有汗不用。若便闭，加芝麻 9 g，捣烂同煎，加生蜜 1 匙入药杯，不煎。

急惊风

1. 通关散

方源:《医方守约》

处方：细辛、炮牙皂、生半夏等分。

主治：急惊风。

用法：研末，轻吹入鼻，切勿重吹。有嚏者，先灸，后给药。

2. 陆氏验方

方源:《医方守约》

处方：青蒿虫（状如小蚕），取虫 20 条。

主治：急惊风。

用法：捣烂合朱砂、铅粉各 0.15 g，研末加工为丸，如粟粒大，一岁一丸，用乳汁内服。

3. 陆氏验方

方源:《医方守约》

处方与用法：蚕蛾雌雄一对，入葱管中，线扎临风悬片时，煎汤，令儿仰卧，内服。

天钓

钩藤散

方源:《医方守约》

处方：钩藤 9 g，天麻 3 g，全蝎 1 条，犀角 3 g，蝉蜕 10 壳，甘草 0.15 g。

主治：天钓

用法：水煎，内服。1 日 1 剂，分两次服。

按:“天钓”，指抽搐时眼上翻，颈腰后翻的症状，相当于中医的角弓反张。

夜啼

方 1　蝉蜕 7 壳，去头足研末，薄荷 0.3 g。煎水，调服。

方 2　黑牵牛（研末）6 g，温水调，贴脐。

吐泄

陆氏验方

方源:《医方守约》

处方：胡椒 7 粒，米、绿豆各 10 g，生姜 3 片。

主治：吐泄。

用法：纸包，水湿入火煨焦，研末。用温水内服。

虫积

1. 易简方

方源：《医方守约》

处方：使君子、榧子各 10 枚，槟榔、甘草各 3 g。

主治：虫积。

用法：研末，用米饭调合成丸，日服十丸。

2. 梁瀛侯验方

方源：《医方守约》

处方：榧子 10 枚，椒 14 粒，梅 1 枚，姜 3 片，红砂糖少许。

主治：虫积。

用法：水煎，内服。1 日两次。

又方：用黑丑、白丑各 3 g，炒捣取头末 3 g，入鸭蛋中蒸熟，空腹时内服。

3. 素验方“人字草汤”

方源：《医方守约》

处方：萹蓄 100 g，米醋 20 g。

主治：治虫啮吐虫尤不止。

用法：水煎，内服。1 日两次。

4. 素验方“药拌煨猪肝”

方源：《医方守约》

处方：萹蓄叶 50 g，猪肝 100 g（横刀开口切细）。

主治：蛲虫病。

用法：萹蓄、肝用盐纸包，水湿置红灰中煨熟，嚼食。连食五晨。

5. 素验方“红藤苡根煎”

方源：《医方守约》

处方：红藤 50 g，薏苡根 100 g。

主治：虫积腹痛。

用法：水煎，内服。1 日两次。

6. 云林方

处方：黄土适量，焙干研末。

主治：虫积。

用法：黄连煎汁，用黄连汁与黄土末合成饼，内服。1 日两次。

7. 易简方

方源：《医方守约》

处方：炭炒芝麻 1 盅，雄黄 0.6 g。

主治：虫积，嗜土者。

用法：每服一匙，温开水送服。

按：去炭，芝麻合雄黄共捣为末，每服一小匙，白糖水送下。

疳疾

1. 鲍云韶验方

方源：《医方守约》

主治：疳疾。

方 1　羊脬吹胀，阴干入烧酒 100 g。

用法：用线扎紧，称准轻重，挂小儿心坎胃脘间。疳疾重者，不过数时，取脬称之，其酒气消减，酒减再换，或换至 3 ～ 4 脬，或换至 7 ～ 8 脬，酒不消减，疳即瘥矣。

方 2　葱头、杏仁、生栀子、红枣各 7 个，芒硝 9 g、酒糟 50 g、白灰面 9 g。

用法：共捣烂，以布五寸宽，两块，摊膏两张，前贴脐，后贴背对脐处，贴 3 日，肉见青色即瘥，若未青，再换贴。

2. 易简方

方源：《医方守约》

处方：羊肝 1 具，海螵蛸 100 g（醋浸炒黄），粳米 15 g。

用法：竹刀切片，瓦上焙干，炒研末，和丸如黍，日服 9 g，米汤下。

主治：疳疾。

3. 易简方

方源：《医方守约》

处方：大黄、芒硝各 0.9 g。

主治：热疳。

用法：捣烂，温水调和如泥，外敷肚脐固定。

4. 陆氏方

方源：《医方守约》

处方：使君子（瓦焙燥）21 枚。

主治：疳。

用法：入鲫鱼腹内蒸熟食之。

5. 素验方

方源：《医方守约》

处方：五谷虫洗净晒干，烧研末 50 g，蚕蛹、僵蚕、使君子仁各 50 g，青黛 9 g。

主治：疳疾。

用法：共研末，制成水泛丸，每服 3 g，以萹蓄 50 g 煎水送下。

6. 肥儿丸

方源：《医方守约》

处方：使君子肉、榧子仁各 100 g，芦荟、芜荑、面粉、槟榔各 50 g，黄连 18 g。

主治：热疳积。

用法：研末，猪胆汁和丸。每服 6 g，小儿酌减。

盗汗

1. 酸枣仁汤

方源：《医方守约》

处方：枣仁、茯神各 6 g，龙眼 5 枚，芍药 0.15 g，五味子 0.9 g。

主治：心虚盗汗。

用法：水煎，内服。1 日 3 次，1 日 1 剂。

按：土家医多用南酸枣核，擂破共煎。

2. 鸟肝汤

方源：《医方守约》

处方：甘草 6 g，人参、茯苓、桂尖、干姜各 9 g，附子（炮）9 g，首乌（蒸）9 g，白芍 6 g。

主治：阴脱出汗。

用法：水煎，药汁半杯，温服。

3. 菟髓汤

方源：《医方守约》

处方：甘草 6 g，人参、玄参、半夏各 9 g，附子 6 g，牡蛎（煅研）9 g，龙骨 6 g，五味 3 g。

主治：阳脱出汗。

用法：水煎，半杯，温服。

流涎

温脾饮

方源：《医方守约》

处方：丁香、干姜、法半夏各 0.15 g，白术、炙甘草各 3 g。

主治：脾寒流涎。

用法：水煎，内服。

遗尿

方源：《医方守约》

方 1　金樱子、诃子、韭子各适量。共入猪小肠，蒸熟食之。

主治：虚滑遗尿。

方 2　肉桂 6 g，益智、牡蛎各 12 g，鸡内金 6 g。炙熟，令干燥，合药研末，制成蜜丸。每用 6 g，内服。

主治：虚寒遗尿。

方 3　续断、桑耳各 12 g。

主治：虚热遗尿。

用法：水煎，内服。1 日 1 剂，两次分服。

夜盲

1. 陆氏鸡肝散

方源：《医方守约》

处方：生鸡肝 1 具（男雄女雌），牙皂（火烧，烟尽存性）。用法：研细入肝内，用青布揸银簪至热搅肝，簪冷再揸热搅之，肝化水入砂糖，炖熟食之，内服，1 日两次。

主治：夜盲。

2. 素验方

方源：《医方守约》

处方：萹蓄、使君子仁、榧子仁各 6 g，芦荟、芜荑、吴茱萸、槟榔、厚朴、神曲、麦芽、山楂各 3 g。

主治：夜盲。

用法：水煎服。

3. 周家祖传方

方源：《医方守约》

处方：萱草根 100 g。

主治：鸡盲。

用法：水煎两次，代茶饮。萱根可内服，连服三剂。

头顶疮

敛溃方

方源:《医方守约》

处方：白栎球（烧存性）7枚，猫头骨（烧存性），猪肝（烧焦）50 g。

用法：共研细末，麻油调敷患处。

按：白栎球，壳斗科植物白栎的果实，土家族俗名叫栗木树。

白秃癞

朱氏方

方源:《医方守约》

处方：五倍子、蓖麻仁、川乌头各50 g，黄连、大黄各6 g，花椒、槟榔、姜黄、归尾、蝉蜕各3 g，苏叶1.5 g。

主治：白秃癞。

用法：上药焙干共研末，加四季葱，蜜合捣烂如泥，遍贴癞上，纸盖帕缠数日。

杨梅疮

素验方

方源:《医方守约》

方1　生芪、何首乌、连翘、地肤子、牵牛子、银花、甘草各3 g，土茯苓9 g。

用法：水煎，内服。日1剂。

方2　外用红粉、铅粉、银朱、黄丹、樟脑、松脂、雄精各0.15 g。

用法：研细，麻油调搽。

痘疹

1. 柴胡麦门冬散

方源:《南垣医抄》

处方：柴胡6 g，龙胆草3 g，麦门冬9 g，人参、元参、炙甘草各5 g。

主治：痘疹（适用于壮热者）。

用法：上药共研为末。每次9 g，开水冲服。

2. 胡荽酒

方源:《南垣医抄》

处方：胡荽1束。

主治：痘疹。

用法：以好酒二盅（100 g）加热，每含一盅（50 g），或患者饮一二口，更佳。

血崩

补水汤

方源：《医学萃精》

处方：洋参 100 g（贫者以沙参代之），白蜜 50 g，黄柏 50 g。

主治：血崩（崩后头顶痛效佳）。

用法：二味同煎，取汁加白蜜。1 日 3 次，内服。

按：洋参，又叫羊参，五加科植物西洋参的俗称，具有益气养阴的功效。

黑带

1. 利火汤

方源：《医学萃精》

处方：大黄 9 g，白术 15 g，车前子 9 g，黄连 9 g，黑栀 9 g，知母 9 g，石膏 15 g，茯苓 9 g，王不留行 9 g，刘寄奴 9 g。

主治：带下黑色（谓黑带病）。

用法：水煎，内服。1 日两次。

2. 通经散

方源：《医方守约》

方 1　甘遂、大戟、当归等分。共研末，每用 3 g，白汤下，内服。

主治：经闭。

方 2　鼠粪 100 g，烧灰存性，每用 3 g，温酒下。

主治：痛经。

按：鼠粪，当为鼯鼠之粪便。土家族叫“飞狐粪”，即中药五灵脂。

血枯

易简方

方源：《医方守约》

处方：乌贼骨 1 斤。

主治：血枯（相当于西医的贫血）。

用法：研末，加蜂蜜适量，制成蜜丸。用白酒内服。1 次 15 g，1 日 3 次。

癥瘕

癥瘕丸

方源：《医方守约》

处方：干漆 400 g，米醋 2000 g。用醋炒干漆（以醋烟尽为度），细河砂 200 g。加硫黄 200 g 拌炒，以黄尽为度，另碾过绢筛去断锋。穿山甲（土炒）50 g，延胡索（酒炒）100 g，五灵脂（酒炒）100 g，三棱（醋炒）50 g，莪术（酒炒）50 g，吴茱萸、槟榔各 50 g。

主治：癥瘕。

用法：共研细末，下筛，糊为丸，朱砂为衣。每晨向东坐，1 次 10 g，用米汤吞服。

安胎

1. 陆氏验方

方源：《医方守约》

处方：砂仁 15 g，酒芩 50 g，半焦术 50 g。

主治：妊娠腹痛。

用法：共研末，每用 9 g，紫苏梗煎汤调服。

2. 猪肚丸

方源：《医方守约》

处方：杜仲、续断各 200 g。

主治：滑胎。

用法：上药焙干研末，药末入公猪肚中，酒煨烂，制丸如黄豆大，每日米饮吞一丸。

死胎

1. 易简方

方源：《医方守约》

处方：益母草（鲜）100 g。

主治：胎死腹中。

用法：洗净，绞汁，内服。

2. 易简方

方源：《医方守约》

处方：黄葵子（炒研）50 g，豆腐 1 块。

主治：死胎。

用法：拌匀，内服。

按：黄葵子，锦葵科植物黄蜀葵的种子。土家俗称“野棉花子”。

3. 郭氏方

方源：《医方守约》

处方：芒硝 9 g，童便调和。

主治：胎死宫中。

用法：以温酒内服。

4. 疗儿散

方源：《医学萃精》

处方：人参 50 g，当归 100 g，牛膝 15 g，鬼臼（研末）9 g，乳香 6 g。

主治：胎死腹中。

用法：水煎，内服，1 日 1 剂。

胞衣不下

1. 送胞汤

方源：《医学萃精》

处方：当归 100 g，川芎 15 g，贝母 3 g，乳香（生研）50 g，没药 50 g，黑芥 9 g，麝香（另冲）0.3 g。

主治：胞衣滞腹。

用法：水煎，内服。1 日 1 剂，3 次分服。

2. 陆画村验方

方源：《医方守约》

处方：无名异 9 g。

主治：胞衣滞宫。

用法：研细末，以鸭蛋白调匀，取米醋一杯，煎热调服。

3. 郭氏方

方源：《医方守约》

处方：蓖麻 1 粒，生姜适量。

主治：胞衣不下。

用法：生姜熬汤，蓖麻用生姜汤吞服。

4. 易简方

方源：《医方守约》

处方：荷叶 50 g。

主治：胞衣不下。

用法：碗盛，以滚沸水速冲。

按：荷叶不用水煎，开水冲泡即可，久煎则失效。

5. 易简方

方源：《医方守约》

处方：红凤仙花子 15 g。

主治：胞衣不下。

用法：温汤送下。

6. 易简方

方源：《医方守约》

处方：棉花子 9 g。

主治：胞衣滞宫。

用法：焙干，研末，蜜汤调和，内服。

产后气脱

救脱活母汤

方源：《医学萃精》

处方：人参 100 g，当归 50 g，熟地 50 g，枸杞 15 g，山茱萸 15 g，麦冬（去心）50 g，阿胶 6 g，肉桂 3 g，黑芥 6 g。

主治：产后气脱。

用法：水煎，内服。1 日 1 剂，连服 4 剂。

产后虚汗不止

麻黄根汤

方源：《医学萃精》

处方：人参 6 g，当归 6 g，黄芪 5 g，白术 3 g，桂枝 0.15 g，粉草 0.15 g，牡蛎（研）0.9 g，浮麦 3 g，麻黄根 3 g。

主治：产后虚汗不止。

加减：手足冷，加黑姜 0.12 g，附子 1 片；口渴，加麦冬 3 g，五味子 10 粒；产后多痰，加竹沥、姜汁各 1 匙，以清痰火；恶风畏寒，加防风、羌活各 0.15 g。晚服八味地黄丸。

八味地黄丸处方：山茱萸 24 g，山药 24 g，牡丹皮 24 g，茯苓 24 g，熟地黄 24 g，黄芪 50 g，泽泻 15 g，五味子 15 g。

按：如虚汗多者，尤当谨避风寒；汗多而小便不通者，切勿利水以竭津液也。

产后发热

易简方

方源：《医方守约》

处方：黑荆芥 15 g，当归 18 g，川芎 9 g。

主治：产后发热。

用法：研末，1 次 6 g，水煎。兑陈酒、童便各半杯，内服。

少乳

1. 鲍云韶验方

方源：《医方守约》

处方：猪蹄，山甲。

主治：缺乳。

用法：用麻油炙，共煮去甲食蹄。

按：土家人认为，猪蹄有七星者为佳。

2. 素验方

方源：《医方守约》

处方：猪蹄 1 只，沙参 400 g，木通（煮烂）50 g。

主治：少乳。

用法：去木通，配葱、盐调料，食肉喝汤。1 日 1 剂，3 次分服。

3. 孟诜方

方源：《医方守约》

处方：野猪（脂炼去渣），少入盐。

主治：少乳。

用法：每取 1 匕，和陈酒热饮，1 日 3 次。

加减：产后用鲤鱼 1 尾，焙干研末，1 次 3 g，温酒送服。

4. 疏滞下乳方泻豬汤

方源：《医方守约》

处方：细辛 0.15 g，白芷、胡荽各 6 g，葱 3 茎，木通 15 g。

主治：身热乳胀。

用法：水煎，内服。1 日 1 剂，3 次分服。

5. 陈氏良方“漏芦汤”

方源：《医方守约》

处方：漏芦 100 g，瓜蒌（烧存性）10 枚，土瓜根 50 g。

主治：乳胀不通。

用法：研末，每用6 g，酒调下。

6. 易简方

方源:《医方守约》

处方：丝瓜带子。

主治：缺乳。

用法：烘干，烧存性，研末，温酒调服6 g。

按：丝瓜带子即丝瓜络。

7. 易简方

方源:《医方守约》

处方：鲜虾（去足）250 g。

主治：少乳。

用法：取肉捣烂，陈酒煎，尽量饮之，少顷有汗，续饮猪蹄汤。

8. 云林涌泉散

方源:《医方守约》

处方：穿山甲、王不留行、漏芦、花粉、僵蚕、白丁香（即麻雀粪便）各15 g。

主治：少乳。

用法：研末，1次6 g，蹄汤调服。1日1剂，3次分服。

9. 梁瀛侯验方

处方源:《医方守约》

处方：山甲、瓜蒌、归尾各6 g，乳香、没药各0.15 g，甘草3 g。

主治：缺乳。

用法：酒水合煎，内服。1日1剂，3次分服。

10. 王海藏祖传二母散

方源:《医方守约》

处方：贝母、知母、牡蛎等分。

主治：缺乳。

用法：研末，每用6 g，蹄汤调服。

11. 熊氏方

方源:《医方守约》

处方：麦冬（去心)50 g，焙干研末，每用6 g；另以酒磨犀角约3 g，炖热，内服。连服二剂，乳汁便出。

12. 姚僧坦验方

方源:《医方守约》

处方：瓜蒌仁 200 g。淘洗，晒干，文火焙干炒香。

用法：1 次 9 g，白酒煎，内服。

13. 杨氏方

方源：《医方守约》

处方：瓜蒌根 200 g。

用法：烧存性，研末，每次 15 g，水煎，内服。1 日 1 剂，3 次分服。

14. 素验方

方源：《医方守约》

处方：地锦（俗称铺地红，又名奶浆草）1 握，花粉、沙参各 50 g。

用法：用猪蹄汤煎，内服，日三五次，喝汤。

产后乳肿

1. 长春方

方源：《医方守约》

处方：法半夏（煨研末）15 g。

用法：每次 3 g，白酒煎，内服。1 日 1 剂，3 次分服。

2. 熊氏方

方源：《医方守约》

处方：赤豆 50 g。

用法：研末，酒下，内服，药渣敷肿处。

3. 易简方

方源：《医方守约》

处方：瓜蒌 1 枚，粉草、生姜各 3 g，葵根及子（焙干研末）。

用法：白酒煎，1 次 9 g，内服。

2. 蒲公英瓜蒌贝母汤

方源：《医方守约》

处方：蒲公英（根叶）100 g，瓜蒌（洗炒去油）50 g，贝母 9 g。

用法：水煎，兑陈酒内服。1 日 1 剂，3 次分服。蒲公英叶捣烂，外敷肿处。

3. 素验方

方源：《医方守约》

处方与用法：丹参叶（捣烂），合酒糟外敷患处。

鬼胎（怪胎）

1. 荡鬼汤

方源：《医学萃精》

处方：人参 50 g，当归 50 g，大黄 50 g，雷丸 9 g，红花 9 g，牡丹皮 9 g，枳壳 3 g，厚朴 3 g，牛腺 9 g，桃仁 30 粒。

主治：鬼胎。

用法：山泉水煎，内服。

2. 荡邪汤

方源：《医学萃精》

处方：冒丸 18 g，桃仁 30 粒，当归 50 g，牡丹皮 50 g，甘草 12 g。

主治：鬼胎。

用法：山泉水煎，内服，两次分服。

按：土家医“鬼胎”病，相当于现代医学葡萄胎病。

疮疮痈

1. 四妙加山甲皂棘散

方源：《医方守约》

方 1　用蛾口茧（烧存性）1 枚，白酒吞服。

方 2　生黄芪、当归各 9 g，银花、甘草、皂棘各 3 g，穿山甲（炮炙）3 大片。

主治：痈肿。

用法：水煎，内服。

2. 金箍散

方源：《医方守约》

处方：白芙蓉叶 100 g，五倍子 50 g，白及 50 g，生大黄 50 g。

主治：痈肿。

用法：研末，用蛋白及醋调合成药泥，外敷患处，留痈疖之“头”。

3. 蛤蟆散

方源：《医学萃精》

处方：硫黄 9 g，胡椒 6 g，癞蛤蟆 1 只。硫黄、胡椒（焙干）共研细末，外用。

主治：无名肿毒。

用法：将药末灌入癞蛤蟆（眼睛红色，腹无八字者不用）腹内，用线将口捆紧，外以黄泥包裹蛤蟆，入炭火中烧之，俟泥团红透取出，用碗覆盖，候冷去泥，取蛤蟆研为细末。用笔尖蘸药末涂患处，日三五次。

4. 铁桶膏

方源：《医方守约》

处方：五倍子 50 g，白及 50 g，铜绿 15 g，白矾 12 g，胆矾 9 g，郁金 100 g，轻粉 6 g，麝香 0.6 g。

主治：背痈。

用法：药物焙干研末备用。米醋一碗（约 250 g），文火熬，熬至起黄泡为度，待温后加入药末 3 g 搅匀，用笔蘸药末涂患处周围。

5. 洞天鲜草膏

方源：《医学萃精》

处方：壮年头发 500 g，菜籽油 1500 g。

主治：痈疥恶疮，无名肿毒。

用法：先将壮年头发同菜籽油入锅，熬至头发枯熔，浮起之时，挑去渣，候油微冷。取鲜牛蒡草（连根）、生白菊（全草）、活苍耳（全草）、生忍冬藤、生马鞭草各 500 g，以生鲜为佳。以上 6 味，切作寸段，再加菜油 5000 g，熬至各草枯黑，撇去渣滓，再加白芷、甘草、当归、五灵脂各 400 g 入锅，仍熬至色转枯黑，沥净药渣，俟油已冷，并将先熬发油，合行掺入。每油一斤，用炒透研过之黄丹 350 g，撒入油内搅匀，更要搅调不停，熬至滴水成“珠”，以两指捻膏为丸，膏不粘指为度。离火冷透，收贮备用。

加减：若做嫩膏者，熬法同前，但每斤油入黄丹 200 g，熬黑即收，不必滴水成珠，其膏自嫩。

6. 拔药（拔毒）

方源：《医方守约》

处方：蓖麻仁（去壳）。

主治：痈毒恶疮，红肿疼痛等证。

用法：捣烂如泥，按患处大小，预备旧绢一片，将麻仁泥匀铺绢上，安放患处，再取旧绢一片，掩盖铺药，绢之两头，以线扎捆，拔毒止痛，立刻见功。此惟红肿痛甚者，乃可用之。痛止即去，不得久拔。至阴疽诸患，大凡皮色白塌，无变异者，切忌拔药。

7. 首乌花粉栀翘汤

方源：《医方守约》

处方：制首乌 6 g，土茯苓 6 g，花粉 6 g，栀子 3 g，连翘 3 g。

主治：溃后身热。

用法：水煎，内服。1 日 1 剂，3 次分服。

溃疡（烂）

1. 猪蹄汤

方源：《医方守约》

处方：当归、赤芍、羌活、白芷、黄芩、蜂房、甘草各等分。

主治：皮肤溃疡。

用法：煮猪前蹄，取汤煎药洗之。

2. 菖蒲汤

方源：《医方守约》

处方：石菖蒲 500 g，嫩松毛 100 g，鲜地榆 400 g，鸭跖草、银花藤各 200 g。

用法：煮水，洗患处。1 日两次。

3. 白膏药

方源：《医方守约》

处方：巴豆肉 100 g，蓖麻仁 100 g，蟾蜍（各衔发一团）5 个，活鲫鱼 10 尾，麻油 1500 g，铅粉 2500 g，乳香末 15 g。

主治：溃后流脓。

方 1　活鲫鱼 1 尾，入砂锅捣碎 200 g，搅匀，厚敷疮上，外以纸贴一二日。

主治：对口溃烂流脓。

方 2　鲫鱼 1 尾去肠杂，填以羯羊粪，研末，干涂疮口。

主治：背溃疡。

4. 贝叶膏

方源：《医方守约》

主治：皮肤疡烂。

处方：麻油 500 g，白蜡 100 g，血余（洗净）10 g。

用法：先将血余入油锅中，以文火熬化去渣，离火入白蜡熔化。将棉纸剪作小块，块块蘸油蜡贴于瓷器旁，用时揭单张贴患处，日换。该方具有定痛去腐生肌之功效。

5. 风仙膏

方源：《医学萃精》

主治：瘰疬，恶疮，皮肤溃疡。

处方：风仙花（指甲花）全草适量。

用法：全草（连根）洗净，风干。捣烂取自然汁 1000 g，不需加水，尽用原汁，文火熬稠呈膏状，挑涂患处。一日一换。

疽

陈氏控涎丹

方源：《医方守约》

处方：甘遂（面包煨）、红牙大戟、白芥各 15 g，

主治：瘰疬，附骨疽

用法：炒燥，研末。加工成蜜丸，一次 15 g，淡姜汤送服。

疔

1. 化核膏

方源：《医学萃精》

处方：菜油 2000 g，壁虎 14 条，蜘蛛 28 个，蜗牛 36 个，新鲜首乌全株（连藤带叶），活牛蒡草全草（梗叶根枝），白菊花全草，苍耳子全草，薄荷全草。以上生鲜为佳，各 250 g，水红花子仁（捣碎）、连翘、大黄、荆芥、防风、玄参、苦参、白蔹、白及、自芥子、僵蚕各 200 g。

主治：疔。

用法：采油 4 斤、壁虎 14 条、蜘蛛 28 个、蜗牛 36 个，入锅熬至枯浮油面，取出，再入新鲜首乌连藤带叶，活牛蒡草连梗叶根枝，白菊花连根合叶，苍耳子连根带叶，薄荷草连根舍叶，以生鲜为佳各 500 g，用武火熬至各草枯黑，挑去渣滓，俟油稍冷，再入水红花子仁（捣碎）、连翘、大黄、荆芥、防风、玄参、苦参、白蔹、白及、自芥子、僵蚕各 200 g，浸泡一夜。然后加火，熬至枯黑，去渣。以帛沥油，称过斤两，熬至滴水不散，每药油一斤，配炒黄丹半斤，陆续抖入，缓缓搅匀，再将先制之木别油半斤，一并加入。乃用文火徐熬，熬至滴水成珠，膏不粘指为度。苏合油 500 g，丁香油、射香各 6 g，搅调和匀，退火待冷，瓷罐收藏，听用。凡贴前列诸症，患之浅者，每多暗消，但恐息之深者，毒根难除，必取上章子龙丸，日服三次，内外夹攻，则除根杜后矣。

2. 齐州赵姚方

方源：《医方守约》

处方：枸杞根皮 200 g，牡蛎 350 g，姜石 250 g，茯苓 1500 g。

主治：疔，癀。

用法：各研末，绢筛合和。

加减：另取新枸杞根合皮切，3000 g 水煮去滓，狗粪 1000 g 搅澄取清，合前药末，熟捣捻饼，阴干备用。

用时以两刀针直刺疔头，刮取药末，置入疔孔中，勿令泄气，并遍封疔头。胀起

时，针挑根即出。

病在中，外有肿相应，并恶寒发热，以温汤半盏，刮取药如梧子大，五丸内服。日夜服三次。

若须根出，服药经一日，以鸡羽剔吐，根随吐出，若不出根亦自消烂。

在外者，一日敷药三次，根出后再敷三次，以肌肤生新为度。

若犯诸忌而发病者，取枸杞根合皮骨切，三升水煮去滓，研药末一匕，和枸杞汁一盏服之，日服三次，并单饮枸杞根汁。

3. 孙氏方

方源：《医方守约》

处方：野菊花叶茎（捣烂）。

主治：疔、疱。

用法：白酒煎，内服，药渣外敷患处。

4. 易简方

处方：野菊花茎叶、苍耳草各 100 g。

主治：疔。

用法：洗净共捣烂，入酒一碗，绞汁，取汁。汁内服，渣外敷。

5. 司马吴玉堂方

方源：《医方守约》

处方：苍耳蠹虫（采大茎有蛀眼者），截取线缚，挂檐下（1 以上年者效优），用时取出，或八九月采取，纳瓷缸中以麻油浸之。

主治：疔。

用法：初起肿痛，内服五条，温酒送下。外捣三条，贴疔头。若毒陷昏愦，内服二十五条，外贴三条，细者三条当一。

6. 消管方

方源：《医学萃精》

处方：角刺尖、柘树膜（炙净）末各 15 g，红腹金钱鳖（净末）9 g，榆面（净末）6 g，蟾酥 3 g。

主治：阴疽恶毒，烂溃，脓液时流。

用法：共和入钵，加工研细，固藏备用。每遇瘘管，先以探针按定瘘管，轻入探通，量其浅深，然后用棉纸卷末为条，大小浅深，俱如所量为之，轻轻插塞管中，日易日塞。外以膏药掩之，至愈乃止。

7. 推车散

方源：《医方守约》

处方：蜣螂（俗呼推车虫，又名推屎虫）。

主治：久溃不敛，内生多骨（相当于骨髓炎）。

用法：大者用二三个，乘生研烂，用干姜末 15 g。微火炙干，再行加工，细研如面粉，用笔筒吹入孔内。或用蜣螂脑，合面粉敷之。或用干狗粪，带白色者，烧烟熏之，亦愈。疮口未愈者，用密陀僧研末，桐油调稠，布摊贴之。

8. 玉山韩光艾蒿拔疔散

方源：《医方守约》

处方：艾蒿。

主治：疔毒拔根。

用法：烧灰存性，纳竹筒中，水淋取汁，以针刺疔根，至痛点，以之点三次。

9. 葱矾散

方源：《医方守约》

处方：葱白 7 茎，白矾 9 g。

主治：疔肿初起，发热无汗。

用法：两药捣烂如泥，分作七分，每分以热酒送下，汗出勿盖。

10. 葱韭丝瓜饮

方源：《医方守约》

处方：葱白 7 茎全用，韭菜 10 g，丝瓜叶 10 g。

主治：疔肿，鱼脐疔。

用法：合捣取汁，兑温酒内服，出汗勿盖，药渣外敷疔头。

11. 化疔内消散

方源：《医方守约》

处方：穿山甲 3 片，皂棘 3 g，乳香、花粉、贝母、知母、银花、白及各 6 g，蚤休、甘草各 3 g。

主治：疔肿毒。

用法：酒水煎，内服。

12. 黄连解毒大黄汤

方源：《医方守约》

处方：黄芩 6 g，黄连 6 g，黄柏 6 g，栀仁 9 g，生大黄 9 g，葱白 5 茎。

主治：疔毒。

用法：水煎，内服。

13. 七星剑

方源：《医方守约》

处方：苍耳草（用株）50 g，菊叶 10 g，冬瓜根、豨莶各 9 g，紫花地丁 50 g，半枝莲 15 g，蚤休 6 g，麻黄 0.15 g。

主治：疔，疮。

用法：酒水煎服，取汗外涂患处。

按：苍耳草、菊叶当为鲜药，用干品必须酌减剂量。

14. 易简方

方源：《医方守约》

处方：蓖麻仁（去油）1 粒，乳香 0.3 g，研枣肉少许。

主治：疔。

用法：合制为饼，外贴疔头以膏封。

15. 易简方

方源：《医方守约》

处方：蓖麻仁 6 g，松香 15 g，银朱 3 g，黄丹 3 g，轻粉 0.15 g。

主治：疔疮。

用法：共捣成膏，外贴患处。

16. 易简方

方源：《医方守约》

处方：白梅、荔枝肉各适量。

主治：疱疮。

用法：合捣成饼，外贴患处。

17. 易简方

方源：《医方守约》

处方：蝉蜕 12 壳，僵蚕 3 g。焙干研末，用陈醋调涂患处。

18. 易简方

方源：《医方守约》

处方：天葵 9 g，夏枯草 3 g，黄芩 3 g，胆草 3 g，海藻 9 g，昆布 9 g，乳香 6 g，没药 6 g，连翘 6 g，栀仁 6 g。

用法：加葱白捣烂，合蜜调成药泥外敷患处。

主治：热毒疔疮。

用法：水煎，内服。

其他验方：

方 1　生南星、生半夏各适量。焙干研末，以鸡子白调，涂患处。

方 2　草乌头、木鳖各适量。焙干研末，以葱汤调，涂患处。

方 3　蓖麻仁、鲜山药。共捣烂，外敷患处。

方 4　山慈姑适量。用白酒磨汁，外涂患处。

方 5　土狗适量。捶烂合蜜调匀，外敷患处。

历节风

1. 山甲散

方源：《医方守约》

处方：山甲（炒）15 g，蛇床子、蔓荆子各 15 g，羌活、独活、防风、苍术、威灵仙各 50 g，雄精、硫黄各 9 g，麝香（另研）0.6 g。

主治：历节风。

用法：诸药共研细，内服。一次服 9 g。另服麝香 0.3 g，葱汤调，两次分服。取 24 g 外熨。入锅中加葱汁炒极热，取起置包布上，掺麝香少许，布包遍熨肿痛处，冷则再炒再熨。

2. 一圣散（又名追风散）

方源：《医方守约》

处方：皂棘 1000 g。

主治：风热毒。

用法：烧灰存性，每用 9 g，煎大黄汤调服。

加减：皂棘三斤，烧枯蒸一时，久晒干研末，每日食后用 6 g，以大黄汤调，内服 10 日。

杨梅疮

1. 土茯苓饮

方源：《医方守约》

处方：土茯苓 5000 g。

主治：杨梅疮。

用法：每日 100 g 煎水，代茶频饮，连饮一月。

2. 槐花酒

方源：《医方守约》

处方：槐花 1000 g。

主治：杨梅疮。

用法：入瓶以陈酒浸泡，隔水煮一炷香时取，紧封，每饮一茶盅，日二三次。

诸疮

1. 何首乌汤

方源：《医方守约》

处方：生首乌 6 g，地骨皮 6 g，土茯苓 9 g，花粉 6 g，银花 6 g，牛子 3 g，地肤子 3 g，连翘 3 g，甘草 3 g。

主治：血热疮疥。

用法：水煎服。

2. 四妙加乳没山甲皂棘散

方源：《医方守约》

处方：生芪 9 g，当归、银花、甘草、乳香、没药、皂棘各 6 g，穿山甲片（炮）3 片。

主治：疮毒内陷。

用法：水煎服。

3. 素验方

方源：《医方守约》

处方与用法：陀僧适量，研末，酒水调合，外涂患处。

主治：癣疮。

4. 仙灵丹

方源：《医学萃精》

处方：斑蝥 24 g（去头翘），糯米（炒黄，用时去米，川产者良），前胡（炒）12 g，乳香（去油）3 g，没药（去油）3 g，血竭 3 g，玄参 0.12 g，冰片、麝各 0.15 g。

主治：疮疡（初起）。

用法：合碾极细，瓷瓶收贮。针破疮顶，点前药如芥粒许，外以膏药贴掩，重者一日一换。

5. 回疗散

方源：《医学萃精》

处方：土蜂窠（有子者）50 g，蛇蜕 1 条。

主治：刀镰疮，疔毒。

用法：合用泥裹，火烧煅性，研末收贮，开水冲服，每次 6 g。

6. 愈风换肌丹

方源：《医学萃精》

处方：白花蛇 1 条（约 250 g），苦参 200 g，皂角 1500 g。

主治：周身癞疹瘙痒成疮。

用法：白花蛇酒浸 3 日，去骨阴干，同苦参研末。皂角去皮，酒浸一宿，取出，以水熬成膏。即用此膏合末调制为丸，梧子大。一次服 20 g，以玉屏风散汤送服，一日三次。

7. 秘伟漆黄蟾酥丹

方源：《医学萃精》

处方：鲜螃蟹（大者）4个，生漆500 g，蟾酥、明雄黄各100 g。

主治：癞疮。

用法：选一未损瓷坛，先将蟹装入，次入漆封口，埋在土中14日后取出，查看二物，俱化成水，滤去粗渣，倾水入锅，微火煎干，研为细末。放入雄黄、蟾酥二味搅匀，瓷坛收贮。每日6 g，睡前以好酒送服，连服一月。

8. 合掌散

方源：《医方守约》

处方：硫黄50 g，铁锈50 g，红砒霜0.18 g。

主治：周身疥疮，阴囊湿痒。

用法：共研细如面粉，取葱汁调浓，敷涂碗内，周围涂匀，勿厚勿薄。以碗覆瓦上，放艾于碗下烧熏，熏至药干，敲之如空碗声为度。刮下敷药，再加细研，每次3 g，可作数次之用。其法以右手中指蘸麻油，再于包内点粘药末，搽入左手掌心，合掌摩擦，擦至有药气而不见药形。然后以两手擦疮，每日早晚各擦两次，且又常常以鼻嗅之。

破头风

素验方

方源：《医方守约》

处方：葱白（全株）50根，韭根200 g，生姜200 g。

主治：破头风。

用法：药物洗洁，共入石臼，捣烂分作两堆，以桐油树大叶两层包之，将两包置火炉红灰中煨制。用时取出一包，去外层焦叶，持内层热包熨肿痛处，冷则取第二包换熨。将换药包更新叶一层，仍用热火灰煨，轮煨轮熨数次。

偏头风

1. 易简方

方源：《医方守约》

处方：生萝卜适量，捣烂取汁。

主治：治偏头风。

用法：仰卧，药汁注鼻腔内。

2. 罗瀛经验方

方源：《医方守约》

处方：猪脑髓3个。无盐蒸熟，食用。

主治：伤风头痛。

3. 素验方

方源：《医方守约》

处方：葱、韭、姜（均为鲜品）各适量。

主治：偏头风。

用法：共捣碎加热，熨患处。

4. 陆画邨验方

方源：《医方守约》

处方：鹅不食草、白矾（水洗晒干）、牙皂、细辛各适量。

主治：偏头及正头风。

用法：焙干共研末，将药末吸入鼻中（勿用筒重吹）。

目疾

1. 易简方

方源：《医方守约》

处方：冬至采冬青子。

用法：九蒸九晒，每夜吞一勺，酒送。

2. 素验方

处方：羌活0.15 g，升麻0.24 g，柴胡6 g，赤芍6 g，黄芩、胆草、桑皮、栀仁、甘草各3 g。

主治：外障红肿疼痛。

用法：水煎服。

3. 素验方

方源：《医方守约》

处方：石菖蒲100 g，桑叶1握，白菊花9 g。

主治：外障红肿疼痛，目珠暴出。

用法：每日煎水，代茶饮。

4. 素验方

方源：《医方守约》

处方：萱草根100 g。

主治：治鸡盲。

用法：煎水，代茶饮，晚合渣食之。5剂1疗程。

5. 拈痛方

方源：《医方守约》

处方：生白矾100 g。

主治：眼肿痛。

用法：冷水化开，以绵蘸矾水涂眼眶，勿近眦睫。

6. 朱氏拈痛方

方源：《医方守约》

处方：白芷、黄连、黄柏、大黄各15 g。

主治：外障红肿痛痒。

用法：共研细，以鸡子白调敷眼眶。

7. 退云散

方源：《南垣医抄》

处方：归尾、生地、菊花、木贼、谷精草、羌活、石决明（煅）、大黄（酒炒）、黄柏、蔓荆子、白芷、龙胆草、连翘、蝉蜕等分。

主治：眼生翳膜，蒙覆瞳仁，昏涩多泪，赤肿碜痛。

用法：上剉一剂，水煎，内服。

8. 观音梦授丸

方源：《南垣医抄》

处方：夜明沙、当归、蝉蜕、木贼各150 g。

主治：内障青盲，因病赤眼，或食咸物而得者，乃热流肺经，轻则朦胧，重则生翳膜遮睛。

用法：上药研为末，用白羯羊肝200 g，煮烂，捣膏，和丸梧子大，空心熟水下五十丸，忌荤腥、面食等物。

9. 拨云退翳还睛丸

方源：《南垣医抄》

处方：蒙花、木贼、蒺藜、蝉蜕、青盐各50 g，薄荷、白芷、防风、川芎、荆芥、枸杞、知母、白芍、草各15 g，当归9 g，黑芝麻250 g，小金钱菊花24 g。

主治：一切眼疾，内外翳障。

用法：上为末，蜜丸弹子大，每食后细嚼一丸，茶清送下。

按：火毒伤眼。

10. 二百味花草膏

方源：《南垣医抄》

处方：羯羊胆1枚，蜂蜜适量。

主治：火眼及烂弦风，痒痛流泪，昼不能视，夜恶灯火。

用法：以蜜灌满，入朱砂末少许，用纸笼套住，挂屋檐下阴干，每取一粒，和水点之即愈。以羊食百草，蜂采百花，取为名也。

加减：炉甘石适量，先用童便煅淬七次，次以黄连汤煅淬七次，后以雀舌茶清煅淬七次，三汁合置一处，再煅三次，放冷碾细，入脑麝各少许，点眼。

又：烂弦风虫痒，取覆盆子软叶，入初生男儿乳汁，研匀为丸，置眦头上，其虫自出。

又：倒睫拳毛，木鳖子二个，去壳捣烂，绵裹塞鼻中，左目塞右，右目塞左，一二夜。

11. 嗅鼻拔云方

方源：《医方守约》

处方：鹅不食草揉烂，川芎少许，青黛。

主治：风热翳障。

用法：共研末，再合揉塞鼻一宿。

12. 陆氏嗅鼻方

方源：《医方守约》

处方：鹅不食草。

用法：用白矾水洗，晒干，同牙皂、细辛研末，嗅鼻。

按：鹅不食草有两种，一种俗名小救驾，其味辛烈，治跌殴止烟瘾，嗅鼻散翳大效。一种俗名满天星，其味微辛，行筋骨，俗名钻骨丹，嗅鼻散翳。

13. 易简方

方源：《医方守约》

处方：万年青（鲜叶）。

主治：红肿疼痛。

用法：捣汁，点之。

14. 朱广德验方

方源：《医方守约》

处方：万年青自然汁。

主治：目被触伤、击伤、刺伤。

用法：绵濡涂之。

鼻病

注：鼻病鼻之经络属胃，鼻之开窍属肺，凡鼻病多由肺胃二经之邪热。

1. 素验方

方源：《医方守约》

处方：老苋茎、蒜茎。

用法：各烧黑存性，莫成白灰，研细，过筛，加轻粉 3 g，合匀。取少许嗅入鼻中。

主治：慝虫初蚀鼻痒。

2. 素验方

方源：《医方守约》

处方：丝瓜藤近根适量。

用法：连根烧黑灰存性，釜脐墨、栀仁各 6 g。沸汤调服。

主治：脑崩腥臭。

3. 素验方

方源：《医方守约》

处方：旱莲草适量。

主治：鼻衄。

用法：榨汁，100 g，冷饮之。或用吹鼻法，将药吹入鼻腔，宜轻不宜重。

蚕耳

1. 螺蛳涎

方源：《医方守约》

处方：田螺 12 只。

主治：蚕耳（流脓恶臭）。

用法：先以黄泥敷缶器，令紧滑不漏，田螺 12 个置泥上，螺闻泥香则靥开，急投冰片粉少许入靥内，螺缩涎出，倾入盏中，频滴耳道内，日三四次。

按：蚕耳，民间俗称灌蚕耳，相当于化脓性中耳炎。

2. 易简方

方源：《医方守约》

处方：鲜青蒿叶适量。

主治：蚕耳。

用法：洗净窄汁，滴耳，日三四次。

3. 素验方

方源：《医方守约》

处方：隔年陈烟茎。

主治：蚕耳（化浓）。

用法：榨油，滴入耳中。

齿病（火牙）

1. 素验方

方源：《医方守约》

处方：九龙胆。

主治：火牙，牙龈肿痛。

用法：焙干研末。剧痛有涎，药末含口腔，勿咽须吐出，昼夜频含。

按：九龙胆，又叫地胆，青牛胆。

2. 易简方

方源：《医方守约》

处方：白杨树皮适量。

主治：火牙痛。

用法：煎水漱口，一日数次。

3. 蜂窝散

方源：《南垣医抄》

处方：露蜂房、白蒺藜、荆芥穗、花椒、细辛、白芷、艾叶各等分。

主治：牙痛或肿痛。

用法：上剉一贴，葱白三根，水醋同煎，乘热含漱（久漱不吐）。

又：蜂房一个。每一孔内，纳胡椒及花椒各一粒，用碗盛之，水装满，加黄柏三片于内，以碟盖住，用纸封固，汤煮一炷香尽，取出候温含漱良久吐出。

喉痹（喉炎）

1. 壁钱散

方源：《南垣医抄》

处方：壁钱窝 1 个。

用法：病人脑后发拔一根，缠定钱窝，灯上以银簪挑而烧之存性；入发灰枯矾末，研匀，吹入喉中。

按：古人为长发，今男子是短发，需多剪几根。

2. 素验方

处方：蔷薇根 15 g，山豆根 9 g，楮实五枚。

主治：喉痹（乳蛾）。

用法：水煎，内服。

3. 素验方

方源:《医方守约》

处方：鸡子白，生饮之。

主治：喉痹。

4. 竹衣麦门冬汤

方源:《南垣医抄》

处方：麦冬 6 g，茯苓、桔梗各 3 g，杏仁 7 粒，橘红、甘草各 0.15 g，竹衣（取嫩金竹内衣膜）5 g。

主治：喉炎。

用法：上剉 1 剂，金竹叶 14 匹。水煎，入竹沥调服。

5. 嘹亮丸

方源:《医方守约》

处方：香椿芽（榨汁）200 g，梨（取香甜梨）汁 200 g，人乳、白蜜各 200 g。

主治：喉痹（久嗽失音声哑）。

用法：上药和匀，水煎成汤，不拘时服，白开水送下，日四五次。

注：如无新椿芽，则用老香椿叶，研细为末，以代之。

痔疮

1. 素验方

方源:《医方守约》

处方：椿芽 1 握。

主治：痔（出血）。

用法：切碎，拌鸡蛋炒，食用。

又方：干椿芽 1 把。

主治：痔血。

用法：细嚼以陈茶下之。

2. 癞蛤蟆草方

方源:《医方守约》

处方：野烟（挖耳草）。

用法：晒干，合五倍子研末，麻油调涂患处，日三四次。

脱肛

1. 黑圣散

方源：《医方守约》

处方：悬网大蜘蛛 1 个。

主治：脱肛。

用法：蕉叶两张包扎，火烧存性，入黄丹少许，研末。先以白矾、葱、椒煮水洗，拭干，取前药末，置软帛上托入。

2. 德生堂验方

方源：《医方守约》

处方：取大田螺 3 个（水养一日去泥）。

主治：肛脱。

用法：另用黄泥敷碗，令紧滑不漏，置螺碗中，螺闻泥香则靥开，即将黄连细末投入靥内，待螺吐涎化水倾入别碗盛之。再用白矾、五倍子煮水，洗肛拭干，以鸡翎蘸螺涎扫肛，以蕉叶托上。

便毒

1. 山甲内消散

方源：《医方守约》

处方：穿山甲（炮甲珠）36 大片，皂棘、乳香、贝母、石决、瓜蒌、牛子各 6 g，白芷、芒硝、甘草各 3 g。

主治：便毒初起（便毒也称粪毒）。

用法：共研末，酒水合煎，内服。1 日 1 剂，3 次分服。

2. 杨氏验方

方源：《医方守约》

处方：核桃 3 枚，铜钱 1 文（枚）。

又方：端午日，午时摘青胡桃（阴干）。用时取三枚全烧，研末，温酒送服。

主治：便毒。

3. 素验方

方源：《医方守约》

处方：鳔胶（油炙）100 g。

主治：便毒。

用法：细嚼以陈细浓茶送下。

4. 戴氏方

方源：《医方守约》

处方：鳔胶 50 g（烧存性）。

用法：研末，酒服，外捣石菖蒲盦之。

按：盦，古代盛食物的器皿，引申为覆盖的意思。

5. 陆氏方

方源：《医方守约》

处方：鸡蛋开口，纳红娘 6 个。

主治：便毒。

用法：湿纸包煨，去红娘，食蛋，温酒送下。

脚气

1. 苏长史方

方源：《医方守约》

处方：蓖麻叶（捣烂）。

主治：脚气初发。

用法：蒸热裹之，日二三次。

加减：若冬月无蓖麻叶取蒴翟根（即接骨草根）捣烂，合酒糟蒸热裹之。日两次。

按：蒴翟，忍冬科植物，土药名为八棱麻。

又方：蓖麻仁粒研烂，同苏合香丸贴足心。

2. 深师大犀角汤

方源：《医方守约》

处方：乌犀角尖、旋覆花、橘皮、茯苓、生姜、生白术、桂枝、黄芩、防己、桑皮、前胡各 15 g，紫苏梗叶 20 g，豆豉 300 g，大枣 10 枚。

主治：脚气（毒气冲心，水肿）。

用法：水煮，分三次内服，一日一剂。

3. 深师犀角麻黄汤

方源：《医方守约》

处方：犀角、羚羊角各 0.2 g，麻黄、防风、防己、独活、桂枝、杏仁、川芎、当归、生白术、甘草、黄芩、石膏、生姜各 6 g。

用法：水煮，取药水 300 g，分三次内服。

4. 深师治脚气壅痛方

方源：《医方守约》

处方：槟榔 1 枚。

主治：脚气。

用法：以沙牛（即母牛）尿，磨汁温服。研末，温童便调服。

5. 广利治脚气冲心方

方源：《医方守约》

处方：槟榔 12 枚。

主治：脚气。

用法：共研细末，分为两份，热甜酒水调服，一日两次，每次一份。

6. 易简方

方源：《医方守约》

处方：威灵仙研末，一次 6 g。

主治：脚气。

用法：温酒送服，病减药亦减。

又方：木瓜，黄酒各适量。

主治：脚气（毒气入内，腹胀闷喘急）。

用法：木瓜煮酒，内服。

7. 广利方

方源：《医方守约》

处方：黑豆 200 g。

主治：脚气。

用法：水煮浓，药汁内服。

痛痹（手足痹痛）

素验方

方源：《医方守约》

处方：威灵仙、防风、桂尖、细辛、防己各 3 g，香五加皮、青皮、乳香、没药各 6 g，山甲 3 大片，葱 3 茎，生姜 6 g。

主治：痛痹。

用法：水煎，内服。

注：威灵仙、防风搜风，桂枝、细辛除寒，苍术、防己去湿，五加诸味疏通，穿山甲统领通痹。

蜈蚣伤

1. 衡峰方

方源：《医方守约》

处方：偷油婆5只。

用法：用瓦片焙干研末，麻油调涂患处，一日五六次。

2. 易简方

方源：《医方守约》

处方：蜒蚰涎（蛞蝓、鼻涕虫所分泌的涎）。

用法：捣汁皆涎，涂蜈蚣伤处。

3. 易简方

方源：《医方守约》

处方：蜗牛涎。

用法：用涎涂伤处。

4. 寿域方

方源：《医方守约》

处方：耳垢，蚯蚓屎。

用法：合涂伤处，出尽黄水。

5. 箧中方

方源：《医方守约》

处方：头垢，苦参。

用法：研末，酒调外敷患处。

主治：蜈蚣伤。

烫火伤

1. 清凉膏

方源：《医方守约》

处方：石灰1碗，桐油、冷水各1碗。

用法：捣碎成粉调如膏，厚敷之。

2. 姚和众方

方源：《医方守约》

处方：湿牛粪。

用法：捣涂患处。若久烂不敛，用干牛粪烧灰掺之，能收湿生肌。

主治：烧烫伤（火毒）。

3. 素验方

方源:《医方守约》

处方：万年青。焙干研末，涂患处。

又方：茶树近根苔。瓦焙干研末，外敷患处。

又方：鸡子黄。煮熟炒取油，外涂患处。

又方：白螺壳。烧灰（存性）研末，外涂患处。

主治：火烫伤。

跌打损伤

1. 三仙散

方源:《医学萃精》

处方：罗裙带叶、杉木皮、槐树皮各等分。

主治：伤损缩筋（本方适用于治疗慢性损伤疼痛）。

用法：煎水热洗，其渣捣融，炒热，布包敷之，冷则再换。

2. 仙桃草

方源:《医方守约》

处方：仙桃草 9 g。

主治：跌打伤。

用法：研末，冷水调服（不宜酒）。

3. 金腰带

方源:《医方守约》

处方：金腰带 15 g。

主治：跌打伤。

用法：研末，兑酒服。日二三次。

4. 杜衡方

方源:《医方守约》

处方：杜衡 6 g。

主治：跌殴闪伤。

用法：一半自嚼温酒服，一半嚼吐杯中合酒，以拇指濡药酒，按伤痛骨缝揉之。

5. 祖传方

方源:《医方守约》

处方：乌不占根、铁菱角、小满天星、见血飞（燥处生）、破血丹（湿处生）根叶全用。

主治：跌殴伤。

用法：五味酒煮，顿服。

6. 龚氏验方

方源：《医方守约》

处方：三月蔗根、密蒙根、桑根、锯子草根、白胡子根（其叶似油桐，其花无瓣而须白故名）各适量。

主治：跌殴压伤。

用法：五味酒煮，内服。

按："白胡子根"为白龙须。

7. 汤古松药酒

方源：《医方守约》

处方：土鳖（去足）30个，自然铜（火煅醋淬研末）50 g，海马（炒黄）1条，山甲（炮）15 g，田三七 15 g，竹节三七、剥皮血、小蓟、苏木、红花各 50 g，细辛、马蹄香、白马丝、麻黄、桂枝、威灵仙各 15 g。用白酒 3000 g 浸泡 15 日。

主治：跌殴压伤。

用法：每次服药酒 30 g，温饮。

8. 外治方

方源：《医方守约》

处方：凤仙根叶（鲜品 30 g）。捣烂，外敷患处。

又方：芙蓉花、樟脑、白砂糖、栀仁各适量。研末，用白面粉及水调敷。

又方：鸡矢藤 30 g。捣烂合酒揉之，揉至痛处，见小点如粟为度。

主治：跌殴杖伤痛。

第三节　土家医代表方剂

闭毛眼汤

【方源】《土家医方剂理论整理研究》

【组成】生姜 30 g，芫荽菜 20 g，干辣椒 3 g，盐适量。

【用法】上药切细，加水一小碗煮沸，将汤药一次服下，盖被子，以微汗出为宜。未愈者再服一剂。

【禁忌】忌生冷、油腻、禽蛋。

【功效】赶寒气，通皮窍。

【主治】闭毛眼症。症见：怕冷，发热，无汗，纳差，心慌胸闷，疲乏无力。

【解析】本方重用性热味辣的生姜为主药，有解表散寒气之功；干辣椒性热味辣，赶寒赶湿。二药相配，使寒湿得除，肚肠恢复正常，心气平稳，胸气宽畅。芫荽菜为配，开汗窍，祛表寒止咳，使汗得出，头身无痛。盐为药引，引药至汗窍。四味共奏赶寒开窍之功，使闭毛眼症得愈。

【加减】夏天加小荆芥，去辣椒。肚肠有旧痰，加红苏麻。

【应用】本方为闭毛眼症而设，以怕冷、发热、头身痛、腹胀纳差为辨证要点。现多用于治疗暑湿感冒，即现代医学中的胃肠型感冒。

【注意事项】

（1）无胃肠症状感冒非本方所宜。

（2）方中辣椒对肚肠有刺激，胃肠有旧疾者忌用。

【备注】闭毛眼症，为土家医古病名，相当于中医的暑湿感冒证和西医的胃肠型感冒。

牛角清血汤

【方源】《土司王宫廷方》

【组成】水牛角 50 g，生地 25 g，紫参 15 g，血水草 10 g，紫珠叶 10 g，六月凉 10 g。

【用法】水牛角剉细末，先煎 10 分钟，再纳余药同煎，水煎 2 次，混匀分 3 次冷服。

【禁忌】辛辣。

【功效】赶热毒，凉血气。

【主治】热血证。症见：高热、口渴、神昏谵语、皮肤有红点斑或紫斑，舌红绛，脉细数。

【解析】热血证，多由外感邪热毒气，经皮肉内传血中，扰动血液及脑神而致。伤神明则神昏谵语、烦躁、人事不清；扰血则妄动，故见吐血、衄血，或迫血从脉管溢出在皮下，可见红点或瘀紫斑。方中水牛角赶热毒、凉血液；生地黄生津凉血去火毒，六月凉苦寒败毒醒神；血水草、紫参凉血散瘀；紫珠叶凉血止血。全方针对热血证而设，以寒冷药及化瘀、止血药为主，起到赶血毒、凉血液、化瘀斑、固脉管的作用。

【加减】皮肉热重加生石膏、黄连；热盛抽风、神昏不清加水竹叶、牛黄、阴爪风。

【应用】本方适用于治疗热血证，以高热、烦渴、神昏谵语、皮下出血点、舌红绛、脉细数为辨证要点，用于热性病极重期治疗。

【注意事项】本方为寒凉性重药，不可久服，易伤肚肠，热退神清后改用清热解毒药。

【备注】

（1）本方由彭芳胜发现于土司王御医后离第五代传人手抄本。

（2）六月凉又名阴凉草，紫参又名血盆草、紫丹参。

下元湿热汤

【方源】《单验方选编》

【组成】紫花龙胆草 12 g，茯苓 15 g，香樟根 15 g，木通 15 g，山栀子 12 g，黄柏 15 g，萹蓄 12 g，三匹风 12 g，牛王刺 15 g，蛇苞草 12 g，水灯草 5 g，车前草 15 g。

【用法】水煎服，每日 1 剂，1 日 3 次。

【禁忌】忌油腻。

【功效】清热化湿，通淋止带。

【主治】下元湿热证。症见：小腹灼痛，小便黄赤或涩痛，尿频、尿急，或男子睾丸肿痛，女子黄带腥臭。舌红，苔黄腻，脉滑数。

【解析】下元为水脏之宅，热邪犯之易产生湿热之证。湿热蕴结尿脬、尿管，则见小腹拘痛或尿频、尿急、尿痛。侵犯外生殖器囊，男子则出现气子旁肿痛或化腐成脓，女子则胞宫、阴道、阴门受染出现赤白带下，阴痒作痛。方中龙胆、山栀、黄柏，清肝胆经湿热，为主药；车前草、木通、萹蓄、蛇苞草入膀胱经，清利湿热，助主药清热利湿，为帮药；牛王刺、三匹风散热，为客药；香樟根化气通腑，利下元，为佐助药；水灯草药到下元、利小便，为信药。全方共奏清肝胆经热、利湿通便、燥湿止带之功。

【加减】女子带下去香樟根、三匹风，加败酱草；小便带血加茅根、小蓟；男子茎中痛加甘草梢。

【应用】临床多用于治疗膀胱湿热证、湿热带下证，现代多用于治疗急慢性尿路感染、子宫内膜炎、细菌性阴道炎。

风湿止痛散瘀汤

【方源】《中国民族药炮制集成》

【组成】百金条根 10 g，土当归 20 g，苍术 15 g，薏米 15 g，土三七 10 g，珍珠伞 15 g，竹叶参 15 g，猕猴桃根皮 20 g，骨碎补 15 g。

【用法】水煎服，1 日 1 剂，1 日 3 次。

【禁忌】禁食猪肥肉、猪油、生冷食物。

【功效】赶风散湿，化瘀止痛。

【主治】风湿关节痛，闪挫肿痛。症见：风湿关节肿痛日久，或兼见患部紫红色，一般无全身窜走，固定不移，以刺痛多见，与气候变化有一定关系。舌紫暗、脉涩，多见于跌打损伤后合伴风湿病。

【解析】风湿一病，多为体虚复感风湿之邪，或关节扭挫伤后局部组织受损，又遇风湿之邪侵犯，两因同致。在治法上采用单纯活血而风湿不除，单用祛风湿药而瘀阻不去，都难于见效。故组方应考虑瘀和风湿两种病因，采用祛风化湿、散瘀通络之法。方中百金条根、苍术、薏米祛风利湿，为主药；土当归、土三七散瘀止痛，为帮药；珍珠伞、竹叶参、猕猴桃根皮，润筋舒肌，佐制风湿药之燥，兼有通节之便，同为客信药。全方具有赶风止痛、化湿消胀、活血散瘀、润筋舒肌之功。

【加减】病在上肢，加桑枝、桂枝；病在腰，加丝棉皮、土巴戟；病在下，加牛克膝。

【应用】以关节肿痛，固定不移，局部呈紫红色为辨证要点，现临床用于治疗创伤性关节炎。

【注意事项】应用本方要辨清风、湿、瘀，三证必须具备，方能用之。

散瘀活筋挺伤劳汤

【方源】《土家医方剂理论整理研究》

【组成】强盗草 30 g，散血莲 30 g，五花血藤 20 g，地罗汉 20 g，铁灯台 5 g，映山红 15 g，肺经草 10 g。

【用法】水煎，日 1 剂，分两次内服。

【禁忌】忌生冷。

【功效】赶气活血，退火止咯。

【主治】挺劳伤。症见：外力挺伤胸背后出现刺痛，吸气时疼痛加剧，或感胸背发烧，咳时痰中带血丝，胸闷气短。

【解析】因外伤胸背部，气血挡于胸背处，故见胸背刺痛，有时呼吸亦加重。胸内有黑血，见局部发烧，咯吐涎沫，痰中带血，胸闷气短。本方以强盗草、散血莲为主药，用其赶气活血、消肿止痛之功，除胸背瘀血，使刺痛消止；地罗汉、五花血藤、铁灯台共为帮药，可活血散瘀，退火败毒，除胸中黑血及发烧之症；痰中带血，为肺中火盛所致，映山红赶火止咯，除咯吐之症，肺经草走胸退肺火，润肺经、通筋止痛，除胸闷气短之症，共为信药。

【加减】无胸背发烧，去铁灯台。

【应用】现临床多用于治疗慢性支气管炎、支气管扩张之胸痛咯血之症。

【注意事项】药液宜冷服。

【备注】

（1）强盗草，又名大救驾。地罗汉，又名土鳖。

（2）挺伤劳，为土家医古病名，属“七十二劳”之一。

打劳酒

【方源】《土家医方剂理论整理研究》

【组成】三百棒 20 g，半截烂 18 g，散血草 10 g，大血藤 15 g，千锤打 15 g，打不死 35 g，强盗草 20 g，大救驾 10 g，白酒 750 g。

【用法】上药切片，泡在白酒内，泡 3 天后可用。内服，每次 10 ～ 15 g,1 日 3 次。

【禁忌】忌生冷。

【功效】赶血活血，行气止痛。

【主治】打伤劳。症见：人体受伤后某处有肿块青斑，肿胀疼痛，体内有黑血蓄积，眼睛有青斑点，指甲青紫色，舌质暗红，大便干，小便黄。

【解析】打劳是外力导致人体某处或多处损伤，故见肿胀、黑血、眼睛有青色斑点。大便干、小便黄是黑血内停化热之象。本方用性热的三百棒为主药，行瘀活血，是针对黑血阻滞，气血不流通而设；半截烂、散血草、大血藤、千锤打、强盗草、大救驾六味，为帮药，活血行瘀，消肿止痛。主、帮药共用，同除指甲青紫色、舌质黯红之症；打不死性冷，赶火败毒，消除大便干、小便黄之热象，为客药；酒为药引，引诸药直达打劳伤患病处，为信药。本方具有赶血散血、消肿止痛的功效。

【加减】伤在胸部，加枳壳；吐血，加仙桃草。

【应用】本方为打伤劳而设，以紫斑、胀痛、大便干、小便黄为辨证要点。

【注意事项】半截烂有毒，不能量大或久服。不能饮酒者，可加工为丸散剂服用。

【备注】

（1）三百棒，又名剥皮血；半截烂，又名雪里见。

（2）打伤劳，为土家医古病名，以陈伤和青紫征象为主要表现。

消积化痞饮

【方源】《土家族药物志》

【组成】生桐根 60 g，血盆草、板党（板桥党参）、臭梧桐根各 30 g。

【用法】炖鸡服。两日 1 剂，吃鸡喝汤。

【禁忌】忌油腻。

【功效】攻毒、散瘀、消积。

【主治】胁下积块（肝脾大）。症见：面黄肌瘦，单腹胀大，胁痛，肋下痞块。舌紫暗，苔黄厚或白腻，脉弦。

【解析】受染乍毒，破坏肝与连贴，使肝大及连贴大。气滞血瘀，见胁痛，胁下积块，单腹胀大，舌紫暗。肚气虚弱，不能生气血以供养全身，见面黄肌瘦。乍毒在内，久而不去，故仍见舌苔黄厚或白腻。胁下积块多虚实夹杂，病程日久，治宜扶正与赶毒并举，益气与活血同用。方中生桐根赶乍毒、清湿热，为主药；血盆草活血散瘀，消积化块，为帮药；板党、鸡肉补肚益气，扶正强体，为客药；臭梧桐引药入肝，以治胁病，为信药。诸药合用共奏赶乍毒、消痞积、益肚气、活血之功。

【加减】湿热明显，暗黄，加茵陈蒿、酸桐根、凤尾草、垂盆草，气虚明显加黄芪，血虚加血当归，腹胀加隔山消。

【应用】本方以胁下积块、单腹胀大、面黄肌瘦为辨证要点，现临床用于治疗肝硬化、淤积性黄疸。

【注意事项】对单纯性脾大无临床症状者，疗效不显著。可用于治疗疟疾引起的肝脾大。

【备注】

（1）生桐根为桐油树根白皮；血盆草为紫丹参。

（2）土家医无积块名称，本方病名为引用中医证名。

九子疡汤

【方源】《土家医方剂理论整理研究》

【组成】上山虎 10 g，百部 15 g，三百棒 15 g，牛大黄 10 g，见消肿 10 g，鹅不食草 10 g，铁灯台 8 g。

【用法】水煎。1 日 1 剂，分 3 次内服。

【禁忌】忌食鱼、虾、蛋类食品。

【功效】攻毒散结，消肿止痛。

【主治】九子疡。症见：起病缓慢，初起颈部有坨如枣核大，不觉疼痛，以后逐渐增大，或相互合成串，向颈一侧或两侧发展，久之三五成群，牵藤成串，发展成七至九个不等。

【解析】九子疡因毒气侵入，痰涎内结，在颈项肌肉皮肤之间留而不去，故见颈项部一侧或两侧有大小不等的肿坨，少则二三枚，多则十余枚，小者如黄豆，大者像雀蛋，连成一串，推之活动，经久不愈。本方以攻毒化痰散结的见肿消、上山虎为主药；百部散结杀虫，助上山虎软坚散结，为帮药；铁灯台、见肿消、牛大黄清热散结，消肿止痛，为客药；三百棒引药入结，善走皮肤经络，为信药。全方共奏化痰散结、消肿止痛之功。

【加减】疡子肿块明显硬结者，加土贝母、夏枯草；下午或夜间低热者，加黑参。

【应用】本方为“九子疡”而设，以颈项、锁骨窝生疡子，能活动连成串为辨证要点。现代用于治疗颈部淋巴结核未溃烂者。

【注意事项】本方用于治疗九子疡早中期，溃烂化脓者不宜使用，体虚明显者慎用。

【备注】

（1）牛大黄，又名牛耳大黄。

（2）九子疡，为土家医古病名。

血崩山症汤

【方源】《土家医方剂理论整理研究》

【组成】血三七 7 g，山黄瓜草 10 g，红鸡冠花 20 g，锅底烟 5 g。

【用法】前三味水煎，冲服锅底烟。1 日 1 剂，分 3 次内服。

【紫忌】忌辛辣。

【功效】活血止血，凉血止崩。

【主治】血崩山。症见：妇女坐月恶血未尽，突然血来如崩，亦有恶血已尽，流血不止或血中有紫色块，伴有四肢无力，心慌，不欲饮食。

【解析】血崩山是因产后恶浊未尽，即行房事，浊液内阻，损伤胞脉而见大出血；或因气血大亏，血随气下流，故见大流血；或是胞中有火，灼脉动血引起血崩；或是腰子亏虚，先天不足，或忧思所伤，导致精血不固。本方所治血崩，为瘀血所致，兼有血热。方中主药血三七，性冷，味苦，具有活血止血、败火毒之功；山黄瓜草、红鸡冠花，为凉血之品，能止血败火，为帮药；锅底烟凉血止血，引药入血，为信药。全方共奏活血止血、凉血止崩之功。

【加减】腹痛有血块，加血当归；出血多稀淡，加棕板炭；虚证加人参。

【应用】本方为血崩山症而设，以产后几天又见大出血为辨证要点。

【注意事项】肾亏虚，胞血不固，忧思伤肝，藏血失职，不宜用此方。

【备注】

（1）锅底烟，又名百草霜。

（2）血崩山症，为土家医古病名。

排毒护宫汤

【方源】《群方集》

【组成】白土茯苓、车前草、夏枯草、斑鸠窝、生桐树根、铁马鞭、锯子草各 10 g，红浮萍 6 g。

【用法】水煎，内服。1 日 3 次，1 日 1 剂。

【功效】赶毒护宫，清散虚热。

【主治】真月家病。症见：五心发热，小腹热甚，消瘦明显，似“痨”病。

【解析】真月家病，是在产后不满 40 天同房，或大月家病后期，除腹胀痛、灼热外，又见虚热征象，与痨病相似，故又称“月家痨”。病理表现为毒气弥漫，伤及阴血及宫膜，毒邪与湿气并存，腐肉烂膜。治宜赶毒护宫、清散虚热。方中土茯苓、车前草、夏枯草，赶毒气、去污浊，为主药；斑鸠窝护宫膜、去湿气，为帮药；生桐树根、铁马鞭滋阴清热，锯子草活血理脉，促毒气消散，共为客药；红浮萍促药散发，又引药入胞络，为信药。诸药合用，共奏赶毒护宫、清散虚热之功，使毒气散、虚热除，用祛邪之药，达到扶正的目的。

【加减】体虚明显，加女儿红、麦冬、棉花根；气阴两虚，加孩儿参、杏沙；骨蒸劳热重，加枸杞根皮、青蒿。

【应用】本方适用于真月家病。该证是月家病重症，以五心发热、消瘦、干咳为要点。

【注意事项】应用本方要与结核病相鉴别，排除结核病后可用本方治疗。

【备注】真月家病，为土家医古病名。

胞脱关门汤

【方源】《土家医方药精选》

【组成】当归 15 g，夜关门 15 g，四块瓦 12 g，吴萸根 12 g，地口袋 6 g。

【用法】水煎，内服。1 日 1 剂，分 3 次温服。

【禁忌】忌生冷。

【功效】固带安宫，补血温气。

【主治】吊茄病。症见：养儿肠（子宫）从阴门脱出如“茄状”，长短不一，有在阴门内，有在阴门外，可以伸缩。如湿热之邪侵犯，则出现溃烂流脓，伴有头晕、乏力等体虚征象。

【解析】吊茄又名阴挺，多由于生产小孩过多，体虚，固带无力，致使胞宫从阴门出。外出物多为胞颈，以其形象茄子而得名。治宜补虚固带。由于胞颈外出受寒，宜温气；妇女以血为贵，应配合补血药。方中四块瓦补虚，当归补血，使脱出物上提，共为主药；夜关门固带、关门，使阴门有力，收缩下垂之宫，为帮药；吴萸根温胞气，暖宫使宫体缩小，利于收回，为客药；地口袋统摄宫门，为信药。全方共奏固带安宫、补血温气之功。

【加减】腰痛，加丝棉皮（杜仲）；腹痛，加木香。

【应用】以妇女阴门外见“茄状”物，可以伸缩，伴头晕、乏力为辨证要点，现用于治疗子宫脱垂。

【注意事项】如脱出时间长，湿热侵袭，可配伍消热燥湿之药外洗。患病期间，不负重活，注意休息。

【备注】

（1）地口袋为口袋虫网。

（2）吊茄病，为土家医古病名，又名阴挺，相当于现代医学的子宫脱垂。

锁喉风散

【方源】《土家族医药学》

【组成】开喉箭 12 g，灰包菌 10 g，上搜山虎 10 g，见风消 10 g，润喉草 15 g，四两麻 5 g，三棵针 10 g，黄珠子 10 g，山豆根 10 g，甘草 10 g。

【用法】1 日 1 剂，水煎，分 3 次内服。

【功效】赶火败毒，消肿开喉。

【主治】锁喉风。症见：喉咙红肿疼痛，吞咽或呼吸困难，流涎，言语不出。

【解析】因痰热火毒或瘟毒炽盛结聚咽喉，使气血凝滞，挡阻筋脉，出现气道不畅，故见喉咙红肿疼痛，吞咽、呼吸困难，流涎，讲话不出等症，病情发展快。其治则为败毒消肿。方中开喉箭、上搜山虎、见风消败毒消肿，为主药；三棵针、黄珠子、山豆根赶火败毒，为帮药；灰包茵、润喉草润喉开音，四两麻止痛，共为客药；甘草清热又调和诸药，为信药。全方共奏赶火败毒、消肿开喉之功效。

【加减】无发热，去三棵针、黄珠子；痛不明显，去四两麻。

【应用】本方为锁喉风病而立方。以喉咙红肿疼痛、吞咽困难、呼吸不畅、流涎、发音不出为辨证要点。

【注意事项】应用此方要与单纯乳蛾肿大相鉴别，不能与白喉混淆，治法有别。

【备注】

（1）开喉箭又名三两金，灰包菌又名马勃。

（2）锁喉风，为土家医古病名。

眩晕汤

【方源】《土家族药物志》

【组成】鬼天麻 10 g，珍珠香 10 g，红刺苞嫩芽 10 g，小槐树根 10 g，盘龙须 10 g，白三七 5 g。

【用法】水煎，内服。1 日 1 剂，分 3 次内服。

【禁忌】辛辣。

【功效】补益脑血，息风止眩。

【主治】脑虚眩晕症。症见：头晕目眩，恶心呕吐，耳鸣，平卧减轻，坐立加重。素体虚，乏力，睡眠不实。舌胖有齿痕，苔白滑，脉细滑。

【解析】素体虚，脑精不足，脑失养。病时气精失衡，生内风，津流受阻，而出现头晕、目眩、耳鸣、恶心等症，舌胖苔白滑为痰盛之象。方中鬼天麻息风化痰止眩晕，为主药；珍珠香醒神开窍，调气布津，为帮药；盘龙须、白三七补虚益脑以治本，为客药；红刺苞嫩芽、小槐树根平眩止吐，而引药上走，为信药。诸药合用，共奏补虚益脑、息风止眩之功。

【加减】呕恶不明显，去小槐树根。

【应用】本方为体虚眩晕而立，以体弱，又见头晕目眩、耳鸣，活动后加重为辨证要点。现临床多用于治疗内耳眩晕症，以及颈动脉供血不足、颈内动脉痉挛所致的头晕。

【注意事项】痰湿眩晕实证不宜选用本方。

红老鱼鳅串骨饮

【方源】《单验方选编》

【组成】红老鸦酸 60 g，红车前草 60 g，红鱼鳅串 60 g，红牛克膝 30 g，白茅根 30 g，麻杆灰 20 g。

【用法】捣烂入麻杆灰和匀，取汁兑酒内服，1 次 10 g，1 日 3 次。酒调药渣敷患处。

【功效】接骨活筋，凉血止血。

【主治】骨折。症见：骨破断，局部肿痛，筋伤活动受限。

【解析】骨构成人体支架，如跌仆、打着、滚伤，出现骨撕裂，其断面可呈斜形、不整齐形、平面形，或呈撕开、破裂状。如断面刺伤筋膜、肌肉、经络、脉管，可出现肿胀、疼痛、瘀斑、出血等症。方中红老鸦酸接骨续筋、活血止痛、消肿，为主药；红鱼鳅串，串骨接续、理筋活络，为帮药；白茅根凉血止血、消肿散瘀，麻杆灰止血活血，红车前草清热凉血、消肿止痛，共为客药；红牛克膝强筋壮骨，又引药入血脉及下肢，为信药。诸药合用，共奏接骨活筋、凉血止血功效。

【加减】无出血，去麻杆灰；骨破碎，加骨碎补、自然铜；筋断，加六汗（续断）、桑寄生；肿胀瘀斑，加血通。

【应用】临床用于治疗新伤骨折、筋伤、出血。

【注意事项】

（1）陈旧性骨折不适用本方，应另选方。

（2）复位是治疗骨折的关键，待手法复位成功后用本方治疗。

【备注】红老鸦酸又名酢浆草，红鱼鳅串又名四边菊，灰杆灰为麻茎烧成的黑灰。

风火蛇毒方

【方源】《土家医方药精选》

【组成】半边莲、九斤蔸、避蛇参、七叶一支花、山苦瓜、血蜈蚣各适量

（10～15 g）。

【用法】水煎，内服。1 日两次，1 日 1 剂。另用七叶一支花、山苦瓜鲜品，捣烂外敷伤口。

【禁忌】忌辛辣。

【功效】败蛇毒，退火邪。

【主治】五步毒蛇咬伤。症见：局部红肿剧痛如火烧，其肿为逐渐向心性发展，伴心慌、气短或七窍出血等症，可危及生命。

【解析】五步蛇毒为火毒，咬伤后毒邪迅速沿脉管行走，可溶脉、坏血、腐肉。如救治不及时，待全身毒发，七窍出血，可致死亡。治宜快速败毒、退火。方中半边莲、九斤莼大败蛇毒，减低毒性，为主药；避蛇参、七叶一支花化蛇毒、护脉管兼清热，为帮药；山苦瓜、血蜈蚣性冷，退火，凉血解毒，为客药。全方共奏败蛇毒、退火邪之功。

【加减】烙铁头蛇咬伤，加犁头草；腹蛇咬伤，加地苦胆。

【应用】主要适用五步蛇、蝮蛇、烙铁头蛇咬伤。

【注意事项】在蛇伤的诊疗中要判断毒蛇种类，本方主治以血液毒为主的毒蛇咬伤。

注：第三节土家医代表方剂中所选“方剂”，选自彭方胜主编《土家医方剂学》（中医古籍出版社，2017 年第一版）。

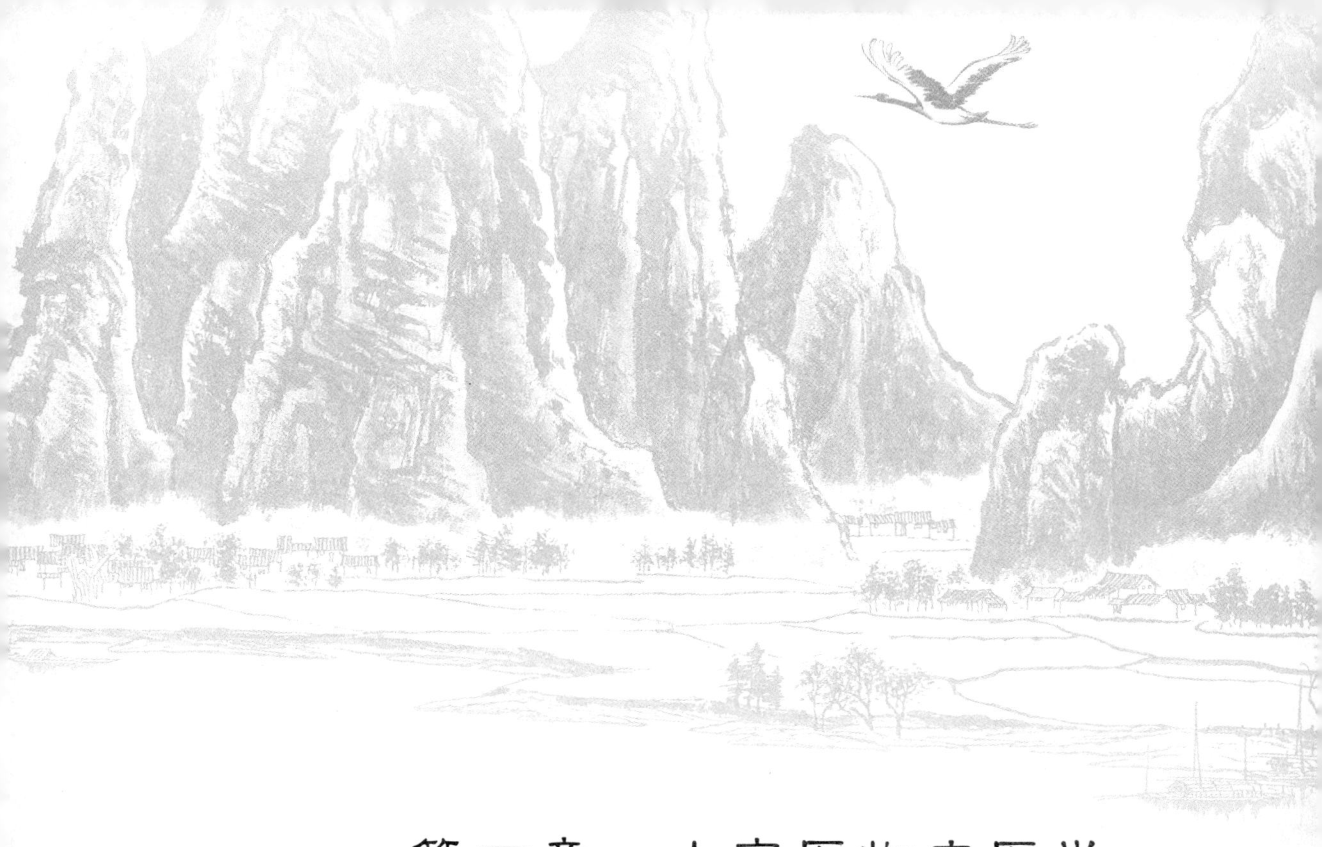

第四章　土家医临床医学

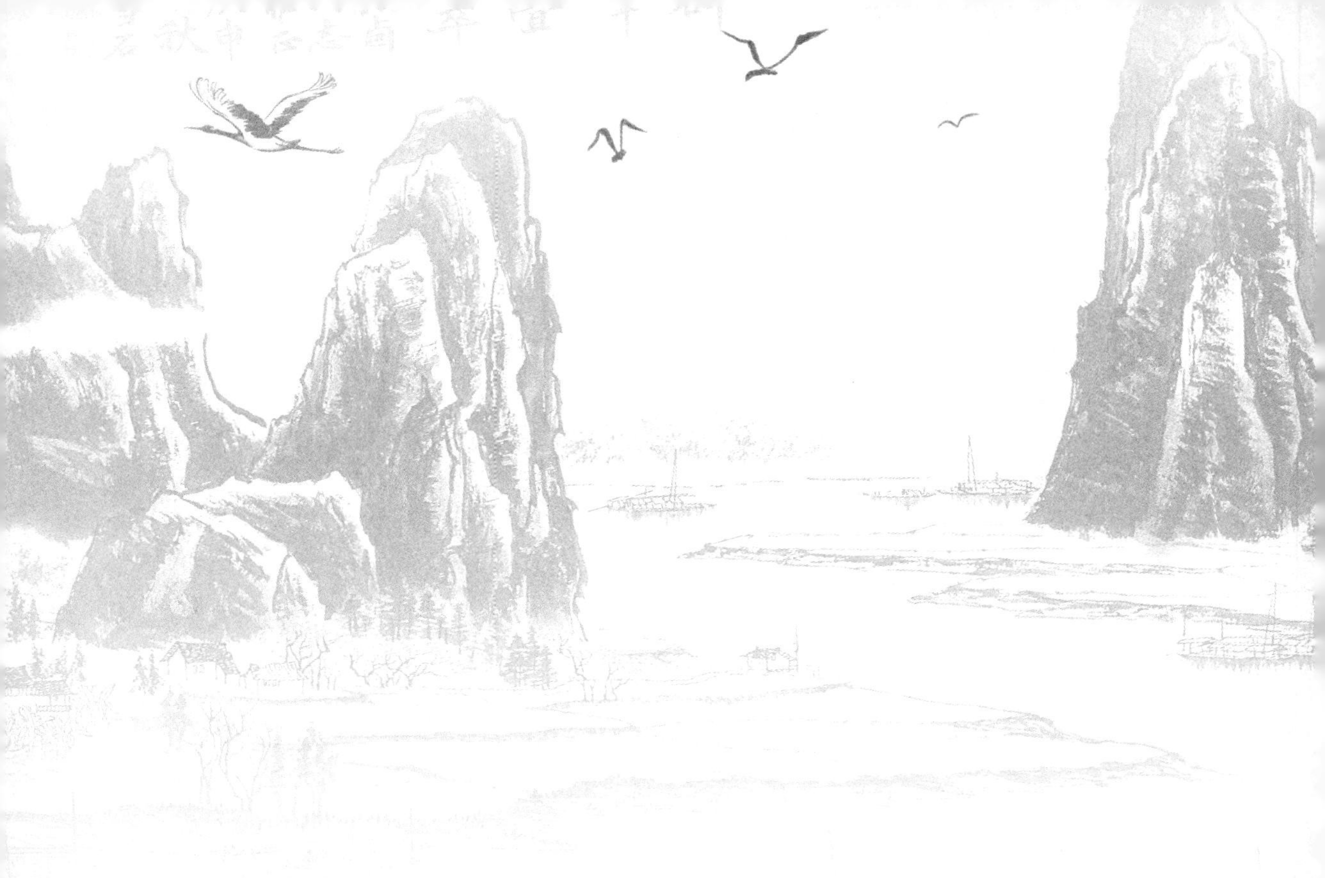

第一节　概　论

一、疾病命名

1. 按患病部位命名

某些疾病是按照患病部位来命名的，如疱疮长在耳后称为耳背，长在耳下的称为耳寸，长在背后的为背花、背痈，长在虎口处的称为手叉，长在肩上称为担肩；流痰长在大腿下面的为吊肚，长在肚子上的为肚流，附骨而长的叫巴骨流痰；痈长在奶上的叫奶痈；疔长在鼻子上的叫鼻疔，长在嘴巴上的叫唇疔，长在关节处的叫节骨疔；疮长在阴门的叫衙门疮，长在胸前的叫对口疮；另如脑壳痛病在头，气痛病在肚，心气痛病在心，腰痛病在腰，脚麻叫麻脚症等。

2. 以临床表现命名

某些疾病是根据病人的临床表现而命名的，如突然昏倒、不省人事叫扑地惊，解小便时痛并见尿色红的叫尿积，体虚而解小便色白的为虚积下白，妇女不在坐小月时来血水叫摆红，衙门流白色腌臜物叫摆白，血来如潮的叫血崩山，长期咯或咯半声时而痰中有血的叫肺痨，七窍出血叫红痧症，半边肢体瘫痪的叫半边风，肚子肿胀如鼓的叫水臌症（又叫撮箕扑肚症），阴囊肿大的叫气囊脬，睾丸肿大的叫“判罐”。

3. 以动物形象命名

土家族世世代代居住在山区，那里崇山峻岭，森林密布，动物成群，飞禽走兽遍地皆是。人们常上山打猎，对各种动物的生活习性及形态比较了解。所以土家族药匠将一些疾病与动物联系起来，用动物的形象来命名。如惊症类，绝大部分是以动物来命名的。如惊风时，在地上打滚、手足动的叫泥鳅惊，四肢在地上爬的叫螃蟹惊，双手伸展扇动的叫飞蛾扑心惊，口张开像乌鸦叫的叫乌鸦惊，手举起、脚向上抬如上马之势的叫上马惊。痧症也多以动物形象命名，如狐狸痧、兔子痧、母猪痧、蚊子痧、青蛙痧等。某些风症，如突然昏倒，口吐白沫，发出怪叫像猪叫的为猪婆风，像羊叫的是羊癫风等。若患者的头向左右看，口中像斑鸠叫为斑鸠症，还有鸭子症、鹊雀症、猪儿症等，在临床上以动物形象命名的病最多。

4. 以病因命名

有一部分疾病，是按致病因素来命名的，如因打压所伤的叫打伤、压劳，房事过度的叫色劳，产后未满月而同房的叫月家劳，由喝水或游泳时呛着水的叫水呛，由寒湿侵入关节的叫冷骨风，因痰湿而致身体某部位肿胀痛的叫流痰，因风气而致病的有脐风、风湿、中风、风螃、冷节风、漆风等几十种，因火而致病的有火眼、火牙痛、火流、火巴疮、火疗等，因霉气而致病的有霉症类如阴霉、湿霉，因气而致病的有气肿、气胀、隔气、肚胀气等。

5. 以发病季节命名

有的疾病是按发病季节来命名的，如桃花症，是在春季桃树开花时发病；芒种症，是在夏季芒种时发病；秋燥症，是在秋季发病；伤寒症，多发于冬春季。

6. 以疾病的性质命名

土家医对于某些疾病是按病的性质来命名，如肚子胀而硬的叫铁板症，小儿干瘦不食的叫走胎，肚子痛如刀绞的叫绞肠痧症，上吐下泻的叫霍乱症，大便有膏冻带血的叫屙痢症，突然不能讲话但能张口的叫哑巴症等。

二、疾病分类

土家医在长期的医疗实践中，随着对疾病不断深入的认识，将疾病以一定规律进行分类。其主要分类方法有：

1. 按十月太阳历计时法对疾病进行分类

十月太阳历，是产生于上古时期的一种历法。其基本特征是，1 年分为 10 个月，各月均有 36 天，每月的日期不按 1、2、3……序数记日，而是用虎、兔、龙……鼠、牛等生肖轮回记日。3 个属相同为 1 个月，30 个属相同为 1 年，即 10 个月 360 天，10 个月终了另加 5 天为过年日，每到第 4 年，增 1 闰日，这一年的过节即为 6 天，这样平均 1 年为 365.25 日，非常接近于 1 回归年。土家医对疾病的分类，同十月太阳历的计时法。如 36 症，倍之，则为 72 症；十之，则为 360 大症；36 症加 72 症为 108 症等。

2. 以七症、八类、三伤进行分类

是指将内、外、妇、儿等科的疾病都归属在七症、八类、三伤之中。七症有惊症、疾症、尿疾症、火症、寒症、虚症、闭症，八类有水病类、气病类、风病类、痨病类、流痰类、疡子类、疱疮类、霉病类，三伤有跌打损伤、刀枪伤、虫兽伤。在疾病的演变中，有些可互相转化或多病同患。如寒症，纯属于寒病的较为少见，也夹杂一些风症，如冷骨风、关节寒冷等。虚症也是如此，许多病在后期都可成为虚症，如咯劳、色劳、停经劳，都是虚损疾病，所以虚证的范畴应更宽一些。

3. 按土家医学的传统方法分类

土家医学将疾病用一定的数字加病名来分类。既便于记忆，也便于掌握。如七十二症，就知道有七十二个病症；七十二劳，亦了解到劳病有 72 种。我们根据这一传统方法将疾病分门别类，共分为十八大类，即七十二症、七十二风、七十二痧、七十二惊、七十二劳、七十二窍病、七十二流、七十二疔疮、七十二痒、二十四气病、二十四痢、二十四伤疾、二十四妇女、二十四霉、二十四疡、一十二癫痫、一十二走胎、一百单八杂症。实际上有的病种超过了72、24这个数，而有的病没有那么多种。由此可知，这些数只是起指代作用的虚数。

由于近代中医学及西医学流入土家族地区，土家族人并没有故步自封，而是逐渐接受了西医对疾病的分类。故本书是以现代常用的疾病分类，结合土家医学分类的方式来论述。

土家医临床疾病较多，其传统分类方法是按症疾（三十六症、七十二疾），按三伤（跌打损伤、刀枪伤、虫兽伤），按七症（惊症、疾症、火症、寒症、虚症、闭症、毒症），按八类（水病类、气病类、风疾类、痨病类、流痰类、疡子类、疱疮类、霉病类）进行分类。以上几种分类方法，体现了土家族千百年不来口耳相传的医药文化特色。在对土家医病证诊疗技术进行整理时，考虑到土家医技术规范，本书对土家医病症诊疗技术的分类，参照《土家医症证诊疗规范》分类方法，将收入本书的土家医病证分为：内科疾病、妇科疾病、儿科疾病、眼科疾病、耳鼻喉科疾病、外科疾病、骨伤科疾病、肛肠科疾病、皮肤科疾病。在编写体例上按疾病简述、临床表现、治疗原则、治疗方法、疗效评价内容的顺序进行编写。在内容上，突出了土家医对疾病的认识与治疗特点。

第二节　土家医常见病证

一、内科病证

1. 沙夺辽症 · savdorliaor zenf（感冒、着凉症）

该病系外感风邪，客于肺卫，以鼻塞、流涕、咳嗽、畏寒、发热、全身疼痛等症为主要临床表现。

【临床表现】

（1）鼻塞流涕，喷嚏，咽痒或痛，咳嗽。

（2）恶寒发热，无汗或少汗，头痛，肢体酸楚。

（3）男女老幼均可患病，四时皆有，以冬春季节为多见，具有一定的传染性。

（4）理化检查：血白细胞总数正常或偏低，中性粒细胞减少，淋巴细胞相对增多。

【症候分类】

（1）风寒证　恶寒，发热，无汗，头痛身疼，鼻塞流清涕，打喷嚏。舌苔薄白，脉浮紧或浮缓。

（2）风热证　发热，恶风，头胀痛，鼻塞流黄涕，咽痛咽红，咳嗽。舌边尖，苔白或微黄，脉浮数。

（3）暑热证　身热，或热势不扬，怕风，无汗或头胀，鼻塞流涕，胸闷无力。舌苔黄腻，脉数。暑热症多见于夏秋季节。

【治疗原则】发汗解表，赶寒止痛。

【治疗方法】

（1）内治法

方 1　山麻黄、水蜈蚣、积雪草、紫苏各 9 g。

用法：水煎，内服。1 日 1 剂，分 3 次服。

方 2　生姜 30 g，芫荽菜 20 g，干辣椒 3 g，盐适量。

用法：水煎，内服。盖被取微汗出。

方 3　胡椒粉、红糖各适量。

用法：用温开水冲阴阳水，内服，1 日 2 ～ 3 次。

方 4　一柱香 10 g，满山香 10 g，土薄荷 15 g，土防风 10 g，生姜 3 片。

用法：水煎，内服。1 日 1 剂，分两次服。

注：方 3、4，具有赶风寒、开汗窍的功效。

方 5　鸳鸯花 20 g，野菊花 10 g，三颗针 10 g，土荆条 10 g，土薄荷 10 g，一柱香 10 g。

用法：水煎，内服。1 日 1 剂，分 3 次服。

方 6　紫苏叶 10 g，田边菊 10 g，水菖蒲 10 g，葱头 20 g，克马草 10 g，桑白皮 6 g，生姜 2 片。

用法：水煎，内服。1 日 1 剂，分 3 次服，或加红糖适量兑入温药水中内服。

方 7　紫苏叶 15 g，细叶香薷 30 g。

用法：用开水冲泡，待温后内服。

方 8　上天梯 50 g，茗叶七 30 g，野薄荷 30 g。

用法：水煎，内服。1 日 1 剂，分 3 次服。

（2）外治法

1）外敷法

方 1　生半夏、生南星各适量。

用法：将鲜药洗净，捣成泥状，外敷小儿囟门，1 日 1 次。主治小儿受凉症。

方 2　生葛根 30 g，青蒿 60 g，葱头 5 个，黄荆子 15 g，生石膏适量。

用法：上药洗净，捣烂成泥，加米酒调成糊状，外敷太阳穴位（双侧），1 日 1 次。

2）土家医刮痧疗法

方法：先用刮痧介质（姜汁、特制药膏等）涂在刮痧部位或穴位上，然后先轻后重、由上而下刮。治疗着凉病，土家医主要刮颈部两侧、横肩部两则、脊背两侧。

2. 聋色屁捏心汗·longxser pif niex xinxhanx（咯病）

该病由风寒湿邪袭肺，引起以咳嗽、咯痰为主要表现的疾病，相当于中医的咳嗽和西医的急慢性支气管炎。

【临床表现】

（1）外感咳嗽，起病急，可伴有寒热等表证，舌苔薄白，脉浮快。

（2）咳逆有声，或伴咽痒咳嗽。

（3）内伤咳嗽，因外感而发，病程较长，咳而伴喘，舌淡嫩，苔白，脉弱。

（4）两肺听诊可闻及呼吸音增粗，或伴散在干湿啰音。

【治疗原则】疏风清热散寒，宣肺化痰止咳。

【治疗方法】

（1）内治法

方 1　矮地茶 12 g，兔耳风 12 g，黄荆叶 9 g，肺心草 15 g，克马草 9 g，仙鹤草 12 g，红糖适量。

用法：水煎，内服。1 日 1 剂，兑红糖，分 3 次服。

本方适用于治疗久咯偏风重型患者。

方 2　克马草 15 g，小杆子 10 g，枇杷花 15 g，水灯草 10 g，水菖蒲 10 g，紫苏叶 15 g，水竹叶 10 g，姜制三步跳 5 g，映山红 15 g，矮地茶 15 g，百部 10 g，柑子皮 10 g，蜂蜜适量。

用法：水煎，内服。1 日 1 剂，药水兑蜂蜜，分 3 次服。

本方适用于治疗偏寒型患者。

方 3　兔耳风 12 g，黄荆条 9 g，肺心草 15 g，克马草 9 g，仙鹤草 9 g，甘草 9 g。

用法：水煎，内服。1 日 1 剂，分 3 次服。

本方适用于治疗偏痰湿型患者。

方 4　小杆子 15 g，见血飞 15 g，搬倒正 15 g，花荞莲 15 g，牛膝 12 g，地枇杷 15 g，小血藤 15 g，黑骨头 15 g，夜牵牛 15 g，地苦胆 12 g，青藤香 12 g，白荆条 15 g。

用法：水煎，内服。1 日 1 剂，分 3 次服。

方 5　矮地茶 50 g，金线吊白米 50 g，白前 50 g，紫菀 50 g，百部 15 g，南沙参 10 g，甘草 6 g。

用法：水煎，内服。1 日 1 剂，分 3 次服。

方 6　乌泡莲 9 g，映山红 6 g，益母草 6 g，水菖蒲 6 g，矮地茶 6 g。

用法：水煎，内服。1 日 1 剂，分 3 次服。

方 7　九牛造 25 g，矮地茶 100 g，乌桕 50 g。

用法：水煎，内服。1 日 1 剂，分 3 次服。

方 8　大蒜子 200 g，冰糖 250 g。

用法：大蒜去皮，同冰糖放碗中，置于锅内水蒸至大蒜子蒸溶为度，放凉后装入瓶内备用。1 次 20 g，1 日 3 次。

（2）外治法

1）拔火罐疗法：大椎、背介字型走罐，隔日 1 次。

2）药饼贴敷疗法：生三步跳粉，透身寒粉，山桂皮粉，胡椒粉，杏仁粉，茶油适量。

用法：调匀成松饼贴于天突穴、肺俞穴、乳根穴，两日换药 1 次。

3. 巴黑尔 · baxhex（齁病）

该病是因风寒邪气侵犯上元肺脏，气道阻塞不畅所致，临床症见气喘，痰鸣气促，声高息粗，甚者张口抬肩，不能平卧，伴咳嗽、咯痰等症，相当于中医的哮病和西医的支气管哮喘、喘息性支气管炎等。

【临床表现】

（1）发作时喉中哮鸣有声，呼吸困难，甚则张口抬肩，不能平卧，或口唇指甲发绀。

（2）呈反复性发作。常因气候突变、饮食不当、情志失调、劳累等因素诱发，发作前多有鼻涕、喷嚏、咳嗽、胸闷等先兆。

（3）有过敏史或家族史。

（4）两肺可闻及哮鸣音，或伴有湿啰音。

（5）血嗜酸性粒细胞可增高。

【证候分类】

（1）发作期

热齁　喉中哮鸣，气粗息涌，胸膈烦闷，呛咳阵作，痰黄黏稠，面红，伴有发热、心烦口渴等症。舌质红，苔黄腻，脉滑数。

冷齁　喉中哮鸣，胸膈满闷，咳痰稀白，面色晦暗，或有恶寒、发热、身痛。舌质淡，苔白滑，脉浮紧。

（2）缓解期

在齁病缓解期，患者体弱，可出现易受凉，倦怠无力，食少便稀，小便清长，气息短促，腰酸腿痛，下肢冷，舌苔薄白，脉细慢或沉细等以三元脏器虚弱为主的临床表现。

【治疗原则】

（1）发作期　以治标为主，降气平喘。

（2）缓解期　以治本为主，调补三元，化痰止咳理肺。

【治疗方法】

（1）发作期

方 1 （偏热型）：上收山虎 12 g，矮地茶 20 g，映山红 20 g，土茯苓 15 g，南天竹 15 g，汁儿根 15 g，冬古子壳 15 g。

用法：水煎，内服。1 日 1 剂，分两次服。

加减：哮声重加杏仁，气不降加苏子。

方 2 （偏寒型）：山麻黄、鹿衔草各 9 g。

用法：水煎，内服。1 日 1 剂，分两次服。

加减：气浮不降加桦木心，喘促明显加杏仁，肺有痰阻加地龙。

方 3 （瘀阻型）：莱子七 10 g，小肺形草 101 g，桑白皮 10 g，地龙 10 g。

用法：水煎，内服。1 日 1 剂，分两次服。

方 4　闹阳花子（曼陀罗）适量。

用法：药物烘干研末，1 次用 1 ～ 3 g。桑叶适量揉碎，共卷成烟卷形。用时点燃烟卷抽吸，齁止为度。

方 5　矮地茶 10 g，碎米柴 10 g，枇杷叶 10 g，天葵草 10 g，四棱草 10 g，牛奶叶 10 g，水菖蒲 10 g，南天竹 10 g。

用法：水煎，内服。1 日 1 剂，分 3 次服。

方 6　胡颓子 30 g，白果 30 g，桑树皮根 30 g。

用法：水煎，内服。1 日 1 剂，分 3 次服。

（2）缓解期

方 1　核桃仁 500 g，白果仁 250 g，枇杷叶 150 g，牡荆子 150 g，蜂蜜适量。

用法：烘干研末，用蜂蜜制成丸。每次 10 g，1 日 3 次。

方 2　满山红 250 g，桑树皮 250 g，皂角 150 g，南沙参 500 g，蛆草（肺经草）250 g，蜂蜜 500 g。

用法：药物水煎，去渣后加蜂蜜熬成膏。1 次 20 g，1 日 3 次。

方 3　鹅不食草 20 g，旋覆花 15 g，干姜 10 g，甘草 10 g。

用法：水煎，内服。1 日 1 剂，分 3 次服。

方 4　倒毛鸡 1 只，毛蜡烛根 1 把（30 g）。

用法：鸡去毛及内脏，放入药材共煮，以煮熟鸡为度，食鸡及汤。

（3）外治法

1）天灸疗法（色他爬格欸诊业拉 · ser tax par geir zenx nier lav）

穴位：天突穴，肺俞穴。

药物：威灵仙或野棉花根，各适量。

用法：将威灵仙或野棉花根其中一种，洗净，捣烂成泥状，外敷在所选穴位上，待起水疱后取去。

2）药佩疗法（色块剥诊业拉 · ser kuaix bor zenx nier lav）

将矮地茶、蝴蝶草、山胡椒叶共研粉，加入棉花内，用棉布制成背甲穿于身上。

4. 利科冲及地 · lifkoxcongxjir dif（心窝痛）

利科冲及地（心窝痛），或称胃痛、肚子痛，由寒邪、热邪或伤食，致肚气郁滞，气血不畅而引起，临床以中元心窝处经常疼痛为主症。利科冲及地俗称“心里痛”“肚子痛”“胸门口痛”，相当于中医的胃脘痛，多见于西医的胃、十二指肠炎或溃疡等疾病。

【临床表现】

（1）心窝部疼痛，伴上腹胀、嗳气、吐酸水、烧心、恶心呕吐。

（2）主要体征有：心窝处压痛，舌红苔黄（热），舌淡苔白（寒），脉弦紧。

（3）发病与饮食不节、受寒、劳累、情志不畅等因素有关。

（4）上消化道钡餐 X 线检查、纤维胃镜及组织病理活检等，可见胃、十二指肠黏膜炎症，溃疡等病变。

【治疗原则】赶火祛寒，理气止痛。

【治疗方法】

（1）内治法

方 1　肥猪头（商陆）10 g，血余炭 10 g，鲜鸡蛋 1 个，茶油 10 g。

用法：肥猪头焙干，研末。鸡蛋去壳，将蛋清蛋黄与上述两味药物拌匀。锅中放茶油适量，以文火烧热后，将调配后的鸡蛋放入锅中煎熟，内服。1 日 1 剂，分两次服。

本方适用于治疗慢性心窝痛（消化性溃疡）。

方 2　广豆根 10 g，山豆根 10 g，四两麻 6 g，三百棒 15 g，木香 10 g。

用法：水煎，内服。1 日 1 剂，分两次服。

方 3　白胡椒适量，鲫鱼 1 条（约 100 g）。

用法：白胡椒烘干研末，鲫鱼剖肚去内脏。将白胡椒末放入鱼肚内，在锅中蒸熟。1 日 1 剂，分 3 次内服。

本方适用于治疗寒性心窝痛。

方 4　漆树菌适量，甜酒汁适量。

用法：干漆树菌用甜酒磨水，内服。1 日 3 次。

本方适用于治疗寒性心窝痛。

方 5　胡豆莲 20 g，地苦胆 20 g，百味莲 20 g，雪里见 20 g，小青木香 20 g。

用法：上药共研末，内服。每次 4 ～ 6 g，温水送服，1 日 3 次。

本方适用于治疗热性心窝痛。

方 6　吴珠子 10 g，回头青 10 g，花椒 8 g，马蹄香 6 g，胡椒 20 g，生姜 3 片。

用法：水煎，内服。1日1剂，分3次服。

本方适用于治疗偏寒性心窝痛。

方7 十八症10 g，豆豉10 g，苕细辛2 g，碧血雷10 g，鸡蛋壳30 g。

用法：共研细末，每次4 g，开水送服，1日两次。

本方适用于治疗心窝冷气病症。

方8 地雷6 g，香附子6 g，藤木香6 g。

用法：水煎，内服。1日1剂，分两次服。

本方适用气滞型心窝痛。

方9 灯笼果根12 g，路边黄根12 g，三月泡根12 g，算盘子根9 g，克马草（车前草）9 g。

用法：水煎，内服。1日1剂，分两次服。

本方适用于治疗偏热型心窝痛。

方10 水灯草15 g，淡竹叶根15 g，麦斛15 g，麦冬12 g，花粉9 g。

用法：水煎，内服。1日1剂，分3次服。

本方适用于治疗偏燥型心窝痛。

（2）外治法

烧麝疗法：取黄豆大艾麝绒1炷，放在心窝尖（剑突下）穴、肚中穴（中脘），各灸1炷。

5. 摸也剥 · mievbor（屙血）

摸也剥（屙血），系中元肚肠络脉受损，以血随便而下，或大便呈黑油样为主要表现的病症。本病相当于中医的便血和西医的消化道出血。

【临床表现】

（1）屙黑便，血色污浊而暗，呈柏油状。

（2）出血过多时，可出现畏寒、头晕、心慌、气短、腹痛、昏厥肢冷出汗、心跳快、肚肠按痛等症。

（3）舌脉象：热证，舌红、苔黄燥、脉快大；虚寒证，舌淡、苔白、脉细弱。

【治疗原则】赶热泻火，凉血止血。

【治疗方法】

方1 大路边黄15 g，马鞭草15 g，铁灯台15 g，血见愁15 g，旱莲草15 g。

用法：水煎，内服。1日1剂，分3次服。

方2 大叶紫珠20 g，地芋20 g，紫金牛20 g，白及20 g，土三七20 g。

用法：水煎，内服。1日1剂，分3次服。

方3 臭椿树根皮20 g。

用法：臭椿树根皮炒成炭，研末。用时加白酒热服。1日两次。

6. 恶特阿达 · ortafdar（屙痢）

该病系湿热邪毒侵犯下元肠道所致，以肚子痛、屙稀、下脓血便、里急后重，伴发热为主要临床表现，相当于中医的痢疾和西医的细菌性痢疾。

【临床表现】

（1）肚子痛，里急后重，下脓血便伴黏液，便次增多。

（2）急性屙痢发病急，可伴有怕冷发热等症；慢性屙痢则反复发作，迁延不愈。

（3）本病常见于夏秋季节，多有饮食不洁史。

（4）大便常规检查：镜下可见白细胞及红细胞，并有巨噬细胞，大便培养会有痢疾杆菌生长。

【治疗原则】赶火败毒，燥湿凉血，止痢止痛。

【治疗方法】

（1）内治法

方 1　水黄连 9 g，苦痧药 9 g。

用法：水煎，内服。1 日 1 剂，分 3 次服。

方 2　海蚌含珠 30 g，老鸦酸 20 g。

用法：水煎，内服。1 日 1 剂，分 3 次服。

方 3　水黄连 10 g，三颗针 15 g，鸳鸯花 10 g，竹叶菜 20 g。

用法：水煎，内服。1 日 1 剂，分 3 次服。

方 4　凤尾草 10 g，海蚌含珠 20 g，克马草（车前草）10 g，红辣蓼 10 g，三叶公母草 10 g。

用法：水煎，内服。1 日 1 剂，分 3 次服。

方 5　凤尾草 10 g，隔山消 10 g，地胆 10 g，牛血莲 10 g，谷芽 10 g。

用法：水煎，内服。1 日 1 剂，分两次服。

方 6　青木香 15 g，山黄连 10 g，豆根 5 g，白芷 10 g。

用法：水煎，内服。1 日 1 剂，分 3 次服。

方 7　叶下珠（醋炒）15 g，三白草 10 g，地锦（炒）9 g，刺黄连 10 g，香血藤 9 g。

用法：水煎，内服。1 日 1 剂，分 3 次服。

方 8　阎王七 20 g，鸳鸯花（金银花）10 g，生地黄 10 g，赤芍 10 g，血蜈蚣 10 g，天青地白 10 g，牡丹皮 10 g，槐角炭 10 g，马蹄莲 10 g，三棵针 10 g，青木香 10 g。

用法：水煎，内服。1 日 1 剂，分 3 次服。

方 9　铁马鞭草 10 g，石榴皮 10 g，三月泡 10 g，野南瓜 10 g，六月凉 10 g。

用法：水煎，内服。1 日 1 剂，分 3 次服。

方 10　地苦胆、百味莲各 100 g。

用法：研细末，每次 5 g，米汤水吞服，1 日 3 次。

（2）外治法

1）药物外敷法

方 1　肉豆蔻 10 g。

用法：将肉豆蔻放在热火灰中煨干，研为细末，用热米饭和匀，碾成糊状，捏成小饼。将小饼在火上烤热，外敷贴在肚脐上（固定）。12 小时换药 1 次。

方 2　大路边黄、小路边黄、三匹风、熟幽子、山胡椒各适量。

用法：上述鲜药洗净，捣烂成泥状，外用。每次以 10 g 药泥放在肚脐上，外用纱布或创可贴固定，1 日 1 次。

方 3　水黄连 9 g，熟幽子 15 g，木香 15 g，大黄 15 g。

用法：诸药共研末，用开水调匀成糊状，外敷脐部，用纱布盖上，以胶布固定。1 日 1 次。主治急性屙痢。

方 4　白胡椒 6 g，吴茱萸 10 g，艾叶 10 g，广木香 10 g。

用法：诸药共研细末，与米饭（适量）捣烂，压成饼状（约 4 cm×4 cm 圆形饼），取两块交替敷贴于肚脐上，再以艾条灸热。1 日 1 ～ 2 次，主治寒湿性屙痢及虚寒性屙痢症。

方 5　熟幽子 20 g，附子 6 g，木香 10 g。

用法：诸药烘干共研细末，用食醋调匀成膏，外敷两脚板心（相当于涌泉穴位）处。外用纱布固定，1 日换药 1 次。

2）针刺疗法

急性屙痢：取足三里、天枢，配曲池、内关穴。

方法：行泻法，留针 30 分钟。

7. 恶特阿答 · ortafdar（拉稀）

拉稀，土家医又称屙稀、屙肚子。系感受外邪或饮食不洁物，而伤中元肚肠所致，以大便次数增加，如水样或稀溏为主要表现，相当于中医的泄泻和西医的急性肠炎。

【临床表现】

（1）大便稀薄或如水样，次数增多。可伴腹胀、腹痛等症。

（2）急性暴屙起病突然，病程短，可有恶寒、发热等症。

（3）饮食不当、受寒凉或情绪变化可诱发。

（4）大便常规可见少许红细胞、白细胞，大便培养致病菌阳性或阴性。

【证候分类】

（1）寒湿型　大便清稀或如水样，腹痛肠鸣，畏寒食少。苔白滑，脉濡缓。

（2）湿热型　腹痛即屙，屙下急迫，粪色黄褐秽臭，肛门灼热，可伴有发热。舌红，苔腻，脉濡数。

【治疗原则】

湿热型　赶火祛湿，理中止屙。

寒湿型　赶寒温中，化湿止屙。

【治疗方法】

（1）湿热型

方1　青鱼胆草15 g。

用法：水煎，内服。1日1剂，分3次服。

方2　苦痧药15 g。

用法：水煎，内服。1日1剂，分3次服。

方3　山扁豆50 g，夜关门30 g，竹叶椒50 g，金锦香30 g。

用法：水煎，内服。1日1剂，分3次服。

（2）寒湿型

方1　海蚌含珠10 g，蓼辣草10 g，藿香叶10 g，白牛胆10 g。

用法：水煎，内服。1日1剂，分3次服。

方2　地蜂子10 g，茅根15 g，老鸦酸20 g。

用法：水煎，内服。1日1剂，分3次服。

方3　一点血10 g，满山香9 g，狗屎香6 g，广藿香10 g。

用法：水煎，内服。1日1剂，分两次服。

方4　炒扁豆15 g，煨木香5 g，茯苓15 g，克马草籽10 g。

用法：水煎（克马草籽另包），内服。1日1剂，分两次服。

方5　厚朴15 g，麦芽15 g，狗屎柑壳10 g，灶心土30 g。

用法：除灶心土外，其余三味药需炒制后入药。水煎，内服。1日1剂，分3次服。

（3）综合验方

方1　马蹄草20 g，克马草20 g，鱼鳅串20 g。

用法：水煎，内服。1日1剂，分3次服。

方2　鲜萝卜秧60 g，石榴皮15 g，仙鹤草10 g，红糖适量。

用法：药物水煎，内服。1日1剂，药水兑红糖，分3次服。

方3　白药15 g，白头翁10 g，克马草30 g，马鞭草尖20 g。

用法：水煎，内服。1日1剂，分3次服。

方4　乌梅10 g，白药15 g，茯苓15 g，煨木香5 g，广藿香10 g，滑石20 g。

用法：水煎，内服。1日1剂，分3次服。

8. 王嘎拉症 · wanrgaxlax zenf（黄疸症）

该病系感受湿热之邪，熏蒸肝胆，阻滞脏器中的“安嘎阿”（肝）、“枯牛”（胆）而致运化、疏泄功能失常，使“安嘎”及“枯牛”的黄水外溢。本病以眼睛黄、体黄、尿黄为主要临床表现，相当于中医的黄疸。

【临床表现】

（1）目黄、肤黄、尿黄，以目黄为主。

（2）初起有恶寒发热，纳呆厌油，恶心呕吐，神疲乏力等症，或见大便颜色变淡。黄疸严重者可伴有皮肤瘙痒。

（3）有饮食不节、肝炎接触史或应用化学制品药物等病史。

（4）肝脏、脾脏或胆囊肿大，伴有压痛或触痛。

（5）应行血清胆红素（直接或间接）检测、尿三胆试验、血清谷丙转氨酶、谷草转氨酶、r– 谷酰转酞酶、碱性磷酸酶，以及 B 超、胆囊造影、X 线胃肠造影等辅助诊断。

【证型】

（1）湿热熏蒸肝胆　身目俱黄，黄色鲜明，发热口渴，口干而苦，恶心欲吐，腹满胁痛，大便秘结或呈灰白色，小便短黄。舌红，苔黄腻，脉弦数。

（2）热毒炽肝胆　发病急骤，黄疸迅速加深，色黄如金。伴有高热烦渴、神昏谵语，或见衄血、便血、肌肤瘀斑等症。舌质红绛，苔黄而燥，脉弦滑数。

【治疗原则】赶火败毒，疏利肝胆，赶湿消黄。

【治疗方法】

（1）内治法

方 1　水黄连 12 g，茵陈蒿 12 g，田基黄 12 g，凤尾草 15 g，柴胡 12 g，黄药子 12 g，板蓝根 15 g。

用法：水煎，内服。1 日 1 剂，分 3 次服。

方 2　田基黄 6 g，克马草 25 g，千年矮 25 g，白茅根 50 g，野南瓜 50 g。

用法：水煎，内服。1 日 1 剂，分 3 次服。

方 3　水灯草 15 g，田基黄 15 g，六月雪 30 g，克马草子 15 g，蒜盘树根 15 g。

用法：水煎，内服。1 日 1 剂，分 3 次服。

方 4　凤尾草 60 g，白芍 30 g。

用法：水煎，内服。1 日 1 剂，分 3 次服。

方 5　金钱草 30 g，茵陈蒿 30 g，龙胆草 10 g，黄药子 10 g，通草 10 g，克马草子 10 g，柴胡 15 g。

用法：水煎，内服。1 日 1 剂，分 3 次服。

方 6　黄剥皮 10 g，茵陈蒿 30 g，黄药子 10 g，萹蓄 12 g，石苇 10 g，克马草子 12 g，甘草 6 g。

用法：水煎，内服。1 日 1 剂，分 3 次服。

方 7　铁灯台 50 g，克马草 50 g，满天星 50 g，过路黄 50 g。

用法：水煎，内服。1 日 1 剂，分 3 次服。

方 8　白马骨 30 g，马鞭草 50，山黄连 15 g，黄药子 20 g，鸡矢藤 20 g，茵陈蒿 20 g，萹蓄 20 g。

用法：水煎，内服。1 日 1 剂，分 3 次服。

方 9　钓鱼杆 50 g，酸筒杆 50 g，红柴胡 50 g，克马草 50 g，地苦胆 20 g，小血藤 50 g。

用法：水煎，内服。1 日 1 剂，分 3 次服。

方 10　九月花 50 g，积雪草 50 g。

用法：水煎，内服。1 日 1 剂，分 3 次服。

（2）外治法

1）发泡疗法

药物：毛莨（鲜）适量。

用法：洗净捣烂成泥，外用。用药泥外敷内关穴，数小时后可见敷药处起小疱，次日用消毒针刺穿小疱，局部以常规消毒。

2）外敷疗法

药物：铁灯台、山乌龟、山苦瓜、半边莲各适量。

用法：上述鲜药洗净，捣烂成泥，外用。药泥敷于肚脐，用纱布或创可贴外固定。1 日 1 次。

9. 消且他症 · xiaoxqiextax zenf（中满症）

该病又称水臌症、奓肿症、筲箕臌，系由中元肝腹受寒湿或湿热之邪所伤，三元水道疏运失常，气血滞阻，致水气内阻，以肚腹肿胀为主要临床表现。本病相当于中医的水臌、臌胀病和西医的肝硬化腹水。土家医对该病名的称谓，筲箕臌，以其形似“筲箕”而得名，背面呈鼓形样的肚皮肿胀，“中满”指中元肚腹胀满。

【临床表现】

（1）初起上肚作胀，肚腹膨大，食后为甚，叩击呈鼓音或移动性浊音。

（2）乏力，食差，尿少，浮肿，胁下胀痛，嗳气，可见面色萎黄、黄疸等症。舌红，苔白腻，脉浮。

（3）肚腹胀满高于胸部，重者肚腹壁青筋暴露，脐孔突出。

（4）血浆白蛋白降低，球蛋白增高，白 / 球蛋白比值降低或倒置。丙种球蛋白升高。白细胞及血小板降低。凝血酶原时间可延长。

（5）腹部 B 超或 CT 检查，可见腹腔内大量积液，肝脏缩小，脾脏增大及门脉增宽。X 线食道钡餐造影及胃镜检查，可见食管、胃管静脉曲张。腹水检查符合漏出液。

【治疗原则】化湿赶火，活血疏肝，利水除胀。

【治疗方法】

（1）内治法

方 1　隔山消 15 g，厚朴花 10 g，推屎爬（酒制）5 个，忘忧草 15 g，鱼鳅串 15 g，酸通 15 g。

用法：水煎，内服。1 日 1 剂，分 3 次服。

方 2　蛇不过 15 g，克马草 15 g，丝茅根 15 g，女儿红 15 g，了哥王 15 g，秋海棠 15 g，合子草 15 g。

用法：水煎，内服。1 日 1 剂，分 3 次服。

方 3　隔山消 15 g，木通 15 g，克马草 15 g，大通草皮 15 g，大血通 15 g，三百棒 15 g，五加皮 15 g，飞蛾七 15 g。

用法：水煎，内服。1 日 1 剂，分 3 次服。

方 4　肥猪头 20 g，九牛造 30 g，田基黄 30 g，乌桕 30 g ，射干 30 g，大路布 30 g。

用法：水煎，内服。1 日 1 剂，分 3 次服。

方 5　大通草 15 g，小通草 15 g，丝茅草根 15 g，木子树根 15 g。

用法：水煎，内服。1 日 1 剂，分 3 次服。

（2）外治法

1）外敷疗法

药物：肥猪头（商陆）30 g。

用法：焙干研细末。药末 3 g，用清水调匀成糊，敷于肚脐，外盖纱布，以胶布固定。1 日 1 次，10 日为 1 疗程。

2）烧灸疗法

药物：艾绒、食盐各适量。

用法：将食盐炒热（约 40 ℃），填满患者肚脐窝，再将艾绒置于盐面上，点燃灸之。1 日 1 次，10 日为 1 疗程。

10. 色嘎结 · sergarjier（大关门）

该病是气阴不足，或燥热结内，使便结于大肠，以粪便干结，难排出体外为主要临床表现。本病因大便秘结不通，似“大门”关闭不开而得名，相当于中医的便秘和西医的习惯性便秘。

【临床表现】

（1）排便时间延长，两天以上一次，粪便干燥坚硬，重者干燥如栗，排出艰难。

（2）可伴小肚胀急或痛，疲倦乏力，食欲减退等症。

（3）燥热型，症见口干或口臭，舌苔黄燥，脉滑实。

（4）虚弱型，症见舌淡苔白，脉细。

【治疗原则】赶热，润肠，通便，滋阴补气。

【治疗方法】

方1　土大黄30 g。

用法：水煎，内服。1日1剂，分3次服。

方2　火麻仁250 g，冬古仁250 g，幼狗柑250 g，土大黄250 g，树朴250 g，肉罗汉250 g，松子250 g，搜山虎125 g。

用法：共为细末，炼蜜为丸，黄豆大小。每次服9 g，每日1～2次。

方3　木油树根15 g，野鸡苞根15 g，水爬虫9 g，辣柳13 g。

用法：水煎，内服。1日1剂，分3次服。

方4　鸡脚黄9 g，乌蔸儿（炮）9 g，满山香根6 g。

用法：水煎，内服。1日1剂，分两次服（适用于寒闭症）。

方5　牛大黄15 g，小木通10 g，大木通10 g。

用法：水煎，内服。1日1剂，分两次服（适用于实秘）。

方6　土虫4条。

用法：将土虫洗净焙干研末，用淘米水吞服。1日1剂，分两次服。

方7　巴豆3 g，狗屎柑10 g，大黄9 g，厚朴10 g，甘草6 g。

用法：水煎，内服。1日1剂，分3次服。

11. 劳杰疗症·laorjierliaor zenf（跳山症）

该病是夏暑之季，在炎热或高温环境下劳动或活动，因暑热之邪入侵，致邪热内郁上元，使热不外泄，以心胸烦闷、汗出口干、头晕眼花、乏力等为主要临床表现的一种急性病症，相当于中医的中暑病。

【临床表现】

（1）先兆中暑　在高温环境下出现全身乏力、头昏肢倦、胸闷恶心、口渴多汗等症。如离开高温环境，休息后可恢复正常。

（2）轻度中暑　面色潮红，胸闷烦躁，皮肤干燥，呼吸急促，或大量汗出，恶心呕吐，面色苍白，血压下降。

（3）重度中暑　上述症状持续不解，继现汗闭高热、头痛呕吐、神昏肢厥，或肢体痉挛、抽搐等症。

（4）多有夏季暴晒或高温环境下体力劳动、长途行走、田间作业史。

（5）舌脉　阳暑为舌红，苔黄，脉浮快；阴暑为舌淡，苔黄腻，脉细。

【治疗原则】消暑益气，养阴生津。

【治疗方法】

方1　土人参20 g，肉罗汉12 g，瓜儿蒌果20 g，蜂窝球15 g，竹叶菜25 g，九龙杯15 g。

用法：水煎，内服。1 日 1 剂，分 3 次服。

方 2　土虱婆 5 个。

用法：焙干，研末，装瓶备用。发病时，急用凉开水冲服，连服 3 次。

方 3　血当归 12 g，血蜈蚣 12 g，大铁马鞭草 12 g。

用法：水煎，内服。1 日 1 剂，分两次服。

方 4　九盏灯 20 g，鸡蛋香 20 g，老鼠黄 20 g。

用法：上药焙干，研末。1 次 3 g，温水送服。

12. 沙布邪 · saxbufxier（打摆子）

该病是由疟邪所致，以寒战高热、汗出热退、时热时冷为主要临床表现。本病相当于中医的疟疾病，土家医又称“三分症”。

【临床表现】

（1）发作时寒战、高热，汗出热退，每日或隔日而作，或三日一次，伴有头痛身楚、恶心呕吐、发作后口唇出现疱疹等症。

（2）重症可出现持续高热，颈项强直，抽搐，昏迷等。

（3）多发于夏秋季节和流行地区，或有输血史。反复发作后可出现贫血和脾脏大。

（4）寒战时，末梢血液抹片或骨髓涂片可找到疟原虫。血白细胞总数正常或偏低。病久，红细胞及血红蛋白降低。

【治疗原则】赶热散寒，祛邪败毒。

【治疗方法】

（1）内治法

方 1　青蒿 30 g，铁马鞭 30 g。

用法：水煎，内服。1 日 1 剂，分 3 次服。或当茶饮。

方 2　常山根 15 g，鱼鳅串 20 g，柴胡 15 g。

用法：水煎，内服。1 日 1 剂，分 3 次服。

方 3　毛耳朵 15 g，鸳鸯花根 20 g，鸡骨头树 30 g，青蒿子 20 g，小杆子 12 g，狗屎柑 20 g，打火草 15 g，老龙须 20 g。

用法：水煎，内服。1 日 1 剂，分两次服。

方 4　独蒜 1 个，鸡蛋 1 个，白酒适量。

用法：独蒜捣烂调鸡蛋兑白酒，于发作前内服。

方 5　天麻、麻黄、松罗茶、绿豆粉各 100 g，雄黄、朱砂、甘草各 20 g，生大黄 200 g。

用法：上药共研成末，炼蜜为丸，内服。1 次 15 g，1 日 3 次。

（2）外治法

大蒜、胡椒各适量。

用法：大蒜切片，外贴内关穴。胡椒两粒研末，贴于腰心（命门穴）与脐部，用创可贴固定。

13. 蟾虫波翁弄地症 · caorcongr bongflongx dif zenf（蟾虫症）

该病是因蟾虫（蛔虫）寄生于肠，以阵发性腹疼痛，反复发作为主要临床表现的一种肠子寄生虫病，相当于蛔虫病。

【临床表现】

（1）阵发性肚脐周围痛，痛无定处，可自行缓解。

（2）巩膜可见蓝斑，面部出现白色虫斑，指甲花斑，皮肤出现风疹块团，寐中磨牙。病久面黄肌瘦，腹部可摸及索状蟾虫团，时聚时散，或见呕出蟾虫或虫随大便排出。

（3）有饮食不洁、吐蟾虫、排蟾虫史。

（4）大便镜检：可见蛔虫卵，血常规嗜酸性细胞可增多。

（5）苔薄黄或白，脉沉弦；或者舌淡红，苔薄白，脉细弱。

【治疗原则】赶虫通肠。

【治疗方法】

方 1　号桐杆 50 g，水菖蒲 50 g，五倍子 50 g。

用法：上药共研细末，用熟米饭拌匀，制成米糊丸子，如黄豆大。1 次 6 ～ 8 丸，1 日 2 ～ 3 次。

方 2　苦楝树皮 9 g，见血飞（花椒）9 g，石榴皮 15 g。

用法：水煎，内服。1 日 1 剂，分 3 次服。

方 3　南瓜子 50 g，韭菜叶 50 g。

用法：开水冲泡，内服。1 日 1 剂，分 3 次服。

方 4　鲜金线吊白米 10 g，鸡蛋 1 个。

用法：将鲜药洗净，捣烂，加适当冷开水挤汁；鸡蛋去壳，在锅中边煎边加入药汁，煎熟成块。先吃鸡蛋，5 分钟后，再服药汁 30 mL，1 日 1 次。

方 5　儿多母苦根适量，鸡蛋 1 个，茶油适量。

用法：将鲜儿多母苦根洗净，捣烂，与鸡蛋调匀，在锅中用茶油炒煎成块。日 1 次，内服。

注：5 岁以下儿童，儿多母苦用 10 ～ 15 g，1 次 1 个鸡蛋；6 ～ 10 岁儿童，用 15 ～ 20 g，1 次 2 个鸡蛋。

14. 科巴地症 · koxbaxdif zenf（头风症）

该病又称偏头风，是由风寒邪气侵入人体上元“科巴”（头），引起筋脉不通，以科巴地（头痛）为主要表现，相当于中医的“头风”及西医的血管神经性头痛、高血压、脑动脉硬化等。

【临床表现】

（1）“科巴地”多在头部一侧或右或左辗转发作，或呈全头痛。其性质多为跳痛、刺痛、胀痛、隐痛、昏痛或头痛剧烈，每次发生时间可持续数分钟、数小时或数天。

（2）起病后逐渐加重或反复发作。

（3）舌苔白，脉滑紧或细弦。

【治疗原则】赶风通络，赶寒止痛。

【治疗方法】

（1）内治法

方 1　川芎 12 g，水蜈蚣 10 g，一枝黄花 10 g，岩防风 10 g，苕细辛 3 g，三百棒 10 g，薄荷 15 g，炙甘草 6 g，荷叶 6 g。

用法：水煎，内服。1 日 1 剂，分两次服。

方 2　棕树子 30 g，鲜猪头骨 500 g。

用法：水炖，去渣服汤。1 日 1 剂，分两次服。

方 3　蛇含 20 g。

用法：水煎，内服。1 日 1 剂，分两次服。

（2）外治法

1）药物外治法

方 1　满天星、野烟、克马草、红色头、爬地黄、地胡椒、三角枫、五爪金龙、大马兰丹各适量。

用法：取鲜品，捣烂取汁，滴耳内。

方 2　蜂房 3 g，葱白 7 根。

用法：共捣如泥，敷头顶百会穴，每日 1 次。

方 3　红萝卜、冰片各适量。

捣烂红萝卜，放入瓶中，兑冰片少许。取药汁滴入双侧鼻孔，1 日 2 ～ 3 次。

2）针刺疗法

前额痛者　穴取印堂、攒竹、合谷、阳白。

侧头痛者　穴取太阳、丝竹空、风池、外关。

头顶痛者　穴取百会、通天、太冲、涌泉。

15. 汝洒 · ruxsax（眩晕）

该病是由风痰阻滞上元科巴经络，科巴内空垅（脑壳内脑髓）不足所致，以头晕眼花，视物旋转，伴恶心呕吐为主要表现，土家医俗称头晕症（科巴耶逻汝沙症 · koxbax yerlor ruxsax zenf），又称黑眼晕。本病相当于西医的梅尼埃病，多见于内耳性眩晕、颈椎病、椎–基底动脉系统血管病，以及高血压、脑动脉硬化、贫血等疾病。

土家医认为科巴为上元与外界交会之门路，风邪入侵后易导致大脑经络功能紊乱，或体内有痰症，在大脑与风邪相交，形成风痰之邪，阻滞脑络，从而出现眩晕、耳鸣之症。

【临床表现】

（1）急性发病，或慢性起病加重或反复发作。

（2）头晕目眩，视物旋转。

（3）伴恶心呕吐，出汗，面色苍白。

（4）舌淡红，苔白或白滑。脉象：虚证，脉沉细弱；实证，脉弦滑。

【治疗原则】

气血亏虚　益气养血，健肚补腰，充养脑髓。

瘀血阻筋，痰浊内蕴　活血舒筋，赶湿化痰，健肚。

【治疗方法】

（1）内治法

方 1　鬼天麻 10 g，珍珠香 10 g，红刺苞嫩芽 20 g，小槐花根 10 g，盘龙须 10 g，白三七 5 g。

用法：水煎，内服。1 日 1 剂，分 3 次服。

方 2　头顶一颗珠 6 g，天麻 12 g。

用法：研细粉，每次 3 g，与鸡蛋拌匀蒸服，每日 2 次（用于治疗眩晕伴失眠梦多）。

方 3　无风自动草根 12 g，头晕草 20 g，老柑皮 20 g，白茯苓 15 g，三步跳（姜炙）10 g，甘草 5 g。

用法：水煎，内服。1 日 1 剂，分 2 ～ 3 次服（用于治疗眩晕伴呕吐）。

方 4　克马草（车前草）60 g，扎不死（麦冬）60 g，熟地黄 120 g，菟丝子 60 g。

用法：上药焙干，共研细末，烘蜜丸。1 次 9 g，1 日 3 次。

方 5　蜂窝球（夏枯球）30 g，雷蜂房 10 g，马蹄草 25 g。

用法：水煎，内服。1 日 1 剂，分 3 次服。

方 6　鲜克马草（车前草）15 g，鲜响铃草 15 g，公猪耳朵 1 只。

用法：将鲜药洗净，放入猪耳内炖熟，去药渣。食猪耳，内服药液，1 日 1 剂，分 3 次服。

方 7　红参须 15 g，炙白附子 8 g，冰糖 50 g。

用法：水煎，内服。2 日 1 剂，1 日 3 次。

方 8　野菊花 10 g，桑树叶 15 g，蜂窝球（夏枯球）20 g，金钩莲 15 g。

用法：水煎，内服。1 日 1 剂，分 3 次服。

方 9　大路边黄 10 g，土人参 30 g，何首乌 30 g，铁扫把 30 g。

用法：水煎，内服。1 日 1 剂，分 3 次服。

方 10　臭牡丹根 10 g，鹅不食草 12 g，野菊花 10 g，龙芽草 5 g。

用法：水煎，内服。1 日 1 剂，分 3 次服。

（2）外治法

1）针刺疗法

取穴　百会、风池、太阳、头俠、悬钟。

方法　虚证用补法，实证用泻法。

2）灸法

艾灸百会穴。

16. 半边社土 · banfbianx seftux（半边风）

半边社土（半边风）是由于气血逆乱，导致脑脉不通或血溢于科巴，以突然昏倒、半身不遂、麻木、舌强语謇为主要临床表现，相当于中医的“中风”，属于西医的脑血管意外范围。

【临床表现】

（1）症见半身不遂、口眼㖞斜、舌强言謇、偏身麻木，甚则神志恍惚、迷蒙、神志不清。

（2）发病急骤，其发展进程呈渐进性，病前多有头晕头痛、肢体麻木等先兆。

（3）常有年老体衰、劳倦内伤、嗜好烟酒、膏粱厚味等易发因素，每因恼怒、劳累、酗酒、感寒等诱发。

（4）舌脉象：舌暗红，苔白厚或黄厚或腻，脉弦或弦滑。

（5）测血压，行神经系统、脑脊液及血常规、眼底等检查。有条件做 CT、MRI 检查，可有异常发现。

【治疗原则】祛风化痰通络，益气活血化瘀。

【治疗方法】

（1）内治法

方 1　刺芪 50 g，崖豆根 15 g，当归 10 g，千丑蛐 10 g，桃枝 10 g，大救驾 10 g，香桂枝 6 g。

用法：水煎，内服。1 日 1 剂，分 3 次服

方 2　螃蟹七 6 g，白三七 6 g，灵芝 6 g，峨参 10 g，钩藤根 10 g，当归 10 g，红牛膝 10 g。

用法：共研细末，炼蜜糖为丸。1 次 5 g，1 日 3 次。

方 3　高粱泡根 60 g，四匹风根 10 g，铁脚仙根 15 g，青香根 6 g，丹参根 60 g。

用法：加甜酒汁少许，与水共煎，取汁内服，1 日 1 剂，分 3 次服。

方 4　四轮草 30 g，懒篱笆根 30 g，鸡血藤 30 g，五加皮 15 g，伸筋草 15 g，独活 15 g，茅根 15 g（引药）。

用法：水煎，内服。1 日 1 剂，分 3 次服。

方 5　蜂窝球 20 g，倒勾藤根 20 g，矮地茶 20 g，土黄七 20 g，竹叶草 20 g，鸡冠花 20 g，岩桑叶 20 g，野菊花 20 g，丝棉皮 20 g，萝卜子 20 g，铁打杵 20 g，岩蜂子 20 g，红牛膝 20 g，羊胡子草 20 g。

用法：水煎，内服。3 日 1 剂，1 日 3 次。7 剂为 1 疗程。

（2）外治法

1）雷火神针疗法　患侧行雷火神针治疗，每次治疗上肢或下肢的一个部位。1 日 1 次，治疗 6 天，休息 1 天。

2）火功疗法　治疗患侧，1 日 1 次。7 天一个疗程。

3）银针疗法　患侧上肢取肩髃、曲池、内关穴，下肢取环跳、风市、委中、阳陵泉等穴。1 日治疗 1 次，7 天为一个疗程。

17. 炸起纠症 · zafqix jiux zenf（歪嘴症）

该病是由风寒邪气侵入脸面阻滞筋脉所致，以嘴角歪向另侧，一侧面却突感松弛、麻木为主要临床表现，土家医又称阿叶固他补不症（axyer guftax buxbur zenf · 鬼摸脸），歪嘴风，相当于中医的面瘫及西医的面神经瘫痪。

【临床表现】

（1）冷风、寒气侵袭面部，突然发病。

（2）口角偏向一侧，眼闭合不紧，不能吹口哨。

（3）患侧鼻唇沟消失，上口唇水沟偏向一侧。

（4）舌诊见舌尖偏向健侧，苔白厚，脉滑紧。

【治疗原则】赶风散寒，活血通络。

【治疗方法】

（1）内治法

方 1　蜈蚣 1 条，防风 10 g。

用法：蜈蚣焙干研末，备用。防风水煎，去渣。用药液兑蜈蚣药末内服，1 日 1 次。

方 2　制大三步跳 10 g，白干蚕 10 g，蜈蚣 3 条，搜风藤 10 g，岩防风 10 g。

用法：水煎，内服。1 日 1 剂，分两次服。

方 3　防风 20 g，当归 10 g，川芎 10 g。

用法：水煎，内服。1 日 1 剂，分 3 次服，另用热毛巾沾药液热敷患侧。

方 4　马蜂窝 15 g，防风 15 g，麻黄 15 g，桂枝 15 g，石膏 30 g，秦艽 9 g，独活 15 g，羌活 9 g，白芷 15 g，川芎 15 g。

用法：水煎，内服。1 日 1 剂，分 3 次服。

（2）外治法

1）药物外治法

方 1　香樟根皮、枫树根皮各适量。

用法：生用根皮，捣烂如泥，外敷患侧，每日 1 次。

方 2　黄鳝血，白及适量。

用法：用黄鳝血，白及磨汁成浆，外用。用药浆搽患处，1 日 2 ～ 3 次。

2）针刺疗法

主穴　翳风，太阳透下关，颊车透地仓，迎香透地仓，承泣透睛明。

配穴　阳白，四白，承浆，合谷。

方法：用 1 寸毫针刺入穴位，得气为度。1 日 1 次，每次留针 30 分钟，10 日为 1 疗程。

【疗效评定】

治愈　水沟正中，眼能正常闭合，两侧鼻唇沟对称。

好转　口角偏度≥ 50 %，眼闭合实验≥ 50 %，有浅鼻唇沟出现。

未愈　症状、体征无变化。

18. 尔车所直症 · excex soxzir zenf（尿急症）

该病是由湿热之邪聚注下元（膀胱，也称尿脬），尿脬气化不利所致，以尿频、尿急、尿痛为主要表现，相当于中医的热淋或西医的急慢性泌尿系感染。

【临床表现】

（1）发病急骤，小便频急不畅，滴沥涩痛，尿黄混浊，或见血尿。小肚拘急，腰部酸痛，伴恶寒发热、心烦口苦、恶心呕吐等症。

（2）病久或反复发作后，常伴有低热、腰痛、小肚坠胀、疲劳等症。

（3）多见于已婚女性，每因疲劳、情志变化、感受外邪而诱发。

（4）舌脉象：湿热型为舌红，苔黄腻，脉滑快；气虚型为舌淡，苔白，脉细无力。

（5）尿常规检查。有少许白细胞、红细胞，可见尿蛋白。清洁中段尿培养有致病菌生长，菌落计数在 10^5/mL 以上。

（6）慢性期行肾盂造影、B 超、肾图扫描等检查。

【治疗原则】赶火利湿，补中益气。

【治疗方法】

方 1　黄剥皮 10 g，黄珠子 10 g，斑鸠窝 20 g，石苇 15 g，克马草 20 g，八月瓜根 15 g，隔食草 20 g。

用法：水煎，内服。1 日 1 剂，分 3 次服。

方 2　丝茅根 15 g，路边黄 10 g，山黄连 10 g，黄皮树 15 g，斑鸠窝 20 g，尿珠子

15 g，土大黄 10 g，克马草 15 g。

用法：水煎，内服。1 日 1 剂，分 3 次服。

方 3　牛克膝 10 g，克马草 15 g，血当归 10 g，凤尾草 10 g。

用法：水煎，内服。1 日 1 剂，分 3 次服。

方 4　野菊花 10 g，水黄连 10 g，百部根 10 g，小杆子 10 g，巴岩姜 15 g，马蹄香 9 g，破铜钱 15 g。

用法：水煎，内服。1 日 1 剂，分 3 次服。

19. 尔车所直 · excex soxzir（滴尿症）

由于额车拍（膀胱，土家医也称尿脬）气化不利，不能顺利将脬内尿水排出体外，排尿时点滴而出，故称滴尿症。土家医认为，滴尿症之尿路不通，犹如人户小门不开，故又称其为“小关门病”，相当于中医的癃闭和西医的尿潴留。

【临床表现】

（1）多见于老年男性，或产后妇女及手术后患者。

（2）小便不利，点滴不畅，或尿闭塞不通，尿道无涩痛，下腹胀满。

（3）男性直肠检查，可有前列腺肥大。叩诊检查，膀胱区可听及明显浊音。

临床上可分为湿热下注、瘀浊阻塞、腰肾气亏、肝气郁滞等证候。

【治疗原则】

湿热型　赶火清热化湿，通关利尿。

腰亏型　温腰补气，通关利尿。

【治疗方法】

（1）内治法

方 1　蓑衣藤、叶下珠、四轮草、竹叶菜、土牛膝、斑鸠窝、金刚藤、阳桃藤、连钱草、土黄七、过路黄各 20 g。

用法：水煎，内服。1 日 1 剂，分两次服。

本方适用于湿热型滴尿症。

方 2　克马草、铁马鞭、钓鱼杆、天青地白、白茅根、五爪龙各 20 g。

用法：水煎，内服。1 日 1 剂，分两次服。

本方主要适用于腰子虚弱型滴尿症。

（2）外治法

1）取嚏探吐法　用消毒棉签轻搔鼻腔，使患者打喷嚏；或用棉签探患者咽喉部，使其呕吐，取上窍开则下窍自通之效。

2）外敷法　取独蒜一个，黄珠子 3 枚，食盐少许。捣烂，推于纸上贴脐部。另法，以食盐 250 g，炒热，布包之，熨腹部。

3）灸法

方 1　取关元、气海二穴，以艾灸之。

方 2　麝香 0.05 g，艾叶 10 g，生姜 1 片。

用法：将艾研成绒，将麝末与艾绒拌匀，制成米粒大的颗粒。在脐下三寸隔姜灸，肚中有热感即止。

20. 尔车阿八剥症 · excex arbar bor zenf（尿石症）

该病是由湿热之邪客于下元水道，形成尿结石，阻滞水道而引起的以腰肚绞痛、尿道刺痛、排尿中断或伴血尿为主要临床表现的病症。本病相当于中医的石淋和西医的泌尿系结石。

【临床表现】

（1）发作时腰肚绞痛，痛及前阴，面色苍白，冷汗，恶心呕吐，可伴有发热恶寒，小便涩痛频急，或有排尿中断。

（2）肉眼可见血尿，或小便有砂石排出。

（3）舌脉象：腰虚型为舌红，苔少，脉细快；湿热型为舌苔黄腻，脉弦快。

（4）尿常规检查有红细胞，或潜血阳性。

（5）行泌尿系 B 超检查，或 X 线腹部平片、肾盂造影等可明确结石部位，必要时做膀胱镜逆行造影。

【治疗原则】赶热利湿，化石通淋。

【治疗方法】

方 1　斑鸠窝 20 g，八月扎 10 g，石苇 15 g，克马草 20 g，蜂窝球 30 g，连钱草 15 g。

用法：水煎，内服。1 日 1 剂，分 3 次服。

方 2　克马草 15 g，水灯草 15 g，水竹叶 10 g，生石膏 6 g，红糖适量。

用法：水煎，内服。1 日 1 剂，用药水冲红糖，分 3 次服。

方 3　金钱草 15 g，鸡合子 10 g，白茅根 30 g，斑鸠窝 30 g。

用法：水煎，内服。1 日 1 剂，分 3 次服。

方 4　铧口尖 15 g，矮地茶 50 g，飞落伞 15 g，大通草 20 g，白花蛇舌草 15 g，斑鸠窝 50 g。

用法：水煎，内服。1 日 1 剂，分 3 次服。

方 5　号桐杆 15 g，克马草 15 g，马鞭草 15 g，土茵陈 10 g，马兰 20 g，萹蓄 10 g。

用法：水煎，内服。1 日 1 剂，分 3 次服。

方 6　飞落伞 15 g，鸳鸯花 20 g，葵花根 15 g，木槿花 15 g，何首乌 20 g。

用法：水煎，内服。1 日 1 剂，分 3 次服。

方 7　芦根 30，凤尾草 30 g。

用法：水煎，内服。1 日 1 剂，分两次服。

21. 借及糯梯地 · jief jir loftix dif（风湿病）

该病是由风寒湿热邪气侵入人体，滞留筋脉及骨，气血运行不畅所致，以全身榫头（关节）呈游走性红、肿、疼痛为主要表现，相当于中医的风湿痹证和西医的风湿性关节炎。

【临床表现】

（1）以四肢大榫头（关节）走窜疼痛为主，伴重着、酸楚、麻木，榫头屈伸不利，多有恶寒、发热等症。

（2）病前多有咽痛乳蛾史，或涉水淋雨、久居湿地史。

（3）部分患者可有低热，四脚环形红斑，或结节性红斑。常致心脏受累。

（4）舌脉象：急性风湿痛为舌苔薄白，脉浮；慢性风湿痛为舌质淡，苔薄白，脉濡。

【治疗原则】祛风除湿，散寒通络。

【治疗方法】

（1）内治法

方 1　红火麻 30 g，白火麻 20 g，水麻叶 20 g，苎麻根 30 g，升麻 20 g，白酒适量。

用法：水煎，内服。1 日 1 剂，白酒送服，分两次服。

方 2　五加皮 15 g，银花藤 30 g，桑枝 50 g。

用法：水煎，内服。1 日 1 剂，分 3 次服。

方 3　山梦花根 30 g，牛奶子根 30 g，何首乌 30 g，淫羊藿 30 g，威灵仙 30 g，松节 30 g，白酒 1000 mL。

用法：将药物用白酒浸泡 7 天。1 日两次，1 次 30 mL，内服。

方 4　四两麻 100 g，田三七 100 g，竹节三七 100 g，白胡椒 50 g，白酒 1000 mL。

用法：将药物用白酒浸泡 7 天。1 日两次，每次 50 g，内服。

方 5　五角枫 10 g，三角枫 10 g，红活麻 12 g，鸡矢藤 15 g，苞谷根 12 g，风菌 12 g。

用法：水煎，内服。1 日 1 剂，分两次服。

（2）外治法

1）药物外治法

方 1　老姜 30 g，火葱 30 g，陈艾叶 30 g，白酒适量。

用法：上药捣烂如泥，与白酒在锅中炒热，外敷患处（固定在榫头处）。1 日换 1 ～ 2 次。

方 2　白蛇皮 5 g，六月花椒 50 g，马蜂窝 50 g，大血藤 50 g，生百部 10 g，乌梢蛇 20 g，海盐 10 g，白酒 500 mL。

用法：将上药浸泡在白酒中，7 天后外用。用药酒揉搽患处。

方 3　生草乌、生南星、山洋芋、蜂蜜、冰片、蜂房各适量，白酒 500 mL。

用法：用白酒浸泡 7 天后，外用。将已消毒的针灸针蘸药酒，点刺患处。1 日两次。

2）酒火疗法　1 日 1 次，7 天为一疗程。

3）雷火神针疗法　1 日 1 次，7 天一疗程。

4）泡脚疗法

方 1　威灵仙 100 g，松针 100 g。

用法：水煎，外用。药液兑 40 ～ 45 ℃温水 3000 mL，泡脚 30 分钟，1 日 1 次。

方 2　四两麻 50 g，三匹风 30 g，老姜 30 g，艾叶 10 g。

用法：水煎，外用。药液兑 40 ～ 45 ℃温水 3000 mL，泡脚 20 ～ 25 分钟，1 日 1 次。

22. 写窝里科倮起例症 · xiev ov lixkoxlox qivlier zenf（铁蛇钻心症）

该病是指寄生于肠道内的蛐虫（蛔虫）钻入胆道，以钻心样腹痛、呕吐苦水、腹硬如铁为主要临床表现，相当于中医的蛔厥和西医的胆道蛔虫病。

【临床表现】

（1）右上腹部有钻顶样阵发性剧烈疼痛，痛时坐卧不安，面色苍白，手足厥冷。

（2）剧痛时常伴恶心，呕吐，可吐出胆汁或蛐虫。

（3）大便镜检，可见蛔虫卵。

【治疗原则】打虫止痛，清热利胆，温经散寒。

【治疗方法】

方 1　苦楝树皮 30 g，花椒 20 g，四两麻（鲜）10 g，蜂蜜、猪油各适量。

用法：水煎，加约 5 g 猪油。药液兑蜂蜜，内服。1 日 1 剂，分 3 次服。

方 2　九牛造 15 g，苦进中 15 g，苦楝树皮 15 g，线鸡尾 20 g，藤豆根 10 g，一枝箭 10 g，土柴胡 15 g，青皮 10 g，土大黄 15 g。

用法：水煎，内服。1 日 1 剂，分 3 次服。

方 3　半截烂适量。

用法：半截烂打碎成末。1 次 0.5 ～ 1 g，温开水冲服。1 日两次。

方 4　酸菜水或食醋。

用法：酸菜水 200 mL 或食醋 100 mL，1 次内服。

23. 浮迫浮拉 · hurpefhurlax（夼肿）

该病是由三元脏器（上元肺脏、中元肚子、下元腰子）感受外邪，导致三元司水脏器宣化输布水津的功能失调，使气化不畅，体内水津之道受阻滞留肚肠，引起全身夼肿的病证。它相当于中医的水肿病，常见于西医中由各种疾病引起的水肿，如心源性水肿、肾源性水肿、肝源性水肿、营养不良性水肿、内分泌性水肿，以及特发性水肿。

【临床表现】

（1）水肿先从眼睑或下肢开始，继及四肢、全身，手按有凹陷。

（2）轻者仅眼睑或足胫浮肿，重者全身皆肿，甚则腹大胀满，气喘不能平卧。

（3）严重者可见尿闭，恶心呕吐，口有秽味，齿衄鼻衄，甚则头痛，出现抽搐、神昏谵语等危象。

（4）舌苔白或薄白，热症苔黄腻，脉细弱。

【治疗原则】宣肺制水，清热解毒，健肚补气养阴，利水消肿。

【治疗方法】

（1）内治法

方 1　克马草 10 g，搜山虎 10 g，对叶草 10 g，地牯牛 10 g，蜂窝球全草 10 g，光棍草 10 g，七匹风 10 g。

用法：水煎，内服。1 日 1 剂，分 3 次服。

方 2　山木瓜 10 g，白术 10 g，红枣 5 枚，土防己 10 g，克马草 10 g，茯苓皮 10 g，炙甘草 6 g。

用法：水煎，内服。1 日 1 剂，分 3 次服。

方 3　生黄芪 10 g，白术 10 g，红枣 5 枚，甘草 5 g。

用法：水煎，内服。1 日 1 剂，分 3 次服。

方 4　肥猪头 10 g，一枝黄花 20 g，挖耳草 20 g，还阳草 20 g，岩防风 20 g。

用法：水煎，内服。1 日 1 剂，分 3 次服。

方 5　克马草 20 g，半边莲 20 g，马尾松 20 g，铁扫帚 20 g，三两尘 20 g，蝴蝶七 20 g。

用法：水煎，内服。1 日 1 剂，分 3 次服。

方 6　白茅根 20 g，旱莲草 20 g，牛膝 20 g，克马草 20 g，斑鸠窝 20 g，苞谷须 20 g。

用法：水煎，内服。1 日 1 剂，分 3 次服。

方 7　飞落伞 20 g，冬瓜皮 20 g，铁灯台 20 g，舌蛇草 20 g，千年老鼠屎 20 g。

用法：水煎，内服。1 日 1 剂，分 3 次服。

方 8　木要通 20 g，铁马鞭草 20 g，萝卜根 30 g，黄珠子 20 g，葫芦瓜壳 20 g。

用法：水煎，内服。1 日 1 剂，分 3 次服。

（2）外治法

1）泡脚疗法

处方：天然发酵醋糟 30 g，克马草 30 g，苞谷胡子 30 g，冬瓜皮 30 g，飞落伞 30 g，牛膝 30 g。

用法：先将克马草、苞谷胡子、冬瓜皮、飞落伞、牛膝五种土家药水煎，去渣。将药液倒进醋糟，放入足浴盆中，待药液温度约 45 ℃时，泡脚 20 分钟，1 日 1 剂。

2）敷脐疗法

处方：肥猪头 60 g，陈皮 10 g，土虫 30 g，赤小豆 60 g，蜂蜜及生姜适量。

用法：将肥猪头、陈皮、土虫（干品）、赤小豆混合捣烂成末，再同生姜捣烂，加蜂蜜调成膏状，敷于患者脐部，外覆纱布，以胶布固定。1 日 1 次，10 日为 1 疗程。

24. 日白波尔得 · rir berbexder（阳痿）

该病是指阴茎不能勃起，或举事不坚，影响正常性生活的男性性功能减退症，土家医又称阳虚症，相当于西医的男性性功能障碍（ED）。

【临床表现】

（1）青壮年男性在性生活时阴茎不能勃起，或勃而不坚，不能进行正常性生活。

（2）多有房事太过，或青少年期多犯手淫史。常伴有神倦乏力、腰酸膝软、畏寒肢冷，或小便不畅、滴沥不尽等症。

（3）三元虚弱型阳痿（指上元的心、中元的脾、下元的腰），症见精神萎靡，面色无华，腰膝酸软，头晕目眩，或夜寐不安，思虑忧郁，或精神苦闷，胆怯多疑，心悸，失眠健忘。舌淡，苔薄白，脉细弱。

（4）湿热下注型阳痿，症见阴茎痿软，勃而不坚，阴囊潮湿气臊，下肢酸重，尿黄，解时不畅，余沥不尽。舌红，苔黄腻，脉沉滑快。

【治疗原则】补火壮阳，补气养血。

【治疗方法】

（1）内治法

方 1　一点白 50 g，补骨脂 15 g，制何首乌 10 g，仙茅 9 g。

用法：水煎，内服。1 日 1 剂，分两次服。

本方食疗：上述药物共研粗粉，与猪腰一个蒸熟，内服。1 日 1 剂，分两次内服。

注：腰子虚，加熟地黄、无根藤子、枸杞子；遗精，加三月泡。

方 2　九牛造（酒炙）10 g，蜻蜓 10 g，雀脑 2 只，蜂蜜适量。

用法：研末加蜂蜜制丸，温酒送服。1 次 5 g，1 日两次。

方 3　回阳草 15 g，女儿红 15 g，阴阳竹 15 g，酸泡刺 15 g，铜钱草 15 g，白鲜皮 15 g，土鸡蛋 4 个。

用法：药物水煎，用药液煮鸡蛋（熟）。1 日 1 剂，分两次服。

方 4　黄狗鞭 1 具，南五味子 50 g。

用法：用药水煮或蒸狗鞭。1 日 1 剂，分 3 次服。

（2）外治法

1）外敷疗法

处方　小茴香 5 g，炮姜 5 g，蜂蜜、食盐各适量。

用法　药物共研末，食盐加入药末中，加入蜂蜜调匀，制成药丸放入肚脐中，外固定。2～3 天换 1 次。

2）针灸疗法

命门火衰阳痿　取关元、命门、肾俞、太溪。用补法，并用灸法，1 日 1 次。

湿热下注阳痿　取中极、三阴交、阴陵泉、足三里穴。用泻法，1 日 1 次。

25. 目直日泽注 · murzir rircer zuf（跑马）

该病是指由于腰子虚弱不固，或邪乱精室，引起男性不因性生活而排泄精液，1 周超过 1 次以上者，相当于中医的遗精病。

【临床表现】

（1）男子不因性生活而排泄精液，多在睡眠中发生，每周超过一次以上，甚则劳累或动欲念即精液流出。

（2）"跑马"频繁者，可伴有头晕、耳鸣、神倦乏力、腰酸腿软等症。

【治疗原则】调补三元，益气固摄，涩精止遗。

【治疗方法】

（1）内治法

方 1　土牡蛎 15 g，柏子仁 10 g，糖罐子根 20 g，土党参 10 g，棉花根 10 g，算盘树根 20 g。

用法：水煎，内服。1 日 1 剂，分 3 次服。

方 2　刺梨根 12 g，糖罐子 12 g，夜关门 12 g，梦花根 6 g，覆盆子 12 g，猪参 30 g，兔珠子 10 g，羊乳 12 g。

用法：水煎，内服。1 日 1 剂，分 3 次服。

方 3　小血藤 15 g，过风藤 15 g，枣树根 15 g，毛绣球 10 g，枫树根 15 g，桑树根 15 g，龙船泡 15 g。

用法：水煎，内服。1 日 1 剂，分 3 次服。

方 4　槟榔 15 g，猪脊髓 30 g，米甜酒适量。

用法：水煎，药水兑甜酒内服。1 日 1 剂，分两次服。

（2）外治法

方 1　五倍子适量。

用法：五倍子研末，用盐水调成糊状，外敷四满穴，外固定。3 天 1 次。

方 2　五倍子 20 g，蜂蜜或醋适量。

用法：五倍子研末，与蜂蜜或醋调匀，制成药丸放入患者肚脐中，外固定，3 日 1 次。

方 3　葱子、韭菜子、附子、桂皮、丝瓜子各 10 g，龙骨 4 g，满山香 10 g。

用法：上药焙干，共研细末，备用。药末用湿水调成膏，敷入脐中，外固定，1 日 1 次。

本方适用于腰子阳气不足的患者。

二、妇科疾病

1. 卡普卜哈苏太 · kaxpux pur hafsux taif（月事不对）

该病是指妇女月事周期提前或推后 5 ～ 7 天，月事来潮不规则，土家医称为“月经不对”或“月事乱来”，相当于中医、西医所称的“月经不调”。月经不调是月经的周期、经量以及持续时间发生异常改变的一组妇科病的总称。临床常见有月经先期、月经后期、月经先后不定期、月经过多、月经过少和经期延长等六个病种。土家医认为，引起月事不对的主要原因有气血亏虚、气不固摄、血失统领，可导致经水提前；或下元火旺、迫血妄行，可导致经水提前量多，或 1 月来两次经水；或因寒气入侵养儿肠，寒凝气滞，血行不畅而出现经水推迟，色暗夹有瘀块，以上原因均可导致坐小月经事不对。

【临床表现】

（1）月事先期：月事周期提前 7 天以上，连续 3 个月事周期以上者。

（2）月事后期：月事周期延后 7 天以上，连续 3 个月事周期以上者。

（3）月事先后无定期：月事周期提前或延后 7 天以上，但不超过 15 天，连续 3 个月的月事周期以上者。

（4）月事延长：月事周期及经量基本正常，月事时间超过 7 天以上，但少于两周，连续两个月事周期以上者。

（5）月事经血多少的标准

月事经血过多　每一个月事周期经血总量超过 80 mL。

月事经血过少　每一个月事周期经血总量少于 50 mL。

【治疗原则】补血调经，补气养血，赶血祛瘀。

【治疗方法】

（1）内治法

方 1　女儿红 10 g，忘忧草 15 g，上天梯 10 g，川芎 10 g，大对月草 10 g，橘叶 5 张。

用法：水煎，内服。1 日 1 剂，分两次服。

本方适用于肝郁型月事不对。

方 2　对月草 30 g，桑泡 30 g，野黄豆 20 g，拔力麻 30 g，猪腰子 2 个。

用法：清水炖熟，内服。两日 1 剂，1 日服两次。

本方适用于腰虚型月事不对。

方 3　野党参 20 g，一朵云 15 g，毛鸡脚 20 g，女儿红 15 g，毛蜡烛 20 g。

用法：水煎，内服。1 日 1 剂，分两次服。

本方适用于经血多之气虚型月事不对。

方 4　白茅根 20 g，大恶鸡婆 20 g，小恶鸡婆 20 g，半边莲 10 g，小对月草 10 g，黄珠子 10 g，山萝卜 10 g。

用法：水煎，内服。1 日 1 剂，分两次服。

本方适用于经血多之血热型月事不对。

方 5　女儿红 15 g，毛蜡烛 10 g，飞虎屎 10 g，血余炭 10 g，打死还阳 10 g。

用法：水煎，内服。1 日 1 剂，分两次服。

本方适用于月经多之血瘀型月事不对。

方 6　野山芋 15 g，土党参 15 g，干桑泡 10 g，当归 10 g，川芎 10 g，衣胞（鲜）50 g。

用法：水煎，内服。1 日 1 剂，分两次服。

本方适用于经血少之血虚型月事不对。

方 7　丝棉皮 15 g，打死还阳 10 g，月母草 10 g，当归 10 g，白芍 10 g，山萝卜 10 g。

用法：水煎，内服。1 日 1 剂，分两次服。

本方适用于经血少之腰虚型月事不对。

方 8　大血藤 15 g，打死还阳 10 g，益母草 10 g，当归 10 g，白芍 10 g，山萝卜 10 g。

用法：水煎，内服。1 日 1 剂，分两次服。

本方适用于经血少之血瘀型月事不对。

方 9　大血藤 15 g，毛蜡烛 10 g，飞虎屎 10 g，女儿红 15 g，牡丹皮 6 g，益母草 10 g。

用法：水煎，内服。1 日 1 剂，分两次服。

本方适用于月事延后之血瘀型月事不对。

方 10　赶山鞭 10 g，麦冬 10 g，天门冬 10 g，生地黄 10 g，飞落伞 10 g，黑老鸦 15 g，女儿红 10 g，旱莲草 10 g，小恶鸡婆 15 g。

用法：水煎，内服。1 日 1 剂，分两次服。

本方适用于月事延后之阴虚内热型月事不对。

方 11　月月红 10 g，鸡冠花 15 g，钓鱼杆 10 g，克马草 15 g，倒生根 20 g。

加减：经水提前伴气虚者，加血当归 10 g、小人参 20 g、土黄芪 20 g。火重者加生石膏 30 g、益母蒿 20 g。经水推迟伴寒重者加回头青 10 g、花椒 10 g。月来经水两次的加黄柏皮 15 g，女儿红 15 g，打火草 15 g，香叶子皮 10 g。

用法：水煎，1 日 1 剂，分两次服。

方 12　苦进中 50 g，鸡冠花 15 g，鸭脚当归 30 g，倒生根 20 g，岩川芎 10 g，女儿红 15 g。

用法：水煎，1 日 1 剂，分 3 次内服。

方 13　女儿红 10 g，黄珠子 10 g，血当归 10 g，红鸡冠花 10 g，艾蒿 12 g。

用法：水煎，1 日 1 剂，分 3 次服。

方 14　对月草 10 g，棕树根 10 g，韭菜蔸 15 g，元宝草 10 g，糖罐子 15 g。

用法：水煎，1 日 1 剂，分两次口服。

（2）外治法

打火草 50 g，梅片 10 g，干姜 10 g，山鲤鱼 6 g，鲜姜片 3 ～ 5 片。

用法：先将打火草焙干，揉成绒去细末，反复揉，再将梅片、干姜、山鲤鱼焙干，碾细末后与打火草绒拌匀。1 次用包谷子大小 1 团，选择神阙、关元、足三里、内关等穴，在穴位上放一片薄姜，将药团放置于姜片上，点燃后至烧尽为止，1 日 1 次。此法适用于因寒气浸入养儿肠所致的月事推迟症，热证、虚证禁用。

2. 卡普卜尺太 · kaxpux purcirtaif（月事不来）

月事不来是指女子年过 18 周岁，月事尚未初潮，或已行月事而又中断 3 个月以上，土家医称为“月事不来”，或称“女子不月”“闭信”。土家医所称之“月事”“月信”即中医或西医所说的月经，本病相当于中医的闭经。

【临床表现】

（1）女子年逾 18 周岁，月事尚未初潮者，属原发性月事不来。

（2）女子月事已来而又中断 3 个月以上者，属继发性月事不来。

（3）须与怀孕期、喂奶期、绝信期等生理性停信相鉴别。

【证候分类】

（1）下元亏虚　年过 18 周岁尚未来“月事”。症见体虚，腰酸腿软无力，头晕，耳响。舌淡红，苔少，脉细弱。

（2）气血虚弱　月信周期推迟，经量偏少，继而月事不来。症见面色差，头昏眼花，心慌气短，神倦乏力。舌淡，苔少，脉弱无力。

（3）气血瘀滞　月事不来或“闭信”，症见胸胁胀痛、小肚胀痛、精神抑郁、心烦易怒。舌紫，边有瘀点，苔少，脉沉涩。

【治疗原则】补气活血，赶血通经。

【治疗方法】

方 1　王不留行 10 g，丹参 10 g，草泽兰 10 g，生卷柏 10 g，川牛膝 10 g，生脚板苕 30 g，蚂蟥 4 g。

用法：水煎，内服。1 日 1 剂，分两次服。

方 2　小血藤 15 g，益母草 20 g，倒毒散 10 g，川楝子 12 g，水菖蒲 10 g，露水草 12 g，月月红 12 g。

用法：水煎，内服。药水兑红糖服。1 日 1 剂，分两次服。

方 3　大血藤 40 g，小血藤 40 g，益母草 40 g，木通 30 g，牛尾菜 15 g，鸡蛋 3 个，红糖、米甜酒各适量。

用法：药物水煎，去渣，将鸡蛋放于药液中煮熟。去壳，加入适量甜酒、红糖再次煮沸，冷后内服。1 日 1 剂，分 3 次空腹服（每次吃鸡蛋 1 个）。

方 4　当归 10 g，川芎 9 g，赤芍 10 g，玄胡 20 g，没药 9 g，生蒲黄 10 g，飞鼠屎 10 g，草泽兰 10 g。

用法：水煎，内服。1 日 1 剂，分两次服。

方 5　大血藤 10 g，木姜子 10 g，青皮 10 g，狗屎柑皮 10 g，牡丹皮 10 g，月月红 10 g，红鸡冠花 10 g，桃仁 10 g，对月草 10 g。

用法：水煎，内服。1 日 1 剂，分两次服。

方 6　紫羊奶泡根 30 g，地枇杷 10 g，水高粱 10 g，矮地茶 15 g。

用法：水煎，内服。1 日 1 剂，分两次服。

方 7　土党参 20 g，野黄豆 10 g，桑泡（干品）10 g，毛鸡脚 15 g，大血藤 15 g，野山芋 20 g，赶山鞭 10 g，黑猪皮 50 g。

用法：水煎，内服。1 日 1 剂，分两次服，猪皮可食用。

上方适用于气血虚型月事不来患者。

方 8.　乌鸡 1 只（1000 g 左右），麻雀蛋 4 个，干桑泡 100 g，丝棉皮 20 g。

用法：文火炖熟，内服。两日 1 剂，1 日 3 次。吃鸡肉、麻雀蛋，喝药汤。

本方适用于下元亏虚型月事不来者。

3. 卡普卜住没地 · kuxpux purzuf merdif（月事腹痛）

该病是由情志不调，或寒热之邪侵下元，或因素体不足，养儿肠（子宫）失于濡养所致月事期间或月事前后少腹疼痛的月事病，相当于中医的痛经、经行腹痛。

土家医认为月事病多由下元气血不和、气滞血瘀，或寒湿之邪注入下元的养儿肠所致，或因久病体弱，气血亏损，瘀滞下元养儿肠而致疼痛，好发于青年未婚女子。土家医的“月事”相当于中医所指的经期。

【临床表现】

（1）月事期间或行经前后小肚子疼痛，痛及腰骶，甚则痛至昏厥。呈周期性发作。

（2）好发于青年未婚女子。

（3）兼症：全身不适，纳差，乏力，头昏。舌苔白，舌质淡红，脉沉弦。白带多。

【治疗原则】通经活络，行气止痛，活血祛瘀，温经散寒。

【治疗方法】

（1）内治法。

方 1　血当归 20 g，红糖 20 g。

用法：水煎，内服。1 日 1 剂，分两次兑红糖冲服，忌食辛辣、牛肉、羊肉。

本方有活血通络、行气止痛之功，适用于因气滞血瘀所致之月事腹痛。

方 2　野菊花 10 g，白鸡冠花 10 g，酸筒杆 15 g，土茯苓 15 g，犁头尖 15 g，益母蒿 20 g，竹叶菜 15 g。

用法：水煎，内服。1 日 1 剂，分两次服，忌生冷、辛辣、雄鸡、鲤鱼，忌房事。

本方功用清利湿热，服之热除痛止，适用于湿热内蕴于下元，子宫、阴门受邪所致的月事腹痛，症见小腹胀痛、身热、口干、小便黄等。

方 3　艾蒿 10 g，香叶子 10 g，臭牡丹 15 g，鸡冠花 10 g，月月红 10 g，籽上叶 10 g，回头青 10 g，青木香 10 g。

用法：水煎，内服。1 日 1 剂，分两次服，忌食生冷、寒凉之品，忌房事。

本方有温经赶寒、通经止痛之效，多用于治疗因寒湿之邪蕴于下元，精不化而致月事腹痛，症风腹部冷痛、白带多、小便多、怕冷、神倦乏力等。

方 4　土人参 10 g，血当归 10 g，白三七 6 g，天麻 10 g，臭牡丹 15 g，儿多母苦 10 g，荞麦三七 10 g，过路黄 10 g，鸡冠花 10 g。

用法：水煎，内服。1 日 1 剂，分两次服，忌辛辣、生冷，忌房事。

本方有补益气血、温经止痛之功，适用于久痛体虚、气血亏虚的月事腹痛，症见经血量少、少气懒言、口淡无味、腹部隐痛。

方 5　大血藤 15 g，白芍 15 g，柑子皮 10 g，大对月草 10 g，小对月草 10 g，月母草 10 g，川芎 10 g，岩豇豆 10 g，土狗儿 3 只。

用法：水煎，内服。1 日 1 剂，分两次服。

本方适用于气滞血瘀型月事腹痛。

方 6　艾叶 15 g，小茴香 10 g，香桡枝 10 g，米蜡子 10 g，羊角七 5 g，血当归 5 g。

用法：水煎，内服。1 日 1 剂，分两次服。

本方适用于寒湿型月事腹痛。

方 7　血当归 10 g，羊角七 10 g，九牛造 10 g，艾叶 10 g，炮姜 10 g，小茴香 10 g，毛蜡烛 10 g，飞虎屎（用尿浸 7 天）10 g。

用法：水煎，内服。1 日 1 剂，分两次服。

本方适用于寒湿型月事腹痛。

方 8　红藤 15 g，大血藤 15 g，苦痧药 10 g，飞落伞 10 g，克马草 10 g，白花蛇舌草 10 g，大恶鸡婆 10 g，小恶鸡婆 10 g。

用法：水煎，内服。1 日 1 剂，分两次服。

方 9　衣胞 1 个，乌鸡 1 只，土党参 100 g，糯米 10 g，岩巴豆 100 g，橘叶 7 片。

用法：衣胞洗净，烤干，糯米炒黄，上药用清水文火煮一昼夜，橘叶后放。空腹内服，1 日 2 ～ 3 次。

方 10　土党参 50 g，一朵云 15 g，岩巴豆 50 g，黑木耳 100 g。

用法：炖熟，内服。1 日 1 剂，分两次服。

方 8 ～ 10，适用于气血亏虚型月事腹痛。

方 11　血当归 10 g，丝棉皮 10 g，野豌豆 10 g，桑泡 20 g，三月泡 10 g，无娘藤子 10 g，猪皮 100 g，青木香 10 g。

用法：水煎，内服。1 日 1 剂，分两次服。

本方适用于下元虚损型月事腹痛。

（2）外治法

1）土家医敷肚脐疗法

方 1　艾叶 10 g，散血草 10 g，血当归 10 g，鸡冠花 10 g，牛克膝 10 g，月月红 10 g。

用法：上药洗净，切碎，研成粉末。每次取 10 g 用温开水调成糊状，贴敷于肚脐，1 天换 1 次，直到疼痛消失后停用。

本法适用于气滞血瘀于下元所致腹部刺痛、疼痛较剧者，不宜用于因寒湿之邪及体虚气血亏虚所致之月事腹痛。在治疗期间忌生冷、辛辣、雄鸡、鲤鱼、膙羊肉。

方 2　米蜡子 50 g，铁打杵 100 g。

用法：炒热，布包，熨肚脐部。

本方适用于寒湿型月事腹痛。

2）土家医坐浴疗法

药物：野菊花 30 g，犁头草 30 g，鸡冠花 30 g，水黄连 30 g，月母蒿 30 g，路边黄 30 g，血当归 30 g，打破碗花花 30 g，枞树油 10 g，克马草 30 g。

用法：将药洗净，切碎，于大瓦罐中煎半小时后，倒出药水放入盆中，待温时，令患者坐入盆中约 20 分钟。1 日 1 剂，煎两次，坐浴两次，忌辛辣、生冷、牛肉、羊肉、狗肉、魔芋、雄鸡、鲤鱼，并忌房事。

本方有清热解毒、祛邪止痛之功，适用于坐小月、坐大月所致腹痛（相当于西医的妇科感染性疾病），不宜用于热邪、气郁所致腹痛。

3）土家医熏灸法

药物：艾叶 20 g，梅片 3 g，樟脑 3 g，菖蒲 6 g，山鲤鱼 3 g，香叶子皮 6 g，牡丹七 6 g。

用法：先将艾叶焙干，反复揉去细末，揉成艾绒，然后将后几味药物切细，焙干，研成细末，与艾绒拌均匀，用细烧纸卷压成一长条，约成人大拇指粗，长 6 寸左右，用时以火点燃艾条的一端，在患者的肚脐周围、关元穴、双侧涌泉穴、肾俞穴熏灸 5 分钟左右，1 天熏灸 1 次，忌生冷、瓜果、牛肉、羊肉、狗肉，忌房事。

本法适用于寒湿之邪所致之腹痛，有温经散寒、行气止痛之功，寒湿祛，痛自止。本法不宜用于温热之邪所致的腹部痛，若用之可令病情加重，宜辨证清楚而用之。

4. 免姐垮 · mianxjiex kuax（血崩山）

该病是由血热、血瘀而致中元脏器亏虚，引起下元养儿肠（子宫）损伤，不能控制月事经血，经来量多如注，有如山崩之势，故称月事血崩山病，相当于中医的崩漏和西医的功能性子宫出血。

本病重者除有血崩外，兼见小肚子痛，以隐痛为主，面色萎黄，晦暗，四肢软弱无力，不欲饮食，小便黄，头昏眼花，头胀，行路不稳，形体瘦等症。其病因为房劳过度，劳伤精气血，致下元经血不固；或过食辛辣刺激之品，肚肠生火，火热下流，扰乱下元，下元火热煎熬，迫血从儿道流出；或年老久病体虚，血气不固，而致本病；亦有因劳伤过度，劳伤气血，气亏血少，血不循经。

【临床表现】

（1）月事经血不如期。

（2）月事经量崩下如注，或漏下不止，或两者交替出现。重者有血块，小肚子隐隐作痛。

（3）兼症：头昏眼花，面色晦暗，萎黄，四肢软弱无力，不欲饮食，形体瘦，小便黄，重者行路不稳。

【治疗原则】补气养血，赶火，止血。

【治疗方法】

（1）内治法

方 1　血余炭 5 g，乌泡尖 5 个，红糖 5 g。

用法：将乌泡尖擂烂与血余炭混匀，加红糖，冲开水内服。1 日 1 剂，分两次服。

方 2　木芙蓉花 20 g，棕树根 30 g，白金条 25 g，野葡萄根 25 g，木子树根 25 g，家麻根 20 g，月月红 20 g，生石膏 30 g，倒生根 20 g。

用法：水煎，内服。1 日 1 剂，分两次服。

方 3　松柏树浆 20 g，红糖 20 g。

用法：将松柏树浆研细末，每次取 1 g，用红糖水冲服。1 日 1 剂，分 3 次服。

方 4　棕皮 3 g，羊开口根或果 15 g。

用法：将棕树皮烧成炭，加入羊开口根或果水煎内服。1 日 1 剂，分 3 次服。

方 5　饿蚂蟥蔸 10 g，月月红 15 g，倒生根 15 g，钓鱼杆 10 g，节骨丹 10 g，四块瓦 10 g。

用法：水煎、内服，1 日 1 剂，分两次服。

方6　倒勾藤50 g，炒焦米50 g，胡椒20 g。

用法：将前二味药焙干，研细末，做成小丸子（如梧子大小），用胡椒水送服。每次20粒，1日两次。

方7　麦冬10 g，天门冬10 g，赶山鞭10 g，老虎姜15 g，南沙参10 g，酸通杆15 g，女儿红10 g，对月草15 g。

用法：水煎，内服。1日1剂，分两次服。

方8　酸通杆15 g，毛蜡烛10 g，女儿红10 g，红糖、黄酒适量。

用法：酸通杆炒成炭状。上药用黄酒煎后，冲红糖水内服。1日1剂，分两次服。

方9　月母草10 g，大血藤15 g，小血藤15 g，大对月草15，小对月草15 g，倒竹花15 g，月月红（引药）7个。

用法：水煎，内服。1日1剂，分两次服。

方10　三月泡30 g，香桂枝20 g，金毛狗脊30 g，巴岩姜20 g，黄狗鞭1只，血当归20 g，女儿红20 g。

用法：水煎，内服。两日1剂，1日两次。

方11　竹根七15 g，老虎姜15 g，野山芋15 g，松木薯15 g，对月草10 g，女儿红10 g。

用法：水煎，内服。1日1剂，分两次服。

方12　土党参15 g，紫草10 g，红芭蕉根20 g，公猪蹄1只。

用法：清炖，内服。1日1剂，分两次服，吃肉喝药汤。

方13　女儿红20 g，荆芥30 g，酸通杆40 g，柏香叶30 g，陈棕20 g，大血藤15 g，小血藤15 g，对月草15 g。

用法：将女儿红、荆介、酸通杆、柏香叶、陈棕烧炭存性，再与其他药水煎，内服。两日1剂，1日两次。

（2）外治法

方1　鸡爪黄连5 g，穿心刺10 g，益母蒿5 g，毛蜡烛5 g。

用法：上药焙干研成细末，用细砂布包好过蒸，待温（约40 ℃）后放入阴道内，1天换药1次。

方2　女儿红10 g，梅片5 g，月月红10 g，毛蜡烛10 g，土浆树叶10 g，桐油5 mL。

用法：上药洗净，切细焙干，研细末，用桐油调成糊状，外敷关元穴，用纱布固定，1天换药1次。

方3　益母蒿30 g，柏子树叶20 g，水黄连20 g，槐树花20 g，牡蛎30 g。

用法：上药水煎，保留约150 mL，灌肠，1日1次。

方 4　艾绒、盐各适量。

用法：将艾绒制成灸条，待肚脐洗净后，将盐放入肚脐内，再将艾绒放在盐上，点火灸之（隔盐灸）。

5. 则实邪 · zersir xier（害喜病）

该病是指妇女在怀孕早期，喜气上逆，胃失和降而出现呕吐厌食，或入食即吐，土家医称为“害喜”“怀胎病”“怀子病”等，相当于中医的妊娠恶阻和西医的妊娠反应。

【临床表现】

（1）呕吐厌食或入食即吐，一般发生在怀胎早期 3 个月内。

（2）只有恶心、吐涎水、择食嗜酸者，称妊娠反应。

【证候分类】

（1）肚肠虚弱　怀胎初期，呕吐不食，或吐清水，头晕，体乏，爱睡，肚肠胀。舌淡，苔白，脉滑。

（2）肝肚不和　怀孕初期呕吐酸水或苦水，恶闻油腥，胸胁胀痛，心烦口苦，头晕。舌淡红，苔微黄，脉滑。

【治疗原则】疏肝和肚肠，理气止吐，安胎。

【治疗方法】

（1）内治法

方 1　土党参 10 g，南沙参 10 g，松木薯 10 g，生姜 10 g，三步跳（姜炙）6 g。

用法：水煎，内服。1 日 1 剂，分两次服。

方 2　紫苏叶 15 g，山黄连 5 g，水竹茹 20 g，乌梅 10 g。

用法：水煎，内服。1 日 1 剂，分两次服。

方 3　紫苏叶 15 g，薄荷 10 g，黄连 6 g，生姜 10 g。

用法：水煎，内服。1 日 1 剂，分两次服。

方 4　续断 10 g，血当归 10 g，药曲 10 g，麦芽子 10 g，脚板薯 15 g。

用法：水煎，内服。1 日 1 剂，分两次服。

方 5　糖罐子 20 g，灶心土 30 g。

用法：水煎，内服。1 日 1 剂，分两次服。

方 6　芭蕉根 50 g，竹绒子 50 g。

用法：水煎，内服。1 日 1 剂，分两次服。

方 7　苎麻根 30 g，红糖 30 g。

用法：水煎，苎麻根汤兑红糖内服，1 日两次。

方 8　益母蒿 15 g，土人参 10 g，山楂 10 g，炒白术 10 g，儿多母苦 10 g，隔山消 10 g。

用法：水煎，内服。1 日 1 剂，分两次服。

（2）外治法

土家医外敷法

处方：续断 30 g，芭蕉树 30 g。

用法：捣烂，外敷神阙穴，日换药 1 次。

6. 产后缺乳

该病是指产后因气血不足，不能生乳（土家族称奶水），或因肝郁气滞，奶脉不通，乳汁瘀积，导致产妇在哺乳期奶水不足或奶水全无的病症。中医称其为产后乳汁不行症，土家医也将其称为“月子缺奶水症”。

【临床表现】

（1）产后排出奶水量少，甚或全无，不够喂养婴儿。

（2）奶子检查：奶子松软不胀，挤压后奶水点滴而出，质稀；或奶子丰满，乳腺成块，挤压时奶子疼痛，奶水难出，质稠。

（3）应排除因奶头凹陷及奶头“冰口”造成的奶水壅积不畅，喂奶困难。

【证候分类】

（1）气血亏虚型缺奶水：产后奶水少，甚或全无，奶水清稀，奶子柔软，无胀感。面色少华，疲倦，食差。舌淡，少苔，脉细虚。

（2）肝郁气滞型缺奶水：产后奶水甚少或全无，质稠，奶子胀硬疼痛。产妇情志抑郁，胸肋胀痛，食差，或有低烧。舌质暗红，苔薄黄，脉弦细或弦数。

【治疗原则】益气养血，疏肝解郁，通经活络，通乳。

【治疗方法】

（1）内治法

方 1　黄花 50 g，木瓜 50 g，猪筒子骨 50 g。

用法：上药与猪筒子骨同炖，吃肉喝药汁，连用 3 天。

方 2　黄豆 100 g，猪脚 300 g。

用法：将猪脚洗净，砍成小块与黄豆一起炖软，吃黄豆、猪脚，喝汤，1 日 1 剂。

方 3　通草 15 g，王不留行 200 g，牛王刺 15 g，益母蒿 30 g，脚板薯 30 g，黄花 20 g。

用法：水煎，内服。1 日 1 剂，分两次服。

方 4　绿壳鸭蛋 3 个，蜂糖 30 g。

用法：先将鸭蛋煮熟，去壳，与蜂糖一次吃完，1 日 1 剂。

方 5　血当归 20 g，羊肉 100 g。

用法：血当归切片，羊肉切片，一起煮炖，吃羊肉喝药汁，日 1 剂。

方 6　党参 30 g，野山芋 30 g，毛鸡腿 20 g，猪蹄 500 g。

用法：文火炖熟，吃肉，喝药汤。1 日两次。

方 7　党参 30 g，毛鸡腿 20 g，雄鸡卵子 2 个，米酒 100 g。

用法：水煎，内服。1 日 1 剂，分两次服。

方 8　鸡血藤 15 g，小血藤 10 g，桑寄生 10 g，穿山甲片 10 g，猪蹄 1 只。

用法：文火炖熟，吃肉，喝药汤，1 日两次。

方 9　通草 10 g，飞落伞 10 g，野薄荷 10 g，狗屎柑根 15 g，血当归 10 g，打破碗花花根 10 g，王不留行子 10 g，柴胡 10 g，香附子 10 g。

用法：水煎，内服。1 日 1 剂，分两次服。

（2）外治法

1）土家医拔罐法：取一竹筒，长约 5 寸，宽约 4 cm，将竹筒在水中煮后，迅速敷在奶头上，反复 5 ～ 7 次，部分患者可吸出奶汁。

2）土家医捏吸法：将患者奶子捏揉、挤压，然后用口吸奶头，反复 3 ～ 5 次，部分患者可吸出奶汁。

3）土家医外敷法：取牛王刺、鲤鱼、王不留行各 20 g，焙干研细末，调成糊状，敷在奶头上，1 天换 1 次。

7. 色嘎结 · sergar jier（产后大关门）

该病是指孕妇在生子时失血过多，使体内津血丧失，致肚肠失水，肠失濡养，致使“大门”（直肠）关闭，粪便不能从肛门排出，形成排大便难。产后大关门，土家医又称便秘（色嘎结），其意为：“屎结于肠，不能从肛门排出。”本病相当于中医的产后大便秘结。

【临床表现】

（1）产后大便干燥，数日排不出粪便。

（2）饮食如常，肚肠无胀痛。

（3）舌淡，苔少或薄黄，脉细而虚或大而虚。

【治疗原则】养血生津，润肠通便。

【治疗方法】

方 1　血当归 15 g，麦门冬 15 g，野山芋 15 g，毛鸡腿 15 g，土大黄（后下）10 g。

用法：水煎，内服。1 日 1 剂，分两次服。

方 2　大血藤 15 g，血当归 15 g，过路黄 15 g。

用法：水煎，内服。1 日 1 剂，分两次服。

方 3　土大黄 15 g，狗屎柑壳 12 g，厚朴 12 g，蜂蜜 20 g。

用法：上方 3 味药水煎，兑蜂蜜内服。1 日 1 剂，分两次服。

方 4　土虫（蚯蚓）10 g，淘米水适量。

用法：土虫焙干，研末，用淘米水送服。1 日 1 剂，分两次服。

方 5　狗屎柑根 15 g，巴岩姜 15 g，桃仁 10 g，杏仁 10 g。

用法：水煎，内服。1 日 1 剂，分两次服。

8. 波立拢列倮革欸 · boxlir longvlier lovgeir（产后热）

该病是由于精气血亏损之体虚弱，或感染毒邪所致，以在产后 10 天内发热，伴肚子痛及阴道分泌物的颜色、质量、气味的异常变化等为主要临床表现，土家医俗称“产后发热”，相当于中西医的产后感染发热。

【临床表现】

（1）产后 10 天内发热持续不退，连续 3 天体温在 38 ℃以上，伴见肚子痛及儿道分泌物的颜色、质量、气味等的异常。

（2）应与奶疱（乳痛）发热、产后尿淋发热、血虚发热相鉴别。

（3）必要时应做妇科检查，血、尿常规检查，并进行儿道分泌物培养，以明确感染部位及致病菌。

（4）邪毒感染产后热　怕冷、高热、小肚疼痛拒按，烦躁口渴，尿少色黄，大便干结。舌红，苔黄，脉快无力。

（5）气血瘀滞产后热　怕冷发热时发，恶露不下，小肚疼痛拒按。舌紫或有瘀点，脉细。

【治疗原则】调气血，和三元。

毒邪感染产后发热：赶火祛毒，凉血赶瘀。

气血瘀滞产后热：赶火，活血化瘀。

【治疗方法】

（1）毒邪感染产后发热

方 1　鸳鸯花 20 g，飞落伞 15 g，黄珠子 10 g，野菊花 15 g，紫花地丁 10 g，大恶鸡婆 20 g，土牛膝 10 g。

用法：水煎，内服。1 日 1 剂，分 3 次服。

方 2　小恶鸡婆 15 g，白花蛇舌草 15 g，大血藤 15 g，小血藤 15 g，水黄连 10 g。

用法：水煎，内服。1 日 1 剂，分 3 次服。

（2）气血瘀滞产后发热

药物：土当归 20 g，大血藤 15 g，小血藤 15 g，土牛膝 15 g，炮姜 10 g，炙甘草 10 g。

用法：水煎，内服。1 日 1 剂，分 3 次服。

（3）外治法

药物：土当归 1 g，川芎 10 g，明麻 10 g，羌活 10 g，熟地黄 10 g，醋适量。

用法：上药，共研细末。每次 10 g，用醋调匀，外敷肚脐，常法固定。1 日 1 次。

9. 波立扰列盗汗 · boxlir longvlier daofhanf（产后汗症）

该病由产后气血亏损体虚所致，主要表现为汗出持续不止，动则尤甚，土家医称为产后汗症，俗称其产后汗出，相当于中医的产后自汗、盗汗。

【临床表现】

（1）阴亏（虚）产后盗汗

1）产后睡中出汗，甚则内衣湿透，醒后汗止。

2）颜面潮红，口燥咽干，头晕耳鸣，或五心烦热，腰膝酸软无力。

3）少苔或无苔，脉细快无力。

（2）气亏（虚）自汗

1）产后出汗多，不能自止，动后加剧。

2）时或怕风，面色皖白，出气无力，讲话声小，疲乏。

3）舌质淡，苔薄，脉虚弱。

【治疗原则】

阴亏型　养阴益气，生津敛汗。

气亏型　补气固表，养阴止汗。

【治疗方法】

（1）内治法

方 1　竹节人参 15 g，打不死 10 g，儿多母苦 10 g，寸砣子 15 g，糯谷根 15 g，土沙参 15 g。

用法：水煎，内服。1 日 1 剂，分 3 次服。

注：本方适用于阴亏型汗出症。

方 2　土党参 15 g，竹根七 15 g，脚板苕 30 g，野黄豆根 15 g，山芹 15 g，糯谷根 15 g。

注：本方适用于气亏型汗出症。

（2）外治法

方 1　黄剥皮，适量。

方法：黄剥皮研细末，取 5 ～ 6 g，用醋或蜂蜜调和成丸，放入患者肚脐窝内，用纱布覆盖，以胶布固定。两日 1 次，汗止停药。

注：本方适用于阴亏型汗出症。

方 2　何首乌、糯谷根各等量。

用法：药物研末，取 10 g 用醋或蜂蜜调和成糊状，敷于患者肚脐窝内，用纱布覆盖，以胶布固定。1 日 1 次。

注：本方适用于气亏型汗出症。

方 3　五倍子适量。

用法：五倍子焙干，研末备用。取 15 g 药末，用醋调成糊状外敷患者肚脐窝。1 日 1 次。

注：本方适用于虚汗症。

10. 卡普免姐日 · kaxpux mianxjiex rir（摆红症）

该病是指妇女未在月事时行经，经血非时而下，多因血热、血瘀、肚虚、腰子虚等致儿肠损伤而引起。“量多如注为崩，量少淋漓不尽者为漏”，故中医称其为崩漏。本病亦相当于西医的功能性子宫出血。

【临床表现】

（1）月事经血非时而下，无周期。

（2）月事经血或量多如注，或漏下不止，或两者交替出现。

（3）须与先兆流产、产后出血、赤带、外伤引起的儿道出血相鉴别。

【证候分类】

（1）血热摆红　经血量多，或淋漓不尽，色深红或紫红，质稠，夹有少量血块。心烦潮热，易怒，口干喜饮，便秘尿红。舌质红，苔黄，脉细快。

（2）腰虚摆红　经血量多或淋漓不尽，色淡质稀，神疲，面暗，肢冷畏寒，腰酸腿痛，尿清长。舌质淡，苔薄白，脉沉细。

（3）血瘀儿肠摆红　经血淋漓不断，或突然暴下，色暗或黑，血中有瘀块，小肚疼痛或有胀感，血块排出后疼痛减轻。舌质乌黑，苔薄白，脉细快。

【治疗原则】赶火凉血，止血调经，补气养血。

【治疗方法】

（1）内治法

方 1　麦冬 10 g，天门冬 10 g，赶山鞭 10 g，老虎姜 15 g，酸通杆根 15 g，南沙参 10 g，女儿红 10 g，对月草 15 g。

用法：水煎，内服。1 日 1 剂，分两次服。

方 2　大血藤 15 g，小血藤 15 g，益母草 10 g，大对月草 15 g，小对月草 15 g，倒竹花 15 g，月月红 7 个（引药）。

用法：水煎，内服。1 日 1 剂，分两次服。

方 3　毛蜡烛 15 g，飞虎屎 15 g，大苏 15 g，小苏 15 g，女儿红根 15 g，酸筒杆根 15 g，大血藤 15 g。

用法：水煎，内服。1 日 1 剂，分两次服。

方 1 ～ 3 适用于血热摆红症。

方 4　血当归 10 g，女儿红 10 g，三月泡 15 g，金毛狗脊 15 g，巴山虎 10 g，黄狗鞭 1 具。

用法：水煎，内服。1 日 1 剂，分两次服。

方 5　野黄豆 15 g，巴山虎 15 g，麦冬 10 g，月月红 10 g，酸筒杆根 15 g。

用法：水煎，内服。1 日 1 剂，分两次服。

方 6　土党参 15 g，黑姜 10 g，岩巴豆 15 g，对月草 10 g，野黄豆草 15 g，脱力草 10 g，野山芋 15 g。

用法：水煎，内服。1 日 1 剂，分两次服。

方 4～6 适用于腰虚摆红症。

方 7　大血藤 15 g，小血藤 15 g，对月草 15 g，女儿红（炭）6 g，荆芥（炭）6 g，柏香叶（炭）6 g，酸筒杆（炭）10 g，陈棕（炭）6 g。

用法：水煎，内服。1 日 1 剂，分两次服。

方 8　血三七 10 g，木姜树根皮 15 g，小苏 15 g，大苏（炭）15 g，酸筒杆（炭）10 g。

用法：水煎，内服。1 日 1 剂，分两次服。

方 7～8 适用于血瘀摆红症。

方 9　头发炭 10 g，乌泡尖 5 个，红糖 20 g。

用法：先将乌泡尖捣烂，与头发炭混匀，加红糖冲服。1 日 1 剂，分两次服。

方 10　月月红 20 g，生石膏 30 g，棕树根 30 g，木芙蓉 20 g，野葡萄根 20 g，木子树根 20 g，野麻根 20 g，女儿红 15 g。

用法：水煎，内服。1 日 1 剂，分两次服。

方 11　枞树浆 1 g，红糖 30 g。

用法：将枞树浆研细末，兑红糖，水煎，内服。1 日 1 剂，分两次服。

方 12　棕皮 8 g，打火草 8 g，羊开口根 10 g，红糖 20 g。

用法：将棕皮、打火草烧存性，加羊开口根，水煎，内服。1 日 1 剂，分 3 次服。

方 13　鸡冠花 15 g，打破碗花花 10 g，棉花根 15 g，山黄连 15 g，打火草 10 g，锯子草 15 g，臭牡丹 15 g，竹叶菜 15 g。

用法：水煎，内服。1 日 1 剂，分两次服。

（2）外治法

方 1　锯子草 10 g，打火草 10 g，月月红 10 g，麝香 0.5 g，仙鹤草 10 g，糯米 30 g，土匪树叶 10 g。

用法：上药除麝香外，焙干研细末，再加入麝香，用开水调成团，放在锅中煎，半小时后，取雀蛋大小一团，塞入儿道内，日换药 1 次。

方 2　艾叶灸条、食盐各适量。

用法：肚脐用盐水洗净，将盐末放在肚脐窝中，艾灸脐中盐，1 日 1 次。

方 3　鸡爪黄连 20 g，生石膏 20 g，六月雪 20 g，三丫苦 20 g，梅片 6 g。

用法：上药焙干，研细末，调成糊状，外敷神阙穴、涌泉穴、内关穴，每天晚上贴，用胶布固定，次日早上取掉，1日换药1次。

11. 卡茄茄别 · kaxqiexqiex biev（吊茄子）

该病是指妇女子宫脱出，轻者可自行收回，重者不能自行收回，以腰痛、小肚子胀痛，久之则溃烂流黄水为主要症状的疾病。其主要病因为气血亏损，气不固摄，血不养经，经脉失养，肌肉松弛，相当于中医的阴挺、阴脱或西医的子宫脱垂。

【临床表现】

（1）子宫脱出阴道口外。

（2）下腹隐痛、坠胀等。

（3）妇科检查：子宫脱出程度分轻、中、重度。

轻度吊茄子　子宫脱出，不超过阴道口。

中度吊茄子　子宫脱出阴道口，常伴有阴道前后壁膨出。

重度吊茄子　子宫全部脱出阴道口外，伴阴道前后壁膨出。

【证候分类】

（1）气虚型吊茄子　中元气虚引起养儿肠吊出，劳作时加剧，卧休时消失（缩回阴道内），小肚坠胀，面白，体乏无力，少语不言，带下色白，量多稀。舌淡，苔薄，脉细弱。

（2）腰虚型吊茄子　子宫脱出，腰痿腿软，小肚下坠，多尿，夜间尤甚，头晕耳鸣。舌淡红，脉沉无力。

【治疗原则】补气升提，补腰固脱。

【治疗方法】

（1）内治法

方1　党参10 g，南柴胡10 g，升麻10 g，毛鸡脚10 g，平地木10 g，野山芋10 g，岩巴豆10 g。

用法：水煎，内服。1日1剂，分两次服。

方2　金刚刺10 g，团鱼头2个，虫蟮10 g，党参10 g，藿香10 g，铁打杆10 g。

用法：水煎，内服。1日1剂，分两次服。

方3　升麻50 g，黑老鸦1只，团鱼1只。

用法：文火炖熟，吃肉，喝汤，1日两次。

方1～3适用于气虚型吊茄症。

方4　党参20 g，毛鸡腿15 g，丝棉皮15 g，团鱼一只，雄鸡卵4个，黄狗腰子1个。

用法：文火炖熟，吃肉，喝汤，1日两次。

方5　黑老鸦20 g，无娘藤子15 g，糖罐子15 g，芡实10 g，衣胞1个，黄狗腰子

1个。

用法：水煎，炖熟，吃肉，喝汤，1日两次。

方4～5适用于腰虚型吊茄症。

方6　钓鱼杆15 g，浮萍15 g，土人参20 g，散血莲15 g，金钩莲10 g，铁马鞭15 g，克马草15 g，野升麻15 g。

用法：水煎，内服。1日1剂，分两次服。

方7　棉花根50 g，算盘子根20 g，绿升麻15 g，八月瓜藤20，韭菜蔸15 g，麻蔸15 g。

用法：水煎，内服。1日1剂，分3次服。

方8　苎麻根20 g，无娘藤15 g，小茴香10 g，糖罐子根15 g，田螺蛳15 g，满天星15 g。

用法：水煎，内服。1日1剂，分两次服。

方9　牡丹七15 g，山鲤鱼10 g，灶心土15 g，野棉花10 g，铁包金10 g，狗屎柑10 g，益母蒿20 g。

用法：水煎，内服。1日1剂，分两次服。

方10　大血藤15 g，打火草10 g，穿破石20 g，苦楝皮15 g，回头青10 g，血当归15 g，衣包（胎盘）10 g，肉罗汉15 g。

用法：水煎，内服。1日1剂，分两次服。

（2）外治法

1）土家医外敷法

药物：五倍子20 g，梅片6 g，土牛克膝40 g。

用法：研细末，调成糊状，外敷在脱出的子宫上，一天换一次药，上药前需将阴门处清洗干净。

2）土家医外塞药

鲜鲫鱼头1个，五倍子20 g，麝香0.3 g。

用法：将药与鲫鱼头捣成泥状，用鸡蛋大小一团塞入儿肠内，再用卫生巾固定，一天换一次药。

3）土家医外洗法

方1　皮硝10 g，梅片8 g，五倍子叶30 g，枯矾10 g，九里光30 g，救兵粮30 g，大刺加30 g，野麻蔸50 g，野葡萄根50 g。

用法：水煎，外用，泡洗吊出茄带，1日1次。

方2　金刚刺30 g，飞落伞10 g，山梳子10 g。

用法：水煎，外用，用药水洗吊出茄带。

方3　野胡萝卜子15 g，山梳子15 g。

用法：水煎，外用，用药水洗吊出茄带。

方 4　鸳鸯花藤 20 g，铧口尖 10 g，飞落伞 20 g，苦痧药 20 g。

用法：水煎，外用，用药水坐浴及外洗吊出茄带。

4）土家医针灸方法

针法

穴位：血海，三阴交，关元，长强，肾俞，腰阳关。

用法：用银针扎穴位，留针 15 分钟。在留针时，以顺时针方向各捻转 3 次，1 日 1 次。

灸法

方 1　用艾条灸小肚两侧养儿肠脉处，灸 2 壮。

方 2　用艾条灸养儿肠脉，交骨上正中一横指处，灸 3 壮。

5）土家医推抹疗法

从龟尾上推至第一腰椎，推 50 次。推小肚子，从关元推至神阙穴，推 60 次。推内关，顺时针方向推 100 次。推血海，顺时针方向推 100 次。推两肾肋穴，顺时针方向推 100 次。压按龟尾 60 次，压按长强穴 60 次，压按百会穴 60 次，1 日 1 次。

12. 尔舍病 · exsex binf（邋遢病）

该病因湿邪入侵妇人儿道，中元肚肠虚而引起下元子宫失固，使阴道分泌物增多，或出现颜色、质、气味的异常，临床以妇人白带多、色黄臭、阴痒、小肚痛为主要病症，相当于中医的带下病或西医的阴道、宫颈等炎性疾病。

【临床表现】

（1）带下量多，绵绵不断。

（2）带下量不多，色黄或赤或青绿；质稠浊或清稀如水，气腥秽或恶臭。

【证候分类】

（1）湿热型尔舍垮　带下量多，色黄或兼绿，质黏稠或如豆渣，气秽或臭，儿道口灼热瘙痒，尿黄少，小肚痛。舌质红，苔厚腻或厚，脉快。

（2）腰虚型尔舍垮

腰子阴虚型　带下色黄或赤，质稀，无臭。儿道口灼热，五心烦热，腰腿酸胀，耳鸣，头晕，心慌。舌红，苔少，脉细快。

腰子阳虚型　带下量多、清稀，绵绵不断，腰酸肚寒，尿频清长，夜间尤甚。舌质淡，苔薄白，脉沉慢。

（3）肚肠虚型尔舍垮　带下白色，量多如涕、无臭，绵绵不断，伴有纳少、神疲、腰酸等症。舌淡，苔白腻，脉慢弱。

【治疗原则】赶火败毒，清利湿热，补益肚肠，壮腰。

【治疗方法】

（1）内治法

方 1　三颗针 10 g，克马草 15 g，蓑衣藤 10 g，黄剥皮 15 g，鸳鸯花 15 g，飞落伞 15 g，过岗龙 15 g。

用法：水煎，内服。1 日 1 剂，分两次服。

方 2　汁儿根 50 g，水黄连 30 g，芙蓉树根 20 g。

用法：水煎，内服。1 日 1 剂，分两次服。

方 3　刺黄连 15 g，黄珠子 20 g，犁头尖 30 g，绿葡萄根 20 g，竹叶菜 25 g，包谷七 10 g，青菜七 10 g。

用法：水煎，内服。1 日 1 剂，分两次服。

方 4　血三七 10 g，野棉花根 15 g，生石膏 30 g，破铜线 20 g，斑鸠窝 15 g，尿珠子根 20 g，锯子草 15 g，臭蒿子 20 g，九里光 10 g，蜂窝球 15 g，鸳鸯花 15 g。

用法：水煎，内服。1 日 1 剂，分两次服。

方 5　小通草 10 g，牛王刺 10 g，五爪龙 10 g，鸟不站 20 g，秤星树 10 g，败酱草 15 g，牡丹花 15 g。

用法：水煎，内服。1 日 1 剂，分两次服。

方 6　野山芋 20 g，党参 15 g，毛鸡腿 15 g，岩巴豆 15 g，藕节 10 g，松木薯 15 g，南柴胡 10 g，升麻 10 g。

用法：水煎，内服。1 日 1 剂，分两次服。

方 7　无娘藤子 15 g，金毛狗脊 20 g，野黄豆根 15 g，野豌豆 15 g，丝棉皮 15 g，巴戟天 10 g，野山芋 15 g。

用法：水煎，内服。1 日 1 剂，分两次服。

方 8　老虎姜 15 g，赶山鞭 10 g，芡实 10 g，糖罐子 10 g，野黄豆根 10 g，松木薯 15 g，克马草 15 g，尿珠子 15 g。

用法：水煎，内服。1 日 1 剂，分两次服。

方 9　飞落伞、鸳鸯花、野菊花、紫花地丁、小葵花、土大黄、野胡萝卜子各 15 g。

用法：水煎，内服。1 日 1 剂，分两次服。

（2）外治法

1）土家医坐浴法

鸳鸯花 30 g，野菊花 30 g，克马草 30 g，梅片 10 g，水黄连 30 g，三颗针 30 g。

用法：水煎，待温坐浴。1 日 1 剂，分两次坐浴。

2）土家医外洗法

药物：水黄连 100 g，梅片 10 g，儿茶 10 g。

用法：水煎，外洗阴门部。1 日 1 剂，分两次洗。

3）土家医塞法

水黄连制栓剂，放入阴门内，1 日上药 1 次。

13. 铁司额阿 · tier sixngar（阴痒）

该病是指妇女儿道口及周围瘙痒难忍，伴摆白增多，称为“阴痒”病或“瘙痒”病。本病相当于中医的阴门瘙痒和西医的滴虫性阴道炎、外阴感染性接触性皮炎。

【临床表现】

（1）阴道口及阴部瘙痒难忍，喜抓搓，摆白量多，腥臭难闻。

（2）五心烦热，口苦而腻，纳谷差，头晕，腰腿酸痛。

【证候分类】

（1）毒邪型阴痒　由湿热火毒邪导致儿肠口及阴门周围瘙痒，甚则难忍，坐卧不宁。摆白量多，色黄，质稠如脓，或呈泡沫米汤样，腥臭，心烦不安，口干口苦，胸胁闷胀，纳差。舌苔黄腻，脉弦快。

（2）儿肠亏虚型阴痒　儿道干涩，灼热瘙痒，摆白量少，色黄，五心烦热，头晕眼花，耳鸣，腰腿酸痛。舌红，苔薄，脉细快，无力。

【治疗原则】赶火败毒，祛湿止痒。

【治疗方法】

（1）内治法

方 1　鸳鸯花藤 20 g，鸟不站 15 g，刺苞头 15 g，十大功劳 15 g，白鲜皮 12 g，蛇床子 10 g，岩防风 15 g，蛇不过 15 g，克马草 15 g。

用法：水煎，内服。1 日 1 剂，分两次服。

方 2　犁头尖 20 g，连钱草 15 g，芙蓉叶 15 g，穿心刺 15 g，辣子七 10 g，风藤 10 g，马蹄香 8 g，勾藤 10 g。

用法：水煎，内服。1 日 1 剂，分两次服。

方 3　算盘子 10 g，水黄连 15 g，山丫苦 10 g，土槿皮 10 g，臭蒿 15 g，益母蒿 20 g。

用法：水煎，内服。1 日 1 剂，分两次服。

方 4　白鲜皮 10 g，百部 10 g，苦痧药 10 g，飞落伞 15 g，山梳子 15 g，过山龙 10 g。

用法：水煎，内服。1 日 1 剂，分两次服。

方 5　野棉花根 6 g，飞落伞 15 g，野胡萝卜 10 g，尿珠子 15 g。

用法：水煎，内服。1 日 1 剂，分两次服。

方 6　赶山鞭 10 g，苦痧药 10 g，巴岩姜 15 g，血当归 10 g，土牛膝 10 g，麦门冬 10 g，野山芋 10 g，白花蛇舌草 15 g。

用法：水煎，内服。1 日 1 剂，分两次服。

（2）外治法

方 1　木芙蓉叶 100 g，土槿皮 100 g。

用法：水煎，外用。洗阴门及周围，1 日 1 次。

方 2　野菊花 30 g，苦瘀药 20 g，蛇床子 30 g。

用法：水煎，外用。用药水洗浴患处，1 日 1 次。

方 3　柳树叶 50 g，苦瘀药 30 g，核桃树叶 30 g，桃树叶 30 g。

用法：水煎，外用。用药水洗浴患处，1 日 1 次。

方 4　桃树叶（鲜品）100 g。

用法：鲜药洗净，捣烂，外用。将药渣汁用已消毒的纱布包好，直接塞入儿道内，或外敷儿道口及阴部。

方 5　梅片 10 g，五倍子 20 g，野菊花 10 g，见风消 10 g。

用法：焙干，研细末，用温开水调后外涂阴门周围，1 日换药 1 次。

14. 倮块他 · lov kuaix tax（不喜症）

该病是指育龄妇女由于腰子虚弱、肝气郁结及血瘀等原因引起养儿肠功能失调，结婚 1 年以上，或曾孕育后 1 年以上，夫妇同居，配偶生殖功能正常，而不受孕的疾病，土家医将其称为不喜症，或"不怀儿症""无子症"等，相当于中医或西医的不孕症。

【临床表现】

（1）育龄妇女结婚 1 年以上，夫妇同居，配偶生殖功能正常，不避孕而未能受孕者，为原发性不孕。曾有孕产史，继又间隔 1 年以上，不避孕而未孕者，称为继发性不孕。

（2）应排除生殖系统的先天性生理缺陷和畸形。

【证候分类】

（1）腰虚型不喜症　婚后不喜，月信延迟、量少、色淡，伴耳鸣，头晕，腰酸胀或痛，小肚子寒冷，带下清稀，时有稀便，性欲减退，不愿交合等症。舌淡，苔白，脉细或慢。

（2）肝郁型不喜症　婚后不怀儿，月信不整，小肚疼痛，经量少，色紫红有血块，情志不舒，月信前出现胸闷、性情急躁、乳房胀等症。舌苔薄，呈黄色，脉弦。

（3）儿肠血瘀型不喜症　婚后不怀儿，月经后期量少，色紫有块，小肚疼痛，月信期加重。舌边有青紫，苔薄黄，脉弦。

【治疗原则】

腰虚型不喜症：温补腰肾精气血，养宫益脉。

肝郁型不喜症：舒肝调理情志，养气血。

儿肠瘀血型不喜症：赶瘀血，调月信。

【治疗方法】

（1）内治法

方 1　党参 15 g，松木薯 20 g，无娘藤子 20 g，韭菜子 15 g，三月泡 15 g，花椒 10 g，黑老鸦 15 g。

用法：用无根水煎，内服。1 日 1 剂，分两次服。

注：无根水是取自荷叶上的露水。

方 2　当归 10 g，白芍 10 g，熟地黄 10 g，枣皮 10 g，旱莲草 10 g，无娘藤子 10 g。

用法：水煎，内服。1 日 1 剂，分两次服。

方 3　无花果 3 个，无娘藤子 30 g，三月泡 20 g，麦门冬 10 g，韭菜子 10 g。

用法：水煎，内服。1 日 1 剂，分两次服。

方 4　赶山鞭 15 g，毛鸡腿 15 g，松木薯 15 g，百合 15 g。

用法：水煎，内服。1 日 1 剂，分两次服。

方 1～4 适用于腰虚型不喜症。

方 5　大血藤 15 g，小血藤 15 g，土牛膝 10 g，土鳖 10 g，血当归 10 g，曲蟮 10 g，赤芍药 10 g，黑老鸦 15 g。

用法：水煎，内服。1 日 1 剂，分两次服。

本方适用于儿肠瘀血型不喜症。

方 6（五皮汤）：牡丹皮、合欢皮、地骨皮、桑白皮、白杨树皮各 10 g。

用法：水煎，内服。1 日 1 剂，分两次服。

方 7　忘忧草、松木薯、香附、牡丹皮、冬古子根、韭菜子、薄荷各 10 g。

用法：水煎，内服。1 日 1 剂，分两次服。

方 6～7 适用于肝郁型不喜症。

方 8　黄花菜果 15 g，月月红 15 g，儿多母苦 15 g，倒生根 15 g，牛克膝 15 g，肉罗汉 15 g，红鸡冠花 15 g，土人参 15 g。

用法：水煎，内服。1 日 1 剂，分两次服。

方 9　葵花根 10 g，棉花根 5 g，月月红 15 g，益母蒿 20 g，糖罐根 20 g，海马 10 g，回头青 10 g。

用法：水煎，内服。1 日 1 剂，分两次服。

方 10　鱼腊树籽 15 g，鸡血藤 15 g，元宝草 15 g，韭菜蔸 20 g，血当归 10 g，锯子草 15 g，白三七 10 g，麦门冬 15 g。

用法：水煎，内服。1 日 1 剂，分两次服。

方 11　籽上叶 15 g，叶上籽 15 g，牛克膝 15 g。

用法：水煎，内服。1 日 1 剂，分两次服。

方 12　黄花草 20 g，金钱草 20 g，水灯草 20 g，水竹叶 25 g，斑鸠窝 20 g，散血草 20 g，小路边黄 20 g，大路边黄 20 g，鸡冠花 20 g，叶红花 20 g，映山红 20 g，四两麻 5 g，马蹄香 5 g，透身汉 20 g，鸡爪连 20 g，胡椒 20 g，红粉 20 g。

用法：上药洗净，切碎焙干，研细末，加入红糖适量，内服，每次 25 g，1 日两次。

方 8 ～方 12，根据临床证候选用。

（2）土家医针刺法

取关元、血海、三阴交、足三里、百会、次髎、委中穴。用银针扎，留针 15 分钟，1 天 1 次。

三、儿科疾病

1. 波立沙夺辽症 · boxlir savdorliaor zenf（小儿着凉症）

该病由外感风邪，侵上元客于肺所致，临床上以怕冷、发热、脑壳痛、鼻不通、流鼻涕、打喷嚏、咳嗽、全身不适为主要表现，各季节均有发生。土家医俗称“伤风”“受凉”，相当于中医的感冒和西医的上呼吸道感染。

【临床表现】

（1）以发热、怕冷、鼻塞不通、流鼻涕、喷嚏等为主，伴咳嗽、呕吐、屙稀或高热惊厥等症。

（2）四季均有发病，以冬春季多见。

【证候分类】

（1）风热型着凉　寒轻热重，出汗或无汗，脑壳痛，鼻不通，流浓涕，咳嗽，咽红。或有眼红流泪，心烦口渴。舌红，苔薄黄，脉快而轻。

（2）风寒型着凉　寒重热轻，无汗，鼻不通，流鼻涕，喷嚏，咳嗽，头痛。舌苔薄白，脉轻。

（3）暑湿型着凉　高热，汗不出，头痛，倦疲，鼻不通，流鼻涕，咳嗽。舌尖红，苔白腻，脉快。

【治疗原则】赶火散寒，祛风解表。

【治疗方法】

方 1　樟树根皮 6 g，葛根 6 g，葱头 3 个，生姜 3 片。

用法：水煎，内服。1 日 1 剂，分两次服。

方 2　苏叶 6 g，田边菊 6 g，克马草 6 g，水菖蒲 6 g，桑白皮 6 g，生姜 2 片。

用法：水煎，内服。1 日 1 剂，分两次服，红糖 30 g 加入药水中兑服。

方 3　苏叶 10 g，细叶香薷 15 g。

用法：用开水冲泡，待温度降至 30 ℃以下，内服。1 日 1 剂，分 3 次服。

方 4　野菊花 10 g，一柱香 6 g，鸳鸯藤 10 g，毛耳兔 6 g。

用法：水煎，内服。1日1剂，分3次服。

方5　鸳鸯藤10 g，蜂窝球6 g，白菊花6 g，葱白6 g。

用法：水煎，内服。1日1剂，分3次服。

方6　苏叶6 g，白及6 g，荆芥6 g，生姜3片。

用法：水煎，内服。1日1剂，分3次服。

方7　上天梯10 g，苕叶七10 g，野薄荷10 g。

用法：水煎，内服。1日1剂，分3次服。

方8　紫金砂10 g，大火草6 g，苍耳草10 g。

用法：水煎，内服。1日1剂，分两次服。

2. 波立炸起阿实汽也嘎·boxlir zafqix arsir qiefgax（小儿白口疮）

该病是由感受毒邪，或中上元脏器积热，火攻食道而致的口舌起白疮，土家医称为小儿白口疮，相当于中医的鹅口疮和西医的霉菌性口腔炎。

【临床表现】

（1）多见于新生儿、久病、身体弱虚者，或长期应用抗生素者。

（2）口腔内（舌、牙龈、颊内、上唇、上腭）散布白点，重者融成片或向咽喉处生长，影响小儿吃奶及呼吸。

【证候分类】

（1）心肚炽热型　口腔长满白点，周围红，面红，唇口干，舌燥，喜饮凉开水，大便干，小便黄。舌质红，苔黄厚，脉快。

（2）内火上薰型　口舌散长白点，周围淡红，面白颧部红，口干不渴，体弱。舌质嫩红，脉快细。

【治疗原则】赶火败毒，补气活血。

【治疗方法】

（1）内治法

方1　鸳鸯花6 g，野菊花6 g，半枝莲6 g，铧口尖6 g，蜂窝球6 g，何首乌6 g。

用法：水煎，内服。1日1剂，分3次服。

方2　飞落伞6 g，蜂窝球6 g，凤尾草9 g，土茯苓6 g，甘草6 g。

用法：水煎，内服。1日1剂，分3次服。

方3　九盏灯全草15 g。

用法：水煎，内服。1日1剂，分3次服。

（2）外治法

方1　吴茱萸6 g，芙蓉花20 g，细辛6 g，醋适量。

用法：上药焙干，研末，用醋调成膏状，贴敷于脚板心（涌泉穴）。

方2　桑菌、乳汁各适量。

用法：桑菌用清水洗净，用乳汁磨水，将药液涂搽在疮面上。1 日 3 ～ 4 次。

方 3　小黄瓜香 10 g，天青地白 10 g，淘米水适量。

用法：药物洗净，用淘米水捣烂，挤出药汁，用药汁涂搽白疮面。1 日 3 ～ 5 次。

方 4　金线吊葫芦 5 g，天青地白 10 g，淘米水适量。

用法：上药洗净，捣烂，挤药汁配淘米水，漱口，1 日 3 ～ 4 次。

方 5　天青地白适量。

用法：药物焙干，研末。将药末涂在患处，1 日 2 ～ 3 次。

方 6　乌金七、醋适量。

用法：药物焙干，研末，用醋调成膏状。外敷，贴于脚板心（涌泉穴）或肚脐，1 日 1 次。

方 7　紫花地丁、五爪龙、玉米棒各等分。

用法：药物焙干，研末。将药末涂在患处，1 日 2 ～ 3 次。

3. 波立恶特阿答 · boxlir ortafdar（小儿屙稀）

该病是指小儿内伤乳食或外感毒邪（主要为寒湿邪）所致的大便次数增多的疾病，相当于中医的泄泻和西医的小儿腹泻。

【临床表现】

（1）大便次数增多，每日 4 ～ 5 次，多者可达 10 次以上。便呈淡黄色，如蛋花汤样，或色褐而臭，可有少量黏液。可伴有恶心、呕吐、肚子痛、发热、口渴等症。

（2）重者屙稀及呕吐严重者，可见尿少、发热、心烦、口渴、失水貌、小肚胀痛等症。

（3）有饮食不洁、乳食不节或感受邪毒的病史。

【治疗原则】调养中元，赶寒湿，消食止泻。

【治疗方法】

（1）内治法

方 1　三月泡尖 3 个，龙船泡尖 3 个，乌泡尖 3 个。

用法：上药捣烂，冲开水内服。1 日两次。

方 2　鹅不食草 15 g，山黄连 10 g，三颗针 10 g，凤尾草 10 g，鸡合子 10 g，萝卜籽 10 g。

用法：水煎，内服。1 日 1 剂，分 3 次服。

方 3　糖罐子 10 g，水杨梅 10 g，算盘子 10 g，火炭母 10 g，十大功劳 10 g，田边菊 10 g，雷丸子 6 g。

用法：水煎，内服。1 日 1 剂，分两次服。

方 4　臭牡丹 10 g，白三七 10 g，竹根七 10 g，扣子七 10 g，山花椒 10 g，蓼辣子 10 g，青木香 8 g。

用法：水煎，内服。1 日 1 剂，分两次服。

方 5　建曲 10 g，朝天罐 10 g，隔山消 10 g，克马草 10 g，灶心土（布包）10 g，柿子树根 10 g。

用法：水煎，内服。1 日 1 剂，分两次服。

方 6　地锦草 6 g，绿茶 6 g。

用法：水煎，内服。1 日 1 剂，分两次服。

方 7　苍术 10 g，山楂 10 g，红糖适量。

用法：将药焙干，研末，用红糖水冲药末内服。1 日 1 剂，分 3 次服。

（2）外治法

1）土家医推抹法　从长强穴向上至俞穴，推 50 次。足三里：顺时针方向旋推 100 次。中脘穴：从中脘穴推至心窝处，推 100 次。脾经：在患处用大拇指腹部，顺时针方向旋推 100 次。

2）土家医翻背筋法　患儿俯卧位，背部向上。医生用双手大拇指、食指从长强穴两侧向上翻皮肤，一直翻到大椎穴两旁，反复 3 次，一天翻背 1 次。

3）土家医印灯火法　用灯草一段，蘸桐油点燃灯草，先点烧在医生的大拇指腹部，再印在患儿的长强穴、中脘穴、足三里、脾俞穴、神阙穴、合谷穴、内关穴等，1 日 1 次。

4）土家医蛋滚法　取一鸡蛋，煮熟去壳，在蛋内插一小银片，在蛋上涂上热桐油，在患儿肚脐周围滚 10 分钟左右，1 日 1 次。

5）小儿提风疗法　其具体操作方法，见“小儿走胎病”中提风疗法内容。

4. 波立倮则大 · boxlir lov zerdaf（小儿走胎）

本病因喂养不当、乳食不节、营养失调或其他多种疾病所致，使食物停滞在肚肠，损伤中元之气，水谷精微不能吸收，气血生化乏源，症见面黄肌瘦，肤色无光泽，毛发稀疏，青筋暴露，肚腹胀大如鼓，或消瘦腹凹如舟，体倦无力，食欲不振，心烦口渴，大便不调，尿清长或如米泔等。土家将其称为“走胎病”，俗称“掉魂”，病情较轻者又称“停食症”“隔食症”，多见于 1 ～ 5 岁左右的儿童，相当于中医的疳证，或西医的慢性营养障碍性疾病。

根据走胎病在临床的不同症候表现，土家医将走胎分为走花胎、走猴胎、走鬼胎、走人胎、走马胎、走羊胎、走狗胎、走猪胎、走猫胎、走魂胎、走兔胎等十余种，临床上以走花胎、走猴胎、走鬼胎较为常见。

【临床表现】

（1）饮食异常、消化不良、厌食或嗜食异物。大便干稀不能调，肚大膨胀，尿如米泔。

（2）形体消瘦，面色不华、萎黄，或头大颈细，毛发稀疏枯黄，青筋暴露，或消瘦腹凹如舟，体重低于正常平均值的 15 % ～ 40 %。

（3）兼有精神不振，或烦躁易怒，或喜揉眉擦眼，或吮指磨牙等。

（4）有喂养不当或病后饮食失调及长期消瘦史。

（5）因蛔虫引起者，谓之“蛔疳”，大便镜检可见蛔虫卵。

（6）贫血者，血红蛋白及红细胞减少。

（7）出现肢体浮肿，属于营养性水肿者，血清总蛋白量大多在 50 g/L 以下，血清白蛋白约在 20 g/L 以下。

根据其病程与病情等临床表现，土家医将病程初期、症状较轻的称为停食或隔食症；将病程较长、形体消瘦如猴，呈老人貌，腹凹如舟，精神萎靡，啼哭无力的称为“走猴胎”。土家医所称的“停食”或“隔食”，相当于中医疳证的“疳气”，“走猴胎”相当于中医疳证的“干疳”。

【治疗原则】消积导滞，健脾和胃，益气补血。

【治疗方法】

（1）内治法

方 1　五谷虫 6 g，白獾油 6 g，曲子 5 g。

用法：将五谷虫（焙干），曲子研粉，用白獾油调匀，放锅中煎熟成块。1 日 1 剂，分两次服。

方 2　五谷虫 30 g，大麦芽 20 g，曲子 15 g。

用法：先将五谷虫在清水中洗净，焙干，再将大麦芽焙干。以上三药共研粉，备用。开水冲服，每次 3 g，1 日 3 次。

上方主治走猴胎。本方具有补肚消食、祛“胎”益体之功效。

方 3　鸡合子 10 g，麦芽 10 g，疳积草 8 g，曲子 6 g。

用法：水煎，内服。1 日 1 剂，分 3 次服。

上方主治走花胎。本方具有消食化积、调养中元之功效。

方 4　黄连粉 1 g，鸡内金粉 2 g。

用法：两药混合后，每次 2 g，1 日 3 次内服。

方 5　蜘蛛抱蛋 9 g，水菖蒲 6 g，地枇杷（果）15 g，莱菔子 15 g。

用法：水煎，内服。1 日 1 剂，分 3 次服。

本方具有赶食消积、理气除胀之功效。

方 6　地蜂子 6 g，耳叶牛皮消（隔山消）9 g，小槐花根 6 g，麦斛 6 g，羊齿天门冬 6 g，野南瓜叶 6 g，广木香 6 g。

用法：水煎，内服。1 日 1 剂，分 3 次服。

本方具有健肚消疳、润肚止渴之功效，主治小儿走胎。

方 7　铁扫帚 10 g，疳积草 10 g，鸡蛋 1 个。

用法：将前二味药洗净，切细，加入鸡蛋共炒至熟后食用，连用 3 天。

方 8　糯米 50 g，山茶果 50 g，青木香 20 g。

用法：将糯米炒存性，山茶果、青木香焙干，三药合并研细末，每次用温开水冲服 5 g，日 3 次。

方 9　白獾肉 100 g，长尾巴蛆 50 g，糯米 100 g。

用法：将白獾肉切细，长尾巴蛆用清水反复洗净，糯米炒黄，三味药焙干，碾成细末。每次 8 g，每日两次内服。

方 10　一窝蛆 10 g，牡丹七 10 g，甜酒曲 10 g，回头青 6 g，土人参 10 g，肉罗汉 10 g，儿多母苦 10 g。

用法：水煎，内服。1 日 1 剂，分两次服。

（2）外治法

1）土家医小儿提风疗法（穴位贴敷治疗） 是指将土家药物敷贴于小儿肚脐上，通过药物熨脐，以温小儿“中元”脏器，祛除小儿“中元”的风气之邪，达到治疗小儿“中元”疾病的一种土家医传统外治法。小儿提风疗法技术操作，参见《土家医小儿提风疗法技术规范》。

2）土家医佩带法　用追魂草 20 g 切细焙干，研细末，用一三角黑布小口袋装好，缝紧，用一根线挂在胸前。连带 7 天，可连用 2 ～ 3 次。

3）土家医烧灯火法　取灯草 2 寸长一段，蘸桐油，点燃后点烧耳背后黑坨处，烧 3 ～ 5 燋。

4）土家医挑筋法　在四指第二关节的缝穴中点，先用络合碘消毒，再用三棱针刺下，然后用手挤出奶白色液样的东西，一般挑一次可愈。按男左女右挑。

5）土家医推抹疗法　医生用大拇指腹部，推患儿大拇指腹部，旋推 100 次。食指、中指、无名指、小指依次各 100 次。再推劳宫穴、足三里、内关、合谷各 100 次，1 天 1 次。

揉肚法：将手掌放在小儿肚脐处，沿顺时针方向揉摩 5 分钟，用以散结、消风气、除肚胀。

掐捏脊法：将双手中指、无名指和小指握成半拳状，食指半屈，拇指伸直对准食指前半段，二指相夹提捏患儿皮肉。自尾椎两旁双手交替向上推动至大椎，为一次掐脊，连掐 5 遍为 1 疗程。

5. 他爬五所布里起 · taxpar wuxsox buflix qix（发风赤）

该病是由风毒湿邪蕴于人体上中元的肺、肚所致，发于皮肤出现淡红色丘疹，症状轻浅。发风赤好发于 5 岁以下儿童，相当于中医和西医的风疹。

【临床表现】

（1）本病初起类似“着凉”，发热一两天后，皮肤出现淡红色斑丘疹，从头面开始，一日后布满全身。出疹一两日后，发热渐退，疹子逐渐隐退，疹退后脱屑，无色素沉着。

（2）一般全身症状轻，耳后及枕后“痒子”肿大。

（3）本病流行期间有接触史。

【治疗原则】赶火败毒，祛风止痒，消疹。

【治疗方法】

（1）内治法

方 1　藿麻草 10 g，九里光 8 g，野菊花 8 g，土荆芥 10 g，岩防风 8 g。

用法：水煎，内服。1 日 1 剂，分两次服。

方 2　见风消 10 g，五倍子 4 g，岩防风 8 g，枫香树球 10 g，地枫皮 10 g。

用法：水煎，内服。1 日 1 剂，分两次服。

方 3　山苦瓜 10 g，臭牡丹 10 g，麻口皮子药 10 g，山乌龟 6 g，九里光 8 g，四两麻 3 g，野棉花 8 g。

用法：水煎，内服。1 日 1 剂，分两次服。

方 4　苦痧药 10 g，蝉衣 5 g，苍耳子 6 g。

用法：水煎，内服。1 日 1 剂，分两次服。

方 5　一枝黄花 6 g，积雪草 6 g，三角风 9 g，徐长卿 9 g。

用法：水煎，内服。1 日 1 剂，分两次服。

方 6　虫蜕 5 g，淫羊藿 5 g，马蹄香 5 g，野荆芥 5 g，赤芍 5 g。

用法：水煎，内服。1 日 1 剂，分两次服。

（2）外治法

方 1　九里光 20 g，梅片 5 g，野菊花 20 g，五倍子 6 g，牡丹花 10 g，见风消 15 g，风藤 20 g，鸳鸯花藤 20 g，打火草 15 g，土荆芥 20 g。

用法：水煎，待温时洗浴，1 日两次。

方 2　梅片 5 g，枯矾 5 g，藿麻草 10 g，山鲤鱼 10 g。

用法：研细末，调成糊状，贴敷于肚脐，用纱布固定，日换药 1 次。

方 3　猪秧秧适量。

用法：新鲜猪秧秧洗净，捣烂，挤汁，外用。药汁搽患处，1 日 3 ～ 5 次。

6. 麻妈住 · marmax zuf（出麸子）

出麸子是指小儿感受麻疹疫毒后，出现发热咳嗽，泪水汪汪，口内颊长“麸子”及周身起红麸子等症状的一种急性疫病。土家医还称本病为“油麻”“喜子病”，相当于西医的麻疹病毒感染之麻疹。

【临床表现】

（1）本病多发生在冬春季，多见于 1 ～ 5 岁小儿，有“麻妈住”病接触史。

（2）初起有发热、咳嗽、喷嚏等类似“着凉”的临床表现。其后发热渐高，眼红多泪，口内颊膜处有“麸子”。发热 3 ～ 4 天则出麸子，从面到周身。“麸子”出完后，热退，麸子渐消。邪毒深重者，可合并肺疾。

【治疗原则】赶火败毒，透疹。

【治疗方法】

（1）内治法

方 1　水浮萍 8 g，土柴胡 6 g，鸳鸯花藤 10 g，土荆芥 6 g。

用法：水煎，内服。1 日 1 剂，分 3 次服。

方 2　青蒿子 10 g，山黄连 10 g，土薄荷 6 g，椿树皮 6 g。

用法：水煎，内服。1 日 1 剂，分 3 次服。

方 3　芫荽根 10 g，岩防风 8 g，土贝母 8 g，小杆子 6 g，竹叶菜 10 g，黄珠子 8 g。

用法：水煎，内服。1 日 1 剂，分 3 次服。

方 4　汁儿根 10 g，映山红 8 g，铁包金 6 g，铁马鞭 8 g，蜂窝球 8 g，犁头尖 10 g，鸡合子 10 g。

用法：水煎，内服。1 日 1 剂，分两次服。

方 5　鸳鸯花 10 g，石膏 10 g，桑树根皮 10 g，紫草 10 g，克马草 10 g，尖棍草 10 g，青葛根 10 g，节节草 10 g，观音柳 10 g。

用法：水煎，内服。1 日 1 剂，分两次服。

方 6　野升麻 10 g，葛根 10 g，薄荷 15 g，连翘 10 g，荆芥 8 g，桔梗 6 g，鼠粘子 10 g，黄芩 6 g。

用法：水煎，内服。1 日 1 剂，分两次服。

方 7　升麻 10 g，苏叶 10 g，薄荷 10 g，生姜 10 g，飞落伞 10 g，克马草 10 g，鸡蛋 1 个。

用法：水煎，内服。与鸡蛋同煮。1 日 1 剂，分两次服，鸡蛋去壳食用。

方 8　鸳鸯花 10 g，桑叶 6 g，白茅根 6 g，芫荽 6 g，山楂 6 g，葛根 6 g。

用法：水煎，内服。1 日 1 剂，分两次服。

（2）外治法

方 1　苏叶 15 g，河柳叶 30 g。

用法：将上药煮取药液，待温后用毛巾蘸药水擦周身，1 日 3 ～ 4 次。

方 2　鸳鸯花根 30 g，梅片 3 g，山黄连 20 g，水菖蒲 20 g，青蒿子 30 g，鸡屎藤 20 g，爬岩香 15 g，风藤 15 g。

用法：上药水煎，兑梅片后用药水洗浴，1 日两次。

方 3　青蒿子 10 g，梅片 4 g，地苦胆 18 g，竹叶菜 10 g。

用法：捣烂，分别贴敷在劳宫穴、涌泉穴、神阙穴，按男左女右贴，1 日 1 次。

7. 尔胡 · exhur（猴耳疱）

该病是由风湿邪毒引起，以发热、耳下腮部肿痛为主要表现的一种急性疫疾。土家医俗称“抱耳风”“耳风疱”，相当于中医的痄腮和西医的流行性腮腺炎。

【临床表现】

（1）起病时可有发热，一两日后腮部肿，压之有痛感。常见一侧发病，亦可见两侧者。重症者有高热、头痛、烦躁、纳差。舌红，苔黄，脉快无力。

（2）腮肿胀持续三五日后消退。

（3）病前有“猴耳疱”接触史。

【治疗原则】赶火败毒，消肿，止痛。

【治疗方法】

（1）内治法

方 1　汁儿根 10 g，飞落伞 10 g，鸳鸯花 10 g，梨头草 10 g。

用法：水煎，内服。1 日 1 剂，分两次服。

方 2　蓝靛根 20 g，巴巴蔸 10 g，灰包 3 g，木芙蓉叶 10 g。

用法：水煎，内服。1 日 1 剂，分 3 次服。

方 3　蓝靛根 15 g，火炭母 10 g，汁儿根 15 g，巴巴蔸 15 g，鸳鸯藤根 15 g，毛耳朵 10 g。

用法：水煎，内服。1 日 1 剂，分两次服。

方 4　号筒竿 15 g，苦树皮 10 g，竹叶菜 15 g，黄瓜香 15 g，一支箭 8 g，水黄连 10 g，黄珠子 10 g。

用法：水煎，内服。1 日 1 剂，分两次服。

方 5　算盘子根 15 g，野葡萄根 15 g，九里光 10 g，山茶子根 15 g，仙人掌 10 g，见肿消 10 g。

用法：水煎，内服。1 日 1 剂，分两次服。

方 6　毛耳朵 50 g。

用法：水煎，内服。1 日 1 剂，当茶饮，1 日 3 ～ 4 次。

方 7　野菊花 10 g，铁灯台 10 g，六棱草 10 g，鸳鸯花 10 g。

用法：水煎，内服。1 日 1 剂，分 3 次服。

（2）外治法

方 1　芙蓉叶、积雪草各 20 g。

用法：洗净，捣烂，外用。外敷患处，1 日 1 次。

方 2　八角莲、仙人掌各适量。

用法：洗净，捣烂成泥状，外用。外敷患处，1 日 1 次。

方 3　芙蓉花、犁头草、蜂窝球各适量，鸡蛋 1 个。

用法：洗净，捣烂，成泥，加鸡蛋清调匀。外敷患处，1 日 1 次。

方 4　活地龙 20 g，白糖适量。

用法：将活地龙洗净，加入白糖，约 30 分钟活地龙溶化成糊状。外敷患处，用胶布固定。1 日 1 次。

方 5　山慈菇 1 个，醋适量。

用法：以醋磨成糊状，另加白酒少许，外敷患处，1 日 1 次。

方 6　仙人掌 1 片，醋适量。

用法：仙人掌洗净，加醋同捣成泥状，外敷患处，1 日 1 次。

方 7　黄鳝血适量。

用法：将活黄鳝杀死，取血。用鲜血外涂患处，1 日两次。

方 8　蓝靛粉 10 g。

用法：用温开水调药粉，外敷患处，1 日 1 次。

方 9　艾绒、麝香、梅片、鲜姜片各适量。

用法：将艾绒、麝香、梅片（研末）共制成艾灸团，将鲜姜切成片贴在猴耳疱肿胀处，再将艾灸团放在姜片上，用火点燃慢慢燃烧，烧尽为 1 次。1 次治疗可选 3 ～ 4 处烧艾灸，1 日 1 次。土家医将此疗法称为“隔姜灸疗法”。

8. 捏捧中尔车剥 · niefpongx zongx excex bor（小儿尿床）

该病是指 5 岁以上幼童，不能自主控制排尿，经常在睡眠中尿床，相当中医的遗尿病，常因下元元气不足或中元脏器气虚及湿热所致。

【临床表现】

（1）发病年龄在 5 岁以上。

（2）睡眠深，不易唤醒，夜间入睡后发生尿床，甚则一夜尿床数次。

【证候分类】

（1）下元元气不足型　睡中尿床，量多，色清。熟睡，面白，疲乏，肢冷。舌淡，苔白，脉慢无力。

（2）中元气虚型　睡中尿床，量少，次数多，面白，疲乏，纳差，大便稀。舌淡，脉慢细。

【治疗原则】补气固腰，缩尿。

【治疗方法】

（1）内治法

方 1　狗尿脬 1 个。

用法：将狗尿脬在红灰中煨熟，去外壳嚼吃，吐渣。每天晚上吃 1 个，连用 5 ～ 7 天。

方 2　制乌头 6 g，铁箍散 10 g，煅龙骨 10 g，团鱼壳 10 g。

用法：水煎，内服。1 日 1 剂，分两次服。

方 3　鲫鱼头 1 个，枸杞子 20 g。

用法：水煎，内服。1 日 1 剂，分 3 次服。

方 4　土人参 10 g，香叶子树皮 8 g，丝棉皮 10 g，枣皮 10 g。

用法：水煎，内服。1 日 1 剂，分两次服。

方 5　蚌壳 10 g，血当归 10 g，山苍子根 10 g，八月瓜 10 g，冷饭坨 10 g，脚板薯 10 g，白三七 10 g，狗尿脬 10 g，鸡大腿 10 g。

用法：水煎，内服。1 日 1 剂，分两次服。

（2）外治法

1）土家医贴敷疗法

制乌头 3 g，麝香 0.2 g，胡椒 4 g，打火草 6 g。

用法：上药捣烂，做一小饼贴敷在关元穴上，用胶布固定，1 天换药 1 次。

2）土家医药熏疗法

用艾条点燃后，烤熏龟尾、长强、关元、神阙、涌泉、劳宫等穴，每穴烤熏 5 分钟左右，1 日 1 次。

3）土家医推抹疗法

长强穴、涌泉穴、关元穴、肾俞各旋推 100 次；大拇指腹部（脾），推 100 次，1 日 1 次。

4）土家医火攻疗法

把药酒放入碗中，点燃后，医生用手在碗中取出酒火放在关元、长强、肾俞、膀胱俞、神阙等穴处，反复拍打，每次约 3 分钟，1 日 1 次，连用 2 ～ 3 次，其具体操作方法参照《酒火疗法技术操作规范》。

5）土家医针刺疗法

针刺中元、合谷、足三里、肾俞、膀胱俞、三阴交、阳陵泉、长强、曲池等穴，1 日 1 次。

9. 拢住咧王嘎拉 · longvzuf liex wanrgaxlax（胎黄）

该病是指在胎儿时期感受湿热，或瘀热内阻，以出生后全身皮肤、眼巩膜发黄为主要症状的疾病，相当于西医的新生儿黄疸。

【临床表现】

（1）胎黄出现（出生 24 小时内），全身黄染明显，发展快，消退后再出现。或黄染出现清退，但持续消退不足。肝脾可大，神怠，不吃乳，大便或呈灰白色。

（2）血清胆红素（黄疸指数）显著增高。肝功能可正常。

【治疗原则】赶寒利湿，通瘀退黄。

【治疗方法】

（1）内治法

方 1　茵陈 20 g，赤芍 6 g，厚朴 6 g。

用法：水煎，内服。1 日 1 剂，分 3 次服。

方 2　金钱草 6 g，白术 6 g，茵陈 10 g，生麦芽 6 g，穿肠草 6 g。

用法：水煎，内服。1 日 1 剂，分两次服。

方 3　茵陈蒿 10 g，柴胡 3 g，女儿红 4 g，鸡合子 6 g，红糖 6 g。

用法：水煎，内服。1 日 1 剂，分 5 次服。

方 4　山黄连 6 g，号筒杆 6 g，神曲 4 g，枞茯苓 6 g，酸妹草 6 g，冷饭坨 6 g。

用法：水煎，内服。1 日 1 剂，分 5 次服。

方 5　满天星 10 g，水黄连 6 g。

用法：水煎，内服。1 日 1 剂，加红糖适量，1 日 3 ～ 4 次。

方 6　蓝靛根 6 g，田边菊 6 g，墨斗草 8 g。

用法：上药捣烂，冲开水后，服药汁，1 日 3 ～ 4 次。

方 7　路边黄 8 g，女儿红 8 g，鸡屎藤 6 g，猪肝草 6 g，蛇舌草 8 g。

用法：水煎，内服。1 日 1 剂，分 4 次服。

（2）外治法

1）土家医药浴疗法

处方：鸳鸯花藤 20 g，艾叶 10 g，鸟不站 20 g，无娘藤 20 g。

用法：上药水煎后，待温洗浴，1 日两次。

2）土家医贴敷疗法

处方：满天星 5 g，女儿红 5 g，鸡合子 5 g。

用法：上药洗净，捣烂，贴敷在肚脐上，用胶布固定，1 日换药 1 次。

10. 波立兰彩致 · boxlir lanrcaix zif（小儿闹夜）

该病是指 1 岁以内的哺乳婴儿，因寒热、惊吓等原因所致的夜间啼哭，甚则通宵吵闹不休的疾病。土家医又称“哭夜”“奶哭”，相当于中医的夜啼。

【临床表现】

（1）入夜啼哭不止，轻重表现不一，白天尚安静。

（2）多无发热、呕吐、屙稀、口舌生疮、疔肿、外伤等表现。

【证候分类】

（1）惊吓伤神型　突遭惊吓而尖声啼哭，紧偎母怀。面赤，指纹青紫，舌苔正常。

（2）心火旺热型　夜哭声响，见灯光哭啼更甚。哭时面红，唇红，烦躁不安，大便干结，尿短赤。舌尖红，舌苔黄，指纹红紫。

【治疗原则】赶火，养心，镇惊安神。

【治疗方法】

（1）内治法

方 1　倒钩藤 3 g，夜交藤 3 g，矮地茶 3 g，铁马鞭 3 g，一枝黄花草 3 g，土远志 3 g，蛇含草 3 g，茯神 5 g，白术 6 g。

用法：水煎，内服。1 日 1 剂，分两次服。

方 2　茯神 6 g，蝉蜕 6 g。

用法：水煎，内服。1 日 1 剂，分两次服。

方 3　酸枣子 6 g，朱茯苓 5 g，生龙骨 8 g。

用法：水煎，内服。1 日 1 剂，分 3 次服。

方 4　追魂草 6 g，鸡爪黄连 8 g，鸡呀嘶 4 g，火灯草 6 g。

用法：水煎，内服。1 日 1 剂，分 3 次服。

方 5　阴钩藤 6 g，川芎 6 g，何首乌藤 8 g，土虫 6 g，琥珀 2 g。

用法：水煎，内服。1 日 1 剂，分两次服。

方 6　野天麻 6 g，竹绒 8 g，飞朱砂 0.1 g，蚌壳粉 10 g，蚕茧 6 g，蛇磨芋（制）4 g。

用法：水煎，内服。1 日 1 剂，分两次服。

（2）外治法

1）药物外治法

方 1　追魂草 10 g，朱砂 6 g，梅片 6 g。

用法：焙干，研细末，用黑布口袋装好，挂在胸前，待小儿夜啼止而停用。

方 2　朱砂 4 g，琥珀 4 g，追魂草 4 g，生龙骨 6 g。

用法：研细末调成糊状，贴敷在肚脐上，1 天换 1 次药。

方 3　五倍子 10 g。

用法：五倍子烧灰存性，用母乳调成饼状，药饼贴于小儿肚脐，外用创可贴固定。

方 4　黑丑适量。

用法：黑丑焙干，研末，用清水调和，外敷小儿肚脐，1 日 1 次。

2）土家医推抹疗法

推百会穴、手小指（肾）、手大指（脾）、中指（心）、食指（肺）、无名指（肝）、心俞、肾俞、肝俞、大椎各 60 次，1 日 1 次。

四、眼科疾病

1. 糯色提 · lofser tir（火眼）

火眼是由疫邪之毒气外侵白睛所致，赤热而红，相互传染的急性传染性眼病，又称火巴眼、红眼、红眼病。中医称其为天行赤眼、天行赤热、天行暴赤病等，又相当于西医的流行性角膜结膜炎、流行性出血性结膜炎。

【临床表现】

（1）眼白睛红赤，或见白睛有血点，眼胞红肿，黑眼可见星翳，耳前或颌下可摸到淋巴结肿大。

（2）眼畏光流泪，眼睛有沙涩感，灼痛，羞明难睁。

（3）起病急，传播快，易成流行。

【治疗原则】赶火，败毒，清肝明目。

【治疗方法】

（1）内治法

方 1　野菊花 15 g，犁头草 5 g，苦麻菜 15 g，汁儿根 15 g，鸡苦胆 1 个，三颗针 10 g。

用法：水煎，内服。1 日 1 剂，分 3 次服。

注：鸡苦胆，焙干、研末，兑药水服。

方 2　九里光 30 g，野菊花 10 g，地牯牛 10 g，满天星 10 g，九月花 10 g。

用法：水煎，内服。1 日 1 剂，分 3 次服。

方 3　飞落伞 10 g，满天星 10 g，鸳鸯花 10 g，九里光 10 g，野菊花 10 g。

用法：水煎，内服。1 日 1 剂，分两次服。

附：亦可外用药液洗眼睛。1 日 3 ～ 4 次。

以上方药，具有赶火、败毒、明目之功效。

（2）外治法

1）药物外治法

方 1　苦薏（野菊花）30 g，薄荷叶 10 g。

用法：水煎，熏洗眼睛，1 日 4 ～ 5 次。

方 2　黄瓜香，满天星各适量，鸡蛋 1 个。

用法：将鲜药洗净，晾干水气，捣烂，用蛋清拌匀成泥，备用。用药前用温盐水洗眼，然后将药泥贴敷在眼睛上，1 日换 1 次药。

方 3　蜂窝球 15 g，野菊化 15 g。

用法：水煎，外洗眼睛。

附：药液可内服，1 日 1 剂，分两次服。

方 4　鲜满天星 50 g。

用法：将鲜药洗净，捣烂榨汁，备用。用鲜药汁点眼，1 日 5 ～ 6 次。

方 5　满天星 30 g，里可捅扎起（犁头尖）30 g，水杨梅 20 g，水黄连 10 g（以上均为鲜药）。

用法：洗净，捣烂，外敷眼睛。

2）塞鼻法

方 1　九里光、地麻黄各适量（均为鲜药）。

用法：洗净、捣烂。塞鼻孔。

方 2　水菖蒲（鲜药）适量。

用法：将鲜药洗净，放入钵内捣烂。将药渣塞入患眼对侧鼻孔内。

2. 糯补挑挑直 · lofbux tiaoxtiaox zir（挑眼症）

该病是由风火热毒之邪犯眼所致，毒聚眼胞，症见睑边缘生硬小结、眼睑红肿痒痛，形如麦粒。土家医又称其为“长挑挑”“长挑针”，中医称针眼，西医称睑腺炎。

【临床表现】

（1）初起眼胞痒痛，眼皮微肿，按之有小硬结，形如麦粒，压痛明显。

（2）其后局部红肿疼痛加剧，逐渐成脓，起于眼皮者在眼匝毛根部出现脓点；发于眼皮内者，眼内面出现脓点，破溃或切开排脓后，病情随之缓解。

（3）严重者，眼皮漫肿，皮色暗红，可伴有恶寒发热，耳前常有疡子，发于外眦部，每易累及白睛浮肿，状如鱼泡。

（4）热毒症可见苔黄，脉快。湿热症可见苔薄黄，脉细快。

【治疗原则】赶火败毒，消肿止痛。

【治疗方法】

（1）内治法

方 1　黄珠子 10 g，水黄连 10 g，蜂窝球 10 g，紫苏叶 10 g，黄茅草根 30 g，满天星 10 g。

用法：水煎，内服。1 日 1 剂，分 3 次服。

方 2　飞落伞 30 g，千里光 20 g，山黄连 15 g，野菊花 10 g，犁头草 10 g。

用法：水煎，内服。1 日 1 剂，分 3 次服。

（2）外治法

1）药物外治法

方 1　飞落伞 100 g，龙胆草 100 g。

用法：水煎，外用。温药水洗眼，1 日 3 ～ 4 次。

方 2　蜂窝球嫩叶适量。

用法：鲜药洗净，捣烂外敷眼部。

方 3　铁灯台（鲜药）茎块适量。

用法：鲜药洗净，用醋磨汁，外敷患处。1 日 3 ～ 4 次。

2）放血疗法

方法：用消毒针刺耳尖，放血后以消毒药棉压迫止血。

3）针挑疗法

方法：先在背脊骨的红点（反应点）上消毒，再用消毒针将红点上的皮肤挑破，挤出血或黏液少许，用消毒棉签搽净血渍后，用创可贴外贴伤处。对灌脓的“挑挑”，直接用消毒针挑刺脓点，挤出脓液。

3. 嘿朗翁胡袍拉卡 · meflanxongr hurpaor laxkax（白云穿河）

该病是因风热邪毒上冲眼睛，毒邪聚睛形似白色云状、线状、条状，从两眼角穿黑眼珠，故名“白云穿河”病，相当于中医的胬肉攀睛和西医的翼状胬肉病。

【临床表现】

（1）黑睛上有一白线，从两眼角向中间黑眼珠穿过。

（2）患眼刺痛难忍，眼不睁或畏光，流泪，视物不清。

（3）发热，口干苦，小便黄。舌苔黄，脉快。

【治疗原则】赶火败毒，消肿散云。

【治疗方法】

（1）内治法

方 1　青鱼胆草 10 g，刺黄连 12 g，铁马鞭草 10 g，百部 15 g，大鹅儿肠 15 g，笔筒草 15 g，野菊花 10 g，决明子 10 g。

用法：水煎，内服。1 日 1 剂，分 3 次服。

方 2　千年矮 15 g，克马草 10 g，水黄连 10 g，满天星 10 g，飞落伞 10 g。

用法：水煎，内服。1 日 1 剂，分 3 次服。

方 3　犁头草 15 g，黄瓜香 15 g，克马草 15 g，鸳鸯花 10 g，六月凉 10 g，路边黄 15 g，败酱草 15 g。

用法：水煎，内服。1 日 1 剂，分 3 次服。

（2）外治法

方 1　野千年矮、克马草、水黄连各适量。

用法：将上述三味鲜药洗净，捣烂成泥，外敷双侧太阳穴处，1 日 1 次。

方 2　鸡苦胆 1 个，蜂蜜适量。

加工方法：冬季制药，将鸡苦胆剥出，在苦胆内加入少许蜂蜜，然后将苦胆口用细线扎紧，悬挂在通风处 3 周，使鸡胆汁与蜂蜜互相融合。

用法：取鸡苦胆内药液，点患处。1 日 3 ～ 4 次。

4. 嘿朗翁苦咱嘎阿纳 · meflanxongr kuxzax gar axlar（白云堆山）

白云堆山病，是因外感风邪侵袭上元，热化之气血聚于眼黑睛上而生细小白色星翳，临床上以涩疼、畏光、流泪为主要表现的眼病。由于白色星翳布在黑睛上，故称为白云堆山病，它相当于中医的聚星障和西医的单纯疱疹病毒性角膜炎。

【临床表现】

（1）黑睛星障，或聚或散，或连缀成片，形如树枝或地图状。

（2）眼干涩畏光，刺痛流泪，视物模糊。

（3）常有外感风热或眼部外伤等诱因。

（4）舌红苔黄，脉快。

【治疗原则】赶火祛风，明目退翳。

【治疗方法】

（1）内治法

方1　翳子草15 g，节骨草15 g，野菊花20 g，蜂窝球15 g，桑叶泡15 g，飞落伞15 g，鸳鸯花15 g。

用法：水煎，内服。1日1剂，分3次服。

方2　克马草子10 g，冬鼓子根15 g，水黄连10 g，土荆芥10 g，狗屎柑10 g，鸳鸯花10 g。

用法：水煎，内服。1日1剂，分3次服。

（2）外治法

方1　汁儿根（鲜）适量。

用法：将鲜汁儿根洗净，捣烂挤汁，滴患眼，1日3～4次。

方2　飞落伞、野菊花、鸳鸯花、薄荷、紫草、山黄连、大青叶各适量。

用法：水煎，外用。用温药液湿敷患眼，1日3～4次。

方3　野千年矮、笔筒草各适量。

用法：上述鲜药洗净，捣烂成泥，外敷患侧太阳穴处，1日1次。

5. 日阿糯补 · rar lofbux（鸡目眼）

该病是由营养不良或走胎引起的，以黄昏时视物不清、眼干涩为主要症状的眼病。土家医又称之为鸡蒙眼、夜盲症、鸡关门。它相当于中医的雀盲、鸡盲、疳积上目等，以及西医的维生素A缺乏引起的角膜软化症。

【临床表现】

（1）眼部干涩、怕光、眨眼、黄昏时视物不清。

（2）白睛干燥不光泽，黑睛混暗不泽，视觉减退。

（3）严重者白眼出现银白色干斑，黑睛混浊，知觉丧失。

（4）有喂养不当、营养不良或慢性泄泻病史。

（5）舌淡红，苔白，脉快。

【治疗原则】养血补精，清肝明目。

【治疗方法】

方1　木鳖子6 g，笔筒草10 g，香叶树10 g，猪肝草10 g，四块瓦10 g，娘儿红果15 g，土沙参15 g。

用法：水煎，内服。1日1剂，两次内服。

方 2　鸡眼草 12 g，猪肝 100 g。

用法：鸡眼草洗净焙干研末，猪肝切片。将药末撒在猪肝上，放在锅中蒸熟内服。1 日 1 剂，分两次服。

注：鸡眼草为三叶人字草。

方 3　伸筋草 10 g，鸡肝 1 具。

用法：伸筋草炒成炭研末，撒于鸡肝上，蒸熟后食用。1 日 1 剂，1 次内服。

方 4　决明子 10 g，鸡肝 1 具。

用法：决明子水煎取汁，用药汁蒸鸡肝，熟后内服。1 日 1 剂。

五、耳鼻喉科疾病

1. 聋所直 · longxsox zir（灌蚕耳）

该病多见于小儿，是指因热毒侵耳、血腐化脓所致的以耳膜穿洞、耳内流脓为主要特征的耳病。中医称为脓耳，相当于西医的化脓性中耳炎。

【临床表现】

（1）急性灌蚕耳发病急、病程短，以耳膜穿洞、耳内流脓为主要表现。急性期时有发热及耳痛、听力下降等临床表现。

（2）病重或治疗不彻底者时，迁延成慢性灌蚕耳，病程长，慢性灌蚕耳在伤风着凉、疲劳、耳内进水时常可急性发作。

（3）耳部检查：耳膜穿洞，耳内流脓水。慢性期耳膜穿洞不愈，长期或间歇性流脓水。

（4）听力检查：呈传导性耳聋。

（5）X 线检查：慢性灌蚕耳的 X 线摄片有阳性表现。

【治疗原则】赶火败毒，祛瘀排脓。

【治疗方法】

（1）内治法

方 1　野菊花 15 g，蛇泡草 10 g，汁儿根 20 g，蜂窝球 15 g，地枇杷树根 15 g，黄瓜香 15 g，刺黄连 10 g。

用法：水煎，内服。1 日 1 剂，分两次服。

方 2　地胆草 10 g，黄珠子 10 g，黄芩 10 g，泽泻 10 g，柴胡 10 g，八月札藤 10 g，克马草籽 10 g，苦痧药 10 g，水黄连 9 g，土大黄 10 g。

用法：水煎，内服。1 日 1 剂，分两次服。

（2）外治法

方 1　地散珠 10 g，麝香 0.3 g。

用法：将地散珠捣烂成粉，加入麝香拌匀，用一小棉花球蘸取药粉，放于患耳内。

1 日 1 次。

方 2 活蚯蚓 40 条，白糖 50 g。

用法：将蚯蚓洗净泥土，加糖搅拌，30 分钟后用纱布滤液，清洗脓液后，向耳内滴药 3 滴。

方 3 佛耳草全草。

用法：捣烂取汁，滴于耳中。

方 4 芫荽子 10 g，樟脑、冰片各 2 g。

用法：芫荽子焙干，与樟脑、冰片共研细末，每次取少许吹入耳内。

方 5 紫藤嫩根 100 g，95 % 酒精 200 mL。

用法：将药洗净，切片晒干，放于酒精中浸泡，用茶叶水清洁耳道后，将药酒（2 ～ 4 滴）滴于耳中，1 日 3 次。

方 6 金丝荷叶 100 g，冰片 1 g。

用法：洗净晒干，用消毒纱布包裹，绞取其汁，加冰片 1 g 调和，将耳中脓性分泌物清洗干净，滴药 3 滴，1 日 4 次。

方 7 鲜飞落伞全草 7 ～ 10 株。

用法：清水洗净，晾干后切碎，置钵内捣成糊状，用消毒纱布包拧其汁，用滴管吸取药液滴入患耳 3 ～ 5 滴，日 3 次。

方 8 鲜仙人掌（去皮刺）、鲜飞落伞各 50 g。

用法：用清水洗净，切碎捣烂，用消毒纱布包拧其汁，用 3 % 双氧水棉球擦净耳内分泌物后，滴入药液 3 滴，日 3 次。

方 9 冰片 3 g，人工麝香 1 g，猪苦胆 1 个。

用法：药研细末加胆汁调和，洗净患耳分泌物后，滴药 3 ～ 5 滴，1 日 3 次。

2. 翁起拉套 · ongfqix lavtaof（鼻塞）

该病是指因外感风邪，侵犯鼻道所引起的以鼻塞不通、流鼻涕为特征的鼻窍病，相当于中医的伤风鼻塞和西医的急性鼻炎。

【临床表现】

（1）以鼻塞、喷嚏、流清水样或黏液性鼻涕为主要症状，伴有恶寒、发热、头痛等症。

（2）起病较急，病程较短，易并发耳胀、耳闭、脓耳、鼻渊等病。

（3）鼻腔检查：鼻黏膜充血，鼻甲肿大，鼻腔内分泌物增多。

（4）风寒外袭型：舌苔薄白，脉浮紧。

（5）风热外犯型：舌质偏红，脉浮快。

【治病原则】赶寒通窍。

【治疗方法】

（1）内治法

方 1　土荆条 10 g，路路通 10 g，羊屎果 15 g，苏叶 15 g，小杆子 10 g，生姜 10 g，地胡椒 10 g。

用法：水煎，内服。1 日 1 剂，分 3 次服。

方 2　地胡椒 20 g，山薄荷 20 g。

用法：水煎，内服。1 日 1 剂，分 3 次服。

（2）外治法

方 1　地胡椒 100 g，山薄荷 50 g，冰片 10 g，凡士林适量。

用法：药物研细末，用凡士林调成软膏。用棉签将软膏涂敷患鼻中，1 日 3～4 次。

方 2　山薄荷 10 g，樟脑 1 g，冰片 1 g。

用法：药物研末，取少许吸入鼻腔内，1 日 2～3 次。

3. 翁起拉日 · ongfqixlax rir（脓涕症）

脓涕症多因毒邪侵犯鼻腔，鼻子内湿热积聚所致，以鼻子流脓涕为特征。土家医又称该病为“不香不臭”症。中医称为鼻渊，亦有称脑漏者，相当于西医的急、慢性副鼻窦炎。

【临床表现】

（1）以流脓性鼻涕、鼻塞、头痛或头昏为主要症状，急性脓涕症伴发热及全身不适。

（2）急性脓鼻涕症发病快，疗程较短。治疗不及时或治疗不彻底，则转为慢性脓涕症，病程较长。

（3）检查鼻子，见鼻内充血、肿胀，鼻子内有黏性或脓性分泌物。

（4）X 线鼻窦拍片，为阳性表现。

【治疗原则】赶寒利湿，疏风通窍。

【治疗方法】

（1）内治法

方 1　翁死席 10 g，苕叶七 6 g，苦列席索 10 g，若他蛇不利 10 g。

用法：水煎，内服。1 日 1 剂，分两次服。

方 2　若他蛇不利 30 g，路路通 30 g，白芷 30 g。

用法：水煎，内服。1 日 1 剂，分两次服。

方 3　若他蛇不利 10 g，黄皮叶 10 g，桉树叶 10 g。

用法：水煎，内服。1 日 1 剂，分两次服。

方 4　若他蛇不利 10 g，风球 10 g，土荆芥 10 g，猪耳朵草 10 g，小杆子 10 g，紫苏叶 15 g。

用法：水煎，内服。1 日 1 剂，分两次服。

（2）外治法

方 1　尚岩席（汁儿根）根。

用法：洗净，捣烂压汁。用汁滴鼻，1 次 2 ～ 3 滴，1 日 3 次，1 周为 1 疗程。

方 2　翁不席（地胡椒）、韭菜根各适量。

用法：用鲜品，洗净，捣烂压汁。用汁滴鼻，1 次 2 ～ 3 滴，1 日 3 次。

方 3　山薄荷 9 g，冰片 1.2 g。

用法：共研细末备用。用时取少许吸入鼻内。1 日 3 次。

4. 思思米革欸 · sixsix miv geir（火牙症）

该病又称牙痛，多因外感风火之邪或三元内火重，火气上逆熏蒸于齿所致。

【临床表现】

（1）牙齿疼痛剧烈，得热则加重，得冷痛可减轻；牙龈红肿，或牙周出血、流脓。

（2）伴口气臭秽，干渴引饮，或多食善饥，大便干结。

【治疗原则】赶火败毒，凉血止痛。

【治疗方法】

（1）内治法

方 1　犁头草 15 g，黄瓜香 10 g，鸡爪黄连 10 g，竹叶菜 15 g，石膏 30 g。

用法：水煎，用药水漱口并内服，1 日 3 ～ 5 次。

方 2　水黄连 10 g，十大功劳 20 g，马蹄香 5 g，犁头尖 20 g，半边莲 10 g，铁马鞭 15 g，石膏 30 g。

用法：水煎，内服。1 日 1 剂，分 3 次服。

（2）外治法

1）药物外治法

方 1　老丝瓜络 20 g。

用法：烧灰研末，用醋调成糊状，敷患处，1 日 1 次。

方 2　冰片、硼砂、牙硝各等分。

用法：研细末，搽牙痛处，每 2 小时一次，用于治疗风火牙痛。

方 3　细辛、荜茇、川椒、冰片各适量。

用法：药研细末，搽牙痛处，用于治疗各种牙痛。

方 4　茶枯适量。

用法：加盐水煎，口中含漱，1 日 3 ～ 4 次。

方 5　刺黄连根 100 g。

用法：水煎，口中含漱，1 日 3 ～ 4 次。

2）针灸疗法

体针　取下关、颊车、颧骨、合谷、四白等穴位，给予强刺激，用泻法。

耳针　取面颊、牙痛点、胃或相应部位压痛点，每次 2 ～ 3 个穴位，针刺或埋豆。

六、外科疾病

1. 炸起汽也嘎 · zafqix qiefgax（口疮）

该病多因邪毒侵袭，脏腑积热，热盛化火上熏口腔，或阴虚火旺，虚火上炎所致。中医称为口舌生疮、口疮等，又相当于西医的复发性口腔溃疡。

【临床表现】

（1）口腔黏膜发生溃疡，呈圆形或椭圆形，大小不一，数目多少不定，红肿疼痛，愈合慢，愈后极易复发。

（2）伴发症状多样，或唇红面赤，心烦口渴；或发烦口渴；或发热头痛，心烦易怒；或抑郁不欢，胸胁乳房作胀；或口咽干燥，头晕耳鸣，手足心热；或身倦乏力，食少便溏。

（3）舌质多红，舌苔黄。亦有舌质淡，苔薄白或白腻者。脉数或弦或沉、濡。

【治疗原则】赶火败毒，去腐生肌。

【治疗方法】

（1）内治法

方 1　九盏灯（全草）20 g。

用法：水煎，内服。1 日 1 剂，分两次服。

方 2　小黄瓜香（全草）20 g，天青地白 20 g，一柱香 20 g。

用法：水煎，内服。1 日 1 剂，分两次服。

方 3　一柱香 30 g。

用法：鲜药洗净，捣烂，放入碗中加 50 g 冷开水，后加沸水 50 g，盖上碗盖 60 分钟。内服，1 日 1 剂，分 3 次服。

方 4　金线吊葫芦 20 g。

用法：鲜药洗净，捣烂，兑冷开水内服。1 日 1 剂，分 3 次服。

（2）外治法

方 1　乌金七、醋各适量。

用法：焙干，研末，以醋调膏，敷足心或肚脐处，1 日 1 次。

方 2　紫花地丁、五爪龙、苞谷心各等量。

用法：上药共烧存性，研粉，撒于患处，1 日 3 ～ 4 次。

方 3　天青地白 10 g，金线吊葫芦 5 g。

用法：上两味鲜药洗净，捣烂，用淘米水调匀，以药水漱口，1 日 3 ～ 4 次。

方 4　红土虫 7 条，三步跳 5 g，吴萸子 5 g。

用法：三药共捣烂，敷贴于脚板心（男左女右），1 日 1 次。

方 5　天青地白 50 g。

用法：将药焙干，研末。药末涂于患处，1 日 3 ～ 4 次。

方 6　牛黄 1 g。

用法：将牛黄研成细末，用细管吹于溃疡（口疮）面上，或用棉签蘸取药末直接涂疮面。

方 7　鸡合子内皮适量。

用法：将鸡合子内皮焙干，烧存性，研末。用药末涂疮面，1 日 3 ～ 4 次。

2. 钉拴汽也嘎 · dinxsuanx qiefgax（疔疮）

该病是由火热毒邪侵犯，或因虫咬伤，使皮肤破损染毒，蕴蒸肌肤，气血凝滞而引起的急性化脓性疾病。其发病迅速且危险性较大，遍体随处可生，但多发生在颜面和手足等处。如果处理不当，很易走黄，颜面部疔疮更易走黄；发于手足者，则可以损筋伤骨，影响功能。

疔的范围很广，包括颜面部、手足部的急性化脓性感染，以及部分特殊性感染，因此名称很多，原因亦各殊。一般分颜面疔疮、手部疔疮、红丝疔、烂疔疮等四种，其易发生的并发症为“疔疮走黄”，是指毒气扩散到全身的情况。

颜面疔疮

发于颜面部，因其部位不同，故名称各异。如发于眉心的叫眉心疔，发于眉棱的叫眉棱疔，发于眼泡的叫眼泡疔，发于颧部的叫颧疔，发于颊车的叫颊疔，发于鼻部的叫鼻疔，发于人中的叫人中疔，发于人中两旁的叫虎须疔，发于口角的叫锁口疔，发于唇部的叫唇疔，发于颌部的叫承浆疔等。病名虽异，但其病因、辨证施治基本相同，故统称颜面疔疮，相当于颜面部疔和痈。

其特征是疮形如粟，坚硬根深，形如疔子之状。由于颜面部血管丰富，毒邪易于扩散，发展迅速，如治疗不及时或处理不当，极易引起“疔疮走黄”，发生严重的并发症，甚至危及生命。

【临床表现】

（1）多发于唇、鼻、眉、颧等处。

（2）局部开始为一个脓头，肿块坚硬根深，如钉子之状，或麻或痒。继之红肿高突，可发展为数个脓头，烧热疼痛。

（3）有恶寒发热、头痛等症状。如有神昏谵语、皮肤瘀点，应考虑“疔疮走黄”。

（4）颈颌部多有疡子肿大疼痛。

（5）血白细胞总数及中性粒细胞增高，症状严重者应进行血菌培养检查。

手部疔疮

是指发于手部的急性化脓性感染，治疗不及时或处理不当，常致损筋伤骨。

由于发病部位和形态的不同，手部疔又有许多名称。如发于指头顶端的叫蛇头疔，发于指甲沟一侧的叫沿爪疔，发于指甲后的叫蛇背疔，发于手指骨节间的叫蛀节疔，发于指甲旁的叫蛇眼疔，发于手指螺纹的叫螺疔，发于指腹部的叫蛇肚疔，发于指丫处的叫手丫疔，发于掌中心的叫托盘疔等，病名虽异，其病因、治疗大致相同。

手部疔疮包括甲沟炎、化脓性指头炎、手指化脓性腱鞘炎、掌中间隙感染等疾病。

【临床表现】

（1）蛇眼疔　初起时多局限于手指甲一侧的边缘，有轻微的红肿热痛，一般 2 ～ 3 日即化脓；若脓液侵入指甲下，则在指甲背面可见黄色或灰白色的脓液积聚阴影，甲床溃空或有胬肉突出，甚或指甲脱落。

（2）蛇头疔　生于指头，初起或痒或麻，灼热疼痛，化脓时肿大如蛇头，红热显著，疼痛剧烈，伴有恶寒发热。若不及时切开，溃后则脓液不断，肿痛不消，多是烂筋损骨的征象。

（3）蛇腹疔　生于指腹，患指整个指头红肿，不能屈伸，疼痛逐渐加重，伴有畏寒发热等。化脓时胀痛剧烈。溃后脓出，症状逐渐减轻。如损伤筋骨，则愈合缓慢，并可影响手指功能。

（4）托盘疔　生于手掌，成脓时掌部凹陷消失，手背肿胀反而明显，肿胀可波及前臂，伴有恶寒发热。因患处皮肤韧厚，虽已化脓，不易向外穿透，亦有损伤筋骨的可能性。

（5）本病手部常有创伤史。

（6）血白细胞总数及中性粒细胞增高。溃后久不愈合者，应做 X 线摄片检查，确定有无损骨。

红丝疔疮

多发于四肢，由手足部生疔、足癣糜烂或皮肤破损感染邪毒而致，先在原发病灶处有红肿热痛，继则有红线一条，由前臂或小腿迅速向躯干方向走窜；上肢红线导向肘部或腋部淋巴结，下肢红线导向腘窝或腹股沟，淋巴结及附近的淋巴结肿大，有压痛。可伴有轻重不同的全身症状，如恶寒、发热、头痛、食欲不振、周身无力、苔黄、脉数等，相当于西医所述的急性淋巴管炎。

【临床表现】

（1）红丝显露先从手、前臂或足、小腿部开始，可延伸至肘、腋或膝、股缝处，同时有疬子肿痛，肿胀疼痛。病变深者，皮肤微红或不见红丝，但可触及条索状肿胀和压痛。

（2）一般伴有恶寒、发热、头痛、脉数等症状。

（3）有四肢远端化脓性病灶或创伤史。

（4）血白细胞总数及中性粒细胞增高。

烂疔

烂疔多是指因皮肉破损，接触污泥、脏物，感染毒邪，以致毒聚肌肤，皮肉迅速腐烂，流出臭秽污血的危急重症，毒邪走散可并发“走黄”，相当于西医的气性坏疽。

【临床表现】

（1）多发于足及小腿，偶见于手臂部。

（2）初起皮肤破伤部位感觉胀痛，创口周围皮肤红热不明显。数日后，肿胀疼痛剧烈，皮肤出现水疱，破后流出淡棕色浆水，气味臭秽，疮口周围呈紫黑色，轻按患处可有捻发音，重按可有污脓溢出，混以气泡。

（3）伴有寒战、高热、头痛，神识时昏时清，烦渴引饮，小便短赤等症。

（4）若肿热蔓延，腐烂不止，持续高热，神昏，为合并“走黄”。

（5）发病前多有肢体创伤和泥土污物接触史。

（6）局部脓液涂片检查和细菌培养，可发现革兰氏阳性梭状芽孢杆菌和大量红、白细胞。血白细胞总数增高，红细胞总数显著下降，血红蛋白下降。X线检查见有气泡阴影。

【治疗原则】赶火败毒，清热，凉血，消肿。

【治疗方法】

（1）内治法

方1　水黄连10 g，黄剥皮10 g，土金茶根10 g，鸳鸯花10 g，野菊花10 g，飞落伞10 g，地丁10 g，大黄15 g，生石膏30 g。

用法：水煎，内服。1日1剂，分两次服。

方2　野菊花10 g，鸳鸯花10 g，犁头草10 g，山黄连10 g，蜂窝球10 g，半枝莲10 g，何首乌10 g，生甘草10 g。

用法：水煎，内服。1日1剂，分两次服。

（2）外治法

方1　犁头草、蜂窝球、半边莲、葎草各适量。

用法：鲜药洗净，捣烂。外敷患处，1日1次。

方2　犁头草、芙蓉叶、惊风草各适量。

用法：鲜药洗净，捣烂。外敷患处，1日1次。

方3　大老鸦酸草、蛇不过（钻）各适量。

用法：鲜药洗净，捣烂。外敷患处，1 日 1 次。

方 4　八角莲 20 g，黄瓜香 20 g，黄花地丁 20 g，扑地虎 20 g。

用法：鲜药洗净，捣烂如泥，外敷患处，干后更换。

方 5　刺包头根、见肿消根各适量。

用法：鲜药洗净，加淘米水捣烂如泥。外敷患处，1 日 1 次。

方 6　汁儿根（全株）100 g，青蒿 100 g。

用法：先将汁儿根洗净，用鲜菜叶包紧，然后放在炭火上烤至半熟取出，同鲜青蒿叶捣烂，外敷患处，1 日 1 剂。若疔疮化脓，脓疮口应露出，便于脓汁排出。

方 7　花椒 10 g，猪油 10 g。

用法：花椒浸泡在猪油中，成黄色后焙干，碾成粉，用布包再烤热，外敷患处，1 日 1 次。

方 8　明雄黄、冰片、硫黄、明矾、黄丹、樟脑、水黄连各 3 g。

用法：药研细末，香油调搽。1 日 2 ～ 3 次。

方 9　生半夏 30 g，铁灯台 30 g，霸王七 30 g。

用法：鲜药洗净，捣烂如泥。加醋少许，外敷患处，1 日 1 次。

方 10　飞落伞 30 g，铁钉台 30 g。

用法：药捣烂如泥，外敷患处，1 日 1 次。

3. 汽也克尔 · qiefkex（疱）

该病是由外感风热、湿热、火毒之邪，气血瘀滞，结聚于肌肤间所致的急性化脓性疾病。以局部红、肿、热、痛，有多个脓栓堆积为特征。本病多发于中老年，尤其以消渴病患者多见，易出现“陷证”，相当于西医的痈和中医的有头疽。

由于发病部位的不同，痈有许多名称，如生于颈部的叫颈痈，生于结喉之处的叫锁喉痈，生于脐部的叫脐痈，生于委中穴的叫委中痈，生于胯腹部的叫胯腹痈。这些痈证除具有一般痈的共有特性之外，尚各有其特征和差异，但均属于急性化脓性疾病，其病机都是风、火、湿、温毒邪夹痰蕴结。

【临床表现】

（1）初起局部红肿，中央有白头，其后逐渐增多，溃后脓出黄稠。

（2）伴有恶寒、发热、头痛、口渴、脉数等症状。

（3）其局部症状分为四候，每候 7 天左右。一候、二候时症状明显，三候、四候时逐渐减轻或消失。

1）一候成形：在红肿热痛的肿块上有多个脓头。

2）二候化脓：肿块增大，从中心开始化脓溃烂，状如蜂窝。

3）三候脱腐：坏死的皮肉逐渐脱落，红肿热痛逐渐减轻。

4）四候生新：腐肉脱落，脓液减少，新肉生长，逐渐愈合。

（4）本病多见于中老年，好发于颈后或背部。

（5）血白细胞总数及中性粒细胞明显增高。

【治疗原则】赶火败毒，化瘀消肿，托里生肌。

【治疗方法】

（1）内治法

方 1　红巴把蔸 15 g，鸳鸯花 15 g，犁头草 15 g，蛇不过 15 g，糯米菜 15 g。

用法：水煎，内服。1 日 1 剂，分两次服。

方 2　水黄连 10 g，号桐杆根 10 g，半枝莲 10 g，金刚刺根 10 g，老鼠刺根 10 g。

用法：水煎，内服。1 日 1 剂，分两次服。

（2）外治法

1）初期：用鲜药外敷。

方 1　剪刀草 10 g，三爪风 10 g，糯米菜 10 g。

用法：洗净，捣烂。外敷患处，1 日 1 次。

方 2　小血藤 10 g，五月藤 10 g，铁扫帚 10 g，大黄 10 g，乌蔸叶 10 g。

用法：洗净，捣烂，外敷患处，1 日 1 次。

方 3　飞落伞、千里光、紫花地丁、野菊花各适量。

用法：洗净，捣烂。外敷患处，1 日 1 次。

2）成脓期：宜切开排脓。

3）溃脓期：应用药线引流，外敷药膏。

4）脓尽期；改用生肌药，外敷。

4. 克阿老 · kaflaox（疡子）

该病因肝气郁结，气郁化火，灼津为痰，结于颈项而发病。以疡核累累成串，溃后脓出清稀，疮口经久不愈为特征，又称“九子疡”“火疡子”“罗汉桂珠”。本病多见于儿童或青年人，好发于颈部及耳后。起病缓慢，初起时结核如豆，皮色不变，不觉得疼痛，以后逐渐增大。成脓时皮色转为暗红，易破溃，形成窦道，溃后脓水清稀，每夹有絮样物质。本病相当于中医的瘰疬和西医的颈部淋巴结结核。

【临床表现】

（1）初起颈部一侧或两侧有单个或多个核状肿块，推之可移，皮色不变，亦不疼痛。病情发展，核块与皮肤粘连，有轻度疼痛。

（2）化脓时皮色转为暗红，肿块变软，脓肿破溃后流出脓液稀薄，夹有败絮样物。疮口潜行，久不愈合，可形成窦道。

（3）可有肺痨史或肺痨病接触史。

（4）结核菌素试验强阳性，血沉降率增加。病理活检可辅助诊断。

【治疗原则】赶火败毒，化瘀消结，疏肝养阴。

【治疗方法】

（1）内治法

方 1　铁灯台 10 g，土大黄 10 g，三百棒 15 g，见肿消 10 g，上搜山虎 10 g，鹅不食草 10 g。

用法：水煎，内服。1 日 1 剂，分 3 次服。

方 2　蜂窝球 15 g，铁马鞭 12 g，老君扇 10 g，下搜山虎 6 g，铁灯台 10 g。

用法：水煎，内服。1 日 1 剂，分 3 次服。

方 3　犁头尖 15 g，十大功劳 10 g，牛克膝 10 g，千年老鼠屎 3 g，黄瓜香 10 g，毛猴子 10 g，苞谷七 10 g，百味莲 10 g，铁灯台 10 g。

用法：水煎，内服。1 日 1 剂，分 3 次服。

方 4　半边莲 15 g，金刚刺 15 g，灯笼果 15 g，蜂窝球 10 g，露蜂窝 6 g，岩川芎 10 g，白花蛇舌草 10 g，铁板消 10 g，血当归 10 g。

用法：水煎，内服。1 日 1 剂，分 3 次服。

方 5　蜂窝球 50 g，地丁草 50 g，穿心莲 50 g，肝火草 50 g，香泽兰 50 g。

用法：水煎，内服。1 日 1 剂，分 3 次服。

方 6　巴把蔸 50 g，飞落伞 50 g，香附子 50 g，淫羊藿根 50 g。

用法：水煎，内服。1 日 1 剂，分 3 次服。

方 7　山芝麻、铁灯台、抱石莲、紫背天葵、山乌龟各 50 g。

用法：水煎，内服。1 日 1 剂，分 3 次服。

（2）外治法

方 1　木芙蓉叶 10 g，露蜂窝 10 g，绿葡萄根 10 g，山乌龟 10 g。

用法：先将露蜂窝焙干，研末，备用。再将其他三味鲜药洗净，捣烂成泥，与露蜂窝药末调匀，外敷患处。1 日 1 次。

方 2　山鲤鱼 50 g，三步跳 50 g，蜈蚣 50 g，木耳 50 g，蝎子 50 g，红娘子 50 g，黄丹 10 g，没药 50 g，柑子皮 50 g，山茶果 50 g，斑蝥 50 g，银珠 20 g，麝香 1 g。

用法：加工成膏药，备用。先将药膏敷在疡子凸起处，用胶布固定 2 小时，而后取出胶布与膏药，可见放药处出现一小水疱，用消毒针刺破水疱，使泡中渗出液排出，然后在疡子处再敷药膏固定。1 日 1 次，7 日 1 疗程。

方 3　鲜下搜山虎 20 g，鲜狗牙菜 30 g。

用法：洗净，捣烂，外敷患处。1 日 1 次。

方 4　三步跳 2 ～ 3 颗，生姜一块，白酒适量。

用法：用白酒磨三步跳、生姜，用酒药汁外涂患处，1 日 4 ～ 5 次，适用于疡子初期。

方 5　地螺丝 10 g，路边黄 10 g，震天雷 10 g，山黄连 10 g，野棉花根 10 g，梅片

2 g。

用法：除梅片外，将其他药焙干，研末。用药前，先将疡子溃烂处洗净，后上药粉，1 日两次。

方 6　铁灯台、石仙桃、石蒜各等量。

用法：洗净，捣烂，外敷患处，1 日 1 次。

方 7　见肿消、野百合、钻岩金各等量。

用法：洗净，捣烂，外敷患处，1 日 1 次。

5. 鲁嘎付鲁地 · luxgax huflux dif（巴骨流痰）

该病是发生于骨与榫头的疾病，可在病变附近或较远的空隙处形成脓肿，破溃后脓液稀薄如痰，所以得名“巴骨流痰”，为土家医七十二流之中的一种，到了后期，可以出现虚劳现象，因之又有“骨痨”之名，相当于中医的流痰和西医的骨与关节结核。

【临床表现】

（1）起病缓慢，初起仅感病变骨节略有酸痛，皮色不变，活动不利，动则疼痛加剧，数月或经年以后，可有寒性脓肿出现。脓肿溃后，脓水稀薄，夹有败絮状物，不易收口。

（2）早期全身症状不明显，中、后期出现低热、颧红、纳呆、盗汗、消瘦、精神疲乏、脉细数等虚弱症状。

（3）发病部位以脊椎为多，其次为髋、膝关节。常见关节病变特征如下：

腰椎　脊骨外突，行走时常以两手支持腰胁，脓肿多出现于肾俞穴附近。

髋关节　关节肿胀，强直，活动受限。患肢先长后短，偏向外侧可有反射性膝前体位，肌肉萎缩，跛行，脓肿多出现于病变关节附近。

膝关节　关节肿胀，强直，活动受限，大、小腿肌肉萎缩，形如鹤膝，脓肿多出现于病变关节附近。

（4）好发于儿童及青少年，患者及家属可有肺痨病史。

（5）活动期血沉明显增快，结核菌素试验呈强阳性。

（6）X 线摄片：早期显示骨质疏松、脱钙，甚至部分破坏模糊，稍晚可见死骨游离，死骨吸收后可见骨空洞，晚期关节间隙变窄或消失，呈畸形。

（7）脓液培养可有结核菌生长。

【治疗原则】赶寒败毒，化瘀消肿，去腐生肌，托脓排毒。

【治疗方法】

（1）内治法

方 1　野菊花 10 g，鸳鸯花 10 g，巴把蔸 10 g，克马草 10 g，老君扇 10 g。

用法：水煎，内服。1 日 1 剂，分两次服。

方 2　土人参 20 g，臭牡丹 10 g，路边黄 10 g，鸳鸯花根 15 g，黄瓜香 20 g，大血藤 25 g，土牛膝 10 g。

用法：水煎，内服。1 日 1 剂，分两次服。

方 3　巴岩香、蛇葡萄、香血藤、勾儿茶、半枝莲各 30 g。

用法：水煎，内服。1 日 1 剂，分两次服。

方 4　天仙果 30 g，巴把蔸 30 g，半枝莲 30 g，紫背天葵 30 g，石瓜子 30 g。

用法：水煎，内服。1 日 1 剂，分两次服。

方 5　天丁 30 g，地丁 30 g，巴把蔸 30 g，飞落伞 30 g，鸳鸯花 30 g。

用法：水煎，内服。1 日 1 剂，分两次服。

方 6　万年青 10 g，血当归 10 g，散血草 10 g，竹根七 10 g，香叶树 10 g。

用法：水煎，内服。1 日 1 剂，分两次服。

方 7　扣子草 10 g，洋桃根 15 g，刺苞头根 10 g，野家麻根 10 g，猛加风 10 g，懒篱笆根 10 g。

用法：水煎，内服。1 日 1 剂，分两次服。

方 8　大金刀 30 g，乌桕树根 30 g，牛王刺 30 g，鸡蛋 3 个。

用法：水煎，内服。1 日 1 剂，用热药液冲鸡蛋服用，1 次 1 个，1 日 3 次。

方 9　马齿苋 500 g。

用法：将干马齿苋研末，兑蜂蜜加工成丸，内服。每次 30 g，1 日两次。

方 10　鲜罩嘎刺 120 g，老母鸡一只。

用法：将老母鸡净毛，去内杂，将罩嘎刺戳在鸡身上，加盐少许，放适量清水，用文火煮烂，去罩嘎刺。吃鸡肉，喝鸡汤。3 日 1 剂，连服 7 剂。

（2）外治法

方 1　黄剥皮 100 g，水黄连 30 g，黄芩 6 g。天花粉 60 g，鲜地白菜 50 g，嫩接骨木叶 30 g。

用法：先将前四味药焙干，研末，再将后二味药捣烂成泥，用冷开水调药末，调匀后外敷患处。1 日 1 次。

方 2　克马草 30 g，血余 10 g，鸡蛋 1 个，桐油适量。

用法：克马草、血余，切碎，用鸡蛋调匀，后用桐油以文火煎熬成膏，药膏外敷患处。1 日 1 次，7 日 1 疗程。

方 3　满天星 30 g，鸡蛋 1 个。

用法：满天星洗净，口嚼成泥，药泥用鸡蛋清调匀，外敷患处。1 日 1 ～ 2 次。

方 4　刺包头根 10 g，六月雪 10 g，苦麻菜 10 g，小血藤 10 g，土大黄 10 g，笔筒草 10 g，牛克膝 15 g（上药均为鲜品）。

用法：上药洗净，捣烂成泥，外敷患处，1 日 1 次。

方 5　木芙蓉根 20 g，野棉花根 10 g，绿葡萄根 20 g，小刺加草 15 g，水黄连

15 g。

用法：上药焙干，研细末。先用浓茶水或淡盐水洗净患处，外涂药末，1 日两次。

方 6　铁灯台、魔芋、钻岩叶各适量。

用法：先将魔芋埋在热火灰中烧至半熟，再与另两种药捣烂，外敷患处，1 日 1 ～ 2 次。

方 7　附子 20 g，野麻根 20 g。

用法：捣烂，外敷患处，两日 1 次。

方 8　糯米藤、木姜子、雷公藤、细肥猪叶各 20 g（均为鲜品）。

用法：洗净，捣烂，外敷患处，1 日 1 次。

6. 米革欸泽特阿 · mivgeir certaf（烧烫伤）

该病是指因水火烧烫导致热毒炽盛，腐烂皮肉，严重者可因火毒内攻出现三元脏器病症，又称为火烧伤、烫伤，总称水火烫伤，本病相当于中医的水火烫伤和西医的烧伤。

【临床表现】

（1）有明确的沸水、火焰等损伤史可查。

（2）按三度四级分类法，记录烧伤深度及百分比。

1）Ⅰ度（红斑）　轻度红、肿、热、痛，感觉过敏，不起水疱，表皮干燥。

2）Ⅱ度（水疱）

浅Ⅱ度　剧痛，感觉过敏，温度增高，有水疱，基底潮湿，呈均匀红色，水疱明显。

深Ⅱ度　感觉迟钝，水疱或无，揭去表皮，基底干燥苍白，有小出血点，水肿明显。

3）Ⅲ度（焦痂）　感觉消失，无弹力，坚硬如皮革样，呈蜡白、焦黄或炭化，干燥后可见皮下筋脉阻塞如树枝状。

附：烧伤面积计算方法

手掌法　伤员五指并拢时手掌的面积，占其全身体表面积的 1 %，此法常用于小面积或散在烧伤的伤面计算。

中国九分法　将全身表面积分为 11 个 9 等分，如头、面、颈部为 9 %，双上肢为 2×9 %=18 %，躯干前后包括外阴为 3×9 %=27 %，双下肢包括臀部为 5×9 %+1 %=46 %，合计 100 %。

儿童烧伤面积计算法　不同年龄期的儿童，其身体各部体表面积百分比亦不同，年龄越小，头部相对体表面积越大，而下肢占体表面积越少，其他部位相对体表面积与成人大致相同。计算公式：

成人头颈部占全身体表面积的 9 %×1；儿童头颈部占 9 %+（12– 年龄）%；成人、

儿童皆为双上肢占 9 %×2；成人、儿童皆为躯干会阴部占 9 %×3；成人下肢及臀部占 9 %×5+1 %；儿童下肢及臀部占 46 %-（12- 年龄）%。

【治疗原则】赶火败毒，补气活血。

【治疗方法】

（1）内治法

方 1　水黄连 10 g，黄剥皮 10 g，土金茶根 10 g，黄珠子 10 g，鸳鸯花 20 g。

用法：水煎，内服。1 日 1 剂，分两次服。

方 2　党参 6 g，鸳鸯花 20 g，飞落伞 20 g，黄芩 9 g，狗屎柑壳 9 g，花粉 9 g，炙桑树皮 9 g，羚羊角粉（冲服）1 g。

用法：水煎，内服。1 日 1 剂，分两次服。

方 3　当归 15 g，川芎 10 g，赤芍 20 g，地黄 15 g，党参 15 g，山姜 10 g，茯苓 15 g，黄芪 30 g，飞落伞 15 g。

用法：水煎，内服。1 日 1 剂，分两次服。

（2）外治法

烧伤创面的处理。

1）检查伤情，确定烧伤面积、深度，及严重程度。

2）水黄连煎水成 2 % 的浓度，待冷到 38 ℃时，用来冲洗烧伤创面。

清创后包扎　创面清洗干净后，取凡士林纱布，撒上红绣球、牛大黄各等分，研成的粉剂（或用麻油调此粉剂）敷于创面，外盖纱布、棉垫，以绷带均匀压力包扎之。2 天后换外层棉垫，1 周后换药。本法适用于四肢及小面积烧伤。

清创后暴露治疗　主要是使创面迅速干燥，表面结痂，减少邪气侵袭（减少感染）。

清创后，将伤口暴露于空气清洁、温度适中的环境中，创面涂以酸筒杆酒浸液；或将黄芩、黄剥皮、孩儿茶各等量研末，浸入 80 % 酒精中，24 小时后用药酒喷洒创面；或用土家药复方桐叶烧伤油涂搽创面，每 2 ～ 4 小时一次，一般 2 ～ 24 小时创面可以结痂，以后每日涂搽 3 ～ 4 次。本方法适用于头、面、会阴部烧伤，烧伤面积较大，或有较多感染创面的烧伤患者。

3）对于面积大、重度烧伤的患者，要及时抢救防止休克，补充体液，防治败血症，保护肝、肾功能等。

4）土家医外用验方

方 1　桐树花 100 g，桐油适量。

用法：桐树花焙干，浸泡在桐油中 30 天，外用。外涂烧伤处，1 日 2 ～ 3 次。

方 2　绿豆、生石膏各 100 g，鸡蛋 2 个。

用法：绿豆、生石膏研末，用鸡蛋清调匀，外敷患处，1 日 1 ～ 2 次。

方 3　和尚果刺尖、倒生根尖、柿树尖、灯笼果尖、香油、冰片各适量。

用法：上述鲜药洗净，捣成泥状，冰片研末，用香油调匀，外涂烧伤处，1 日 2 ～ 3 次。

方 4　生魔芋、桐油各适量。

用法：用生魔芋汁调桐油，外涂烧伤处，1 日 2 ～ 3 次。

方 5　活土虫 7 条，白糖适量。

用法：将活土虫拌白糖一勺放入罐中密封，埋入土内 2 日，待土虫化成水。用土虫水外涂烧伤处，1 日 2 ～ 3 次。

方 6　三月泡根 100 g，菜油适量。

用法：三月泡根晒干或焙干，研末，用茶油调匀，外敷烧伤处，1 日 1 次。

方 7　野鱼香草、桐油各适量。

用法：鲜野鱼香草洗净，焙干，研末，备用。用药前，先将烧伤处洗净，涂桐油于创面上，再撒药末于伤处，1 日 1 次。

方 8　马桑树叶 100 g，大米 100 g，小榆蜡树叶 50 g。

用法：药捣烂，涂烧伤处。1 日多次，待药干后随时涂药。

7. 冻包 · dongfbaox（冻疮）

该病是因感受寒邪，气血瘀滞而致，主要表现为皮肤紫红麻木疼痛，或局部肌肤坏死，甚者可致全身冻僵，称为冻包（冻疮）。本病相当于西医的冻伤。根据其受冻环境、受冻部位，称为“战壕足”“水浸足”等。指、趾、耳、鼻、面颊等暴露部位，易受低温影响而出现紫斑、水肿、炎症等反应。冻包在我国北方冬季常见，尤其在高寒山区多见。

在冬季，病后或平素气血衰弱，身体缺乏锻炼，耐寒性差，处于疲劳、饥饿、创伤失血，长时间静止不动和肢体上止血带时间长等情况下，受到寒冷的侵袭，容易导致局部血液循环障碍，使筋脉气血运行不畅，以致气血瘀滞，形成冻疮。

【临床表现】

（1）有低温环境下停留较长时间的病史。

（2）全身性冻疮　有严重冷冻史。初起时寒战，体温逐渐降低，然后出现头晕欲睡、四肢无力、感觉迟钝等症，进而可见神志不清、呼吸变浅、脉象细弱。

（3）局部性冻疮　多发于手、足、鼻尖、耳郭和面颊等末梢部位和暴露部位。

1）证　初起受冻部位皮肤颜色苍白，继则红肿，或有硬结、斑块、边缘红、中央青紫、冷痛，或感麻木，暖热时自觉灼热、瘙痒、胀痛。

2）重证　有大小不等的水疱或肿块，皮肤呈灰白或暗红色，或转紫色，疼痛剧烈，或局部感觉消失。水疱破溃后出现糜烂或溃疡，甚则肌肉筋骨坏死。

（4）冻疮程度估计

Ⅰ度（红斑性冻疮） 皮肤从苍白变成红色，出现明显的红肿，自觉疼痛或作痒。

Ⅱ度（水疱性冻疮） 早期有红肿，继而出现大小不一的水疱，有不同程度的疼痛。

Ⅲ度（坏死性冻疮） 轻者在伤后 3 ～ 7 天出现水疱，可延及整个肢体或全身，活动受限制，病变部位呈紫黑色，周围出现水肿，并有明显疼痛。重者肌肉、骨骼均有损伤，呈干性坏疽。患部感觉和机能完全丧失。2 ～ 3 周后，出现冻伤组织与健康组织的分界线，如有染毒腐溃，可呈现湿性坏疽。

【治疗原则】赶寒温经，益气活血，生肌止痛。

【治疗方法】

（1）内治法

方 1　桂枝 10 g，白芍药 20 g，当归 15 g，生姜 10 g，枣子 10 g。

用法：水煎，内服。1 日 1 剂，分两次服。

方 2　紫金沙 15 g，强盗药 15 g，辣子七 10 g，连钱草 10 g，乌金钱 10 g，马蹄香 6 g。

用法：水煎，内服。1 日 1 剂，分两次服。

（2）外治法

方 1　茄子根 500 g，辣椒 20 g，木姜子树根 50 g，五加皮 50 g，血藤 50 g。

用法：水煎，去渣，外用。用热药水浸泡患处，1 日 3 ～ 4 次。

方 2　竹叶细辛 10 g，大路边黄 50 g。

用法：水煎，外用。用热药水浸泡患处，1 日 1 剂，1 日两次。

方 3　枞树叶（针）100 g。

用法：水煎，外用。用热药水外洗或浸泡患处，1 日两次。

方 4　鲜萝卜皮 100 g，硫黄 10 g。

用法：水煎，外用。用热药水熏洗患处，1 日 1 次。

方 5　独蒜 50 g，辣椒树蔸 100 g，柑子皮 20 g。

用法：水煎，外用。用热药水浸泡患处，1 日 1 次，5 次为 1 疗程。

方 6　白芷 50 g，红花 30 g，干姜 50 g，五灵子 50 g，干辣椒 20 g，延胡索 50 g，白酒 500 mL。

用法：上药研细，用白酒浸泡 5 天，外用。用药液搽患处，1 日 3 ～ 4 次。

8. 忙汽也克尔 · manr qiefkex（奶疱）

该病多因风邪外袭，或奶水瘀积阻滞奶络，郁积化热而成，临床上以奶子（乳房）部结块肿胀疼痛，溃后脓出为其主要特征，相当于中医的乳痈和西医的急性乳腺炎。

【临床表现】

（1）初起乳房内有疼痛性肿块，皮肤不红或微红，排乳不畅，可有乳头破裂糜烂。

化脓时乳房肿痛加重，肿块变软，应指有波动感，溃破或切开引流后，肿痛减轻。溃后不收口，渗流乳汁或脓液，可形成乳漏。

（2）多有恶寒发热、头痛、周身不适等。

（3）患侧腋下可有“疡子”肿大疼痛。

（4）患者多数为哺乳妇女，尤以未满月的初产妇多见。

（5）血白细胞总数及中性粒细胞增高。

（6）急性热证期：舌质红，苔黄，脉快；慢性体虚证期：舌质淡，苔薄，脉细弱无力。

【治疗原则】赶火败毒，通乳消肿透脓。

【治疗方法】

（1）内治法

方 1　飞落伞 15 g，鸳鸯花 15 g，青皮 10 g，陈皮 10 g，汁儿根 15 g，连翘 15 g，甘草 9 g。

用法：水煎，内服。1 日 1 剂，分 3 次服。

方 2　地丁 15 g，飞落伞 10 g，皂荚 10 g，鸳鸯花 15 g，木瓜 15 g，白及 10 g，炙甘草 10 g。

用法：水煎，内服。1 日 1 剂，分 3 次服。

方 3　犁头草 15 g，木芙蓉 15 g，六月雪 15 g，地枇杷叶 15 g，丝瓜络 15 g。

用法：水煎，内服。1 日 1 剂，分 3 次服。

（2）外治法

方 1　犁头草 20 g，小血莲叶 15 g，五加皮 15 g，天青地白 15 g，桐油适量。

用法：上药洗净，捣烂成泥，用桐油调匀，外敷患处。1 日 1 次，连敷 3 ～ 5 日。

方 2　香葱（全株）10 g，地龙 100 g，白酒适量。

用法：将葱切碎与地龙捣烂，用白酒调匀，外敷患处。1 日 1 次，连敷 3 ～ 5 次。

方 3　天南星 50 g，半夏 50 g，火葱 10 g。

用法：上药洗净，捣烂，外敷患处，1 日 1 剂。

方 4　山苦瓜 25 g，铁灯台 25 g。

用法：上药洗净，捣烂，外敷患处，1 日 1 次。

9. 实黑尔了 · sir hev liaox（蛇咬伤）

该病是指被毒蛇咬伤后，蛇毒侵入伤口，气血受伤，而引起三元脏器发生危急的重症。因毒性不同而表现为多种全身中毒症状。我国蛇类有 200 余种，其中毒蛇有 80 余种。蛇在我国分布较广，数量较多，危害较大的剧毒蛇有 20 多种，土家医称蛇为长虫、溜子。在土家族居住的武陵山区有毒蛇 10 余种，其中剧毒蛇分火毒类蛇，有五步蛇（又称蕲蛇、尖吻蝮蛇）、烙铁头蛇（烂葛藤、笋壳斑）、竹叶青蛇（又称青竹标）；

风毒类蛇，有银环蛇（又称金钱白花蛇、秤杆子蛇、九道箍）、金环蛇（又称金甲带、黄节蛇）；风火毒蛇，有蝮蛇（又称草上飞、烂母蛇、土火蛇）、眼镜蛇（又称扇头风、吹风蛇）、眼镜王蛇（又称过山标、大扇头风蛇）。火毒蛇为血循毒，风毒蛇为神经毒，风火毒蛇为混合毒（血循毒与神经毒）。

【临床表现】

（1）有毒蛇咬伤史。

（2）咬伤部位有牙痕（典型病例有两点大而深的牙痕），咬伤周围出现血疱、水疱、瘀斑。

（3）伤处疼痛，或有局部麻木，伤肢肿胀，2～3天后最为严重。

（4）可有发烧、头昏、嗜睡、复视等表现。严重者可现视物不清、听力下降、神志不清、吞咽困难、流涎水、瞳孔散大或皮下、内脏出血。

【证候分类】

（1）火毒症（血循毒） 毒蛇咬伤后，伤处剧痛，伤口出血，皮肤有血疱、瘀斑，伤肢水肿。全身发热，少尿或无尿，心慌头晕，三元脏器及五窍出血，脉细快或有节律紊乱。

（2）风毒症（神经毒） 毒蛇咬伤后，伤处一般不出血、不红、不肿、疼痛轻，有麻木感。全身逐见口角流涎，张口困难，语言不清，呼吸急促。眼睑下垂，有复视，表情淡漠等。脉沉无力。

（3）风火毒症（混合毒） 毒蛇咬伤后，临床上具有风毒与火毒两种症状。

【治疗原则】

（1）火毒症 赶火败毒、凉血、消肿止痛。

（2）风毒症 赶风败毒、活筋脉。

（3）风火毒症 赶火败毒、消肿活血。

【治疗方法】

毒蛇咬伤后，就地采取急救性措施。结扎伤处近心端，冲洗伤口，破坏蛇毒（火柴爆伤法、铁钉烙法、火熘直烧法、扩创吸引排毒法），外敷土家鲜药排毒、止痛、止血。

（1）急救

毒蛇咬伤后，蛇毒在人体内可迅速播散，短期内可危及生命，必须及时抢救。

1）缚扎 目的在于阻止蛇毒的吸收和扩散，应早期使用。毒蛇咬伤后立即于伤口的近心侧缚扎，以阻止静脉回流而不妨碍动脉血流为原则。缚扎时间可持续8～10小时，但应每隔15～30分钟放松一次，每次放松1～2分钟，一般在行伤口排毒或服药1～3小时后可解除缚扎。咬伤已超过12小时者，则不宜缚扎。

2）排毒

扩创法　常规消毒后，沿牙痕作纵向切口，长 1.5 cm，深达皮下，或作“十”字切口。如有毒牙遗留应取出，并用手由近心端向远端切口的周围挤压，使毒血排出，同时用 1 ∶ 5000 的高锰酸钾溶液反复多次清洗，使蛇毒在伤口处被破坏，减少播散，减轻中毒。必须注意：尖吻蝮蛇、蝮蛇咬伤后，若伤口流血不止，且有全身出血现象者，不宜行扩创术，以免出血不止引起失血性休克。

吮吸法　用口吮、拔火罐或抽吸器等方法，将伤口毒血吸出，然后可加用扩创法。如吮吸者的口腔黏膜破损或有炎症，则不宜用口吮，以免中毒。

烧灼法　用火柴头 5 ～ 7 个，放在被咬伤口上点燃烧灼 1 ～ 2 次，以高热破坏蛇毒。

针刺法　出现肿胀时，在手可刺八邪穴，在足可刺八风穴。皮肤消毒后，用消毒三棱针于手指蹼间或足趾蹼间，与皮肤平行刺入，深约 1 cm，然后迅速拔出，将患肢下垂，并由近端向远侧挤压，以排出毒液，但被五步蛇、烙铁头蛇咬伤时应慎用，以防出血不止。

（2）解毒

1）内治药物

火毒症

方 1　一点白 50 g，三白草 30 g，血蜈蚣 30 g，白辣蓼 50 g。

用法：以上鲜药洗净，捣烂、压汁，兑冷开水 50 ～ 100 mL。内服，1 次 50 mL，1 日两次。

方 2　铁灯台 30 g，败酱草 50 g，鸭舌头 50 g。

用法：将上述鲜药洗净，捣烂、压汁，兑冷开水 100 mL。内服，1 次 50 mL，1 日两次。

方 3　九头狮子草 300 g，半边莲 200 g。

用法：将上述鲜药洗净，捣烂、压汁，兑冷开水 100 mL。内服，1 次 50 mL，1 日 2 ～ 3 次。

风毒症

方 1　一点白（鲜叶）30 g，大金刀（鲜叶）20 g。

用法：将上述鲜药洗净，捣烂、压汁，兑冷开水 100 mL。内服，1 日两次，每次 50 mL。

方 2　白辣蓼（鲜品）250 g，罗柱叶下风（鲜品）100 g。

用法：将上述鲜药洗净，捣烂、压汁，兑冷开水 100 mL。内服，1 日两次，每次 100 mL。

方 3　白辣蓼 30 g，一点白 30 g，铁灯台 20 g，半边莲 20 g，罗柱叶下风 30 g。

用法：水煎，内服。1 日 1 剂，分两次服。

风火毒症

方 1　铁灯台、两面针、半边莲、一枝黄花、羊尿果、土细辛、穿心莲各 15 g。

用法：水煎服。每日 1 剂，分两次服。

方 2　蛇王藤、寮刁竹、七星剑、半边莲、三椏苦各 25 g。

用法：水煎服（加适量酒）。每日 1 剂，分两次服。

2）外用药物治疗

风毒症

方 1　白辣蓼（鲜品）100 g，罗柱叶下风（鲜品）50 g，一点白 50 g，铁灯台 20 g。

用法：将上述鲜药洗净，捣烂，外敷患处，1 日 1 次。

方 2　一点白鲜叶 30 g，大金刀鲜叶 20 g

用法：将上述鲜药洗净，捣烂，外敷患处，1 日 1 次。

火毒症

方 1　半边莲 50 g，山乌龟 50 g，铁灯台 20 g，水黄连 20 g。

用法：将上述鲜药洗净，捣烂，外敷患处，1 日 1 次。

方 2　九头狮子草 50 g，半边莲 30 g。

用法：将上述鲜药洗净，捣烂，外敷患处，1 日 1 次。

风火毒症

药物外治可选以上病症所用药物，外敷患处。

3）抗蛇毒血清

有条件的医疗单位，首选抗蛇毒血清治疗，用药前先做过敏试验。

（3）其他治疗措施

根据临床需要，用土家医与西医结合治疗。

10. 米夺证 miiv dor zenf（火烧证）

该病是由火毒病邪入侵人体所致，症见发热、恶寒、局部疼痛、红肿、破溃流脓的一种病症，相当于西医的深部脓肿。

【临床表现】

（1）多发于四肢。初期局部灼热，红肿疼痛，伴发热、恶寒、头痛、口干、纳差、小便黄等症。

（2）患处周围皮肤呈红色，有皮肤溃疡，流黄脓水，腥臭，剧痛，消瘦，患肢活动不便。

（3）舌深红，苔黄，脉滑数。

【治疗原则】赶火败毒，消肿散结。

【治疗方法】

（1）外治法

方 1　铁箍散 10 g，巴岩矮 10 g，破铜钱 10 g。

用法：将上药洗净捣烂，外敷患处，1 日 1 次。

方 2　懒泥巴树根 10 g，乌石落 10 g，六月雪 10 g。

用法：将以上鲜药洗净，捣烂如泥，外敷患处，1 日 1 次。

方 3　犁头草 15 g，独蒜 10 g，梅片 2 g，百部 20 g，蜂窝球 15 g，陆蜂窝 10 g。

用法：上药烘干，研末，用香油调成糊状备用。外敷患处，1 日 1 次。

方 4　黄瓜香 15 g，败酱草 15 g，地螺丝 10 g，山乌龟 15 g，枯矾 1 g。

用法：上药烘干，共研细末备用。直接用药末，涂患处，1 日 2 ～ 3 次。

（2）术疗

待脓成而未破溃时，可用切开引流术，置引流条引流排脓。

（3）内治方法

方 1　山银花 15 g，穿山甲（炒）5 g，皂角刺 7 g，牛王刺 10 g，冲天炮草 15 g，锅烟草 10 g，犁头草 10 g，天葵子 10 g，土贝母 10 g，冬古子根 10 g，甘草 5 g。

用法：水煎，内服。3 次分服，1 日 1 剂。

方 2　黄连 10 g，桂鱼风 50 g，大血藤 50 g，铁马鞭 15 g，竹叶芽 15 g，牡丹花 10 g，桃仁 10 g。

用法：水煎，内服。3 次分服，1 日 1 剂。

11. 蜈蚣嘎波西症 wuf gongr gaf box xix zenf（蜈蚣咬伤）

蜈蚣，土家族民间又称百脚虫，为大蜈蚣科动物少棘巨蜈蚣，体形扁平而长，全体由 33 个图形环节构成，长 6 ～ 16 cm。两足末端呈爪状，爪的顶端有毒腺开口与其体内毒腺相通，当爪刺入人体皮肤时毒液释放，侵入体而致病。其临床表现为：伤处出现红、肿、痒、痛等。土家医多采用外治与内治结合来治疗蜈蚣咬伤。

据现代科学研究，蜈蚣的毒液呈酸性，含有组胺（Histamine）样物质及溶血蛋白质两种类似蜂毒的有毒成分。

【临床表现】

（1）有蜈蚣咬伤史。

（2）伤处局部有两个瘀点，周围红肿、痒、剧痛。

（3）重症者，可体温升高，伴头痛，眩晕，恶心，脉快，抽筋，全身麻木等症。

【治疗原则】赶火败毒，消肿止痛。

【治疗方法】

（1）外治法

1）用 3 % 氨水或 5 % ～ 10 % 的碳酸铵钠溶液，或肥皂等药液清洗伤口。

2）取新鲜药草，如白花蛇舌草、车前草、蒲公英、桑叶等，任 1 ～ 2 种，就地取鲜药，洗净，捣烂，外敷伤处，1 日 1 ～ 2 次。

3）地胡椒、半边莲、红辣蓼、大青叶、野薄叶各 30 ～ 50 g，洗净，捣烂，外敷患处，1 日 1 次。

4）独蒜 1 个，雄黄 3 g。共捣烂，外敷患处，1 日两次。

5）一枝蒿 15 g，刀剪草 15 g，小构叶各适量。鲜药洗净，捣烂，外敷患处，1 日 1 次。

6）地枇杷（嫩芽）适量，捣烂，挤液汁涂伤处，1 日 4 ～ 5 次。

7）五倍子叶，木子树叶各适量。上述两种树叶在文火上烤“秧”（软状），挤汁，用药汁外搽伤口，1 日 2 ～ 3 次。

（2）内治法

处方：半边莲 20 g，指甲花（叶或根）25 g，山苦瓜 20 g，大刺苞根 20 g，瓜蒌根 20 g，瓜子金 20 g，青木香 20 g，八角莲 20 g，马蹄香 6 g，白花蛇舌草 20 g。

用法：上药切细，加入高粱酒或其他白酒 1000 mL，浸泡 7 天，备用。内服，1 次 30 mL。1 日 3 次。

12. 火倮马嘎波西症（hox lox max gaf bof xif zenf）雷蜂蜇伤

该病是指被胡蜂（土家族俗称“土雷蜂”或“大雷蜂”）、大黄蜂、蜜蜂、土蜂、马蜂等蜂刺蜇后，蜂毒侵入人体而致局部红点、疼痛、气泡、灼热、浮肿等炎性反应，重者可出现头昏、恶心、全身乏力、脉速、体温升高、嗜睡等临床表现。

胡蜂的尾部一端有一个锐利的毒刺，刺内有毒腺，能分泌毒液。当胡蜂刺蜇时，毒液通过锐刺的刺沟进入人体而致病，蜂毒的毒性成分有磷脂酸 A、脱氢酶抑制因子、多肽类、组氨等。

武陵土家地处亚热带地区，气候温和，植被茂密，有利于蜂类动物生长，特别是夏秋之季，是蜂蜇伤的高发季节。

【临床表现】

（1）有毒蜂刺蜇史。

（2）刺蜇局部有红点，气泡，灼热或浮肿等炎性反应。

（3）疼痛，头昏，恶心，全身乏力，重者呼吸困难，昏迷。

（4）脉快，体温升高，尿黄或少。

【治疗原则】败毒活血，消肿止痛。

【治疗方法】

（1）外治法

刺蜇伤后，立即用消毒钳子或其他类似的工具拔出毒刺。用碱性水或肥皂水清洗伤处，勿用酒精揉擦。

外敷药：

方 1　旱芋头去皮，擦患处。

方 2　用鲜人乳直接涂抹患处。或取鱼腥草，捣烂，兑鲜人乳外敷患处，1 日 1 ～ 2 次。

方 3　小五叶藤叶，鲜药捣烂，外敷患处，1 日 2 ～ 3 次。

方 4　鲜三叶鬼针草适量，洗净捣烂挤汁，搽患处，1 日 3 ～ 5 次。

（2）内治法

处方：铁蒿子 15 g，三颗针 20 g，败酱草 20 g，野菊花 15 g，过路黄 15 g，大血藤 20 g，车前草 20 g，裹衣藤 20 g，鱼腥草（汁儿根）20 g，虎耳草 15 g，绿豆 50 g。

用法：水煎，内服。1 日 1 剂，1 日 3 次。

本方适用于中毒重证患者。

七、骨伤科疾病

1. 鲁嘎壳 · luxgax kor（断骨）

骨和软组织的完整性或连续性遭到部分或全部破坏者，称为断骨。中医及西医均称骨折。断骨的原因较多，包括外因（直接暴力、间接暴力、筋力牵挂、疲劳断骨）及内因（年龄、健康状况、骨的解剖部位及结构状况、骨骼病变）。

【临床表现】

（1）有受伤史。

（2）断骨处疼痛，肿胀，运动功能障碍。

（3）断骨处畸形，有骨擦音，异常活动（假关节活动）。

（4）X 线摄片检查可确定断型及部位。

【断骨分类】

（1）根据断骨处是否与外界相通分类　闭合断骨，开放断骨。

（2）根据断骨的损伤程度分类　单纯断骨，复杂断骨，不完全断骨，完全断骨。

（3）根据断骨后看病时间分类　新鲜断骨（伤后 1 ～ 2 周内看病者），陈旧性断骨（伤后 3 周后看病者）。

（4）根据断骨伤因分类　外伤性断骨，病理性断骨，疲劳性断骨（又称应力性断骨）。

【治疗原则】

初期　活血化瘀，消肿止痛。

中期　接骨续筋。

后期　舒筋活络。

【治疗方法】

（1）内治法

1）初期（消肿止痛，活血化瘀）

处方：三百棒 10 g，八里麻 5 g，接骨木 20 g，活血丹 10 g，马蹄草 10 g，拐子药 10 g，血三七 10 g，桃仁 6 g，黄剥皮 10 g，血当归 10 g，胡椒七 10 g。

用法：水煎，内服。1 日 1 剂，分两次服。

2）中期（接骨续筋）

处方：巴岩姜 20 g，桑寄生 10 g，三百棒 10 g，接骨木 10 g，地罗汉 15 g，滚山珠 20 g，五加皮 10 g，拉白叶 10 g。

用法：水煎，内服。1 日 1 剂，分两次服。

3）后期（舒筋活络）

处方：舒筋草 15 g，山杜仲 10 g，爬山虎 10 g，拉白叶 10 g，狗屎香 10 g，八角枫 10 g，五加皮 10 g。

用法：水煎，内服。1 日 1 剂，分两次服。

（2）外治法

1）手法正骨复位

根据不同部位断骨，使用不同手法进行正骨复位。

土家医正骨手法有：摸、抬、揉、摇、扯、拉、捏、端、压、抵、纠、斗、弯、拐、挤、崴、闪等 10 余种手法。医生可根据不同断骨部位，采用不同手法进行治疗。

2）外敷土家药物

选用具有活血化瘀，消肿止痛的药物外敷，如三百棒、接骨木、活血莲、半截烂、血当归、黄剥皮、爬山虎、八棱麻、竹根七、血三七等。

用法：上药共研末，用凡士林或蜂蜜调匀成软膏，外敷患处，3 天换药 1 次。

3）小夹板固定

小夹板选材：可用杉树皮或柳树小木板。

（3）功能锻炼

功能锻炼是恢复功能的重要方法。恢复期功能锻炼应着重于骨节（关节）的活动范围及肢体持重能力的锻炼。锻炼肢体负重时应重点保护断骨部位，以防再断骨的发生。在自我功能锻炼的同时，可配合推拿按摩疗法，以促进血液循环，松弛肌肉，恢复功能。医生推拿按摩时，根据断骨部位而选择相应推拿按摩方法及部位。进行功能锻炼，可起到促进瘀肿消退，防止骨节粘连及僵硬，促进断骨愈合，促进血液循环，减少断骨治疗中的并发症等作用。

2. 杆骨八提鲁嘎壳 · ganxgur barter luxgax kor 杆骨下端断骨

该病是指由外伤所致杆骨下端距榫头面 2 ～ 3 cm 范围内的断骨。土家医所称之钳杆骨，即西医的尺桡骨。钳骨相当于西医的尺骨，杆骨相当于西医的桡骨。前臂旋转时，桡骨沿尺骨头回旋，以尺骨头为中心。

杆骨远端骨折是临床最常见的骨折之一，是指杆骨下端距关节面 2 ～ 3 cm 范围以内的骨折。临床上多见于 6 ～ 10 岁和 60 ～ 75 岁两个年龄段。6 ～ 10 岁阶段男女发病率没有显著性差异。60 ～ 75 岁阶段，女性明显高于男性，其原因与高龄及女性绝经后的骨质疏松相关。由于此处位于松质骨与坚质骨交界处，在力学上为应力的薄弱点，所以特别容易发生骨折。

【临床表现】

（1）有外伤史，多为间接暴力所致。

（2）伤后可见腕关节周围肿胀，疼痛，前臂下端畸形，压痛明显，腕臂活动功能障碍。

（3）X 线摄片检查可明确诊断。

【分型】

（1）伸直型骨折：表现为杆骨远端骨折向背侧和桡侧移位，骨折处向掌侧成角。杆骨短缩，骨折处背侧骨质嵌入或粉碎骨折，掌倾角和尺倾角减小或成负角，有时可合并尺骨茎突骨折。

（2）屈曲型骨折：表现为杆骨远端骨折块向掌侧和杆侧移位，骨折处向背侧成角。

【分期】

早期　伤后两周以内；

中期　伤后 2 ～ 4 周；

晚期　伤后 4 周以上。

【治疗原则】

手法复位，小夹板固定。

（1）外用药物　破血化瘀，消肿止痛，通经活络，接骨生肌。

（2）内服药物

早期：行气活血破瘀，消肿止痛。

中期：接骨续筋，活血生肌。

后期：补气养血，舒筋活络。

【治疗方法】

（1）外治法

1）手法复位

杆骨远端伸直型骨折［克雷氏（Colles）骨折］操作方法

牵抖挤压复位法　适用于骨折断端向掌侧成角或骨折远段向背侧移位，但骨折线未进入关节，骨折段完整者。患者可取坐位，老年患者半卧较妥。肘部屈 90°，前臂呈中立位，助手把住上臂。术者两手紧握手掌，两拇指并列置于远端段的背侧，其他四指置于腕掌部，扣紧大小鱼际肌。触摸准确后，先顺势拔伸持续牵引 2 ～ 3 分钟，待重叠移位完全矫正后，将前臂远端前旋并利用牵引力，顺纵轴方向猛力牵抖，同时迅速尺偏掌屈。尺偏掌屈时，不要旋转，但在维持牵引下触摸，以适当力度挤压断段远端桡侧，纠正桡偏，骨折即可复位。

提按折顶复位法　适用于老年患者，或骨折进入关节或骨折块粉碎者。

牵引：肘屈曲 90°，前臂呈中立位。两助手对抗牵引。

矫正侧移位：术者站于患肢外侧，一手握住前臂下 1/3 向桡侧推挤，另一手握住掌腕向尺侧推挤，以矫正骨折远端的桡侧移位。

矫正掌背侧移位：术者两手食、中、环三指重叠，置于近端的掌侧，向上端提。两拇指并列顶住远端的背侧，向掌侧挤按，使之向掌侧复位，以矫正掌背侧移位。当桡骨远侧骨折段向背侧重叠移位较多时，往往需配合折顶手法复位。

舒筋：待骨折移位完全矫正，腕部外形恢复正常后，术者一手拉住手腕，另一只手拇指延伸屈肌腱由远端向近端推按，舒理肌腱，使之恢复正常位置。

桡骨远段屈曲型骨折［史密斯（Smith）骨折］操作方法

屈曲型桡骨远端骨折与伸直型骨折相反，比较少见。其骨折远端呈锥形，尖端朝下，基底向下位于掌侧，首先连带腕骨向桡侧和掌侧移位。复位一般采用提按挤压复位法，但与伸直型提按挤压用力方向相反。固定时除尺偏外，其他方向位置恰与伸直型相反（即尺偏背伸位）。

2）外敷接骨散药膏

主要药物组成　有戊灭阿沙（血当归）、翁死席（地胡椒）、格龙铺阿沙（竹根七）、破皮走血（三百棒）、阿鲁嘎起（接骨木）、黄剥皮、阿沙鲁嘎席（八棱麻）、巴山虎（巴岩姜）、桑寄生、川断、土鳖虫、五加皮、血三七、土川芎、不拉西（桃仁）、普卡普（红花）等近 20 种土家药物。

加工　将上药共研末（粉碎），过 100 目筛，摊开紫外线灭菌，塑料袋封装，备用。

用法　散剂用医用凡士林或蜂蜜调拌成膏状，将药膏均匀摊平在纱布上，然后外敷在骨折部位周围，用小夹板固定。

禁忌　禁辛辣及生冷食物。

3）外固定方法

土家医用接骨斗榫疗法治疗骨伤疾病，其外固定所用材料为特制小夹板，小夹板材料一般选用柳树小木板、杉树皮等。

伸直型骨折固定方法

夹板固定者，在维持牵引下，用 4 块夹板超腕关节固定。在骨折远端背侧和近端掌侧分别放一平垫，在骨折远端的背杆侧尚可先放一横档纸垫，一般长 6 ～ 7 cm，以能包绕前臂远段背杆两侧面为度，宽 1.5 ～ 2 cm，厚约 0.3 cm。如放横档，则背侧不用再放平垫。压垫放置妥当后，再放夹板。夹板上端达前臂中上 1/3 处，背侧夹板和杆侧夹板的下端应超过腕关节，以限制手腕的杆偏和背伸活动。掌侧夹板和尺侧夹板则不超过腕关节。将腕关节固定于轻度掌屈位，固定垫、夹板放妥后，扎上 3 条布带，绑带的松紧严格按照 1 kg 重量上下移动 1 cm 为宜。最后将前臂置中立体，腕自然钳偏位，屈肘 90°悬挂胸前，每天调整绑带的松紧。

屈曲型骨折固定方法

夹板固定者，在维持牵引下，用 4 块夹板超腕关节固定。在骨折远端掌侧和近端背侧分别放一平垫。将腕关节固定于轻度背伸位，固定垫、夹板放妥后，扎上 3 条布带，余同伸直型（Colles）骨折闭合复位外固定术。

关节内骨折固定方法

夹板固定者，在维持牵引下，用 4 块夹板超腕关节固定。在骨折远端背侧放一平垫。将腕关节固定于轻度掌屈位，固定垫、夹板放妥后，扎上 3 条布带，余同伸直型（Colles）骨折闭合复位外固定术。

复位结束后，重新拍摄腕关节正侧位片，以了解骨折复位情况。

4）治疗时间及疗程　杆骨远端骨折，成人一般固定 4 ～ 5 周。伸直型骨折固定于腕关节掌屈尺偏位，2 ～ 3 周后改为腕关节功能位，固定 3 周。儿童一般固定 3 周左右即可。当骨折局部无压痛、纵轴叩痛，X 线片显示骨折线模糊，有骨小梁通过骨折线时即可拆除夹板，进行腕关节屈伸等活动。

（2）内治法

分期内服土家药

1）早期

处方：戊灭阿沙（血当归）12 g，翁死席（地胡椒）15 g，黄剥皮 10 g，竹根七 10 g，破皮走血（三百棒）20 g，不拉西（桃仁）8 g，生地黄 12 g，土川芎 10 g。

用法：水煎，内服。1 日 1 剂，分 3 次服，连服 5 ～ 7 剂。

2）中期

处方：戊灭阿沙（血当归）12 g，阿鲁嘎起（接骨木）10 g，土鳖虫 6 g，续断 12 g，川芎 10 g，巴山虎（巴岩姜）10 g，米米页（泽兰）6 g，白芷 10 g，五加皮 15 g。

用法：水煎，内服。1 日 1 剂，分 3 次服，连服 5 ～ 7 剂。

3）后期

处方：爽卵必苏苏（土党参）15 g，戊灭阿沙（血当归）12 g，土续断 12 g，土川芎 9 g，活血藤 9 g，阳雀花树皮 9 g，杜仲 12 g，五加皮 15 g。

用法：水煎，内服。1 日 1 剂，分 3 次服，连服 5 ～ 7 剂。

注：儿童骨折中后期不需要内服土家药。

（3）功能康复（各期的功能锻炼）

早期　对手指、肩、肘关节进行功能锻炼。

中期　1月后，骨痂形成，折除外固定，活动腕关节。

后期　进行负重锻炼。

3. 坡尔梯克尔糯梯得辽 · peftixkex loftix derliaor（肩膀骨节脱榫）

该病是指肩肱关节脱位。本病好发于青壮年，为临床最多见的脱榫之一，中医称之为肩胛骨脱臼，西医称之为肩关节脱位。

【临床表现】

（1）有外伤史（直接暴力或间接暴力）。

（2）多发于青壮年（20 ～ 50 岁男性）。

（3）肩膀疼痛、肿胀，有压痛，肩膀活动障碍。

（4）前脱榫　形成“方肩”畸形，患肩呈弹性固定状态，位于外展约 30 ～ 40°角，搭肩试验阳性。

（5）后脱榫　肩峰下脱榫，肩前部塌陷扁平，上肩膀呈轻度外展，有明显内旋畸形。

（6）X 线检查可确诊，并了解是否有骨折及并发症。

【治疗原则】活血祛瘀止痛，理筋复位。

【治疗方法】正骨斗榫疗法。

（1）整复的常用手法

按揉、捏拿、拔伸、摇法。

（2）操作步骤

1）患者体位：仰卧位。

2）医生立于患侧床边，双手按揉肩髃、臂臑、手三里、曲池等穴位，捏拿肩膀软组织，以松弛缓解痉挛肌肉。

3）医生双手握住脱榫手臂，先轻摇活动，然后将倒拐子（肘关节）弯曲 90°，并将患臂用力向内拉，拉到一定程度，猛然用力向内一拐，听到“咯噔”一声响时，即脱榫骨节复位。

（3）外敷药物　用鲜药捣烂或加工成散剂调敷，外敷患处，3 日换药 1 次。

（4）固定　上臂贴于胸壁，胳肢窝（腋下）垫一棉垫，将上臂用绷带固定于胸壁。前臂屈肘 90°，使上臂保持在内收内旋位，用三角巾悬吊于胸前，固定 7 ～ 10 天。

（5）功能锻炼

初时做握拳活动和手腕骨节活动。7 天后解除绷带，做手腕骨节、倒拐子骨节活动，活动可按由小到大循序渐进的方式进行。

另外，土家医将肩膀骨节脱榫分为“脱胯”“脱弯”及“脱撇”三种，其复位手法分别为：抬、纠、斗、弯手法；纠、抬、平、斗、弯手法。

（6）外用药物

处方：四两麻、见肿消、散血莲、血三七、三百棒、活血莲等各适量。

用法：药物共研末，用软膏或醋调匀，外敷患处，3 天换药 1 次。

注：脚蹬复位法，在排除骨折后实施。

1）患者平躺于检查床，脱榫之肩关节靠近床沿；

2）医生用双手握住患者患侧手，同时将一只脚的脚掌蹬入患者腋窝；

3）缓缓牵拉患肢，同时将脚蹬向头侧，二者成反作用力；

4）医生感觉到患肢肌肉已被牵拉松弛，此时将腋窝中的脚掌向外拨动，同时松去牵拉之力，即可听到复位之声，医者蹬出的脚也能有复位的感觉。

复位后，屈曲肘关节 90°，用三角巾将患肢吊于胸前。

4. 坡尔梯克尔地 · peftixkex dif（肩膀痛）

该病是以肩膀骨节周围疼痛为主的慢性病症。土家医认为，本病由风邪致病，以肩膀痛、肩膀骨节活动障碍为主要特征，又称肩膀冷骨风或骨节风病。其中医病名较多，如因睡眠时肩膀受凉引起的称为“漏肩风”或“露肩风”；因肩部活动明显受限，有如冻结者称为“冻结肩”；因该病多发于 50 岁左右，故称“五十肩”。民间还称此病为“肩凝风”“肩凝症”，亦相当于西医的肩关节周围炎。

【临床表现】

（1）肩膀周围疼痛，尤以夜间加重，劳累及天气变化可诱发，肩膀骨节活动功能障碍。

（2）本病好发年龄为 50 岁左右，女性多于男性，右肩多于左肩，多见于体力劳动者。

（3）肩膀周围肌肉有压痛，病程长者可出现肌肉萎缩，外展活动明显受限。

（4）X 线检查：肩榫诸骨无异常。

本病在临床上又分冷骨风型、瘀滞型及虚亏型。

【治疗原则】祛风散寒，活血通络止痛。

【治疗方法】

（1）外治法

1）推抹疗法

推抹疗法，以理筋法为主。方法为：滚法、揉法、捏法，用于肩头前、肩后及肩头外侧。医生用右手（或左手）的拇、食、中指对握三角肌束，做垂直于肌纤维走行方向的拨法，拨动痛点附近的冈上肌胸肌以放松周围肌肉。术者左手扶住肩膀，右手握患者手，做牵拉、搓、抖动和摇转活动。

手法治疗结束后，帮助患者做患肢外展、内收、前屈、后伸等活动，以解除肌肉粘连，有利于功能恢复。

在做手法治疗时，特别是第一次治疗，会引起患者疼痛，医生要注意手法的力度，以患者能忍受为度。

注意事项：对身体衰弱，年龄过大，肩粘连严重及活动范围小者，不宜行手法治疗；施行手法时，疼痛较剧烈不能耐受者，不宜勉强。

2 天 1 次，10 次为 1 疗程。

2）针灸疗法

冷骨风湿型　取肩部周围阿是穴，或肩髃穴、肩髎穴、巨骨穴，配曲池穴、合谷穴。用泻法。1 日 1 次。

瘀滞型　取肩周阿是穴，或肩髃穴、肩髎穴、肩外穴、肺俞穴，用泻法，1 日 1 次。

亏虚型　取肩髃穴、肩髎穴、手三里穴、足三里穴，用补法，1 日 1 次。

3）药物外治法

方 1　活螃蟹 1 只，小百合 2 个。

用法：将螃蟹放入清水中养数日，待其腹中粪便排尽，同百合一同捣烂，外敷患处，固定。每晚贴，晨取，1 日 1 次。

方 2　三百棒、四两麻、苕叶细辛、千锤打、马蹄香各适量。

用法：上药用白酒浸泡 10 天，外用。用时将药酒搽患处，或用酒火疗法治疗患处，1 日 1 次。

方 3　散血草、千里马、红牛膝、接骨草、懒茶叶各适量。

用法：上药鲜品捣烂，外敷患处，1 日 1 次。

方 4　一口血 50 g。

用法：鲜一口血捣烂，外敷患处，1 日 1 次。

（2）内治法

方 1　青藤 20 g，穿山龙 100 g，千年见 20 g，灵仙根 30 g，八角枫根 10 g，白酒 1000 mL。

用法：上药切成饮片，放入瓷罐中，加白酒浸泡 10 日。每次口服 10 ～ 15 mL，每晚 1 次。

方 2　花血藤 15 g，小杆子 15 g，木通 15 g，朱砂莲 15 g，肉追风 15 g，刺追风 20 g，女儿红 20 g，牛膝 10 g，广三七 10 g，炙马钱子 4 粒，白酒 2000 mL。

用法：上药用白酒浸泡 10 日。每次口服 10 ～ 15 mL，1 日两次。

5. 空底地 · kongxdixdif（颈根痛）

该病多因睡眠姿势不良或外感风寒之邪所致，主要临床症状为急性一侧颈根疼痛、酸胀、活动受限等，本病相当于中医的落枕。

【临床表现】

（1）多因睡眠姿势不良或感受风寒所致。

（2）急性发病，睡眠后一侧颈根出现疼痛，酸胀，可向上肢或背部放射，活动不利，活动时伤侧疼痛加剧，严重者使头部歪向病侧。

（3）患侧常有颈肌痉挛，颈根及肩膀处压痛，在肌肉紧张处可触及肿块和条索状改变。

【治疗原则】理筋活络，行气止痛。

【治疗方法】

（1）内治法

方 1　飞龙掌血 10 g，血三七 6 g，散血莲 10 g，豆根 10 g，乌泡刺 10 g。

用法：水煎，内服。1 日 1 剂，分 3 次服。

方 2　搜山虎 20 g，丝棉皮 15 g，香附子 15 g，青木香 15 g。

用法：水煎，内服。1 日 1 剂，分 3 次服。

方 3　地雷 20 g，金腰带 25 g。

用法：药物研末，备用。温开水冲服，1 次 5 g，1 日 3 次。

（2）外治方法

1）手法治疗

按揉法　按揉肩井、肩中俞等穴位。

捏揉法　轻捏揉颈项及患肩，或弹拨压痛点。

滚法　滚颈项及肩背部肌肉，以缓解肌肉痉挛。

颈椎斜扳法　本法适用于椎旁压痛明显或棘突偏歪者，以纠正颈椎小关节错缝。

2）外敷方法　用土家药“接骨散”外敷患处，两日换药 1 次。

3）拔罐疗法　在颈根部及背部用闪罐法或留罐（20 分钟）法，1 日 1 次。

6. 腰杆汽优夺症 · yaoxganx qiufdor zenf（闪腰症）

该病因腰杆扭伤引起，以腰杆一侧或双侧剧烈疼痛，腰活动受限，坐立或行走不便等为主要临床表现，土家医又称“瘀气”“扭伤”，相当于中医的急性腰扭伤。

【临床表现】

（1）腰杆一侧或两侧剧烈疼痛，活动受限，不能翻身、坐立和行走。

（2）腰肌和臀肌痉挛，或可触及条状硬块，损伤部位有明显压痛点，脊柱生理弧度改变。

（3）有腰杆扭伤史，多见于青壮年。

【治疗原则】活血散瘀，赶气消肿，止痛。

【治疗方法】

（1）内治法

方 1　三百棒 5 g，散血莲 10 g，铁灯台 6 g，岩泽兰 10 g，一点血 5 g，马蹄香 5 g，大血藤 10 g，花血藤 10 g，川芎 6 g，茅根 6 g，樟木 10 g。

用法：水煎，内服。1 日 1 剂，分 3 次服。或上药加白酒 1000 mL 浸泡 7 日，内服。1 次 50 mL，1 日两次。

方 2　大救驾 15 g，活血草 9 g，散血莲 9 g，岩火泡 15 g，一支蒿 4 g，落地打 9 g，田七草 15 g。

用法：水煎，内服。1 日 1 剂，分 3 次服。

方 3　飞蛾七 30 g，红麻七 30 g，鸭尾七 30 g，白三七 30 g，牛尾七 30 g。

用法：水煎，内服。1 日 1 剂，分 3 次服，或泡酒内服。

方 4　三百棒 30 g，见血飞 30 g，九龙盘 30 g，三月泡根 30 g。

用法：水煎，内服。1 日 1 剂，分 3 次服。

方 5　白三七 30 g，土三七 30 g，朱砂根 30 g，八棱麻 30 g，白酒适量。

用法：水煎，内服。1 日 1 剂，兑白酒内服，分 3 次服。

（2）外治法

1）药物外治法

方 1　半截烂 30 g，白四块瓦 30 g。

用法：捣烂，外敷患处，1 日 1 次。

方 2　铁四方 30 g，地胡椒 50 g，蚂蟥（干品）10 g，白酒适量。

用法：蚂蟥在瓦上焙干，与上药共研末。将药末用白酒调匀，外敷患处，1 日 1 次。

方 3　五加皮 30 g，接骨草 30 g，红牛膝 30 g，木瓜 30 g，甜酒汁适量。

用法：捣烂，用甜酒汁调匀，外敷患处，1 日 1 次。

2）手法治疗　按揉法，滚法，弹拨法，斜板法，抹法，拍法。

3）拔罐疗法　在腰杆部走罐或留罐 20 分钟。

八、肛肠科疾病

1. 痔汽也嘎 · zif qiefgax（痔疮）

痔疮，一般是指直肠末端黏膜下和肛管皮下的静脉丛发生扩大、曲张形成柔软的静脉曲张团，多见于成年人。根据其发生部位的不同，可以分为内痔、外痔和混合痔。

内痔发生于肛管齿线以上，是黏膜下的痔下静脉丛发生扩大和曲张形成静脉团，上覆黏膜，很易出血。好发于截石位的 3 点、7 点、11 点处，又称为母痔区，其余部位发生的痔，均称为子痔。

外痔发生于肛管齿线以下，因痔外静脉丛的扩大曲张或反复发炎而成，上覆皮肤，不易出血，其形状大小不规则。

混合痔为内、外痔静脉丛曲张，相互沟通吻合，括约肌间沟消失，使内痔部分和外痔部分形成一整体者。多发于肛门截石位 3、7、11 点处，以 11 点处最为多见，易于出血。

【临床表现】

（1）内痔

1）一期内痔

便血，色鲜红，或无症状。

肛门镜检查：齿线上方黏膜隆起，色淡红。

2）二期内痔。

便血，色鲜红，伴有肿物漏出肛门外，便后可自行复位。

肛门镜检查：齿线上方黏膜隆起，色暗红。

3）三期内痔

排便或腹压增加时，肛内肿物漏出，不能自行复位，需休息后以手法复位。严重者可发生嵌顿，伴剧烈疼痛，便血或无便血。

肛门镜检查：齿线上方有黏膜隆起，表面有纤维化。

（2）外痔

1）炎性外痔　肛缘皮肤损伤或感染，红肿或破溃成脓，疼痛明显。

2）血栓性外痔　肛缘皮下突出青紫色肿块，局部皮肤水肿，肿块初起软，疼痛剧烈，逐渐变硬，可活动，触痛明显。

3）曲张性外痔　久蹲或排便时，肛缘皮下有软青紫色团块隆起（静脉曲张团），伴坠胀感，团块按压后可消失。

（3）混合痔

1）便血及肛门部肿物，可有肛门坠胀，异物感或疼痛。

2）有局部分泌物或瘙痒。

3）肛管内齿线上下某一方位出现肿物（齿线下压可为赘皮）。

（4）痔核分期

外痔一般不分期。分期仅用于内痔。

Ⅰ期　痔核较小，质柔软，表面色鲜红或青紫，大便时痔核不脱出肛外，常与大便摩擦出血。

Ⅱ期　痔核较大，大便时痔核脱出肛外，大便后可自行回纳，出血量较多，呈点滴状或喷射状。

Ⅲ期　痔核更大，表面微带灰白色（纤维型内痔），大便时经常脱出肛外，甚至行走、咳嗽、喷嚏、站立时也会脱出，不能自行回纳，须用手推回或平卧、热敷后才能回纳，便血不多或不出血。

Ⅳ期　痔核脱出而嵌顿，可致肿痛加剧。痔核糜烂，坏死。长期便血，可出现贫血。

【治疗原则】赶火败毒，燥湿凉血，活血祛瘀，补中益气。

【治疗方法】

（1）内治法

方 1　水黄连 6 g，散血莲 15 g，罩嘎 10 g，苍术 10 g，辣子七 20 g，黄剥皮 10 g，血当归 15 g，红臭牡丹根 10 g，泽泻 10 g，大路边黄 15 g，苦痧药 15 g。

用法：水煎，内服。1 日 1 剂，分两次服。

本方适用于湿热下注型痔疮。

方 2　生地黄 15 g，当归 10 g，地榆 10 g，槐花 6 g，红臭牡丹根 10 g，狗屎柑壳 10 g，升麻 10 g，防风 10 g，土金茶根 10 g。

用法：水煎，内服。1 日 1 剂，分两次服。

本方适用风热燥肠型痔疮。

方 3　算盘子根 15 g，仙鹤草 10 g，水冬瓜根 15 g，狗肉 200 g。

用法：将上述 3 种鲜药洗净，狗肉切片。药同狗肉一同放入瓦罐内用火炖，熟后去药渣，内服狗肉和汤液。1 日 1 剂，分 3 次服。

方 4　苦痧药 50 g，生地黄 50 g，荆芥 25 g。

用法：水煎，内服。1 日 1 剂，分两次服。

方 5　苦痧药 60 g，鸡蛋 2 个，红糖 50 g。

用法：苦痧药水煎，去渣，放入鸡蛋，加红糖温火煮，待鸡蛋熟后，去壳。鸡蛋、药汤内服，1 日 1 剂。

方 6　三百棒子 100 g，猪大肠 100 g。

用法：猪大肠洗净，将三百棒子放入猪大肠内（不放盐），用文火蒸熟。2 日 1 剂，1 日两次。

方 7　苦痧药 20 g，汁儿根 30 g，酸浆草 30 g。

用法：水煎，内服。1 日 1 剂，分两次服。

（2）外治法

1）熏洗法：以药物加水煮沸，先熏后洗；或用毛巾蘸药液趁热敷患处，冷则更换。本法具有活血消肿、止痛、止痒、收敛等作用。

方 1　五倍子、朴硝、桑寄生、莲房、荆芥各 30 g，九里光、黄剥皮各 20 g。

用法：水煎，药水外洗患处，1 日 1 次。

方 2　苦参、菊花各 60 g，蛇床子、鸳鸯花各 30 g，白芷、黄剥皮、地肤子各 15 g，水菖蒲 10 g。

用法：水煎，外洗患处，1 日 1 次。

2）外敷法：以药物敷于患处，达到清火、消肿、止痛、收敛、止血之目的。

方 1　五倍子，大者选一个，汁儿根适量，轻粉 0.9 g，冰片 0.15 g。

用法：将五倍子凿一孔，将阴干汁儿根揉碎，填入五倍子内，用纸塞孔，湿纸包之，煨片时，取出去纸，研为细末。每药末 3 g 加轻粉 0.9 g、冰片 0.15 g，共研极细，用时，干搽于痔核上。

方 2　煅田螺 30 g，煅咸橄榄核 30 g，冰片 1.5 g。

用法：共研细末，香油调，敷患处，1 日 1 次。

方 3　五倍子花 30 g，茶油适量。

用法：五倍子花焙干，研末，用茶油调匀，外敷患处，1 日 1 次。

方 4　玉簪子花叶，桐油适量。

用法：鲜药洗净，捣烂，兑醋，放入锅中炒热（约 45 ℃），用药物热敷患处。

方 5　鲜鸡屎藤 100 g，醋适量。

用法：鲜药洗净，捣烂，兑醋，放入锅中炒热（约 35 ℃），将药渣直接放入肛门内。

本方适用于内痔。

方 6　桑螵蛸、苦痧药、茶油各适量。

用法：将苦痧药焙干，加桑螵蛸研末，备用。将茶油放入锅中，以温火加热。用热茶油将药末调匀，外敷患处，1 日 1 次。

方 7　野猫骨 100 g，白酒适量。

用法：将野猫骨煅烧成灰，研末，用白酒调匀，外用。用时扩开肛门，将药涂在内痔核上。1 日两次。

方 8　狗尿脬 1 只，茶油适量。

用法：狗尿脬焙干，研末，茶油烧热，与药末调匀成糊状，外敷患处，1 日 3 次。

（3）手术治疗

经用药物治疗效果不明显者，可选择手术治疗，其方法参照“痔疮”手术疗法操作常规。

2. 热色咚嘎滴 · rer serdongrgaf dir（老鼠抠粪门）

该病为肛痈成脓自溃或切开后形成窦道。中医及西医均称之为肛瘘，或称肛漏，又称痔漏。

肛瘘多是肛周脓肿的后遗症。一般由原发性内口、瘘管和继发性外口三部分组成，亦有仅具有内口或外口者。内口为原发性，绝大多数在肛管齿线平面的肛窦上，外口是继发的，在肛门周围皮肤上，常不止一个。

【临床表现】

（1）有肛痈病史。病灶有外口、管道、内口等。

（2）肛周破溃流脓，外口可暂时愈合，导致蓄脓，呈急性发作的肛痈表现。

【分类】

（1）低位单纯性肛漏　只有一条管道，且位于肛管直肠环以下。

（2）低位复杂性肛漏　具有两条以上管道，位于肛管环以下，且有两个以上外口或内口。

（3）高位单纯肛漏　只有一条管道，穿越肛管直肠环或位于其上。

（4）高位复杂性肛漏　管道有两条以上，位于肛管直肠环以上，且有两个以上外口或内口。

【治疗原则】赶火败毒，利湿去腐。

【治疗方法】

（1）内治法

方 1　黄剥皮 10 g，山姜根 10 g，枞茯苓 10 g，泽下 10 g，臭牡丹皮 10 g，尿珠子 20 g，土薯蓣 10 g，通草 10 g，脚板苕 10 g，隔山消 15 g。

用法：水煎，内服。1 日 1 剂，分两次服。

方 2　黄珠子 15 g，鸳鸯花 15 g，飞落伞 15 g。

用法：水煎，内服。1 日 1 剂，分两次服。

方 3　青蒿 10 g，臭牡丹皮 10 g，生地黄 15 g，乌龟壳 10 g，羊胡子根 10 g，翘壳 10 g，白山姜 10 g，脚板苕 10 g。

用法：水煎，内服。1 日 1 剂，分两次服。

（2）外治法

方 1　苦痧药 15 g，黄剥皮 15 g，巴把蔸 15 g，山姜根 15 g，铁灯台 15 g，蛇床子 15 g，鸳鸯花 10 g。

用法：水煎，外用。先用热药水熏，后用药水洗浴（坐浴）患处，1 日 1 剂。

方 2　尚岩席 100 g，酸筒杆 100 g，苦痧药 100 g。

用法：水煎，外用。先用热药水熏，后用药水洗浴（坐浴）患处，1 日 1 剂。

（3）手术治疗

本病临床以手术治疗为主。常用的手术有挂线疗法、切开疗法，以及切开与挂线疗法结合等三种手术方法。

3. 色罗利 · serlorlif（脱肛）

该病是指直肠黏膜或直肠全层脱垂，少数可发生部分乙状结肠向下移位，脱出肛门外的一种疾病。如小儿气血未旺，老年人气血衰退，中气不足，或妇女分娩用力耗气，致气血亏损，以及慢性泻痢，习惯性便秘，长期咳嗽均易致气虚下陷，固摄失司，而导致脱肛。本病也被称为直肠脱垂，民间又称之为吊迭肚。

【临床表现】

（1）不完全脱垂　多见于排便或腹压增大时，直肠黏膜脱出，色淡红，长度

＜ 4 cm，质软，不出血。便后能自行收回，肛门功能良好。

（2）完全性脱垂　排便或腹压增加时，直肠全层脱出，色红，长度 4 ～ 8 cm，呈圆锥形，质地软，表面为环状、有层次的黏膜皱壁。肛门括约肌功能下降，便后脱出物不易收回。

（3）重度脱垂　排便或腹压增加时，直肠全层或部分乙状结肠脱出，长度＞ 8 cm，呈圆柱形，表面有较浅的环状皱襞，较厚。肛门松弛，括约肌功能明显降低，脱出物不能收回，需以手法复位。

根据临床症候可分为湿热下注、脾虚气陷两大类。

【治疗原则】补中益气，升提固摄。

【治疗方法】

（1）内治法

方 1　大血藤 20 g，小血藤 20 g，五花血藤 20 g，下搜山 15 g。

用法：水煎，内服。1 日 1 剂，分 3 次服。

方 2　克马肉 100 g。

用法：克马肉煮熟，加适量食盐，内服。1 日 1 剂，分两次服。

方 3　土人参 30 g，糖罐子 10 g，山茱萸 10 g，白术 10 g，炙甘草 6 g。

用法：水煎，内服。1 日 1 剂，分两次服。

本方适用于元气虚弱所致脱肛。

方 4　黄剥皮 10 g，泽下 10 g，臭牡丹根 10 g，尿珠子 15 g，狗屎柑壳 10 g，飞落伞 15 g，地丁 15 g。

用法：水煎，内服。1 日 1 剂，分两次服。

本方适用于湿热下注型脱肛。

（2）外治法

宜以收敛、固涩为主。

熏洗法

方 1　苦痧药、菊花各 60 g，蛇床子、鸳鸯花各 30 g，白芷、黄剥皮、地肤子各 15 g，菖蒲 9 g，石榴皮、枯矾、五倍子各 20 g。

用法：水煎，熏洗，1 日两次。

方 2　五倍子、朴硝、桑寄生、莲房、荆芥各 30 g，九里光、黄剥皮各 15 g。

用法：水煎，熏洗患处，1 日两次。

九、皮肤科疾病

1. 王嘎拉泽汽也嘎 · wanrgaxlax cer qiefgax（黄水疮）

本病多因风、湿、热等毒气聚于体内而引起为瘙痒性渗出性皮肤病。病发时，皮肤局部出现红色丘疹、丘疱疹或水疱，融合成片状，瘙痒，抓破后出黄水或清水。土家医又称为“清水疮”，相当于西医的湿疹。

本病皮疹是多种多样的（多形性损害），即急性期可出现潮红、丘疹、水疱、脓疱、渗出、结痂。慢性期出现鳞屑、苔藓化等损害。皮损有融合及渗出的倾向。根据病程和皮损特点，一般可分为急性、亚急性、慢性三种。

土家医的黄水疮，一般是指湿疹的急性期。

【临床表现】

（1）起病急，自觉瘙痒剧烈，灼热。

（2）皮损呈多形性，多为粟粒大红色丘疹、水疱，呈点状或片状糜烂，有渗液、痂皮、脱屑。

（3）皮损常呈对称分面，常见好发部位为头、面、手、腿、阴囊、肛门等。

（4）常反复发作，可发展成亚急性或慢性黄水疮，时重时轻，迁延难愈。

（5）参见亚急性、慢性湿疹的诊断标准。

【治疗原则】赶火败毒，消热利湿，祛风止痒。

【治疗方法】

（1）内治法

方 1　客几要 30 g，若他蛇不利 30 g，拿乌杆 30 g，山芝麻 30 g，飞扬草 30 g，二叶红薯 30 g。

用法：水煎，内服。1 日 1 剂，分两次服。

方 2　朝天一炷香 30 g，九里光 30 g，挖耳草 30 g，戊恩切 30 g，巴把兜 30 g，土荆芥 30 g。

用法：水煎，内服。1 日 1 剂，分两次服。

方 3　席起客几 10 g，黄珠子 10 g，黄包皮 10 g，克马草籽 10 g，客几要 10 g，生地黄 10 g，血当归 10 g，巴巴兜 10 g。

用法：水煎，内服。1 日 1 剂，分两次服。

注：以上方剂，适用于黄水疮的急性期。

（2）外治法

方 1　客几要 50 g，五爪龙 50 g，铁灯台 10 g，花椒叶 6 g。

用法：水煎，外洗。1 日 1 剂，1 日 3 次，外洗患处。

方 2　九里光 30 g，翁密提铺 30 g，席胡漂 30 g，花椒叶 9 g，硫黄 30 g，桐油 10 g。

用法：鲜药洗净，捣烂挤汁，去渣。硫黄研末。将硫黄末兑药汁，加桐油适量调成糊状（膏药状），外搽患处，1 日 3 ～ 4 次。

方 3　五爪龙 30 g，窝写太（猫爪刺）30 g，醋适量。

用法：上药焙干，研末。药末用醋调成膏，外敷患处。黄水疮未流水者，用干粉外撒患处，1日1次。

方4　何首乌叶20 g，红满天星20 g，补比索20 g，茶油10 g。

用法：上鲜药洗净，捣烂成泥。用茶油调药渣，外敷患处，1日两次。

2. 阿叶科巴剃 · axyer koxbax tix（鬼剃头）

该病是指头皮部毛发突然发生斑片状脱落的一种病症。中医称之为油风或斑秃，相当于西医的圆形脱发。

土家医认为本病的发生是由于肝肾不足，血虚不能上荣，使毛孔开张，风邪乘虚而入，风胜血燥；或肝气郁结，气机不畅，而致气滞血瘀，发失所养。西医认为本病与神经精神因素、内分泌障碍等有关。近年来有免疫学说认为与抗毛基质细胞抗体的形成有关，部分抑制了毛囊的活性。

【临床表现】

（1）突然发病，大多数无自觉症状，于无意中发现或被他人发现。

（2）初为孤立局限性圆形或椭圆形斑状脱发，头皮光亮，境界清楚，毛囊口也清晰可见。

（3）继续发展则病损的数目、范围均可增多、扩大。

（4）严重者可累及全头部，以致头发大部或全部脱落，此种情况谓之全秃。甚至累及全身毛发，包括眉毛、胡须、腋毛、阴毛等，都可脱落，此种情况谓之普秃。

（5）在恢复时，脱发部位开始生长毛发，大都细软呈黄白色，类似毳毛，日渐粗硬，终至恢复正常。

【治疗原则】活血养血，补肾舒肝，祛风润燥。

【治疗方法】

（1）内治法

方1　血当归200 g，何首乌200 g，土荆芥200 g，马鞭草200 g，箭叶秋葵200 g。

用法：加水8000 mL煮开，30分钟后去渣，加白糖1000 g，熬成膏状至3000 g，内服。1次30 g，1日3次。

方2　南瓜叶30 g，丝瓜叶30 g，苦痧药30 g，升麻30 g，豨莶草20 g。

用法：水煎，内服。1日1剂，分3次服。

方3　当归10 g，川芎10 g，自动草10 g，黑药10 g，木瓜10 g，菟丝子10 g，白芍药15 g，鱼腊树子15 g，墨斗草15 g，狗屎柑壳10 g，柴胡10 g。

用法：水煎，内服。1日1剂，分两次服。

（2）外治法

方1　生姜适量。

用法：生姜切片，外用。用鲜姜片直接搽患处，1日3～4次。

方2　豨莶草、白酒各适量。

用法：洗净，捣烂。用白酒调匀，外敷患处，1日1次。

方3　马蹄香50 g，侧柏叶100 g，补骨脂50 g，白酒200 mL。

用法：药物用白酒浸泡7天，去渣。药酒搽患处，1日3～4次。

方4　侧柏叶30 g，巴山虎12 g，制附子15 g，酸醋50 mL。

用法：药物研末，用酸醋密封浸泡15日。药液外搽患处，1日3～4次，30日为1疗程。

3. 起盘 · qixpanr（风团）

该病多由风邪之气，或某些食物、药物过敏所致。三元之毒气外泄可引起身体瘙痒，搔之出现红斑隆起，形如豆瓣，堆累成片或聚成团，风团发无定处，忽隐忽现，消失后不留痕迹。土家医称之为风团、风坨、发风赤病，相当于中医的瘾疹，与西医的荨麻疹。土家医又将风团分为：冷风团、热风团、药毒风团等。

【临床表现】

（1）突然发作，皮肤出现大小不等、形状不一的水肿性斑块，周围境界清楚。

（2）皮肤剧烈瘙痒，风团时起时落，发无定处，消失后不留痕迹。

（3）部分患者时有发热、关节痛、腹痛腹泻等症状。患者可发生呼吸困难，甚者可造成窒息。

（4）皮肤划痕试验阳性。

（5）“起盘”经过三个月以上不愈，或反复间断发作者为慢性起盘。

【治疗原则】赶火败毒，祛风止痒，清热消疹。

【治疗方法】

（1）内治法

方1　风轮草15 g，野菊花15 g，野薄荷10 g，血水草10 g，苦痧药15 g，紫萍12 g，韩信草10 g。

用法：水煎，内服。1日1剂，分3次服。

方2　一枝黄花30 g，积雪草20 g，假甘草20 g，徐长卿30 g，三角枫30 g。

用法：水煎，内服。1日1剂，分3次服。

方3　若他蛇不制15 g，苦痧药20 g，蝉蜕10 g。

用法：水煎，内服。1日1剂，分两次服。

方4　碎米子树60 g，野薄荷15 g，野荆芥15 g，马蹄香15 g，阴阳合60 g。

用法：水煎，内服。1日1剂，分3次服。

本方适用于冷风团、药毒风团。

方5　巴把兜30 g，狗屎草50 g，山芝麻15 g。

用法：水煎，内服。1日1剂，分两次服。

（2）外治法

方 1　九里光 50 g，蚌壳草 50 g。

用法：水煎，外用。用药水洗患处，1 日 1 剂，1 日两次。

方 2　肤麻草 30 g，石南藤 30 g，水菖蒲 20 g，艾叶 10 g，路路通 20 g。

用法：水煎，外用。用药水洗患处。1 日 1 剂，分 2 ～ 3 次外洗。

方 3　猪秧秧草适量。

用法：鲜药洗净，捣碎，压汁。用药汁搽患处，1 日 3 ～ 4 次。

方 4　枫杨树球 30 g，艾叶 20 g。

用法：水煎，外用。用药水洗患处，1 日 3 ～ 4 次。

方 5　苦痧药 30 g，黄剥皮 30 g，土大黄 20 g，双钩藤 20 g，枞树针 20 g。

用法：水煎，外用。用药水外洗。1 日 1 剂，1 日两次外洗。

4. 干格闹汽也嘎 · ganxgerloaf qiefgax 闹疮

该病是由虫邪（疥虫）或风火毒气侵袭肌肤所致的一种急性传染性皮肤病，以手指缝、手腕、肚脐周围、腹股沟、股部等处皮肤发生小水疱，夜间奇痒为特征。土家医又称干格闹，相当于西医的疥疮。

【临床表现】

（1）皮损处有淡红色小丘疹、血疱疹，如针头至粟米大小不等。阴部有时可见褐红色小结节，奇痒难忍，尤以夜间为甚。

（2）闹疮好发于手指间、手腕部、夹子窝、胸腹、腹股沟等皱壁处，重者可泛及全身。

（3）有闹疮患者密切接触史。

（4）实验室检查：皮损处可查出疥虫。

闹疮在临床上可分为风热与湿热两类。

【治疗原则】赶火排毒，祛风止痒。

【治疗方法】

（1）内治法

方 1　白花蛇舌草 30 g，苦痧药 30 g，一枝黄花 30 g，飞扬草 30 g，巴把兜 30 g，何首乌 30 g。

用法：水煎，内服。1 日 1 剂，分 3 次服。

方 2　见风消 30 g，黄柏 15 g，苦痧药 15 g，攀枝花 30 g。

用法：水煎，内服。1 日 1 剂，分两次服。

（2）外治法

方 1　硫黄 100 g，桐树叶 100 g。

用法：水煎，外用。药水外洗患处或全身泡澡。1 日 1 剂，1 日 1 ～ 2 次。

方 2　茶枯 100 g，烟茎 100 g，硫黄 10 g。

用法：水煎，外用。药水外洗患处或全身泡澡。1 日 1 剂，1 日 1 ～ 2 次。

方 3　苦痧药 100 g，硫黄 50 g。

用法：苦痧药焙干，研末，硫黄研末。用医用凡士林调成膏状，外搽患处，1 日 2 ～ 3 次。

方 4　苦痧药 50 g，羊耳菊 50 g，古山龙 30 g。

用法：水煎，外用。药水外洗患处。1 日 2 ～ 3 次。

方 5　苦楝对树皮 100 g，野棉花根 100 g。

用法：水煎，外用。药水外洗患处，1 日 2 ～ 3 次

5. 及爬癣 · jirpar xianx（烂脚丫）

烂脚丫，俗称脚气。该病是由湿毒侵袭脚趾丫（吉米梯 jirmirtir）所致，以脚趾白斑湿烂或趾间起小水疱为特征，相当于中医的湿脚气和西医的足癣。

【临床表现】

（1）脚丫间浸渍白皮，伴恶臭，剧“思额阿”（痒 sixngar）。或脚趾起水疱，夏秋为甚。

（2）湿脚多汗者易患本病。

（3）真菌培养或镜检多为阳性。

（4）湿热型烂脚丫可见脚丫水疱密集，糜烂流水，瘙痒疼痛，或有低热。舌苔薄黄，脉滑快。

【治疗原则】赶火利湿，祛风止痒。

【治疗方法】

方 1　苦痧药 50 g，苦楝树皮 50 g，醋 100 g。

用法：药物切碎，浸泡在醋液中 24 小时，备用。用时外搽患处，1 日 4 ～ 5 次。

方 2　川椒粉 5 g，马桑树尖 10 g，雄黄 10 g，菜油适量。

用法：药物共研末，药末用菜油调匀，外搽患处，1 日 2 ～ 3 次。

方 3　醋糟 50 g。

用法：用温水兑醋糟泡洗患处，1 日 1 次。

注：醋糟为有机发酵酿醋后所余的残渣。

方 4　土大黄叶适量。

用法：将鲜药大黄叶放在火上轻烤，而后挤汁，用药汁外搽患处，1 日 2 ～ 3 次。

方 5　五爪龙 20 g，苦痧药 20 g，铁灯台 15 g，川椒 10 g。

用法：水煎，外用。用药水泡洗患处，1 日 1 次。

方 6　鲜三步跳、醋各适量。

用法：将鲜药洗净，用三步跳磨醋，药汁外搽患处，1 日 3 次。

6. 没朴那汽也嘎 · merpuflax qiefgax（蛇斑疮）

蛇斑疮，是因中元肝、肚内蕴湿热，兼感邪毒所致的一种皮肤病。发病时，皮肤上出现成簇水疱，痛如火烧，多见于腰部，故称"腰带疮"，发生于身体其他部的称为"蜘蛛疮"。其特点为：有成簇水疱沿身体一侧呈带状分布，排列如蛇行，剧痛。本病相当于中医的蛇串疮，又称缠腰火丹、蛇火丹、火带疮，相当于西医的带状疱疹。

【临床表现】

（1）皮疹出现之前，患部有皮肤刺痛，灼热之感，伴周身轻度不适、发热。

（2）皮损多为绿豆大小的水疱，基底色红，簇集成群，排列呈带状，沿一定神经走向呈单列分布，皮损发生于头面部，病情较重。

（3）自觉症状明显，疼痛难忍，或有皮疹消退后的后遗疼痛。

临床上分为湿盛、热盛及血瘀三类。

【治疗原则】赶火败毒，利湿消疹。

【治疗方法】

（1）内治法

方 1　席起客儿（地胆草）10 g，布刮黄嘎那（黄珠子）10 g，鲜地黄 10 g，泽下 10 g，柴草 10 g。

用法：水煎，内服。1 日 1 剂，分两次服。

方 2　血风藤 10 g，鸳鸯花藤 10 g，苦楝子 10 g，木香 10 g，桃子骨 10 g。

用法：水煎，内服。1 日 1 剂，分两次服。

方 3　狗肝草 30 g，飞落伞 30 g，三叉苦 30 g，蛇舌草 30 g。

用法：水煎，内服。1 日 1 剂，分两次服。

方 4　半枝莲 30 g，朱砂莲 30 g，野菊花 30 g。

用法：水煎，内服。1 日 1 剂，分两次服。

方 5　板蓝根 30 g，大青叶 30 g。

用法：水煎，内服，1 日 1 剂。

（2）外治法

1）药物外治法

方 1　仙人掌、还阳草（马齿苋）各适量。

用法：鲜药洗净，捣烂，外敷患处，1 日 1 次。

方 2　蛇不过、半边莲、山乌龟叶各适量。

用法：鲜药洗净，捣烂，外敷患处，1 日 1 次。

方 3　铁灯台 1 个，雄黄 10 g。

用法：两药磨水，外搽患处，1 日 3 ～ 4 次。

方 4　紫珠草 20 g，满天星 10 g，踏脚莲 10 g。

用法：鲜药洗净，捣烂，挤汁外搽患处，1 日 3 ～ 4 次。用药渣（不挤汁）外敷患处，1 日 1 次。

方 5　脱脂药棉适量

用法：将药棉撕成薄片，将棉薄片覆盖在疱疹上，用火柴点燃棉片一端灸之（医生根据疱疹片状的大小，取棉薄片覆盖）。注意不要灼伤皮肤，1 日烧灸一次，连续 3 ～ 4 日。

方 6　雄黄 30 g，独蒜 60 g。

用法：雄黄研末，独蒜捣烂如泥，二药拌匀。外敷患处，1 日两次。

方 7　侧柏叶适量，鸡蛋 1 个。

用法：鲜侧柏叶洗净，沥水，捣烂成泥，与蛋清调成糊状。外敷患处，1 日两次。

2）针灸疗法

急性期　针刺患处（局部），亦可根据病位选择针刺穴位。皮疹周围消毒后，用 1 ～ 1.5 寸毫针沿皮刺入皮疹中央，每针间隔 3 ～ 7 cm。留针 60 分钟，用泻法，1 日或两日 1 次。

后遗症期　根据患病部位取穴。

7. 务他爬癣 · wuftaxpar xianx（牛皮癣）

该病初起为风湿热邪滞留肌肤，日久致血虚风燥，肌肤失养。情志抑郁或衣领拂擦、搔抓等皆可诱发或使已有病情加剧。本病好发在颈项两侧，以皮肤肥厚粗糙，瘙痒难忍为特征。因其状如牛颈之皮，厚而坚，故名牛皮癣。又因其好发于颈部，中医称摄领疮，相当于西医的神经性皮炎。

【临床表现】

（1）皮损好发于颈项部，其次发于眼皮，手脚伸侧及腰背、骶、髋等部位。皮损呈对称性分布，或呈线状排列，重者可泛及全身。

（2）皮损如牛颈之皮，肥厚坚硬，搔之脱屑，抓之如枯木，瘙痒剧烈难忍。

（3）病程较长，反复不愈。

（4）牛皮癣多见于情志不遂，夜寐不安的成年人。

临床上分血虚风燥、风湿热重等证型。

【治疗原则】赶火败毒，祛风止痒，养血除湿。

【治疗方法】

（1）内治法

方 1　苦痧药 15 g，生地黄 15 g，当归 15 g，防风 10 g，生石膏 10 g，蝉蜕 10 g，荆芥 10 g，山姜 10 g，羊胡子根 10 g，山芝麻 10 g，罩嘎刺 10 g

用法：水煎，内服。1 日 1 剂，分两次服。

方 2　生地黄 10 g，当归 10 g，荆芥 10 g，防风 10 g，柴胡 10 g，川贝 10 g，虫衣

10 g，白鲜皮 10 g，野薄荷 10 g，臭牡丹根 10 g。

用法：水煎，内服。1 日 1 剂，分两次服。

（2）外治法

方 1　野棉花根 30 g，水蜈蚣 20 g，蜈蚣 3 条，千脚虫 1 条，鲜鸡蛋 1 个。

用法：野棉花根、水蜈蚣水煎，去渣，药液备用。蜈蚣、千脚虫焙干，研末。鸡蛋去壳，取出蛋清，备用。将药末倒入药液中，加鸡蛋清调成糊状（膏药状）。治疗时，先用白酒或酒精擦患处，待干后再用药膏搽患处。1 日 2 ～ 3 次。

方 2　阿斯木叶、野棉花叶、野芫荽、铺地黄、茶油各适量。

用法：将上药洗净，焙干研末，备用。治疗时，先用淘米水洗患处，后用茶油搽患处，再将药粉撒在患处，1 日 1 次。

方 3　土大黄、茶油各适量。

用法：将土大黄煅存性（灰状）。用时将茶油与土大黄调成糊状，外敷患处，1 日 1 次。

方 4　土荆芥、如意花、毛麝香、枞树针、侧柏叶各 50 g。

用法：煎汤浸洗皮损部位，1 日两次。

方 5　火碳母、羊蹄草、大飞扬、黑面神、九里香各 30 g，三椏苦、穿心莲各 20 g。

用法：煎汤浸洗皮损部位，1 日两次。

方 6　大黄、黄柏、黄芩、苦参各 300 g。

用法：共研粉，每 15 g 药粉，加蒸馏水 100 mL，用时摇匀，以药棉搽患处，或以上药煎汤外洗，亦可，1 日两次。

方 7　百部 30 g，75 % 乙醇 100 mL，或上好白酒亦可。

用法：将百部浸泡入酒内，1 周后使用。将药液直接涂于皮损处，1 日 3 ～ 4 次。

8. 气日阿西汽也嘎 · qif rafxix qiefgax（漆疮）

该病是指因接触生漆所产生的一种以皮肤丘疹、瘙痒难忍为主要表现的急性病证。中医称为漆风疮，相当于西医的接触性皮炎或过敏性皮炎。

【临床表现】

（1）有生漆接触史。

（2）急性发作，皮损主要见于暴露部位和面、颈、四肢等接触部位。

（3）皮损为红斑、肿胀、丘疹、水疱，甚至大疱、糜烂等，在一个时期常以其中一种为主要表现。皮疹边界清楚鲜明，局限于接触部位。

（4）若长期接触，反复发作，可演变成慢性，呈苔藓样变。若发生在组织疏松部位如眼睑、包皮、阴囊等处，则呈红色的局限性水肿，无明显边界。

【治疗原则】赶火败毒，祛风止痒。

【治疗方法】

（1）内治法

方 1　飞扬草 15 g，野荆芥 10 g，野鸦椿 10 g，一支箭 10 g，野菊花 15 g，防风 10 g，薄荷 12 g，红芍药 12 g。

用法：水煎，内服。1 日 1 剂，分两次服。

方 2　龙胆草 15 g，苦痧药 15 g，黄珠子 10 g，生地黄 15 g，土荆条根 15 g，石膏 30 g，防风 10 g，才胡 10 g。

用法：水煎，内服。1 日 1 剂，分两次服。

（2）外治法

方 1　一支箭 30 g，九里光 30 g，八棱麻 30 g。

用法：洗净，捣烂，挤汁外用。用药汁外搽患处；或用上药水煎，以药水外洗患处。1 日 2 ～ 3 次。

方 2　绿茶 30 g，黄剥皮 30 g，马齿苋 30 g，羊蹄草 30 g，石苇 30 g。

用法：水煎，外用。药水洗患处，1 日 3 ～ 4 次。

方 3　蛇不过叶、油菜叶各适量。

用法：鲜药在火上烤软，捣烂，用纱布包扎挤汁，外用。用药汁外涂患处，1 日 4 ～ 5 次。

方 4　活螃蟹 1 只（或多只），鲜韭菜 20 g，白果叶 20 g，荷叶 20 g。

用法：白果叶、荷叶水煎，外用。活螃蟹、韭菜捣烂，挤汁外用。先用药水洗患处，后用螃蟹韭菜鲜药汁外涂患处，1 日 3 ～ 4 次。

方 5　苦痧药 50 g，芒硝 60 g，甘草 50 g，一支箭 30 g。

用法：水煎，外用。用药水洗搽患处，1 日 2 ～ 3 次。

方 6　九里光、飞落伞、野菊花、木芙蓉叶各适量。

用法：水煎，外用。用药水洗患处，1 日 3 ～ 4 次。

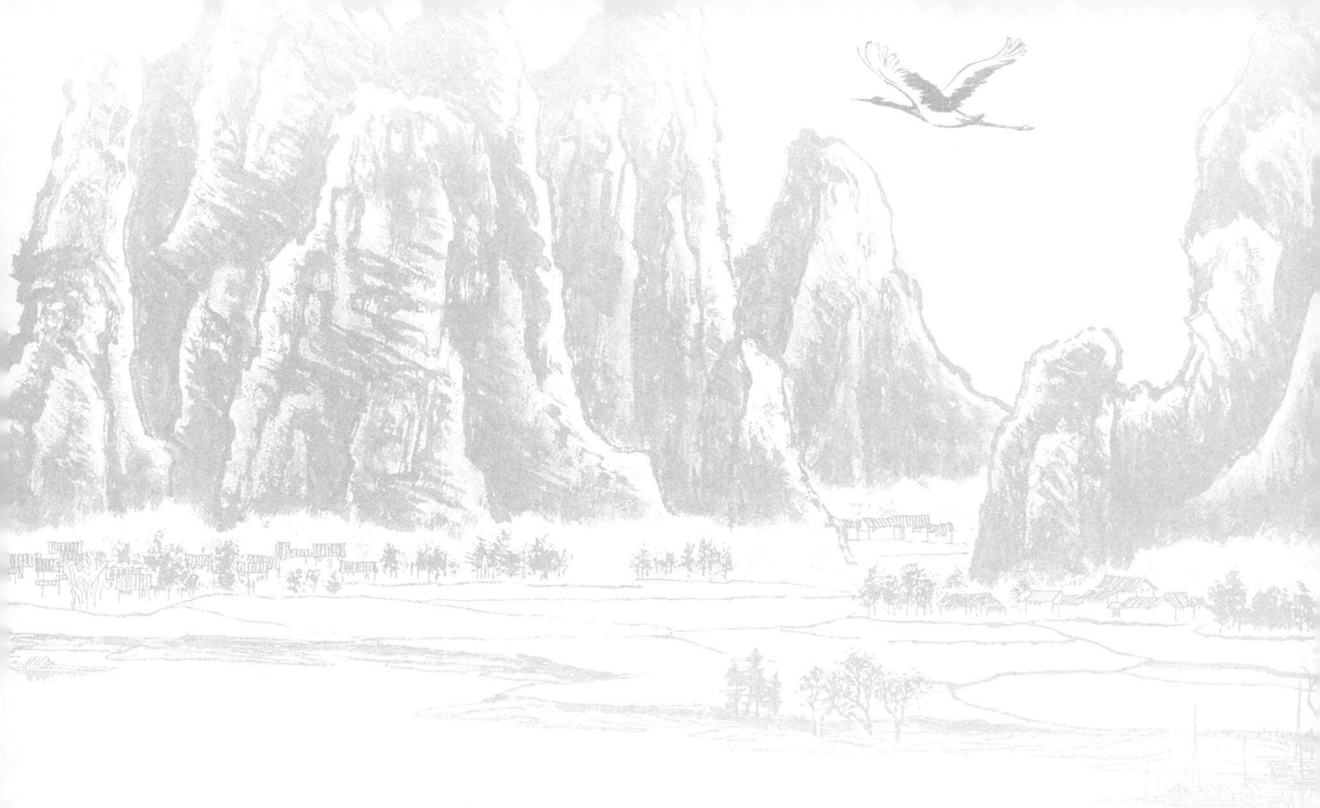

第五章　土家药学

土家族聚居在湘、鄂、渝、黔毗邻的武陵山，以及大娄山、大巴山、巫山余脉等广大地区。由于地处亚热带，地形复杂，适合各种不同气候需求的植物生长。由于本地长期交通不便，居户散在稀少，大部分植被未被破坏。一些在世界上其他地方已灭迹的“活化石”，在此处得以生存下来，这里成为很多动、植物的“避难所”。因此，土家族集居地所处的鄂西、川东及湘西地区有“华中天然药库”的美称，各种动、植、矿物药材资源极为丰富，其中植物药材占98％以上。

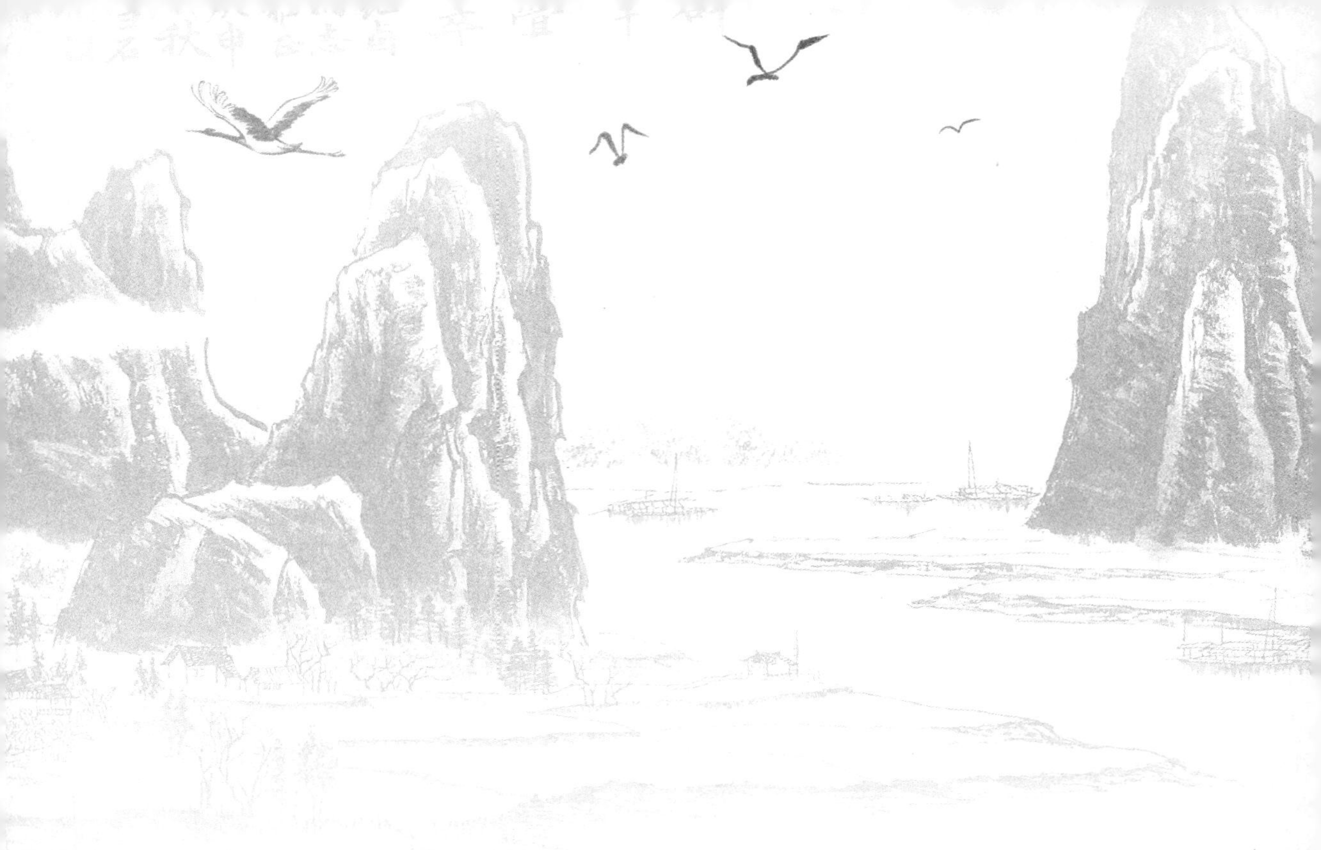

第一节 概 论

一、土家药命名特点

按特殊形态命名：是指根据药物的特殊形态特征而命名，如七叶一枝花的茎单一而叶轮生，根茎像海螺，因而命名“海螺七”和“铁灯台”。

按功能主治命名：如见肿消、散血草等。

按味道命名：如地苦胆、老鸦酸等。

按生活环境特征命名：如雪里见、岩白菜等。

按药用部位命名：如白茅根、韭菜花等。

按颜色特点命名：如黄药子、白龙须等。

直接应用植物名：如鸭跖草、云实等。

二、土家药的分类

土家药的分类比较繁杂，民间分类方法更为多样。土家医较普遍的分类方法，是按作用分为二十一类：赶火败毒药、表药、赶气药、赶风药、赶食药、消水药、下药、止咯药、补养药、止痛药、理神药、止血药、活血药、止屙药、止汗药、喜药、隔喜药、打伤药、打虫药、火疤药、蛇药。

三、土家药采集

土家药物主要为植物药，土家医常自采自用，医药相随。因此，药匠们对每种药物的生长都十分熟悉，比如何药何时采收，用何部位。他们在长期实践中积累了丰富的经验，并编成歌诀：“神药长在深山里，百药满山任你拿，采药时令要记住，采药季节要对勺。春采尖叶夏采枝，花药含苞待放时，秋末冬初挖根茎，果实摘采刚熟时。块根药在夏秋挖，树皮春末夏初剥，草草药物用全株，夏至秋初快采割。挖药采药要留种，切莫一次就挖绝，记清何药长何处，病急需要才熟路。常用药物栽满园，鲜药干药挂堂前，备得奇药三百种，何愁药王不显灵。”此歌谣非常精辟地说明了土家药物采集的时节和方法。

四、土家药炮制

土家医在治疗疾病时，一般多用“生”药，即以鲜品为主。但是，土家医也非常讲究药物的加工炮制，以便药物存储备用，除去非药用部分，除去异味，缓和药性，降低或除去毒副作用，并增强药物疗效以及利于药物有效成分的溶出或煎出等。常用的药物加工方法有捣磨法、切制法、漂制法、泡制法、蒸制法、煨制法、炒制法、炙制法、煮制法、焙法、煅法、水飞法、埋制法、汗渍法、佩干法、露制法、发芽法、发酵法等。

五、土家药性能

土家医认为，药物之所以能防病治病，是由于药物具有使机体三元恢复到正常生理状态的特性，即所谓药物的偏性，亦称药性，包括三性、八味、毒性等内容。

（一）三性

三性即凉（寒）性、温（热）性、平性三种药性。药性凉温，是从药物作用于机体所发生的反应总结出来的，是与所治疾病寒热性质相对立的。故药性的确定以用药反应为依据，以病证寒热为基准。能够减轻或消除热证的药物，一般属于凉性，具有败火、解毒、凉血等作用；反之，能够减轻或消除寒证的药物，一般属于温性，具有赶寒、补火助阳、温经通络、回阳救逆的作用。此外，还有一些凉温偏性不明显，介于寒与热之间的药物，性味平淡，作用比较和缓，故称之为平性。性平是相对而言的，仍未超出温凉二性的范围。

土家药物的“三性学说”与中医学的“四性学说”，本质上是一致的。寒为凉之渐，则寒包括凉；热为温之渐，则热包括温，其相互间只有程度差异而无属性区别。

（二）八味

八味是指酸、甜、苦、辣、咸、涩、麻、淡八种药味，这是在使用过程中直接尝出的，并在长期的医药实践中总结提炼形成。

酸味药物：具有收敛固涩的作用，多用于治疗体虚多汗、久泻久屙、肺虚久咳，如乌梅、木瓜、金樱子治久汗、虚汗、滑精等。

甜味药物：具有补益、和中、缓急等作用，如土人参、土沙参能补气，红枣能和中等。

苦味药物：具有燥湿和泄下的作用，如水黄连、十大功劳能燥湿败火，土大黄能通大便等。

辣味药物：具有发散、赶气、行血等作用，如花椒、姜、山胡椒等可赶风寒、赶气。

咸味药物：具有润下散结的作用，多用于治疗痨、瘿瘤、痰核、疡子等病症，如鳖甲能软坚散结。

涩味药物：具有与酸味药近似的收敛、固涩作用，但多侧重于治疗久病出血、尿频、遗尿、滑精等，如乌贼骨、龙骨、牡蛎能收敛止血、涩精止带。

麻味药物：具有赶寒止痛和赶风的作用，多用于治疗风湿筋骨疼痛、牙痛等，如麻口皮子药可用于治疗风湿关节痛。

淡味药物：具有消水利尿的作用，多用于治疗水肿病、尿积病等，如猪苓、灯心草可用于治疗水肿病、小便短赤等。

（三）毒性

药物的毒性是指药物对机体的损害性。它是药物的基本特性之一，是保证临床用药安全的重要内容。土家医认为药物的毒性是由药物的偏性强弱决定的，当有毒药物的治疗剂量与中毒剂量相近或相当时，临证使用安全度小，易引起中毒反应。无毒药物的安全度较大，但并非绝对不会产生中毒反应。此外，有毒药物偏性强，根据以偏纠偏、以毒攻毒的原则，有毒药物有其可利用的一面。只要在药物贮存、加工炮制、配伍、剂型、给药途径、用量、使用时间以及病人的体质、年龄、证候性质等方面都严格把握，综合考虑，可避免其毒性反应的发生。

六、土家药用法

（一）常用的配伍方法

土家医在诊治疾病过程中常使用单味药，谓之“一法一药治一病”，但也会把多种药物适当配合起来用，利用药物相互间的协同或拮抗作用，以适应治病的需要，充分发挥药物的治疗效果。如土家族民间常用生姜熬汤加香葱根治疗外感风寒，以加强祛寒退热作用。在应用某些单味药物治疗疾病时，可根据病情需要，在常用量的基础上加重分量，以发挥专一的作用。此外，还将能产生拮抗作用的药物配合应用，以改变其性能，减少毒副作用，使其更好地发挥药效。

（二）土家药用法用量

用法：土家医用药以内服和外用为主。内服法主要用于人体“三元物质”——“气、血、精”失调引起的疾病。其用法繁多，常用的有煎服法、炖蒸法、磨汁法、酒泡法、碾末法、蜜丸法、嘴嚼法、外敷法、挤汁法、煨法。常见外用法有外洗法、蒸熏法、点眼法、滴（塞）鼻法、调擦法、冲服法、包吞法、引疗法、含漱法、药灸法、佩挂法等。

用量：土家药匠用药计量比较粗略，常以一把、一兜、一块、一株、一根为计量单位。目前，活跃在土家山寨的药匠们还习惯用旧制，称诸药剂量为几钱、几两等，但大多数土家医已改用公制，如公斤（kg）、克（g）等。土家医对有毒、性烈的药物用量要求较为严格，如八厘麻，一次用量不超过二钱（6 g）。在临床实践中还需视疾病的轻、重、缓、急，以及病人体质、性别、年龄的不同，在用药剂量上有所区分，例如儿童和老年人的用量较青壮年少，体弱病人的用量较体质强的少等。

（三）土家药用药禁忌

土家药匠在医疗实践中，注重用药中出现的“反药”“禁忌”“忌口”等现象，并总结出土家药物配伍禁忌，如“草药十四反”“生药十三反”“草药三十六反”等，并编成歌诀口耳相传。

草药十四反：“草药龙盘反五加，红藤莫与贯藤下。细辛又反垂盆草，八仙不敌乌头膏。血竭又怕过山虎，三虎又被木通欺。要知草药十四反，细辛又怕斑蝥遇。”

生药十三反：“生药盘龙反五加，钩藤浆藤两相差。细辛不入金盆草，八仙又反五爪龙，木通不入搜山虎，山虎（搜山虎、拦路虎、爬山虎）又被木通欺。要知草药十三反，茅根又反八棱麻。”（见《恩施土家族苗族自治州建始县手抄本》）

草药三十六反：“红黑二丸血贯肠，麦子七治晕咳痰，相反就是铁扁担。冷水七治色劳伤，相反就是鸭子七，铁撬黑虎二香丸，大反肿痛半边莲，铁撬牛尾身骨疼，大反蜂子（七）痛又冲。海螺七八角莲，八瓜相反喉闭咽，血见愁与三柱香，大降龙（草）治蛇伤，黑虎七同扁担七，大反色劳羊角七。红绿二南星用生，相反无娘藤、乌毒生二乌，相反四叶和珍珠，白龙过江金不换，相反岩蜂（子）九龙盘。马齿苋顶天柱，相反梅候和皇珠，此赋言明三十六反，切忌使药仔细详。”

在女（妇）科用药方面，土家医一般对孕妇不随便给内服药，外用药也相当慎重。在妊娠期间禁用赶药、下药、提火药等，此类药易导致小产或胎儿发育不良等。此外，在治疗期间还要注意起居调护，饮食禁忌：禁食发物，如雄鸡、鲤鱼、臊羊肉、猪娘肉、虾子、酸菜、魔芋豆腐、葱、蒜等；忌生冷，如新鲜瓜果、冷食、冷饮；禁房事；禁止下水田干活、涉水过河等。

第二节　常用土家药

一、赶火败毒药

高粱七

【土家语】翁巴七　ongx bax qir

【异名】水高粱，山高粱，芭茅三七。

【来源】为禾本科植物拟高粱 *Sorghum propinquum*（Kunth）Hitehc. 的根状茎。

【药性】性冷，味甜、淡。

【功用】赶火生津，化痰止咳，除湿通络，活血止痛。用于治疗高烧不退、肺热咳嗽、风湿关节痛、跌打伤痛等。

【应用举例】

1. 高烧不退　本品性冷，有较强的赶火退烧之功，为治各种原因引起的高烧不退、口渴多饮的主药之一。习与淡竹叶、破铜钱、竹叶菜等配伍，水煎服。

2. 肺热咳嗽　本品又能赶肺火，止咳嗽，化痰浊，多用于治疗肺热咳嗽、吐痰黄稠。多与鱼腥草、荞麦三七、冬古子等配伍，水煎服。

3. 风湿关节痛　本品味淡渗透，有除湿、通络、止痛之效，常用于治疗风湿所致的腰腿关节疼痛，湿邪偏重者尤为适宜。多与水菖蒲、石菖蒲、尿珠子根等配伍，水煎服。

4. 跌打伤痛　本品根茎横走，有活血通络之功；味甜缓急，有疗伤止痛之效，用于治疗跌打伤痛。习与黄三七、剥皮血、一碗血等配伍，童便适量，泡酒服。

此外，本品还可用于治疗食少腹泻、消化不良、吐血、鼻血、月经不调、痛经等。

【用法用量】内服，水煎，30～60 g，鲜品加倍；或泡酒。

石羔

【土家语】是高　sif gaox

【异名】白虎，大石膏，玉大石，细理石，冰石。

【来源】为硫酸盐类石膏族矿物石膏 *Gypsum*。

【药性】性冷，味淡。

【功用】赶火止咳，败毒消肿，收敛止泻。用于治疗高烧不退、肺热咳嗽、牙龈肿痛、小儿水泻等。

【应用举例】

1. 高烧不退 本品性冷，质重沉降，有显著的赶火退烧之功，为治诸病高烧不退之要药。习以生品与灶心土、生姜同用，水煎服。若小儿高烧惊风，常与天麻、虎骨配伍，如天麻虎骨石膏水（方）。

2. 肺热咳嗽 本品赶火止咳之效甚强，为治疗肺热咳嗽的主药之一。习用生品与鱼腥草、金银花、冬古子等配伍，水煎服。

3. 牙龈肿痛 本品有赶火败毒、消肿止痛之效，常用于治疗牙龈肿痛。习单以生品磨水含服或含漱，日数次。

4. 小儿水泻 本品煅熟后性涩，具有收敛止泻之功，可用于治疗小儿水泻。习以熟石膏与茶叶同用，水煎服。

此外，本品还可用于治疗口舌生疮、口臭、鼻息肉、烫伤等。

【用法用量】内服：水煎，50 ～ 200 g，宜先煎。外用：煅用适量，研末撒布患处。

刺黄连

【土家语】他色黄连　tax ser huanr lianr

【异名】土黄连，小黄连，老鼠刺，羊角黄连，黄天竹，土黄柏，刺黄柏，刺黄芩，木黄连。

【来源】为小檗科植物阔叶十大功劳 *Mahonia bealei*（Fort.）Carr.、十大功劳（细叶十大功劳）*Mahonia fortunei*（Lindl.）*Fedde*、宽苞十大功劳 *Mahonia eurybracteata* Fedde. 或安坪十大功劳 *Mahonia eurybracteata Fedde* ssp. *ganpinensis*（Levl.）*Ying et* Bouff. 的根及茎。

【药性】性冷，味苦。

【功用】清热解毒，止痢止泻，消肿排脓。用于治疗湿热泻痢、黄疸尿赤、目赤肿痛、风火牙痛、咽喉肿痛、肺痨咳嗽、感冒发热、脓耳、痈肿疮毒等。

【应用举例】

1. 湿热泻痢 本品性冷赶火，味苦燥湿，为治疗湿热泻痢之主要药物。可单用；或与三颗针、青木香配伍，水煎服。

2. 黄疸病 本品既可赶火除湿，又能利胆退黄，常用于治疗湿热熏蒸肝胆的黄疸病。多与积雪草、垂盆草、地耳草等同用，水煎服。

3. 肺热咳嗽 本品味苦降泄，有赶火止咳之效，可用于治疗肺热咳嗽、咯痰黄稠。常与筋骨草、鱼腥草、冬古子等配伍，水煎服。

4. 肺痨病 本品有赶火、败毒、止咳之功，常用于治疗肺痨病，症见干咳少痰，或痰中带血。多与蚊母草、子上叶、一朵云等同用，水煎服，或制蜜丸服。

此外，本品还可用于治疗感冒发烧、头晕、耳鸣、火牙肿痛、红眼病、水火烫伤等。现又用于治疗细菌性痢疾、急性肠胃炎、肺炎、支气管炎、咽喉肿痛等，外用可治疗眼结膜炎、痈疖肿毒等。

【用法用量】内服：水煎，15 ～ 30 g；或为丸剂。外用：适量，煎汁涂搽。

三颗针

【土家语】安额阿所猛　anx ngax sox mongx

【异名】鸡脚刺，铜针刺，刺黄连。

【来源】为小檗科植物蓝果小檗 *Berberis ueitchii* Schneid. 的根。

【药性】性冷，味苦。

【功用】赶火除湿，败毒止咳，消肿生肌。用于治疗湿热泻痢、黄疸病、肺痨病、水火烫伤等。

【应用举例】

1. 湿热泻痢　本品性冷赶火，味苦燥湿，为治疗湿热泻痢的主要药物。民间常单用，水煎服；也可与天香炉、青木香、四方消等配伍。

2. 黄疸病　本品有赶火除湿之功，常用于治疗湿热熏蒸肝胆所致的黄疸病，多与铁马鞭、铜钱草、地耳草等同用，水煎服。

3. 肺痨病　本品既能赶火，又能败毒止咳，可用于治疗肺痨病，症见干咳少痰。多与百部、矮地茶、苦尽中等配伍，水煎服；或制丸剂。

4. 水火烫伤　本品外用，还可败毒、消肿、生肌，用于治疗水火烫伤。习用根煎浓汁，涂搽伤处。

此外，本品还用于治疗尿路感染、湿疹、目赤火眼、咽痛口疮及疮毒等。

【用法用量】内服：水煎，10 ～ 15 g；或制丸。外用：适量，研末调涂；或煎汁涂。

黄栀子

【土家语】栀子卡普布里　zix zix kax pux buf lix

【异名】栀子，黄珠子，山栀子，支子，黄果子，黄果树，山黄枝，黄栀，越桃，木丹，山黄栀。

【来源】为茜草科植物栀子 *Gardenia jasminoides* Ellis 的果实及根。

【药性】性冷，味苦。

【功用】赶火除烦，凉血止血，除湿退黄，散瘀疗伤。用于治疗高烧心烦、血热出血、黄疸病、扭伤肿痛等。

【应用举例】

1. 高烧心烦　本品性冷，有显著的赶火除烦之功，为治高烧不退、心烦不安的主要药物。多与石膏、鸭跖草、淡竹叶等同用，水煎服。

2. 血热出血 本品可赶火，有凉血止血之效，常用治血热出血。习将本品炒黑，治鼻血多与路边黄、白茅根、旱莲草等同用；尿血多与小蓟、大蓟、龙船泡等配伍，水煎服。

3. 黄疸病 本品性冷味苦，能赶火除湿，多用于治疗湿热熏蒸肝胆所致的黄疸病。常与铁线草、满天星、虎杖等同用，水煎服。

4. 扭伤肿痛 本品外用，能活血散瘀，疗伤止痛，可用于治扭伤肿痛。其方法为：视伤处大小而定，将适量果仁捣烂，加入少量面粉，以酒或醋调匀，干湿适中，敷伤处。每天换药 1 次。

5. 火眼症 取栀子、诃子、川楝子各等分，共为粗末。1 日 1～3 次，每次 3～5 g，口服，可用于治疗火眼症。

此外，本品还可用于治疗火毒疮疡、风火牙痛、风湿骨痛、尿路感染、热毒血痢等。

【用 量】内服：水煎，6～10 g；外用：适量，研末调敷，或兑乳汁点搽。

双蝴蝶

【土家语】他思捏拢席克查　tax six niex nongx xir ker car

【异名】肺形草，甜甘草，藤竹叶，喇叭藤，藤龙胆，天青地红，象皮草，黄金线，胡地莲，穿藤金兰花，铁交杯，蝴蝶草，山蝴蝶，金丝蝴蝶，石板肯，铜交杯，金交杯，大叶竹叶青，四脚喜，花蝴蝶，铁板青。

【来源】为龙胆科植物双蝴蝶 *Tripterospermum chinense*（Migo）H. smith 或峨眉双蝴蝶（心叶双蝴蝶）*Tripterospermum cordatum*（Marq.）H. Smith 的全草。

【药性】性冷，味甜、辣、微苦。

【功用】赶火止咯，补虚健体，活血止痛，败毒消肿，清肺止咳。用于治疗肺热咳嗽咯血、肺脓疡、小儿高烧、小儿虚损、外伤肿痛出血、毒蛇咬伤、风湿疼痛、脱肛痔瘘等。外用治疗疔疮疖肿。

【应用举例】

1. 肺热咳嗽 本品性冷，有赶肺火、止热咳之功，多用于治疗肺热咳嗽，咯痰黄稠。习以全草配冰糖同用，水煎服；或与岩川芎、毛大丁草、金疮小草等配伍。

2. 小儿虚损 本品味甜，有补虚健体之功，可用于治疗小儿虚损，体弱多病。常与野南瓜、土党参、儿多母苦等同用，水煎服。

3. 外伤肿痛 本品味辣行散，有活血疗伤止痛之效，能治疗外伤肿痛。多与小血藤叶、樟树叶、枫树叶，共捣烂敷患处。

4. 毒蛇咬伤 本品性冷赶火，又能败毒消肿，可用于治疗毒蛇咬伤。习用全草一把，捣烂敷伤处；或与五爪龙等同用。

5. 肺痨咯血、久咳、小儿高烧　取藤龙胆 9 ～ 15 g，加糖适量，水煎服。

6. 肺痈　藤龙胆 20 g，天门冬 15 g，百合 15 g，水煎服；或藤龙胆、芦根、冬瓜子各 15 g，薏苡仁 12 g，桃仁 9 g，桔梗 6 g，水煎服。

此外，本品还可用于治疗外伤出血、痈疮肿毒等。

【用法用量】内服：水煎，15 ～ 30 g。外用：适量，煎水熏洗或捣敷。

羊角细辛

【土家语】若克细辛　rof kex xif xinx

【异名】白微，上天梯，三百根，老君须，老龙角，九根角，大白砂，合掌消，白龙须，龙胆白薇，老虎瓢根，婆婆针线包，东白微。

【来源】为萝摩科植物白薇 *Cynanchum atratum* Bge. 的根。

【药性】性冷，味苦，微涩。

【功用】赶火明目，涩精止遗，降气止呕。用于治疗火眼病、低烧不退、男子跑马、身热斑疹、倒奶水、潮热骨蒸、肺热咳嗽、产后虚烦、热淋、血淋等。

【应用举例】

1. 火眼病　本品性冷，有赶火明目之功，常用于治疗目赤肿痛、畏光流泪的火眼病。多与夏枯草、野菊花、千里光等同用，水煎服。

2. 低烧不退　本品既能退高烧，又能退低热，为治体虚低烧不退之主药，多与黄柏、青蒿、野葛等同用，水煎服。

3. 男子跑马　本品味涩性收，能固肾涩精止遗，可用于治疗肾虚不固的男子跑马，习与杉树胶同用，水煎服。

4. 倒奶水　本品味苦降泄，有和胃止呕之功，可用于治疗小儿倒奶水，即呕吐奶水。习用根，捣烂，温开水冲服。

此外，本品还用于治疗肺痨病、血热出血、风湿关节痛、咽喉肿痛、疮痈肿毒、毒蛇咬伤等。

【用法用量】内服：水煎，10 ～ 15 g。外用：适量，鲜品捣敷。

王连

【土家语】这角　zev gor

【异名】鸡爪黄连，川连，支连。

【来源】为毛茛科植物黄连 *Coptis chinensis* Franch. 的根茎。

【药性】性冷，味苦。

【功用】败毒止痢，赶火止痛，除烦安神，消肿散结。用于治疗湿热泻痢、胃脘灼痛、高烧心烦、内痔肿痛、时行热毒、消渴、火眼、口疮、水火烫伤等。

【应用举例】

1. 实热热毒火盛之证 本品为土家族聚集地著名地产药材，性冷味苦，善治热毒，凡各类热毒实证均有应用。

湿热痢疾 本品有显著的赶火败毒、燥湿止泻之功，为治疗湿热腹泻、痢疾的主药。习以本品研末服，每次 3 g，现多入胶囊服。或者取黄连 15 g，黄柏、白头翁、秦皮各 9 g，水煎服。

胃脘灼痛 本品又有赶火止痛之效，常用于治疗火郁中元引起的胃脘灼痛，或呕吐酸水。习单用本品研末冲服，每次 1 ～ 2 g，服法同上。

高烧心烦 本品长于赶心火、除心烦，为用治各种热病高烧不退，心烦不安的主药。多与石膏、黄栀子、淡竹叶等配伍，水煎服。

湿疹 黄连、黄柏各 15 g，石膏 30 g，青黛 9 g。共研细末，香油调敷患处。

内痔肿痛 本品既能赶火燥湿，又可消肿散结，多用于治疗大肠湿热引起的内痔肿痛。习用本品 30 g，鸡蛋 7 个，文火煮之，蛋熟 30 分钟，吃蛋不喝汤，每日两次。

热病吐血、衄血、发斑、疮疡疔毒 取黄连 6 g，黄芩、黄柏、栀子各 9 g，水煎服。

2. 妊娠呕吐、胃热呕吐 常用于治疗呕吐，取黄连 6 g，苏叶 2 g，水煎服。

此外，本品还用于治疗火眼、口舌生疮、牙痛等。

【**用法用量**】内服：6 ～ 10 g，现多入胶囊、丸剂。外用：适量。

黄剥皮

【**土家语**】黄柏他爬 huanr bef tax par

【**异名**】黄柏，黄包皮，黄檗。

【**来源**】为芸香科植物黄皮树 *Phellodendron chinense* Schneid. 的树皮。

【**药性**】性冷，味苦。

【**功用**】赶火燥湿，败毒敛疮，利尿消积。用于治疗湿热泻痢、黄疸、梦遗、淋浊、带下、骨蒸劳热、水火烫伤、痔疮肿痛、尿积症等。

【应用举例】

1. 湿热痢疾 本品性冷、味苦，有显著的赶火燥湿之效，为治疗湿热腹泻、痢疾的主药之一。多单用，水煎服，也可与马齿苋、苦痧药、水杨梅等配伍，水煎服。

2. 水火烫伤 本品外用有败毒敛疮之功，多用于治疗水火烫伤。常单用，研极细粉末，麻油调涂患处，日数次；或煎浓汁，涂伤处。

3. 潮热、骨蒸盗汗 本品还可用于治疗虚热，取黄柏、知母各 9 g，熟地黄、龟板各 15 g。水煎服，或加猪脊髓，丸服。

4. 黄疸　本品能利湿退黄，用于治疗黄疸症，取黄柏、栀子各 9 g，茵陈 15 g，大黄 6 g，水煎服。

5. 尿积症　本品味苦降泄，能赶火利尿消积，为治疗尿积症的常用药。多与鱼腥草、破铜钱、竹叶草等同用，水煎服。

6. 痔疮肿痛　本品有赶火燥湿之功，又常用于治疗湿热下注大肠引起的痔疮肿痛。习以本品研细末，撒布患处，或用茶油调涂。

此外，本品还用于治疗痈疽疮毒、咽喉肿痛、口舌生疮、风火牙痛、关节红肿疼痛、腰带疮、皮肤湿疹等。

【用量】内服：6 ～ 10 g。外用：适量，研末撒布，或调涂，或煎浓汁涂搽。

蜂窝球

【土家语】米马统席克查　mix max tongx xir ker car

【异名】地牯牛，牯牛草，牛枯草，广谷草，锣槌草，灯笼草，棒槌草，铁色草，大头花，夏枯头。

【来源】为唇形科植物夏枯草 *Prunella vulgaris* L. 的果穗及全草。

【药性】性冷，味辣、苦。

【功用】赶火明目，赶风止痛，败毒止咳。用于治疗火眼病、目珠夜痛、伤风头痛、肺痨病、狗咬伤等。

【应用举例】

1. 火眼病　本品性冷，有较强的赶火明目之功，为治红眼病之目赤肿痛的主药之一。习与回头青（酒炒）各等量，研末冲服，每次服 6 g。

2. 伤风头痛　本品味辣行散，有赶风止痛之效，能用于治疗伤风头痛。多与小荆芥、一支箭、土川芎等配伍，水煎服。

3. 肺痨病　本品性冷味苦，有败毒止咳之效，常用于治疗肺痨病，症见干咳少痰。可单用全草煎水服，也可与白及、白果、筋骨草等配伍。

4. 狗咬伤　本品有赶火败毒之功，外用可治疗狗咬伤。习以全草适量，洗净嚼烂敷伤口。

此外，本品还用于治疗头晕目眩、耳鸣、黄疸、疳积、瘰疬、瘿瘤、痄腮、甲状腺肿大、淋巴结结核、乳痈肿痛、乳腺增生、高血压、痔疮、无名肿毒等。

【用法用量】内服：水煎，15 ～ 30 g，单方可用至 100 g。外用：适量，鲜品捣敷。

多须公

【土家语】科此巴托托　kov cix bax tor tor

【异名】大金刀，山兰，六月霜。

【来源】为菊科植物华泽兰 *Eupatorium chinense* L. 的全株。

【药性】性冷，味辣、苦。

【功用】赶火退烧，败毒消肿，活血疗伤。用于治疗高烧不退、喉蛾症、麻疹、跌打肿痛、痈疖肿毒、毒蛇咬伤等。

【应用举例】

1. 高烧不退 本品性冷，有赶火退热之功，常用于治疗多种热性病引起的高烧不退，多与竹叶菜、金银花、九节茶等配伍，水煎服。

2. 喉蛾症 本品有赶火败毒之效，多用于治疗火毒郁结的喉蛾症，症见咽喉肿痛。可与搜山虎、小金刀、万年青等同用，水煎服。

3. 跌打肿痛 本品味辣行散，能活血化瘀、疗伤止痛，多用于治疗跌打损伤，瘀血肿痛。习以全株捣烂，酒调敷伤处。

4. 毒蛇咬伤 本品外用能败毒消肿，可治疗毒蛇咬伤。多与一点白、雷胆子、剪刀草等同用，水煎服，并捣敷伤口。

此外，本品还用于治疗风湿腰腿痛、腹痛、腹泻、外伤出血等。

【用法用量】内服：水煎，20 ～ 30 g。外用：适量，鲜品捣敷。

龙胆草

【土家语】铺胆席克查　puf danx xir ker car

【异名】地胆草，胆草，四叶胆，草龙胆。

【来源】为龙胆科植物龙胆 *Gentiana scabra* Bunge 的根及根茎。

【药性】性冷，味苦。

【功用】赶火明目，燥湿止痒，败毒消肿。用于治疗火眼病、妇女阴痒、阴囊湿疹、毒蛇咬伤等。

【应用举例】

1. 火眼病 本品性冷，有赶火明目之功，为治疗火眼病，目赤涩痛、畏光流泪的常用药物。习以本品煎浓汁洗，或敷于局部；或配伍夏枯草、笔杆草、野菊花等同用。

2. 妇女阴痒 本品冷苦，有赶火、燥湿、止痒之效，为治疗妇女下元湿热之阴部瘙痒、带下黄臭的要药。可煎水，洗患处，或与黄柏、苦参等同用。

3. 阴囊湿疹 本品有赶火、燥湿、止痒之功，又可用于治疗湿热下注的阴囊湿疹之瘙痒难忍，抓破流水。常与三颗针、十大功劳等配伍，水煎，外洗并内服。

4. 毒蛇咬伤 本品外用能败毒消肿，可用于治疗毒蛇咬伤，习以鲜品捣烂敷伤口。

此外，本品还用于治疗肝炎、目赤头晕、耳聋耳肿、咽喉肿痛、惊痫抽搐、小便淋痛、食欲不振、高血压等。

【用法用量】内服：水煎，3 ～ 6 g。外用：适量，鲜品捣敷。

地苦胆

【土家语】里克欸致子阿列 liv keif zif zix ax lex

【异名】金果榄，青牛胆，九牛胆，九龙胆，地苦蛋，九连珠，八不拿，八步拿，金牛胆，金莲胆，山茨菇，破石珠，金线吊葫芦。

【来源】为防己科植物青牛胆 *Tinospora sagittata*（Oliv.）Gagnip. 的块根。

【药性】性冷，味苦。

【功用】赶火败毒，燥湿止痢，消肿散结，止咳利咽。用于治疗喉蛾、咽喉肿痛、口腔炎、扁桃体炎、腮腺炎、淋巴腺炎、感冒、湿热泻痢、痈肿疔疖、痔疮、烫火伤、烧心症、毒蛇咬伤、马铃疡等。

【应用举例】

1. 喉蛾 本品性冷，有较强的赶火败毒消肿之功，为治疗喉蛾之咽喉肿痛的主药之一。单用块根研末，温开水送服，现多入胶囊吞服，每次 3 g。

2. 湿热泻痢 本品性冷赶火，味苦燥湿，常用于治疗湿热腹泻或痢疾，有显著的败毒止泻止痢之功。习用块根研末，服法同前。

3. 毒蛇咬伤 本品有败毒消肿之功，为治疗毒蛇咬伤的常用药。可单用，鲜品洗净捣烂，敷伤口，主治火毒型蛇咬伤，或与半边莲、水黄连同用。

4. 马铃疡（颈淋巴结结核） 本品有赶火败毒之功，又有消肿散结之效，善治马铃疡。习以块根磨醋或酒，涂搽患处。

5. 烧心症 地苦胆、山豆根、青木香各等分，研末，冲服，每次 3 g。

此外，本品还用于治疗胆囊炎、腹痛、流行性腮腺炎、百日咳、痈疮疔毒等。

【用法用量】内服：多入胶囊，每次 3 g；外用：适量，捣敷伤口，或磨汁涂搽。

光棍草

【土家语】泽灯草 cer denx coax

【异名】水灯草，五谷草，灯心草，水灯芯，穿阳剑，秧草，野席草，龙须草，灯草，水葱。

【来源】为灯心科植物灯心草 *Jumcus effuses* L. 的茎髓或全草。

【药性】性冷，味甜、淡、涩。

【功用】赶心火安神，赶毒除湿，利尿消肿。用于治疗小儿发烧、湿热感冒、赤白痢、心烦失眠、尿少涩痛、喉痹、口疮、小便不利等。

【应用举例】

1. 小儿发烧 本品性冷赶火，味甜、淡，功擅清心中烦热，用治小儿发烧尤宜。取灯心草 50 g，水煎服。

2. 赤白痢 本品常用于治疗热痢。取光棍草 50 g，克马草 50 g，捣烂，加红糖或白糖冲服。

3. 尿积症 本品能利水消肿，可用于治疗尿积症之水肿、小便不利。取光棍草、克马草、斑鸿窝各等量，水煎服。

4. 失眠 灯心草煎水代茶喝。

此外，本品还用于治疗小便不利、水肿、湿热黄疸、心烦不寐、暑热便浊、小儿夜啼、创伤等。民间常以灯心草沾桐油烧灯火，治疗小儿疳积、惊风等。

【用法用量】内服：水煎，10 ～ 50 g，或入丸、散。治心烦不眠，朱砂拌用。外用：适量，煅存性研末撒；或用鲜品捣烂敷，扎把外擦；或烧灯火。

淡竹叶

【土家语】母被尔他 mux bif ex tax

【异名】竹叶麦冬，淡竹米，林下竹，碎骨子，山鸡米，金鸡米，迷身草。

【来源】为禾本科植物淡竹叶 *Lophatherum gracile* Brongn. 的全草。

【药性】性冷，味甜、淡。

【功用】赶火生津，退烧止惊，利尿消积，败毒生肌。用于治疗发烧、口渴、心烦、小儿惊风、尿积症、尿血、小便赤涩、淋痛、口舌生疮等。

【应用举例】

1. 发烧口渴 本品性冷味甜，有赶火退烧、生津止渴之功，常用于治疗由各种热病引起的高烧不退、口渴喜冷饮。多与鸭跖草、鱼腥草、野葛等配伍，水煎服。

2. 小儿惊风 本品又有赶火止惊之效，可用于治疗小儿惊风，手足抽搐，多与钩藤花、栀子、土大黄等配伍，水煎服。

3. 尿积症 本品性冷味淡，能赶火利尿消积，可用于治疗膀胱湿热所致的尿积症，多与车前草、三白草、马鞭草等配伍，水煎服。

4. 口舌生疮 本品有赶火败毒生肌之效，常用于治疗火毒上攻所致的口舌生疮，多与十大功劳、天青地白、黄连等配伍，水煎服。

此外，本品还用于治疗感冒、麻疹、鼻衄、牙龈肿痛、咽喉肿痛等。

【用法用量】内服：水煎，15 ～ 30 g。

竹叶菜

【土家语】母尔他哈车 mux ex tax hax cex

【异名】竹节菜，淡竹叶，夜还魂，晒不死，兰花竹叶，鸭鹊草，耳环草，蓝花菜，翠蝴蝶，三角菜，三荚菜，桂竹草，蓝花水竹草。

【来源】为鸭跖草科植物鸭跖草 *Commelina communis* L. 的全草。

【药性】性冷，味甜、淡。

【功用】赶火退烧，利尿消积，败毒消肿。用于治疗高烧不退、咽喉肿痛、水肿尿少、热淋涩痛、痈肿疔毒、痔疮、毒蛇咬伤等。

【应用举例】

1. 高烧不退　本品性冷，有较强的赶火退烧之功，为用于治疗由各种热病引起的高烧不退、烦渴喜饮的主药之一，多与石膏、金银花、刺黄连等配伍，水煎服。

2. 尿积症　本品冷淡，有赶火利尿消积之效，习用于治疗小便频数涩痛的尿积症，多与车前草、茅莓、三裂蛇葡萄等配伍，水煎服。

3. 痔疮肿痛　本品可赶火，能消肿止痛，可用于治疗痔疮肿痛。常单用全草水煎服，同时捣汁搽患处，也可与化香树果同用。

4. 毒蛇咬伤　本品外用又有败毒消肿之效，能用于治疗毒蛇咬伤，多与三叶青、铁灯台、半枝莲等同用，内服并捣烂敷伤口。

此外，本品还用于治疗热感冒、水肿、泻痢、疟疾、跌打损伤、筋骨疼痛等。

【用法用量】内服：水煎，30 ～ 50 g，鲜品加倍；外用：适量，捣敷或捣汁搽。

木芙蓉

【土家语】起思思卡蒙卡普　qiv six six kar mongr kax pux

【异名】地芙蓉，木莲，拒霜，拒霜花，华木。

【来源】为锦葵科植物木芙蓉 *Hibiscus mutabilis* L. 的叶、花及根。

【药性】性冷，味辣、甜。

【功用】败毒消肿，赶火止咯，活血疗伤，开胃进食。用于治疗痈疮肿毒、肺热咳嗽、跌打损伤、吐血、目赤肿痛、腹泻、腹痛、水火烫伤、婴儿不乳等。

【应用举例】

1. 痈疮肿毒　本品性冷赶火，有较强的败毒消肿之功，为治疗痈疮肿毒的主药之一，多用花或叶，捣烂，调鸡蛋清敷患处。

2. 肺热咳嗽　本品性冷，有赶火止咯之效，常用于治疗肺热咳嗽、咯痰黄稠。习用花、叶各等分，焙干碾末，用蜜糖送服，日 3 次，连服数天。

3. 跌打损伤　本品味辣行散，有活血疗伤之功，可用于治疗跌打损伤，多以根与野葡萄根、接骨草、活血丹等同用，水煎兑酒服，或捣烂敷伤处。

4. 婴儿不乳　本品味甜，有开胃进食之效，可用于治疗婴儿不乳。习用鲜花适量捣烂取汁，用丝棉蘸药汁擦口。

此外，还用于治疗妇女红崩白带、腮腺炎、甲沟炎、毒蛇咬伤等。叶晒干研末加茶油调匀，治疗烫火伤、疮疖初期，有较好的疗效。

【用法用量】内服：水煎，20 ～ 30 g；或研末。外用：适量，捣敷。

辣子七

【土家语】趴古七　pax gux qir

【异名】竹叶三七，接骨草，尖惊药，青泽兰，心慌草，化痰青，绿豆青，竹叶青，九节篙，咳风尘，晕病药，四季青，三面青，菜豆青，铁脚万年青，野青仔，肺痨草。

【来源】为爵床科植物九头狮子草 *Peristrophe japonica*（Thunb.）Bremek. 的全草。

【药性】性冷，味辣、微苦。

【功用】活血疗伤，赶火止惊，接骨止血，败毒消肿。用于治疗跌打损伤、小儿惊风、锁喉风、头晕心悸、夏脑瘟、时行感冒、热病发斑、丹毒、急黄、咽喉肿痛、肺热咳嗽、瘰疬、痰核、乳痈、痔疮、白带、月经不调、失眠、无名肿痛、毒蛇咬伤等。

【应用举例】

1. 跌打损伤　本品味辣行散，有较强的活血疗伤之功，为治跌打损伤、瘀血肿痛的常用药，故有“接骨草”之名。习用全草捣汁兑酒服，并敷伤处。

2. 小儿惊风　本品性冷，有赶火止惊之效，常用于治疗小儿惊风、高烧抽搐，故又名“尖惊药”。习与钩藤花、铁灯台、六月雪等配伍，水煎服。

3. 锁喉风　本品性冷赶火，能败毒消肿，多用于治疗火毒郁结的锁喉风，症见咽喉红肿疼痛，甚则呼吸困难，习用全草水煎，含咽缓服。

4. 毒蛇咬伤　本品能败毒消肿，外用可治疗毒蛇咬伤。习以全草洗净，捣烂敷伤口；或与杠板归、一年蓬等同用。

5. 白带、月经不调　九头狮子草 15 ～ 30 g，水煎服。

6. 失眠　九头狮子草 15 ～ 30 g，水煎服。

此外，本品还用于治疗感冒发烧、咳嗽、肺痨、疮疡肿毒等病。

【用法用量】内服：水煎，30 ～ 50 g。外用：适量，鲜品捣敷。

野菊花

【土家语】给司菊　gax six jir

【异名】野黄菊，九月菊，石艾，黄花菊，苦意，毛蒿子，油菊，疟疾草，苦薏，路边黄，山菊花。

【来源】为菊科植物野菊 *Dendranthema indicum*（L.）Des Moul. 的花及全草。

【药性】性冷，味辣、苦。

【功用】发表退热，赶风定眩，赶火明目，败毒消肿。用于治疗风热感冒、肺炎、咽喉肿痛、眩晕头痛、痈肿、疔疮、目赤、瘰疬、天疱疮、湿疹等。

【应用举例】

1. 风热感冒　本品味辣性冷，有较强的发表退热之功，为治风热感冒，发烧头痛的常用药。多与黄桑叶、贯众、金银花等同用，水煎服。

2. 脑风头眩　本品气味芳香升散，有赶风定眩之效，常用于治疗脑风头眩。可单用，水煎服，或与钩藤、天麻、豨莶草等赶风药配伍。

3. 火眼病　本品性冷，能赶火明目，多用于治疗火眼病，症见目赤肿痛、羞明多泪。习与千里光、夏枯草、木贼草等同用，水煎服，并洗眼部。

4. 痈疮肿毒　本品外用能败毒消肿，可用于治疗痈疮肿毒。轻者单用全草捣敷，重者与蒲公英、黄瓜香同用，内服并外敷。

此外，本品还用于治疗百日咳、气管炎、肝炎、白喉、口疮、胃肠炎、跌打损伤、丹毒、疥癣、湿疹等。

【用法用量】内服：水煎，30 ～ 50 g，单方可用至 100 g。外用：适量，鲜品捣敷；或煎水洗。

鸳鸯花

【土家语】翁各卡普　ongx guor kax pu

【异名】银花，二宝花，双花，二花，忍冬花。

【来源】为忍冬科植物金银花 *Lonicera japonica* Thunb. 的花、叶及藤茎。

【药性】性冷，味微甜。

【功用】赶火退烧，赶风发表，通络止痛，败毒消肿。用于治疗高烧不退、风热感冒、风湿关节痛、痈疮疔疖等。

【应用举例】

1. 高烧不退　本品性冷，有显著的赶火退烧之功，为治疗高烧不退之主药，习用花煎水服，也可与黄栀子、石膏、竹叶菜等配伍。

2. 风热感冒　本品以花入药，气味芳香透散，有较强的赶风发表之效，为治风热感冒之佳品。习与水蜈蚣、一炷香、前胡等同用，水煎服。

3. 风湿关节痛　本品藤茎有通络止痛之功，多用于治疗风湿所致肢体关节疼痛。因其性冷赶火，故用治湿热为患尤宜。多与伸筋草、大血藤、金刚藤等配伍，水煎服。

4. 痈疮疔疖　本品为重要的赶火败毒药，善治痈疮疔疖。轻者多单用叶捣敷；重者常与野菊花、千里光、黄瓜香等配伍，内服并敷患处。

此外，本品还用于治疗腹泻、热毒血痢、尿路感染、腮腺炎、痱子、肿毒、瘰疬、痔漏、多种感染性疾病等。

【用法用量】内服：水煎，花 15 ～ 30 g，茎 30 ～ 50 g。外用：适量，鲜叶捣敷，或研末调敷。

犁头草

【土家语】卡铁科巴席克查　kax tiex kox bax xir ker car

【异名】犁头尖，犁口草，紫花地丁，紫金锁，小甜水茄，瘩背草，铧口尖，三角草，烙铁草，地丁草，紫地丁。

【来源】为堇菜科植物长萼堇菜 *Viola inconspicus* Bl. 的全株。

【药性】性冷，味辣、苦。

【功用】赶火败毒，消肿止痛，活血疗伤，燥湿止泻。用于治疗痈疮疔毒、丹毒、目赤肿痛、黄疸、毒蛇咬伤、跌打损伤、湿热腹泻等。

【应用举例】

1. 痈疮疔毒　本品性冷赶火，有较强的败毒消肿之功，为治疗痈疮疔毒的主药之一。习用全株，洗净捣烂敷患处，或与蒲公英、黄瓜香等同用。

2. 毒蛇咬伤　本品有败毒消肿之功，又为治毒蛇咬伤的常用之品。可单用，或与雷胆子、蛇莓、马蹄草等配伍，洗净捣烂绞汁服，药渣敷伤口。

3. 跌打损伤　本品味辣行散，有活血疗伤之效，用于治疗跌打损伤，瘀血肿痛。习与包谷七、辣子七、景天三七等配伍。

4. 湿热腹泻　本品性冷赶火，味苦燥湿，可用于治疗湿热腹泻或腹痛。习以全草适量，煎水当茶饮，或与马齿苋同用。

此外，本品还用于治疗白喉、咽喉肿痛、红眼病、痄腮、瘰疬、乳痈、产后腹痛、肠痈、泻痢、外伤出血等。

【用法用量】内服：水煎，30 ～ 50 g，或捣汁。外用：适量，鲜品捣敷。

飞落伞

【土家语】忙泽席克查　manr cer xir ker car

【异名】乳汁草，黄花地丁，婆婆丁，黄花郎，木山药，矮脚蒲公英。

【来源】为菊科植物蒲公英 *Taraxacum mongolicum* Hand.–Mazz. 的全株。

【药性】性冷，味苦、淡。

【功用】败毒消肿，透湿退黄，赶火明目，利尿消积。用于治疗奶疡疔疮、咽喉肿痛、黄疸病、火眼病、胃灼痛、热泻、胆瘅、肠疡、痢疾、热淋、尿积症等。

【应用举例】

1. 奶疡疔疮　本品性冷赶火，有显著的败毒消肿之功，为治疗奶疡、疔疮之要药。轻者单用鲜品捣敷患处，重者多与毛毛香同用。

2. 黄疸病　本品性冷味淡，有赶火透湿退黄之效，常用于治疗湿热熏蒸肝胆，身目尿黄的黄疸病。多与茵陈蒿、马鞭草、破铜钱等配伍，水煎服。

3. 火眼病 本品又能赶火明目，多用于治疗目赤肿痛之火眼病。可单以水煎服，或与野菊花、笔杆草、野鸡冠花等同用。

4. 尿积症 本品淡透苦泄，有较强的利尿消积之功，常用于治疗尿频、尿急、尿痛之尿积症。习与车前草、鱼腥草、海金沙等配伍，水煎服。

此外，本品还用于治疗带下、阴痒、毒蛇咬伤等，以及解水莽中毒。

【用法用量】内服：水煎，30 ～ 50 g，鲜品加倍。外用：适量，鲜品捣敷。

千里明

【土家语】九灵光 jiux lenr guanx

【异名】千里及，九灵光，九里光，一扫光，千里明，九龙明，天青红，白苏杆，九里明，千里光。

【来源】为菊科植物千里光 *Senecio scandens* Buch.–Ham. 的全草。

【药性】性冷，味苦、辣。有小毒。

【功用】败毒消肿，赶火明目，燥湿止泻，赶风止痒。用于治疗痈疮肿毒、火眼病、湿热泻痢、风坨、风热感冒、咽喉肿痛、湿疹、乳痈、阑尾炎、蛇虫咬伤等。

【应用举例】

1. 痈疮肿毒 本品性冷赶火，有显著的败毒消肿之功，为治疗痈疮肿毒之要药，故有“认得千里光，不怕长疱疮”的俗语。习用全草捣烂外敷，或水煎服。

闹疮 千里光 20 g，苦参 20 g，黄柏 20 g，野烟 10 g，满天星 10 g，冲天炮 10 g。水煎，取液洗澡，每日 1 次。

清水疮 取千里光、田边菊、鸡矢藤各适量，水煎洗患处。

2. 火眼病 本品有赶火明目之效，故有“千里光”“千里明”之名，为治疗目赤肿痛之火眼病的主药。习用全草，用笋壳包好煨热，绞汁滴眼中，也可煎水洗眼或内服。

3. 湿热泻痢 本品冷苦，又有较强的赶火燥湿止泻之功，善治湿热泄泻或痢疾。可单用煎水服，或与金银花、凤尾草、蜂子七等配伍。

4. 风坨 本品味辣，能赶风止痒，多用于治疗皮肤起风坨，瘙痒难忍。常与海蚌含珠同用，水煎洗患处。

此外，本品还用于治疗阴部生疮、痔疮等。全草投入粪坑或污水中，可灭蛆杀孑孓。

【用法用量】内服：水煎，15 ～ 30 g。外用：适量，煎汁外洗，鲜品捣敷，或捣汁滴眼。

白毛藤

【土家语】是嘎阿石二拉 sif gax ar sir ef lax

【异名】毛和尚，毛耳朵，蜀羊泉，毛秀才，金钱绿毛龟，望冬红，毛葫芦。

【来源】为茄科植物白英 *Solanum lyratum* Thunb. 的全草。

【药性】性冷，味苦。有小毒。

【功用】赶火败毒，退烧止惊，利胆退黄，除湿止带。藤叶可治各种癌肿、疮疡肿毒、小儿惊风、黄疸病、风热头痛、热淋、肾炎水肿、带下病等，可根治风湿性关节炎。

【应用举例】

1. 疮疡肿毒 本品性冷，有赶火败毒之功，常用于治疗疮疡肿毒。习用全草，捣烂敷患处，或与芙蓉叶、五爪龙、半边莲等同用。

2. 小儿惊风 本品有赶火止惊之效，可用于治疗小儿高烧，惊风抽搐。多与竹叶菜、铁灯台、钩藤等配伍，水煎服。

3. 黄疸病 本品性冷味苦，能赶火除湿，利胆退黄，可用于治疗湿热熏蒸肝胆的黄疸病。常与地耳草、破铜钱、三爪风等配伍，水煎服。

4. 带下病 本品味苦，又能燥湿止带，常用于治疗带下病。可取毛和尚 25 g，一把伞、三百棒各 20 g，锦鸡儿 30 g，水煎服。

5. 白痢 取毛和尚 30 g，鸭跖草 60 g，水煎服。

此外，本品还用于治疗伤风感冒、尿路感染、虫牙痛、疟疾、水肿、淋病、风湿关节痛、丹毒、皮肤瘙痒、疔疮、癌肿等。

【用法用量】内服：水煎，30 ～ 60 g。外用：适量，鲜品捣敷。

水黄连

【土家语】泽黄连　cer huanr lianr

【异名】鱼胆草，青鱼胆草，河风草，小板凳，小四方草，水灵芝。

【来源】为龙胆科植物川东獐牙菜 *Sweria davidi* Franch 的干燥带花全草。

【性味】性冷，味苦。

【功效】赶火败毒，燥湿止泻，消肿，利湿。用于治疗湿热黄疸、火眼、肺热咳嗽、咽喉肿痛、喉蛾、牙龈出血、腹泻痢疾、痈疽肿疖、腰带疮、淋病、毒蛇咬伤等。

【临床应用】

1. 咽喉肿痛 本品性冷味苦，擅治一切实热热毒火盛之症，如咽喉肿痛，牙龈肿痛出血，可取水黄连 9 g，用 150 mL 开水冲泡 20 分钟，药水内服每次 50 mL，1 日 3 次。

2. 火眼 本品赶毒败火，擅治火眼，水黄连 5 g，用 100 mL 开水浸泡 20 分钟，待药水凉后，用药水洗眼，1 日 3 次。

3. 肠炎、痢疾 本品性冷味苦，有显著的赶火败毒、燥湿止泻之功，为土家族治疗湿热腹泻、痢疾之要药。习以单品研末服，疗效卓著。由湖南湘西自治州民族中医院研制，用于治疗慢性结肠炎的斑龙丸，即以本品为主药。

4. 腰带疮　本品外用有败毒消肿止痛之效，可用于治疗腰带疮。习单用本品研细末，醋调敷患处。

5. 毒蛇咬伤　本品有败毒消肿之功，可用于治疗毒蛇咬伤，可单用，亦多与半边莲、山乌龟配伍。取鲜品各 100 g，洗净捣烂，加冷开水 300 mL，挤汁服。一次 50 ～ 100 mL，日 3 次。药渣敷伤口。适用于五步蛇、烙铁头、竹叶青等以火毒为主的毒蛇咬伤。

6. 慢性宫颈炎　水黄连研末过筛，用凡士林配成 25 % 的软膏，涂患处， 1 日 1 次。用药前用温水坐浴，而后涂药。

7. 急性黄疸型肝炎　水黄连 1000 g，加工成浸膏片，每片含生药 1 g。 1 日 3 次，每次 3 片，30 天为一个疗程。

此外，本品还用于治疗痈疖疔疮、皮肤瘙痒等。

【用法用量】内服：煎汤或泡水，6 ～ 9 g。外用：鲜品适量，捣烂，外敷患处。

大车前草

【土家语】卡切八什此巴　kav ger bar sir civ bav

【异名】苦席，山黄连，三根筋，土黄芩，铺地青，清胆草，方茎牙痛草，凉荞，绿茎牙痛草，双斑獐牙菜，水红菜，翳子草，黑节苦草，黑药黄，走胆草，紫花青叶胆，獐牙菜。

【来源】为龙胆科植物獐牙菜 *Swertia bimaculata*（Sieb. et Zucc.）Hook. f. et Thoms. ex C. B. Clarke 的干燥全草。

【药性】性冷，味苦。

【功用】赶火败毒，消肿止痛，驱蛔。用于治疗感冒、胁痛、湿热黄疸、痢疾泄泻、热淋、咽肿、火眼、肺热咳嗽、蛔虫症、痈肿疮毒、乳痈初起，水煎含漱可治牙龈肿痛。

【应用举例】

1. 腹痛、腹泻，火牙、风牙　本品性冷味苦，擅治一切实热热毒火盛之症。可取獐牙菜 10 g，鸳鸯花 10 g，水煎服。

2. 急、慢性细菌性痢疾　本品可用于治疗痢疾，取苦席 10 g，水煎服。

3. 痈肿疮毒、乳痈初起　本品赶火败毒，外用擅治痈肿疮毒、乳痈初起。用时以鲜品捣敷患处。

此外，本品还用于治疗急性肝炎、慢性肝炎、胆囊炎、肠胃炎、尿路感染、红淋白浊、咽喉肿痛、小儿口疮、烧烫伤等。

【用法用量】内服：煎汤或研末冲服，10 ～ 15 g。外用：适量，捣敷。

四棱草

【土家语】借克欸克欸席克查　jief keif keix xir ker car

【异名】山黄连，龙胆草，四棱草，青鱼草，土黄连，花青鱼胆草，肝炎草，翼梗獐牙菜。

【来源】为龙胆科植物显脉獐牙菜 *Swertia nervosa*（G.Don）Wall. ex C. B. Clarke. 的全草。

【药性】性冷，味苦。

【功用】赶火止泻，除湿退黄，败毒消肿，调经。用于治疗湿热泻痢、黄疸病、喉蛾、火眼症、喉炎、扁桃体炎、结膜炎、疥癣、月经不调等。

【应用举例】

1. 红眼症　本品性冷味苦，擅治一切实热热毒火盛之症。取山黄连 15 ～ 30 g，水煎冲白糖服。或研细末，开水送服，每次 1 ～ 1.5 g，日服 3 ～ 5 次。

2. 蛾子症　本品性冷味苦，有赶火败毒消肿之效，擅治喉蛾。取山黄连全草 15 ～ 30 g，水煎服。

3. 蛇咬伤　本品长于治疗蛇咬伤。冲洗伤口后，将山黄连捣烂外敷，另取 60 g 水煎服。

4. 急慢性痢疾、腹痛　本品性冷赶火，味苦燥湿，为治疗湿热腹泻、痢疾的主要药物之一。常单用本品，水煎服，效佳。

5. 黄疸病　本品能赶火除湿，有较强的利胆退黄之功，故有“肝炎草”之名，常用于治疗湿热熏蒸肝胆的黄疸病。多与田基黄、钓鱼竿、凤尾草等同用，水煎服。

6. 月经不调　本品又有赶火调经之功，可用于治疗火蕴下元之月经不调。取根 12 g，甜酒 50 g，文火煎 40 分钟，取汁服，日服 3 次。

7. 牙龈肿痛　山黄连 9 g。煎水含漱。

此外，本品还用于治疗胆囊炎、痈疮肿毒及妇科炎症等。

【用法用量】内服：水煎，6 ～ 10 g。外用：适量，鲜品捣敷。

佛耳草

【土家语】惹撇思欸　ref piev seix

【异名】锈耳草，耳聋草，石荷叶，岩荷叶，猫耳朵，疼耳草。

【来源】为虎耳草科植物虎耳草 *Saxifraga stolonifera* Curt. 的全草。

【药性】性冷，味微苦。一说有小毒。

【功用】赶火退烧，败毒排脓，凉血止血。用于治疗高烧不退、灌蚕耳、血热吐血、风热咳嗽、肺痈、风疹瘙痒、湿疹、丹毒、痔疮、痈肿疮毒等，并可预防麻疹。

【应用举例】

1. 高烧不退　本品性冷，有赶火退烧之功，常用于治疗多种原因引起的高烧不退。习与铁马鞭、藿麻草各适量，共捣烂，开水冲服。

2. 预防麻疹　本品既败毒之功，又有防病之效，可用于预防小儿麻疹。多与贯众、一点白同用，各 30 g，水煎服。

3. 灌蚕耳　本品能赶火败毒，有很好的消肿排脓之效，为治疗灌蚕耳（中耳炎）之要药，故有“耳聋草”之名。取全草适量，洗净捣汁滴耳，日数次。

4. 血热吐血　本品性冷赶火，有凉血止血之效，能治疗血热吐血。取全草一把，洗净捣汁，冲红糖开水服，也可与大蓟、白及等配伍。

此外，本品还用于治疗跌打损伤、外伤出血、崩漏、毒蛇咬伤等。

【用法用量】内服：水煎，15 ～ 30 g，或捣汁。外用：鲜品适量，捣烂取汁滴耳，或涂敷患处。

汁儿根

【土家语】尚矮鸡纳　sanf ngaix jix lar

【异名】鱼腥草，折耳根，蕺菜，侧耳根，截儿根，臭灵丹。

【来源】为三白草科植物蕺菜 *Houttuynia cordata* Thunb. 的全株。

【药性】性冷，味辣。

【功用】赶火平喘，止惊定痉，败毒消肿。用于治疗高烧不退、肺热咳喘、小儿惊风、乳蛾肿大、热淋、奶疮、蜈蚣咬伤、热痢、痈肿、痔疮、脱肛、湿疹、秃疮、疥癣等。

【应用举例】

1. 高烧不退　本品性冷，有显著的赶火退烧之功，常用于治疗热病高烧不退。取全草 100 g，蛋壳 1 ～ 2 枚，人中黄 10 g，用雪水煎服。

2. 肺热咳喘　本品性冷赶火，辣散宣肺平喘，为治疗肺热咳喘之要药，可单用全草水煎服，或与竹叶菜、筋骨草、荞子莲等配伍。

3. 小儿惊风　本品性冷赶火，有止惊定痉之效，可用于治疗小儿惊风，高烧抽搐。多与钩藤、铁包金、三爪风等同用，水煎服。

4. 蜈蚣咬伤　本品外用能败毒消肿，可用于治疗蜈蚣咬伤。习用鲜品，洗净捣汁，加奶水适量，涂伤处。也治马蜂蜇伤。

此外，本品还用于治疗肺炎、肺脓疡、尿路感染、痢疾、疟疾、水肿、淋病、白带、月经不调、脱发、疮疡肿毒等。全草捣烂倒入粪坑可杀蛆。

【用法用量】内服：水煎，30 ～ 50 g，最大剂量可用至 100 g。外用：适量，鲜品捣敷或捣汁涂。

苦瘆药

【土家语】克欸致子参　keif zif zix senx

【异名】苦参，牛参，牛人参，若气布，川参，山槐子，地参，苦骨，野槐根，地槐，野槐，好汉枝，地骨，凤凰爪。

【来源】为豆科植物苦参 *Sophora flavescens* Ait. 的根。

【药性】性冷，味苦。

【功用】赶火燥湿，和胃止痛，败毒化痰。用于治疗湿热泻痢、摆白、胃脘痛、阴痒、疥癣、湿疹、湿疮、热痢、便秘、流痰等。

【应用举例】

1. 湿热泻痢　本品性味苦冷，有显著的赶火燥湿之功，为治疗湿热腹泻、痢疾之要药。可单用，研末或水煎服。

2. 摆白　本品能赶火燥湿，又常用于治疗湿热下注之摆白病，症见带下黄臭。多与黄柏、车前草、阳雀花等配伍，水煎服。

3. 胃脘痛　本品性冷苦泄，有赶火和胃止痛之效，多用于治疗火郁中元之胃脘灼痛，或呕吐酸水。可单用，研末服。

4. 小面积烫伤　苦参末（过 120 目）250 g，冰片 10 g，葵花油（或香油）300 g。调和如膏，涂敷患处，每日换药 1 次。

5. 流痰　本品外用能败毒化痰排脓，可用于治疗流痰病（即骨关节慢性破坏性疾病，当脓肿形成后可以流窜，溃后脓液稀薄如痰，故名。相当于骨与关节结核）。多与野麻蔸、鸟不站根皮、枇杷树根皮、三叶青同用，捣烂敷患处。

此外，本品还用于治疗黄疸、小便不利、水肿、麻风、皮肤瘙痒、湿毒疮疡等，煎水可用于灭孑孓。

【用法用量】内服：水煎，15 ～ 30 g。外用：适量，煎水洗或捣敷。

铺地白

【土家语】阿石里迷　ar sir liv mir

【异名】白脚莲，踏地香，毛里一支箭，七月一支枪，大退凉，烧金草，豹子药，苦马菜，米汤菜，鸡毛蒿，白小米菜，踏地香，龙根草，翻白叶。

【来源】为菊科植物大丁草 *Leibnitzia anandria*（L.）Nakai. 的全草。

【药性】性冷，味苦、涩。

【功用】赶火退烧，燥湿止泻，通络止痛，败毒消肿。用于治疗小儿高烧、湿热泄泻、风湿麻木、关节肿痛、毒蛇咬伤等。

【应用举例】

1. 小儿高烧　本品性冷，有较强的赶火退烧之功，为治疗小儿高烧不退的主要药物，故有“大退凉”之名。多与高粱七、竹叶菜、天瓜粉等同用，水煎服。

2. 湿热泄泻　本品性冷赶火，味苦燥湿，有赶火燥湿止泻之效，为治疗湿热泄泻的常用药物。习与地蜂子、奶浆草、老鸦酸等配伍，水煎服。

3. 关节肿痛　本品性冷味苦，有赶火除湿、通络止痛之功，常用于治疗湿热所致关节红肿疼痛。多与金银花藤、金刚藤、扶芳藤等配伍，水煎服。

4. 毒蛇咬伤　本品外用能赶火败毒消肿，可用于治疗毒蛇咬伤。可采鲜草捣烂敷伤口，或与一点白、大金刀等同用。

此外，本品还用于治疗胃脘痛、肺热咳嗽、热淋、痢疾、跌打损伤、痈疖肿毒、臁疮、烧烫伤、外伤出血等。

【用法用量】内服：水煎，15 ～ 30 g。外用：适量，捣敷。

猫儿头

【土家语】巴写　dax xiex

【异名】贯众，毛狗头，虾公草，细叶虎耳风，百杖，大贯众，大叶贯众，大叶狼花，大叶山鸡尾巴草，凤凰尾。

【来源】为乌毛蕨科植物狗脊蕨 *Woodwardia japonica*（L.f.）Smith. 的根茎。

【药性】性微冷，味苦、甜、涩。

【功用】赶火退烧，除湿止痛，壮骨强筋，收敛止血。用于治疗感冒发烧、风湿骨痛、腰膝酸痛、疮痈肿毒、虫积腹痛、血崩、便血等。

【应用举例】

1. 感冒发烧　本品性冷，有赶火退烧之功，常用于治疗感冒发烧。可与金银花或藤、野菊花、一炷香等同用，水煎服。

2. 风湿骨痛　本品味苦，有除湿止痛之效，可用于治疗风湿所致筋骨疼痛，常与猴姜、九牛造、一支箭等配伍，水煎兑酒服。

3. 腰膝酸痛　本品味甜性补，有壮骨强筋之功，能治疗下元肾虚，腰膝酸痛，常与金毛狗脊、丝棉皮、桂鱼风等同用，水煎服或泡酒服。

4. 便血　本品味涩，能收敛止血，为治疗大便下血的常用药。因性冷赶火，故尤宜用于热伤血络之便血，常与乌泡根、龙船泡根、路边黄根等同用，水煎服。

此外，本品还用于治疗小儿疳积、虫积、腹泻、外伤出血等。

【用法用量】内服：水煎，15 ～ 30 g。外用：适量，鲜品捣敷。

一枝蕨

【土家语】拖芳那致　Tov ger naf zif

【异名】一朵云，春不见，蛇不见，苔蕨，散血叶，独脚鸡，蕨芜七，破天云，背蛇生，郎萁细辛。

【来源】为阴地蕨科植物阴地蕨 *Botrychium ternatum*（Thunb.）Sw. 的全草。

【药性】性微凉，味甜、淡。

【功用】赶火败毒，滋阴清肺，祛风解毒，理气止痛，明目，止咳。治肺热咳嗽、肺痨、头晕目眩、目赤火眼、目生翳障、心胃气痛、小儿高烧惊风、无名肿毒、毒蛇咬伤、瘰疬、癫狂等。

【应用举例】

1. 肺热咳嗽　本品性凉，功擅清肺止咳。可取一枝蕨根 10 g，蒸鸡蛋吃或煎水服。

2. 火眼　本品性凉，能赶火败毒。用治火眼时，常取一枝蕨、棘树叶，捣烂，取汁点眼。

3. 瘰疬　民间以绞股蓝 100 g，一枝蕨 20 g，水煎，代茶饮。

4. 无名肿毒、毒蛇咬伤　取七叶一枝花、一枝蕨根各适量，捣烂外敷。

5. 小儿发高烧　取龙胆草、一枝蕨各 9 g，研末，每次 3 ～ 6 g，温开水吞服。

此外，本品还用于治疗咯血、百日咳、痢疾、疮疡肿毒等。

【用法用量】内服：煎汤，6 ～ 12 g，鲜品 15 ～ 30 g。外用：鲜品适量，捣敷。

【使用注意】虚寒、体弱及腹泻者禁服。

田边菊

【土家语】色克踏菊　ser ker tar jir

【异名】路边菊，马兰草，鱼鳅串，泥鳅串，鸡儿肠，田菊花，马兰丹，蓑衣草，脾草。

【来源】为菊科植物马兰 *Kalimeris indica*（L.）Sch. Bip. 的全株。

【药性】性冷，味辣、苦、涩。

【功用】赶火败毒，赶气止痛，固崩止血，赶风发表。用于治疗疮疡肿毒、岔气痛、摆红、感冒咳嗽、咽喉肿痛、跌打损伤、痢疾、食积、小儿疳积、胃溃疡、肝炎、产后腹痛、崩漏、月经不调、小便涩痛、疮疖肿毒以及吐血、衄血、尿血等各种出血症等。

【应用举例】

1. 疮疡肿毒　本品性冷赶火，有败毒消肿之功，为治疗疮疡肿毒的常用药。习用全草，捣烂敷患处，或与蒲公英、千里光等同用。

2. 岔气痛　本品味辣行散，有赶气止痛之效，常用于治疗气机郁滞之岔气痛。多与回头青、青木香、香叶子等同用，水煎服。

3. 摆红　本品味涩性收，有固崩止血之效，可用于治疗经血过多之摆红。本品性冷凉血，故血热所致者尤为适宜。多与地榆、大蓟、龙船泡等配伍，水煎服。

4. 伤风感冒　本品辣散，有赶风发表之功，可用于治疗伤风感冒。多与苏叶、水菖蒲、四季葱头、生姜等配伍，水煎兑红糖服。

此外，本品还用于治疗扭伤、急性咽炎、扁桃体炎、流行性腮腺炎、传染性肝炎、小儿疳积、肠炎、蛇虫咬伤、流痰，以及胃、十二指肠溃疡等。

【用法用量】内服：水煎，20 ～ 30 g。外用：适量，鲜品捣敷。

三爪风

【土家语】窝看克思　wox kanf kex six

【异名】蛇莓，蛇泡，蛇婆儿，三爪龙，三皮风，蛇泡草，三匹风，三叶蛇莓草，地三甲，红毛七。

【来源】为蔷薇科植物蛇莓 *Duchesnea indica*（Andr.）Focke. 的全草。

【药性】性冷，味苦。

【功用】赶火败毒，消肿止痛，凉血止血，除湿退黄。用于治疗疔疮肿毒、咽喉肿痛、吐血、毒蛇咬伤、猴耳疱、喉蛾、痢疾、外感发热、咳嗽、惊痫、小儿高热惊风、癌肿发热、腰带疮、黄疸病等。

【应用举例】

1. 疔疮肿毒　本品性冷，有较强的赶火败毒之功，为治疗疮肿毒的主药之一。习用全草，捣烂敷患处，或与五爪龙同用。

2. 毒蛇咬伤　本品能赶火败毒，为治疗毒蛇咬伤的常用之品。轻者单用鲜品洗净捣烂敷伤口，重者与黄瓜香、一点白、雷胆子等配伍。

3. 喉蛾　本品性冷赶火，能败毒消肿止痛。可用于治疗咽喉肿痛之喉蛾病，用全草捣汁，加红糖冲凉开水含咽。也可用于治疗白喉病。

4. 黄疸病　本品性冷味苦，有赶火燥湿退黄之效，可用于治疗湿热熏蒸肝胆的黄疸病。多与猕猴桃根、田基黄、叶下珠等同用，水煎服。

5. 腰带疮　可用于治疗腰带疮，取鲜三匹风适量，擂烂取汁涂患处，每日 2 ～ 3 次。

6. 猴耳疱（腮腺炎）　本品赶火败毒，可用于治疗猴耳疱，取蛇泡草 12 g，射干 10 g，地苦胆 10 g，鸳鸯花 12 g，水煎服。

7. 痢疾、尿急症　鲜蛇泡草 15 ～ 30 g，水煎服。

8. 腰痛　蛇泡草 15 g，石南腾 15 g，泡酒服。

此外，本品还用于治疗感冒咳嗽、惊痫、吐血、小儿疳积、跌打损伤、疔疮、痈肿、烫火伤、前列腺肥大等，同时可解雷公藤之毒。

【用法用量】内服：水煎，15 ～ 30 g，或捣汁。外用：适量，鲜品捣敷。

【使用注意】孕妇、儿童、年老体弱及虚寒体质者忌服。

五爪风

【土家语】及密翁龙惹书　jir mif ongx longr ref sux

【异名】五爪龙，五皮风，地五爪，蛇含。

【来源】为蔷薇科植物蛇含委陵菜 *Potentilla kleiniana* Wight et Arn. 的全草。

【药性】性冷，味苦。

【功用】败毒消肿，赶火止痉，止咳化痰，解毒活血。用于治疗腰带疮、毒蛇咬伤、喉蛾、肺热咳嗽、腹泻痢疾、跌打损伤、小儿惊风等，外用可治疗痈疔、顽癣等。

【应用举例】

1. 腰带疮　本品性冷赶火，有较强的败毒消肿之效，是治疗腰带疮的主药之一。习用全草，洗净捣烂，涂汁或敷患处。

2. 毒蛇咬伤　本品功擅败毒消肿，为治疗毒蛇咬伤的常用药。将全草洗净，捣烂敷于患处，或与蛇莓、背蛇生等同用。

3. 喉蛾　本品能赶火败毒，有消肿止痛之功，内服可用于治疗热毒郁结咽喉之喉蛾病，症见局部红肿疼痛，吞咽困难。采全草洗净，捣汁含漱慢咽。

4. 小儿惊风　本品性冷，又有赶火止痉之功，可用于治疗小儿高烧引起的惊风，手足抽搐。多与半边莲、破铜钱、倒钩藤等同用，水煎服。

此外，本品还用于治疗偏头痛、百日咳、疟疾、痈疮疔毒等。

【用法用量】内服：水煎，20 ～ 30 g，鲜品加倍，或捣汁或煎水含漱。外用：适量，鲜品捣敷。

喉咙草

【土家语】泽洛替席克查　cer lor tix xir ker car

【异名】五朵云，点地梅，清明花，五岳朝天，喉蛾草，铜钱草，佛顶珠，白花草，开口箭。

【来源】为报春花科植物点地梅 *Androsace umbellata*（Lour.）Merr. 的全草。

【药性】性冷，味辣、苦。

【功用】赶火败毒，消肿止痛，活血疗伤。用于治疗喉蛾、牙龈肿痛、口舌生疮、百日咳、牙痛、偏头痛、跌打损伤等。

【应用举例】

1. 喉蛾（扁桃体炎） 本品性冷，有赶火败毒、消肿止痛之功，主治以咽喉红肿疼痛为主的喉蛾病，故有“喉咙草”“喉蛾草”之名，取全草 30 g，煎水代茶饮。

2. 口舌生疮 本品能赶火败毒，还可用于治疗口舌生疮。可单用全草 50 g，水煎含漱；或与天青地白配伍，研细末，撒疮面；或用淘米水共捣烂，取汁洗口腔。

3. 跌打损伤 本品味辣行散，有活血疗伤止痛之效，能用于治疗跌打损伤、瘀血肿痛。可取全草水煎兑酒服，或鲜品捣烂兑酒敷伤处。

4. 粪毒 将点地梅焙干，研粉，菜油调敷患处。

此外，本品还用于治疗头痛、赤眼、风湿痹痛、咳嗽、哮喘、淋浊、疔疮肿毒、烫火伤、蛇咬伤、外伤出血等。

【用法用量】内服：水煎，30 ～ 50 g，单方可用至 100 g。外用：适量，研末撒疮面，或鲜品捣敷，或兑油、酒敷。

开喉剑

【土家语】科所支　kox sox zix

【异名】开喉箭，三两银，山豆根，八里麻，天青地白，野丹皮，百两金，八仙，八爪龙，地杨梅，叶下藏珠，状元红，铁雨伞，野猴枣，珍珠伞，竹叶胎，蛇连天，八爪金龙，白八爪，高脚凉伞。

【来源】为紫金牛科植物百两金 *Ardisia crispa*（thunb.）A. DC. 的根及叶。

【药性】性微冷，味苦、辣。

【功用】赶火败毒，活血疗伤，明目退翳。用于治疗喉蛾、跌打损伤、目肿云翳、毒蛇咬伤等。

【应用举例】

1. 喉蛾 本品性冷赶火，有较强的败毒消肿之功，主治热毒引起的喉蛾病，症见发烧、咽喉肿痛、吞咽困难，故又名“开喉箭”，习与朱砂根同用，水煎含服。

2. 跌打损伤 本品味辣行散，有活血化瘀、疗伤止痛之效，常用于治疗跌打损伤，瘀血肿痛。多与海金沙、破骨风、接骨草等配伍，水煎兑酒服。

3. 目肿云翳 本品性冷，能赶火明目退翳，可用于治疗火毒上攻之目肿云翳。常与刺黄连、醉鱼草、千里明等同用，水煎服。

4. 毒蛇咬伤 本品赶火败毒，外用可治疗毒蛇咬伤。多用鲜叶，与三叶青、半边莲等同用，水煎服，并捣烂敷伤口。

此外，本品还用于治疗扁桃腺炎、烫伤、痨伤咳血、痢疾、骨结核、肾炎水肿、白浊、妇人阴肿、痈疔、无名肿毒等。

【用法用量】内服：水煎，15 ～ 30 g。外用：适量，鲜用，捣敷。

开喉箭

【土家语】 空底痛日阿　kongx dix tongf rav

【异名】 百两银，三两金，朱砂根，八爪金龙，红蛇儿，山豆根，鬼打伞，金锁匙，大凉伞，珍珠伞，凉伞遮珍珠，高脚金鸡，凤凰肠，豹子眼睛果，铁凉伞，大罗伞。

【来源】 为紫金牛科植物朱砂根 *Ardisia crenata* Sims. 或红凉伞 *Ardisia crenata Sims* var. bicolor（Walker）C. Y. Wu et C. Chen 的根。

【药性】 性冷，味苦、辣。

【功用】 赶火败毒，活血疗伤，赶气止痛。用于治疗喉蛾、白口疮、跌打筋伤、风湿疼痛、半身不遂、劳伤身痛、无名肿毒、白口疮（目肿云翳）、无名肿毒、毒蛇咬伤、胃脘痛等。

【应用举例】

1. 白喉　本品性冷赶火，有较强的败毒消肿之功，善治因风热或火毒引起的喉蛾病，症见咽喉红肿疼痛，故有“开喉箭”之名。可单用本品水煎，少量含咽；或与山豆根、土牛膝、双飞蝴蝶等同用。或者取朱砂根 15 g，玄参 10 g，山豆根 10 g，一把伞 10 g，一枝黄花 10 g，马勃 10 g，麦冬 10 g，水煎服，每日 1 剂。

2. 跌打损伤、风湿筋骨疼痛、腰痛　本品味辣行血，色红入血，有活血疗伤之效，为治跌打损伤，瘀血肿痛的常用药。习与拐子药、追魂箭、韭菜蔸等配伍，水煎服；或取鲜品捣烂，兑酒敷伤处。

腰背痛　八爪金龙、杜仲、续断各 9 g，活血藤 15 g，细辛 1.5 g，秦艽、川芎各 6 g。水煎服。

跌打损伤、宿伤发痛　八爪金龙根 9 g，水酒各半煎服或泡酒服。

跌打风湿酒　红蛇儿 15 g，三百棒 20 g，百金条 15 g，竹节三七 20 g，牛尾三七 20 g，蛇尾七 20 g，小血藤 20 g，血当归 20 g，制藤乌头 60 g，木瓜 15 g，三加皮 15 g。高度苞谷酒 5 斤，浸泡 15 天。需要时取酒外用，每于晚餐时服 30 mL。

3. 无名肿毒、疮肿、蛇伤　本品能赶火败毒，又可用于治疗无名肿毒、疮肿、毒蛇咬伤。常与盐肤木叶、乌柏叶、青木香各适量，取鲜品捣烂敷伤口；或八爪金龙根叶或根适量，研末，水调外敷，并内服八爪金龙根粉 9 ～ 15 g。

4. 胃脘痛　本品味辣行散，有赶气止痛之效，多用于气机不畅的胃脘胀痛。因其性冷赶火，故热痛者尤为适宜。多与十大功劳、回头青等配伍，水煎服。

此外，本品还用于治疗劳伤出吐血、血崩、心胃气痛、腹胀、腹痛等。

【用法用量】 内服：煎汤或泡酒，6 ～ 5 g。外用：适量，研末，水调外敷，鲜用捣敷。

婆婆针

【土家语】阿妈安额阿　ax max anx ngax

【异名】一包针，一把针，鬼针草，鬼骨针，鬼钗草，鬼菊，针包草，粘花衣，鬼菊，擂钻草，山虱母，粘身草，咸丰草。

【来源】为菊科植物鬼针草 *Bidens bipinnata* L. 的全草。

【药性】性冷，味辣、苦。

【功用】赶火败毒，燥湿止泻，赶风止痒，散瘀消肿。用于治疗咽喉肿痛、湿热泄泻、肠痈、细菌性痢疾、毒蛇咬伤、胃痛、水肿、三分症、跌打损伤、经闭、烫伤、痈肿疔疮、风坨等。

【应用举例】

1. 咽喉肿痛　本品性冷赶火，有败毒消肿止痛之功，常用于治疗风热感冒，咽喉肿痛。多与朱砂根、野薄荷、金银花配伍，水煎服。

2. 湿热泄泻　本品性冷味苦，能赶火燥湿而止泻，可用于治疗湿热下注大肠之泄泻。常与地锦、铁苋、三月泡等配伍，水煎服。

3. 毒蛇咬伤　本品性冷赶火，有败毒消肿之功，可用于治疗毒蛇咬伤。多与包谷七、青木香、杠板归等同用，绞汁或水煎服。

4. 风坨　本品辣散，外用有赶风止痒之效，能用于治疗起风坨，皮肤瘙痒。习与大菟丝子、千里光等配伍，水煎服，或外洗。

此外，本品还用于治疗伤风头晕、上呼吸道感染、扁桃体炎、噎膈、阑尾炎、腹膜炎、胆囊炎、肠炎、肝炎、痔疮、背痈等。

【用法用量】内服：水煎，15 ～ 30 g，或绞汁。外用：适量，鲜品捣敷，或煎水洗。

五爪龙

【土家语】及密翁龙铺　jir mif ongx longr puf

【异名】乌敛莓，五叶藤，血五甲，地五爪龙，地老鼠，铁散仙，酸甲藤，五甲藤，铁秤砣，小母猪藤，猪婆藤。

【来源】为葡萄科植物乌蔹莓 *Cayratia japonica*（Thunb.）Gagnep. 的全草或根。

【药性】性冷，味辣、酸、苦。

【功用】赶火败毒，活血疗伤，赶风除湿。用于治疗痈疮肿毒、水火烫伤、痄腮、丹毒、黄疸、痢疾、尿血、白浊、跌打损伤、风湿腿痛等。

【应用举例】

1. 痈疮肿毒　本品性冷，有赶火败毒消肿之功，常用于治疗痈疮肿毒。多用鲜叶，与芙蓉叶、犁头尖等配伍，捣烂敷患处。

2. 水火烫伤 本品能败毒消肿，外用可治疗水火烫伤，习用全草，研极细粉末，调香油涂患处。

3. 跌打损伤 本品辣行苦泄，有活血疗伤之效，可用于治疗跌打损伤，瘀血肿痛。多用根，与麻口皮子药等配伍，捣烂酒调敷患处。

4. 风湿腿痛 本品辣散苦燥，能赶风除湿止痛，可用于治疗风湿所致的腰腿疼痛。常用茎，与巴山虎、大疙瘩七、地枇杷等配伍，水煎服。

此外，本品还用于治疗咽喉肿痛、小儿疳积、风湿、肺痨、蜂蜇伤、毒蛇咬伤等。

【用法用量】内服：水煎，15 ～ 30 g。外用：适量，捣敷，或研末调涂。

千年老鼠屎

【土家语】热蛇不理 rer ser buf lix

【异名】天葵子，夏无踪，天去子，旱铜钱草，紫背天葵，老鼠屎。

【来源】为毛茛科植物天葵 *Semiaquilegia adoxoides*（DC.）Makino. 的块根及全草。

【药性】性冷，味甜。

【功用】赶火败毒，消肿散结。用于治疗痈肿疔疮、乳痈、白口疮、丸子肿大（淋巴结炎）、小便不利、毒蛇咬伤、内痔初期等。

【应用举例】

1. 痈肿疔疮 本品性冷，有较强的赶火败毒之功，为治疗痈肿疔疮的主药之一。习单用块根或全草，捣烂敷患处。

2. 丸子肿痛 取老鼠屎（天葵子）7.5 g，小魔芋 1 个，生半夏 10 g。先将魔芋挖空，再将天葵子、生半夏置洞中，加桐油适量放红灰中煨熟，捣烂外敷。

九子疡 将鸡蛋打一小孔，放入老鼠屎 5 粒，蒸熟吃鸡蛋，每日 1 个，连吃 12 个为一个疗程。

3. 白口疮 本品能赶火败毒、敛疮生肌，可用于治疗白口疮。习用块根，洗净捣烂，兑米泔水洗口腔。若先将糜点挑破再洗，则效果更好。

4. 毒蛇咬伤 本品能赶火败毒，为治疗毒蛇咬伤的常用之品。多单用全草，嚼烂敷患处；或与铁灯台、杠板归等败毒药同用。

5. 内痔初期 本品又有败毒消肿散结之效，可用于治疗内痔初期，胀痛不适。习用全株，炖瘦猪肉，吃肉喝汤。

6. 肺病 天葵子 200 g，猪肚子一只洗净，共煮烂，去药渣食猪肚，连食 3 次。

此外，本品还用于治疗跌打损伤、中耳炎、淋巴结肿大等。

【用法用量】内服：水煎，15 ～ 30 g，单方可用至 100 g。外用：适量，捣敷或捣汁。

天泡子

【土家语】灯笼席克查 denx longr xir ker car

【异名】灯笼草，鬼灯笼，响铃草，响泡子，天泡草，黄姑娘，小酸浆，朴朴草，打额泡，挂金灯。

【来源】为茄科植物苦蘵 *Physalis angulata* L. 的全草。

【药性】性冷，味苦。

【功用】赶火败毒，杀虫止痛。用于治疗天疱疮、疔疮、喉蛾、蜈蚣咬伤、虫牙痛、肺热咳嗽、湿热黄疸、痢疾、水肿、热淋等。

【应用举例】

1. 天疱疮 本品性冷苦燥，有较强的赶火除湿、败毒消肿之效，为治天疱疮之要药，故有“天泡子”之名。习用果实或全草，捣汁涂患处，效佳。

2. 丹毒症 本品性冷味苦，擅治丹毒。取挂金灯叶适量，用生品，在火上烤热后擂细泥，涂患处，每日两次。

3. 喉蛾 本品赶火败毒，常用于治疗咽喉肿痛之喉蛾病。可单用全草，水煎服，或与青牛胆、薄荷、搜山虎等同用。

咽喉肿痛 挂金灯 7 g，蛾子草 7 g，蛇莓 7 g，土半膝 10 g，九牛胆 7 g。水煎，每日 1 剂，分两次含服。

4. 蜈蚣咬伤 本品有败毒消肿之功，可用于治疗蜈蚣咬伤。习用全草，捣烂敷伤处，或绞汁涂。

5. 虫牙痛 本品又有杀虫止痛之功，可用于治疗虫牙痛。习用果实，含痛处，或烧烟熏牙痛处。

此外，本品还用于治疗感冒咳嗽、腰带疮、乳痈等。

【用法用量】内服：水煎，15 ～ 30 g。外用：适量，鲜品捣敷、捣汁；或烟熏；或含痛处。

凉粉叶

【土家语】夹巴拿魁尔他 jiar bar iar kuix ex tax

【异名】斑鸠榨叶，斑鸠榨根，八哥树，腐婢，土常山，臭娘子，臭常山，神豆腐，铁箍散，六月冻，臭黄荆，观音柴，虱麻柴，臭茶，小青树，糯米糊，捏担糊，墨子稔。

【来源】为马鞭草科植物豆腐柴 *Premna microphylla* Turcz. 的茎叶及根。

【药性】性冷，味苦、微辣。

【功用】赶火败毒，活血止痛，燥湿止泻，截疟。用于治疗痈疮疔毒、扭伤肿痛、暑湿腹泻、痢疾、三分症、创伤出血、跌打损伤、风火牙痛、水火烫伤等。

【应用举例】

1. 痈疮疔毒 本品性冷赶火，有败毒消肿之功，常用于治疗痈疮疔毒，轻者单用鲜叶，捣烂敷患处；重者与蛇莓、蛇含同用。

2. 扭伤肿痛 本品辣散苦泄，有活血消肿止痛之效，可用于治疗扭伤肿痛。多与荞麦三七、景天三七、辣子七等配伍，取鲜品捣烂，兑酒敷伤处。

3. 暑湿腹泻 本品性冷味苦，能赶火燥湿止泻，可用于治疗夏季暑湿腹泻，便稀如水。可与马鞭梢、马齿苋、水黄连等同用，水煎服。

4. 三分症 本品又能败毒截疟，可用于治疗疟邪所致之三分症，多与地胡椒、满天星、青蒿等配伍，水煎，每于发病前 1 ～ 2 小时服。

5. 刀斧创伤 取新鲜神豆腐叶适量，捣烂如泥，敷患处，能止血止痛。

6. 月经推后 斑鸠榨根、小血藤根各 9 g，水煎服。

7. 风湿关节炎 斑鸠榨根、大风藤各 60 g，泡酒服。

8. 无名肿毒 斑鸠榨叶一把，捣绒敷患处。

此外，本品还用于治疗消渴、毒蛇咬伤、小儿夏季热、刀伤等。

【用法用量】内服：水煎，30 ～ 50 g，鲜品加倍。外用：适量，鲜品捣敷。

野烟

【土家语】务打举　wuf dax jix

【异名】翻天印，牛打架，挖耳草，野葵花，铁抓子草，野向日葵，铁骨消，朴地菊，劳伤草，倒盖菊，耳瓢草。

【来源】为菊科植物天名精 *Carpesium abrotanoides* L.、长叶天名精 *Carpesium longifolium* Chen et C. M. Hu、尼泊尔天名精 *Carpesium nepalense* Less.、金挖耳 *Carpesium divaricata* Sieb.et Zucc. 的全草。

【药性】性冷，味苦、辣。有小毒。

【功用】赶火败毒，燥湿止泻，赶风止痛。用于治疗癫狗咬伤、疔疮肿毒、腹痛水泻、风湿关节痛等。

【应用举例】

1. 癫狗咬伤 本品性冷赶火，能败毒消肿，常用于治疗癫狗咬伤。习用全草，煎水洗伤口，同时可与白茅根、紫竹根、夏枯草等配伍水煎服。若严重者，加大鹅儿肠草；如人发狂，加糯谷草；如化脓，加狗牙齿草、路边黄、马桑树叶，研末撒布创面。

2. 疔疮肿毒 本品外用，又善治疗疔疮肿毒。可单用全草，捣烂敷患处，或与犁头草、七叶一枝花等同用。

3. 腹痛水泻 本品性冷味苦，有赶火燥湿止泻之效，多用于治疗湿热所致腹痛水泻。轻者单用根，水煎服；重者可与三颗针、凤尾草、土茵陈等配伍。

4. 风湿关节痛　本品辣苦，有赶风除湿止痛之功，能用于治疗风湿所致肢体关节疼痛。多与豨莶草、三角枫、苍耳子等配伍，水煎或泡酒服。

此外，本品还用于治疗感冒、急惊风、头风、赤眼、咽喉肿痛、牙痛、咳喘发热、支气管炎、小儿肺炎、乳痈、产后血气痛、刀伤、鼻衄、吐血、痔核出血、毒蛇咬伤等。

【用法用量】内服：水煎，10 ～ 15 g，或泡酒。外用：适量，鲜品捣敷，或煎水熏洗患处。

玉簪花

【土家语】玉簪卡普 yif zanv kav puv

【异名】紫玉簪，竹节三七，梭子草，耳叶七，化骨莲，白鹤仙，石玉簪。

【来源】为百合科植物紫萼 *Hosta ventricosa*（Salisb.）Stearn. 的全草及根。

【药性】性冷，味辣、苦。

【功用】赶火败毒，除湿化痰，活血消肿。用于治疗痈疮肿毒、寒流痰、喉蛾、外伤肿痛等。

【应用举例】

1. 痈疮肿毒　本品外用能败毒消肿，可用于治疗痈疮肿毒，习与犁头草、黄瓜香等同用，捣烂敷患处。

2. 寒流痰　本品苦燥，可除湿化痰，能用于治疗寒流痰。多与鸟不落、麻根、藤五加、岩大蒜、见肿消、收山虎、牛大黄、烂泥巴树根、蛇不过、草乌等药同用，捣烂，兑白酒敷患处。

3. 喉蛾　本品性冷，有赶火败毒之功，常用于治疗因风热感冒引起的喉蛾，咽喉肿痛。多与金牛胆、搜山虎、金银花等配伍，水煎，频饮慢咽。

4. 外伤肿痛　本品味辣行散，有活血消肿之效，能用于治疗跌扑外伤，瘀血肿痛。可与包谷七、辣子七、景天三七等同用，捣烂敷伤处。

此外，本品还用于治疗血热出血、乳腺炎、毒蛇咬伤等。

【用法用量】内服：水煎，10 ～ 20 g。外用：适量，鲜品捣敷。

红背莲

【土家语】免姐拍体克莲　mianx jiex pef tix kex lianr

【异名】羊蹄草，紫背红，叶下红，红背叶，紫背地丁。

【来源】为菊科植物一点红 *Emilia sonchifolia*（L.）DC. 的全草。

【药性】性微冷，味苦、淡、微辣。

【功用】赶火败毒，燥湿排脓，利尿消积，活血疗伤。用于治疗痈疮疖肿、灌蚕耳、尿积症、跌打扭伤等。

【应用举例】

1. 痈疮疖肿 本品性冷、苦泄，有赶火败毒之功，为治疗痈疮疖肿的常用药物。治疗疖肿，单用鲜品捣烂敷患处；治疗痈疔，多与黄瓜香等同用，或内服。

2. 灌蚕耳 本品性冷，能赶火败毒，味苦，可燥湿排脓，常用于治疗灌蚕耳、耳内流脓。取鲜品洗净捣烂，绞汁滴耳，也可加入冰片同用。

3. 尿积症 本品性冷、味淡，能赶火透湿、利尿消积，可用于治疗尿频、尿急、尿痛之尿积症。多与车前草、竹叶草、三叶木通等配伍，水煎服。

4. 跌打扭伤 本品辣行、苦泄，有活血疗伤之效，可用于治疗跌打扭伤、瘀血肿痛。常与八棱麻、马蹄金、八不拿等同用，捣烂，兑酒敷。

此外，本品还用于治疗扁桃体炎、口腔溃疡、肺炎、肠炎、痢疾等。

【用法用量】内服：10 ~ 20 g，鲜品加倍。外用：适量，鲜品捣敷，或绞汁滴耳。

华强树

【土家语】化香卡蒙　huaf xianx kar mongr

【异名】山柳叶，小化香，刺蚕树，化香树，饭香树，放香树，花果儿树，栲香，栲蒲，花笼树，花木香，返香，山麻柳，山栲树。

【来源】为胡桃科植物化香树 *Platycarya strobilacea* Sieb. Et Zucc. 的根皮、果序及叶。

【药性】性微冷，味辣。一说有毒。

【功用】赶火败毒，软坚破结，活血止痛，杀虫止痒。用于治疗小儿头疮、痔疮肿痛、下身（阴囊）湿痒、顽癣、颈淋巴结癌肿、筋骨痛等。

【应用举例】

1. 小儿头疮 本品有败毒疗疮之效，常用于治疗皮肤病，如用果序与枫树球、硫黄共研末，调茶油涂搽，可治疗小儿头疮。

2. 癞子（头癣） 以本品治疗癞子，取鲜叶 30 g，石灰 60 g，用开水泡两小时后，外搽，1 日两次。

3. 痔疮肿痛 本品性冷，有较强的赶火败毒之功，为治疗痔疮肿痛的常用药。取果序 5 ~ 7 个，与三颗针配伍，水煎服，连服 3 ~ 5 剂。

4. 颈淋巴结癌肿 本品能以毒攻毒，可用于治疗颈淋巴结癌肿，常用根皮与盐肤木根皮、铁包金根配伍，水煎服，日服 3 次，亦可用药液外涂。

5. 筋骨痛 本品味辣行走，能活血行气、通络止痛，可用于治疗气血郁滞之筋骨痛。多与大血藤、樟树根、山鸡血藤等同用，水煎或泡酒服。

6. 风疹块　取饭香树果、枫香果各适量，煎水熏洗。

7. 蛇咬伤、无名肿毒　鲜叶捣烂外敷。

此外，本品还用于治疗癣疥、湿疹等。

【用法用量】内服：水煎，10 ～ 20 g。外用：适量，煎水洗，或涂搽。

地兰

【土家语】里铺尔他　liv puf ex tax

【异名】地松，地龙叶，大龙叶，珍珠草，瓜槌草，虎牙草，蛇牙草。

【来源】为石竹科植物漆姑草 *Sagina japonica*（Sw.）Ohwi. 的全草。

【药性】性冷，味苦、辣。

【功用】赶火败毒，赶风止痒，活血疗伤。用于治疗疮疡肿毒、漆疮、毒蛇咬伤、小儿乳积、跌打损伤等。

【应用举例】

1. 疮疡肿毒　本品性冷，有赶火败毒之功，为治疗疮疡肿毒的常用药，可单用，或与黄花地丁、毛毛香同用，捣烂敷患处。

2. 漆疮　本品味辣行散，有赶风止痒之效，常用于治疗漆疮之皮肤瘙痒难忍，取全草捣烂，加丝瓜叶汁，调茶油涂敷。

3. 毒蛇咬伤　本品性凉赶火，能败毒消肿，可用于治疗毒蛇咬伤，习与雄黄各适量，捣烂敷伤口。

4. 跌打损伤　本品辣行苦泄，有活血疗伤之效，可用于治疗跌打损伤，瘀血肿痛。常与大救驾、包袱莲、蛤蟆三七等配伍，捣烂兑酒敷，或水煎服。

此外，本品还用于治疗牙痛、虫牙、秃疮、痈肿、瘰疬、目赤肿痛等。

【用法用量】内服：水煎，15 ～ 30 g。外用：适量，鲜品捣敷。

雄黄

【土家语】雄黄　xongr huanr

【异名】明雄黄，黄石，石黄，黄金石，鸡冠石。

【来源】为简单硫化物类雄黄族矿物雄黄 *Realgar*。

【药性】性微冷，味辣、苦。有毒。

【功用】赶火败毒，赶风发表，升提举陷。用于治疗对口疮、毒蛇咬伤、伤风感冒、吊茄子等。

【应用举例】

1. 对口疮　本品性冷赶火，有显著的败毒消肿之功，为治疗疮疡肿毒的主药之一。如用于治疗对口疮，常与明矾、天南星等药配伍，雄黄、明矾为末，天南星磨汁，调药末，以鸡毛蘸取药糊，涂抹患处。

2. 毒蛇咬伤 本品赶火败毒，以毒攻毒，为治疗毒蛇咬伤之要药，常与辣蓼叶同用，捣烂敷伤口。

3. 伤风感冒 本品味辣行散，可用于治疗伤风感冒，习用本品 1 g，白胡椒 7 粒，研细末，吹入耳孔，有赶风发表之效。

4. 吊茄子（子宫脱垂） 本品味辣性升，有升提举陷之功，可用于治疗气虚下陷之吊茄子。取本品 5 g，蓖麻子 10 粒，田螺 5 ～ 9 个，共捣烂，与雄鸡血、面粉适量调匀，敷额正中和脐部，病久者加太阳穴，2 ～ 3 天换药 1 次。同时取葫芦壳 50 g，梨子柄、苦瓜篼各 15 g，水煎服。要注意的是，用药前 3 天需卧床休息，一般需休息 7 ～ 10 天。病程长者，休息时间也应延长。

此外，本品还用于治疗慢性气管炎、哮喘、癫痫、虫积腹痛、疟疾、带状疱疹、疥癣、秃疮、走马牙疳、痈肿疔疮、多种皮炎等。

【用法用量】多外用：适量，研末吹耳，或调涂，或捣敷。

【使用注意】有毒，不宜长期使用；孕妇禁用。内服一般入丸剂而不入汤剂。

红大老鸦酸

【土家语】嘎阿匹匹免姐此巴　gar ar pix pix mianx jiex cix bax

【异名】蛇不钻，廊茵，大箭叶蓼，急解素，猫舌草。

【来源】为蓼科植物刺蓼 *Polygonum senticosum*（Meissn.）Franch. et Sav. 的全草。

【药性】性冷，味酸。

【功用】赶火败毒，消肿止痛，活血疗伤。用于治疗蛇头疮、婴儿胎毒、毒蛇咬伤、跌打损伤等。

【应用举例】

1. 蛇头疮 本品性冷，有较强的赶火败毒、消肿止痛之功，为治疗蛇头疔（指头疔）的常用之品。采嫩尖 5 ～ 7 个，洗净，捣烂敷患处。

2. 婴儿胎毒 本品性凉，能赶火败毒，可用于治疗婴儿胎毒。取全草适量，煎水洗。

3. 毒蛇咬伤 本品性凉，能赶火败毒、消肿止痛，为治疗毒蛇咬伤的主要药物之一。采鲜叶适量，洗净，捣烂敷伤处，或与杠板归同用。

4. 跌打损伤 本品色红入血分，有活血化瘀、疗伤止痛之效，可用于治疗跌打损伤，瘀血肿痛。轻者用全草捣烂兑酒敷伤处；重者与八棱麻、活血丹、钻墙风等配伍。

此外，本品还用于治疗出血、顽固性痈疖、黄水疮、湿疹、皮肤瘙痒等。

【用法用量】内服：水煎，15 ～ 30 g。多外用：适量，煎水洗，或鲜品捣敷。

金莲花

【土家语】科莲花　kox lianr huax

【异名】铁血子，旱地莲，旱金莲，金芙蓉，金梅草，金疙瘩。

【来源】为毛茛科植物金莲花 *Trollius chinensis* Bunge 的花。

【药性】性寒，味苦。

【功用】赶火败毒，消肿止痛。用于治疗咽喉肿痛、乳蛾肿大症、胀耳症、目赤肿痛、疔疮肿毒、急性鼓膜炎、急性淋巴管炎、皮肤红丝症、感冒发热等。

【应用举例】

风热毒气症　单用泡茶，或取金莲花 15 g，白开口箭 6 g，山豆根 10 g，蝉蜕 6 g，水煎，每日 1 剂，分两次服，忌辛辣。

此外，本品还用于治疗口疮、浮热牙宣、耳疼、目痛、明目、解岚瘴。

【用法用量】内服：6 ～ 10 g，或泡水当茶饮。外用：鲜品适量，煎水含漱。

通泉草

【土家语】通泉实克查　tongx qianr sir ker car

【异名】乳腺草，野田菜，虎仔草，脓疮药，脓泡药，汤湿草，猪胡椒，鹅肠草，绿蓝花，五瓣梅，猫脚迹，尖板猫儿草。

【来源】为玄参科植物通泉草 *Mazus fauriei* Bonati 全草。

【药性】性凉，味苦。

【功用】赶火败毒，利水消肿，止痛。用于治疗水肿、消化不良、痈疽肿毒、风湿性关节炎等。

【应用举例】

1. 痈疽疱肿　取乳腺草适量，研细，冷水调敷，每日一换。

2. 热毒疮肿、乳痈　取乳腺草适量，捣烂外敷，或取乳腺草 30，橘叶 12 g，生甘草 6 g，一把伞 30 g，水煎服。

3. 烫火伤　鲜乳腺草，绞汁，用净棉花蘸渍患处，频渍抹，效速。

此外，本品还用于治疗偏头痛等，外用治疗脓疱疮等。

【用法用量】内服：6 ～ 10 g。外用：适量，鲜品捣敷。

青蒿

【土家语】散孟克思　sant mongr kex six

【异名】香丝草，香蒿，臭蒿，马尿蒿，苦蒿。

【来源】为菊科植物黄花蒿 *Artemisia annua* L. 的全草。

【药性】性冷，味苦、辣、涩。

【功用】赶火除湿，败毒截疟，赶风发表，收敛止血。用于治疗黄疸病、三分症、风热感冒、鼻出血等。

【应用举例】

1. 黄疸病 本品性冷赶火，味苦燥湿，常用于治疗湿热熏蒸肝胆之黄疸病，多与酸筒梗、马鞭草、车前草等配伍，水煎兑红糖服。

2. 三分症 本品性冷赶火，有显著的败毒截疟之效，为治三分症之要药，取全草 100 g，水煎，于病发前 1 ～ 2 小时，顿服，连服 3 次。

3. 风热感冒 本品味辣气香，有发表散风赶火之功，多用于治疗风热感冒，常与大表药、水蜈蚣、一枝黄花等同用，水煎服。

4. 鼻出血 本品味涩，能收敛止血，习用于治疗鼻出血。取全草鲜品洗净捣烂，塞患侧鼻孔；若出血较多者，结合内服。

此外，本品还用于治疗小儿惊风、中暑、潮热、热泻、恶疮疥癣、烫伤、毒蛇咬伤、皮肤瘙痒等。

【用法用量】内服：水煎，15 ～ 30 g，不宜久煎，治疗三分症可用至 250 g。外用：适量，鲜品捣敷。

降龙草

【土家语】子尼嘎被实克查 ziv nir gar bif sir ker car

【异名】葎草，小母猪草，拉拉藤，拉拉秧，五爪龙，簕草，锯锯藤，大叶五爪龙，拉狗蛋，割人藤。

【来源】为桑科植物葎草 *Humulus scandens*（Lour.）Merr. 全草。

【药性】性寒，味甜、苦。

【功用】赶火败毒，利尿通淋。用于治疗肺热咳嗽、肺痈、虚热烦渴、肺痨潮热、热泻、痢疾、外感发热、小便不利、水肿、尿路结石、痈疖肿毒、湿疹、皮肤瘙痒等。

【应用举例】

1. 肺痨症 本品性寒，味甜、苦，能治疗肺热咳嗽、肺痈、虚热烦渴、肺痨潮热。取降龙草 30 g，矮地茶、石仙桃各 12 g，水煎服。

2. 尿急症（泌尿系统感染）、腹泻 本品能利尿通淋，用于治疗尿急症，可单用降龙草 120 g，水煎服。

3. 蛇咬伤 本品赶火败毒，用于毒蛇咬伤，取鲜降龙草适量，捣烂外敷。

此外，本品还用于治疗热淋、瘰疬、痔疮脱肛、小儿腹泻、天泡疮等。

【用法用量】内服：水煎，15 ～ 30 g，鲜品加倍；或捣汁。外用：适量，鲜品捣敷。

二、表药

小金刚草

【土家语】阿八香薷　ar bar xianx rux

【异名】香薷草，石香薷，岩香草，细叶香薷，土香薷，野苏麻，香戎，香茸，香菜。

【来源】为唇形科植物华荠苧 *Mosla chinensis* Maxim. 的全草。

【药性】性微热，味辣、苦。

【功用】赶寒发表，燥湿止泻，赶气消胀，杀虫止痒。用于治疗风寒感冒、暑湿水泻、脘闷腹胀、阴部瘙痒等。

【应用举例】

1. 风寒感冒　本品味辣性热，芳香行散，有较强的发表散寒之功，常用于治疗风寒感冒，怕冷无汗，头痛鼻塞，多与马蹄香、小秆子、岩防风等配伍，水煎服。

2. 暑湿水泻　本品味苦，有燥湿止泻之效，为治暑湿水泻之主药，多与酢浆草、铁苋同用。各取 1 把，洗净，水煎服。

3. 脘闷腹胀　本品辣散苦降，有赶气消胀之效，常用于治疗胃肠气滞引起的脘闷腹胀。多与生姜、橘皮同用，水煎代茶饮。

4. 阴部瘙痒　本品外用有杀虫止痒之功，可用于治疗妇女阴部瘙痒，或带下过多。习与苦参、三颗针煎水外洗，日 1 次，连洗数次。

此外，本品还用于治疗水肿、皮肤瘙痒、长痱子等。

【用法用量】内服：水煎，10 ～ 15 g。外用：适量，煎洗。

一炷香

【土家语】所那致　sox nax zif

【异名】一枝黄花，莶子草，小白龙须，黄花马兰，大败毒，红柴胡，山马兰，黄花草，黄龙缠树，金柴胡，朝天一炷香，黄花一枝香，粘糊菜，破布叶。

【来源】为菊科植物一枝黄花 *Solidago decurrens* Lour. 的全草。

【药性】性冷，味辣、苦。

【功用】散热发表，赶火燥湿，活血疗伤，败毒消肿。用于治疗风热感冒、寒热往来、百日咳、咽喉肿痛、扁桃体炎、黄疸型肝炎、疮疖肿毒、湿热腹泻、胃胀、小儿疳积、跌打扭伤、毒蛇咬伤等。

【应用举例】

1. 着凉头痛、发热、咳嗽　本品性冷味辣，功擅散热发表，为治发热头痛、往来寒热，咳嗽咽痛的常用药，多与野菊花、薄荷、六月雪等配伍，水煎服。或取一枝黄花、香薷、银花藤、牛王刺根、左转藤根各 10 g，水煎服。发热甚者，加薄荷、水竹叶各 10 g。

喉咙痛　一枝黄花 10 g，煎汁服。

小寒证　一枝黄花 10 g，钓鱼竿 10 g，大猫耳朵 10 g，苏叶 5 g，六月雪 15 g。水煎服，每日 1 剂，分两次服。

2. 跌打扭伤　本品辣散苦泄，有活血疗伤之效，用于治疗跌打扭伤，瘀血肿痛，常与八棱麻、辣子七、四大天王等配伍，水煎兑酒服，或捣烂敷伤处。

3. 湿热腹泻　本品性冷味苦，能赶火燥湿，多用于治疗湿热下注大肠之腹泻，大便黄臭。多与野南瓜、地枇杷、三颗针等同用，水煎，加红糖服。

4. 毒蛇咬伤　本品外用，能败毒消肿，常用于治疗毒蛇咬伤。多与半边莲、大金刀、一点白等同用，捣烂敷伤口。

5. 热毒症　本品能赶火败毒，常用于治疗各种热毒症。

疮疡肿毒　一枝黄花 100 g，煎汁外洗肿痛处。

脐风　一枝黄花鲜品 50 g，捣烂敷脐。

鹅掌风　一枝黄花 200 g，煎汁 500 mL，泡手。每次 30 分钟，每日 1 次。

此外，本品还用于治疗上呼吸道感染、支气管炎、肺炎、肺结核咳血、急性肾炎、慢性肾炎，外用可治疗狗咬伤、疮毒、乳腺炎等。

【用法用量】内服：煎汤，6 ～ 15 g，鲜品或单方加倍。外用：鲜品适量，捣敷。

【使用注意】孕妇忌服。

盐荽菜

【土家语】香哈车　xianx hax cex

【异名】香菜，筵席菜，胡荽，满天星，胡荽，香菜，香荽，延荽。

【来源】为伞形科植物芫荽 *Coriandrum sativum* L. 的全株及果实。

【药性】性热，味辣。

【功用】赶风散寒，宣透麻疹，消食化积，杀虫止痒。用于治疗风寒感冒、麻疹不透、小儿疳积、肛门瘙痒等。

【应用举例】

1. 风寒感冒　本品热辣，有较强的赶风散寒之功，常用于治疗风寒感冒，怕冷发烧，头身疼痛，多与生姜、大表药、岩香薷等同用，水煎服。

2. 麻疹不透　本品辣散走表，有宣透麻疹之效，为治疗小儿麻疹透发不畅的主药之一。取鲜品 1 把，洗净，水煎服。

3. 小儿走胎（疳积）　本品辣散芳香，能促进食欲，有消食化积之效，可用于治疗小儿疳积，形体消瘦，多与疳积草、铁板蒿、独脚金等配伍，水煎服。

4. 肛门瘙痒　本品外用能杀虫止痒，可用于治疗由肠道寄生虫引起的肛门瘙痒。取本品适量研末，加熟蛋黄，共捣烂，调麻油，塞入肛门，连用 3 次。

5. 灌蚕耳、耳内流脓　盐荽菜子 10 g 炒干，研细末，每次取少许吹入耳中。

此外，本品还用于治疗咳嗽、消化不良、食欲不振、脘腹胀满等。

【用法用量】内服：水煎，30 ～ 50 g，鲜品加倍。外用：适量，煎汤熏洗，或研末调敷。

紫苏

【土家语】泡皮面姐　paof pir mianx jiex

【异名】祖师叶，箭草，红砂药，紫菜，紫稠，苏子，紫苏子，野苏子。

【来源】为唇形科植物紫苏 *Perilla frutescens*（L.）Britt. 的全草及种子。

【药性】性热，味辣。

【功用】赶寒发表，赶气除胀，利水透湿，截疟。用于治疗风寒感冒、脘腹胀满、水肿病、三分症等。其种子能止咯平吼、赶气消痰、除寒暖肚，用于治疗咳逆、痰喘、气滞、便秘等。

【应用举例】

1. 风寒感冒　本品味辣散风，性热散寒，为治风寒感冒，怕冷无汗，头身疼痛的常用药，习与芫荽菜、火葱、生姜等配伍，水煎，趁热服。

2. 脘腹胀满　本品辣行，有赶气消胀除满之功，常用于治疗气机不畅，脘腹胀满。多与橘皮、厚朴、萝卜子等同用，水煎服。

3. 水肿病　本品行散，能促进水湿的运行，有利水透湿之效，可用于治疗水肿病，小便量少，习用梗，与冬瓜皮、大蒜根、苞谷须等配伍，水煎服。

4. 三分症（打摆子）　本品有截疟之功，可用于治疗由疟邪引起的三分症，症见寒战高烧，发作定时。取全草 500 g，豨莶草、生姜各 200 g，火葱 100 g，苞谷酒 400 g，共煮水一桶，倒入脚盆，令患者坐盆上熏蒸，亦可内服。

5. 痰多咯吼、胸闷气弊　野苏子、萝卜子各 9 g，冬花 6 g，桑白皮 9 g，水煎内服。

6. 便秘肚胀　野苏子 9 g，青木香、隔山消各 9 g，水煎服。

此外，本品还用于治疗肺痨病、百日咳、小儿阴囊水肿等，以及解鱼蟹毒。

【用法用量】内服：水煎，15 ～ 30 g。外用：适量，研末醋调敷。

姜

【土家语】可苏　kox sux

【异名】生姜，白姜，川姜。

【来源】为姜科植物姜 *Zingiber officinale* Rosc. 的新鲜根茎。

【药性】性微热，味辣、微苦。

【功用】赶寒发表，赶风止痛，和胃止呕，赶气消胀，解药毒。用于治疗风寒感冒、伤风头痛、脾胃虚寒、食欲减退、痰饮呕吐、胃气不和之呕吐、风寒或寒痰咳嗽、脘腹胀痛等。

【应用举例】

1. 风寒感冒 本品味辣性热，有较强的发汗透表散寒之功，为治疗风寒感冒的常用药，症见怕冷无汗、头身疼痛。轻者习单用，捣烂调入红糖，开水冲服；重者多与祖师叶、芫荽菜、水蜈蚣等配伍，水煎趁热服。

2. 伤风头痛 本品辣散热通，能赶风通络而止痛，常用于治疗伤风头痛。多与一支箭、华细辛等配伍，水煎服；轻者与葱各适量，加少许食盐捣烂，炒热熨患处。

3. 恶心欲呕 本品辣散苦降，有显著的和胃止呕之功，为治疗恶心呕吐之要药。取块茎 1 块，洗净捣烂，冲开水频频饮之。其性热散寒，故胃寒呕吐者尤为适宜。

4. 脘腹胀痛 本品味辣行散，能促进胃肠蠕动，有很好的赶气消胀之效，常用于治疗气机郁滞之脘腹胀痛。习单用本品，洗净捣烂，冲开水服。

5. 癞子 取生姜、火葱、醉鱼草各适量，捣烂，用桐油调成膏，擦患处。

6. 中药毒 解生半夏、生南星等药物中毒，取生姜、甘草各 10 g，煎汁服。

此外，本品还用于治疗鱼蟹等食物中毒、脱发、晕车等。

【用法用量】内服：水煎，30 ～ 50 g。外用：适量，捣熨或敷。

火葱头

【土家语】火葱科巴　hox congr kox bax

【异名】葱白头。

【来源】为百合科植物葱 *Allium fistulosum* L. 的鳞茎。

【性味】性温，味辣。

【功用】发表解毒，通阳利尿。用于治疗感寒头痛、鼻塞、阴寒腹痛、喉咙痛、痈肿、寒痢疾、小便不利等。

【应用举例】

1. 风寒感冒脑壳痛 本品性温发表，可用于治疗风寒表证之头痛、鼻塞等。可取火葱头 30 g，生姜 10 g，水煎服；或葱白 9 g，酌加红糖，水煎服。

2. 赤白痢、痢疾日久腹泻不宁 本品性温通阳，常用于治疗泻痢，将火葱头切细，和米煮粥，空服。

3. 痈疱肿痛 取火葱全株适量，捣烂，醋调炒热，敷患处。

此外，本品还用于治疗神经衰弱、病后体虚、胸中烦闷、失眠多梦、记忆力减退等。

【用法用量】6 ~ 10 g。外用鲜品，捣烂，醋调炒热，敷患处。

人丹草

【土家语】胡泡席 hur paof xir

【异名】细辛草，留兰香，山薄荷，蕃荷菜，土香茹，野薄荷，牛至。

【来源】为唇形科植物薄荷 *Mentha canadaensis* L. 的全草。

【药性】性微冷，味辣、微苦。

【功用】散热发表，清咽利喉，宣透麻疹，赶风止痒。用于治疗风热感冒、风温初起、头痛、目赤、鼻塞不通、喉痹、口疮、声音嘶哑、麻疹透发不畅、风坨等。

【应用举例】

1. 风热感冒 本品味辣行散，有较强的赶风发表散热之功，为治疗风热感冒、发烧头痛的主药之一，可与桑叶、大表药、太平莓等配伍，水煎服。

2. 声音嘶哑 本品具清凉之性，有显著的清咽利喉之效，为治风热或火毒郁结咽喉所致的声音嘶哑，或肿痛之要药，多与金银花同用，泡开水频饮。

3. 麻疹透发不畅 本品辣散发表，有宣透麻疹之功，常用于治疗小儿麻疹透发不畅。多与地胡椒、芫荽菜、野葛等同用，水煎服，或煎水洗澡。

4. 风坨 本品辣散，能赶风止痒，为治起风坨、皮肤瘙痒的常用药物之一，多与无娘藤、臭牡丹、藿麻草等配伍，水煎，内服外洗。

此外，本品还用于治疗食滞气胀、腮腺炎、牙痛、跌打损伤、疮疥、暑疖等。

【用法用量】内服：水煎，10 ~ 15 g，不宜久煎。外用：适量，鲜品捣敷。

葛巴

【土家语】阿不 ar bur

【异名】野扁葛，鹿藿，葛花，葛根，野葛根。

【来源】为豆科植物野葛 *Pueraria lobata*（Willd.）Ohwi. 的根及花。

【药性】性微冷，味辣、甜。

【功用】发表退热，赶火生津，败毒散结，解肌透疹，解酒止渴。用于治疗风热感冒、高烧口渴、项背强痛、麻疹不透、醉酒烦渴、白口疮、九子疡等。

【应用举例】

1. 风热感冒 本品味辣性冷，有发表退热之功，为治感冒发烧，头痛项强的主要药物，多与路边荆、黄荆、野菊花等配伍，水煎服。

2. 高烧口渴 本品性冷赶火，鲜用多汁生津，常用于治疗高烧不退，口渴喜饮，多与石膏、称星树、竹叶菜等同用，水煎代茶饮。

酒醉烦渴 葛花 50 ~ 100 g，水煎服。

3. 白口疮 本品有赶火败毒之功，可用于治疗白口疮。习用花，与桐树蕈各等分，研末备用，用前取米泔水或浓茶洗口腔，然后撒布患处，日数次。

4. 九子疡 本品外用，又有败毒散结之效，能用于治疗九子疡，多与夏枯草、雷胆子等配伍，捣烂敷患处，每日换药 1 次。

此外，本品还用于治疗阴虚消渴、热泻热痢等。

【用法用量】内服：水煎，30 ～ 50 g，鲜品加倍。外用：适量，研末撒布，或鲜品捣敷。

路边荆

【土家语】恶实树书 wor sir suf sux

【异名】六月雪，白金条，千年矮，千年树，坐山虎，六月冷，白马骨，满天星，天星木，路边荆，鸡骨柴。

【来源】为茜草科植物六月雪 *Serissa japonica*（Thunb.）Thunb. 或白马骨 *Serissa serissoides*（DC.）Druce 的全株。

【药性】性微冷，味辣、淡。

【功用】赶风发表，通络止痛，赶火止痉，利尿通闭。用于治疗风热感冒、半边风、小儿惊风、尿闭不通、小儿疳积、急性肝炎、慢性肝炎、经闭、白带、风湿腰痛、牙痛、跌打损伤、痈疽、瘰疬等。

【应用举例】

1. 风热感冒 本品味辣行散，有赶风发表之效，为治伤风感冒的主药之一。其性偏冷赶火，故以风热感冒者尤为适宜；若配伍紫苏、生姜、小杆子等，也可用于治疗风寒感冒。

2. 半边风 本品味辣行散，有赶风通络止痛之功，常用于治疗外感风邪引起的半边风、偏头痛。习用全株，煮豆腐，吃豆腐喝汤。

3. 小儿惊风 本品性冷，能赶火止痉，可用于治疗小儿惊风、高烧抽搐。单用花 100 g，水煎服，也可与七叶一枝花、钩藤、积雪草等配伍。

4. 尿闭不通 本品辣散淡渗，能利尿通闭，可用于治疗因前列腺肥大引起的尿闭不通，或点滴而出。习单用全株，炖猪腿，吃肉喝汤。

此外，本品还用于治疗目赤肿痛、喉痛、肝炎、胎动不安、带下、疳积、水肿、痢疾、腹泻、风湿关节痛、蛇咬伤等。

【用法用量】内服：水煎，30 ～ 50 g，单方可用至 200 g，或炖汤。外用：适量，研末调敷。

公母草

【土家语】阿把尼嘎席克查　ax bax nir gar xir ker car

【异名】小夜关门，三叶人字草，人字草，掐不齐，老鸦须，铺地锦，白斑鸠窝，鸳鸯草，老鸦须，铺地龙，土文花，满路金鸡，细花草。

【来源】为豆科植物鸡眼草 *Kummerowia striata*（Thunb.）Schneidl 的全草。

【药性】性冷，味苦、甜、微辣。

【功用】赶火发表，燥湿止泻，健胃消积，补虚明目。用于治疗风热感冒、暑湿腹泻、小儿疳积、鸡蒙眼等。

【应用举例】

1. 风热感冒　本品性冷赶火，味辣发散，有赶火发表之效，常用于治疗风热感冒，发烧头痛，多与黄荆、鬼针草、薄荷等配伍，水煎服。

2. 暑湿腹泻　本品性冷赶火，味苦燥湿，可用于治疗暑湿腹泻，大便如水，多与水杨梅果、小金刀、铁苋菜等同用，水煎服。

3. 小儿疳积　本品味甜健胃，辣散苦泄，能消食化积，常用于治疗小儿疳积，面黄肌瘦，多配伍金线吊白米、铁扫帚、隔山消，与猪肝同煮，吃肝喝汤。

4. 鸡蒙眼　本品又能补虚明目，可用于治疗体虚血少之鸡蒙眼（土家族常见的七十二窍病之一，即夜盲症），习用全草 100 g，洗净，与鸡肝 1 具同煮，吃肝喝汤。

5. 跌打损伤　鸡眼草捣烂外敷。

此外，本品还用于治疗急性肝炎、腰带疮等。

【用法用量】内服：水煎，20 ～ 30 g。外用：适量，鲜品捣敷。

黄桑叶

【土家语】破挫尔他　pof cox ex tax

【异名】桑叶，黄桑，蚕叶，铁扇子，家桑，霜叶霜，冬桑叶。

【来源】为桑科植物桑 *Morus alba* L. 的叶。

【药性】性冷，味苦、辣。

【功用】散热发表，赶火止咳，明目，赶风止痛。用于治疗风热感冒、肺热咳嗽、红眼病、头晕头痛等。

【应用举例】

1. 风热感冒　本品叶质轻辣散，性冷赶火，能宣散表热，多用于治疗风热感冒，症见发热微渴、喉痒喉痛或咳嗽，多与薄荷、水蜈蚣、一枝红花等同用，水煎服。

2. 肺热咳嗽　本品性冷苦泄，有赶肺火、止咳嗽之效，常用于治疗肺热咳嗽，咯痰黄稠，多与枇杷叶、冬古子、苦尽中等配伍，水煎服。

3. 红眼病 本品性冷苦泄，有赶火明目之功，善治红眼病、羞明多泪。常单用冬桑叶，煎水外洗，效佳；或与野菊花、千里光、木贼等同用，水煎服。

4. 头晕头痛 本品味辣散风而止痛，常用于治疗风邪上扰所致的头晕头痛，多与野菊花、薄荷、黄荆子等配伍，水煎服。

此外，本品还用于治疗血热咯血、吐血、衄血，以及杀虮。

【用法用量】内服：水煎，20～30 g。外用：适量，煎水洗。

恶实

【土家语】恶实 wof sir

【异名】牛蒡子，鼠粘子，大力子，毛锥子，黍粘子，黑风子，毛锥子。

【来源】为菊科植物牛蒡子 *Arctium lappa* L. 的成熟果实。

【药性】性凉，味苦。

【功用】祛风赶毒，清热透疹。用于治疗风疹块、风热感冒、温病初起、麻疹、头晕头痛、咽喉肿痛、痈肿疮毒等。

【应用举例】

1. 感冒发烧、咽喉肿痛 本品性凉味苦，擅治风热表证。取牛蒡子 9 g，荆芥穗、防风各 6 g，连翘、板蓝根各 12 g，薄荷、甘草各 3 g。每日 1 剂，水煎服。

2. 头晕呕吐、沉睡昏蒙 牛蒡子 30 g，旋覆花（布包）15 g，水煎服。

3. 麻疹不透 本品能发表透疹，可用于麻疹不透诸症，常取牛蒡子、葛根各 6 g，蝉蜕、薄荷、荆芥各 3 g，每日 1 剂，水煎服。

此外，本品还用于治疗牙痛、咳嗽痰多、痄腮、丹毒等。

【用法用量】内服：水煎，6～10 g。

黄荆条

【土家语】马哭利卡 max kux lif kar

【异名】黄荆，黄浆条，土常山，蚊子柴，荆条，牡荆条，布荆叶，布凉，蚊子叶。

【来源】为马鞭草科植物牡荆 *Vitex negundo* L. var. cannabifolia（Sieb. et Zucc.）Hand.-Mazz. 的根、茎、叶。

【药性】性微冷，味辣、苦、涩。

【功用】赶火发表，止咳止泻，固精止遗，消肿止痛。用于治疗风热感冒、肺热咳喘、喉痹肿痛、风湿骨痛、牙痛、烫伤、湿热吐泻、跑马遗尿等。

【应用举例】

1. 风热感冒 本品性冷味辣，有赶火发表之功，常用于治疗风热感冒、发烧、头身疼痛，多用叶，与一炷香、太平莓、水蜈蚣等配伍，水煎服。

2. 肺热咳喘　本品性冷赶火，辣宣苦降，有赶肺火、止咳喘之效，常用于治疗肺热咳喘，吐痰黄稠，多用根或果实，与胡颓子根、鱼腥草等同用，水煎服。

3. 湿热吐泻　本品性冷味苦，能赶火燥湿而止泻，多用于治疗胃肠湿热引起的上吐下泻，习用果实（炒），与檵木果实、三颗针等配伍，水煎服。

4. 跑马遗尿　本品味涩性收，能固精止遗，可用于治疗肾虚不固的跑马或遗尿，本品多用果实与车前草、杉树脂各 10 g，研末，用少量猪油煎蛋食，1 次服完。

此外，本品还用于治疗消化不良、头痛、疟疾、乳糜尿、湿疹、皮炎等。可煎水洗皮肤痕痒，亦用作熏蚊；浸水可杀孑孓。

【用法用量】内服：水煎，30 ～ 50 g，或煎蛋食。外用：适量，水煎洗，或含漱，或煅存性，研末调敷。

三、赶气药

橘子皮

【土家名】切思他爬　qief six tax par

【异名】橘皮，陈皮。

【来源】为芸香科植物橘 *Citrus reticulata* Blanco. 的成熟果皮。

【药性】性热，味辣、苦。

【功用】赶气消胀，散寒止痛，降逆止呕，宣肺止咯。用于治疗脘腹胀痛、胃脘冷痛、恶心呕吐、感冒咳嗽等。

【应用举例】

1. 脘腹胀痛　本品味辣行散，为重要的赶气止痛药，常用于治疗气机不畅之脘腹胀满或疼痛，多用皮，与后护、萝卜子、山胡椒等同用，水煎服。

2. 胃脘冷痛　本品性热，能散胃寒而止痛，多用于治疗因过食生冷寒凉而引起的胃脘冷痛。习与木姜子、山苍子、吴萸子等配伍，水煎服。

3. 恶心呕吐　本品性热散寒，味苦降泄，有较强的散寒止呕之功，用于治疗胃寒冷痛，呕吐清水，常用皮，与生姜、吴茱萸、小杆子等配伍，水煎服。

4. 感冒咳嗽　本品辣散宣肺，苦降止咯，为治疗感冒咳嗽的常用之品。其性热散寒，故多用于风寒感冒之咳嗽，痰多清稀。多用皮，与矮地茶、半夏、苕叶香等同用，水煎服。

此外，本品还用于治疗食少吐泻、乳房结块、小儿疳积等。

【用法用量】内服：水煎，10 ～ 15 g。

香附子

【土家语】香附子　xlanx huf zix

【异名】香附，吊马棕，回头青，莎草根，雷公头，三棱草，香头草，回头青，雀头香。

【来源】为莎草科植物莎草 *Cyperus rotundus* L. 的根茎。

【药性】性平，味辣、微苦。

【功用】赶气散结，活血疗伤，调经止痛。用于治疗脘腹胀痛、痰饮痞满、疝气肿胀、外伤肿胀、痛经等。

【应用举例】

1. 脘腹胀痛　本品味辣气香，为赶气止痛的要药，善治气机郁滞之脘腹胀满、疼痛。习与艾叶配伍，用醋煮熟，去艾叶，炒研末，米醋为丸服。

2. 疝气肿胀　本品能赶气散结消肿，多用于治疗疝气肿胀、睾丸偏坠，习与何首乌叶、橘核、乌药等同用，水煎服。

3. 外伤肿胀　本品能赶气，又可活血疗伤止痛，为治疗跌打损伤、瘀血肿胀的常用药。多与地雷等分研末，水酒调服，也可泡酒揉伤处。

4. 痛经　本品赶气活血，常用于治疗气血郁滞之行经腹痛，为调经止痛的主药，习与月季花、女儿红、益母草配伍，水煎服。

此外，本品还用于治疗慢性肝炎、月经不调、崩漏带下、疟疾等。

【用法用量】内服：水煎，10 ～ 15 g，或研末，或泡酒。外用：泡酒揉伤处。

后护

【土家语】南切尔他卡蒙　lanr qief ex tax kar mongr

【异名】芭蕉扇，后呼，厚皮，重皮，赤朴，油朴，川朴，紫油厚朴。

【来源】木兰科植物厚朴 *Magnolia officinalis* Rehd. et Wils. 的树皮及根皮。

【药性】性热，味苦、辣。

【功用】赶气降气，赶食化积，止咳平喘。用于治疗脐腹胀痛、脘闷嗳气、小儿疳积、咳嗽气喘等。

【应用举例】

1. 脐腹胀痛　本品辣行、苦泄、热通，具有较强的赶气降气之功，为治气机郁滞之脐腹胀满疼痛的主药，多与回头青、青木香、香药等同用，水煎服。

2. 脘闷嗳气　本品味苦降泄，善于降胃气、止嗳气，常用于治疗胃失和降之脘闷不舒、嗳气频作，可与橘皮、三步跳、生姜等配伍，水煎服。

3. 小儿疳积　本品辣散苦泄，有赶食化积之功，可用于治疗小儿疳积、食少腹胀。

多与隔山消、土党参、地胡椒等同用，水煎服。

4. 咳嗽气喘 本品辣散苦降，能宣降肺气、止咳平喘，为治疗咳嗽气喘的常用之品。习与前胡、矮地茶、白果等同用，水煎服；兼表证者，配伍发表药。

此外，本品还用于治疗风寒感冒、黄疸、腹泻、大便秘结等。

【用法用量】内服：水煎，10 ～ 15 g。

四方消

【土家语】惹那必消 rev lav bir xiaov

【异名】四方艾，六耳棱，六耳消，鹿耳翎，百草王，六耳铃，四棱锋，六达草，六十瓣，三面风。

【来源】为菊科植物六棱菊 *Laggera alata*（D. Don）Sch.–Bip. 的全草及根。

【药性】性平，味辣、苦。

【功用】赶气消胀，赶风除湿，利水退肿，败毒止痛。用于治疗脘腹胀满、风湿骨痛、水肿病、毒蛇咬伤等。

【应用举例】

1. 脘腹胀满 本品味辣行散，有赶气消胀之功，常用于治疗脘腹胀满或胀痛，故有“四方消”之名。可单用，水煎服，或与香附、橘皮、水菖蒲等赶气药配伍。

2. 风湿骨痛 本品辣散赶风，味苦燥湿，其性平和，可治疗筋骨关节疼痛，不论寒湿、湿热引起均可选用。多与老鹳草、摇竹消、茗叶七等同用，水煎服。

3. 水肿病 本品辣散赶气，能促进水湿运行，用于治疗水肿病、尿少浮肿，常与半边莲、车前草、山扁豆等配伍，水煎服。

4. 毒蛇咬伤 本品外用，有败毒消肿止痛之效，用于治疗毒蛇咬伤。习用根，磨水服；同时取茎叶捣烂敷伤处，以青叶竹治咬伤效佳。

此外，本品还用于治疗腰痛、外伤出血、水火烫伤、皮肤湿疹、痈疮肿毒等。

【用法用量】内服：水煎，30 ～ 50 g，单方可用至 100 g，或磨水。外用：适量，鲜品捣敷。

香药

【土家语】糯冲被卡 lof congx bif kar

【异名】台乌，小樟树，矮樟树，矮樟，香桂樟，白叶柴，铜钱柴。

【来源】为樟科植物乌药 *Lindera aggregata*（Sims）Kosterm. 的根。

【药性】性热，味辣、苦。

【功用】赶气消胀，赶风除湿，活血疗伤。用于治疗脘腹胀满、气逆喘急、疝气、膀胱虚冷、经寒腹痛、风湿腰痛、跌打损伤等。

【应用举例】

1. 脘腹胀满 本品辣行热通，有较强的赶气消胀之功，为治疗脘腹胀满的主药，多与萝卜子、青木香、隔山香等同用，水煎服。

2. 疝气 本品具有赶气消胀之功，可用于治疗疝气、睾丸肿痛。习与橘子核、枫树球、八月瓜配伍，水煎服。

3. 风湿腰痛 本品辣散苦燥而热，有赶风除湿散寒之效，可用于治疗腰腿疼痛，不论风湿、寒湿所致者均可选用，多与威灵仙、青风藤、藤五加等同用，水煎兑酒服。

4. 跌打损伤 本品辣行热通，能赶气活血、疗伤止痛，用于治疗跌打损伤、瘀血肿痛，常配伍朱砂莲、追风箭、小血藤等活血药，水煎服。

此外，本品还用于治疗寒性腹痛腹泻、痛经、遗尿等。

【用法用量】内服：水煎，15 ～ 30 g。

青木香

【土家名】信嘎木香　xinf gax mur xianx

【异名】万丈龙，乌骨七，一点白，痧药，青藤香，蛇参根，独行根，土麝香（根），天仙藤（茎），马兜铃，葫芦罐（果实）。

【来源】为马兜铃科植物马兜铃 *Aristolochia debilis* Sieb. et Zucc. 的根、茎、果实。

【药性】性冷，味辣、苦。

【功用】赶气消胀，赶火止痛，败毒消肿。用于治疗胸腹胀痛、胃胀、胃痛、绞肠痧、肠炎下痢、毒蛇咬伤等。

【应用举例】

1. 胃胀 本品芳香走窜，有较强的赶气止痛之功，为治疗气机阻滞、胃脘胀满之佳品，可单用，或与小杆子、香药等配伍，水煎服。

2. 胃痛 本品味苦降泄，为治疗胃痛的常用之品。其性冷赶火，故尤多用于治疗胃火所致的胃脘疼痛，多与黄连、风尾草、金香炉等配伍，有赶火止痛之效，水煎服。

3. 绞肠痧 青木香具有赶气止痛之效，又为治疗绞肠痧、腹痛剧烈的主药之一，常与土细辛、五虎劲、隔山香等同用；或配伍土大黄等泻下药，水煎服。

4. 毒蛇咬伤 天仙藤外用能败毒消肿，常用于治疗毒蛇咬伤，习与三叶崖爬藤、蛇葡萄根等同用，捣烂敷患处。

此外，本品还用于治疗跌打损伤、咽喉肿痛、咳嗽、疝气、高血压、产后腹痛、痔疮、痈肿疮毒、皮肤瘙痒等。

【用法用量】内服：水煎，10 ～ 15 g。外用：适量，鲜品捣敷。

【使用注意】服用过量，可引起呕恶、腹胀、腹痛等胃肠反应，现代研究发现，长期大量服用可能造成肾损害。

见风消

【土家语】筛桶卡　saix tongx kar

【异名】见肿消，雷公杆，雷公高。

【来源】为樟科植物狭叶山胡椒 *Lindera angustifolia* Cheng 的根或茎叶。

【药性】性热，味辣、苦。

【功用】赶气消胀，赶风散寒，除湿止痛，活血疗伤。用于治疗脘腹胀痛、风寒头痛、寒湿关节痛、跌打损伤等。

【应用举例】

1. 脘腹胀痛　本品味辣芳香行散，有较强的赶气止痛之功，常用于治疗气机不畅之脘腹胀痛，习用茎叶，取适量，水煎服。

2. 风寒头痛　本品味辣赶风，性热散寒，多用于治疗外感风寒引起的头痛，可与岩防风、木姜子、马蹄香等同用，水煎服。

3. 寒湿关节痛　本品辣散苦燥而性热，常用于治疗寒湿或风湿所致的肢体关节疼痛。可单用，煎水浸泡患处；或与大风藤、破骨风、寻骨风等配伍，水煎服，有赶风除湿散寒之功。

4. 跌打损伤　本品辣散热通，又能活血化瘀、疗伤止痛，为治疗跌打损伤、瘀血肿痛的常用之品。可单用，或配伍四方消、香叶子、洋桃根等同用，水煎兑酒服。

此外，本品还用于治疗瘰疬、鱼口便毒、疥疮癣癞、筋骨疼痛、月经不调、产后腹痛等。

【用法用量】内服：水煎，30 ～ 50 g。外用：适量，鲜品捣敷。

收山虎

【土家语】他思卡普席克查　tax six kax pux xir ker car

【异名】下搜山虎，铁扁担，豆豉草，老君扇，扁竹根。

【来源】为鸢尾科植物蝴蝶花 *Ires japonica* Thunb. 的根茎。

【药性】性冷，味辣、微苦。

【功用】赶气消胀，赶火败毒，活血疗伤。用于治疗食积腹胀、喉蛾、跌打损伤肿痛、癫狗咬伤等。

【应用举例】

1. 食积腹胀　本品味辣行散，有赶气消胀之功，常用于治疗饮食积滞、脘腹胀满。可与满山香、香叶子、鸡矢藤等配伍，水煎服。

2. 喉蛾　本品性冷赶火，有败毒消肿之效，多用于治疗火毒郁结咽喉的喉蛾病，多与射干、金银花、天泡子等配伍，水煎含服。

3. 扭伤肿痛 本品辣散苦泄，有赶气活血、疗伤消肿之功，习与巴山虎、蛤蟆三七、樟树叶等同用，治疗扭伤肿痛，捣烂兑酒敷伤处。

4. 癫狗咬伤 本品败毒消肿，外用可治疗疯狗咬伤，习与马桑叶、土大黄等同用，水煎服，并捣敷伤口。

此外，本品还用于治疗咳嗽、牙痛、黄疸病、腹水肿、淋巴结肿大、蛇咬伤等。

【用法用量】内服：水煎，15 ～ 30 g。外用：适量，鲜品捣敷。

红三七

【土家语】日阿色迫卡 rar ser per kar

【异名】鸟儿椿，鸡眼睛，鸡肫子，鸡合子树，鸭椿子树。

【来源】为省沽油科植物野鸦椿 *Euscaphis japonica*（Thunb.）Dippel 的根、果实或种子。

【药性】根：性微冷，味苦、微辣。果实：性温，味微辣。种子：性热，味辣。

【功用】种子：赶气止痛，消肿散结，升提举陷；果实：祛风散寒，行气止痛；根：赶火除湿，活血疗伤。用于治疗胃脘胀痛、睾丸肿痛、腹痛泄泻、脱肛、吊茄子等。

【应用举例】

1. 胃脘胀痛 本品种子辣散热通，有较强的赶气止痛之功，为治疗气滞中元，胃脘胀满或疼痛的常用之品，可与厚朴、橘皮、木姜子等配伍，水煎服。

2. 睾丸肿痛 本品既有赶气之功，又有消肿散结之效，多用于治疗睾丸肿痛，可用盐水炒后与牛奶奶、橘核、香附等同用，水煎服。

3. 腹痛泄泻 本品根微冷味苦，有赶火除湿之功，可用于治疗湿热引起的腹痛泄泻。常与十大功劳同用，水煎服。

4. 吊茄子 种子味辣，又有升提举陷之功，能用于治疗气虚下陷的吊茄子（子宫脱垂），常与土党参、金樱子蔸、野南瓜蔸等配伍，水煎服。

此外，本品还用于治疗感冒头痛、痢疾、月经过多、跌打损伤、阴痒等。

【用法用量】内服：水煎，10 ～ 15 g。

香叶子

【土家语】尔他香卡 ex tax xianx kar

【异名】大香叶，冷青子，红木姜，上冬青，小粘叶，臭油果。

【来源】为樟科植物香叶树 *Lindera communis* Hemsl. 的枝叶及茎皮。

【药性】性微热，味辣、微涩。

【功用】赶气消胀，温胃止痛，活血疗伤，收敛止血。用于治疗食积腹胀、胃脘冷痛、跌打损伤、疮痈疖肿、外伤出血等。

【应用举例】

1. 食积腹胀　本品气味芳香，味辣行散，有较强的赶气消胀之功，常用于治疗食积不消、气滞腹胀，多与铁扫把根、太平莓、鸡眼草等同用，水煎服。

2. 胃脘冷痛　本品性热，有温胃散寒止痛之效，多用于治疗胃脘冷痛、呕吐清水。习与生姜、乌药、木姜子等配伍，水煎服。

3. 跌打损伤　本品辣行赶气，又能活血疗伤，为治疗跌打损伤、瘀血肿痛的常用之品，可与千里马、剥皮血、竹叶椒等同用，水煎兑酒服。

4. 外伤出血　本品微涩，外用有收敛止血之效，可用于治疗外伤出血，习用鲜叶，洗净，捣烂敷伤口，或与乌泡、龙船泡等同用。

5. 驱蚊虫　取香叶、黄花蒿、辣蓼草各适量，加工成佛香，在有蚊虫的地方燃烧。

此外，本品还用于治疗感冒头痛、风湿关节痛、骨折、疮疥等。

【用法用量】内服：水煎，10 ～ 15 g。外用：适量，鲜品捣敷或研末调敷。

木姜子

【土家名】巴梭尔　bax sox ex

【异名】荜澄茄，山胡椒，山姜子，山苍子。

【来源】为樟科植物山鸡椒 *Litsea cubeba*（Lour.）Pers. 的全株及果实。

【药性】性热，味辣、微苦。

【功用】温中散寒，赶风发表，赶气消胀，活血疗伤。用于治疗脘腹冷痛、食积气胀、反胃呕吐、中暑吐泻、食积胀满、泄泻痢疾、寒疝腹痛、哮喘、寒湿水臌、小便不利、小便浑浊、疮疡肿毒、风寒感冒、风湿疼痛、偏头痛牵引牙痛、跌打损伤等。

【应用举例】

1. 脘腹冷痛　本品性热，为治疗寒侵中元，脘腹冷痛的主药之一，习单用果实研末，或鲜果捣烂，温开水冲服，具有较强的温中散寒止痛之效。

2. 风寒感冒　本品性热辣散，能赶风散寒，发表透邪，可用于治疗风寒感冒、怕冷头痛，多与岩防风、路边荆、小杆子等配伍，水煎服。

3. 食积胀满　本品辣散苦泄，有赶气消胀之功，常用于治疗食积不消、脘腹胀满或疼痛，多与萝卜子、隔山消、青木香等配伍，水煎服。

4. 发痧气痛　取木姜子、青藤香、蜘蛛香各 3 g，研末，酒吞服。

5. 跌打损伤　本品辣行热通，有赶气活血、疗伤止痛之效，能用于治疗跌打损伤、瘀血肿痛，可与接骨木、朱砂根、九节茶等同用，水煎兑酒服。

此外，本品还用于治疗风湿身痛、蛇咬伤、疮疖初起等。

【用法用量】内服：水煎，根 15 ～ 30 g；或研末，果实 1 ～ 2 g。外用：适量，煎水洗，鲜叶捣敷。

辣姜子

【土家语】巴梭尔　bax sox ex

【异名】山姜子，山苍子，山胡椒，蜡梅柴，滑叶树。

【来源】为樟科植物木姜子 *Litsea pungens* Hemsl. 的果实、根及叶。

【药性】性热，味辣、苦，有香气。

【功用】温胃散寒，赶气除胀，赶风除湿，活血止痛。用于治疗胃脘冷痛、脘腹胀满、寒湿腰痛、跌打伤痛等。

【应用举例】

1. 胃脘冷痛　本品性热，有较强的温胃散寒之功，为治疗胃寒冷痛、呕吐清水的常用之品。多用果实，与山鸡椒、生姜、小杆子等配伍，水煎服。

2. 脘腹胀满　本品辣散热通，有赶气除胀之效，多用于治疗胃肠气滞之脘腹胀满或胀痛。可单用，或与厚朴、橘皮、青木香等配伍，水煎服。

3. 寒湿腰痛　本品味辣散风，味苦燥湿，性热散寒，常用于治疗由风湿或寒湿引起的腰腿疼痛，多用根，与八角枫、乌头、大疙瘩七等配伍，水煎服。

4. 跌打伤痛　本品辣散热通，有赶气活血、疗伤止痛之功，常用于治疗跌打伤痛，瘀血肿痛，多用根，与见血飞、散血莲、追魂箭等配伍，水煎服或泡酒。

此外，本品还用于治疗各种气痛、风寒感冒、泄泻、食滞饱胀、毒蛇咬伤等。

【用法用量】内服：水煎，15 ～ 30 g；或泡酒。外用：适量，鲜叶捣敷。

野扁豆

【土家语】抗苦泽可皮　kanr kux cer lox pir

【异名】野鹅眉豆，山绿豆，野赤小豆。

【来源】为豆科植物毛野扁豆 *Dunbaria villosa*（Thunb.）Makino. 的根、全草或种子。

【药性】性平，味甜、淡、辣。

【功用】赶气止痛，赶风除湿，败毒消肿，止带。用于治疗胃脘胀痛、风湿关节痛、毒蛇咬伤、摆白等。

【应用举例】

1. 胃脘胀痛　本品味辣行散，有赶气止痛之功，常用于治疗气机不畅之胃脘胀痛，多与青木香、回头青、橘皮等配伍，水煎服。

2. 风湿关节痛　本品辣散淡渗，有赶风除湿之效，为治疗风湿关节痛的常用之品。因其性平和，故关节痛不论寒湿或湿热所致者均可选用，多与九牛造、大风藤、络石藤等同用，水煎服或泡酒。

3. 毒蛇咬伤 本品外用，有败毒消肿之功，能治疗毒蛇咬伤，多与三叶青、三角草或芭蕉根等配伍，洗净捣烂，敷伤处。

4. 摆白 本品味淡，能透湿止带，可用于治疗湿盛下注的摆白病，多与三白草、白鸡冠花、白叶野桐等同用，水煎服。

此外，本品还用于治疗乳痈、牙痛、肿毒、咽喉肿痛、痈疮肿毒等。

【用法用量】内服：水煎，30 ～ 50 g。外用：适量，鲜品捣敷或煎水洗。

满山香

【土家语】苦咱拉布香　kux zax lax buf xianx

【异名】土防风，过山香，十里香，金鸡爪，鸡爪参，香前胡，鸡爪前胡，柠檬香碱草，香白芷，山竹香，九步香。

【来源】为伞形科植物隔山香 *Ostericum citriodorum*（Hance）Yuan et Shan. 的根及全草。

【药性】性微热，味辣。

【功用】赶气消胀，赶风散寒，活血止痛，败毒消肿。用于治疗脘腹胀痛、风寒头痛、痛经、闭经、毒蛇咬伤等。

【应用举例】

1. 脘腹胀痛 本品辣香行散，有较强的赶气消胀之功，为治疗胃肠气滞、脘腹胀满或疼痛之佳品。本品性偏热，故寒凝气滞者尤为适宜，多与橘皮、厚朴、回头青等同用。

2. 风寒头痛 本品辣散热通，有赶风通络、散寒止痛之效，常用于治疗外感风寒的头痛。常与向日葵花盘 1 个配伍，煮鸡蛋，吃蛋喝汤。

3. 痛经 本品既能赶气，又能活血通经止痛，可用于治疗气血瘀滞的行经腹痛。多与益母蒿、茜草、珍珠菜等配伍，水煎服。

4. 毒蛇咬伤 本品外用，能败毒消肿，可治疗毒蛇咬伤，多与青木香、黄瓜香、雷胆子等同用，鲜品捣烂敷伤口。

此外，本品还用于治疗感冒咳嗽、胃痛、寒湿腹泻、痢疾、心绞痛、支气管炎、肝炎、肝硬化腹水、阿米巴痢疾、腮腺炎、疝气、跌打伤肿、疮痈等。

【用法用量】水煎服，15 ～ 30 g，单方可用至 50 g。外用：适量，鲜品捣敷。

樟树

【土家语】糯冲卡　of congx kar

【异名】油樟，樟木，乌樟，樟木子。

【来源】为樟科植物樟树 *Cinnamomum camphora*（L.）Presl. 的根、树皮、果实及叶。

【药性】性热，味辣、微苦。

【功用】赶气消胀，温中止痛，活血疗伤，赶风除湿。用于治疗脘腹胀满、胃脘冷痛、跌打损伤、风湿身痛等。

【应用举例】

1. 脘腹胀满　本品辣散热通，气味芳香，有较强的赶气消胀之效，为治疗脘腹胀满的常用药，习用皮与乌药、厚朴、水菖蒲等同用，水煎服。

2. 胃脘冷痛　本品性热，能温中散寒止痛，常用于治疗寒侵中元的胃脘冷痛，多用根，与山胡椒、见风消、山姜等配伍，水煎服。

3. 跌打损伤　本品有赶气之功，又有活血化瘀、疗伤止痛之效，可用于治疗跌打损伤，瘀血肿痛，多用根，与五加皮、五虎劲、三百棒等泡酒服，轻伤者可用鲜叶捣敷。

4. 风湿身痛　本品辣散苦燥，能赶风除湿以止痛，性热散寒，故主治寒湿或风湿所致的周身疼痛，可与枫树根、杉树根、木姜子树根等同用，水煎兑酒服。

此外，本品还用于治疗钩虫病、寒湿脚气、水火烫伤、皮肤瘙痒、虫牙等，并可用于解酒。

【用法用量】内服：水煎，15 ～ 30 g；或泡酒。外用：适量，捣敷；或煎汁涂搽。

【使用注意】孕妇禁服。

蜘蛛香

【土家语】补此香　bux cix xianx

【异名】马蹄香，土细辛，豆豉草，养血莲，心叶缬草，养心莲，臭药，乌参，猫儿屎，老虎七，香草，鬼见愁，豆鼓菜根，九转香，雷公七，臭狗药，磨脚花，连香草，香草子，大救驾。

【来源】为败酱科植物蜘蛛香（心叶缬草）*Valeriana jatamansi* Jones 的根及根茎。

【药性】性温，味苦、辣。

【功用】散寒毒，止疼痛。治寒气头痛、肚肠冷痛、脘腹胀痛、消化不良、呕吐泄泻、小儿疳积、风寒湿痹、腰腿冷痛、疮疖等。

【应用举例】

1. 胃痛　本品性温，能温中散寒止痛，常用于治疗寒侵中元的胃脘冷痛，取蜘蛛香、地苦胆、爬岩香各 12 g，黄连、川贝母各 3 g，墨鱼骨 150 g，碧血莲 9 g，研细末，每次服 1 g，或蜘蛛香 10 g，木香 10 g，续断 5 g，研细，冷开水冲服。

腹痛　取蜘蛛香 15 g，研末，一次吞服。

2. 小儿疳积　本品常用于治疗小儿疳积。取蜘蛛香 15 g，鸡矢藤根 15 g，水煎服。

3. 顽固性头痛症　本品性温芳香，可用于治疗顽固性头痛，取蜘蛛香 6 g，正天雷

10 g，透身寒 4 g，赶山鞭 10 g，小蝎子 10 g，生姜 3 片，水煎服。每日 1 剂，分 2 次服。

4. 呕吐病　本品擅治呕吐，取蜘蛛香 10 g，土藿香 12 g，水煎服。

5. 疮疖　取蜘蛛香适量研末，醋调敷疮处。

此外，本品还用于治疗风寒感冒、痨伤咳嗽、月经不调、跌打损伤、肺气水肿、胃肠炎、痢疾等。

【用法用量】内服：水煎，6 ～ 10 g。外用：适量，捣敷。

小杆子

【土家语】杆子被　ganx zix bif

【异名】和山姜，山良姜，山姜七，胡椒七，九龙盘，九姜连，小良姜，箭杆风，箭骨风，洋藿七。

【来源】为姜科植物山姜 *Alpinia japonica*（Thunb.）Miq. 的根茎。

【药性】性热，味辣、微苦。

【功用】温中止痛，散寒止咳，赶风除湿，活血疗伤。用于治疗胃脘冷痛、风寒咳嗽，风湿筋骨痛、跌打损伤、月经不调等。

【应用举例】

1. 胃脘冷痛　本品性热，有温中散寒止痛之功，常用于治疗寒邪侵犯中元之胃脘冷痛，多与木姜子，青椒、山鸡椒等配伍，水煎服。

2. 风寒咳嗽　本品味辣行散，有赶风散寒、止咯之效，多用于治疗外感风寒引起的咳嗽、咯痰稀白，可与紫苏、马蹄香、矮地茶等配伍，水煎服。

3. 风湿筋骨痛　本品辣散苦燥且性热，能赶风除湿、散寒止痛，习用于治疗风湿或寒湿所致的筋骨疼痛，多与赶山鞭、野扁豆、石南藤等同用，水煎服。

4. 跌打损伤　本品辣散热通，能赶气活血、疗伤止痛，常用于治疗跌打损伤、瘀血肿痛，可与皮子药、百两金、八棱麻等同用，水煎兑酒服。

此外，本品还用于治疗头痛、恶心呕吐、脘腹胀痛、牙痛等。

【用法用量】内服：煎汤，10 ～ 15 g。外用：适量，鲜品捣敷。

四、赶风药

大疙瘩七

【土家语】利泽苦　lif　cer kur

【异名】红升麻，土升麻，土苍术，马尾七，马尾参，金尾蟮，毛升麻，毛三七，虎麻。

【来源】为虎耳草科植物大落新妇 *Astilbe grandis Stapf* ex E. H. Wilson、落新妇

Astilbe chinensis（Maxim.）Franch. et Savat. 的根状茎及全草。

【药性】性微热，味苦、辣。

【功用】赶寒除湿，活血疗伤，发表止咳，赶风定晕。用于治疗风湿关节痛、筋骨疼痛、跌打损伤、风寒咳嗽、头晕头痛等。

【应用举例】

1. 风湿关节痛　本品性热散寒，味辣散风，苦能燥湿，常用于治疗寒湿或风湿所致的腰腿关节疼痛，多与八角枫、巴岩香、巴山虎等配伍，水煎兑酒服。

2. 跌打损伤　本品辣行热通，有活血疗伤止痛之效，为治疗跌打损伤、瘀血肿痛的常用药，可与大救驾、岩蜈蚣、变天牛等同用，水煎服，或泡酒。

3. 风寒咳嗽　本品辣散，能发表宣肺而止咳，多用于治疗外感风寒所致的咳嗽、吐痰清稀，常与黄荆条、地胡椒、马蹄香等同用，水煎服。

4. 头晕头痛　本品辣散，有赶风定晕之功，可用于治疗风邪引起的头晕或头痛。取本品 30 g，配伍蜘蛛香 15 g，水煎服，日 1 剂，3 剂为 1 疗程。

此外，本品还用于治疗胃痛、腹泻、骨质增生、毒蛇咬伤等。

【用法用量】内服：水煎，15 ～ 30 g，或泡酒。外用：适量，捣敷。

九牛造

【土家语】给拢务席克查　gex longx wuf xir ker car

【异名】藤卫矛，土杜仲，岩风草，金钱风，爬墙草，爬墙风，换骨筋，小藤仲，爬行卫矛，爬山火儿，爬藤，铺地枫，千层楼，青藤。

【来源】为卫矛科植物扶芳藤 *Euonymus fortunei*（Turcz.）Hand.-Mazz. 的带叶茎枝。

【药性】性冷，味辣、苦。

【功用】赶风除湿，活血通经，舒筋缓急，赶火止痛。用于治疗风湿骨节痛、中风偏瘫、小腿抽筋、胃脘痛等。

【应用举例】

1. 风湿骨节痛　本品辣苦而性冷，有赶风燥湿赶火之功，适用于治疗湿热所致的筋骨关节疼痛，若与热性的赶风湿药同用，也可治疗寒气病，多与伸筋草、白木通、九节风等同用，水煎服。

2. 中风偏瘫　本品味辣行散，有活血通经之效，常用于治疗中风偏瘫、半身不遂，或无力，多与大血藤、小血藤、山鸡血藤等同用，水煎服，并用药液擦洗患处。

3. 小腿抽筋　本品活血通经，有舒筋缓急之功，可用于治疗小腿抽筋。习与大活血、散血莲同用，煮鸡蛋，吃蛋喝汤；或与木瓜、土牛膝等配伍，水煎服。

4. 胃脘痛　本品性冷苦泄，能赶火止痛，可治疗火郁中元之胃脘灼痛。习单用，取本品 100 g，水煎服；或与十大功劳、血水草等同用。

此外，本品还用于治疗腰肌劳损、跌打骨折、水肿、咯血、血崩、月经不调、创伤出血、牙痛等。

【用法用量】内服：水煎，15～30 g，单方可用至 100 g。外用：适量，研粉调敷，或捣敷，或煎水洗。

大风藤

【土家语】热书二拉此巴　ref sux ef lax cix bax

【异名】三角枫，三角风，风藤，岩风藤，岩骨风，常春藤，钻天风，爬墙虎，巴壁藤，上树蜈蚣，百脚蜈蚣。

【来源】为五加科植物中华常春藤 *Hedera nepalensis* K. Koch var. sinensis（Tobl.）Rehd. 的茎叶。

【药性】性热，味苦、淡。

【功用】赶寒除湿，舒经活络，散瘀疗伤，利水消肿，止血。用于治疗寒湿腿痛、小腿抽筋、瘫痪麻木、跌打损伤、吐血、咯血、衄血、湿疹、荨麻疹、无名肿毒、蛇咬伤、水肿病等。

【应用举例】

1. 寒湿腿痛　本品性热散寒，味苦燥湿，常用于治疗寒湿或风湿所致的腰腿疼痛。可与海风藤、龙须藤、山鸡血藤等同用，水煎服。

2. 小腿抽筋　本品为藤茎，善通而走，有舒经活络之效，多用于治疗气血不畅、经脉失养的小腿抽筋，多与木瓜、散血莲、红牛膝等配伍，水煎服，并洗擦患处。

3. 跌打损伤　本品性热善通，能促进气血运行，故有活血散瘀疗伤之功，常用于治疗跌打损伤，瘀血肿痛，可与接骨木、青椒根、见血飞等同用，水煎兑酒服。

4. 水肿病　本品淡渗透湿，利水消肿，可治疗水肿病，小便不利，多与车前草、钓鱼杆、蓑衣藤等同用，水煎服。

此外，本品还用于治疗腰痛、急性结膜炎、肾炎水肿、闭经，外用可治疗痈疖肿毒等。

【用法用量】内服：水煎，15～30 g。外用：适量，煎洗或鲜品捣敷。

倒挂金钩

【土家语】科钩子莲　kox goux zix lianr

【异名】金钩莲，双钩，鹰爪风，内红消（根），双钩藤，吊风根，金钩草，钩耳，倒挂刺。

【来源】为茜草科植物钩藤 *Uncaria rhynchophylla*（Miq.）Miq. ex Havil. 的带钩茎枝、根及花。

【药性】性冷，味辣、微甜、微苦。

【功用】赶火止痉，赶风止痛，升提固脱。用于治疗痉挛抽搐、头痛头晕、风湿骨痛、吊茄子等。

【应用举例】

1. 痉挛抽搐 本品性冷，有较强的赶火止痉之功，为治疗高烧抽搐和小儿惊风的主药之一，多与铁灯台、路边荆、水牛角等配伍，水煎服。

2. 头痛头晕 本品辣散甜缓，有赶风缓急止痛之效，常用于治疗风邪上扰、肝阳上亢的头痛头晕，多与菊花、豨莶草等赶风药同用，水煎冲天麻末服。

3. 风湿骨痛 本品味辣散苦燥，能赶风除湿而止痛，多用于治疗风湿引起的筋骨关节疼痛。习与蛇含、蛇莓、生姜配伍，洗净捣烂，用桐油炒热熨患处，或水煎服。

4. 吊茄子（子宫脱垂） 本品辣升甜补，有升提固脱之效，可用于治疗妇女体由虚引起的吊茄子，常用根，与棕树根、金樱子根等配伍，水煎服。

此外，本品还用于治疗高血压、感冒夹惊、热盛动风、癫痫、小儿惊风、夜啼、妊娠子痫、带下、脱肛等。

【用法用量】内服：水煎，30 ～ 50 g，不宜久煎。外用：适量，热熨。

天麻

【土家语】墨泽库　mef cer kuf

【异名】自动草，定风草，神草，离母，鬼督邮，赤箭，山萝卜，风灵草，明麻。

【来源】为兰科植物天麻 *Gastrodia elata* Bl. 的块茎。

【药性】性平，味辣、甜。

【功用】赶风止痉，定眩止晕，除湿止痛。用于治疗痉挛抽搐、头晕目眩、风湿关节痛、头痛等。

【应用举例】

1. 痉挛抽搐 本品辣散赶风，重镇沉降，有较强的赶风止痉之功，为治疗各种疾病所致之痉挛抽搐和小儿惊风的主药之一，习单用块茎磨水顿服。若高烧加石膏，便秘加土大黄。

2. 头晕目眩 本品有赶风之功，可定眩止晕，为治疗风邪上扰、头晕目眩之要药，习用本品蒸鸡食用；或研末与钩藤、八角枫、蜂窝球等配伍，水煎冲服。

3. 风湿关节痛 本品辣散，有较强的赶风除湿止痛之功，常用于治疗肢体关节疼痛之风湿病。本品性平，不论病性寒热均可使用。可单用研末，或与麻布七、毛瑞香、摇竹消等配伍，水煎冲末服。

4. 偏正头痛 本品辣散赶风，味甜缓急而止痛，善治风邪所致的偏正头痛。习与蜈蚣研末，温开水冲服。

此外，本品还用于治疗肺结核、贫血、中风瘫痪、腰痛等。

【用法用量】内服：水煎，5 ～ 15 g；或研末，或磨汁，每次 3 ～ 5 g。

土虫

【土家语】八致铁迫 Bar zif tev per

【异名】地龙，地龙子，蚯蚓，虫鳝，曲鳝，曲虫。

【来源】为巨蚓科动物环毛蚯蚓 *Pheretima guillelmi*（Michaelsen）和其他同属种的全体。

【药性】性冷，味微咸。

【功用】赶火败毒，镇惊，止咯，活筋消水。用于治疗小儿急惊风、大骨节病、吼咯病、月经闭止、猴儿胞、奶痈初起等。

【应用举例】

1. 小儿急惊风 本品镇惊祛风之力较强，可用于治疗小儿急惊风，抽搐等症。取鲜土虫 6 条，洗净擂成糜，用沸开水冲泡，盖好，至温热时，连续内服。

2. 大骨节病 本品能活络止痛，可用于治疗大骨节病，取干土虫 50 g，蜈蚣 50 g，白花蛇 50 g，共研末，分成 4 包，每天服 1 包，重症服 2 包。

3. 吼咯病 本品化痰止咳喘，可用于治疗吼咯病。取土虫 100 条，洗净，用水煎熬，去渣，加白糖调成膏状。每天 2 次，每次 1 小羹匙，用温开水冲服。

4. 月经闭止 取土虫 3 条，放瓦上焙焦研末，黄酒送服。

5. 猴儿疱（腮腺炎） 取鲜土虫、白糖各等量，将土虫洗净，加入白糖拌匀，约半小时后成糊状，然后涂在纱布上，贴敷患处，用胶布固定。每隔 4 小时换药 1 次，连续用 3 ～ 4 天。

6. 奶痈初起 取鲜土虫 10 条，放碗内，用白糖撒在上面，把碗盖好，4 小时后，用碗里的水，涂患处，每天涂 3 次。

此外，本品还用于治疗热病惊狂、头痛目赤、咽喉肿痛、小便不通、风湿关节疼痛、半身不遂、烧烫伤、产后头痛、尿少水肿、高血压等。外用涂抹患处，可用于治疗丹毒、漆疮、蛇斑疮。

【用法用量】内服：水煎，10 ～ 50 g。外用：适量，捣敷或白糖化水外用。

蜈蚣

【土家语】蜈蚣铁迫 wur gongr tiex per

【异名】天龙，百足虫，百脚，金头蜈蚣，千足虫，天虫，吴公。

【来源】为蜈蚣科动物少棘蜈蚣 *Scolopendra subspinipes mutilans* L. Koch 的全体。

【药性】性热，味辣。有毒。

【功用】赶风止痉，燥湿止痛，通经活络。用于治疗痉挛抽搐、风湿筋骨痛、头痛顽症、半身瘫痪等。

【应用举例】

1. 痉挛抽搐 本品味辣行散，有显著的赶风止痉之功，为治疗由各种原因引起的痉挛抽搐和小儿惊风之要药。习单用，或与五步蛇研末，钩藤煎汤送服。

小儿急惊风 取全蜈蚣 2 条，蝎尾 4 个，生石膏、石决明各 30 g，知母 12 g。水煎服。

2. 风湿筋骨痛 本品禀性善行而燥，擅于赶风除湿、通络止痛，善治由寒湿或风湿引起的筋骨关节疼痛之重症、顽症，有标本兼治之效，常与银环蛇、五加皮、乌头等配伍泡酒，如佳效风湿酒。

3. 头痛顽症 本品赶风活络止痛之功甚强，为治疗各种顽固性头痛之主药，习单用，研末服，也可与天麻同用。

4. 半身瘫痪 本品有通经活络之功，为治疗中风后半身瘫痪的常用药，可与五步蛇、小血藤、山鸡血藤等泡酒服。

5. 毒蛇咬伤 取蜈蚣 1 条，天胡荽、乌泡刺根各适量，共捣烂外敷伤处。

6. 淋巴结肿大溃烂 取蜈蚣、茶叶各等量研末，撒布患处。

此外，本品还用于治疗羊癫风、中耳炎、破伤风、疮疡肿毒、牛皮癣等，蜈蚣泡桐油还可用于治疗水火烫伤等。

【用法用量】内服：研末，每次 1 ～ 1.5 g，或 1 条，也可泡酒。外用：适量，研末调敷。

【使用注意】本品有毒，用量不可过大，孕妇忌用。

五甲棒

【土家语】翁吉窝　ongx jir wov

【异名】蕲蛇，大白花蛇，五步倒，五步蛇，百步蛇，棋盘蛇，赛鼻蛇。

【来源】为蝰科类动物尖吻蝮 *Agkistrodon acutus*（Güenther）除去内脏的干燥全体。

【药性】性热，味甜、咸，有毒。

【功用】止痉定惊，祛风散寒，活血通络。用于治疗痉挛抽搐、寒湿筋骨痛、半身瘫痪、坐骨神经痛等。

【应用举例】

1. 痉挛抽搐 本品有显著的赶风定惊之功，有甜缓止痉之效，为治疗羊癫风、小儿惊风、手足痉挛抽搐之要药，习与蜈蚣研末服。若高烧、便秘者，配伍土大黄通便泻热，以增强止痉之效。

2. 寒湿筋骨痛 本品性热散寒，且走窜之性甚强，长于赶风通络、散寒止痛，善治由寒湿或风湿引起的筋骨关节疼痛之顽症。习单用，研末服，也常与白三七、天麻配伍泡酒，如五步蛇药酒。

3. 半身瘫痪　本品又有活血通络之功，常用于治疗中风后半身瘫痪，习与小血藤、山鸡血藤、蓑衣藤等泡酒服。或取五步蛇 10 g，地龙 20 g，僵蚕 10 g，活筋草 10 g，珍珠莲藤 10 g，鸭脚当归 10 g，钳蝎虫 5 g。每日 1 剂，水煎 2 次服，第 3 次煎药液擦患部。

4. 坐骨神经痛　本品活血通络，又善用于治疗气血阻滞、经络不通之坐骨神经痛，习研末与木瓜、伸筋草、红牛膝等煎汤冲服。

此外，本品还用于治疗麻风、疥癣等。

【用法用量】内服：研末，每次 1 ～ 1.5 g；或泡酒、入丸剂。

【使用注意】本品有毒，用量不可过大。

白节蛇

【土家语】卡普糯梯阿石窝　kax pux lof tix ar sir wov

【异名】金钱白花蛇，白花蛇，白段蛇，白头姑，寸白蛇。

【来源】为眼镜蛇科动物银环蛇 *Bungarus multicinctus* Blyth. 幼蛇或成蛇除去内脏的全体。

【药性】性热，味甜、辣，有毒。

【功用】赶风止痉，散寒除湿，活血通络。用于治疗小儿惊风、羊癫风、风湿骨痛、半身瘫痪、口眼㖞斜、皮癣、恶疮等。

【应用举例】

1. 小儿惊风　本品秉性善行赶风，甜缓止痉之功甚强，为治疗小儿惊风抽搐的主药之一，习与蜈蚣研末服。若高烧者，配伍赶火药。

2. 羊癫风　本品赶风止痉，又为治疗羊癫风、肢体痉挛之要药，多与天南星、半夏、石菖蒲配伍，为丸服。

3. 风湿骨痛　本品性热善行走窜，有显著的赶风散寒、除湿止痛之效，尤多用于治疗由寒湿或风湿所致的筋骨关节疼痛之顽症。可单用研末服，也可与乌梢蛇等泡酒服，如三蛇酒。或取金钱白花蛇 25 g，当归、羌活、防风、天麻、秦艽、五加皮各 15 g，白酒 1500 mL，浸泡 1 个月，每次服 15 mL，日服 2 次。

4. 半身瘫痪　本品走窜热通，有活血通络之功，常用于治疗中风后的半身瘫痪，习与小血藤、山鸡血藤、山木通等泡酒服。

5. 颈项强直、身体屈伸不利　取蜈蚣 1 条，金钱白花蛇、乌梢蛇各 10 g，去骨，研末，每次服 6 g。

此外，本品还用于治疗麻风、疥癞、皮肤瘙痒、瘰疬恶疮等。

【用法用量】内服：研末，每次 1.5 ～ 3 g；或入丸剂、制酒剂。

【使用注意】本品有毒，用量不可过大。

乌梢公

【土家语】乌梢窝 wux saox wov

【异名】乌风蛇，乌蛇，青蛇，刺刀背，剑脊蛇。

【来源】为游蛇科动物乌梢蛇 *Zaocys dhumnades*（Cantor）除去内脏的全体。

【药性】性平，味甜。

【功用】赶风止痉，除湿散寒，通经活络。用于治疗羊癫风、小儿惊风、风湿骨痛、半身瘫痪等。

【应用举例】

1. 羊癫风　本品性善走窜，有较强的赶风止痉之功，为治疗羊癫风、肢体痉挛的主药，多与天麻、天南星、银环蛇等配伍，制丸服。

2. 小儿惊风　本品既能赶风定惊，又能甜缓止痉，多用于治疗小儿惊风，手足抽搐，习与蜈蚣研末服。

3. 风湿骨痛　本品性善走窜，有较强的赶风湿、通经络、利关节之功，善治由风湿引起的筋骨关节痛。本品药性平和，故不论湿热、寒湿所致者均可选用，常与五步蛇、白三七、松树根等泡酒，如佳效风湿酒。

4. 风湿麻木症　取乌梢公 10 g，麻口皮 7 g，木瓜 10 g，血通 10 g，鸭脚当归 10 g，岩防风 10 g，水煎服。每日 1 剂，分 2 次服。

5. 半身瘫痪　本品具有走窜之性，能活血通络，常用于治疗中风后的半身瘫痪，习与伸筋草、山鸡血藤、白木通等同用，水煎服。

此外，本品还用于治疗破伤风、风疹瘙痒等。

【用法用量】内服：研末，每次 2 ～ 3 g；或入丸、酒剂。

巴岩香

【土家语】热书二拉 ref sux ef iax

【异名】丁公藤，风藤，爬岩香，南藤，丁父，丁公寄，搜山靠，满天香，小风藤，石楠藤。

【来源】为胡椒科植物石南藤 *Piper wallichii*（Miq.）Hand.–Mazz. 的全株。

【药性】性热，味辣、苦，气香。

【功用】赶风除湿，赶寒发表，活血疗伤，赶气止痛，补肾壮阳，止咳平喘。用于治疗寒湿关节痛、腰膝酸痛无力、跌打损伤、痛经、阳痿、风寒感冒、咳嗽气喘、风疹块、胃脘胀痛等。

【应用举例】

1. 寒湿关节痛　本品辣散苦燥而性热，有赶风除湿散寒之功，为治寒湿或风湿关节疼痛的主要药物。多与龙须藤、七爪风、五虎劲等配伍，泡酒服。

2. 风寒感冒　本品味辣气香走表，性热除寒，故有赶寒发表之效，常用于治疗风寒感冒，头身疼痛，多与紫苏、石香薷、小杆子等同用，水煎服。

3. 跌打损伤　本品辣行热通，能促进气血运行，有活血疗伤之功，多用于治疗跌打损伤，瘀血肿痛，可与活血莲、青香藤、大救驾等同用，水煎兑酒服。

4. 胃脘胀痛　本品辣行芳香，能赶气止痛，可治疗气机不畅的胃脘胀痛，多与橘皮、厚朴、青木香等配伍，水煎服。

此外，本品还用于治疗咳嗽、牙痛等。

【用法用量】内服：水煎，15 ～ 30 g，或泡酒。外用：浸酒外搽，鲜品捣敷或热敷。

八角枫

【土家语】叶克枫 yer kex hongx

【异名】三角枫，五角枫，七角枫，八角王，八角梧桐，八角将军，割舌罗，野罗桐，花冠木，九胡子，接骨木，白龙须（须根），白筋条（支根）。

【来源】为八角枫科植物瓜木 *Alangium platanifolium*（Sieb. et Zucc.）Harms 或八角枫 *Alangium chinense*（Lour.）Harms 的干燥支根、须根及茎叶。

【药性】性微热，味辣、苦。有毒。

【功用】赶风除湿，镇静安神，活血疗伤，赶气消胀。用于治疗风湿身痛、瘫痪、跌打伤痛、四肢麻木、劳伤腰痛、鹤膝风（膝关节肿痛）、癫狂病、胃痛、阴疽、脘腹胀满等。

【应用举例】

1. 风湿身痛　本品辣散苦燥而性热，有较强的赶风除湿散寒之功，为治疗风湿或寒湿身痛的主药之一，常单用根皮，水煎兑酒服。

2. 癫狂病　本品味苦降泄，有镇静安神之功，善于治疗神志错乱的癫狂病。可单用须根，研末服，也可与野棉花、朱砂等安神药同用。

3. 跌打伤痛　本品辣行热通，又为治疗跌打伤痛的常用药，有活血疗伤止痛之效。习用根，与樟树根、光叶海桐、强盗药等同用，泡酒服。

4. 脘腹胀满　本品味辣行散，能赶气消胀，可用于治疗气机不畅之脘腹胀满。习用茎叶，与青木香、隔山消、橘皮等配伍，水煎服。

此外，本品还用于治疗麻木瘫痪、精神分裂症、月经不调、外伤出血等。

【用法用量】内服：水煎，茎叶用 15 ～ 30 g，皮、须根用 1.5 ～ 3 g，支根用 3 ～ 6 g；或泡酒。外用：适量，研末撒布。

【使用注意】孕妇忌服，小儿、年老体弱者慎用，主根有大毒，不入药。

鸟不站

【土家语】坐苦卡　zof kux kar

【异名】刺包头，月鸟不落，白刺老苞，红刺老苞，刺椿树，千枚针，雀不踏，飞天蜈蚣，鸟不宿，刺老包。

【来源】为五加科植物楤木 *Aralia chinensis* L. 或棘茎楤木 *Aralia echinocaulis* Hand.-Mazz. 的根及嫩苗。

【药性】性热，味辣、微苦。

【功用】赶风散寒，接骨续筋，活血止血，利水消肿，除湿止带，养心安神。用于治疗风湿身痛、跌打骨折、腰腿酸痛、淋浊、水肿病、摆白、黄疸、胃脘痛、瘀血经闭、腹水、痢疾、心悸失眠、肺结核、肺痛、支气管扩张、咳嗽、牙痛、阴疽、瘰疬、带下、痔疮、巴骨流痰、带状疱疹等。

【应用举例】

1. 风湿身痛　本品性热，味辣而苦，有赶风除湿散寒之功，常用于治疗风湿或寒湿所致的周身疼痛，多与白龙须、岩防风、大猪母娘藤等同用，水煎兑酒服。

2. 跌打骨折　本品辣行热通，有活血疗伤、续筋接骨之效，为治疗跌打骨折的常用药。用法：待骨折复位后，用根皮与见肿消、糯米藤、小血藤、六月凉、白及、七叶莲、八不拿配伍，捣烂外敷，再用杉树皮固定，7 天换药 1 次。

3. 水肿病　本品辣行苦泄，能促进水湿运行，可用于治疗水肿病，症见小便量少。常与钓鱼竿、半边莲、车前草等配伍，水煎服。

4. 摆白　本品味苦，有燥湿止带之功，多用于治疗湿盛下注的摆白病。常用根皮，与白木菊花、白鸡冠花、芭蕉蔸同用，取雄猪瘦肉 100 g，共炖，吃肉喝汤。

此外，本品还用于治疗肝炎、淋巴结肿大、肾炎水肿、糖尿病、毒蛇咬伤等。

【用法用量】内服：水煎，30 ～ 50 g，大剂量可用至 100 g；或泡酒，或炖食。外用：适量，煎水洗或捣敷。

【使用注意】孕妇禁用。

三加皮

【土家语】他爬所欸　tax par sox eix

【异名】三加刺，三叶五加，刺三甲，刺三加，白簕，三加枫，三叶五加。

【来源】为五加科植物白簕 *Acanthopanax trifoliatus*（L.）Merr. 的根皮及叶。

【药性】性热，味辣、苦、淡。

【功用】赶风除湿，活血疗伤，利尿排石，温胃散寒。用于治疗风湿骨痛、跌打损伤、风湿身痛、风湿关节炎、骨折、肺痈、尿路结石、胃脘冷痛等。

【应用举例】

1. 风湿骨痛　本品性热而辣苦，有赶风除湿散寒之效，为治疗风湿或寒湿筋骨关节疼痛的常用药。可与阳雀花根、铺地风、赶山鞭等同用，水煎服，或泡酒。治疗风毒骨节痛症，可用三加皮（根）15 g，七加风 10 g，五加风 10 g，刺芭根 10 g，四匹箭 7 g，白龙须 5 g，水煎服。每日 1 剂，分 2 次服，忌生冷。

2. 跌打损伤　本品辣散热通，能促进气血运行，有活血化瘀，疗伤止痛之功，多用于治疗跌打损伤，瘀血肿痛。可与接骨草、红毛七、摇竹消等配伍，水煎兑酒服。

3. 尿路结石　本品味淡渗透，有利尿排石之功，能用于治疗尿路结石，常与海金沙藤、金钱草、满天星等同用，煎水代茶饮。

4. 胃脘冷痛　本品性热，能散寒止痛，可用于治疗胃脘冷痛，呕吐清水，习与山姜、山鸡椒、野花椒等配伍，水煎服。

此外，本品还用于治疗感冒、咳嗽、坐骨神经痛、月经不调、带下过多等。

【用法用量】内服：水煎，15 ～ 30 g。外用：适量，鲜品捣敷。

上天梯

【土家语】央鸡倮墨谷　yanx jix lox mef gur

【异名】威灵仙，铁灵仙，灵仙藤，黑灵仙，能消，一把锁，黑骨头，落得打，牛九穿，老君须，老虎须，铁扫帚，百条根，铁脚威灵仙，铁脚灵仙，铁脚铁线莲，铁耙头。

【来源】为毛茛科植物威灵仙 *Clematis chinensis* Osbeck 的根及根茎。

【药性】性热，辣、微苦。

【功用】赶风通络，赶寒止痛，散结消肿，除湿止带。用于治疗寒湿身痛、肢体麻木、筋脉拘挛、屈伸不利、半边风、疡子、摆白、骨鲠咽喉等。

【应用举例】

1. 寒湿身痛　本品性热而辣苦，有较强的赶风除湿散寒之功，为治疗风湿或寒湿所致周身关节疼痛的主药之一，多用根，配伍制草乌、水菖蒲、枫香树等，水煎兑酒服。

2. 半边风　本品辣行热通，有赶风通络止痛之效，常用于治疗风邪犯脑引起的半边风，取本品适量，煮鸡蛋，吃蛋喝汤。

3. 疡子（淋巴结肿大）　本品辣散苦泄，能散结消肿，可用于治疗疡子，习与杨梅树皮同用，水煎服。

4. 摆白（白带过多）　本品味苦，又有燥湿止带之功，可用于治疗湿邪下注的摆白病，常以本品配伍矮地茶、地虎泡、白金条、黑虎藤、小茴香、高粱子（炒）、萝卜籽各 10 g，水煎服。

此外，本品还用于治疗头颤、头风、牙痛、扁桃体炎、跌打损伤、关节痛、腰腿痛、胃脘痛、痛风、脚气、疟疾、癥瘕积聚、破伤风、乳腺炎、皮肤瘙痒等。

【用法用量】 内服：水煎，10 ～ 20 g。外用：适量，捣敷。

野茄子

【土家语】若色不利席克查　rof ser buf lif xir ker car

【异名】苍耳子，羊屎草，粘草子，痴头婆，虱麻头，牛虱子，猪耳，刺梨，刺儿果。

【来源】为菊科植物苍耳 *Xanthium sibiricum Patrin ex* Widder 带总苞的果实、根和全草。

【药性】性热，味辣、苦。有小毒。

【功用】赶寒除湿，通关开窍，赶风止痒。用于治疗寒湿关节痛、感冒鼻塞头痛、耳聋、风坨、屙痢、肚子屙、自汗、盗汗、全身疮疡发痒等。

【应用举例】

1. 寒湿关节痛　本品辣苦而热，有赶风除湿散寒之效，常用于治疗风湿或寒湿所致的肢体关节疼痛，习用根，与豨莶草、老鹳草、麻布七等配伍，水煎服。

2. 感冒鼻塞　本品辣散热通，有通关开窍之功，善治风寒感冒引起的鼻塞不通。多用果实，与地胡椒、华细辛、土防风等同用，水煎服。

3. 耳聋失聪　本品通关开窍，可用于治疗由气机郁闭引起的耳聋，习与石菖蒲、杜衡、响铃草等配伍，水煎服。

4. 风坨　本品味辣行散，能赶风止痒，可用于治疗风坨，皮肤奇痒难忍。常用全草，煎水洗，也可与千里明、大构树叶、无娘藤等同用。

5. 屙痢、肚子屙　用刺梨果或根 15 ～ 30 g，铁马鞭、牛耳大黄各 30 g，金果榄 15 g，水煎服。

6. 自汗、盗汗　取刺梨根、夜关门、浮小麦各 15 g，大枣 10 g，水煎服。

7. 全身疮疡、发痒　将刺儿果锤烂，加茶枯饼，煎水洗。

此外，本品还用于治疗咳嗽、带下过多、蛔虫病、外伤出血等。

【用法用量】内服：水煎，10 ～ 15 g。外用：适量，鲜品捣敷或研细末吹鼻。

【使用注意】果实不能用至 30 g，否则易引起中毒。

寻骨风

【土家语】母尔他木香　mux ex tax mur xionx

【异名】竹叶木香，毛骨风，清风藤，清骨风，猫耳朵，穿地节，毛香，白毛藤，地丁香，黄木香，白面风，兔子耳，毛风草，猴耳草。

【来源】为马兜铃科植物寻骨风 *Aristolochia mollissima* Hance 的全草。

【药性】性平，味辣、苦。

【功用】赶风除湿，活血疗伤，败毒消肿，赶气止痛。用于治疗风湿腰腿痛、肢体麻木、筋骨拘挛、跌打损伤、胃痛、喉蛾、脘腹胀痛、乳痈、外伤出血等。

【应用举例】

1. 风湿腰腿痛　本品味辣散风，味苦燥湿，故常用于治疗风湿所致的腰腿疼痛。其性平和，故寒湿、湿热均可选用，与相应的药物配伍。

2. 跌打损伤　本品辣行苦泄，有活血化瘀、疗伤止痛之功，多用于治疗跌打损伤、瘀血肿痛，常与润筋草、岩泽兰、肿节风等同用，水煎兑酒服。

3. 喉蛾　本品味苦降泄，有败毒消肿之效，可用于治疗咽喉肿痛的喉蛾病。习与玉簪花、开喉箭、九牛胆等同用，水煎服。

4. 脘腹胀痛　本品味辣行散，能赶气止痛，可用于治疗胃肠气机不畅引起的脘腹胀痛。习单用根，磨水服。可根据病情作相应配伍，则疗效更好。

此外，本品还用于治疗痢疾、疟疾、睾丸肿痛、夜盲症、牙痛及多种化脓性感染等。

【用法用量】内服：水煎，15 ～ 30 g。

【使用注意】孕妇禁服。用量较大时，个别患者有呕恶、头痛、头晕等不良反应。

四大天王

【土家语】尔他惹欸麻　ex tax re veix　mar

【异名】四叶箭，四叶麻，四块瓦，老君须，土细辛，小金丝兰，对叶七，及己，牛细辛，老君须，小牛膝，散血莲，四叶对，四皮风，獐耳细辛，四角金，对叶四块瓦。

【来源】为金粟兰科植物及己 *Chloranthus serratus*（Thunb.）Roem.et Schult 的根及全草。

【药性】性热，味辣、苦。有毒。

【功用】赶寒除湿，活血疗伤，败毒消肿，杀虫止痒。用于治疗寒湿骨痛、跌打损伤、痈疮初期、头癣、月经不调、风寒咳嗽、毒蛇咬伤等。

【应用举例】

1. 寒湿骨痛　本品性热，味辣且苦，有赶风除湿散寒之效，为治疗风湿或寒湿之肢体筋骨疼痛的常用药，常与一支箭、草乌、赶山鞭等同用，水煎服。

风湿疼痛：四块瓦根 3 g，秦艽 15 g，青木香 10 g，铜锣七（金线吊乌龟）15 g，红四块瓦（重楼排草）30 g，水煎服。

2. 跌打损伤　本品辣行热通，能促进气血运行，有活血化瘀、疗伤止痛之功，常用于治疗跌打损伤、瘀血肿痛，多与救命王、三百棒、万年青泡酒服，并揉擦伤处。

3. 痈疮初期 本品可以毒攻毒，常用于治疗痈疮初期，有败毒消肿之效，可与小金刀、田皂角同用，捣烂敷患处。

4. 头癣 本品外用，能杀虫止痒，可用于治疗头癣、皮肤瘙痒，习用全草，捣烂敷患处，或与雄黄同用。

5. 毒蛇咬伤 取鲜对叶七根适量，甜酒少许，捣烂敷患处。

6. 脘腹痛 取根 3 ～ 5 g（鲜品 15 ～ 20 g），水煎服或泡酒服。

此外，本品还用于治疗头痛、小儿惊风、经闭、疥癣等。

【用法用量】内服：水煎,2 ～ 3 g，或泡酒。外用：适量，鲜品捣敷，或煎水熏洗。

【使用注意】对叶七忌研末吞服，煎剂量宜小，孕妇和有心脏病者忌服。

牛奶奶

【土家语】务忙 wuf manr

【异名】葛枣猕猴桃，钻地风，羊桃，天蓼，藤天蓼，木天蓼，金莲枝。

【来源】为猕猴桃科植物木天蓼 *Actinidia polygama*（Sieb .et Zucc.）Miq. 的全株。

【药性】性微热，味苦、辣。

【功用】赶风除湿，活血通络，赶气止痛。用于治疗风湿身痛、半身瘫痪、跌打损伤、疝气肿痛等。

【应用举例】

1. 风湿身痛 本品性热辣散苦燥，有赶风除湿散寒之功，常用于治疗风湿或寒湿引起的肢体疼痛，可与阳桃根、山木通、刺葡萄等配伍，水煎服。

2. 半身瘫痪 本品辣散热通，有活血通络之效，多用于治疗中风后的半身瘫痪、手足不利，习与五花血藤、山鸡血藤、香血藤等同用，水煎服。

3. 跌打损伤 本品活血通络，能化瘀疗伤，可用于治疗跌打损伤、瘀血肿痛，常与飞龙掌血、五虎劲、钻墙风等同用，泡酒服。

4. 疝气肿痛 本品味辣行散，有赶气止痛之功，用于治疗下元气滞的疝气肿痛、睾丸偏坠，多与橘核、香药、回头青等配伍，水煎服。

此外，本品还用于治疗虚损腰痛、经闭腹痛等。

【用法用量】内服：水煎，15 ～ 30 g；或泡酒。

阳雀花

【土家语】恰亏哈卡普 diar kuix har kax pux

【异名】土黄芪，黄雀花，千口针，绣花针，金雀花根，锦鸡儿，金雀花，金鹊花，斧头花，娘娘袜子，柠条，毛条，白柠条。

【来源】为豆科植物锦鸡儿 *Caragana sinica*（Buchoz）Rehd. 的根及花。

【药性】性热，味辣、甜、淡。

【功用】赶风除湿，益气养血，活血止痛，化浊止带，催乳，降压。用于治疗风湿腰痛、腰膝酸软、头晕耳鸣、跌打损伤、虚劳倦怠、肺虚久咳、痘疹透发不畅、高血压，以及妇女缺乳、白带过多、女子阴中痛、白浊摆白等。

【应用举例】

1. 风湿腰痛 本品性热，辣散淡渗，有赶风除湿、散寒通络止痛之功，常用于治疗风湿或寒湿所致的腰腿疼痛、屈伸不利，多用根，与乌头，野扁豆、土防风等配伍，水煎兑酒服。

2. 头晕耳鸣 本品味甜性补，有益气养血之功，常用于治疗年迈体虚、气血不足所致头晕耳鸣，习用花或根，与鸡同炖，吃肉喝汤。

3. 女子阴中痛 本品辣散热通，有活血止痛之效，可用于治疗女子阴中痛，多用根，与鸡屎藤各 30 g，水煎服。

4. 白浊、摆白 本品味淡渗透，有利湿化浊止带之功，常用于治疗湿浊下注的白浊、摆白病。习用根，配伍枸杞根、薏苡根各 30 g，与猪精肉 200 g 共煮，吃肉喝汤。日 1 剂，连用 7 天。

此外，本品还用于治疗遗精、月经不调、疳积等。

【用法用量】内服：水煎，15 ～ 30 g，单方可用至 50 g 以上。外用：适量，捣敷。

破骨风

【土家语】鲁嘎皮二拉　lux gax pir ex lax

【异名】破藤风，碎骨风，散骨藤，花木通，小泡通，老鹰柴，光清香藤，北清香藤。

【来源】为木犀科植物清香藤 *Jasminum lanceolarium* Roxb. 的根及茎。

【药性】性微热，味苦、辣。

【功用】赶风除湿，赶寒止痛，活血通络。用于治疗风湿骨痛、风寒头痛、跌打损伤、腰痛等。

【应用举例】

1. 风湿骨痛 本品性热，辣散苦燥，有赶风除湿、散寒止痛之功，常用于治疗风湿或寒湿所致的筋骨关节疼痛，多与藤五加、岩五加、香桂皮等同用，水煎服。

2. 风寒头痛 本品性热散寒，味辣散风，可用于治疗外感风寒引起的头痛或身疼。多与土防风、土荆芥、土细辛等配伍，水煎，饭后服。

3. 跌打损伤 本品辣行热通，有活血化瘀、疗伤止痛之效，能用于治疗跌打损伤、瘀血肿痛，多与拉白叶、竹节郎、强盗药等同用，水煎兑酒服。

4. 腰痛 本品又有活血通络止痛之功，可用于治疗由外伤、体虚等多种原因引起的腰痛，如下元亏虚的腰痛，常与桂鱼风、杜仲、五加皮等配伍，水煎服。

此外，本品还用于治疗毒蛇咬伤、疮疡肿毒、头风、外伤出血等。

【用法用量】内服：水煎，15 ～ 30 g。外用：适量，鲜品捣敷。

一颗针

【土家语】安额阿那猛　anx ngax nax mongx

【异名】婆婆针，老鸹嘴，老贯草，五叶草，老官草，五瓣花。

【来源】为牻牛儿苗科老鹳草 *Geranium wilfordii* Maxim. 的全草。

【药性】性微冷，味辣、苦。

【功用】赶风除湿，赶火止泻，散瘀疗伤，活血调经。用于治疗风湿麻木、湿热泻痢、跌打伤痛、经期不定等。

【应用举例】

1. 风湿麻木 本品辣散赶风，苦燥除湿，为治疗风湿之肢体麻木、关节不利的常用药。其性偏冷赶火，故风湿伴有热象者较为适宜，多与豨莶草、忍冬藤、扶芳藤等配伍，水煎服。

2. 湿热泻痢 本品性冷苦燥，多用于治疗湿热腹泻或痢疾、大便脓血。习与马齿苋、奶浆草、水杨梅等同用，有赶火除湿、止泻之效，水煎服。

3. 跌打伤痛 本品辣散苦泄，有活血散瘀、疗伤止痛之功，可用于治疗跌打损伤、瘀血肿痛。习与老鸦酸、一枝蒿、樟树叶等同用，捣烂，兑酒揉敷伤处。

4. 经期不定 本品辣散行血，能活血调经，可治疗妇女血行不畅之经期不定，常与红鸡冠花、泽兰、月月红等配伍，水煎加红糖服。

此外，本品还用于治疗筋骨酸痛、毒蛇咬伤、疮疡肿毒等。

【用法用量】内服：水煎，15 ～ 30 g。外用：适量，鲜品捣敷。

巴把蔸

【土家语】螃嘎替米　panr gar tif mix

【异名】铁菱角，螃蟹蔸，粑粑蔸，冷饭团，进山虎，金刚藤，仙遗粮，禹余粮，白余粮，过山龙。

【来源】为百合科植物土茯苓 *Smilax glabra* Roxb. 的块茎。

【药性】性微冷，味甜、淡、辣。

【功用】赶风止痛，赶火除湿，赶食化积，败毒散结。用于治疗风湿腿痛、湿热腹泻、小儿疳积、九子疡、红痧症、湿热淋浊、梅毒、带下、痈肿、瘰疬、疥癣、汞中毒、银环蛇咬伤中毒等。

【应用举例】

1. 风湿腿痛　本品味辣赶风，味淡透湿，为治疗风湿腰腿疼痛、关节活动不便的常用药。其性偏冷，故风湿有热、关节红肿者较为适宜，多与金刚刺、伸筋草、山木通等配伍，水煎服。

2. 湿热腹泻　本品性冷赶火而透湿，可用于治疗湿热腹泻、大便黄臭，多与酢浆草、水杨梅、算盘子等配伍，水煎服。

3. 小儿疳积　本品甜补辣行，能赶食化积，可治疗小儿疳积，症见食少腹胀，面黄肌瘦，习与地胡椒炖猪肝，吃肝喝汤。

4. 九子疡　本品具有赶火之功，有败毒消肿散结之效，可用于治疗九子疡，症见耳后颌下结块如豆，逐渐增大串生，多与雷胆子同用，捣烂敷患处。

5. 汞中毒拘挛症　取土茯苓 30 g，水灯草 6 g，木瓜 10 g，筋骨草 10 g，伸筋根 10 g，水煎服。每日 1 剂，分 2 次服。

此外本品还用于治疗肾炎水肿、血淋、咽喉炎、梅毒、疮疡肿毒等，还可用于防治钩端螺旋体病。

【用法用量】内服：水煎，30 ～ 60 g。外用：适量，捣敷。

【使用注意】服药时忌茶。

见肿消

【土家语】浮移辽消　hur jir laor xiaox

【异名】山葡萄，千斤藤，野葡萄。

【来源】为葡萄科植物刺葡萄 *Vitis davidii*（Roman.）Foex. 的根和藤茎。

【药性】性微冷，味辣、甜、酸。

【功用】赶风止痛，润肺止咳，止遗缩尿，败毒消肿。用于治疗风湿骨痛、干咳无痰、跑马遗尿、痈疮肿毒等。

【应用举例】

1. 风湿骨痛　本品味辣行散，有赶风通络止痛之功，常用于治疗风湿所致的筋骨关节疼痛。其性偏冷赶火，故有热象的筋骨疼痛较为适宜，可与蛇葡萄、南蛇藤、络石藤等同用，水煎服。

2. 干咳无痰　本品根皮肥厚多汁，有润肺止咳之效，为治疗干咳无痰的常用之品，习与百部、百合、竹根七等配伍，水煎服。

3. 跑马遗尿　本品味甜性补，味酸性收，可用于治疗肾虚不固的跑马、遗尿，有标本兼治之效，多与金樱子、狗尿脬、山木香等同用，水煎服。

4. 痈疮肿毒　本品性冷赶火，能败毒消肿，可用于治疗痈疮肿毒，习用鲜根皮适量，捣烂敷患处。

此外，本品还用于治疗吐血、咯血等。

【用法用量】内服：水煎，20 ～ 30 g。外用：适量，鲜品捣敷。

阳桃

【土家语】抗苦洋托罗　kanr kux yanr tor lof

【异名】野猕猴桃，藤立昊，钻地风，藤梨，猕猴桃根，羊桃根，山阳桃。

【来源】为猕猴桃科植物猕猴桃 *Actinidia chinensis* Planch. 的根及果实。

【药性】根：性冷，味苦、辣。果实：性冷，味甜、酸。

【功用】健胃赶食，赶风除湿，活血疗伤，活血散结（催乳），利湿退黄。用于治疗食欲减退、食积不化、风湿骨痛、跌打损伤、黄疸病、瘰疬、疮疖、肠胃道肿瘤、乳癌等。

【应用举例】

1. 食欲减退　本品果实味甜性补，味酸消食，有补虚健胃赶食之功，常用于治疗消化不良，食欲减退。习采摘成熟鲜果剥皮食，或取干果水煎服。

2. 风湿骨痛　本品根味辣散风，苦能燥湿，为治风湿筋骨关节疼痛的常用药，习与虎杖捣烂，拌石灰少许，敷患处，也可水煎服。

3. 跌打损伤　本品辣散苦泄，能活血化瘀、疗伤止痛，多用于治疗跌打损伤、瘀血肿痛，习用鲜根皮，捣烂，兑白酒敷患处。

4. 黄疸病　本品性冷，又有赶火利湿退黄之效，用于治疗湿热熏蒸肝胆的黄疸病。多用根，与响铃草、山木通、茵陈蒿等同用，水煎服。

此外，本品还用于治疗体虚腰酸、肝炎、水肿、胞衣不下、淋浊、带下、水火烫伤等。

【用法用量】内服：水煎，根 30 ～ 50 g，干果可用至 100 g。外用：适量，捣敷。

奶浆树

【土家语】忙泽卡蒙　manr cern kar mongr

【异名】牛奶子树，奶浆木，铁牛入石，山枇杷。

【来源】为桑科植物琴叶榕 *Ficus pandurata* Hance. 的根及叶。

【药性】性微冷，味甜、辣。

【功用】赶风止痛，散瘀疗伤，活血调经，赶火败毒。用于治疗风湿腿痛、跌打损伤、月经不调、黄疸、疟疾、百日咳、毒蛇咬伤等。

【应用举例】

1. 风湿腿痛　本品味辣行散，能赶风止痛，常用于治疗风湿病，症见腰腿疼痛、关节不利。其性偏冷赶火，故湿热明显者较为适宜，可与九节风、阳雀根、一把锁等同用，水煎服。

2. 跌打损伤　本品味辣行散，有活血散瘀、疗伤止痛之效，可用于治疗跌打损伤、瘀血肿痛，常与樟树皮、岩泽兰、见血飞等同用，水煎服，或泡酒。

3. 月经不调　本品又能活血调经，用于治疗瘀血阻滞之经期推后，或小腹作痛。多与四块瓦、星宿菜、回头青等活血赶气药配伍，水煎服。

4. 毒蛇咬伤　本品性冷赶火，能败毒消肿，外用可治疗毒蛇咬伤。轻者用叶捣烂敷伤处；重者可与黄瓜香、半边莲、雷胆子等同用。

此外，本品还用于治疗咳嗽、乳汁不通、痈疮肿毒等，外用治疗乳腺炎。

【用法用量】内服：水煎，30 ～ 60 g；或泡酒。外用：适量，鲜品捣敷。

过山龙

【土家语】铺苦咱拉卡　puf kux zax lax kax

【异名】过山风，南蛇风，老龙皮，黄果藤，过山枫，挂廓鞭，老牛筋，大伦藤，大南蛇，白龙，臭花椒。

【来源】为卫矛科植物南蛇藤 *Celastrus orbiculatus* Thunb. 的根或藤茎。

【药性】性微冷，味辣、苦。

【功用】赶风除湿，凉血止血，赶火定惊。用于治疗风湿身痛、肠风下血、湿热泻痢、小儿惊风、头晕痛、牙痛、呕吐、四肢麻木、经闭等。

【应用举例】

1. 风湿身痛　本品味辣且苦，能赶风除湿，为治疗风湿身痛的常用之品。其性微冷，故对风湿身痛有热象者较为适宜，可与野葡萄、九节风、土茯苓等同用，水煎服。

2. 肠风下血　本品性冷赶火，有败毒、凉血、止血之效，可用于治疗肠风下血。多用本品与槐米配伍，煮猪大肠食。或与黄柏、苦参、龙船泡等配伍，水煎服。

3. 湿热泻痢　本品有赶火燥湿之功，能用于治疗湿热下注之腹痛腹泻，大便脓血。常与黄柏、三颗针、青木香等配伍，水煎服。

4. 小儿惊风　本品又有赶火定惊之功，可用于治疗小儿惊风。多与铁灯台、路边荆、钩藤等同用，水煎服。

此外，本品还用于治疗腰痛、痔漏、痢疾、痔疮、脱肛、水火烫伤等。

【用法用量】内服：水煎，15 ～ 30 g；或煮食。外用：适量，研末调涂。

羊蹄风

【土家语】若及迷风　rof jir mif hongx

【异名】千打锤，羊甲木，九龙藤，过岗龙，羊蹄藤，乌郎藤，过岗圆龙，五花血藤，梅花入骨丹，燕子尾，黑皮藤。

【来源】为豆科植物龙须藤 *Bauhinia championii*（Benth.）Benth. 的根及藤茎。

【药性】性热，味辣、甜、微苦。

【功用】赶寒除湿，活血疗伤，赶气止痛，赶食化积。用于治疗寒湿腰腿痛、跌打损伤、胃脘胀痛、小儿疳积等。

【应用举例】

1. 寒湿腰腿痛 本品性热辣散苦燥，有赶风除湿散寒之效，常用于治疗风湿或寒湿所致的腰腿疼痛，可与巴岩香、洋桃根、皮子药等配伍，水煎服，或泡酒。

2. 跌打损伤 本品辣散热通，有活血疗伤之功，为治疗跌打损伤、瘀血肿痛之常用药，多与青香藤、算盘子根、大救驾等同用，水煎兑酒服。

3. 胃脘胀痛 本品味辣行散，能赶气止痛，可用于治疗气机不畅之胃脘胀痛，多与山胡椒根、青木香、回头青等配伍，水煎服。

4. 小儿疳积 本品辣行甜补，有赶食化积之功，能用于治疗小儿疳积，食少消瘦，多与鸡合子、木瓜、夜关门等配伍，水煎服。

此外，本品还用于治疗小便不利、疮疡肿毒等。

【用法用量】内服：水煎，15～30 g；或泡酒。外用：适量，鲜品捣敷。

泡桐

【土家语】泡桐　paox tongr

【异名】桐麻树，空桐木，白桐，水桐，桐木树，紫花树。

【来源】为玄参科植物泡桐 *Paulownia fortunei*（Seem.）Hemsl. 的根、叶、花及树皮。

【药性】性寒，味苦。

【功用】祛风毒，消肿止痛，止血。用于治疗风湿筋骨痛、疮疡肿毒、便血、痔疮出血、白带等。其叶可治疗疮、痈疽、创伤出血等，其花可治上呼吸道感染、支气管肺炎、急性扁桃体炎、急性结膜炎、腮腺炎等。

【应用举例】

1. 风毒筋骨病症 本品祛风毒，消肿止痛，擅治风湿。取泡桐根皮 20 g，血通 10 g，金腰带 10 g，飞龙血 10 g，水煎服。每日 1 剂，分 2 次服，忌生冷。

风湿痹痛　取泡桐树根皮 18 g，老鹳草 30 g，八角枫 3 g。水煎服。

2. 止血 本品止血力强，尤擅治下部出血。

便血、痔疮出血　取泡桐树跟 15 g，仙鹤草、陈艾各 15 g，水煎服。若痔疮肿痛，可加鱼腥草 30 g。

红崩白带　取泡桐树根皮 30 g，八月札 1 个，猪肉 250 g，共炖熟（不放盐），汤肉同服。

此外，本品还用于治疗菌痢、急性肠炎、痈疽等。

【用法用量】内服：水煎，6～10 g。外用：适量。

鸡矢藤

【土家语】日阿色二拉　rar ser ef lax

【异名】臭气藤，牛皮冻，臭藤，鸡屎藤，解暑藤，狗屁藤。

【来源】为茜草科植物鸡矢藤 *Paederia scandens*（Lour.）Merr. 全草及根。

【药性】性平，味辣、苦。

【功用】祛风解毒，活血止痛，燥湿杀虫，消食导滞，解农药毒。用于治疗虚肿症（肝脾大）、瘟黄症、湿毒症、血毒症、湿疹、胆绞痛、脘腹疼痛、食积腹泻、风湿痹痛、外伤疼痛、虚劳咳嗽、疮疡肿痛、有机磷农药中毒症。

【应用举例】

风毒四节酸痛症　本品可活血祛风止痛，擅治风毒四节酸痛症。取鸡矢藤 30 g，刺苞根 15 g，巴岩香 10 g，血通 10 g，青风藤 15 g，羊乌根 15 g。水煎服，每日 1 剂，分 2 次服，忌生冷。

此外，本品还用于治疗消化不良、小儿疳积、肺结核咯血、中暑、农药中毒，外用治皮炎、湿疹等。

【用法用量】内服：水煎，10 ～ 15 g；农药中毒 200 g ～ 300 g。外用：适量，捣敷，或煎水洗。

青根

【土家语】铺鲁嘎七　puf lux gax qir

【异名】青筋，石龙，龙骨七，岩尾七，岩鸡尾，冷骨风，石蚕，石豇豆，青石莲，青龙骨。

【来源】为水龙骨科植物水龙骨 *Polypodiodes nipponica*（Mett.）Ching 的根茎。

【药性】性冷，味苦、辣。

【功用】赶风除湿，活血疗伤，赶火止痉，败毒消肿。用于治疗风湿关节痛、跌打损伤、小儿高热惊风、咳嗽气喘、痈疮肿毒等。

【应用举例】

1. 风湿关节痛　本品辣苦，有赶风除湿之功，为治疗风湿关节疼痛的常用药。因其性冷赶火，故由湿热所致的关节疼痛尤为适宜，多与南蛇藤、金刚藤、扶芳藤等同用，水煎或泡酒服。

2. 跌打损伤　本品苦泄通利，有活血疗伤之效，常用于治疗跌打损伤，瘀血肿痛。轻者捣烂兑酒敷伤处，重者多与润筋草、小血藤、荞麦三七等配伍，水煎兑酒服。

3. 小儿惊风　本品性冷，有赶火止痉之功，用于治疗小儿惊风抽搐，常与钩藤、铁灯台、六月雪等同用，水煎服。

4. 痈疮肿毒 本品外用，能败毒消肿，可治疗痈肿疮毒，可与毛毛香、三爪龙同用，捣烂敷患处。

此外，本品还能用于治疗尿路感染、牙痛、荨麻疹等。

【**用法用量**】内服：水煎，15 ～ 30 g。外用：适量，鲜品捣敷。

枞树叶

【**土家语**】猫从尔他 maox congr ex tax

【**异名**】马尾松顺，穷树叶，松针，松花，松花粉。

【**来源**】为松科植物马尾松 *Pinus massoiana* Lamb. 或油松 *Pinus tabulaeformis* Carr. 的叶、花粉、皮。

【**药性**】性温，味苦。

【**功用**】祛风毒，止痒消坨，活血安神。花粉可解酒毒，祛风益气，收湿，止血。用于治疗风湿关节痛、跌打损伤、皮肤风坨、脚气、湿疮、癣、头风头痛、失眠症等。此外，花粉还可治头旋眩晕、中虚胃痛、诸疮湿烂、创伤血、醉酒等。

【**应用举例**】

1. 风痰箍脑症（高血脂） 本品可祛风活血安神，擅治风痰箍脑症。取穷树叶 30 g，白果叶 10 g，丝绵叶 10 g，打细粉，分 3 次泡服，每日 1 剂。

2. 大量饮酒中毒 松花能解酒毒，用于醉酒、酒精中毒。取松花粉（焙）30 g，陈皮 15 g，川黄连 15 g，甘草 6 g，微火炒为末，与松花和匀。早晚各服 6 g，白汤调服。

此外，本品还用于治疗风湿、跌打损伤、癣、癞、湿疮、脱发、出血等。

【**用法用量**】内服：煎汤，9 ～ 15 g。外用：适量，水煎洗患处；或浸酒、醋揉擦。

枫香树

【**土家语**】嘎色卡蒙 gar ser kar mongr

【**异名**】大叶枫，路路通（果），枫果根，杜东根。

【**来源**】为金缕梅科植物枫香树 *Liquidambar formosana* Hance 的果实、树皮、根皮及叶。

【**药性**】性平，味辣、苦。

【**功用**】赶风止痛，燥湿止泻，杀虫止痒。用于治疗风湿关节痛、半边风、水泻、顽癣等。

【**应用举例**】

1. 风湿关节痛 本品味辣行散，味苦燥湿，有赶风、除湿、止痛之效，为治疗风湿肢体关节疼痛的常用药。其性平和，故寒湿、湿热均可选用。习用皮，加猪油适量，共捣烂敷痛处，也可与赶风湿药同用，水煎服。

2. 半边风 本品有赶风通络、止痛之功，常用于治疗风邪所致的半边风，且疼痛较剧者。多用果，与杉树寄生、烂泥巴树寄生配伍用，煎水洗头。

3. 水泻 本品味苦，能燥湿止泻，可治疗水湿下注、大便如水的腹泻。多用叶，与红辣蓼、水杨梅等配伍，水煎服。

4. 顽癣 本品外用，有燥湿杀虫止痒之效，可用于治疗顽癣，皮肤瘙痒，常与鬼柳树叶（鲜）、苦参、满江红等同用，水煎洗患处。

此外，本品还用于治疗扭伤、湿疹、风疹等。

【用法用量】内服：水煎，30 ～ 50 g。外用：适量，煎水洗。

岩五加

【土家语】阿五加　ar wur jiax

【异名】藤五加，毛五加，岩五加，藤五甲，五爪七,五爪金龙，走游草。

【来源】为葡萄科植物崖爬藤 *Tetrastigma obtectum*（Wall.）Planch 的根或全株。

【药性】性热，味辣、苦。

【功用】赶寒除湿，活血通络，败毒消肿，化痰排脓。用于治疗寒湿腰腿痛、跌打损伤、腰带疮、流痰、蛇咬伤等。

【应用举例】

1. 寒湿腰腿痛 本品辣散苦燥而性热，有赶风除湿、散寒之功，为治疗寒湿或风湿腰腿疼痛的常用药物。多与威灵仙、寻骨风等同用，水煎兑酒服，或配伍五爪七 30 g，骨断七、络石藤各 15 g，水煎服。

2. 跌打损伤 本品辣行热通，可促进气血运行，故有活血、疗伤、止痛之效，多用于治疗跌打损伤，瘀血肿痛。可与见肿消、活血丹、蛇葡萄根配伍，采鲜品捣烂，酒调敷伤处，或水煎服。或配伍五爪七 40 g，百捧七 40 g，月季花 7 朵，茜草 20 g，水煎，红糖兑服。

3. 腰带疮 本品苦泄，有败毒消肿之功，能用于治疗腰带疮。习用鲜叶，洗净捣烂，取汁涂患处，或与五爪龙同用。

4. 流痰（骨结核） 本品又有败毒、化痰、排脓之功，可用于治疗痰浊凝聚，留于骨间的流痰病。多与三叶青、八宝丹、小血藤等同用，鲜品捣烂敷患处。

5. 月经不调 本品能活血调经，可治疗月经不调。取五爪七 20 g，茜草 15 g，益母草 15 g，水煎服。

6. 治黄水疮、丹毒 本品外用，能治黄水疮、丹毒。取五爪七 90 g，黄柏 30 g，野鸭椿叶 30 g，捣泥取汁涂患处。

此外，本品还用于治疗疮疡肿毒、外伤出血等。

【用法用量】内服：水煎，15 ～ 30 g。外用：适量，捣敷或捣汁涂搽。

岩巴草

【土家语】阿八席克查 ar bar xir ker car

【异名】石龙藤，爬墙虎，对叶肾，红对叶肾，拉屙肾，鹿角草，九庆藤，爬山虎，茉莉藤，风车花，白花藤，魁星草，铁信，铁栏杆。

【来源】为夹竹桃科植物石血 *Trachelospermum jasminoides*（Lindl.）Lem. var. *heterophyllum* Tsiang. 的带叶藤茎。

【药性】性热，味苦、微涩。

【功用】赶风除湿，活血疗伤，强筋健骨，赶寒止泻。用于治疗寒湿骨痛、跌打伤痛、腰肌劳损、寒湿腹泻等。

【应用举例】

1. 寒湿骨痛　本品性热散寒，味苦燥湿，藤茎通经，常用于治疗寒湿或风湿所致的筋骨关节疼痛，多与威灵仙、扶芳藤、大风藤等配伍，水煎服。

2. 跌打伤痛　本品热通苦泄，有活血、疗伤、止痛之功，多用于治疗跌打损伤、瘀血肿痛，可与麻口皮子药、青椒、山胡椒等同用，水煎服，或捣烂兑酒敷。

3. 腰肌劳损　本品又有强筋健骨之功，能用于治疗腰肌劳损，常与五加皮、三加皮、丝棉皮等配伍，水煎或泡酒服。

4 寒湿腹泻　本品性热而苦涩，能赶寒燥湿、收敛止泻，可用于治疗寒湿腹泻，症见大便清稀，多与吴茱萸、水菖蒲、山木香等同用，水煎服。

此外，本品还用于治疗慢性咽喉炎、白喉、五更泄、外伤出血等。

【用法用量】内服：水煎，10 ～ 20 g。外用：适量，捣敷。

爬岩仙

【土家语】巴岩姜　bax ngair jianx

【异名】三叶爬山虎，捆石龙，枫藤，小虫儿卧草，红丝草，红葛，趴山虎，红葡萄藤，巴山虎。

【来源】为葡萄科植物爬山虎 *Parthenocissus tricuspidata*（Sied. et Zucc.）Planch 的藤茎及根皮。

【药性】性温，味甜。

【功用】祛风解毒，活血通经。用于治疗偏头痛症、风湿擂杵症、半身不遂、跌打损伤、痈疖肿毒等。

【应用举例】

1. 偏头痛　本品祛风，活血，擅治偏头痛，取爬山虎 30 g，川芎、当归各 9 g，大枣 3 枚，水煎服。

2. 风湿擂杵症（类风湿关节炎） 本品能活血祛风通络，可治疗风湿擂杵症，常取爬山虎 15 g，山豆根、茜草各 12 g，水煎服。

3. 痈肿、创伤 本品外用，可治疗痈肿、创伤。取爬山虎根皮适量，烘热敷患处。

此外，本品还用于治疗关节风湿、腰脚软弱等。

【用法用量】内服：10 ～ 15 g，鲜品加倍。外用：适量，鲜品捣敷。

金刚藤

【土家语】科刚二拉　kox ganx ef lax

【异名】金刚刺，金刚蔸，金刚莲，金刚鞭，刺茯苓，螃嘎叶，铁菱角，马加勒，筋骨柱子，红灯果，饭巴铎，冷饭巴。

【来源】为百合科植物菝葜 *Smilax china* L. 的根茎。

【药性】性微冷，味辣、淡、咸。

【功用】赶风止痛，除湿止泻，赶食化积，软坚散结。用于治疗风湿骨痛、跌打损伤、湿热泄泻、食积腹胀、腹内肿块、烧伤烫伤、癌肿、疮毒等。

【应用举例】

1. 风湿骨痛 本品辣散赶风，有较强的赶风除湿之功，其性偏冷，故风湿、湿热所致的筋骨疼痛均较适宜，常与刺葡萄、蛇葡萄、理骨风等同用，水煎服。

2. 湿热泄泻 本品性冷淡渗，能赶火透湿止泻，可治疗湿热泄泻，大便黄臭。症轻者可大剂量单用，水煎服；重者与蜂子七、金锦香、野南瓜等配伍。

3. 食积腹胀 本品辣散，有赶食化积之效，为治疗饮食积滞、脘腹胀满的常用药。多与萝卜子、见风消、隔山消等配伍，水煎服。

4. 腹内肿块 本品味咸，能软坚散结，常用于治疗气滞血瘀引起的腹内肿块，多与猕猴桃根、半枝莲、龙葵等同用，水煎服。

此外，还能治疗轻度慢性汞中毒。取叶 50 g，水煎服，每日 1 剂。其叶还可外用，治疗痈疖疔疮、烫伤。

本品还用于治疗感冒发烧、肾炎水肿、淋病、痢疾、消化不良、瘰疬、痔疮、糖尿病、乳糜尿、白带、癌症等。

【用法用量】内服：水煎，30 ～ 50 g，大剂量可用至 100 g，或泡酒。

蛇葡萄

【土家语】窝泽胖司　wov cer panf six

【异名】绿葡萄，假葡萄，野葡萄，山葡萄，蛇白蔹，见毒消。

【来源】为葡萄科植物蛇葡萄（东北蛇葡萄）*Ampelopsis breuipedunculata*（Maxim.）Trautv 的根、根皮及叶。

【药性】性冷，味辣、苦、微涩。

【功用】赶风除湿，活血疗伤，败毒化痰，收敛止血。用于治疗风湿骨痛、跌打肿痛、巴骨流痰、外伤出血等。

【应用举例】

1. 风湿骨痛 本品辣散、苦燥而性冷，有赶风、除湿、泄火之功，常用于治疗湿热或风湿所致的筋骨疼痛，或关节红肿。习用根，与刺葡萄根、南蛇藤、琴叶榕等同用，水煎服。

2. 跌打肿痛 本品味辣行散，有活血疗伤之功，为治疗跌打损伤、瘀血肿痛的常用药。取鲜根皮 100 g，酒、水各半，煎服，或与追魂箭、八棱麻、辣子七等配伍。

3. 巴骨流痰 本品性冷，有赶火败毒、化痰排脓之功，可用于治疗巴骨流痰（土家族疾病七十二流之一。病程长，初起不红不肿，疼痛，活动加重；晚期溃破流脓，久不收口，重者可见筋骨露出）。多用根皮，与木芙蓉根皮、小刺加草、野棉花根等同用，研末，用麻油调敷患处。

4. 外伤出血 本品味涩，外用能收敛止血，可用于治疗外伤出血。常用嫩叶，焙黄为末，压敷创面，或鲜叶捣烂敷伤口。

此外，本品还用于治疗骨折、脚气水肿、中耳炎、腮腺炎、淋巴结炎、白带、骨髓炎、无名肿毒、蛇咬伤等。

【用法用量】内服：水煎，30 ～ 50 g，鲜品加倍。外用：适量，捣敷或研末调敷。

肿节风

【土家语】给梯科倮日阿古 gex tix kox lox raf gux

【异名】理骨风，九节风，九节茶，九节花，草珊瑚，观音茶，接骨莲，驳节茶，嫩头子，草珠兰，山石兰，接骨兰，山鸡茶，鸡膝风，山胡椒，骨风消，大威灵仙，九节兰，青甲子，满山香，隔年红，九节红，十月红，九节蒲，鸡骨香，接骨茶，鱼子兰。

【来源】为金粟兰科植物草珊瑚 *Sarcandra glabra*（Thunb.）Nakai 的全株。

【药性】性微冷，味辣、苦。

【功用】赶风除湿，活血疗伤，赶火止咳，攻毒抗癌。用于治疗风湿骨节痛、跌打损伤、肢体麻木、骨折、妇女痛经、产后瘀滞腹痛、上感咽痛、肺热咳嗽等。

【应用举例】

1. 风湿骨节痛 本品辣散苦燥，为治风湿骨节疼痛的主药之一，其性偏冷而赶火，故湿热所致的骨节红肿疼痛尤为适宜。多与一颗针、吉祥草、石吊兰等同用，水煎服。

2. 风湿痹痛、肢体麻木 九节茶、灵仙各 15 g，寻骨风、伸筋草、香血藤各 9 g。水煎服或泡酒服。

3. 跌打损伤　本品辣散苦泄，有活血化瘀、疗伤止痛之效，常用于治疗跌打损伤，瘀血肿痛。多与柳树叶、穿心箭、麻秆七等配伍，水煎兑酒服。

4. 产后腹痛　本品辣散苦泄，有活血止痛之功，可用于治疗产后瘀血腹痛。习与铁板蒿、益母蒿、月月红等同用，水煎服。

5. 肺热咳嗽　本品性冷，能赶肺火而止咳嗽，多用于治疗肺热咳嗽，咯痰黄稠。常与鱼腥草、竹叶菜、紫花前胡等配伍，水煎服。用于治疗着凉、头痛、咳嗽、咽痛等症，取九节茶 10 g，荆芥 5 g，薄荷 10 g，柴胡 10 g，苏梗 10 g。水煎服，1 日 2 次。

此外，本品还可用于治疗肺炎、急性阑尾炎、急性胃肠炎、菌痢、癌症、水火烫伤、热毒疮疡等。

【用法用量】内服：水煎，15 ～ 30 g；或泡酒。外用：适量，鲜品捣敷。

络石藤

【土家语】热书二拉　ref sux ef lax

【异名】白花藤，风藤，沿壁藤，铁线草，折骨草，石鲮，明石，悬石，云珠，云丹，红对叶肾，石气柑，万字金银，交脚风。

【来源】为夹竹桃科植物络石 *Trachelospermum jasminoides*（Lindl.）Lem. 的带叶藤茎。

【药性】性微冷，味辣、苦、微涩。

【功用】赶风除湿，止血安胎，赶火定惊，败毒消肿。用于治疗风湿骨痛、筋脉拘挛、痈肿、喉痹、吐血、胎动不安、小儿惊风、毒蛇咬伤等。

【应用举例】

1. 风湿骨痛　本品辣散赶风，味苦燥湿，性偏冷，藤茎通络，可用于治疗筋骨关节疼痛，湿热、风湿所致者均可，前者更为适宜，多与五花血藤、南蛇藤、鸡屎藤等同用，水煎服。

2. 胎动不安　本品有止血安胎之功，可用于治疗胎动不安。肾虚所致者，与丝棉皮、川续断等同用；气血不足者，与土党参、牛血莲等配伍，水煎服。

3. 小儿惊风　本品性冷，有赶火定惊之效，能用于治疗小儿惊风抽搐，多与钩藤花同煎，冲水牛角末服。

4. 毒蛇咬伤　本品赶火之功，外用有败毒消肿之效，可用于治疗毒蛇咬伤，多用叶，与奶浆藤、廊茵、大金刀等配伍，水煎服，并捣敷伤口。

此外，本品还用于治疗慢性肝炎、咳嗽、跌打损伤、产后恶露不行、狗咬伤等。

【用法用量】内服：水煎，15 ～ 30 g。外用：适量，捣敷。

鬼箭羽

【土家语】托托惹葩　tor tor rex pax

【异名】八树，梳篦风，鬼见羽，四面风，四方风，四把刀，四棱树，四方柴。

【来源】为卫矛科植物卫矛 *Euonymus alatus*（Thunb.）Sieb. 的具翅状物枝条及根。

【药性】性冷，味辣、苦。

【功用】赶火除湿，活血疗伤，逐瘀消坚，赶风止痒，攻恶毒肿，除邪杀虫。用于治疗风湿骨痛、跌打损伤、腹内肿块、恶肿、产后瘀血腹痛、产后血晕、月经不调、经闭、崩漏、狂犬伤、漆疮、丹毒、湿疣、荨麻疹、风坨等。

【应用举例】，

1. 风湿骨痛　本品辣散苦燥而性热，有赶火赶风除湿之功，可用于治疗筋骨关节疼痛的风气病，湿热偏重者尤为适宜。可与巴把兜、千锤打、岩巴草等同用，水煎服。

2. 跌打损伤　本品辣散苦泄，能活血行气、疗伤止痛，为治跌打损伤、瘀血肿痛的常用药。可与散血草、一支蒿、追魂箭等配伍，水煎兑酒服。

3. 腹内肿块　本品能活血行气，又有逐瘀消坚之效，可用于治疗妇女腹内肿块。习用茎枝 30 ～ 50 g，水煎服，或与金刚藤同用。

4. 风坨　本品辣散，有赶风止痒之功，能用于治疗起风坨、皮肤瘙痒难忍，习单用枝条适量，水煎服并外洗。

此外，本品还用于治疗感冒、癥瘕、虫积腹痛等；治疗漆疮，用八树适量或加白果叶等量，煎水洗。

【用法用量】内服：水煎，15 ～ 30 g。外用：适量，捣汁涂或煎水洗。

【使用注意】孕妇、气虚崩漏者禁服。

雪冻花

【土家语】树书卡普　suf sux kax pux

【异名】金腰带，黄金带，祖司麻，强盗药，雪里开花，山棉皮，紫枝瑞香，野梦花，贼腰带，大黄构，睡香，蓬莱紫，风流树，千里香，山梦花。

【来源】为瑞香科植物毛瑞香 *Daphne odora* var. atrocaulis Rehd. 或尖瓣瑞香 *Daphne acutiloba* Rehd. 的根皮及茎皮。

【药性】性热，味辣、苦、涩，有小毒。

【功用】赶寒除湿，活血疗伤，赶风通络，杀虫止痛。用于治疗寒湿关节痛、跌打伤痛、四肢麻木、坐骨神经痛、胸闷气痛、虫牙痛等。

【应用举例】

1. 寒湿关节痛　本品性热而辣苦，有显著的赶风除湿散寒之功，为治疗寒湿或风湿肢体关节疼痛之要药。可单用，或与红升麻、野扁豆、五皮风等同用，水煎兑酒服。

2. 跌打伤痛　本品辣行热通，能促进气血运行，有活血化瘀、疗伤止痛之效，常用于治疗跌打损伤，瘀血肿痛。习用皮，浸童便 7 天，流水中漂洗 7 天，再搓成绳，作腰带，使沾汗气，用时剪一段，嚼服，酒饮。

3. 坐骨神经痛　本品辣行，能舒筋通络而止痛，善于治疗坐骨神经痛。习用根皮，与威灵仙、蛇葡萄、八角枫等配伍，水煎兑酒服

4. 虫牙痛　本品以毒杀虫止痛，可用于治疗虫牙疼痛。常用根皮捣烂，含于虫牙处；或同鸡蛋煮，吃蛋喝汤。

此外，本品还用于治疗咽炎、乳腺癌初起、胎动不安、产后血晕等。

【用法用量】内服：水煎，6 ～ 12 g。外用：适量，捣敷；或塞牙缝。

【使用注意】孕妇禁服。

野葡萄

【土家语】抗苦泽胖司　kanr kux cer panf six

【异名】山葡萄，栽秧藤，割谷镰藤，乌鞍藤。

【来源】为葡萄科植物葛藟 *Vitis flexuosa* Thunb. 的根及叶。

【药性】性微冷，味辣、甜。

【功用】赶风止痛，健胃消食，败毒消肿。用于治疗风湿关节痛、食积腹胀、水火烫伤、痈疮肿毒等。

【应用举例】

1. 风湿关节痛　本品辣散赶风止痛，为治疗风湿之关节疼痛、屈伸不利的常用药，本品微冷而不寒，故湿热、寒湿所致的关节疼痛均可选用。前者与蛇葡萄根、豨莶草等同用；后者与威灵仙、石南藤等配伍，水煎服。

2. 食积腹胀　本品味甜性补，有健胃消食除胀之效，可用于治疗食积不消，脘腹胀满。多用根，与地胡椒、地枇杷、萝卜子等配伍，水煎服。

3. 水火烫伤　本品性冷赶火，有败毒消肿之功，能治疗水火烫伤。多用叶，与小鱼腊树叶配伍，研极细粉末，调香油涂伤处。

4. 痈疮肿毒　本品有败毒消肿之功，又可用于治疗痈疮肿毒。取鲜根皮或叶适量，捣泥敷患处。

此外，本品还用于治疗跌打损伤、肝炎、吐血、痢疾等。

【用法用量】内服：水煎，15 ～ 30 g。外用：适量，捣敷；或研末油调涂。

湘西皮子药

【土家语】湘西卡他爬要　xianx xix kar tax par yaof

【异名】一朵云，一锤锣，山栀茶，崖花海桐，野蒙花，崖花子。

【来源】为海桐花科植物海金子 *Pittosporum illicioides* Makino. 的根皮、树皮及叶。

【药性】性热，味苦、辣。

【功用】赶寒除湿，赶风止痒，疗伤接骨，败毒消肿。用于治疗寒湿身痛、风坨、咳嗽、胃痛、牙痛、跌打骨折、四肢乏力、毒蛇咬伤等。

【应用举例】

1. 寒湿身痛 本品性味辣苦而热，具有较强的赶风除湿散寒之功，善治寒湿或风湿所致的肢体关节疼痛，或遇寒加重。习用根皮泡酒服，或与其他祛风湿药配伍。

2. 风坨 本品辣散，有赶风止痒之效，可用于治疗起风坨，皮肤奇痒难忍，常用叶，煎水洗。

3. 跌打骨折 本品辣散热通，能活血疗伤、续筋接骨，为治疗跌打损伤、骨折肿痛的常用药。如治骨折，与腹水草、蜘蛛抱蛋、巴岩姜、岩丸子、活螃蟹同用，各等分捣烂，酒调敷，用柳树皮绑扎，7 天后松绑去药。

4. 毒蛇咬伤 本品外用有败毒消肿之功，可用于治疗毒蛇咬伤。多用叶，与乌桕叶、五爪龙配伍，洗净捣烂，敷伤处，并内服。

此外，本品还用于治疗体虚遗尿、血虚烦躁、失眠多梦、小儿夜啼、坐骨神经痛、遗精、泻痢、头疮、外伤出血、疮疖肿毒等。

【用法用量】内服：水煎，15 ～ 30 g，或泡酒。外用：适量，捣敷，或煎水洗，或研末调搽。

狗脚迹

【土家语】哈列吉迷　hax lier jir mif

【异名】辣子草，翳子草，天灸，自灸，鹤膝草，瞌睡草，老虎草，犬脚迹，老虎脚迹草，火筒青。

【来源】为毛茛科植物毛茛 *Ranunculus japonicus* Thunb. 的全株。

【药性】性热，味辣。有毒。

【功用】败毒消肿，杀虫镇痛，赶风除湿。用于治疗奶烧初期、虫牙痛、黄疸、哮喘、疟疾、偏头痛、鹤膝风、风湿关节痛、目生翳膜、瘰疬、痈疮肿毒等。

【应用举例】

1. 奶烧（急性乳腺炎）初期 本品能以毒攻毒，有败毒消肿之效，可用于治疗奶烧初期，局部肿痛。多用鲜叶，捣烂兑甜酒敷患处，或与蒲公英同用。

2. 虫牙痛 本品又能杀虫止痛，可用于治疗虫牙疼痛，多用全草，研细末，置于牙痛处。

3. 发泡疗法 本品为发泡疗法的原料，多用于治疗风湿关节痛。取鲜品适量，捣烂捏成黄豆大小颗粒，贴在最痛点上固定，至皮肤有灼热感（约 10 个小时），将药弃去。敷药处皮肤逐渐发红起疱，外用纱布包扎让其自愈，从而达到痛止病愈的效果。如治偏头痛，用鲜根和食盐少许杵烂，敷于患侧太阳穴。治疟疾，将鲜草捣烂，敷寸口脉上（太渊穴），用布包好，1 个小时后，皮肤起水疱，去药，用针挑破水疱。

此外，本品还用于治疗咳喘、长疡子、毒蛇咬伤等。

【用法用量】多外用，适量，捣敷患处，或研末用。

【使用注意】有毒，一般不作内服。皮肤过敏者禁用，孕妇慎用。

伸筋草

【土家语】送席克查　songf xir ker car

【异名】宽筋草，抽筋草，分筋草，金腰带，狮子草，鱼草，过山龙，宽筋藤，玉柏。

【来源】为石松科植物石松 *Lycopodium japonicum* Thunb. 的全草。

【药性】性平，味苦、辣。

【功用】赶风除湿，消食化积，催产下胎，舒筋活络。用于治疗风湿关节痛、皮肤麻木、四肢软弱、跌打损伤、小儿疳积、难产、小腿抽筋等。

【应用举例】

1. 风湿关节痛　本品味辣行散，味苦燥湿，常用于治疗风湿所致的关节疼痛、屈伸不利，故名伸筋草。其性平和，寒湿、湿热均可选用。前者多与活经草、威灵仙等同用，后者可与忍冬藤、九节风等配伍，水煎服。

2. 小儿疳积　本品味辣行散，能消食化积，可用于治疗小儿疳积、食少形瘦，常与隔山消、满天星、独脚金等同用，水煎服。

3. 难产　本品味苦降泄，有催产下胎之效，可用于治疗难产或胞衣不下，习单用全草水煎服，或与棕树根配伍。

4. 小腿抽筋　本品辣散苦泄，有舒筋活络之功，多用于治疗小腿抽筋。常与木瓜、散血莲、红牛膝等配伍，泡酒服。

此外，本品还用于治疗肺痨咳血、中风偏瘫、腰带疮、外伤出血等。

【用法用量】内服：水煎，10 ～ 30 g，单方可用至 50 g，或泡酒。外用：适量，鲜品捣汁涂搽，或煎水洗。

五、赶食药

隔山消

【土家语】首乌阿石　soux wux ar sir

【异名】见风消，白首乌，牛皮消，一肿三消，隔山撬，隔山牛皮消，白何首乌，山瓜蒌。

【来源】为萝藦科植物隔山消 *Cynanchum wilfordii*（Maxim.）Hemsl. 或牛皮消 *Cynanchum auriculatum* Royle ex Wight 的块根。

【药性】性平，味甜、淡。

【功用】赶食除胀，健胃化积，透湿止带，消水退肿，补血生乳。用于治疗食积腹胀、胃痛、腹痛、小儿疳积、摆白、脾虚泄泻、急慢性胁痛、腹水、水肿病、痈肿疮毒、产后乳汁稀少等。

【应用举例】

1. 食积腹胀　本品味甜性补，有较强的健胃赶食除胀之功，为治疗饮食积滞、脘腹胀满的常用药。其性平和，故各种原因引起的食积均可选用。习单用本品研末服，或配伍萝卜子、鹅不食草等药，水煎服。

2. 胃痛　取白首乌、大血藤各 9 g；或白首乌 9 g，一包针 15 g。水煎服。

3. 小儿疳积　本品有健胃赶食之功，又常用于治疗小儿疳积，症见食欲不振，面黄肌瘦。多与土党参、小肺筋草、独脚金等同用，水煎服。

4. 摆白　本品味淡，有透湿止带之效，多用于治疗妇女湿盛下注的摆白病。可与三白草、车前草、尿珠子等配伍，水煎服。

5. 水肿病　本品有渗透之性，又能消水退肿，可用于治疗水湿内停，浮肿尿少的水肿病。多与苞谷须、白茅根、白木通等同用，水煎服。

6. 痈　取白首乌（鲜）适量，捣烂，兑酒或醋少许，敷患处。

此外，本品还用于治疗虚损劳伤、肝肾两虚、头昏眼花、失眠健忘、须发早白、阳痿、遗精、痢疾、便血、白浊、疮癣等。

【用法用量】内服：水煎，20 ～ 30 g；或研末。外用：适量，捣敷。

疳积草

【土家语】日阿鲁嘎香席克查 rar lux gax xianx xir ker car

【异名】鸡骨香，狗肝菜，状元草，六角仙，小青草，爵床，香苏，观音草，肝炎草，麦穗红，六方疳积草，麦穗癀，蛇食草，水竹笋，阴牛郎，节节寒草，癞子草。

【来源】为爵床科植物爵床 *Rostellularia procumbens*（L.）Nees. 的全草。

【药性】性微冷，味辣、甜、淡。

【功用】赶食化积，透湿退黄，赶火发表，活血疗伤。用于治疗小儿疳积、黄疸病、感冒发烧、咽喉肿痛、三分症（疟疾）、痈疮疖肿、痢疾热泻、风水肿、热淋、跌打损伤等。

【应用举例】

1. 小儿疳积（小儿走胎） 本品味甜性补养胃，具有较强的赶食化积之功，常用于治疗小儿疳积，故有“疳积草”之名。习用全草，与猪肝（或鸡肝）各 100 g，同煮，喝汤吃肝。亦可取疳积草 5 g，野黄豆瘤根 3 g，鸡内金 5 g，叶下珠 3 g，五谷虫 3 g。每日 1 剂，水煎 2 次服。

2. 黄疸病 本品性冷味淡，有赶火透湿、利胆退黄之效，能用于治疗湿热熏蒸肝胆的黄疸病，多与响铃草、马鞭草、田基黄等配伍，水煎服。

3. 感冒发烧 本品味辣发散，性冷赶火，可用于治疗感冒发烧，多与地桑泡、岗梅、一枝黄花等同用，水煎服。

4. 跌打损伤 本品味辣行散，能赶气活血、疗伤止痛，可用于治疗跌打损伤，瘀血肿痛，习与接骨草、活血丹、菊叶三七等同用，捣烂，兑酒敷伤处。

5. 三分证 取疳积草 9 g。在疾病发作前 2 ～ 3 小时水煎服。

6. 水肿 取疳积草 18 g，枞茯苓 15 g。水煎服。

此外，本品还用于治疗咳嗽、痢疾、筋骨疼痛、疮疡肿毒等。

【用法用量】内服：水煎，30 ～ 50 g，大量用至 100 g。外用：适量，鲜品捣敷或煎水洗。

一窝蛆

【土家语】斗笔那统　doux dir nax tongx

【异名】蛆婆草，金线吊白米，肺经草，粉条儿菜，肺筋草，蛆儿草，肺痨草，肺痈草，麻里草，曲折草，四季花，牙虫草，银针草，野韭菜，鼠牙草，化食草。

【来源】为百合科植物粉条儿菜 *Aletris spicata*（Thunb.）Franch.、无毛粉条儿菜 *Aletris glabra* Bur.et Franch. 和狭瓣粉条儿菜 *Aletris stenoloba* Franch. 的全株。

【药性】性微冷，味甜、苦。

【功用】健胃赶食，赶火止咳，驱蛔杀虫，败毒消肿。用于治疗小儿疳积、肺热咳嗽、蛔虫病、风火牙痛等。

【应用举例】

1. 小儿疳积 本品味甜性补，有较强的健胃赶食之功，为治疗小儿疳积、面黄肌瘦的主药之一。

2. 百虫吃肝症 取本品全草 50 g，猪肝 100 g，同煮，吃肝喝汤，或与水豆腐煮食。

3. 肺热咳嗽 本品性冷，有赶火止咳之效，常用于治疗肺热咳嗽，咯痰黄稠，多与枇杷叶、鱼腥草、岩川芎等配伍，水煎服。

4. 支气管哮喘 取金线吊白米、枇杷叶各 30 g，水煎服，早晚各 1 剂。

5. 蛔虫病 本品味苦降泄，有驱蛔杀虫之功，多用于治疗小儿蛔虫病。习用全株，水煎，空腹服，连服 3 天，或与苦楝皮配伍。

6. 风火牙痛 本品性冷，又有赶火败毒消肿之效，可用于治疗风火牙痛。习用根 50 g，三颗针 15 g，水煎含服；或与猪精肉煮，吃肉喝汤。

此外，本品还用于治疗咯血、肺痈、疝气、夜盲、鹅口疮、蛲虫、腮腺炎等。

【**用法用量**】内服：水煎，30 ～ 50 g，杀虫可用至 150 g。

糯米藤

【**土家语**】且尔二拉　qiex ex ef lax

【**异名**】糯米条，糯米菜，糯米草。

【**来源**】为荨麻科植物糯米团 *Gonostegia hirta*（Bl.）Miq 的根及全草。

【**药性**】性微冷，味甜、淡。

【**功用**】健胃赶食，透湿止泻，败毒消肿，止带。用于治疗小儿疳积、水泻、摆白、痈疮肿毒等。

【**应用举例**】

1. 小儿疳积 本品味甜，能培补中元之气，有健胃赶食之功，常用于治疗小儿疳积。习单用根，去粗皮研末，每次 30 g，与鸡肝 1 具，同煮，喝汤吃肝。

2. 水泻 本品味淡渗透，能除湿止泻，可用于治疗湿盛下注、便泻如水。常单用根 50 ～ 100 g，去粗皮，水煎服，或与水杨梅等药同用。

3. 摆白 本品能渗透水湿，又有止带之效，可用于治疗妇女白带过多的摆白病，常与猪瘦肉各 100 g，甜酒 50 g，煮食。

4. 痈疮肿毒 本品性冷赶火，有败毒消肿之功，可用于治疗痈疮肿毒，常用全草与芙蓉叶配伍，捣烂敷患处。

此外，本品还用于治疗消化不良、食积腹痛、水肿、小便不利、乳痈、痛经、跌打损伤、吐血、外伤出血等。

【**用法用量**】内服：水煎，30 ～ 50 g，单方可用至 100 g。外用：适量，鲜品捣敷。

刺梨

【**土家语**】他色柏列思　tax ser bex liex six

【**异名**】文光果，木梨子，茨梨，油刺果，刺牡丹。

【**来源**】为蔷薇科植物缫丝花 *Rosa roxburghii* Tratt. 的果实、根及叶。

【**药性**】果实：性平，味甜、酸。根：性微冷，味涩、苦。叶：性微冷，味涩。

【**功用**】赶食除胀，燥湿止泻，利胆退黄，收敛止血。用于治疗食积饱胀、水湿腹泻、黄疸病、摆红等。

【应用举例】

1. 食积饱胀　本品果实味酸赶食，常用于治疗食积饱胀，多与隔山消、萝卜子、橘皮等同用，有赶食除胀之功，水煎服。

2. 水湿腹泻　本品根味苦燥湿，涩能收敛而止泻，常用于治疗湿盛腹泻，便稀如水。多与老鸦酸、血水草、三月泡等配伍，水煎服。

3. 黄疸病　本品性冷苦燥，有赶火除湿、利胆退黄之效，可用于治疗湿热熏蒸肝胆的黄疸病，常与十大功劳、虎杖、羊蹄草等同用，水煎服。

4. 摆红　本品酸涩，又有收敛止血之功，可用于治疗妇女的摆血病，因其性冷，以血热所致者尤为适宜，常与大蓟、茜草、龙船泡等同用，水煎服。

此外，本品还用于治疗胃脘疼痛、肝虚体弱、刀伤出血、疮疡肿毒等。

【用法用量】内服：水煎，15 ～ 30 g。外用：适量，鲜品捣敷。

萝卜

【土家语】拉白　lax bex

【异名】地骷髅，地灯笼，种萝卜，陈萝卜蔸，寿星头（根），萝卜子，莱菔子（种子）。

【来源】为十字花科植物莱菔 *Raphanus sativus* L. 的老根及种子。

【药性】性平，味甜、淡。

【功用】健胃赶食，消水退肿，利尿化石，赶气止痛。用于治疗小儿疳积、水臌胀、尿路结石、腹胀腹痛等。

【应用举例】

1. 小儿疳积　本品味甜，能健胃赶食化积，常用于治疗小儿疳积。用法：取萝卜种出土，挖空，置鸡蛋入内，再栽入土中，惊蛰节取出，洗净晒干，水煎服。

2. 水臌胀　本品味淡渗透，有消水透湿退肿之功，为治疗水臌胀，腹大如鼓，小便量少的常用药，习用种萝卜 5 个，浮小麦 15 g，马鞭草 20 g，水煎服。同时取车前草、大蒜、田螺狮，久煎成膏，敷肚脐。

3. 尿路结石　本品既有消水之功，又有化石之能，可用于治疗尿路结石，常用陈萝卜蔸 3 个，车前草 5 蔸，白栗树球 7 个，枯桃 9 个，水煎服。

4. 腹胀腹痛　本品行散，有赶气止痛之功，用于治疗湿热痢疾、腹胀腹痛、里急后重。多用种子，与黄连、青木香等配伍，水煎服。

此外，本品还用于治疗消化不良、食积胀满、吞酸、吐食、腹泻、痢疾、便秘、咳嗽气喘、偏头痛、咳血、吐血、衄血、便血、消渴、淋浊、便秘等；外用可治疗疮疡、损伤瘀肿、烫伤及冻疮。

【用法用量】内服：水煎，种子 10 ～ 30 g，根 3 ～ 7 个，或捣烂取汁服，或煎汤、煮食。外用：适量，捣敷、捣汁涂、滴鼻、煎水洗。

风轮菜

【土家语】热书轮子哈车　ref snx lunr zir hax cex

【异名】四季青，星花草，风火草，玉如意，剪刀草，瘦风轮，山薄荷，土薄荷，野薄荷，野仙人草，小叶仙人草，节节花，野香草。

【来源】为唇形科植物细风轮菜 *Clinopodium gracile*（Benth.）Matsum. 的全草。

【药性】性微冷，味苦、辣。

【功用】赶气消食，赶火除湿，活血疗伤，赶风止痒。用于治疗食积腹胀、湿热水泻、扭伤肿痛、风坨等。

【应用举例】

1. 食积腹胀　本品辣散苦泄，有赶气消食除胀之功，常用于治疗饮食积滞之脘腹胀满，多与隔山消、野山楂、橘皮等配伍，水煎服。

2. 湿热水泻　本品性冷味苦，有赶火燥湿止泻之效，多用于治疗大肠湿热的水泻。常与马齿苋同用，水煎服。

3. 扭伤肿痛　本品味辣行散，又能活血疗伤止痛，可用于治疗扭伤肿痛，多与散血草、老鸦酸等配伍，取鲜品捣烂兑酒敷伤处。

4. 风坨　本品性能行散，又有赶风止痒之效，可用于治疗感受风邪，起风坨，皮肤瘙痒难忍。多与风藤、白蒿子、藿麻草等配伍，水煎洗。

5. 小儿食积　取瘦风轮、公母草各 10 g，隔山消 7 g，槟榔、甘草各 5 g。水煎服，每日服 3 次。

此外，本品还用于治疗伤风感冒、外伤出血等。

【用法用量】内服：水煎，15 ～ 30 g。外用：适量，鲜品捣敷，或煎洗。

水皂角

【土家语】泽切可皮　cer qier kox pir

【异名】野皂角，野含羞草，田边夜关门，合萌，夜关门，水皂角，水松柏，水槐子，水通草，梗通草。

【来源】为豆科植物田皂角 *Aeschynomene indica* L. 的地上部分。

【药性】性微冷，味甜、苦。

【功用】健胃赶食，赶火除湿，凉血止血，升提固脱。用于治疗小儿疳积、湿热腹泻、血热吐血、脱肛等。

【应用举例】

1. 小儿疳积　本品味甜性补，有健胃赶食消胀之功，常用于治疗小儿疳积，腹胀消瘦，可与疳积草、地胡椒、隔山消等配伍，水煎服。

2. 湿热腹泻 本品性冷赶火，味苦燥湿，多用于治疗湿热腹泻，便稀如水，多与四棱草、马鞭草、水辣蓼等配伍，水煎服。

3. 血热吐血 本品性冷，能赶火凉血而止血，可用于治疗血热吐血，多与卷柏、高粱七、旱莲草等同用，水煎服。

4. 脱肛 本品味甜性补，能升提固脱，多用于治疗气虚不固的脱肛。取黄牯牛打架草、花粉各 15 g，田螺 3 个，水煎服。

此外，本品还用于治疗水肿、胆囊炎、夜盲症、蛔虫、阴部肿痛、疮疖肿毒等。

【用法用量】内服：水煎，30 ～ 50 g。外用：适量，鲜品捣敷。

鸭脚板

【土家语】洒吉爬 sav jir par

【异名】野芹菜，鸭脚掌，水白芷，三叶芹，红鸭脚板，水芹菜。

【来源】为伞形科植物鸭儿芹 *Cryptotaenia japonica* Hassk. 的全草。

【药性】性热，味辣。

【功用】赶食化积，赶气除胀，活血疗伤，赶风止痒，用于治疗小儿疳积、脘腹胀满、跌打损伤、风坨等。

【应用举例】

1. 小儿疳积 本品气味芳香，性辣能散，能促进饮食消化，为治疗小儿疳积、饮食不香的常用药。可单用，或与金线吊白米、夏枯草、公母草等同用，水煎服。

2. 脘腹胀满 本品气香辣行，有赶气消胀之功，常用于治疗气机不畅的脘腹胀满或胀痛。习用鲜草 1 把与萝卜子 30 g 同用，水煎服。

3. 跌打损伤 本品辣散热通，有赶气活血、疗伤止痛之效，能治疗跌打损伤、瘀血肿痛。常用鲜品，捣烂兑白酒揉患处，并外敷。

4. 风坨 本品辣散走表，能赶风止痒，可用于治疗皮肤瘙痒，起风坨。多用全草，捣汁涂搽患处，也可与大菟丝子煎水外洗。

此外，本品还用于治疗风寒感冒、咳嗽、肺炎、肺脓肿、淋病、疝气、风火牙痛；外用治疗皮肤瘙痒、痈疽疔肿、带状疱疹、毒蛇咬伤等。

【用法用量】内服：水煎，15 ～ 30 g，鲜品可用至 100 g。外用：适量，捣敷或煎洗。

六、消水药

克马草

【土家语】卡切八席克查 kar qier bar xir ker car

【异名】车前草，马蹄草，蛤蟆草，马蹄叶，猪耳朵，猪肚菜，灰盆草，饭匙草，车轮菜。

【来源】为车前科植物车前 *Plantago asiatica* L. 的全株。

【药性】性冷，味甜、淡。

【功用】赶火利尿，明目止痛，败毒消肿。用于治疗尿积症、水肿病、火眼病、痈疮疖肿、泄肚、屙痢、妇女白带、感冒咳嗽、跌打损伤、尿路结石、毒蛇咬伤等。

【应用举例】

1. 尿积症 本品性冷味淡，有显著的赶火利尿之功，用于治疗尿频、尿急、尿痛的尿积症，多与竹叶菜、竹叶草、满天星等配伍，水煎服。

2. 水肿病 本品淡透利尿，能排出停聚体内的多余水湿，有较强的利水透湿消肿之效，为治疗水肿病之佳品，常与蓑衣藤、钓鱼杆、三白草等同用，水煎服。

3. 火眼病 本品性冷，有赶火明目之功，可用于治疗火眼病，症见两目畏光、肿痛。多用根，与青鱼草、笔杆草、桑叶等配伍，水煎服，也可配合熏洗。

4. 痈疮疖肿 本品外用，有赶火败毒之效，能治疗痈疮疖肿。如治疗暑疖，可单用全草捣敷；治疗疔疮，可与三爪风、芙蓉叶等同用。

5. 泄肚 可用于治疗腹泻拉肚，取克马草、瓜子金、夜关门各 6 g，盘筋子 9 g，水煎服；或研末，每次 5 g，每日服 2 次。

6. 屙痢 取克马草 15 g，水煎服，治疗痢疾有良效。

7. 妇女白带 取克马草 9 g，捣烂，用糯米淘米水兑服。

此外，本品还用于治疗喉痹乳蛾、鼻衄、尿血、黄疸、皮肤溃疡等。

【用法用量】内服：水煎，30 ～ 50 g，鲜品加倍，或 3 ～ 5 蔸。外用：适量，鲜品捣敷。

钓鱼竿

【土家语】送钓卡祝　songf diaof kar zur

【异名】钓鱼杆，吊杆草，钓竿风，吊杆风，吊线风，钓鱼藤，两头爬，两头粘，两头镇，仙桥草，爬岩红，两头生根，梅叶伸筋，金鸡尾，倒地龙。

【来源】为玄参科植物腹水草（细穗腹水草）*Veronicastrum stenostachyum*（Hemsl.）Yamazaki 或宽叶腹水草 *Veronicastrum latifolium*（Hemsl.）Yamazaki. 的全草。

【药性】性冷，味微辣、淡、苦。

【功用】消水退肿，活血止痛，败毒消肿，用于治疗水臌胀、肝硬化腹水、水肿、小便不利、月经不调、闭经、痛经、跌打伤痛、脱肛、内外痔、无名肿痛、癫狗咬伤、毒蛇咬伤等。

【应用举例】

1. 水臌胀 本品味淡，有较强的消水透湿退肿之功，善治水湿停聚的水臌胀，症见小便不利、腹大如鼓，故有“腹水草”之名。取全草一把，水煎，空腹服。

2. 中板症早期（肝硬化腹水） 取钓鱼杆 30 g，救命粮根 20 g，铁筷子根 10 g，红旱 5 g，黄玉竹 20 g，牛血莲 10 g，地耳草 10 g，红枣 20 g。水煎，2 天服 1 剂。

3. 痛经 本品辣散苦泄，有活血止痛之效，常用于治疗气血郁滞的痛经症，多与益母草、香附、小血藤等配伍，水煎服。

4. 跌打伤痛 本品有活血止痛之功，又能散瘀疗伤，可用于治疗跌打损伤，瘀血肿痛。常与珍珠菜、辣子七、景天三七等同用，捣烂敷伤处，或水煎兑酒服。

5. 癫狗咬伤 本品性冷赶火，能败毒消肿，可治疗疯狗咬伤，常与黄瓜香、紫竹马鞭、犁头尖、豆豉配伍，水煎服。

6. 脱肛 取钓鱼杆 15 g，马鞭草 15 g，十大功劳叶 10 g，白三七 10 g。共研细末，每次 6 g，日服 3 次。

7. 内痔、外痔 取鲜钓鱼杆 60 ～ 120 g，水煎，分 2 次服。

此外，本品还用于治疗腮腺炎、肝炎、水火烫伤、疔疮痈肿、毒蛇咬伤等。

【用法用量】内服：水煎，30 ～ 50 g，鲜品加倍。外用：适量，鲜品捣敷。

【使用注意】本品药性较猛，孕妇忌用。

喇叭花籽

【土家语】务司布利　wuf six buf lif

【异名】黑丑，白丑，二丑，牵牛，牵牛子，朝颜花，姜姜籽。

【来源】为旋花科植物牵牛 *Pharbitis hederacea* Choisy 和圆叶牵牛 *Pharbitis purpurea*（L.）Voigt 的种子。

【药性】性寒，味苦。有毒。

【功用】遂水毒，消积杀虫，消肿。用于治疗奓肿症（肾炎水肿）、喘满、臌胀、二便不通、食积虫积、痰饮、脚气、中板症（肝硬化腹水）。

【应用举例】

1. 水肿、喘满、臌胀、二便不通 本品性寒味苦，攻下逐水作用较强，临床常用于治疗水肿、喘满、臌胀、二便不通等。可取牵牛子 3 ～ 9 g，研末，生姜汤送服。

2. 虫积 本品能消积杀虫，可用于治疗虫积腹痛。取牵牛子（炒）15 g，槟榔 6 g，共研末，每服 3 g，紫苏汤送服。

此外，本品还用肠痈、腰痛、便秘、消化不良等。

【用法用量】内服：煎汤，6 ～ 10 g。

枞茯苓

【土家语】枞茯苓　Cong hu len

【异名】松茯苓，云茯苓，云苓，茯菟，茯灵，松薯，松苓，茯苓，极茯苓。

【来源】为多孔菌科植物茯苓 *Poris cocos*（Schw.）Wolf 的菌核。

【药性】性平，味甜、淡。

【功用】消水，调口味，宁心安神，止泻，用于治疗体虚浮肿、腹水肿、脾虚食少、心悸失眠、泄肚等。

【应用举例】

1. 体虚浮肿 本品性平味甜，能补虚健脾消水，可用于治疗体虚水肿。取枞茯苓（选用皮消肿更好）150 g，米糠粉 100 g，共研细末，每次 9 g，开水调服，每日 1 ～ 2 次。

2. 腹水肿 治疗腹部水肿，可取纵茯苓皮、桑树皮、生姜、钓鱼竿各 9 g，水煎内服。

3. 泄肚 本品消水止泻作用较强，可用于治疗水泻。取极茯苓、红枣子、尿珠子各 100 g，水煎内服。

此外，本品还具有降血糖、降血压、提高人体免疫功能、防癌抗癌等作用。

【用法用量】内服：水煎，15 ～ 30 g；或为丸剂。

尿珠子

【土家语】尔车布利 ex cex buf lif

【异名】薏苡仁，苡仁，六谷子，薮珠子，催生子，土薏仁，山薏米，野苡米，野辣子。

【来源】为禾本科植物薏苡 *Coix lacryma-jobi* L.var. ma-yuen（Romanet）Stapf. 的种子及根。

【药性】性微冷，味甜、淡。

【功用】催产下胎，消水退肿，除湿通络，驱蛔打虫。用于治疗胎产难下、水肿病、风湿关节重痛、湿热脚气、蛔虫病、肺痈、肠痈、喉痹痈肿、久泻、白带多、胃癌、养儿肠癌（子宫癌）等。

【应用举例】

1. 胎产难下 本品淡渗下行，有催产下胎之效，故有“催生子”之名，为治疗难产和堕胎的常用之品，多用根，与伸筋草、血蜈蚣、无根藤等配伍，水煎服。

2. 水肿病 本品味淡渗透，有利水消肿之功，多用于治疗小便量少的水肿病，习将根与消水药同用；或用种仁与冬瓜皮、饭豆子煮食，并配合淡盐饮食。

3. 风湿关节重痛 本品淡渗，又有除湿通络止痛之效，常用于治疗湿邪偏盛的风湿关节重痛，多用根，与女萎、赶山鞭、木通等配伍，水煎服。

4. 蛔虫病 本品又有驱蛔打虫之功，可用于治疗蛔虫病，习用根，与棕树根、粉条儿菜、夜关门、土荆芥配伍用，水煎服。

5. 养儿肠（子宫）癌带下脓血症 取野辣子 15 g，白毛藤 30 g，蛇舌草 30 g，穿心刺 15 g，尿珠子仁 30 g，红土茯苓 20 g，红走马胎 15 g，甘草 5 g，小败酱草 15 g。每日 1 剂，煎 2 次服。

此外，本品还用于治疗尿路感染、黄疸、水泻、产后缺乳等。

【用法用量】内服：水煎，30 ～ 50 g，量大可用至 100 g。

蓑衣藤

【土家语】则实二拉 zer sir ef lax

【异名】花木通，光木通，木通，搜山虎，万年藤。

【来源】为毛茛科植物山木通 *Clematis finetiana* Levl. et Vant. 的藤茎。

【药性】性微冷，味淡、辣。

【功用】消水透湿，赶风通络，活血疗伤，通经止痛，用于治疗水肿病、风湿身痛、跌打扭伤、痛经等。

【应用举例】

1. 水肿病 本品味淡下行，有较强的消水透湿之功，为治疗水肿病的常用药，多与尿珠子、木通、半边莲等同用，水煎服。

2. 风湿身痛 本品辣散淡渗，有赶风除湿之效，常用于治疗风湿所致的周身关节疼痛，可与破骨风、野扁豆、威灵仙等配伍，水煎服。

3. 跌打扭伤 本品味辣行散，能活血化瘀、疗伤止痛，多用于治疗跌打扭伤、瘀血肿痛，常与赶山鞭、黑虎藤、千里马等同用，水煎服。

4. 痛经 本品有活血之功，又能通经止痛，可用于治疗妇女气血瘀滞的行经腹痛。常与八月瓜藤、泽兰、臭牡丹等同用，水煎服。

此外，本品还用于治疗乳汁不通、湿热痢疾、尿路感染等。

【用法用量】内服：水煎，15 ～ 30 g。

【使用注意】孕妇禁用。

山木通

【土家语】抗苦卡二拉 kanr kux kar ef lax

【异名】木通，万年藤，木通草，白木通，苏木通，穿山藤。

【来源】为毛茛科植物女萎 *Clematis apiifolia* DC. 的根、茎及叶。

【药性】性热，味辣、淡、苦，一说有小毒。

【功用】利水消肿，赶寒除湿，通经下乳，赶风止痒，用于治疗水肿病、风湿筋骨痛、乳汁不下、漆疮等。

【应用举例】

1. 水肿病 本品辣行淡透，有消水退肿之效，常用于治疗水肿、小便不利，习与白茅根、白木通、蓑衣藤等同用，水煎服。

2. 风湿筋骨痛 本品性热而辣苦，有赶风除湿散寒之功，常用于治疗寒湿或风湿所致的筋骨关节疼痛，可与大疙瘩七、南蛇藤、上天梯等同用，水煎服。

3. 乳汁不下 本品用茎能通经下乳，为治疗产后气血郁滞、乳汁不下的常用之品，多与大通草炖猪蹄，喝汤吃肉。

4. 漆疮 本品辣散，外用有赶风止痒之功，可用于治疗生漆疮、皮肤红肿、奇痒难忍。可采叶捣汁涂患处，或与无娘藤煎水洗。

此外，本品还用于治疗吐泻、痢疾、腹痛肠鸣、妊妇浮肿、项下瘿瘤、泌尿系结石等。

【用法用量】内服：水煎，15～30 g。外用：适量，捣汁涂搽或煎洗。

石剑

【土家语】阿巴剑　ar bax jianf

【异名】小石韦，石皮，石剑，石兰，金茶匙，飞刀剑，剑叶一支枪。

【来源】为水龙骨科植物石韦 *Pyrrosia lingua*（Thunb.）Farw. 的全草。

【药性】性冷，味淡、苦。

【功用】利尿排石，消水退肿，活血疗伤，赶火止咳，用于治疗尿路结石、水肿病、跌打损伤、肺热咳嗽等。

【应用举例】

1. 尿路结石 本品味淡渗透下行，有较强的利尿排石之功，为治疗尿路结石的常用药，多与海金沙、金钱草、连钱草等同用，水煎服。

2. 水肿病 本品有利尿之功，能排出体内多余的水湿，有消水透湿退肿之效，可用于治疗水肿病，多与木通、苞谷须、蓑衣藤等配伍，水煎服。

3. 跌打损伤 本品性味苦泄，有活血疗伤之功，可用于治疗跌打损伤，瘀血肿痛。常与血当归、接骨草、赶山鞭等同用，水煎服，或捣烂敷伤处。

4. 肺热咳嗽 本品性冷，有赶火止咳之效，常用于治疗肺热咳嗽，咯痰黄稠，多与鱼腥草、紫花前胡、枇杷花等配伍，水煎服。

此外，本品还用于治疗尿路感染、血淋、咯血、吐血、衄血、崩漏、外伤出血、风湿关节痛、血丝虫等。

【用法用量】内服：水煎，15～50 g。外用：适量，捣敷。

并头草

【土家语】科巴阿纳席克查　kox bax av lar xir ker car

【异名】大样女儿红，狭叶韩信草，四方草，牙刷草，赶山鞭。

【来源】为唇形科植物半枝莲 *Scutellaria barbata* D. Don 的全草。

【药性】性冷，味辣、淡。

【功用】消水退肿，赶火败毒，用于治疗水肿病、咽喉肿痛、疮疡肿毒、毒蛇咬伤、白血病等。

1. 水肿病　本品味淡渗透，有消水退肿之功，常用于治疗水肿病、小便量少，多与半边莲、车前草、木通等配伍，水煎服。

2. 疮疡肿毒　本品性冷赶火，有败毒消肿之效，多用于治疗疮疡肿毒、红肿热痛。可单用鲜品，捣烂敷患处，或与犁头草、五爪龙等同用。

3. 毒蛇咬伤　本品有赶火败毒之功，为治疗毒蛇咬伤的常用之品，习与雄黄捣烂敷伤口，或与万年青、东风菜、鹅脚板等配伍，水煎服。

4. 白血病　本品有败毒之功，又可用于治疗白血病，多与夏枯草、白花蛇舌草、土党参、龙葵等同用，水煎服，或入丸剂。

5. 多种恶性肿瘤　如治疗胃癌，取半枝莲 30 g，白英 30 g，龙葵 15 g，石贝穿 15 g，苦痧药 15 g，石龙子 3 g，一口卵 3 g。每日 1 剂，水煎 2 次服。

此外，本品还用于治疗黄疸病、吐血咯血、痢疾、尿路感染等。

【用法用量】内服：水煎，30 ～ 50 g。外用：适量，鲜品捣敷。

野绿豆

【土家语】抗苦碗豆　kanr kux wanx doux

【异名】野豌豆，野皂角，野麻豌，春巢菜

【来源】为豆科植物大巢菜 *Vicia sativa* L. 的全草及根。

【药性】性冷，味辣、苦。

【功用】健胃赶食，透湿利尿，补虚明目，固崩止血，用于治疗小便不利、肾虚腰痛、遗精、咳嗽痰多、小儿疳积、鸡蒙眼、摆红等。

【应用举例】

1. 小便不利　本品味淡，有透湿利尿之效，可治疗水湿内停的小便不利，习用全草煮鸡蛋，喝汤吃蛋。

2. 小儿疳积　本品味甜性补，有健胃赶食之功，常用于治疗小儿疳积，体虚食少。习与金线吊百米、鹅不食草、地枇杷等配伍，水煎服。

3. 鸡蒙眼　本品味甜，有补虚明目之功，能用于治疗体虚血少的鸡蒙眼。习用全

草 50 g，蒸猪肝吃。

4. 摆红 本品能补虚固崩而止血，可用于治疗妇女气虚不固的崩红或月经过多，习用鲜根 60 g，炖鸡 1 只，吃鸡喝汤。

此外，本品还用于治疗黄疸、浮肿、疟疾、鼻衄、心悸、梦遗、月经不调、腹泻、疮疡肿毒等。

【用法用量】内服：水煎，30 ～ 50 g。外用：适量，鲜品捣敷。

山扁豆

【土家语】抗若泽可皮 kanr kux cer kox pir

【异名】黄花决明，夜合草，瞌睡草，鸡毛箭，砂子草，水皂角，望江南，关门草，山梅豆，水通，决明子。

【来源】为豆科植物含羞草决明 *Cassia mimosoides* L. 的全草及种子。

【药性】性冷，味甜、淡、微辣。

【功用】消水透湿，补血明目，赶风止痒，败毒消肿，用于治疗水肿病、口渴、咳嗽痰多、习惯性便秘、鸡蒙眼、漆疮、毒蛇咬伤等。

【应用举例】

1. 水肿病 本品味淡能渗，有消水透湿之功，常用于治疗水肿病、小便短少。多与剪刀草、钓鱼竿、女儿红等配伍，煎水服。

2. 鸡蒙眼 本品味甜，有补血明目之功，多用于治疗血不养目的鸡蒙眼，其症为傍晚后视物不清，故有"决明子"之名，习用种子煮猪肝，吃肝喝汤。

3. 漆疮 本品味辣行散，有赶风止痒之效，可用于治疗漆疮，皮肤奇痒难忍，习用全草适量，煎水洗；或与无娘藤、漆姑草等同用。

4. 毒蛇咬伤 本品性冷赶火，能败毒消肿，为治疗毒蛇咬伤的常用药，可与水蜈蚣、鹅脚板、瓜子金配伍，水煎服，并捣烂敷伤口。

此外，本品还用于治疗便秘、尿路感染、湿热黄疸、小儿疳积、痢疾、痈肿疮疡等。

【用法用量】内服：水煎，15 ～ 30 g，单方用至 50 g。外用：适量，煎洗；或鲜品捣敷。

构皮麻

【土家语】屁他卡 pif tax kar

【异名】小构皮树，皮叶树，纸皮树，葡蟠，女谷，鸦雀树，鸭屎树，谷皮树。

【来源】为桑科植物小构树 *Broussonetia kazinoki* Sieb. Et Zucc. 的根、叶及汁液。

【药性】性微冷，味甜、淡。

【功用】消水退肿，强筋壮骨，赶火止痢，败毒消肿，用于治疗水肿臌胀、腰脊酸痛、湿热泻痢、毒蜂蜇伤、神经性皮炎、疖肿、疥癣等。

【应用举例】

1. 水肿臌胀 本品淡渗，有消水透湿退肿之功，常用于治疗水湿内停的水肿病或水臌胀、小便不利，多与狗尾巴草、车前草、钓鱼竿等配伍，水煎服。

2. 腰脊酸痛 本品味甜性补，有强筋壮骨之效，能用于治疗年老体虚的腰脊酸痛，常与五加皮、丝棉皮、四两麻等同用，水煎服，或泡酒服。

3. 湿热泻痢 本品性冷赶火，淡渗除湿，可用于治疗湿热泻痢。多用叶，与十大功劳或三颗针、地蜂子等配伍，水煎服。

4. 毒蜂蜇伤 本品外用有败毒消肿之功，用于治疗毒蜂蜇伤有明显的效果。取叶梗中白色汁液，涂伤口。

5. 皮肤干疟毒疮（牛皮癣） 取女谷 10 g，花斑虫 3 个。共研细粉，以鸡蛋黄油调涂患处，每日 1 次。

此外，本品还用于治疗流痰、刀伤出血、蜈蚣咬伤等。

【用法用量】内服：水煎，30 ～ 50 g；或泡酒。外用：适量，鲜品捣敷；或取汁涂搽。

狗牙齿

【土家语】哈列思思 hax lier six six

【异名】垂盆草，狗牙半支莲，狗牙瓣，狗牙草，打不死，晒不死，三叶佛甲草，瓜子草，石指甲，豆瓣还阳。

【来源】为景天科植物垂盆草 *Sedum sarmentosum* Bunge 的全草。

【药性】性冷，味淡。

【功用】赶火透湿，败毒化痰，退肿退黄，抗癌，活血止痛，接骨，用于治疗黄疸病、九子疡、毒蛇咬伤、水肿病、热淋、癌症、腹泻、痢疾、咽喉肿痛、牙痛、口腔溃疡、痈肿疮毒、骨折、扭伤、劳伤咳嗽、烧烫伤、吐血、外伤出血、带状疱疹等。

【应用举例】

1. 黄疸病 本品性冷赶火，味淡透湿，为治疗湿热黄疸病的主药之一，多与马蹄金、地耳草、鸡骨香等同用，水煎服。

2. 九子疡 本品有赶火败毒散结之功，常用于治疗痰火郁结颈项所致的九子疡，多与下山虎、雷胆子、夏枯草等配伍，捣烂敷患处。

3. 毒蛇咬伤 本品有赶火败毒之功，为治疗毒蛇咬伤的常用药，多与半枝莲、山苦瓜、乌敛莓、野烟等配伍，捣烂敷伤口。

4. 水肿病 本品味淡渗透，有消水退肿之效，能用于治疗尿少浮肿的水肿病，多与钓鱼竿、克马草、白茅根等同用，水煎服。

5. 咽喉肿痛 取鲜垂盆草 24 g，半枝莲 24 g，鲜马鞭草 24 g，食盐少许。水煎服。

6. 肺痈 取垂盆草、半枝莲、鱼腥草各 30 g。水煎服。

此外，本品还用于治疗跌打损伤、水火烫伤、癫狗咬伤等。

【用法用量】内服：水煎，30 ～ 50 g，鲜用加倍。外用：适量，鲜品捣敷。

苞谷须

【土家语】包布拉爬 Baov buf lav par

【异名】玉米须，棒胡子，苞谷毛。

【来源】为禾本科植物玉蜀黍 *Zea mays* L. 的花柱。

【药性】性平，味淡、微甜。

【功用】利胆退黄、消水。治黄肿病、浮肿、淋病等。

【应用举例】

1. 黄肿病 本品性平，味淡、微甜，功擅利胆退黄消水，常用于治疗黄肿病，取苞谷须 9 g，绒篙 9 g，鸡爪黄连 6 g，金钱草 15 g，黄珠子 12 g。水煎，内服。

2. 浮肿、淋病 本品能利水，可用于治疗浮肿、淋病，取苞谷须、克马草、叶下珠各 9 g，水煎服。

此外，本品还用于治疗高血压、糖尿病等。

【用法用量】内服：水煎，10 ～ 20 g；或泡茶。

绒蒿

【土家语】信嘎克思被 xinf gax kex six bif

【异名】白头蒿，绵茵陈，小青蒿，野兰蒿，因尘，马先，细叶青蒿，臭蒿。

【来源】为菊科植物茵陈蒿 *Artemisia capillaries* Thunb. 的地上部分。

【药性】性冷，味苦、淡、涩。

【功用】赶火透湿，利水消肿，败毒截疟，收敛止血，用于治疗黄疸病、水臌胀、三分症、外伤出血等。

【应用举例】

1. 黄疸病 本品性冷味淡，有显著的赶火透湿退黄之功，为治湿热黄疸、身目尿黄之要药，习用本品与马鞭草、红枣配伍，水煎加冰糖服。

2. 水臌胀 本品味淡渗透，能利水消肿，常用于治疗水湿内停、腹满尿少的水臌胀，多与凤尾草、钓鱼竿、半边莲等配伍，水煎服。

3. 三分症 本品有败毒截疟之功，可用于治疗虐邪所致的三分症，常与青蒿配伍，水煎，于病发前 1 ～ 2 小时内服，连服 3 次。

4. 外伤出血　本品味涩收敛，外用有止血之效，能用于治疗刀伤出血，习单用全草，捣烂敷伤口。

此外，本品还用于治疗胆囊炎、水泻、疥疮等。

【用法用量】内服：水煎，30 ～ 50 g。外用：适量，鲜品捣敷。

土茵陈

【土家名】散孟克思 sanf mongf kex six

【异名】铃茵陈，绵茵陈，苦金铃，南刘寄奴。

【来源】为玄参科植物阴行草 *Siphonostegia chinensis* Benth. 的全草。

【药性】性冷，味苦、辣。

【功用】除湿退黄，赶火止泻，发表止咳，赶风止痒，用于治疗黄疸病、湿热腹泻、感冒咳嗽、风坨等。

【应用举例】

1. 黄疸病　本品性冷赶火，味苦燥湿，多用于治疗湿热熏蒸肝胆所致的黄疸病，可与土大黄、马蹄金、地柏枝等配伍，水煎服。

2. 湿热腹泻　本品能赶火燥湿，可祛除大肠湿热而止泻，为治疗湿热腹泻的常用药，习与奶浆草、水杨梅、算盘子等同用，水煎服。

3. 感冒咳嗽　本品味辣行散，有发表止咳之功，可用于治疗感冒咳嗽，本品性冷，故风热咳嗽者尤为适宜，可与黄荆叶、薄荷、矮地茶等配伍，水煎服。

4. 风坨　本品辣散，外用有赶风止痒之效，可用于治疗起风坨、皮肤瘙痒难忍，常与藿麻草、千里光、枫树球等同用，煎水洗。

此外，本品还用于治疗黄疸型肝炎、胆囊炎、蚕豆病、食积腹胀、关节痛、尿路结石、小便不利、尿血、便血、产后瘀血腹痛；外用可治疗外伤出血、烧伤烫伤等。

【用法用量】内服：水煎，15 ～ 30 g。外用：适量，鲜品捣敷，或煎水洗。

田基黄

【土家语】洒意那　sav yif lax

【异名】地耳草，鸭舌草，细叶黄，黄花草，荞壳草，小王不留行，光明草，田基王，小田基黄，黄花仔，对叶草，七寸金，痧子草，田基苋，观音莲，雷公箭。

【来源】为藤黄科植物地耳草 *Hypericum japonicum* Thunb. ex Murray. 的全草。

【药性】性冷，味淡、辣。

【功用】透湿退黄，赶火明目，败毒消肿，活血止痛，用于治疗黄疸病、火眼病、阑尾炎、腹泻痢疾、痈疽疮毒、毒蛇咬伤、跌伤肿痛等。

【应用举例】

1. 黄疸病 本品性冷赶火，味淡透湿，有显著的利胆退黄之功，为治疗湿热黄疸的主药之一，多与野南瓜根、千年矮、栀子等同用，水煎服。

2. 火眼病 本品性冷赶火而明目，可用于治疗红眼病，故有“光明草”之名，习单用，煎水熏洗患眼，1 日 3 ～ 4 次；或与千里光、野菊花、木贼等配伍。

3. 毒蛇咬伤 本品又有赶火败毒消肿之效，能治疗毒蛇咬伤，用时先在伤处自上往下推擦，然后与雄黄、大蒜各适量，捣烂敷伤口。

4. 跌伤肿痛 本品味辣行散，有活血疗伤止痛之功，可用于治疗跌伤肿痛，多与打不死、岩泽兰、九还阳、小救架等同用，兑酒敷伤处。

此外，本品还用于治疗小儿惊风、疳积、痧症吐泻、疮疡肿毒等。

【用法用量】内服：水煎，25 ～ 50 g。外用：适量，煎洗，或捣敷。

血三七

【土家语】灭尔当归　miev danx guix

【异名】血当归，土大黄，金不换，止血草，化血莲，牛西西，散血七，血丝大黄。

【来源】为蓼科植物红丝酸模 *Rumex chalepensis* Mill. 的根。

【药性】性冷，味苦、酸。

【功用】除湿退黄，凉血止血，赶火通便，败毒消肿，用于治疗黄疸病、血热出血、热结便秘、痈肿疮毒、烫火伤、疥癣、湿疹、毒蛇咬伤等。

【应用举例】

1. 黄疸病 本品性冷赶火，味苦燥湿，常用于治疗湿热熏蒸肝胆的黄疸病，可与狗牙齿、铁马鞭、阴行草等配伍，水煎服。

2. 血热出血 本品性冷赶火，味酸收敛，能凉血、收敛而止血，用于治疗血热出血，有标本兼治之功。可与大蓟、白茅根、路边黄等同用，水煎服。

3. 热结便秘 本品味苦降泻，有较强的赶火通便之效，常用于治疗热结便秘。可单用本品以武火急煎，服后便通即止。

4. 毒蛇咬伤 本品外用，能赶火败毒、消肿止痛，多用于治疗毒蛇咬伤。常与木梓树叶、七叶一枝花、杉树叶各等分，水煎，加淘米水，待冷后洗伤口，敷药渣。

此外，本品还用于治疗肺热咳嗽、跌打损伤、湿疮痒疹等。

【用法用量】内服：水煎，10 ～ 20 g。外用：适量，煎水洗，或鲜品捣敷。

【使用注意】孕妇、经期、月经过多者忌用。

地柏枝

【土家语】报起列碰 baof qix ler pongf

【异名】野鸡尾，细叶金鸡尾，金花草，火烫蕨，分筋草，金粉蕨，小叶野鸡尾，孔雀尾，乌蕨。

【来源】为中国蕨科植物野鸡尾金粉蕨 *Onychium japonicum*（Thunb.）O. Kuntze 的全草或叶。

【药性】性冷，味苦、涩。

【功用】赶火除湿，收敛止血，败毒消肿，用于治疗黄疸病、腹痛泄泻、多种出血、水火烫伤等。

【应用举例】

1. 黄疸病　本品性冷赶火，味苦燥湿，常用于治疗湿热熏蒸肝胆的黄疸病，多与酸筒梗、鹿蹄草、雀舌草等配伍，水煎服。

2. 腹痛泄泻　本品有赶火除湿之功，其味涩有收敛之性，为治疗湿热下注大肠之腹痛腹泻的常用药，有标本兼治之功，多与凤尾草、铁苋菜、乌韭等同用，水煎服。

3. 多种出血　本品味涩，能收敛止血，可用于治疗多种出血症。因其性冷，故血热出血者尤为适宜，常与贯众、路边黄、土筋条等配伍，水煎服。

4. 水火烫伤　本品外用，有败毒消肿之功，善治水火烫伤，习用本品炒炭研末，撒布伤处，其敛疮生肌之功甚佳。

此外，本品还用于治疗痢疾、跌打损伤、湿疹等，又可解水莽中毒。

【用法用量】内服：水煎，15 ～ 30 g；鲜品加倍。外用：适量，炒炭研末撒布，或鲜品捣敷。

蓝地柏

【土家语】吉爬伸席克查　jir par cenx xir ker car

【异名】翠云草，伸脚草，地柏叶，金鸡风尾草，矮脚风，岩萍，剑柏，绿绒草，烂皮蛇。

【来源】为卷柏科植物翠云草 *Selaginella uncinata*（Desv.）Spring 的全草。

【药性】性微冷，味微苦、微辣、微涩。

【功用】赶火除湿，舒筋活络，收敛止血，败毒敛疮，消肿止痛，用于治疗黄疸病、泻痢、水肿、肺热咳嗽、咯血、大便下血、跌打伤痛、小腿抽筋、风湿痹痛、喉痛；外用可治疗骨折、外伤出血、烧烫伤、痔漏、疮痈肿痛等。

【应用举例】

1. 黄疸病　本品性冷味苦，有赶火除湿之功，常用于治疗湿热熏蒸肝胆的黄疸病。

习与秋海棠根同用，水煎服。

2. 小腿抽筋 本品辣散苦泄，有疏筋活络之效，多用于治疗气血不畅、经脉阻滞的小腿抽筋。习用全草煎水洗，或与伸筋草、木瓜、红牛膝等配伍，水煎服。

3. 大便下血 本品味涩，有收敛止血之功，可用于治疗大便下血或痔疮出血，其性偏冷，故血热之下血尤宜，可与地榆、龙船泡、大蓟等同用，水煎服。

4. 水火烫伤 本品外用有败毒敛疮之功，可用于治疗水火烫伤，习用全草炒炭成性，研末，调香油涂搽伤处。

5. 肺病吐血 取翠云草适量，水煎服。

6. 淋病 取翠云草 60 g，水煎服。

7. 关节风湿病 取翠云草 50 g，泡酒服。

此外，本品还用于治疗筋骨痹痛、腹泻、水肿等。

【用法用量】内服：水煎，30 ～ 60 g。外用：适量，研末调涂或鲜品捣敷。

金钱草

【土家语】此巴铜钱席克查　cix bax tomgr qianr xir ker car

【异名】大金钱草，地黄花，过路黄，仙人对坐草，路边黄，对座草，遍地黄，一串钱，寸骨七，强盗药。

【来源】为报春花科植物过路黄 *Lysimachia christinae* Hance 的全草。

【药性】性冷，味淡、咸。

【功用】利尿化石，败毒消肿，凉血止血，用于治疗尿路结石、水肿、疟疾、肺痈、毒蛇咬伤、黄疸、跌打损伤、痔疮肿痛、中毒、血热吐血等。

【应用举例】

1. 尿路结石 本品味淡渗透，味咸软坚，故有显著的利尿化石之功，为治尿路结石之要药。习用全草煎水当茶饮，或与满天星、岩泽兰、连钱草等同用，还可用于治疗尿积症。

2. 毒蛇咬伤 本品性冷赶火，有较强的败毒消肿之效，为治疗毒蛇咬伤的常用药。多单用鲜草，洗净嚼烂敷伤口，或与蛇莓、蛇含同用。

3. 痔疮肿痛 本品有败毒消肿之功，又能用于治疗痔疮肿痛，习用鲜草，与千年老鼠屎捣烂，卧床敷患处，可治疗外痔，或塞入肛门可治疗内痔。

4. 蛇斑疮 过路黄加水捣烂，擦患处。

5. 血热吐血 本品性冷赶火，能凉血止血，可用于治疗血热妄行之吐血。多用全草水煎服，或与空心泡、土筋条、白茅根等配伍。

6. 跌打损伤 本品能化瘀消肿止痛，为治疗跌打损伤、瘀血肿痛的常用药。将鲜过路黄用冷开水洗净，捣汁 1 小杯（约 50 mL），分两次服；或外用，泡酒按摩。

此外，本品还用于治疗岔气、水火烫伤、淋浊、带下、风湿痹痛、小儿疳积、惊痫、痈肿、疮癣、湿疹、血丝虫等。

【用法用量】内服：水煎，30 ～ 50 g，鲜品加倍。外用：适量，鲜品捣敷。

小金钱草

【土家语】铜钱被席克查　tongr qianr bif xir ker car

【异名】小马蹄，马蹄草，小铜钱草，小金钱草，荷苞草，肉馄饨草，金锁匙，铜钱草，黄疸草，痨病草。

【来源】为旋花科植物马蹄金 *Dichondra repens* Forst. 的全草。

【药性】性冷，味苦、淡、辣。

【功用】透湿退黄，利尿排石，赶火败毒，活血疗伤，用于治疗黄疸病、尿路结石、肾炎水肿、肺痨病、乳痈、痈疖、痢疾、跌打扭伤等。

【应用举例】

1. 黄疸病　本品性冷赶火，味淡透湿，常用于治疗湿热瘀滞肝胆所致的黄疸病，故有“黄疸草”之名，习与土茵陈、酸筒梗、马鞭草等配伍，水煎服。

2. 尿路结石　本品淡渗，有利尿排石之效，能用于治疗尿路结石，多与斑鸠窝、连钱草、石剑等同用，水煎服。

3. 肺痨病　本品性冷，有赶火败毒、抗痨杀虫之功，故又名“痨病草”，可用于治疗肺痨病。取本品 50 ～ 100 g，猪肉 30 g，共炖熟，吃肉喝汤。日 1 剂，连服 3 ～ 5 月。

4. 跌打扭伤　本品味辣，能活血化瘀、疗伤止痛，为治疗跌打损伤，瘀血肿痛的常用药，习用全草，取鲜品适量捣烂，兑酒敷伤处。

此外，本品还用于治疗水肿、毒蛇咬伤、湿疹等。

【用法用量】内服：水煎，30 ～ 50 g，单方可用至 100 g。外用：适量，鲜品捣敷，或捣汁涂搽。

铁马鞭

【土家语】写马鞭　xiev max bianx

【异名】马鞭梢，大马鞭，疟马鞭，白马鞭，铁马莲，铁马钱，退血草，凤颈草，紫顶龙芽，狗牙草，蜻蜓草，土荆芥，野荆芥，燕尾草，蜻蜓饭，狗咬草，铁扫帚。

【来源】为马鞭草科植物马鞭草 *Verbena officinalis* L. 的全草。

【药性】性冷，味淡、苦、辣。

【功用】透湿退黄，赶火利尿，活血疗伤，清热赶毒，通经散瘀，用于治疗黄疸病、尿积症、湿热腹泻、跌打损伤、痢疾、牙龈肿痛、咽喉肿痛、月经不调、经闭痛经等。

【应用举例】

1. 黄疸病 本品性冷味淡，有赶火透湿、利胆退黄之功，为治疗湿热黄疸病的常用之品。多与黄胆草、田基黄、垂盆草等配伍，水煎服。

2. 尿积症 本品性冷淡透，有赶火利尿消积之效，常用于治疗尿频、尿急、尿痛的尿急症，习与白茅根、汁儿根、白鹤莲等同用，水煎服。

3. 火痢、淋症 取鲜马鞭草 30 g，水煎服。

4. 湿热腹泻 本品性冷赶火，味苦燥湿，用于治疗湿热腹泻，可与地锦草、铁苋、或水黄连等同用，水煎服，有赶火燥湿止泻之功。

5. 跌打损伤 本品味辣行散，能活血疗伤，可治疗跌打损伤、瘀血肿痛，常与接骨草、乌泡根、大救驾等配伍，水煎兑酒服。

6. 筋骨痛、腰痛 取铁马鞭根 125 g，三叶青 15 g，焙干研粉，用黄酒或白酒送服，每次 6 g，早晚各一次。

7. 牙肿痛（牙周炎、牙龈炎） 取马鞭草 30 g，水煎服。

8. 闭经、腰腹坠痛 取马鞭草、茜草根、益母草各 15 g。水煎服。

9. 乳痈 取鲜铁马鞭叶、鲜苦荬菜各适量，米酒少许，捣烂外敷。

此外，本品还用于治疗感冒高烧、水肿、热淋、疟疾、白喉、喉痹、癥瘕积聚、水烫火伤、湿疹、痈疮肿毒等。

【用法用量】内服：水煎，20～30 g。外用：适量，鲜品捣敷，或煎水洗。

斑鸠窝

【土家语】铺土统　puf tux tongx

【异名】铁线藤，满天云，海金沙藤，硬筋藤，金沙藤，左转藤，竹园荽。

【来源】为海金沙科植物海金沙 *Lygodium japonicum*（Thunb.）Sw. 的根及地上部分。

【药性】性冷，味淡、咸。

【功用】利尿排石，活血疗伤，赶火败毒，用于治疗热淋、石淋、血淋、膏淋、尿道涩痛、小便不利、水肿病、白浊带下、泻泄、烫伤、丹毒、腰带疮、跌打损伤等。

【应用举例】

1. 尿路结石 本品味淡渗透，有显著的利尿排石之功，为治疗尿路结石的主药之一。习与积雪草、金钱草、连钱草等同用，水煎服。

2. 水肿病 本品有利尿之功，能使水湿之邪从小便而出，常用于治疗水肿病。多与半边莲、散血草、钓鱼杆等配伍，水煎服。

3. 跌打损伤 本品具有通利之性，又能活血疗伤，故有“打得一把渣，离不开海金沙”的俗语，为治疗跌打损伤、瘀血肿痛的常用之品，可与八棱麻、大金刀、一支蒿等同用，水煎兑酒服。

4. 腰带疮 本品性冷赶火，能败毒消肿，可用于治疗腰带疮，可与三爪龙、五爪龙、土大黄等同用，洗净捣汁外涂，敷药渣。病情严重时，配合水煎服。

此外，本品还用于治疗感冒发热咳嗽、咽喉肿痛、湿热黄疸、小儿高烧、急性吐泻、月经不调、风湿关节痛等。

【用法用量】内服：水煎，15 ～ 30 g。外用：鲜品适量，煎水洗或捣敷、涂汁。

大通草

【土家语】通草此巴 tongx caox cix bsx

【异名】白通草，五加风，大通条，通脱木，大木通。

【来源】为五加科植物通脱木 *Tetrapanax papyriferus*（Hook.）K. Koch. 的茎髓。

【药性】性微冷，味甜、淡。

【功用】利尿消积，活血通经，下乳。用于治疗尿积症、水臌胀、便秘、水肿、淋病、月经后期、乳汁不下等。

【应用举例】

1. 尿积症 本品味淡透湿、性冷赶火，常用于治疗尿频、尿急、尿痛、尿少而黄的尿积症，习与蛤蟆草、鱼腥草、水灯草等同用，水煎服。

2. 夵肿症（急性肾炎） 取大通草 6 g，茯苓皮 12 g，大腹皮 9 g。水煎服。

3. 水臌胀 本品有渗透之功，能排出停聚体内的水湿，有利水透湿消肿之功，为治疗水臌胀的常用药，多与钓鱼竿、过山龙、山木通等配伍，水煎服。

4. 月经后期 本品具有通利之性，能活血通经，可用于治疗血行不畅的月经后期，多与散血莲、星宿菜、梳子树等配伍，水煎服。

5. 乳汁不下 本品具有通利之性，擅长通经下乳，为治疗产后气血郁滞，乳房胀痛，乳汁不下的主药之一。可与回头青、木通、万年藤等同用。若属产后缺乳所致，与八月瓜 2 个、猪蹄 1 只炖服，连服 5 ～ 7 天；或取大通草 15 g，黄芪 15 g，当归 12 g，穿山甲 9 g，煎水取汁，兑米酒吃。

此外，本品还用于治疗脘腹胀痛、风湿关节痛等。

【用法用量】内服：水煎，6 ～ 10 g；或炖服。

小过路黄

【土家语】拉卡王嘎拉被 lax kax wanr gax lax bif

【异名】女儿黄，小路边黄，九莲灯，风寒草，仙人对坐草。

【来源】为报春花科植物聚花过路黄 *Lysimachia christinae* Hance. 的全草。

【药性】性微冷，味淡、甜、辣。

【功用】利尿化石，补虚养血，赶气除胀，败毒消肿，解毒利湿，止咳化痰，用于治疗尿路结石、黄肿病、咽喉肿痛、黄疸、痢疾、咳嗽多痰、脘腹胀满、毒蛇咬伤等。

【应用举例】

1. 尿路结石 本品味淡渗透，有利尿化石之效，为用于治疗尿路结石的常用药。多与岩泽兰、满天星、大金钱草等同用，水煎服。

2. 黄肿病 本品味甜性补，能用于治疗体弱血虚的黄肿病，有补虚养血之效。本品多与紫血莲、牛血莲、土党参等同用，水煎服。

3. 胆黄症 取路边黄 30 g，山栀子 10 g，黄花丁 10 g，冲天炮 10 g，川楝子 10 g，白毛滕 10 g。每日 1 剂，水煎 2 次服，可用于治疗胆黄症。

4. 脘腹胀满 本品味辣行散，能赶气除胀，可用于治疗胃肠气滞的脘腹胀满，常与隔山消、小杆子、雷公条等同用，水煎服。

5. 毒蛇咬伤 本品性冷赶火，有败毒消肿之效，能用于治疗毒蛇咬伤，多与杠板归同用，并与雄黄末共捣，敷患处。

此外，本品还用于治疗尿路感染、骨疽、痈疮肿毒等病。

【用法用量】内服：水煎，15～30 g，鲜品加倍。外用：适量，鲜品捣敷。

满天星

【土家语】墨那大思布利席克查　mrf naf dax six buf lix xir ker car

【异名】天胡荽，翳子草，破铜钱，满地青，千里光，小金钱草。

【来源】为伞形科植物天胡荽 *Hydrocotyle sibthorpoides* Lam. 的全草。

【药性】性冷，味淡、微苦。

【功用】利尿排石，消水退肿，赶火败毒，明目退翳，用于治疗尿路感染、尿路结石、水臌胀、毒蛇咬伤、火眼目翳、黄疸、伤风感冒、咳嗽、百日咳、扁桃体炎、疮疡肿痛、湿疹、带状疱疹等。

【应用举例】

1. 尿路结石 本品味淡渗透，有较强的利尿排石之功，为治疗尿路结石和尿积症的常用药，故又名“小金钱”，习与大金钱草、铜钱草、海金沙等同用，水煎服。

2. 水臌胀 本品有利尿之功，能排出体内停聚的水湿之邪，有利水消肿之效，多用于治疗腹大如鼓的水臌胀，可与钓鱼竿、过山龙、构皮树根等配伍。水煎服。

3. 毒蛇咬伤 本品性冷赶火，有败毒消肿之功，常用于治疗毒蛇咬伤，多与天葵子、木子树、犁头草等同用，水煎服，并与雄黄敷伤口。

4. 火眼目翳 本品性冷赶火，又能明目退翳，常用于治疗火眼、目翳、双眼红肿涩痛、畏光流泪，故又名“千里光”“翳子草”，习用鲜品，捣烂，塞同侧鼻孔，日换 3～4 次。

此外，本品还用于治疗夜盲症、小儿疳积、喉肿、赤白痢疾、淋病、小便不利、跌打瘀肿、疮疡肿毒等。

【用法用量】内服：水煎，15 ～ 30 g，鲜品加倍。外用：适量，捣汁外搽或捣敷。

葵花

【土家语】劳思思　laor six six

【异名】向阳花，朝阳花，转日莲，望日莲。

【来源】为菊科植物向日葵 *Helianthus nnuus* L. 的茎髓和花盘。

【药性】性微冷，味辣、淡、甜。

【功用】赶火利尿，赶风止咳，败毒消痈，用于治疗小便不畅、伤风咳嗽、鸬鹚咳、搭手等。

【应用举例】

1. 小便不畅　本品味淡渗透，有通利小便之功，多用于治疗小便量少不畅，甚则尿闭不通。其性偏冷，故因热为患者尤为适宜，常用茎髓，与水灯草、车前草各 100 g，水煎服。

2. 伤风咳嗽　本品味辣行散，有赶风止咳之效，常用于治疗伤风感冒之咳嗽，多与水蜈蚣、岩防风、矮地茶等发表止咳药配伍，水煎服。

3. 鸬鹚咳（百日咳）　本品能赶火止咳，可用于治疗小儿鸬鹚咳。习与枇杷叶、马鞭草、土牛膝等配伍，水煎加冰糖服。

4. 搭手　本品外用有败毒消痈之功，可用于治疗搭手（土家族疾病七十二疱疮之一，即有头疽生于腰背部两旁者，患者能以自己的手触及，故名）。习用新鲜花盘，与野烟花、七倍子配伍，捣烂敷患处。

此外，本品还用于治疗头痛、头晕、白带清稀、腰膝酸软等。取花适量，捣烂外敷或烘干研末，以麻油调敷，可治疗疮痈疖肿、乳腺炎。

【用法用量】内服：水煎，30 ～ 50 g，鲜品加倍。外用：适量，鲜品捣敷。

天茄子

【土家语】墨卡且且　mef kax qiex qiex

【异名】天泡子，地泡子，苦菜。

【来源】为茄科植物龙葵 *Solanum nigrum* L. 的全草。

【药性】性冷，味苦、淡。一说有小毒。

【功用】赶火利尿，除湿止带，败毒敛疮。用于治疗癌症、小便不利、尿积症（淋证）、水肿、慢性咳喘、咽喉肿痛、牙痛、目赤肿痛、疮痈肿毒、皮肤湿疹、痢疾、白带过多、感冒发热等。

【应用举例】

1. 尿积症 本品性冷味淡，有赶火利尿消积之功，常用于治疗尿积症，小便频数涩痛，多与白茅根、天花草、车前草等配伍，水煎服。

2. 感冒发热 本品有赶火退烧之功，可用于治疗风热感冒，发烧不退，习与金银花、大败毒、佛耳草等同用，水煎服。

3. 摆白 本品性冷味苦，能赶火燥湿而止带，为治湿热所致摆白病的常用药，多与龙胆草、黄柏、白鹤莲等配伍，水煎服。

4. 脓疱疮 本品外用，有较强的败毒敛疮之效，为外治脓疱疮的主药之一，习用全草，捣汁涂患处，或煎水外洗。

此外，本品还用于治疗泻痢、毒蛇咬伤、癌肿、湿疹等。

【用法用量】内服：水煎，15～30 g。外用：适量，鲜品捣敷，或煎水洗。

石竹子花

【土家语】阿八母卡着 Ar bar muv kav puv

【异名】天花草，竹节草，石竹，石柱子花。

【来源】为石竹科植物瞿麦 *Dianthus superbus* L. 的全草。

【药性】性冷，味苦，无毒。

【功用】赶火通淋，破血通经，消痈肿，用于治疗水肿、淋病、闭经劳、月经不调等。

【应用举例】

1. 水肿、淋病 本品能赶火通淋，为治疗水肿、淋病之要药，取石竹子花 15 g，水煎服；或与萹蓄、木通、车前子同用。治小便淋沥有血，则与栀子、甘草等同用；治石淋，与石韦、滑石、冬葵子配伍。

2. 闭经痨、月经不调 本品能破血通经，对于血热瘀阻之经闭或月经不调者尤宜。常与桃仁、红花、丹参、赤芍等同用。或取石竹子花 9 g，益母草 12 g，鸡血藤 9 g，水煎服，服时兑红糖 50 g。

此外，本品还用于治疗痈肿、目赤障翳、浸淫疮毒等。

【用法用量】内服：水煎，15～30 g。

竹节草

【土家语】母糯梯席克查　mux lof tix xir ker car

【异名】节节青，铁线草，白辣柳，妹子草，萹竹，粉节草，百节，百节草，铁绵草，斑鸠台，扁猪牙，萹蓄。

【来源】为蓼科植物萹蓄 *Polygonum aviculare* L. 的全草。

【药性】性微冷，味淡、苦。

【功用】利尿消积，赶火止泻，透湿止带，利胆退黄。用于治疗尿积症、暑湿腹泻、摆白、阴蚀、蛔虫、疳积、痔肿、湿疮、黄疸病等。

【应用举例】

1. 尿积症　本品味淡渗透，有较强的利尿消积之功，为治疗尿积症的常用药，多与马鞭草、车前草、三白草等同用，水煎服。

2. 暑湿腹泻　本品性冷味苦，有赶火燥湿止泻之功，多用于治疗暑湿腹泻、大便如水，可与土香薷、水杨梅、酸板草等配伍，水煎服。

3. 摆白　本品性冷味淡，有赶火透湿止带之效，能用于治疗湿热下注的摆白病，常与鱼腥草、黄皮树或龙胆草等同用，水煎服。

4. 黄疸病　本品赶火透湿，有利胆退黄之效，可用于治疗湿热熏蒸肝胆的黄疸病，多与虎杖、马蹄草、刺黄柏等配伍，水煎服。

此外，本品还用于治疗痢疾、尿路结石、阴道滴虫、湿疹等。

【用法用量】内服：水煎，15 ～ 30 g。外用：适量，煎水洗。

百节藕

【土家语】尔他阿实莲　ex tax ar sir lianr

【异名】未老先白头，湖鸡腿，百布藕，美女腿，一白二白，白面姑，白舌骨，塘边藕，白叶莲，三白草。

【来源】为三白草科植物三白草 *Saururus chinensis*（Lour.）Baill. 的全株。

【药性】性冷，味甜、淡、辣。

【功用】赶火利尿，除湿止带，补虚定晕，赶风止痛。用于治疗尿急症、摆白、体虚头晕、偏头风、水肿、脚气、痢疾、黄疸、淋浊、痈肿等。

【应用举例】

1. 尿急症　本品性冷味淡，有赶火利尿消积之功，常用于治疗尿频涩痛的尿急症，多与白茅根、苦参、连钱草等同用，水煎服。

2. 摆白　本品味淡渗透，能除湿止带，常用于治疗水湿或湿热下注的摆白病，症见带下量多，清稀或黄稠，可与白木槿花、白鸡冠花、金樱子根等配伍，水煎服。

3. 体虚头晕　本品味甜性补，有补虚定晕之功，能用于治疗体虚引起的头晕，多与高粱七、臭牡丹、土党参等同用。

4. 偏头风　本品味辣行散，有赶风通络止痛之效，可用于治疗风邪上扰的偏头风，头痛较剧者尤宜，习配伍天麻、土当归、鸡爪莲，猪板油、猪肉、糯米适量，先用药煮肉，油炒糯米，煮为肉稀饭，当食服。

5. 屙痢　取三白草 15 g，水煎服。

此外，本品还用于治疗水肿、尿路结石、丝虫病、毒蛇咬伤、痈疮肿毒等。

【用法用量】内服：水煎，15～30 g，鲜品加倍，或煮食。外用：适量，鲜品捣敷。

大金刀

【土家语】科托托此巴　kox tor tor cix bax

【异名】脾骨风，青卷莲，肺经草。

【来源】为水龙骨科植物盾蕨 *Neolepisorus ovatus*（Bedd.）Ching. 的全草。

【药性】性微冷，味苦、淡、微辣。

【功用】赶火利尿，平喘止咳，活血疗伤，赶风除湿。用于治疗尿急症、肺热咳喘、跌打损伤、风湿骨痛等。

【应用举例】

1. 尿急症　本品性冷淡渗，有赶火利尿消积之功，常用于治疗膀胱湿热的尿急症，多与白木通、节节青、蛤蟆叶等同用，水煎服。

2. 肺热咳喘　本品味苦，能降泄肺气，有平喘止咳之效，为治疗咳嗽气喘的常用药。因其性冷赶火，故治肺热咳喘者尤为适宜，常与鱼腥草、铺地白、枇杷叶等配伍，水煎服。

3. 跌打损伤　本品味辣行散，能促进血行，有活血疗伤之功，可用于治疗跌打损伤、瘀血肿痛，多与拐子药、皮子药、散血莲等同用，水煎兑酒服。

4. 风湿骨痛　本品辣散苦燥，能赶风除湿而止痛，多用于治疗风湿所致的筋骨关节痛，习与水龙骨、铁古伞、威灵仙等配伍，水煎或泡酒服。

此外，本品还用于治疗感冒身痛、肺痨病、水火烫伤、外伤出血等。

【用法用量】内服：水煎，15～30 g，或泡酒。外用：适量，鲜品捣敷，或研末调搽。

薅田泡

【土家语】色克铺布里　ser kex puf buf lix

【异名】三月泡，四月泡，大暑泡，蛇泡簕，虎波草，薅秧藨，天青地白草，红梅消。

【来源】为蔷薇科植物茅莓 *Rubus parvifolius* L. 的全株。

【药性】性冷，味淡、涩。

【功用】赶火利尿，透湿退黄，凉血止血，用于治疗尿积症、感冒高烧、咽喉肿痛、黄疸病、血热出血等。

【应用举例】

1. 尿积症　本品性冷味淡透湿，有赶火利尿之功，常用于治疗膀胱湿热引起的尿急症，或尿路结石，多与车前草、大通草、大金钱草等同用，水煎服。

2. 感冒高烧 本品性冷，有赶火退烧之效，可用于治疗风热感冒、高烧不退，常与金银花、竹叶菜、淡竹叶等配伍，水煎服。

3. 黄疸病 本品性冷、味淡，能赶火透湿退黄，可用于治疗湿热熏蒸肝胆的黄疸病，多与地耳草、元宝草、黄栀子等配伍，水煎服。

4. 血热出血 本品性冷凉血，味涩收敛，可用于治疗血热出血，有标本兼治之功，常与土三七、兔耳风、大蓟等同用，水煎服。

此外，本品还用于治疗水肿、跌打损伤、风湿关节痛、吐血、咯血、痢疾、肠炎、肝炎、肝脾肿大、肾炎水肿、泌尿系感染、结石、月经不调、白带、产后瘀滞腹痛、痔疮、疥疮、皮炎、湿疹等。

【用法用量】内服：水煎，20 ～ 30 g。外用：适量，捣敷。

土狗

【土家语】若哈列　rox hax lier

【异名】翻田埂虫，耕狗，拉拉蛄，扒扒狗，土狗崽，土狗子。

【来源】为蝼蛄科动物蝼蛄 *Gryllotapa africana Palisot* et Besurois 的虫体。

【药性】性寒，味咸。

【功用】利水通便，消肿散结，用于治疗水肿、经闭、石淋、腹水、小便不利、瘰疬、臃肿恶疮等。

【应用举例】

1. 水肿 本品能利水消肿，擅治水肿。取土狗 15 g，甘遂 6 g。研末，每次服 1.5 ～ 3 g。

2. 尿闭 治疗尿闭，取土狗 2 只，研末，黄酒或温开水送服。

此外，本品还用于治疗消化不良、走胎、断骨、胞衣不出等。

【用法用量】内服：水煎,3 ～ 6 g，或瓦上焙干，研末服。外用：适量，研末调涂。

鸡心七

【土家语】日阿里科倮七　rar lix kox lox qir

【异名】蛇菰，葛藤蕈，芭茅菌。

【来源】为蛇菰科植物红冬蛇菰 *Balanophora harlandii* Hook. f. 的全草。

【药性】性冷，味微苦，淡。

【功用】赶火利尿，败毒消肿，用于治疗尿积症、阴茎红肿、喉蛾、蛇头疔等。

【应用举例】

1. 尿积症 本品性冷，淡透苦降，有显著的赶火利尿消急之功，为治疗尿积症之佳品。习单用本品，水煎服，或研末服。

2. 阴茎红肿　本品性冷赶火，能败毒消肿，常用于治疗热毒下注的阴茎红肿灼痛。民间习用本品，研极细粉末，水调涂敷患处，并配合内服。

3. 喉蛾　本品有败毒消肿之功，又可用于治疗热毒郁结咽喉的喉蛾病，症见局部红肿疼痛，吞咽困难，可单用全草，水煎含服，也可与灰孢菌（马勃）同用。

4. 蛇头疔　本品外用有赶火败毒消肿之效，还能治疗蛇头疔（土家族疾病七十二疱疮之一，即指头疔，因生于手指尖，肿似蛇头，故名），取全草捣烂敷患处。

此外，本品还用于治疗血热出血等。

【用法用量】内服：水煎，15 ～ 30 g，或研末。外用：适量，捣敷。

珍珠草

【土家语】尔他八提布利席克查 ex tax bar tir buf lix xir ker car

【异名】叶下珍珠，叶后珠，粟杨梅，日开夜闭，阴阳草，老鸦珠，夜合草，山皂角，油柑草，夜盲草。

【来源】为大戟科植物叶下珠 *Phyllanthus urinaria* L. 的全草。

【药性】性冷，味微苦、甜、淡。

【功用】健胃消积，赶火利尿，燥湿止痢，败毒消肿，用于治疗急慢性肝病、黄疸、小儿疳积、肾炎水肿、热淋、石淋、尿路感染、尿积症、红白痢疾、肠炎、毒蛇咬伤、风火赤眼、肺炎、咽炎、疮疡、口疮、无名肿毒等。

【应用举例】

1. 尿积症　本品性冷淡透，有赶火利尿消积之效，可用于治疗尿频、尿急、尿痛的尿积症，多与车前草、苦参、淡竹叶等配伍，水煎服。

2. 小儿疳积　本品甜补苦泄，有健胃赶食消积之功，常用于治疗小儿疳积，习用全草 30 g，与鸡肝 1 具或猪肝 100 g 炖熟，吃肝喝汤。

3. 红白痢疾　本品性冷苦燥，有赶火败毒、燥湿止痢之功，多用于治疗湿热痢疾、大便脓血，多与海蚌含珠、奶浆草、火炭母等同用，水煎服。

4. 毒蛇咬伤　本品外用，又能败毒消肿，可用于治疗毒蛇咬伤，尤以治疗竹叶青蛇咬伤为佳，习用全株，取本品适量洗净，捣烂敷伤处，重者配合内服。

此外，本品还用于治疗肠炎腹泻、水肿、结石、目赤肿痛、夜盲症等。

【用法用量】内服：30 ～ 60 g，水煎，或炖食。外用：适量，鲜品捣敷。

破铜钱

【土家语】铜钱皮嘎拉　tongr qianr pir gar lax

【异名】铜钱草，积雪草，马蹄草，金钱草，崩大碗，雷公根，蚶壳草，落得打。

【来源】为伞形科植物积雪草 *Centella asiatica*（L.）Urban. 的全草。

【药性】性冷，味淡。

【功用】解砒霜毒，赶火生津，利尿化石，败毒消肿，活血疗伤，用于治疗砒霜中毒、高烧烦渴、咽喉肿痛、热泻、尿路结石、肾病水肿、毒蛇咬伤、毒蕈中毒、湿疹、疔痈肿毒等。

【应用举例】痧气腹痛，暑泻，湿热黄疸，砂淋，血淋。

1. 尿路结石　本品味淡，有利尿化石之效，可用于治疗尿路结石，多与克马草、满天星、白茅根等同用，水煎服。

2. 高烧烦渴　本品性冷，有赶火退烧之功，常用于治疗各种热病引起的高烧不退、烦渴喜饮，多与高粱七、石膏、栀子等配伍，水煎服。

3. 毒蛇咬伤　本品性冷赶火，能败毒消肿，可用于治疗毒蛇咬伤，多与半边莲、仙人对坐草、山莴苣等同用，取鲜品捣烂敷患处。

4. 毒蕈中毒　本品解毒之功，又可用于治疗误食毒蕈而引起的中毒，腹痛吐泻。习单用本品，煎水兑红糖服，或鲜品绞汁服。

5. 慢性砒霜中毒症　取积雪草 30 g，三叉苦叶 30 g，水煎服。每日 1 剂，分 2 次服。

此外，本品还用于治疗感冒、黄疸病、中暑腹泻、痢疾、跌打损伤、目赤、风疹、疥癣、妇女痛经，及吐、衄、咳血等。

【用法用量】内服：水煎，30 ～ 60 g，或鲜品捣汁。外用：适量，鲜品捣敷。

胭脂花

【土家语】胭脂卡普　yanx zix kax pux

【异名】土天麻，土红参，假天麻，假洋参，入地老鼠。

【来源】为紫茉莉科植物紫茉莉 *Mirabilis jalapa* L. 的根及全草。

【药性】性微冷，味甜、淡。

【功用】赶火利尿，透湿止带，败毒消肿，活血疗伤，用于治疗尿积症、摆白、喉蛾、外伤肿痛等。

【应用举例】

1. 尿积症　本品性冷味淡，有赶火利尿消积之功，常用于治疗膀胱湿热引起的尿积症，可与竹节菜、四方消、鱼腥草等同用，水煎服。

2. 摆白　本品淡渗下行，有透湿止带之效，为治摆白病的常用之品，多与白鹤莲、白鸡冠花、烂泥巴树尖等配伍，水煎服。

3. 喉蛾　本品性冷赶火，有败毒消肿之功，可用于治疗咽喉肿痛的喉蛾病，多与鸳鸯花、搜山虎、蒲公英等同用，水煎服。

4. 外伤肿痛 本品色红者入血分，有活血疗伤止痛之效，能用于治疗跌打损伤、瘀血肿痛，取全草捣泥，兑酒敷伤处。

此外，本品还用于治疗肺痨体虚、前列腺炎、痰火瘰疬、五淋、花柳白浊、小儿胎毒、疮疡肿毒等，种子白粉可去面部瘢痣、粉刺。

【用法用量】内服：水煎，30～50 g。外用：适量，煎水洗，或鲜品捣敷。

【使用注意】孕妇忌用。

七、下药

土大黄

【土家语】若苦大黄 rox kux dax huanr

【异名】牛大黄，土三七，血当归，血三七，大晕药，化血莲。

【来源】为蓼科植物钝叶酸模 *Rumex obtusifolius* L. 的根及叶。

【药性】性冷，味苦。

【功用】泻下通便，赶火止咳，活血调经，除湿退黄，用于治疗热结便秘、肺热咳嗽、月经后期、黄疸病、痈肿疔毒、口舌生疮、火烫伤、瘀血等。

【应用举例】

1. 热结便秘 本品性冷，味苦沉降，具有较强的赶火泻下通便之功，为治疗热结便秘之主药，习单用根，水酒各半煎服，便通停服。

2. 肺热咳嗽 本品取其赶火通便之功，使上元肺火随大便而解，常用于治疗肺热咳嗽而兼有便秘，习用根 30 g、猪瘦肉 150 g，捣烂做成肉饼，煮汤吃，或炖肉吃。

3. 月经后期 本品味苦降泄，善走下元，有活血调经之效，能用于治疗血行不畅的月经后期，采鲜叶 7 片，水煎冲甜酒服。

4. 黄疸病 本品苦泄通便，能使湿热之邪随大便而下，有除湿退黄之功，又为治疗湿热黄疸病的常用药，多与田基黄、土茵陈、马鞭草等配伍，水煎服。

5. 瘟黄症 取土大黄 15 g，虎杖 10 g，茵陈 12 g。水煎服。

6. 癣 土大黄鲜根加醋，捣烂或磨汁，取汁外搽。

此外，本品还用于治疗血热出血、巴骨流痰、跌打损伤、水火烫伤、毒蛇咬伤、疮疡肿毒等。

【用法用量】内服：水煎，15～30 g，叶 5～7 片。外用：适量，鲜品捣敷。

【使用注意】孕妇、经期、月经过多者忌用。

蓖麻

【土家语】兵马布利 binx max buf lif

【异名】兵马金豆，润肠，大麻子，天麻子。

【来源】为大戟科植物蓖麻 *Ricinus communis* L. 的叶和种子。

【药性】性平，味甜。有小毒。

【功用】润肠通便，催生下胎，益气固脱，拔取异物。种仁治便秘、大便燥结、胞衣不下、吊茄子、小儿脱肛、子弹存留肌肉深处；穴位敷贴可治疗口眼歪斜；叶可治疮疡肿毒、湿疹、皮肤瘙痒。

【应用举例】

1. 大便燥结　本品果实质地油润多脂，有显著的润肠通便之功，故有“润肠”之名，主治阴血亏虚、大肠失润的大便燥结。取种子 10 粒，炒焦去壳兑蜂蜜服，或用叶煎水服。

2. 胞衣不下　本品质重沉降，有催生下胎之效，多用于治疗产后包衣不下。取种子 7 粒捣烂，与鲜黄牛屎 20 g，拌匀，敷于五心（心窝，手、足心）。

3. 小儿脱肛　本品味甜性补，有益气升提固脱之功，常用于治疗气虚下陷的脱肛。取种子 10 粒，蚯蚓 5 条，捣烂敷于百会、前囟门。

4. 子弹存留肌肉深处　本品外用，有拔取异物的功效，常用于治疗猎枪子弹或异物伤入肌肉深层不出，习与地牯牛、推屎甲虫、桐油痂子各适量捣烂，敷于伤口，一般第 2 天可排出，若不效，再用一次。

此外，本品外用可治疥疮，叶捣敷治疮疡肿毒等，鲜叶捣烂可灭蛆、杀孑孓。

【用法用量】内服：炒食，每次 6 ～ 10 粒。外用：适量，煎水外洗或捣敷。

铁搜

【土家语】利八谷　lif bar gur

【异名】老君扇，上山虎，搜山虎，一扇风，开喉剑，乌扇，扁竹，绞剪草，剪刀草，山蒲扇，野萱花，蝴蝶花。

【来源】为鸢尾科植物射干 *Belamcanda chinensis*（L.）DC. 的根茎及花。

【药性】性冷，味苦。

【功用】泻下通便，败毒利咽，赶火止咳，用于治疗热结便秘、喉蛾、肺热咳嗽、痰涎壅盛、猴儿疱等。

【应用举例】

1. 热结便秘　本品苦泄沉降，而有泻下通便之功，常用于治疗大便秘结，其性冷赶火，故热结便秘者尤为适宜，习用根茎磨水服。

2. 喉蛾　本品性冷赶火，长于败毒利咽，为治喉蛾的主药之一，故有“开喉箭”之名，可单用，或与九牛胆、天泡子、薄荷等败毒利咽药配伍，水煎含服。

3. 肺热咳嗽　本品又能赶肺火、止热咳，为治疗肺热咳嗽、咯吐黄痰的常用之品，多与铺地白、冬古子、马兜铃等同用，水煎服。

4. 猴儿疱 本品外用，有败毒消肿之效，可用于治疗时邪郁结腮部的猴儿疱，习与小血藤叶同用，捣烂敷患处。

此外，本品还用于治疗跌打损伤、黄疸病、瘰疬结核、疟母、妇女经闭、痈疮肿毒等。

【用法用量】内服：水煎，10～15 g，入散剂或鲜用捣汁。外用：适量，鲜品捣敷或研末吹喉。

八、止咯药

枇杷叶

【土家语】枇杷尔他 pir par ex tax

【异名】枇杷叶，芦橘叶，巴叶，芦桔叶。

【来源】为蔷薇科植物枇杷 *Eriobotrya japonica*（Thunb.）Lindl. 的叶。

【药性】性微冷，味微苦、微辣。

【功用】赶火化痰，宣肺止咯，通窍排脓，用于治疗肺热咳嗽、气逆喘急、鸬鹚咳、感冒咳嗽、脑漏、胃热呕逆、烦热口渴等。

【应用举例】

1. 肺热咳嗽 本品性冷苦降，有较强的赶火止咳之功，为用于治疗肺热咳嗽、咳痰黄稠的主要之品，习用叶或花与儿多母苦、白毛夏枯草，冬古子等同用，水煎服。

2. 鸬鹚咳 本品味苦降泄，又为治疗小儿鸬鹚咳的常用药，民间习用本品与百部各 100 g，大蒜头 50 g，丝瓜络 24 g，水煎至 500 mL 备用。3 岁以下每次服 20 mL，3～7 岁每次服 70 mL，7 岁以上每次服 100 mL。每日 3 次，连服 7 天。

3. 感冒咳嗽 本品质轻浮散，故有宣肺止咳之功，善治伤风感冒所致的咳嗽、咽喉不利。习与矮地茶、土川芎、毛当归等同用，水煎服。

4. 脑漏 本品宣肺之功，又能通窍排脓，可用于治疗鼻流臭脓、经久不愈的脑漏病。常与花同用，或配伍木笔花、地胡椒等，水煎服。

此外，本品还用于治疗哮喘、久咳不止、腹泻、肺风面疮、粉刺、溃疡、痔疮、脚气等。

【用法用量】内服：水煎，10～15 g。

艳山红

【土家语】卡亏哈卡卜 qiar kuix har kax pux

【异名】满山红，映山红，红杜鹃，山石榴，山踯躅，清明花。

【来源】为杜鹃花科植物杜鹃花 *Rhododendron simsii* Planch. 的全株。

【药性】性微冷，味辣、酸，一说有毒。

【功用】

根（杜鹃根）：活血，止痛，祛风，止痛，用于治疗吐血、衄血、月经不调、崩漏、风湿痛、跌打损伤等。

叶（杜鹃叶）：赶火败毒，止血。用于治疗痈肿疔疮、外伤出血、瘾疹等。

花（杜鹃）：发表止咯，活血，调经，祛风湿，用于治疗风热咳嗽、月经不调、经闭、崩漏、跌打损伤、风湿痛、吐血、衄血等。

【应用举例】

1. 风热咳嗽　本品味辣宣散而性偏冷，故有发表赶火止咳之功，主治风热感冒之咳嗽，民间习与平地木、枸骨刺果（炒）、枇杷叶等配伍，水煎服。

2. 多种出血　本品味酸，有收敛止血之效，常用于治疗多种原因引起的出血。其性偏冷，对血热出血者，有标本兼治之功，多与龙船泡、茜草、大蓟等同用。

3. 跌打损伤　本品味辣行散，能活血疗伤，可用于治疗跌打损伤，瘀血肿痛，多用根与强盗草、散血莲、润筋草等配伍，水煎兑酒服。

4. 痈疮肿毒　本品外用，又有赶火败毒消肿之功，可用于治疗痈疮肿毒，多用鲜叶或花适量，捣烂敷患处。

此外，本品还用于治疗风湿关节痛、痛经、带下过多、荨麻疹等。

【用法用量】内服：水煎，花 6 ～ 10 g，根 15 ～ 30 g。外用：适量，鲜用捣敷。

【使用注意】一说“孕妇忌服”。

矮地茶

【土家语】里阿纳日阿古 liv ax lar raf gux

【异名】不出林，紫金牛，叶下红，茶叶七，老不大，地茶，矮茶风，矮脚茶，千年矮，叶底红，老勿大，平地木，矮脚草。

【来源】为紫金牛植物平地木 *Ardisia　japonica*（Thumb.）Bl. 的全株。

【药性】性平，味苦、辣。

【功用】止咯化痰，祛风活络，活血疗伤，催产下胎，利尿止痛，止血，定惊止痫，用于治疗咳嗽痰多、跌打损伤、胞衣不下、牛痫风、疮肿、肺痨吐血、消化系统出血、咽喉肿痛、肾炎、浮肿、尿血尿少等。

【应用举例】

1. 咳嗽痰多　本品苦燥而降，有显著的止咯化痰之功，为治咳嗽痰多之要药。因药性平和，咳嗽不论寒热均可选用，如配伍称星树根、汁儿根、冬古子等，可用于治疗热咯；与苕叶香、半夏、生姜等同用，可治疗寒咯，水煎服。

2. 跌打损伤 本品味辣行散，能促进血行，有活血疗伤之效，常用于治疗跌打损伤、瘀血肿痛，可与杜鹃花、琴叶榕、三裂蛇葡萄等同用，水煎兑酒服。

3. 胞衣不下 本品味苦降泄，能催产下胎，常用于治疗产后胞衣不下，习用全草 50 g，水煎服。

4. 牛痫风 本品苦降性燥，又有化痰定惊止痫之效，可用于治疗痰迷心窍的牛痫风，习用本品与牛克膝、小杆子、冬古子壳、回口草、野花椒、马蹄草、蛇包谷等配伍，水煎服。

5. 疮肿 叶下红捣烂外敷患处。

6. 肺痨吐血 本品擅治肺痨咳吐脓血，取紫金牛 30～60 g，与红枣适量，煎水服。

7. 消化系统出血 取紫金牛 1000 g，锦鸡儿 500 g，白及 150 g，煎至 500 mL，每次服 25 mL，日服 2 次。

8 咽喉肿痛 本品还可治疗咽喉肿痛，取紫金牛适量，研细末吹喉，或用淘米水浸汁含；或取紫金牛 10 g，三角枫、金果榄各 6 g，开水泡服或研末吹喉。

9. 肾炎、浮肿、尿血尿少 取紫金牛、车前草、葎草、鬼针草各 9 g，水煎服。

此外，本品还用于治疗慢性气管炎、肺结核咳嗽咯血、疳积、血痢、脱力劳伤、筋骨酸痛、肝炎、高血压、疝气、月经不调、产后乳汁不下等。

【用法用量】内服：水煎，15～50 g。外用：捣敷。

文王一支笔

【土家语】日阿里科倮七　rar liv kox lox qir

【异名】鸡心七，借母怀胎，寄生黄，笔包七，观音莲，角菌，铺地开花，葛菌，葛花，葛藤菌，地红果，仙人头。

【来源】为蛇菰科植物蛇菰 *Balanophora japonica Makino*、筒鞘蛇菰 *Balanophora involucrata* Hook. f. 的全草。

【药性】性平，味微甜、微辣、微涩。

【功用】润肺止咯，赶气止痛，止血调经，补肾涩精，用于治疗多种咳嗽、肺痨咯血、血崩、痔疮肿痛、胃脘胀痛、摆红、男子跑马（遗精）等。

【应用举例】

1. 多种咳嗽 本品质润，有润肺止咳之功，常用于治疗肺燥干咯。又因药性平和，其味甜补、涩收、辣散，故不管是肺虚还是外感咳嗽，肺热还是肺寒咳嗽，均可选用。水煎或研末服，连服 5～7 天。

2. 胃脘胀痛 本品味辣行散，有赶气止痛之效，多用于治疗气滞中元的胃脘胀满或胀痛。常单用研末服，或与青木香、厚朴等配伍，泡酒。

3. 摆红 本品味涩能收，有止血调经之功，可用于治疗血不归经的摆红病，或月经过多。本品味甜能补，故体虚者尤为适宜，常与龙船泡、还阳草、土筋条等配伍。取文王一支笔 9 g，大蓟根 12 g，映山红根 15 g。炖肉服，可治红崩。

4. 男子跑马 本品甜涩，又有补肾涩精之效，能用于治疗男子肾虚不固的跑马。习与子鸡炖服，或与杜仲、鸡筋参、狗尿脬等同用。

5. 痔疮肿痛 取文王一支笔 15 g。炖猪大肠服。

6. 刀伤出血 取文王一支笔适量。研末，撒敷患处。

此外，本品还用于治疗肝炎、跌打损伤、痛经、外伤出血等，又能解酒毒，可用于治疗癌症。

【用法用量】内服：水煎，15 ～ 30 g，或炖鸡，或泡酒。外用：捣敷。

前护

【土家语】阿川芎 ar cuasnx xongx

【异名】岩川芎，鸡脚前胡，水前胡，土当归，官前胡，山独活。

【来源】为伞形科植物白花前胡 *Peucedanum praeruptorum* Dunn. 的根。

【药性】性微冷，味辣，微苦。

【功用】赶火止咯，赶风止痛，除湿通络，败毒消肿，用于治疗肺热咳嗽、伤风头痛、感冒咳嗽、风湿腿痛、无名肿毒等。

【应用举例】

1. 肺热咳嗽 本品性偏冷而味辣，能赶火散风、宣肺止咯，常用于治疗风热或肺热咳嗽，咯痰黄稠。前者多与黄荆条、水蜈蚣、矮地茶等同用；后者常和筋骨草、瓜蒌壳、鱼腥草等配伍，水煎服。

2. 伤风头痛 本品味辣行散，有赶风止痛之效，为治外感风邪头痛的常用药，其性冷赶火，故风热头痛者尤为适宜，多与薄荷、野菊花、钩藤等同用，水煎服。

3. 风湿腿痛 本品辣苦，有赶风除湿、通络止痛之功，多用于治疗风湿所致的腰腿疼痛，可与防风、竹叶细辛、伸筋草等配伍，水煎兑酒服。

4. 无名肿毒 本品外用，能赶火败毒、消肿止痛，可用于治疗无名肿毒，习单用鲜根，洗净，捣烂敷患处，也可与蛇葡萄根等同用。

此外，本品还用于治疗感冒发烧、百日咳、支气管炎、疖肿等。

【用法用量】内服：水煎，15 ～ 30 g。外用：适量，捣敷。

毛当归

【土家语】是嘎当归 sif gaf danx guix

【异名】前胡，土当归，野当归，鸭脚前胡，鸭脚当归，鸭脚七，芹菜七，野辣菜，山芫荽，桑根子苗，鸭脚板。

【来源】为伞形科植物紫花前胡 *Angelica decursiva*（Miq.）Franch. *et* Sav. 的根。

【药性】性微冷，味苦、辣。

【功用】赶火止咳，发表退烧，赶风止痛，存活婴儿，用于治疗肺热咳嗽、风热感冒、伤风头痛、婴儿不易存活等。

【应用举例】

1. 肺热咳嗽 本品性冷赶火、味辣行散，有赶火宣肺、止咳化痰之功，为治疗肺热咳嗽、痰多黄稠的常用药物，多与枇杷叶、汁儿根、瓜蒌壳等配伍，水煎服。

2. 风热感冒 本品味辣行散走表，性冷赶火，有发表退烧之效，常用于治疗风热感冒、发烧咳嗽，多与鬼针草、贯众、黄荆叶等同用，水煎服。

3. 伤风头痛 本品味辣行散，有赶风止痛之效，可治疗外感风邪所致的头痛。其性冷赶火，故风热头痛者尤为适宜，常与野菊花、野葛、一支箭等配伍，水煎服。

4. 婴儿不易存活 本品有存活婴儿之功，常用于治疗婴儿出生后不易存活，习与蜡树子、大血藤、夜交藤、忍冬藤、岩川芎各 10 ～ 15 g，水煎服。日 1 剂，连服 3 剂。

5. 无名肿毒 取鸭脚七适量，捣烂敷患处。

此外，本品还用于治疗百日咳、风湿关节痛等。

【用法用量】水煎服，10 ～ 30 g。外用：适量，鲜品捣敷。

铺地红

【土家语】免姐里迷　mianx jiex liv mir

【异名】青鱼胆，白花蒿。

【来源】为唇形科植物筋骨草 *Ajuga genevensis* L. 的全草。

【药性】性冷，味苦。

【功用】赶火止咯，败毒消肿。用于治疗肺热咳嗽、肺痨病、疔疮肿毒、水火烫伤等。

【应用举例】

1. 肺热咳嗽 本品性冷，有赶火止咳之功，为治疗肺热咳嗽、咯痰黄稠的常用之品，多与四块瓦、冬古子等配伍，水煎服。

2. 肺痨病 本品能赶火止咳，又可用于治疗肺痨病，症见干咳、低烧、盗汗，多与白及、奶奶菜、三百棰等配伍，共研末制为蜜丸服，适用于治疗小儿肺痨病。

3. 疔疮肿毒 本品外用，有赶火败毒消肿之效，常用于治疗疔疮肿毒，习单用本品，捣烂敷患处。

4. 水火烫伤 取鲜品洗净，捣汁涂伤处，能治疗水火烫伤，有赶火败毒、消肿生肌之功。

此外本品还用于治疗感冒发烧、咽喉肿痛、跌打损伤等。

【用法用量】内服：水煎服，15～30 g，鲜品加倍。外用：适量，鲜品捣敷或捣汁涂搽。

筋骨草

【土家语】夏枯草阿石　xiaf kux caox ar sir

【异名】青鱼胆，爬爬草，苦尽中，白毛夏枯草，散血草，破血丹，青鱼胆草，苦草，苦地胆，透骨草。

【来源】为唇形科植物金疮小草 *Ajuga decumbens* Thunb. 的全草。

【药性】性冷、味苦、淡。

【功用】赶火止咯，解毒消肿，凉血散血，利尿消积，用于治疗肺热咳嗽、咽喉肿痛、胆痛症、尿积症、暴火眼、痢疾、跌打青肿、小儿高热惊风、吐血、便血、骨折、筋骨疼痛、尿血、痔疮、痈疮疔毒等。

【应用举例】

1. 肺热咳嗽　本品性冷，能赶肺火、止咳嗽，为治疗肺热咳嗽、咯吐黄痰的主药，多与瓜蒌壳、铺地白、鱼腥草等配伍，水煎服。

2. 胆痛症　本品有赶火败毒、消肿止痛之功，多用于治疗胁疼口苦的胆痛症，常与酸筒杆、青牛胆、青木香等同用，水煎服。

3. 尿积症　本品性冷赶火、淡渗苦泄，能使湿热之邪从小便而出，常用于治疗尿频、尿急的尿积症，多与车前草、萹蓄、竹叶菜等配伍，水煎服。

4. 痈疮疔毒　本品外用，有较强的败毒消肿之效，为治痈疮肿毒的常用之品，常单用本品，捣烂敷患处，或与犁头草等同用。

此外，本品还用于治疗牙龈肿痛、扁桃体炎、咽炎、支气管炎、肺炎、肺脓疡、胃肠炎、肝炎、阑尾炎、乳腺炎、急性结膜炎、高血压病，外用可治疗跌打损伤、外伤出血、烧烫伤、毒蛇咬伤等。

【用法用量】内服：水煎，15～30 g，鲜品加倍。外用：适量，鲜品捣敷或煎水洗。

铺地香

【土家语】里迷香　liv mir　xianx

【异名】一株香，铺地灰，铺地白，兔耳风，小一枝箭，一枝香，老虎舌头，独灯台，白眉，四皮香，满地香，扑地香。

【来源】为菊科植物毛大丁草 *Gerbera piloselloides*（L.）Cass. 的全草。

【药性】性冷，味苦、辣。

【功用】赶火止咯，赶气消食，活血疗伤，败毒消肿，用于治疗肺热咳嗽、食积腹胀、跌打损伤、毒蛇咬伤等。

【应用举例】

1. 肺热咳嗽 本品辣散宣肺，性冷赶火，常用于治疗风热或肺热咳嗽、咯黄稠痰。前者多与桑叶、水蜈蚣、前胡等同用；后者常与马兜铃、桑白皮、筋骨草等配伍，水煎服。

2. 食积腹胀 本品味辣能行，有赶气消食之功，常用于治疗食阻气滞、脘腹胀满，多与隔山消、厚朴、萝卜子等配伍，水煎服。

3. 跌打损伤 本品味辣行散，有赶气活血、疗伤止痛之效，多用于治疗跌打损伤、瘀血肿痛，可与一支蒿、土细辛、一支箭等同用，内服或外敷。

4. 毒蛇咬伤 本品性冷赶火，外用能败毒消肿，常用于治疗毒蛇咬伤，可单用本品，或与水辣蓼、半边莲、廊茵等同用，捣烂敷伤处。

此外，本品还用于治疗哮喘、奓肿症（急性肾炎）、水肿胀满、小便不通、小儿食积、妇人经闭、多种出血、流注、疮疡肿毒等。

【用法用量】内服：水煎，10 ～ 30 g。外用：适量，鲜品捣敷，或煎洗。

三百棒

【土家语】阿捏倮笔日　ar niex lox bir rir

【异名】百部，百条根，大叶百部，虱蚤草，百部草，闹虱药，药虱药。

【来源】为百部科植物对叶百部 *Stemona tuberosa* Lour.、直立百部 *Stemona sessilifolia*（Miq.）Miq. 或蔓生百部 *Stemona japonica*（Bl.）Miq. 的块根。

【药性】性微温，味苦、微甜。

【功用】润肺止咯，杀虫灭虱，止痒，用于治疗多种咳嗽、蛲虫、头虱、牛皮癣等。

【应用举例】

1. 多种咳嗽 本品味苦降泄，有显著的止咳之功，各种咳嗽均可选用。其味甜滋润，有较强的润肺止咳之效，为治肺痨干咳之主药。与竹根七、儿多母苦、麦冬等同用，多制丸服。本品性偏热而散寒，故又善治咳嗽有寒，水煎服。

2. 蛲虫 本品味苦有小毒，能驱杀肠道寄生虫，对蛲虫有较好的杀灭效果。可单用根，煎浓汁服，并外洗肛门；或与金线吊白米、苦楝皮配伍。

3. 头虱 本品不仅内服能驱杀肠道寄生虫，外用还可杀头虱，故有“虱蚤草”之名。习用根煎浓汁洗头发，隔 3 ～ 5 天洗一次，连洗 3 次，有灭虱杀虫之效。

4. 牛皮癣 本品有润燥止痒之功，为治疗牛皮癣、皮肤干燥瘙痒的常用药，习用鲜根磨汁搽患处，或研末调猪油涂搽。

此外，本品还用于治疗哮喘、百日咳、肺结核、阴囊瘙痒、阴道滴虫、蛲虫病、蛇虫咬伤等。

【用法用量】内服：水煎，15 ～ 30 g；或制丸。外用：适量，研末调涂或磨汁涂擦；或煎水洗。

白果

【土家语】布利阿十　buf lix ar sir

【异名】白果树，公孙树，飞蛾叶，灵眼，鸭掌树，鸭脚。

【来源】为银杏科植物银杏 *Ginkgo biloba* L. 的种子及根。

【药性】性平，味甜、苦、涩。有小毒。

【功用】固精缩尿，止咳平喘，抗痨杀虫，收湿止带，用于治疗跑马遗尿、咳嗽气喘、肺痨病、摆白等。

【应用举例】

1. 咳嗽气喘　本品味苦且涩，具降泄收敛之性，故有较强的敛肺、止咳、平喘之效。其药性平和，因而肺热、肺寒、肺虚之咳喘均可选用。分别与赶火、散寒、补虚药配伍，水煎服。

2. 肺痨病　取本品以毒攻毒，可抗痨杀虫，为治疗肺痨病的常用之品。习用白果树根、皂荚树根、三月泡根、芦苞茅根、地枇杷果、五味子各等分，黑黄豆一餐一粒，猪心肺一串。上药共煎吃，可治疗空洞性肺结核，忌烟酒及辛辣之物。

3. 跑马遗尿　本品味涩性收，有固精缩尿之功，且味甜能补，故为治疗肾虚不固之跑马、遗尿的主要药物，多与糖罐子、桑螵蛸、夜关门等同用，水煎服。

4. 摆白　本品又有收湿止带之功，多用于治疗带下过多的摆白病。习用种子 1 枚，研末，另取鸡蛋 1 枚打孔，将药灌入蛋内，蒸熟食用，日 3 次。

此外，本品还用于治疗眩晕、小儿腹泻、血丝虫等。

【用法用量】内服：水煎，10 ～ 15 g；或蒸食。

【使用注意】白果生食或炒食过量，可致中毒。

地胡椒

【土家语】压嘎他席克查　yaf gaf tax xir ker car

【异名】鹅不食草，天胡荽，五月苗，地芫荽，野园荽，镇天雷，萝卜丝，土麻黄，小救驾，鸡肠草。

【来源】为菊科植物石胡荽 *Centipeda minima*（L.）A.Br.et Ascher. 的全草。

【药性】性平，味辣、苦。

【功用】开窍醒神，发表止咯，赶食化积，明目退翳，散瘀消肿，通窍祛痰。用于治疗暴病神昏、伤风咳嗽、小儿疳积、眼生星翳、鼻渊、百日咳、痢疾、跌打损伤、蛇虫咬伤、痈肿疮毒等。

【应用举例】

1. 伤风咳嗽 本品味辣，有发表止咳之效，常用于治疗外感风邪引起的咳嗽。因其性平，故风寒、风热咳嗽均可选用。前者多与华细辛、苏叶、矮地茶等配伍，后者习与枇杷叶、水蜈蚣、桑叶等同用，水煎服。

2. 风寒头痛 本品味辣发散，可用于治疗风寒头痛。取土麻黄、水蜈蚣、积雪草、紫苏各 9 g，水煎服。

3. 暴病神昏 本品味辣发散，有较强的开窍醒神之功，为治疗暴病神昏不醒的急救药。习用全草研细末，密封保存，用时将少许药末吹入鼻孔内，取嚏即醒。

4. 小儿疳积 本品辣散苦泄，又能消食化积，多用于治疗小儿疳积，食少腹胀。习单用全草适量，洗净炒鸡蛋食。

5. 眼生星翳 本品外用，有明目退翳之功，常用于治疗眼生星翳、目赤涩痛。习用全草加韭菜根捣烂，塞同侧鼻孔。

6. 毒蛇咬伤 取土麻黄、雄黄各 6 g，一支箭 12 g。捣绒外敷。

此外，本品还用于治疗跌伤、黄疸、疟疾、牙痛、夜盲症等。

【用法用量】内服：水煎，15 ～ 30 g；或炒食。外用：适量，研末吹鼻；或捣敷、塞鼻。

三步跳

【土家语】所吉跳 sox jix tiaof

【异名】三百跳，和姑，燕子尾，三叶老，泛石子，麻芋果，地巴豆，地雷公，地文，守田，水玉，示姑，蝎子草，地鹧鸪，老和尚头，野芋头，天落星。

【来源】为天南星科植物半夏 *Pinellia ternata*（Thunb.）Breit. 的块茎。

【药性】性热，味辣、苦。有毒。

【功用】赶寒止咯，化痰开窍，消肿散结，截疟。用于治疗咳嗽痰多、癫病、绊疡、三分症等。

【应用举例】

1. 咳嗽痰多 本品性热散寒、苦燥降泄，有显著的赶寒止咯、燥湿化痰之功，为治寒痰或湿痰咳嗽之主药。多与窝包谷、旋覆花、四两麻等配伍，水煎服。

2. 癫病 本品有化痰开窍醒神之功，能用于治疗痰湿蒙蔽心窍的癫病、神志模糊。多用生品，与生南星各 15 g，黄连 8 g，生姜 30 g，文火煎至不麻口服之。每日 1 剂，连服数剂。

3. 绊疡 本品辣散苦泄，有消肿散结之效，常用于治疗热毒引起的绊疡，习用本品 1 ～ 2 粒，生姜 1 块磨白酒，涂患处，日 5 ～ 7 次，用于治疗绊疡初起。

4. 三分症 本品有败毒截疟之效，多用于治疗虐邪所致的三分症。习用生品，大者 1 个，或小者 3 个，洗净晾干，用菜油反复揉搓后吞服。

此外，本品还用于治疗恶心呕吐、反胃、胸膈胀满、痰厥头痛、头晕不眠、瘿瘤痰核、毒蛇咬伤、疡子、疔疮初起等。

【用法用量】内服：水煎，10 ～ 15 g；或吞服，1 ～ 3 个。外用：鲜品捣敷。

【使用注意】不宜与乌头同用。

蛇包谷

【土家语】窝包布　wov baox buf

【异名】天南星，野魔芋，野芋头，一把伞，铁骨伞，独角莲，蛇芋头。

【来源】为天南星科植物一把伞南星 *Arisaema erubescens*（Wall.）Schott 的根茎。

【药性】性热，味辣、苦。有毒。

【功用】赶寒止咯，赶风止痉，镇静安神，败毒消肿，用于治疗寒痰顽痰咳嗽、风疾眩晕、中风痰壅、口眼歪斜、半身不遂、羊痫风、癫狂症、毒蛇咬伤等。

【应用举例】

1. 寒痰咳嗽　本品辣散苦泄，能宣降肺气而止咳，且能燥湿而化痰，为治疗咳嗽痰多的主药之一。其性热散寒，故寒痰、湿痰之咳嗽尤宜。多与马蹄香、橘皮、羊奶奶等同用，水煎服。

2. 羊痫风　本品辣散苦燥而降，故有燥湿化痰、赶风止痉之效，常用于治疗风痰上蒙清窍的羊痫风，症见突然昏倒，抽搐，口吐涎沫。习与三步跳、天麻、蜈蚣等配伍。

3. 癫狂症　本品质重苦泄，有镇静安神之功，可用于治疗痰火扰心的癫狂症。多与半夏生用，配伍黄连、生姜等，煎至不麻口后服用。日 1 剂，连服 3 ～ 5 剂。

4. 毒蛇咬伤　本品能以毒攻毒，有败毒消肿之功，可用于治疗毒蛇咬伤，多生用，与雷胆子捣烂敷伤处。

此外，本品还用于治疗破伤风、惊风，外用可治疗痈疮肿毒初起等。

【用法用量】内服：煎汤，10 ～ 15 g。外用：生品研末调敷，或磨汁涂。

冬古子

【土家语】利把他思　lif bax tax six

【异名】果实：瓜蒌，地楼，天瓜；根：天花粉，瑞雪。

【来源】为葫芦科植物栝楼 *Trichosanthes kirilowii* Maxim. 的果实、根及叶。

【药性】性冷，味苦、甜。

【功用】赶火止咯，生津止渴，败毒消肿，用于治疗肺热咳嗽、高烧口渴、奶疡、天疱疮、胸痹、结胸、肺痿咳血、消渴、黄疸、便秘、痈肿初起等。

【应用举例】

1. 肺热咳嗽 本品性冷苦泄，有较强的赶火止咳化痰之功，为治疗肺热咳嗽，咯痰黄稠的主药之一，多与鱼腥草、肺形草、地枇杷等同用，水煎服。

2. 高烧口渴 本品性冷赶火，味甜生津止渴，常用于治疗热病高烧不退、口渴喜饮。习用根，与竹叶菜、竹叶莲、高粱七配伍，鲜品水煎服。

3. 奶疡 本品有赶火败毒消肿之功，可用于治疗火毒郁结乳房的奶疡肿痛，甚则怕冷发烧，习用果壳与根，水煎服，并配伍蒲公英捣敷患处。

4. 天疱疮 本品外用，有赶火败毒之功，可用于治疗天疱疮，多用鲜叶，洗净捣烂，取汁涂患处，日数次，或与龙葵同用。

此外，本品还用于治疗咽喉肿痛、便秘等。

【用法用量】内服：水煎，15 ～ 30 g，外用：适量，鲜品捣敷。

【使用注意】便溏者慎服。一说反乌头。

天青地白

【土家语】墨烂嘎里阿石　mef lanf gax liv ar sir

【异名】翻底白，雷公青，磨地莲，小火草，叶下白。

【来源】为菊科植物细叶鼠曲草 *Gnaphalium japonicum* Thunb. 的全草。

【药性】性微冷，味甜、辣。

【功用】赶火止咯，健胃化积，败毒消肿，活血镇痛，利湿，用于治疗肺热咳嗽、小儿疳积、狗咬伤、鹅口疮、乳痈初起、疔疮久不收口、月经不调、经来腹痛、带下、创伤出血、痢疾等。

【应用举例】

1. 肺热咳嗽 本品性冷味辣，有赶火止咯、发散宣肺之功，常用于治疗风热或肺热咳嗽。前者常与黄桑叶、黄荆叶、枇杷叶等配伍，后者多与高粱七、瓜蒌壳、土当归等同用，水煎服。

2. 小儿疳积 本品味甜，能强健胃气而消食化积，多用于治疗小儿疳积、食少腹胀。可与铁扫帚、地胡椒、土党参等配伍，水煎服。

3. 狗咬伤 本品性冷赶火，能败毒消肿，可治疗狗咬伤，采全草用淘米水洗净，捣烂涂汁或敷伤口。

4. 鹅口疮 本品外用，又可治疗鹅口疮，习用全草，火煨绞汁涂患处，日数次，亦治其他原因引起的口疮。

5. 口疮 取天青地白鲜品适量，用淘米水浸泡后捣汁，棉签搽患处。

6. 烧、烫伤 取天青地白、青蒿各 15 g，共研细末。先将伤口用淡盐水洗净，涂菜油，然后撒上药粉，每日换一次。

7. 肿毒、毒蛇咬伤 取鲜天青地白适量，捣烂敷患处。

此外，本品还用于治疗肺痨久咳、百日咳、红眼病、结膜炎、角膜白斑、感冒、咽喉肿痛、尿道炎、毒蛇咬伤、乳腺炎、外伤出血等。

【用法用量】内服：水煎，15 ～ 30 g。外用：适量，鲜品捣敷，或涂汁。

猫奶奶

【土家语】莫忙 mor manr

【异名】铁包金，铳谷子，乌饭藤，老鼠耳，乌龙根，狗脚利，老鼠草，鼠乳头，乌金藤，乌石米。

【来源】为鼠李科植物光枝勾儿茶 *Berchemia polyphylla* Wall. var. *leioclada* Hand.-Mazz. 的根或茎叶。

【药性】性平，味辣、涩。

【功用】止咯化痰，赶食化积，活血疗伤，生肌敛疮，用于治疗咳嗽痰多、小儿疳积、跌打损伤、水火烫伤等。

【应用举例】

1. 咳嗽痰多 本品味辣宣散，有较强的止咯化痰之功，为治疗咳嗽痰多的常用药物之一。其性平和，故肺寒或肺热咳嗽者均适用。前者可与苕叶香、苕叶七等配伍；后者多与枇杷叶、前胡等同用，水煎服。

2. 小儿疳积 本品辣散，能赶食化积，常用于治疗小儿疳积、食少消瘦。习用茎叶，与金线吊白米、鸡合子、独脚金等配伍，水煎服。

3. 跌打损伤 本品既具行散之性，又有活血疗伤之效，多用于治疗跌打损伤、瘀血肿痛。轻者用叶泡酒揉伤处；重者用根与醉鱼草、接骨木、三百棒等配伍，泡酒服。

4. 水火烫伤 本品味涩性收，外用能生肌敛疮，可用于治疗水火烫伤。常单用叶，研极细粉末，用菜油调搽伤处；或用鲜叶，兑凉开水捣汁涂。

此外，本品还用于治疗肺痨咯血、风毒流注、消渴、胃痛、子痈、遗精、风湿关节痛、腰膝酸痛、瘰疬、瘾疹、痈疽肿毒、风火牙痛、毒蛇咬伤等。

【用法用量】内服：水煎，30 ～ 50 g，或泡酒。外用：适量，鲜品捣汁涂，或研末调搽。

羊奶奶

【土家语】若苦里 rof kuf lix

【异名】半春子，牛奶子，白叶丹，甜棒棰，蒲颓子，半含春，石滚子，四枣，柿模，三月枣。

【来源】为胡颓子科植物胡颓子 *Elaeagnus pungens* Thunb.、披针叶胡颓子 *Elaeagnus* *lanceolata* Warb.、长叶胡颓子 *Elaeagnus bockii* Diels 或宜昌胡颓子 *Elaeagnus henryi* Warb. 的叶及根。

【药性】性微热，味酸、苦。

【功用】止咳平喘，收敛止血，除湿止痛，涩肠止泻，用于治疗咳嗽气喘、支气管炎、咯血、外伤出血、胃肠出血、风湿关节痛、久泻不止等。

【应用举例】

1. 咳嗽气喘 本品味苦降泄，有较强的止咳平喘之功，为治疗咳嗽气喘的主要药物。其性热味酸，故咳喘属寒、属虚者尤为适宜。多用叶，与百部、白果、土沙参等配伍，水煎服。

2. 胃肠出血 本品味酸，有收敛止血之效，常用于治疗胃肠出血，多与路边黄、白及、檵木等同用，水煎服。

3. 风湿关节痛 本品味苦，能燥湿止痛，可用于治疗风湿所致的肢体关节疼痛。习用根，与楤木、毛瑞香、三加皮等同用，泡酒服。

4. 久泻不止 本品味酸收敛，能涩肠止泻，多用于治疗气虚肠弱的久泻不止，可与救兵粮、乌泡根、金樱子根等配伍，水煎服。

此外，本品还用于治疗水肿、月经过多、小儿疳积、跌打损伤、痔疮等。

【用法用量】内服：水煎，15 ～ 30 g。外用：适量，研末调敷；或煎汤熏洗。

石吊兰

【土家语】阿泽兰 ar cer lanr

【异名】岩豇豆，岩石兰，莲台还阳草，石花，黑乌骨，石豇豆，石泽兰，小泽兰，岩茶，岩泽兰，巴岩草，肺红草，蜂子花，瓜子草，岩散气。

【来源】为苦苣苔科植物石吊兰 *Lysionotus pauciflorus* Maxim. 的全草。

【药性】性热，味辣、苦、淡。

【功用】赶寒止咯，活血止痛，赶风除湿，利尿排石，用于治疗风寒咳嗽、跌打损伤、风湿骨痛、尿路结石、月经不调、痛经等。

【应用举例】

1. 风寒咳嗽 本品辣散苦泄，有化痰止咳之功，常用于治疗感冒引起的咳嗽痰多。因其性热，故而风寒咳嗽者尤为适宜，多与胡颓子、华细辛、和山姜等配伍。

2. 跌打损伤 本品辣散热通，有活血化瘀、疗伤止痛之效，为治疗跌打损伤、瘀血肿痛的常用药，多与八棱麻、珍珠菜、五虎静等同用，水煎服，或捣烂兑酒敷伤处。

3. 风湿骨痛 本品辣散苦燥，具有热通之性，有赶风除湿散寒之功，常用于治疗风湿或寒湿所致的筋骨关节疼痛，可与枫树根、水独活、毛乌金等同用，水煎服。

4. 尿路结石 本品淡透苦降，有利尿排石之效，多可用于治疗尿路结石，可与石韦、海金沙、克马草等药配伍，水煎服。

5. 红崩白带　本品又常用于治疗红崩白带，取石吊兰 30 g，水煎服。

6. 水火烫伤　取石吊兰研细末，加冰片少许，用香油调敷患处。

此外，本品还用于治疗肺结核、淋巴结核、小儿疳积、痢疾、瘀血腹痛等。

【用法用量】内服：水煎，15 ～ 30 g。外用：适量，鲜品捣敷。

石酒草

【土家语】阿八惹席克查　ar bar ref xir ker car

【异名】金菊花，金线花，驴儿菜，六月菊，鼓子花，滴滴金，金福花，金佛花，小黄花子，金沸草（全草）。

【来源】为菊科植物旋覆花 *Inula japonica* Thunb. 的花序及全草。

【药性】性微热，味辣、苦。

【功用】化痰止咯，赶风散寒，降逆止呕，败毒消肿，用于治疗咳嗽痰多、风寒感冒、恶心呕吐、疮疖肿毒等。

【应用举例】

1. 咳嗽痰多　本品辣散能宣肺止咳，味苦可燥湿化痰，性热而散寒，故常用于治疗湿痰或寒痰咳嗽，痰多稀白。习用花，与枇杷花、大落新妇、猫奶奶等配伍，水煎服。

2. 风寒感冒　本品性热辣散，有赶风发表散寒之功，常用于治疗风寒感冒，头身疼痛，多用全草，与一枝黄花、小金刚草、马蹄香等同用，水煎服。

3. 恶心呕吐　本品性热散寒，味苦沉降，有温胃降逆、和胃止呕之效，多用于治疗胃寒气逆的恶心、呕吐，习用花，与半夏、橘皮、生姜等配伍，水煎服。

4. 疮疖肿毒　本品外用，又有败毒消肿之功，常用于治疗疮疖肿毒，习用全草，捣烂敷患处。

此外，本品还用于治疗风湿关节痛、刀伤出血等。

【用法用量】内服：水煎，15 ～ 30 g。外用：适量，鲜品捣敷。

【使用注意】花有绒毛，入汤剂须包煎。

铃铃草

【土家语】日阿被拉席克查 rar bif lax xir ker car

【异名】小无心菜，鹅不食草，蚤缀，鸡肠子草，鹅肠子草，大叶米粞草，雀儿蛋，白莲子草，星子草，蚂蚁草，灯笼草。

【来源】为石竹科植物无心菜 *Arenaria serpyllifolia* L. 的全草。

【药性】性冷，味苦。

【功用】败毒止咯，赶火消肿，明目退翳，用于治疗肺痨咳嗽、毒蛇咬伤、喉蛾、目生星翳等。

【应用举例】

1. 肺痨咳嗽　本品性冷赶火，有败毒止咳之功，为治疗干咳无痰之肺痨病的常用药。多单用全草，水煎兑蜂蜜服，痰中带血可加蚊母草等同用。

2. 毒蛇咬伤　本品有败毒消肿止痛之效，常用于治疗毒蛇咬伤，多与木子树叶、鹅脚板等同用，采鲜品洗净，捣烂敷伤口。

3. 喉蛾　本品能败毒消肿，还可用于治疗咽喉红肿疼痛的喉蛾病。习与开喉箭、土牛膝、肺形草等配伍，水煎含服慢咽。

4. 目生星翳　本品性冷赶火，又能明目退翳，可用于治疗目生星翳，故有“星子草”之名。常用全草，取鲜品适量，加韭菜根捣烂，塞同侧鼻孔。

此外，本品还用于治疗尿路感染、带下、牙龈炎、漆疮等。

【用法用量】内服：水煎，10～30 g，单方可用至 60 g。外用：适量，鲜品捣敷或塞鼻。

地枇杷

【土家语】里枇杷　liv pir par

【异名】拦路虎，冬枇杷，地瓜藤，过山龙，苦地胆，地果，野地瓜，地石榴，地胆紫，地瓜榕，地瓜子。

【来源】为桑科植物地枇杷 *Ficus tikoua* Bur. 的全草及果实。

【药性】性冷，味甜、微苦。

【功用】赶火止咯，败毒消肿，活血通经，燥湿止泻，用于治疗肺热咳嗽、喉蛾、跌打损伤、热淋、湿热腹泻、红痢等。

【应用举例】

1. 肺热咳嗽　本品性冷，有赶火止咳之功，为治疗肺热咳嗽的常用之品，常用藤茎，与鸭跖草、鱼腥草、筋骨草等配伍，痰中带血加路边黄，水煎服。

2. 喉蛾　本品性冷赶火，有败毒消肿止痛之效，常用于治疗咽喉肿痛的喉蛾病，习用鲜果，与搜山虎配伍，切薄片泡开水当茶饮。

3. 跌打损伤　本品藤茎有活血通经之功，多用于治疗跌打损伤、瘀血肿痛，可与岩泽兰、九牛造、血见愁等配伍，水煎服。或泡酒。

4. 湿热腹泻　本品性冷味苦，能赶火燥湿而止泻，可用于治疗湿热腹泻。采叶 7 或 9 片洗净嚼服，或与檵木、水杨梅、野南瓜等煎服。

此外，本品还用于治疗风湿骨痛、感冒、咳嗽、急性肠胃炎、小儿消化不良、尿路感染、月经不调、白带、蜈蚣咬伤、疮疡肿毒及胃、十二指肠溃疡等。

【用法用量】内服：水煎，30 ～ 50 g，鲜品加倍，或泡酒，或嚼服。外用：适量，鲜品捣敷。

兔耳风

【土家语】所那致　sox naf zif

【异名】一炷香，一支香，一支箭。

【来源】为菊科植物杏香兔耳风 *Ainsliaea fragrans Champ* 的全草。

【药性】性冷，味甘、辣、微苦。

【功用】赶火止血，活血疗伤，健胃消积，败毒消肿，用于治疗肺痨咯血、跌打损伤、小儿疳积、乳腺炎、中耳炎、毒蛇咬伤等。

【应用举例】

1. 肺痨咯血　本品性冷赶火，有凉血止血之功，常用于治疗肺痨咯血，多与紫珠枫、大蓟、白及等配伍，水煎服。

2. 跌打损伤　本品味辣行散，能活血疗伤，多用于治疗跌打损伤、瘀血肿痛，习与朱砂根、追魂箭、大救驾等同用，水煎兑酒服。

3. 小儿疳积　本品味甘，有健胃赶食化积之效，能用于治疗食少腹胀之小儿疳积，可与糯米藤、木瓜、田皂角等配伍，水煎服。

4. 毒蛇咬伤　本品性冷赶火，有败毒消肿之功，外用可治疗毒蛇咬伤，常与土细辛、瓜子金或七叶一枝花同用，内服并外敷。

此外，本品还用于治疗骨髓炎、口腔溃疡、上呼吸道感染、消化不良、肺脓疡、肺结核咯血、黄疸、疮疡肿毒等。

【用法用量】内服：水煎，10 ～ 30 g。外用：适量，鲜品捣敷。

蔊菜

【土家语】抗苦油菜思 kanr kux your caif six

【异名】野油菜，油菜七，大干鱼菜，野菜子，铁菜子，干油菜，山芥菜，地豇豆，辣米菜，江剪刀草，绿豆草。

【来源】为十字花科植物蔊菜 *Rorippa montana*（Wall.）Small 或无瓣蔊菜 *Rorippa dubia*（Pers.）Hara 的全草。

【药性】性凉，味甜、淡。

【功用】祛痰止咯，镇咳利尿，赶火败毒，解表。治外感发热、麻疹透发不畅、咽喉肿痛、肺热咳嗽、湿热黄疸、跌打损伤、风湿关节痛、浮肿腹水、小便不利、漆疮、蛇咬伤、疔疮痈肿等。

【应用举例】

1. 咳嗽气喘 本品性凉，能祛痰止咯，为治疗咳喘的常用药，取野油菜、地枇杷果、无花果各等分，糖少许，水煎服。

2. 蛇开口（手指感染）、疔疮肿毒 本品能赶火败毒，可用于治疗蛇开口、疔疮肿毒等。取鲜野油菜、鲜地苦胆汁、黄花地丁各等分，捣烂敷患处。

3. 漆疮（漆过敏） 用鲜野油菜捣烂，加菜油少许，外敷患处。

此外，本品还用于治疗慢性气管炎、脾胃虚弱、寒冷腹痛、胃寒呕吐、消化不良、急性风湿性关节炎、肝炎、背疽等。

【用法用量】内服：水煎，10 ～ 15 g。外用：适量，捣敷。

九、补养药

七叶胆

【土家语】业尔他胆　nier ex tax danx

【异名】土人参，绞股蓝，五叶胆，七叶参，五叶参，南方人参，罗公草，小苦药，公罗锅底。

【来源】为葫芦科植物绞股蓝 *Gynoacemma pentaphyllum*（Thunb.）Makino 的全草。

【药性】性微热，味甜、微苦。

【功用】补虚养血，益气固脱，壮肾摄精，赶寒止痛。用于治疗气血不足、气虚欲脱、体虚乏力、虚劳失精、劳尿积、缩阴症等。

【应用举例】

1. 气血不足 本品味甜性补，有显著的补气养血之功，为治疗身体虚弱、气血不足的主药之一。习单用本品水煎服，也可与娘儿红果（枸杞子）、板栗等同用，水煎服，或连渣食。

2. 气虚欲脱 本品性补，为重要的益气固脱之品，常用于治疗大吐、大泻、大失血后，元气虚脱，奄奄一息。习用本品与沿阶草各 50 g，雪棱泡 15 g 配伍，煎服急救。

3. 劳尿积 本品既有补益之功，又有壮肾摄精之效，常用于治疗劳伤过度、肾虚不固的劳尿积。多与桂鱼风、血当归、狗尿脬、牛克膝、冷饭藤、阴阳草配伍，水煎服。

4. 缩阴症 本品性偏热，能温里，有赶寒止痛之功，常用于治疗缩阴症。习与花椒、牛膝、吴茱子、大血藤、润筋草、香叶子树、乌头、四两麻配伍，水煎服。

此外，本品还用于治疗白细胞减少症、高脂血症、病毒性肝炎、慢性胃肠炎、慢性气管炎、肝炎等，现多用作滋补强壮。

【用法用量】内服：水煎，30 ～ 50 g，或泡茶饮。

土沙参

【土家语】若苦沙参　rox kux sax senx

【异名】沙参，南沙参，泡参，山沙参，稳牙参，保牙参，泡沙参，土人参。

【来源】为桔梗科植物杏叶沙参 *Adenophora hunanensis* Nannf. 的根。

【药性】性微冷，味甜、淡。

【功用】养阴肺润，养血益乳，赶火止咳，除湿止带，用于治疗肺虚燥咯、产后缺奶、肺热咳嗽、摆白等。

【应用举例】

1. 肺虚燥咯　本品味甜，滋润多汁，能养阴液、润肺燥、止干咳，为治疗肺虚干咳无痰，或痰少而粘的常用之品。多与黄精、百部、麦冬等配伍，水煎服。

2. 产后缺奶　本品味甜，有养血益乳之功，多用于治疗产后气血不足的乳汁稀少。习与四叶参、八月瓜炖猪脚，吃肉喝汤。

3. 肺热咳嗽　本品性冷，有赶火止咳之效，也用于治疗肺热咳嗽、咯痰黄稠，多与瓜蒌壳、白当归、肺形草等配伍，水煎服。

4. 摆白　本品味淡渗透，又有除湿止带之功，可治疗湿注下元、带下过多的摆白病。常与臭牡丹根、乌泡根、百节藕等配伍，水煎服。

此外，本品还用于治疗百日咳、肺痨、咽喉肿痛、口疮等。

【用法用量】内服：水煎，15 ～ 30 g。

麦冬

【土家语】若拉爬席克查　rof lax par xir ker car

【异名】麦门冬，寸冬，野猫珠，多儿参，韭菜多儿母，羊屎草，书带草，不死草，铁韭菜，大羊胡子草。

【来源】为百合科植物沿阶草 *Ophiopogon japonicus*（L.*f*）*Ker*-Gawl. 的块根。

【药性】性冷，味甜、微苦。

【功用】补阴润肺，益精助孕，润肠通便，赶火止咳。用于治疗肺虚燥咯、肺痈、津伤口渴、消渴、心烦失眠、咽喉疼痛、血热吐衄、不孕症、肠燥便秘、鸬鹚咯等。

【应用举例】

1. 肺虚燥咯　本品味甜质润，有较强的补阴润肺止咳之功，为治疗肺痨干咳或肺燥咳嗽的主药之一，习与竹根七、土沙参、百部等配伍，水煎兑蜜服。

2. 不孕症　本品味甜滋补，有益精助孕之功，能用于治疗下元精亏的不孕症，多与天冬、倒生根、子上叶配伍，与鸡蛋（3 个）同煎，喝汤吃蛋。

3. 肠燥便秘　本品质地滋润，为润肠通便之佳品，多用于治疗津血不足的肠燥便秘，甚则数日一行，刁与天门冬、黄精等同用，水煎服。

4. 鸬鹚咯 本品性冷，有赶火止咳之效，常用于治疗小儿鸬鹚咳，可与水蜈蚣、杠板归、鱼腥草等配伍，水煎服。

此外，本品还用于治疗心烦不安、产后缺乳、肺痨、风火牙痛等。

【用法用量】内服：水煎，15 ～ 30 g，鲜品加倍。

儿多母苦

【土家语】被日业可克欸　bif rir neir kox keix

【异名】天冬，百儿莲，小三百棒，三百棒，七姊妹，丝冬，老虎尾巴根，天冬草，明天冬，满冬。

【来源】为百合科植物天门冬 *Asparagus cochinchinensis*（Lour.）Merr. 的块根。

【药性】性冷，味甜，微苦。

【功用】润肺止咳，生精助孕，润肠通便，生津止渴，用于治疗肺痨干咳、不孕症、肠燥便秘、干渴劳等。

【应用举例】

1. 肺痨干咳 本品质地滋润，有较强的润肺燥、止干咳之功，常用于治疗干咳无痰的肺痨病，多与润筋草、双飞燕、百部等配伍，水煎服。

2. 不孕症 本品味甜性补，能生精助孕，常用于治疗下元虚衰、肾精亏损的不孕症，多与麦门冬、子上叶、对月草等配伍，水煎服。

3. 肠燥便秘 本品有润肠通便之效，能用于治疗年迈体弱、津血不足的肠燥便秘，常与玉竹、九龙杯、生何首乌等同用，水煎服。

4. 干渴劳（类似糖尿病的口渴多饮） 本品质润，能生津止渴，可用于治疗干渴劳，烦渴多饮。轻者大剂量单用，水煎代茶饮，重者与野葛、麦冬、黄精等药配伍。

此外，本品还用于治疗阴虚发热、肺热咳嗽、肺痿、肺痈、咽喉肿痛、咯血、乳房小叶增生、产后乳汁不下、小便不利、毒蛇咬伤等。

【用法用量】内服：水煎，15 ～ 30 g，单方可用至 60 g。外用：鲜品适量，捣敷。

子上叶

【土家语】布里嘎尔他　buf lix gar ex tax

【异名】单飞燕，石仙桃，七仙桃，根上子，瓜子莲，石龙石尾，一挂鱼，羊奶草，鸦雀嘴，灵芝角，石杨梅，万年桃，石枣子，果上叶。

【来源】为兰科植物麦斛 *Bulbophyllum inconspicuum* Maxim. 的全草。

【药性】性冷，味甜、辣。

【功用】补肾益精，润肺止咳，赶火止惊，活血疗伤，用于治疗无子症、肺痨干咯、月经不调、头晕痛、小儿惊风、牙痛、跌打损伤、风湿痛，关节肿痛等。

【应用举例】

1. 无子症　本品味甜质润，有较强的补肾益精之功，常用于治疗肾精亏虚之无子症。习与淫羊藿、叶上子等配伍，如孕子汤。

2. 肺痨干咯　本品滋润多汁，能润肺止咳，多用于治疗肺痨病，干咳无痰，或痰中带血，习与天冬、麦冬、白及等同用，水煎服。

3. 小儿惊风　本品性冷，有赶火止惊之效，能治疗小儿惊风、高烧抽搐，多与石膏、车前草、钩藤花等配伍，水煎服。

4. 跌打损伤　本品味辣行散，有活血疗伤之功，为治跌打损伤、瘀血肿痛的常用之品，可与蛇葡萄根、朱砂根、草乌同用，捣烂兑酒敷伤处。

此外，本品还用于治疗慢性咳嗽、胃脘痛、遗精、风湿关节痛等。

【用法用量】内服：水煎，20 ～ 30 g，鲜品加倍。外用：适量，鲜品捣敷。

双飞燕

【土家语】麦查苦里捏龙日阿　mef cax kux lix niex longx rax

【异名】子上叶，果上叶、双叶石枣，百子莲，小石仙桃。

【来源】为兰科植物细叶石仙桃 *Pholidota cantonensis* Rolfe. 的全草或假鳞茎。

【药性】性微冷，味微甜、微涩、微苦。

【功用】养阴润肺，赶火止咳，收敛止血，赶风除湿。用于治疗肺痨干咳、肺热咳嗽、月经过多、风湿关节痛等。

【应用举例】

1. 肺痨干咳　本品质润多汁，有养阴润肺止咳之功，常用于治疗肺痨病之干咳少痰或无痰，多与麦斛、麦冬、百部等配伍，水煎服，痰中带血加白及。

2. 肺热咳嗽　本品性偏冷，能赶肺火而止咳，可用于治疗肺热咳嗽、痰黏而黄。常与岩川芎、天青地白、苦尽中等配伍，水煎服。

3. 月经过多　本品性冷赶火，味涩能收敛止血，多用于治疗血热所致的月经过多。习与血见愁、地榆、龙船泡等药配伍，水煎服。

4. 风湿关节痛　本品味苦燥湿，可用于治疗风湿所致的关节疼痛、屈伸不利，多与忍冬藤、络石藤、金刚刺等配伍。水煎服。

此外，本品还用于治疗跌打损伤、鼻出血、疮疡肿毒等。

【用法用量】内服：煎汤，30 ～ 60 g。外用：鲜品适量，捣敷。

黄三七

【土家语】阿地库七　ax dir kuf qir

【异名】竹叶三七，竹节参，竹根七，竹叶七，玉竹，十样错，黄鳝七，回阳草，黄精七，黄脚鸡。

【来源】为百合科植物深裂竹根七 *Disporopsis pernyi*（Hua）Diels 的根茎。

【药性】性平，味甜。

【功用】养阴润肺，益气扶正，健胃赶食，补肾止遗，止血生肌，用于治疗肺痨干咯、病后虚弱、小儿疳积、尿频跑马、外伤出血等。

【应用举例】

1. 肺痨干咯 本品味甜，质地滋润，具有较强的养阴润肺之功，为治疗肺痨干咳无痰的主要药物之一，多与百部、百合、麦冬等配伍，水煎服。多作玉竹的代用品。

2. 病后虚弱 本品有益气补虚之效，常用于治疗大病、久病后的精神疲乏、四肢无力，习用根茎，炖子鸡，吃肉喝汤。

3. 小儿疳积 本品甜补，能健胃赶食，多用于治疗小儿疳积，症见食少纳呆，腹满消瘦，可与赶食化积的刺梨、木瓜、金线吊百米等药同用，水煎服。

4. 尿频、跑马 本品又有补肾固精缩尿之功，可用于治疗肾虚不固的尿频、跑马。多与山木香、桑螵蛸、夜关门等配伍，水煎服。

5. 外伤出血 取竹根七鲜草适量，捣烂外敷。

此外，本品还用于治疗多汗、口干、月经不调、跌打损伤、腰痛、风湿关节痛等。

【用法用量】内服：水煎，15 ～ 30 g，或炖食。外用：鲜品适量，捣敷，或浸酒搽。

白三七

【土家语】三七阿石 sanx qir ar sir

【异名】竹节人参，竹节三七，竹节参，竹根七，北山七，算盘七，九节龙，竹叶莲，扣子七，钮子七，珠子参，扣子三七，明七，萝卜七，蜈蚣七，峨三七，野三七，七叶子。

【来源】为五加科植物竹节参 *Panax japonicus* C. A. Mey. 的根茎及叶。

【药性】性微热，味甜、微涩。

【功用】峻补三元，强腰止痛，活血疗伤，收敛止血，用于治疗气阴双亏、烦热口渴、劳伤及病后虚弱头晕、肾虚腰痛、跌打损伤、多种出血等。

【应用举例】

1. 虚劳病 本品味甜性补，为滋补强壮之圣药，具备“南三七，北人参”的共同性质，不是人参而胜似人参。本品能峻补三元之气，善治年老体弱、久病体衰的虚劳病。习单用本品研末服，或水煎服，也可与土党参、竹根七等同用。

2. 肾虚腰痛 本品味甜性补，能益肾强腰而止痛，多用于治疗肾虚腰痛，习单用本品，研末服，或与杜仲、续断、五加皮等同用。

3. 跌打损伤　本品性热行血，有显著的活血疗伤止痛之效，故有“三七”之名，为治疗跌打损伤、瘀血肿痛之要药。习用本品泡酒服，或水煎兑酒服。

4. 多种出血　本品味涩，能收敛止血，可用于治疗吐衄、咯血等多种出血。本品味甜善补，故气虚不固的出血尤为适宜，习单用本品，研末服。

此外，本品还用于治疗咳嗽、胃痛、慢性痢疾、血虚头晕、风湿关节痛、疮疡肿毒等。

【用法用量】内服：水煎，5～10 g；或研末，1～3 g；或泡酒。外用：适量，鲜品捣敷，或研末敷伤口。

肥猪头

【土家语】务拉柏　wuf lax bex

【异名】肥猪菜，牛大黄，牛萝卜，山萝卜，花商陆，见肿消，下山虎，土母鸡。

【来源】为商陆科植物商陆 *Phytolacca acinosa* Roxb. 的根。

【药性】性平，味甜、微苦。有毒。

【功用】补虚培元，健胃消积，利水毒，止咳化痰，固崩止血。用于治疗体虚劳损、小儿疳积、咳嗽痰多、摆红、全身水肿、膨胀、二便不通、带下、呕血、黑便等，外治痈肿疮毒等。

【应用举例】

1. 体虚劳损　本品炮制后，味甜性补，有补虚培元之功，为治疗体虚劳损的常用药物，习单用根炖猪脚，吃肉喝汤。

2. 中满症　本品能利水毒，可用于治疗中满之全身水肿、膨胀等。取商陆、槟榔、大腹皮、木通、泽泻各 9 g，茯苓、赤小豆各 15 g，姜皮 6 g，椒目 3 g。水煎服。也可取鲜商陆 60 g 切片，用凉开水拌湿，捣烂绞汁服。

3. 小儿疳积　本品味甜性补，有健胃消积之效，常用于治疗小儿疳积之面黄肌瘦、食少腹胀，取本品 30 g 研末，同猪肝蒸食。

4. 咳嗽痰多　本品味苦降泄，有止咳化痰之功，可用于治疗咳嗽痰多。其性平和，且味甜性补，故咳嗽痰多不论寒热虚实均可选用。

5. 摆红　本品可补气，能固崩止血，常用于治疗妇女气虚不固、月经过多的摆红病，常与锯子草、仙桃草、龙船泡等配伍，水煎服。

6. 外伤出血　取商陆干品适量，研细粉外敷伤口；或鲜商陆适量，捣烂敷患处。

此外，本品还用于治疗消化性溃疡、乳糜尿、疮疡肿毒等。

【用法用量】内服：水煎，15～30 g，单方可用至 100 g。外用：鲜品适量，捣敷。

【使用注意】脾虚水肿者及孕妇忌服。本品有毒，宜从小量开始服用，待机体适应后才能逐渐加量，本品对胃肠道有刺激作用，故宜饭后服。如过量使用可导致中毒，出现恶心呕吐、腹痛腹泻、心动过速、呼吸频数，继则言语不清、躁动、抽搐，甚则血压下降、昏迷、瞳孔散大、心跳或呼吸停止而死亡。

桂鱼风

【土家语】色查鲁嘎席克查　ser car lux gax xir ker car

【异名】仙灵脾，三叉骨，铁古伞，三叉风，铁耙头，肺经草，三枝九叶草，牛角花，羊角风，三角莲，铁菱角，铜丝草，铁打杵。

【来源】为小檗科植物淫羊藿 *Epimedium brevicornu* Maxim. 的根、根茎和茎叶。

【药性】性热，味甜、微辣、微苦。

【功用】温肾补阳，缩尿止遗，赶风散寒，败毒消肿，用于治疗肾虚阳痿、尿频遗尿、风湿腰腿痛、多发性疱疖、肾虚喘咳、腰膝酸软、半身不遂、四肢不仁等。

【应用举例】

1. 肾虚阳痿　本品味甜性热，有显著的温补肾阳之功，为治疗肾虚阳痿之跑马的要药。习与杜仲、覆盆子、阳雀花、核桃、菟丝子、乌龟 1 只（500 g 左右）同用。先杀死乌龟，去壳取肉，与诸药同煮，吃肉喝汤。

2. 尿频遗尿　本品可温补肾阳，能缩尿止遗，常用于治疗肾气不固的尿频或遗尿。多与韭菜蔸、山木香、桑螵蛸等同用，水煎服。

3. 风湿腰腿痛　本品辣散热通，有赶风散寒止痛之效，多用于治疗风湿或寒湿所致的腰腿疼痛、关节不利，可与麻布七、山鸡血藤、八角枫等同用，泡酒服。

4. 多发性疱疖　一说本品微冷，有赶火败毒消肿之功，善治慢性全身多发性疱疖。习用根茎煎水服，效佳。

此外，本品还用于治疗头晕头痛、牙痛、肝炎、咳嗽、血崩等。

【用法用量】内服：水煎，15 ～ 30 g；或泡酒。

脚板苕

【土家语】替梯乃　tif tix naix

【异名】山薯，野白薯，野苕，薯蓣，土薯，山薯蓣，九黄姜，怀山药，怀山，白山药。

【来源】为薯蓣科植物山药 *Dioscorea opposita* Thunb. 的块茎及叶。

【药性】性平，味甜。

【功用】补虚壮体，益气健中，固精缩尿，除湿止痒，用于治疗体虚气弱、食欲减退、久泻不止、肺虚喘咳、带下、跑马遗尿、尿频、阴痒症等。

【应用举例】

1. 体虚气弱　本品味甜，有补虚壮体之功，为治疗大病、久病之后，体虚瘦弱，疲乏无力的主要之品，多与土党参、七叶参、鸡筋参等配伍，水煎服。

2. 食欲减退　本品长于培补中元胃气，能促进饮食物的消化，常用于治疗食欲减退、纳谷不香，可与独脚金、夜关门、隔山消等同用，水煎服。

3. 跑马遗尿　本品有补虚益气之功，能凑固精缩尿，可用于治疗下元肾亏、固涩失司的跑马或遗尿，习与金樱子、山木香、狗尿脬配伍，水煎服。

4. 阴痒症　本品外用，有除湿止痒之功，可用于治疗下元湿热的阴痒症。用叶，捣烂，布包挤汁，涂患处;。也可与水黄连、水辣蓼同用。

此外，本品还用于治疗腹水、血丝虫病、面游风、疮疖等。

【用法用量】内服：水煎，30 ～ 50 g。外用：鲜品适量，捣汁涂。

药百合

【土家语】青苦里　qinx kux lix

【异名】野百合，夜合花，白花百合，强蜀，番韭，山丹，倒仙，重迈。

【来源】为百合科植物百合 *Lilium brownii* F. E. Brown var.*viridulum* Baker 的鳞茎。

【药性】性微冷、味甜，微苦。

【功用】润肺止咳，补虚定晕，活血疗伤，败毒消肿，用于治疗肺燥干咳、体虚头晕、跌打损伤、猴儿疱热病后期余热未清，或情志不遂所致的虚烦惊悸、失眠多梦、精神恍惚等。

【应用举例】

1. 肺燥干咳　本品鲜品多汁，有较强的润肺止咳之功，为治疗肺燥干咳的常用药。多与天冬、麦冬、土沙参等配伍，水煎服。

2. 体虚头晕　本品味甜，有补虚定晕之效，能用于治疗老年体弱或久病体虚引起的头晕，习与白当归同用，加猪油炒食。

3. 跌打损伤　本品色红者入血分，能活血疗伤，可用于治疗跌打损伤、瘀血肿痛。多与回头青、一支蒿、一支香等同用，捣烂兑酒敷伤处。

4. 猴儿疱　本品性偏冷，有赶火败毒消肿之功，可用于治疗感受时邪疫毒引起的猴儿疱。习与洋荷捣烂，加桐油少许，敷患处。

此外，本品还用于治疗支气管炎、痈疮肿毒等。

【用法用量】内服：水煎，15 ～ 30 g；或炒食。外用：鲜品适量，捣敷。

龙杯七

【土家语】热科书　rer kox sux

【异名】黄精，罗汉七,九龙杯，老虎姜，兵盘七，南黄精，山姜，野生姜。

【来源】为百合科植物多花黄精 *Polygonatum cyrtonema* Hua 的根茎。

【药性】性平，味甜。

【功用】滋补三元，益气生血，健胃消食，强腰壮骨，用于治疗肺虚干咳、气血不足、胃虚食少、腰膝酸软等。

【应用举例】

1. 肺虚干咯　本品质地滋腻，有显著的润肺止咳之功，为治疗上元肺虚、干咳无痰之主药，习与土沙参、玉竹、麦冬配伍，水煎服。

2. 气血不足　本品有滋补之功，能益气生血，多用于治疗久病年老、气血不足的头晕心悸，多与土人参、牛血莲、绞股蓝等配伍，水煎服，或制丸剂。

3. 胃虚食少　本品善补中元之气，常用于治疗气虚胃弱、食少纳呆，与木瓜、鸡内金、隔山消等配伍，有健胃赶食之效，水煎服。

4. 腰膝酸软　本品又能培补下元、强腰壮骨，能用于治疗下元肾虚、筋骨不健的腰膝酸软，下肢无力，常与杜仲、拉白叶、骨碎补各等量，研末制蜜丸服。

此外，本品还用于治疗心烦口渴、出虚汗、大便燥结等。

【用法用量】内服：水煎，15～30 g；或制蜜丸。

竹根七

【土家语】母机纳七　mux jix lar qir

【异名】葳蕤，尾参，玉参，玉竹参，百解药，鸡脚参，铃当菜，小笔管菜，甜草根，靠山竹。

【来源】为百合科植物玉竹 *Polygonatum odoratum*（Mill.）Druce 的根茎及全草。

【药性】性微冷，味甜、淡。

【功用】润肺止咳，补虚止汗，疗伤止痛，赶火利尿，用于治疗肺虚燥咳、劳嗽、热病阴液耗伤之咽干口渴、内热消渴、虚汗症、阴虚外感、头昏眩晕、跌打伤痛、筋脉挛痛、尿积症等。

【应用举例】

1. 肺虚燥咯　本品质地滋润，能补肺阴、润肺燥、止干咳，为治疗肺虚燥咳无痰，或痰少而黏的主药之一，习用根茎，煮猪肉，吃肉喝汤。

2. 虚汗症　本品味甜，有补虚益气、固表止汗之功，常用于治疗气虚不固的多汗症，或入睡出汗，可与土黄芪、血风藤果、野浮麦配伍，水煎服。

3. 跌打伤痛　本品根茎有走窜之性，能通经活血疗伤，其味甜性缓有止痛之效，可用于治疗跌打伤痛。多与飞龙掌血、理骨风、野梦花配伍，泡酒服或揉伤处。

4. 尿积症　本品性冷味淡，有赶火透湿利尿之功，能用于治疗尿频、尿急、尿痛的尿积症，习与克马草蔸、尿珠子同用，煮烂吃。

此外，本品还用于治疗病后体虚、热病口渴、牙痛等。

【用法用量】内服：水煎，15 ～ 30 g，单方可用至 60 g；或泡酒服。外用：适量，鲜品捣敷；或熬膏涂。

竹叶莲

【土家语】母尔他莲　mux ex tax lianr

【异名】杜若，地藕，竹叶菜，山竹壳菜，水芭蕉，莲花姜，石竹，包谷七。

【来源】为鸭跖草科植物竹叶花 *Pollia japonica* Thunb. 的根茎及全草。

【药性】性微冷，味甜、淡。

【功用】补气养阴，赶火生津，利尿消积，败毒消肿，用于治疗腰脊酸痛、高烧口渴、尿积症、疔痈疖肿、毒蛇咬伤等。本品根茎有养肾、益阴之效，能用于治疗腰痛、跌打损伤等。

【应用举例】

1. 腰脊酸痛　本品味甜，根茎多汁，有补气养阴益肾之功，为治疗下元肾虚、气阴不足之腰脊酸痛的常用药。多与鸡筋参、儿多母苦、麦冬等同用，水煎服。

2. 高烧口渴　本品性冷赶火，多汁生津补液，常用于治疗高烧不退、口渴喜饮，或疲乏无力，习与鸭跖草、高粱七、野葛等配伍，水煎服。

3. 尿积症　本品味淡渗透，有赶火利尿消积之功，多用于治疗膀胱湿热的尿积症。习与车前草、大通草、紫茉莉等同用，水煎服。

4. 毒蛇咬伤　本品性冷，又有赶火败毒消肿之效，外用可治疗毒蛇咬伤，多与水慈菇、一年蓬、箭叶蓼等同用，鲜品捣烂敷伤口。

5. 腰痛　取竹叶莲根茎三钱，煮猪肉食。

此外，本品还用于治疗头晕目眩、风眼、痈疮肿毒等。

【用法用量】内服：水煎，15 ～ 30 g，鲜品加倍。外用：鲜品适量，捣敷。

竹苋七

【土家语】母替米七　mux tif mix qir

【异名】土苍术，水葫芦七，马棒七，花萝卜，山萝卜，羊角天麻，华蟹甲，猪肚子，水萝卜。

【来源】为菊科植物羽裂蟹甲草 *Cacalia tangutica*（Franch.）Hand.–Mazz. 的根茎。

【药性】性平，味甜、淡。

【功用】培补中元，健胃赶食，除湿止泻，用于治疗病后体虚、食积腹胀、咳嗽、小儿疳积、慢性腹泻等。

【应用举例】

1. 病后体虚　本品味甜性补，能培补中元之气，常用于治疗病后体虚、神疲乏力。

可与高粱七、罗汉七、牛血莲等配伍，水煎服。

2. 食积腹胀 本品能培补中元，又有健胃赶食之效，多用于治疗饮食积滞、脘腹胀满。多与萝卜子、隔山消、厚朴等赶食、赶气药配伍，水煎服。

3. 小儿疳积 本品能健胃赶食，又可用于治疗小儿疳积之形体消瘦、食欲不振，习与金线吊白米、地胡椒合猪肝炖食，吃肝喝汤。

4. 慢性腹泻 本品甜补淡渗，有补虚除湿止泻之功，常用于治疗体虚湿盛的慢性腹泻，有标本兼治之效，常与脚板苕、仙鹤草根、金樱子根等配伍，水煎服。

此外，本品还用于治疗腹痛、风湿关节痛等。

【用法用量】内服：水煎，15 ～ 30 g；或炖食。

丝绵皮

【土家语】思棉他爬　six mianr tar par

【异名】棉树皮，思仙，思仲，丝仲，木棉，扯丝皮。

【来源】为杜仲科植物杜仲 *Eucommia ulmoides* Oliv. 的树皮及叶。

【药性】性热，味甜、微辣。

【功用】温肾壮阳，固漏安胎，续筋接骨，赶风除湿，用于治疗肾阳不足、筋骨无力、肾虚腰痛、胎漏小产、胎动不安、跌打骨折、风湿骨痛等。

【应用举例】

1. 肾阳不足 本品性热味甜，善温补下元之阳，为治疗肾阳虚弱之腰脊酸痛、肢冷阳痿的佳品。取本品 50 g，浸酒数天后，取出与猪肾 1 对炖熟，不加油盐，喝汤吃猪肾，连用数次。

2. 胎漏小产 本品有补肾固漏安胎之功，为治疗孕妇肾虚胎漏或小产的主药之一，与替心枝（桑寄生）、拉白叶、路边黄等配伍。

3. 跌打骨折 本品辣行热通，能活血疗伤、续筋接骨，常用于治疗跌打损伤、筋断骨折。常配红鹅儿肠草、烂泥巴树根皮、鸟不踏、野烟各适量，共捣烂，在骨折整复后敷伤处，固定 2 ～ 3 天换药一次，主治前臂骨折。

4. 风湿骨痛 本品热除寒湿，辣散风湿，用于治疗风湿或寒湿所致的筋骨关节不利或冷痛。与五加皮、牛王刺根、剥皮血等配伍，泡酒服。

此外，本品还用于治疗头晕、高血压、不孕不育、对口疮等。

【用法用量】内服：水煎，15 ～ 20 g；或泡酒；或炖服。外用：适量，捣敷。

五加皮

【土家语】他色五加他爬　tax ser wur jiax tax par

【异名】刺五加，南五加皮，五花，小五爪风，五皮风，鸡脚风，木骨。

【来源】为五加科植物细柱五加 *Acanthopanax gracilistylus* W.W. Smith 的根皮。

【药性】性热，味辣、甜、苦。

【功用】补肾健骨，活血疗伤，赶风除湿，败毒消肿，用于治疗腰膝酸痛、跌打损伤、寒湿骨痛、毒蛇咬伤等。

【应用举例】

1. 腰膝酸痛　本品味甜，有较强的补肾健骨之功，为治疗肾虚不足之筋骨不健、腰膝酸痛、下肢无力的主药之一。习与杜仲、续断、赶山鞭等同用，泡酒服。

2. 跌打损伤　本品辣行热通，能促进气血运行，有活血疗伤之功，常用于治疗跌打损伤、瘀血肿痛，多与接骨木、五虎静、伸筋草等配伍，水煎，兑酒服。

3. 寒湿骨痛　本品性热，辣散苦燥，有赶风除湿散寒之效，为治疗寒湿或风湿筋骨关节疼痛的常用之品，习与七匹风、三杆风、高乌头等同用，水煎服，或泡酒。

4. 毒蛇咬伤　本品外用能败毒消肿，可用于治疗毒蛇咬伤，常与瓜子金配伍，鲜品捣烂敷伤口。

此外，本品还用于治疗感冒身痛、水肿尿少等。

【用法用量】内服：水煎，15 ～ 30 g；或泡酒。外用：适量，鲜品捣敷。

巴岩姜

【土家语】阿巴科苏　ar bax kox kux

【异名】骨碎补，爬山虎，猴姜，毛姜，申姜，石姜。

【来源】为槲蕨科植物槲蕨 *Drynaria fortunei*（Kunze）J.Sm. 的根茎。

【药性】性热，味甜、苦。

【功用】温肾强腰，续筋接骨，赶寒除湿，败毒消肿，用于治疗肾虚腰痛、跌打骨折、寒湿关节痛、痈疮肿毒等。

【应用举例】

1. 肾虚腰痛　本品味甜补益、性热散寒，有温补肾阳、强壮腰脊之功，常用于治疗肾虚有寒、骨弱不健的腰脊酸痛，多与续断、思仙、刺五加等配伍，泡酒服。

2. 跌打骨折　本品有续筋接骨疗伤之效，故有“骨碎补”之名，为治疗跌打骨折的主药之一，多与接骨草、伸筋草、润筋草等同用，共捣烂外敷。用药前先进行骨折整复，敷药后外用杉树皮包扎固定，一般 2 天换药 1 次。

3. 寒湿关节痛　本品性热苦燥，能赶寒除湿，多用于治疗寒湿或风湿所致的筋骨疼痛、关节不利，遇冷加重，习与草乌、毛瑞香、威灵仙等配伍，水煎服。

4. 痈疮肿毒　本品外用有败毒消肿之功，可用于治疗痈疮肿毒，常与五爪风、三爪风等同用，捣烂敷患处。

此外，本品还用于治疗巴骨流痰、牙痛、斑秃、外伤出血等。

【用法用量】内服：水煎，15 ～ 30 g；或泡酒。外用：适量，鲜品捣敷。

大构

【土家语】屁他此巴　pif tax cix bax

【异名】大构树皮，构皮，纱纸树，楮树，楮桃树。

【来源】为桑科植物构树 *Broussonetia papyrifera*（L.）Vent. 的果实、根皮及叶。

【药性】性冷，味甜、淡、微辣。

【功用】果实：补肾养阴，润肠通便。根、根皮：消水退肿，败毒排脓。叶：杀虫毒，清热，凉血，利湿，宣肺止咯，赶风止痒，败毒排脓，用于治疗顽癣、鼻衄、湿疹、腰膝酸软、水臌胀、伤风咳嗽、火流痰等。

【应用举例】

1. 腰膝酸软　本品果实味甜，滋润性补，为补肾养阴之佳品，是治疗肾阴亏虚之腰膝酸软，眩晕耳鸣的主药之一。习单用，研末服，或与黄精、枸杞子等制蜜丸。

2. 水臌胀　本品淡渗，能利水透湿退肿，常用于治疗慢性肝病引起的水臌胀，多用根皮，与半枝莲、车前草、泽兰、蛇壳（末）等配伍。

3. 伤风咳嗽　本品味辣宣散，有赶风宣肺止咳之效，可用于治疗外感风邪、肺气不宣的咳嗽，多用叶，与前胡、枇杷花、黄荆叶等配伍，水煎服。

4. 火流痰　本品性冷赶火，有化痰排脓之功，常用于治疗痰火蕴结所致的火流痰，多用叶或根，与香叶树叶、黄瓜香、半边钱、贯头尖、夏枯草、见肿消、山苦瓜等配伍，鲜品捣烂敷患处。

5. 皮肤湿疹　取大构叶、野花椒叶各适量，水煎取液洗患处，每日 1 ～ 2 次。

此外，本品还用于治疗便秘、荨麻疹、痈疮肿毒等。

【用法用量】内服：水煎，15 ～ 60 g。外用：适量，鲜叶捣敷或涂汁。

鸡筋参

【土家语】抗苦巴戟 kanr kux bax jif

【异名】山巴戟，假巴戟，黄鸡朗，黄鸡胖，黄鸡郎，长叶数珠根。

【来源】为茜草科植物长叶数珠树 *Damnacanthus indicus* Gaertn. var. *giganteus* Makino 的根。

【药性】性平，味甜、微苦、微涩。

【功用】壮肾起痿，益气补血，养心安神，收敛止血，用于治疗腰酸阳痿、体弱血虚、气血不足、失眠多梦、摆红、妇女血崩、肠风下血等。

【应用举例】

1. 腰酸阳痿　本品味甜性补，有壮肾强腰起痿之效，为治疗下元肾虚之腰膝酸软、阳痿不举的常用之品，多与桂鱼风、蜈蚣、丝棉皮等配伍。若为下元湿热所致者，常与黄柏、野荞麦、苦参等同用。

2. 气血不足 本品甜补，又有益气养血之功，多用于治疗年老体弱、病后体虚之气血不足，习单用本品炖鸡，吃肉喝汤。

3. 失眠多梦 本品味甜补虚，能养心血、安心神，常用于治疗气血两虚、心神失养的失眠及多梦，多与土党参、蒙花、含羞草等同用，水煎服。

4. 摆红 本品味涩，有收敛止血之功，为治疗摆红病的常用药。其性平和且补，故摆红不论寒热虚实均可选用，若用于治疗气虚不固者，则有标本兼治之效。

此外，本品还用于治疗肠风下血、带下等。

【用法用量】内服：水煎，30 ～ 50 g；或研末调服；或炖服。

野萝卜

【土家语】抗苦拉白 kanr kux lax bax

【异名】续断，六汗，山萝卜，萝卜三七，刺芹儿，黑老鸦头。

【来源】为川续断科植物川续断 *Dipsacus asper* Wall.ex Henry 的根。

【药性】性微热，味甜、辣、苦。

【功用】强腰壮骨，止血安胎，续筋接骨，升提固脱，用于治疗腰脊酸痛、肢节痿痹、胎动不安、跌打骨折、吊茄子、血崩、遗精、带下等。

【应用举例】

1. 腰脊酸痛 本品味甜性补，其强腰壮骨之功甚强，常用于治疗肾虚骨弱的腰脊酸痛、下肢无力。多与铁古伞、五加皮、九节龙等配伍，泡酒服。

2. 胎动不安 本品能温补肾阳，有固本安胎之效，为治疗肾虚不固之胎漏或胎动不安的主药之一。多与棕树根、杜仲、桑寄生等配伍，水煎服。

3. 跌打骨折 本品味辣行散，能活血疗伤、续筋接骨，故有“续断”之名，常用于治疗跌打损伤、骨折肿痛。多与钻骨风、蒙花根皮、巴岩姜等配伍，水煎服并敷伤处。

4. 吊茄子 本品味甜性补，有升提固脱之功，多用于治疗妇女下元气虚、升举无力的吊茄子，多与夜关门、合欢藤、蓖麻子、巴山虎、千年老鼠屎配伍，另用团鱼头为末敷百会穴。

此外，本品还用于治疗风湿性关节炎、水肿、脱肛、疮疡肿毒等。

【用法用量】内服：水煎，15 ～ 30 g，单方可用至 100 g。外用：鲜品捣敷。

土人参

【土家语】抗苦人参 kanr kux ree senx

【异名】土洋参，假人参，波世兰，红芍药，申时花，草参，飞来参，瓦参，桃参。

【来源】为马齿苋科植物栌兰 *Talinum paniculatum*（Jacq.）Gaertn. 的根与全草。

【药性】性平，味甜。

【功用】益气养血，升提固脱，缓急止痛，用于治疗病后体虚、走猴胎、吊茄子、肝气痛等。

【应用举例】

1. 病后体虚　本品味甜性补，能补益中元之气，常用于治疗大病、久病之后的中元气虚，症见食欲不振、疲乏无力，常用根炖鸡食，或与土党参、九龙杯、脚板苕等同用，水煎服。

2. 走猴胎　本品有补气养血之功，习用于治疗气血不足引起的走猴胎，多与猴骨各 10 g，地胡椒、鸡合子各 8 g，红枣 5 枚，水煎分 3 次服，日 1 剂。

3. 吊茄子　本品能大补中元之气，有升提固脱之效，多用于治疗妇女体虚气陷引起的吊茄子，多与土党参、钓竿草、青浮萍、金钓莲、野升麻等配伍，水煎服。

4. 肝气痛　本品味甜性缓，能缓急柔肝而止痛，能用于治疗肝气痛，常与土柴胡、青木香、水菖蒲等赶气止痛药配伍，水煎服。

此外，本品还用于治疗干咳、慢性腹泻、出虚汗、痈疮肿毒等。

【用法用量】内服：水煎，15 ～ 30 g。外用：适量，鲜品捣敷。

土党参

【土家语】若苦党参　rox kux danx senx

【异名】小人参，土人参，土条参，柴党参，野党参、金豹参，奶参，羊乳，牛皮菜，奶奶菜，隔山消。

【来源】为桔梗科植物金钱豹 *Campanumoea javanica* Bl. ssp. *japonica*（Makino）Hong 及大花金钱豹 *Campanumoea javanica* Bl. 的根及全草。

【药性】性微热，味甜。

【功用】补气养血，发奶益乳，健胃赶，固表止汗，祛痰止咳。用于治疗病后体虚、产后缺乳、小儿疳积、肺虚咳嗽、肾亏遗精、腹泻、虚汗症等。

【应用举例】

1. 病后体虚　本品味甜，有较强的补气养血之功，为治疗病后体虚、气血不足、面黄肌瘦之佳品，多与绞股蓝、牛血莲、黄精等配伍，水煎服，或制蜜丸。

2. 产后缺乳　本品能补气养血，又有发奶益乳之效，常用于治疗产后气血不足的缺乳，习用根炖猪蹄，吃肉喝汤。

3. 小儿疳积　本品甜补，能健胃消食，多用于治疗小儿疳积、食积腹胀，故有

"隔山消"之名，多与金线吊白米、地胡椒、独脚同用，水煎服。

4. 虚汗症　本品味甜补气，能固表止汗，为治疗虚汗症的常用之品，多与七叶参、糯谷根、五倍子（研末）同用。

5. 肺虚咳嗽　取土党参、百合、尖贝、百部、莲米、甜杏仁各适量，炖五花肉，吃肉喝汤。

此外，本品还用于治疗气虚乏力、心悸心慌、久咳、食欲不振、多汗、脾虚泄泻、遗尿、白带等。

【用法用量】内服：水煎，15 ～ 30 g，单方可用至 100 g。

奶浆果

【土家语】忙泽布里　manr cer buf lix

【异名】暗花生，树地瓜，品仙果，文仙果，阿驵，阿驿，底珍。

【来源】为桑科植物无花果 *Ficus carica* L. 的果实、根及叶。

【药性】性微冷，味甜、微酸。

【功用】益气养血，润肺止咳，润肠通便，凉血止血。用于治疗产后缺乳、咽喉肿痛、燥咳声嘶、干咳无痰、食欲不振、泄泻、痢疾、痈肿、癣疾、肠燥便秘、痔疮出血等。

【应用举例】

1. 产后缺乳　本品味甜，有补气养血之功，常用于治疗产后体虚，气血不足的缺乳，习用果实与猪蹄炖，吃肉喝汤。

2. 干咳无痰　本品质润生津，能养阴润肺以止咳，多用于治疗肺虚燥咳，无痰或少痰难咯。多用果实，与麦冬、天冬、竹根七等配伍，水煎服。

3. 肠燥便秘　本品质润多汁，能滋润大肠而通便，习用于治疗大肠津枯之便秘。可采摘鲜果洗净食之。

4. 痔疮出血　本品性冷凉血，味酸敛血，常用于治疗热结下焦的痔疮出血，习采鲜果食之，或与金钱草、地榆、华香树果等同用，水煎服。

此外，本品还用于治疗小儿疳积、消化不良等。

【用法用量】内服：水煎，15 ～ 30 g；或生食。

八月瓜

【土家语】八烈光　baf liex guanx

【异名】八月札，八月渣，八月炸，八月拿，八月开口，八烈光，羊开口，预知子。

【来源】为木通科植物三叶木通 *Akebia trifoliata*（Thunb.）Koidz.、白木通 *Akebia* *trifoliata*（Thunb.）Koidz ssp. australis（Diels）T. Shimizu、木通 *Akebia quinata*（Houtt.）Decne. 的干燥果实。

【药性】性平，味甜、涩、苦。

【功用】补肾强腰，升提固脱，涩肠止泻，驱蛔杀虫，用于治疗肾虚腰痛、吊茄子、水泻、肝胃气痛、白带、小便不利、湿热淋症、蛔虫病等。

【应用举例】

1. 肾虚腰痛 本品果实味甜性补，有补肾强腰之功，为治疗肾虚腰膝酸痛的常用药。习用成熟果实 2 个，加白糖吃，1 天量，连吃十余天。

2. 吊茄子 本品果实又有补虚升提固脱之效，常用于治疗体虚气陷所致的吊茄子，多与算盘子根、绿升麻、韭菜蔸、麻蔸、棉花根等同用，水煎服；或者取八月瓜、金樱子、海金沙根各 100 g，云葵子 200 g，水煎服。

3. 水泻 本品果皮味涩，未熟时涩味更浓，且味苦性燥，有明显的涩肠燥湿止泻之功，可用于治疗湿盛下注的水泻，常用本品未熟者泡酒服。

4. 蛔虫病 本品味苦降泄，有驱蛔杀虫之功，能用于治疗蛔虫病，习单用生品 200 g，洗净吃，可下虫。

5. 肾结石、尿结石 取八月瓜壳、八月瓜子、八月瓜根、碎米柴各 100 g，水煎服。

此外，本品还用于治疗胃热烦渴、反胃少食、肝郁气滞、腹痛、胁痛、疝气痛、瘰疬、膀胱有热、摆红、摆白、手叉等。

【用法用量】内服：水煎，15 ～ 30 g；或泡酒；或生食果实。外用：捣敷。

响铃草

【土家名】聋科里席克查 longx kox lix xir ker car

【异名】响亮草，野花生，响铃豆，铃铃草，肾气草，荷猪草，黄花野百合。

【来源】为豆科植物假地蓝 *Crotalaria ferruginea* Gran. 的根或全草。

【药性】性微冷，味甜、苦。

【功用】补肾聪耳，利胆退黄，燥湿止带，败毒消肿，用于治疗耳鸣失聪、黄疸病、摆白、久咳痰血、梦遗、疔毒、疮疡肿毒等。

【应用举例】

1. 耳鸣失聪 本品味甜，有补肾聪耳之功，故有“肾气草”之名，为治年老肾虚、耳鸣失聪的常用之品，习用全草，与八月瓜根配伍，水煎服。

2. 黄疸病 本品性冷赶火，味苦燥湿，常用于治疗湿热熏蒸肝胆所致的黄疸病，习与猕猴桃根、田基黄、隔山消等配伍，水煎服。

3. 摆白 本品又有燥湿止带之功，可用于治疗湿盛下注的摆白病。且其味甜性补，对于体虚摆白，有标本兼治之功，多与臭牡丹、白鸡冠花、三白草等配伍，水煎服。

4. 疮疡肿毒　本品外用，有败毒消肿之效，可用于治疗疮疡肿毒。常用嫩尖捣烂敷患处，或与千里光等同用。

此外，本品还用于治疗咳嗽、疝气、慢性肾炎、膀胱炎、肾结石、扁桃腺炎、淋巴腺炎、小便不利等。

【用法用量】内服：水煎，20～30 g。外用：适量，鲜品捣敷。

盘龙参

【土家语】盘龙参　panr longr senx

【异名】绶草，懒蛇上树，盘龙草，红龙抱柱，龙上树，龙抱柱，双瑚草，猪鞭草。

【来源】为兰科植物绶草 *Spiranthes sinensis*（Pers.）Ames 的根及全草。

【药性】性冷，味甜、微苦。

【功用】败散血毒，滋阴气，用于治疗病后虚弱、阴虚内热、咳嗽吐血、头晕、腰痛酸软、小儿夏烧症（小儿夏季热）、消渴（糖尿病）、肺痨、毒蛇咬伤等。

【应用举例】

1. 肾虚漏精症　取盘龙参、糠刺果、无根子、峨参各 10 g，纱布包煮猪瘦肉服。

2. 神经衰弱　本品有滋补之功，可用于治疗神经衰弱。盘龙参为末，每次 1.5～3 g，内服。

3. 糖尿病　取盘龙参根 30 g，猪胰 4 个，银杏 30 g，加水煎服。

4. 毒蛇咬伤　取盘龙参鲜草，辣椒叶各适量，捣烂外敷。

此外，本品还用于治疗虚热咳嗽，久病体虚，遗精，淋浊带下，咽喉肿痛，疔疽痈疖，烫火伤等。

【用法用量】内服：煎汤，6～10 g。外用：适量，捣烂外敷。

山鸡血藤

【土家名】抗苦日阿灭尔二拉　kanr kux rar miex ef iax

【异名】绵绞藤，岩豆藤，血藤。

【来源】为豆科植物香花崖豆藤 *Millettia dielsiana* Harms. 的根和藤茎。

【药性】性热，味甜、辣、微苦、微涩。

【功用】养血补气，壮骨强筋，赶风除湿，活血散瘀，用于治疗气血不足、月经不调、痛经、经闭、风湿痹痛、腰酸腿软、颈椎不适、跌打损伤等。

【应用举例】

1. 气血不足　本品根甜汁红，能养血补气，可用于治疗久病或产后之气血不足，多与土党参、绞股蓝、牛血莲等配伍，水煎服。

2. 腰酸腿软 本品味甜性补，有壮骨强筋之功，多用于治疗年老体弱、劳伤过度所致的腰酸腿软、下肢无力，多与五加皮、丝棉皮、桂鱼风等同用，泡酒服。

3. 风湿关节痛 本品辣散苦燥而性热，故有赶风除湿散寒之效，为治疗风湿或寒湿关节疼痛的常用之品，可与三角枫、三加皮、龙须藤等配伍，泡酒服。

4. 跌打损伤 本品辣散热通，有较强的活血化瘀、疗伤止痛之功，常用于治疗跌打损伤、瘀血肿痛，习与三百棒、野花椒、湘西皮子药等同用，水煎兑酒服。

此外，本品还用于治疗月经不调、痛经、外伤出血等。

【用法用量】内服：水煎，30 ～ 60 g；或泡酒。外用：适量，鲜品捣敷。

十、止痛药

半截烂

【土家语】窝他捏弄　wov tax niex longv

【异名】背蛇生，躲雪草，花脸，雪里见，铁灯台，大半夏，独角莲，麻醉药，大麻药，野包谷，蛇包谷。

【来源】为天南星科植物雪里见 *Aresaema rhizomatum* C.E.C. Fisch. 的块茎及叶。

【药性】性热，味麻、辣。有大毒。

【功用】赶风镇痛，活血疗伤，败毒消肿，用于治疗风湿关节痛、胃脘痛、跌打损伤、毒蛇咬伤、半身不遂、咳嗽痰多、结核性疮疡（干品适量研粉撒患处）、疔疮肿毒等。

【应用举例】

1. 风湿关节痛 本品辣散热通，有显著的赶风除湿通络之功，其味麻，有镇痛之效，为治疗风湿或寒湿关节疼痛之要药，习用根茎，研末，用热饭捣泥包裹，酒送服，现多改用胶囊吞服。

2. 胃脘痛 本品味麻能止痛，对各种原因引起的胃脘疼痛，都有显著的镇痛效果。因其性热散寒，故胃寒冷痛者尤为适宜，能获标本兼治之效，用法同上。

3. 跌打损伤 本品麻辣，其活血疗伤止痛之功甚强，多用于治疗跌打损伤、瘀血肿痛，习用根茎磨水兑酒服，也可泡酒揉搽。

4. 毒蛇咬伤 本品能以毒攻毒，其败毒消肿之功较强，为治疗毒蛇咬伤的要药之一。习单用根茎，研末内服和外敷。

5. 痈疽疔毒初起 取半截烂适量磨酒外搽。如用于治疗烂疮溃疡，可将半截烂研末，取少许撒疮面。

此外，本品还用于治疗牙痛、无名肿毒等。

【用法用量】内服：研末饭裹或入胶囊，0.3 ～ 0.5 g；或磨水。外用：适量，磨酒涂搽；或鲜品捣敷。

【使用注意】本品有大毒，内服须用制半截烂，吞服时禁止咀嚼；孕妇、小儿及体弱者禁服。

百味莲

【土家语】克欸致子科莲　keif zif zix kuov lianr

【异名】苦金莲，金龟莲，蛇莲，小蛇莲，乌龟七，苦瓜七，山龟七，金龟七，下山龟，苦金盘，赖肚七，白味莲，盘莲，曲莲，罗锅底，金龟莲，赛金刚。

【来源】为葫芦科植物雪胆 *Hemsleya chinensis* Cogn. ex Forbes et Hemsl.、毛雪胆 *Hemsleya chinensis* Cogn. ex Forbes et Hemsl. var. *polytricha Kuang et* A. M. Lu 的干燥块根。

【药性】性冷，味苦。有小毒。

【功用】赶火止痛，止泻止痢，止血，败毒消肿，用于治疗胃脘灼痛、湿热泻痢、肺热咳嗽、无名肿毒、牙痛、咽喉肿痛、喉蛾、咯血、吐血、衄血、胃肠道出血、外伤出血、毒蛇咬伤等。

【应用举例】

1. 胃脘灼痛　本品性冷赶火，味苦泄火，有显著的赶火止痛之功，为治疗火郁中元之胃脘灼痛的要药。习单用块茎研末，凉开水冲服，现多入胶囊。或取百味莲 6 g，雄黄连 6 g，赶山鞭 10 g，水煎服。

2. 湿热腹泻　本品性冷味苦，为赶火燥湿止泻的佳品，常用于治疗湿热腹泻腹痛。习用块茎研末，服法同上。

3. 喉蛾　本品性冷，有赶火败毒之功，能用于治疗火毒郁结咽喉的喉蛾病，症见局部红肿热痛，吞咽困难，习以本品研末，服法同上。

4. 毒蛇咬伤　本品赶火，又有较强的败毒消肿之功，多用于治疗毒蛇咬伤。习单用，研末调敷伤口，或与雷胆子、金果揽同用。

5. 咯血、吐血　取百味莲 6 g，白龙须 15 g，水煎服。

6. 无名肿毒　取百味莲适量，醋磨汁，敷患处。

此外，本品还用于治疗痢疾、口疮、牙龈肿痛、水毒等。

【用法用量】内服：水煎，3 ～ 5 g；现多研末，入胶囊，每次 0.5 ～ 1 g。外用：适量，捣敷；或研末调敷。

【使用注意】本品有小毒，内服量宜小，孕妇忌用。

山乌龟

【土家语】抗苦聋古　kanr kux rongr gux

【异名】白药子，铁秤砣，地不容，盘花地不容，扣子藤，头花千金藤，铜锣七，紫乌龟，红味莲，倒地拱，倒地琼，半边粑，头花千金藤，金线吊乌龟，金线吊蛤蟆。

【来源】为防己科植物金线吊乌龟 *Stephania cepharantha* Hayata 的块根。

【药性】性冷，味辣、苦。有小毒。

【功用】赶火败毒，清热化痰，赶气止痛，赶风除湿，消肿散结。用于治疗吐血、衄血、胃腹胀痛、痢疾、水膨症、风湿骨痛、奓肿症、脱发、腰肌劳损、瘰疬、毒蛇咬伤、痈疽疮毒。

【应用举例】

1. 烧心症（胃痛） 本品性冷味苦，能赶火止痛，为治疗火郁中元之胃脘灼痛的要药。山乌龟研粉压片，每片 0.3 g，每次 2 ～ 4 片，每日 3 次。

小霍乱症　山乌龟研粉，每次服 0.6 ～ 0.9 g。

胃气痛、气胀腹痛　山乌龟根研末，每次服 1.5 g，姜汤送下。

2. 毒蛇咬伤 本品有败毒消肿之效，善治毒蛇咬伤，习与黄药子、雷胆子配伍，水煎服，并取鲜品洗净，捣烂敷伤口。

3. 风湿关节痛 本品味辣赶风，味苦燥湿，能用于治疗风湿所致的肢体关节疼痛。常与黄血藤、大风藤、扶芳藤等同用，水煎兑酒服。

此外，本品还用于治疗牙痛、鹤膝风、肾炎水肿、扭挫伤等。

【用法用量】内服：6 ～ 10 g。外用：适量，磨醋涂，或鲜品捣敷。

藤草乌

【土家语】若克七　rof kex qir

【异名】羊角七，藤乌头，血乌，见血封喉。

【来源】为毛茛科植物瓜叶乌头 *Aconitum hemsleyanum* Pritz. 的块根。

【药性】性大热，味麻、辣、苦。有大毒。

【功用】散寒除湿，活血疗伤，麻醉止痛，败毒消肿，用于治疗寒湿腰痛、跌打伤痛、坐骨神经痛、疮疖肿痛等。

【应用举例】

1. 寒湿腰痛 本品性热散寒，味苦燥湿，味麻止痛，为治疗寒湿或风湿腰腿疼痛的主药之一，用炮制后的根磨酒服，1 次不超过 1 g。

2. 跌打伤痛 本品辣行热通，能活血，且可麻醉止痛，善于治疗跌打损伤、瘀血肿痛，习用根磨酒外搽伤处，或与活血赶气药同用。

3. 坐骨神经痛 本品辣行走窜，有活血通络止痛之功，多用于治疗坐骨神经痛，常与络石藤、常春藤、野蒙花等通络止痛药同用，水煎服。

4. 疮疖肿痛 本品能以毒攻毒，有败毒消肿止痛之效，可用于治疗疮疖肿痛初期，习用根磨桐油，搽患处。

此外，本品还用于治疗癣疾等皮肤病。

【用法用量】内服：水煎，1～3 g。外用：适量，磨汁涂搽。

【使用注意】本品有大毒，内服慎用，须炮制，久煎。

红白二丸

【土家语】免姐阿实布利捏布　mianx jiex ar sir buf lif niex bux

【异名】岩丸子，阴阳子，乔子莲，一点血，鸳鸯七,八月春，断肠花，相思草。

【来源】为秋海棠科植物秋海棠 *Begonia evansiana* Andr. 的根茎及全草。

【药性】性微冷，味辣、酸。

【功用】赶气活血，通络止痛，赶火止血，败毒消肿，用于治疗跌打伤痛、胃脘痛、血热吐血、崩漏、疝气痛、胃痛、牙痛、跌打损伤、毒蛇咬伤等。

【应用举例】

1. 跌打伤痛　本品味辣行散，有较强的赶气活血、消肿止痛之效，常用于治疗跌打扭伤、瘀血肿痛。习用块根研末，每次 6 g，水酒各半送服，并外敷伤处。

2. 胃脘痛　本品能赶气通滞，又常用于治疗气机郁滞的胃脘痛。可单用，研末服，或与一口血、青木香同用。

3. 血热吐血　本品性冷赶火，能凉血止血，其味酸，又可收敛止血，用于治疗血热妄行之吐血，有标本兼治之效。多用块根研末，每次 3 g，凉开水吞服，也可与白及同用。

4. 毒蛇咬伤　本品性冷赶火，又有败毒消肿止痛之功，能用于治疗毒蛇咬伤，常单用全株，洗净捣烂，服汁，敷渣。

此外，本品还用于治疗腹泻、痢疾、淋浊、白浊等。

【用法用量】内服：水煎，15～30 g；或捣汁、研末，每次 3～6 g。外用：适量，捣敷。

一口血

【土家语】灭尔那这　miev naf zef

【异名】血水草，人血七，黄水草，一碗血，一点血，独叶七，豆叶七，黄水芋，野人血，小号筒，血灌肠，水黄连，金腰带，斗篷草，马蹄草，血水芋，土黄连

【来源】为罂粟科植物血水草 *Eomecon chionantha* Hance. 的全株。

【药性】性冷，味苦。有小毒。

【功用】赶火止痛，凉血止血，败毒生肌。用于治疗胃脘疼痛、血热吐血、红眼病、毒蛇咬伤、水火烫伤、疔疮疖肿、猴耳疱、脓疱疮、黄水疮、疥癣、湿疹、劳伤

腰背疼、淋症、小儿皮肤胎毒等。

【应用举例】

1. 胃脘疼痛 本品性冷苦燥，有较强的赶火燥湿止痛之功，常用于治疗饮食不洁、湿热侵犯中元引起的胃脘疼痛。习用根，洗净捣汁，冲凉开水服，现多研末入胶囊。

2. 血热吐血 本品性冷赶火，能凉血止血，多用于治疗热伤血络的吐血，多与白及、龙船泡等同用，研末或水煎服。

3. 毒蛇咬伤 本品外用，有败毒消肿之效，可治疗毒蛇咬伤。可单用，或与七叶一枝花同用，内服，并捣敷伤口。

4. 水火烫伤 本品又有赶火败毒生肌之功，能用于治疗水火烫伤，多用鲜品捣汁，涂搽患处。

5. 猴耳疱症（腮腺炎） 本品赶火败毒，可用于治疗猴耳疱。取黄水草 15 g，鸳鸯花藤、乌莶梅、薄荷各 6 g，水煎服。

6. 皮肤病 本品能败毒生肌，擅治各种皮肤顽疾。

痈疽肿毒　取鲜黄水草、鲜苦瓜叶、青蒿、铧头草、蛇参叶各适量，捣烂外敷或研末调豆渣敷。

癣疮　取血灌肠根 15 g，地老鼠 20 g。研末调醋搽患处，每天搽 3 ～ 6 次。

湿疹　取血水草 20 g，苦参 15 g，天青地白各 20 g。焙干，研末，调茶油搽患处。

黄水疮　取鲜黄水草适量，捣烂取汁外搽；亦可晒干，研末，调麻油抹搽。

脓疱疮　取独叶七适量研细末，先在患处搽菜油，后撒上药粉，每日 1 次。

7. 产后腹痛 取血水草 6 g，香血藤 15 g，血当归 10 g，枳壳 10 g，水煎服。

8. 劳伤腰背疼 取独叶七、红丝线、金腰带、骨筋草、三百棒等量，泡酒内服。

9. 淋症 取独叶七、白茅根各 6 g，连钱草、地枇杷各 9 g，水煎服。

此外，本品还用于治疗目赤肿痛、咽喉疼痛、口腔溃疡、肠炎腹泻、跌打损伤、月经不调、胎毒等。

【用法用量】内服：水煎，10 ～ 15 g；或捣汁，或入胶囊，每次 2 ～ 3 g。外用：适量，捣敷或捣汁。

熟鱼子

【土家语】若补　rov bux

【异名】吴萸子，曲药子，优辣子，吴萸，茶辣，胡油子，臭辣子，吴椒，臭泡子。

【来源】为芸香科植物吴茱萸 *Evodia rutaecarpa*（Juss.）Benth. 的果实。

【药性】性热，味辣、苦。有小毒。

【功用】温胃止痛，赶风散寒，镇惊止痉。用于治疗胃脘冷痛、呕吐吞酸、风寒感冒、厥阴头痛、半边风、五更泄泻、小儿惊风等。

【应用举例】

1. 胃脘冷痛 本品性热，有较强的温胃散寒止痛之功，为治疗寒侵中元之胃脘冷痛、呕吐清水的主药。可单用果实，研细末，温开水冲服，每次 2 g。取本品适量与米饭共捣敷脐，可用于治疗小儿虚寒性腹泻、胃肠冷痛。

2. 风寒感冒 本品辣散赶风，性热散寒，常用于治疗风寒感冒、头身疼痛，习与艾叶、石菖蒲、苏叶等配伍，水煎服。

3. 半边风 本品又有赶风通络止痛之功，可用于治疗风邪犯脑、经脉不通的半边风、头痛较剧，多用与青木香、山胡椒、蜈蚣等同用，共研细末，温开水冲服。

4. 小儿惊风 本品味苦降泄，有镇惊止痉之功，能用于治疗小儿惊风，习单用，研细末，醋调敷双侧寸口脉处，固定，并煎服。

此外，本品还用于治疗腹泻、小儿疳积、疝气、口舌生疮、脚气肿痛、高血压、湿疹、黄水疮等。

【用法用量】内服：水煎，3 ～ 5 g；或研末。外用：适量，研末调敷。

麻口皮子药

【土家语】尔他双错布 ex tax suanx cuof duf

【异名】皮子药，细叶花椒，总管皮，红山椒，满山香，山胡椒。

【来源】为芸香料植物柄果花椒 *Zanthoxylum podocarp* Hemsl. 的根皮、茎皮。

【药性】性热，味麻、辣、涩、苦。有小毒。

【功用】麻醉止痛，收敛止血，赶风除湿，活血疗伤，用于治疗脘腹疼痛、胃肠出血、风湿骨痛、跌打伤痛等。

【应用举例】

1. 脘腹疼痛 本品味麻，有显著的麻醉止痛之功，为治疗脘腹疼痛之佳品，习用根皮适量，口嚼咽汁，或敷脐。

2. 胃肠出血 本品味涩，有较强的收敛止血之效，为治疗胃肠出血之要药，因其性热，故虚寒性出血尤宜。习用树皮研末，温开水送服。

3. 风湿骨痛 本品辣散苦燥而性热，其赶风除湿散寒之功甚强，为治疗风湿或寒湿筋骨关节疼痛的主药之一，多用根皮或树皮，泡酒服。

4. 跌打伤痛 本品辣散走窜，能赶气活血，又能麻醉止痛，多用于治疗跌打损伤、瘀血肿痛，疗效极佳，取鲜根皮或树皮适量，捣烂兑酒，揉敷伤处。

此外，本品还用于治疗腹泻、鼻出血、牙龈肿痛、毒蛇咬伤等。

【用法用量】内服：水煎，5 ～ 10 g；或研末，每次 1 ～ 1.5 g；或嚼服；或泡酒。外用：适量，鲜品捣敷。

野花椒

【土家名】抗苦错布　kanr kux cof buf

【异名】狗花椒，山花椒，土花椒，臭花椒。

【来源】为芸香科植物竹叶椒 *Zanthoxylum armatum* DC. 的果实、根及叶。

【药性】性热，味麻、辣、苦。小毒。

【功用】温胃散寒，赶风除湿，活血疗伤，败毒消肿，用于治疗胃脘冷痛、风湿骨痛、跌打伤痛、肛门脓肿等。

【应用举例】

1. 胃脘冷痛　本品性热，能温胃散寒止痛，常用于治疗寒邪犯胃之痛有冷感、呕吐清水，多与生姜、木姜子、山良姜等配伍，水煎服。

2. 风湿骨痛　本品辣行苦燥且性热，故有赶风燥湿、散寒止痛之功，多用于治疗风湿或寒湿引起的筋骨疼痛，多与麻口皮子药、杉树根、雷公条等同用，水煎服，或泡酒。

3. 跌打伤痛　本品辣行热通，可麻醉止痛，且有较强的赶气活血、疗伤止痛之效，为治跌打伤痛的常用之品。可与大花椒根皮、枫树根皮、毛瑞香根皮等同用，泡酒揉擦伤处。

4. 肛门脓肿　本品外用能败毒消肿，可用于治疗肛门脓肿。习用叶，与金樱子叶、黄瓜香、杠板归配伍，捣烂外敷，亦可加金银花、野烟、臭牡丹煎水洗。

此外，本品还用于治疗感冒头痛、风寒咳喘、胃肠功能紊乱、腰肌劳损、白喉、蛔虫病腹痛、痈肿疮毒、皮肤瘙痒、毒蛇咬伤等。

【用法用量】内服：水煎，15 ～ 30 g，或泡酒。外用：适量，泡酒揉，或鲜品捣敷。

四两麻

【土家语】惹子麻　rev zix mar

【异名】细辛，大药，白细辛，马蹄香，土细辛，南细辛，四匹香，茗叶细辛，金盆草。

【来源】为马兜铃科植物华细辛 *Asarum sieboldii* Miq. 的全株。

【药性】性热，味辣、麻、苦。小毒。

【功用】赶寒止痛，赶风发表，赶气活血，杀虫止痛，用于治疗筋骨冷痛、跌伤肿痛、风寒感冒、头痛、鼻塞、虫牙痛等。

【应用举例】

1. 筋骨冷痛　本品辣苦而热，有较强的赶寒止痛之功，善治寒湿所致的筋骨冷痛，多与香血藤、南木香、麻布七等配伍，水煎服。

2. 风寒感冒　本品味辣性热，有显著的赶寒发表之效，为治疗外感风寒的主要药物，症见怕冷，头身疼痛，或咳嗽，多与苏叶、岩防风、岩川芎等同用，水煎服。

3. 跌伤肿痛　本品辣散热通，有赶气活血、消肿止痛之效，常用于治疗跌打损伤、瘀血肿痛，习与大救驾、一点血、打不死等同用，捣烂揉痛处。

4. 虫牙痛　本品外用，有杀虫麻醉止痛之效，可用于治疗牙虫痛，取其根敷牙痛处。

此外，本品还用于治疗岔气痛、腹痛、咳嗽、蛇咬伤等、

【用法用量】内服：水煎，3 ～ 5 g。外用：适量，鲜品捣揉；或用根塞牙缝。

【使用注意】服用剂量过大，可发生面色潮红、头晕、多汗，甚至胸闷、心悸、恶心、呕吐等副反应。

野颠茄

【土家语】抗苦卡且且　kanr kux kax qiex qiex

【异名】刺辣椒，颠茄草，野茄子，刺天茄，大丁茄，番鬼茄，大颠茄，醉仙桃，刺茄。

【来源】为茄科植物牛茄子 *Solanum surattense Burm* f. 的全株。

【药性】性热，味苦、辣。有毒。

【功用】活血止痛，赶风除湿，败毒散结，用于治疗跌打伤痛、风湿腰痛、冻疮、九子疡等。

【应用举例】

1. 跌打伤痛　本品辣散活血，热通止痛，有较强的活血止痛之效，为用于治疗跌打伤痛、瘀血肿痛的常用药，取全草适量，捣烂兑酒，敷伤处。

2. 风湿腰痛　本品辣散苦燥而性热，有赶风除湿止痛之功，常用于治疗风湿或寒湿所致的腰腿疼痛，多用根与豨莶草、枫树皮、乌头等配伍，泡酒揉擦患处。

3. 冻疮　本品性热散寒，辣散活血，可用于治疗寒凝血瘀、痒痛间作的冻疮，取根或果实适量，煎水趁热泡患处。

4. 九子疡　本品外用，有败毒化痰散结之效，可用于治疗九子疡，取全草适量，捣烂调蛋清敷患处。

此外，本品还用于治疗慢性骨髓炎、疮疡肿毒初期等。

【用法用量】多外用：适量，泡酒揉擦；或煎水浸泡；或鲜品捣敷。

【使用注意】孕妇禁服。

毛乌金

【土家语】是嘎细辛 sif gax xif xinx

【异名】胡椒七，乌金七，毛细辛，毛马兜铃，土细辛，白三百棒，白马蹄香，金耳环，马蹄香，马蹄金。

【来源】为马兜铃科植物尾花细辛 *Asarum caudigerum* Hance. 的全草。

【药性】性热，味辣、麻、微苦。小毒。

【功用】赶气镇痛，散寒除湿，祛风通络，活血疗伤，用于治疗绞肠痧、寒湿骨痛、风寒头痛、跌打伤痛等。

【应用举例】

1. 绞肠痧　本品味辣行散，性热通滞，味麻止痛，具有显著的赶气镇痛之功，为治疗绞肠痧之腹痛剧烈的主药，常单用根研末冲服。

2. 寒湿骨痛　本品辣散苦燥，性热味麻，为治疗寒湿或风湿所致筋骨疼痛之佳品。可单用，或与马蹄香、毛瑞香、巴岩香等同用，泡酒服。

3. 风寒头痛　本品辣麻性热，又有赶风通络、散寒止痛之能，常用于治疗外感风寒引起的头痛，多与四两麻、吴茱萸、岩防风等配伍，水煎服。

4. 跌打伤痛　本品辣行热通，能促进气血运行，且味麻可镇痛，为治疗跌打损伤、瘀血肿痛的常用药。多与华细辛、一支蒿、皮子药等配伍，具有较强的活血疗伤止痛之效，水煎兑酒服。

此外，本品还用于治疗肺寒咳嗽、劳伤腰痛等。

【用法用量】内服：水煎，5 ～ 10 g；研末，1 ～ 2 g；或泡酒。外用：适量，鲜品捣敷。

【使用注意】孕妇禁服。

乌金草

【土家语】尔他是嘎细辛　ex tax sif gar xif xinx

【异名】土细辛，毛叶细辛，苕叶细辛，毛乌金七。

【来源】为马兜铃科植物双叶细辛 *Asarum caulescens* Maxim. 的全草。

【药性】性热，味辣、麻、微苦。有小毒。

【功用】赶气镇痛，散寒止咯，祛风除湿，活血疗伤，用于治疗绞肠痧、肺寒咳嗽、寒湿关节痛、跌打伤痛等。

【应用举例】

1. 绞肠痧　本品味麻，辣行热通，有显著的赶气镇痛之功，善于治疗气机闭阻、剧烈腹痛的绞肠痧，常单用根，研末冲服。

2. 肺寒咳嗽　本品辣散性热，有赶风散寒、宣肺止咯之效，常用于治疗肺寒咳嗽、痰多清稀，多与四两麻、小杆子、岩防风等配伍，水煎服。

3. 寒湿关节痛　本品性热味麻，辣散苦燥，有较强的赶风燥湿、散寒止痛之功，对于寒湿或风湿所致的筋骨疼痛、关节不利，最为适宜。可单用，或与毛乌金、毛瑞香、卫矛等同用，泡酒服。

4. 跌打伤痛　本品辣行热通，能促进气血运行，且味麻镇痛，具有较强的活血疗伤、止痛之效，为治疗跌打损伤、瘀血肿痛之主药。多与皮子药、一支蒿、金腰带等配伍，水煎兑酒服。

此外，本品还用于治疗风寒头痛、胃脘冷痛、坐骨神经痛等。

【用法用量】内服：水煎：3 ～ 5 g；研末，每次 1 ～ 1.5 g；或泡酒。外用：适量，鲜品捣敷。

臭梧桐

【土家语】南八　lanr bar

【异名】大臭牡丹，臭桐，臭芙蓉，地梧桐，八角梧桐，楸叶常山，矮桐子，楸茶叶，百日红，臭桐柴，后庭花。

【来源】为马鞭草科植物海州常山 *Clerodedrum trichotomun* Thunb. 的枝、叶及根皮。

【药性】性平，味辣、苦、微甘。

【功用】祛风解毒，截疟，除湿止痛。治偏头痛、风湿痹痛、筋脉不利、半身不遂、虚阳灌顶症（高血压）、眩晕、痢疾、疟疾、痔疮、疖肿、湿疹等。

【应用举例】

1. 高血压病　本品祛风止痛，常用于治疗高血压病。取臭梧桐叶、荠菜各 15 g，夏枯草 9 g，水煎服。

2. 痈疽疮毒溃烂　本品外用可治疗痈疽疮毒溃烂，单用臭梧桐叶研末外掺，或调蜂蜜外敷。

3. 风毒皮肤痒症　本品配伍其他药物外用，擅长治疗风毒皮肤痒症。取臭梧桐根皮 50 g，红藿麻草 30 g，岩防风 20 g。每日 1 剂，水煎 2 次，外洗患部，忌鱼、虾蛋。

此外本品还用于治疗风湿性关节炎、慢性气管炎，外用可治疗手癣、水田皮炎、鹅掌风等。

【用法用量】内服：水煎，6 ～ 10 g。外用：适量，煎水洗，或鲜品捣敷。

十一、理神药

麝香

【土家语】麝香　sef xianx

【异名】元寸，元寸香，寸香，当门子，臭子，香脐子。

【来源】为鹿科动物林麝 *Moschus berezovskii* Flerov 成熟雄体香囊中的干燥分泌物。

【药性】性热，味辣，特香。

【功用】开窍醒神，赶气活血，疗伤止痛，赶风除湿，用于治疗神昏不醒、心气痛、跌打损伤、风湿关节痛、血瘀经闭、痛经、痈疽恶疮、喉痹、口疮、牙疳等。

【应用举例】

1. 神昏不醒　本品气味特异芳香，辣散热通，有显著的开窍醒神之功，为治火扰、痰蒙心神、气闭心窍、神昏不醒的急救要药。习单用，化水灌服，若牙关紧闭，可从鼻孔缓缓滴入。

2. 心气痛　本品辣散热通，有显著的赶心气、通心脉、止心痛之效，善治气滞血瘀的心气痛，症见胸前区憋闷或刺痛。习单用，化水服。

3. 跌打损伤　本品能赶气活血，又为治疗跌打损伤、瘀血肿痛之佳品，常用于治疗跌打内伤之重症，习单用化水服，或制丸剂。

4. 风湿关节痛　本品性热辣散，有赶风除湿、散寒止痛之效，常用于治疗风湿或寒湿所致的关节疼痛之顽症，习掺入艾叶内制成艾条，灸患处。

此外，本品还用于治疗风湿性心脏病、偏头痛、脘腹胀痛、难产、死胎、胞衣不下及虫蛇咬伤等。

【用法用量】内服：化水服，0.03 ～ 0.05 g；或制丸剂。外用：适量，为灸治药剂的原料。

【使用注意】虚脱症及孕妇禁用。

小菖蒲

【土家语】泽实托被　cer sir tof bif

【异名】水剑草，小菖蓬，山菖蒲，香菖蒲，望见消。

【来源】为天南星科植物石菖蒲 *Acorus tatarinowii* Schott. 的根茎。

【药性】性热，味辣、苦。

【功用】开窍醒神，赶气止痛，赶风除湿，用于治疗神昏不醒、痰蒙神窍、癫痫、胸腹胀闷、耳聋窍闭、心气痛、风湿关节痛等。

【应用举例】

1. 神昏不醒　本品气味芳香，辣散热通，善开心窍而醒神，为治疗癫痫发作，神昏不醒的常用之品，多与天南星、铁树白皮、猪顶盖肉煎煮，吃肉喝汤。

2. 耳聋窍闭　本品芳香透散，有开关通窍之功，常用于治疗气机闭阻耳窍所致的耳聋或耳鸣，习与过山龙配伍，煮鸡蛋，吃蛋喝汤，或与响铃草同用。

3. 心气痛　本品味辣行散，有赶气止痛之功，常用于治疗气机郁滞心脉所致的心气痛，以闷痛为主，甚则痛如针刺。轻者取根茎 30 g，水煎兑酒服；重者多与白三七、血三七、岩川芎等配伍，研末服。

4. 风湿关节痛　本品性热，辣散苦燥，有赶风除湿散寒之效，常用于治疗风湿或寒湿所致的筋骨关节疼痛，多与七皮风、土细辛、千里马等同用，水煎兑酒服。

此外，本品还用于治疗头痛、脘腹疼痛、腹泻痢疾、赤白带下、跌打损伤、阴汗湿痒、毒蛇咬伤等。

【用法用量】内服：水煎，15～30 g。外用：适量，鲜品捣敷。

水菖蒲

【土家语】泽菖蒲　cer canx pux

【异名】家菖蒲，泥菖蒲，大叶菖蒲，白菖蒲，石蜈蚣，臭菖蒲。

【来源】为天南星科植物菖蒲 *Acorus calamus* L. 的根茎。

【药性】性热，味辣、苦、淡。

【功用】赶气止痛，活血通经，化痰开窍，败毒辟秽，用于治疗脘腹胀满、痛经、羊癫风、驱邪防病等。

【应用举例】

1. 湿痰蒙窍，神志不清　取水菖蒲、远志、郁金、半夏、茯苓各 9 g，胆南星 6 g。每日 1 剂，水煎服。

2. 易健忘　取水菖蒲 30 g，茯苓 60 g，远志 12 g，人参 12 g。共为细末，每日 3 次，每次服 3 g。

3. 羊癫风　本品味苦燥湿化痰，味辣芳香开窍，能用于治疗痰湿蒙闭心窍的羊癫风，多与蛇包谷、钩藤、瓜子金等配伍，水煎服。

4. 驱邪防病　本品芳香发散，有败毒辟秽之功，常用于治疗驱邪防病，习与艾叶同用，于五月端午节挂门边，或加辣蓼、烟梗熏烟，有预防疾病的效果。

5. 脘腹胀满　本品芳香辣散，赶气止痛之功较强，多用于治疗胃肠气滞、脘腹胀满。本品性热苦燥，故寒湿所致者尤为适宜，可与厚朴、山姜、香药等同用，水煎服。

6. 痛经　本品辣散热通，能赶气活血、通经止痛，常用于治疗妇女气血瘀滞、行经腹痛，多与泽兰、香附、白当归等配伍，水煎服。

7. 噤口恶痢　取水菖蒲 30 g，黄连 9 g，五谷虫 9 g，甘草 9 g。共为细末。每日 2 次，每次 5 g，蜜汤送服。

8. 风湿　取水菖蒲 30 g，诃子 120 g，制草乌 120 g，木香 30 g，麝香 10 g。共为细末，制成水丸服。

此外，本品还用于治疗水肿、风湿关节炎、皮肤瘙痒等。

【用法用量】内服：水煎，15～30 g。外用：适量，煎水洗；或挂门上，或熏烟。

铁包金

【土家语】热翁且　rer ongr qief

【异名】乌龙根，绿豆茶，勾儿茶，狗脚利，老鼠草，鼠乳头，乌金藤，乌石米，老鼠耳。

【来源】为鼠李科植物铁包金 *Berchemia lineate*（L.）DC. 的根和茎叶。

【药性】性微冷，味辣、微涩。

【功用】开窍醒神，败毒止咳，活血疗伤，赶火敛疮，用于治疗梅山癫、肺痨病、跌打损伤、风湿骨痛、风火牙痛、水火烫伤等。

【应用举例】

1. 梅山癫（精神分裂症）　本品性冷，有赶火开窍醒神之功，常用于治疗梅山癫。习与追魂草、水菖蒲配伍，等量，研极细粉末，每次 5 g，加水飞朱砂 0.1 g，温开水冲服，日 3 次。

2. 肺痨病　本品性冷赶火，味涩能收，有败毒敛肺止咳之功，为治疗肺痨病、干咳少痰的常用之品。习与麦冬、穿破石、筋骨草、百部等配伍，水煎服。

3. 跌打损伤　本品味辣行散，有活血疗伤之效，能用于治疗跌打损伤、瘀血肿痛。习用叶适量，泡酒搽伤处。

4. 水火烫伤　本品性冷味涩，有赶火消肿、败毒敛疮之效，为治疗水火烫伤的常用药，多用叶，研极细粉末，菜油调涂伤处。

此外，本品还用于治疗慢性气管炎、肝炎、九子疡、毒蛇咬伤等。

【用法用量】内服：水煎，30 ～ 50 g；或研末。外用：适量，泡酒搽；或研末油调涂。

朱砂

【土家语】朱砂　zux sax

【异名】丹砂，光明砂，辰砂。

【来源】为硫化物类辰砂族矿物辰砂 *Cinnabar*。

【药性】性冷，味甜。有毒。

【功用】镇静安神，赶火止痉，败毒消肿，明目除障，用于治疗心慌心跳、心惊、小儿惊风、疮疡肿毒等。

【举例应用】

1. 心慌心跳　本品质重沉降，色红入心，有显著的镇心安神之功，为治疗心神不安、心慌心跳之要药。习用猪心 1 个，剖开，洗净残血，放入水飞朱砂 0.5 g 后缝合，煮熟，吃肉喝汤。

2. 心惊　本品有镇静安神之功，又可用于治疗因强烈刺激或恐吓引起的心惊症。习用芭蕉心 15 g，水菖蒲 10 g，煮后去渣，然后放入公猪心 1 个，煮熟捞起，切成薄片放入盘中，再撒上水飞朱砂 2 g，文火蒸半小时取出。日分 3 次服完，连服 2～3 剂。

3. 小儿惊风　本品性冷质重，有赶火镇静止痉之效，常用于治疗因高烧引起的小儿惊风。习与麝香、雄黄、乌梅等配伍，如朱砂雄黄散。

4. 疮疡肿毒　本品性冷赶火，又有败毒消肿之效，为治疗疮疡肿毒的常用之品。习用水飞朱砂与冰片各适量，水调敷患处。

此外，本品还用于治疗失眠、癫病、痫病等。

【用法用量】内服：研末冲服，0.3 ～ 0.5 g；或入丸、散，或拌染他药同煎。外用：合他药研末，干撒或水调敷。

【使用注意】有毒，不宜过量和持续服用。

头晕草

【土家语】科巴孟席克查　kox bax mongf xir ker car

【异名】蓝布正，小益母，水杨梅，假杨梅，晕药，大仙鹤草，大路边黄，五气朝阳草。

【来源】为蔷薇科植物柔毛路边青 *Geum japonicum* Thunb. var. *chinense* F. Bolle. 或路边青 *Geum japonicum* Thunb. 的全草。

【药性】性冷，味苦、辣。

【功用】赶风安神，赶火燥湿，平肝补虚，活血止痛，用于治疗头晕失眠、湿热泻痢、摆白、痛经、虚劳咳嗽、小儿惊风、风湿痹痛、经来腹痛、跌打损伤、阳痿遗精；外治疮疡肿痛等。

【应用举例】

1. 头晕失眠　本品味辣散风，味苦降泄，有赶风停晕安神之功，常用于治疗风邪上扰、气血上冲的头晕、失眠，故有“头晕草”之名，习与钩藤、野菊花、地牯牛、臭牡丹等同用，水煎服。

2. 湿热泻痢　本品性冷味苦，能赶火燥湿，为治疗湿热腹泻、痢疾的常用之品，多与奶浆草、水黄连、凤尾草等同用，水煎服。

3. 摆白　本品味苦燥湿，可用于治疗带下过多的摆白病。因其性冷赶火，故由湿热所致，带下黄臭者尤为适宜，多与黄皮树、白鹤莲、龙胆草等配伍，水煎服。

4. 痛经　本品辣散苦泄，有活血止痛之效，能用于治疗妇女经前小腹刺痛，习用全草，与小血藤、益母蒿、一支箭等同用。

此外，本品还用于治疗感冒发烧、咽喉肿痛、崩漏等。

【用法用量】内服：水煎，30 ～ 50 g。外用：适量，鲜品捣敷。

头顶一颗珠

【土家语】科巴我布里梯　kox bax ngox buf lix tix

【异名】头顶珠，地珠，天珠，芋儿七。

【来源】为百合科植物延龄草 *Trillium tschonoskii* Maxim. 的根茎、全草及果实。

【药性】性热，味甜、微辣。有小毒。

【功用】镇静止痛，活血疗伤，调经，止血，用于治疗眩晕头痛、口眼歪斜、跌打损伤、月经后期、崩漏、刀伤出血等。

【应用举例】

1. 眩晕头痛　本品质重沉降，味甜缓急，有较强的镇静止痛之效，为治疗眩晕头痛的主药之一。尤其因体虚引起的眩晕头痛最为适宜，故有“延龄草”之名。多与天麻配伍，等量，研末服。

2. 跌打损伤　本品味辣行散，有活血疗伤之效，常用于治疗跌打损伤、瘀血肿痛。轻者可单用，研末服；重者与高乌头、马蹄香、一支蒿等配伍，泡酒服。

3. 月经后期　本品有活血调经之功，多用于治疗瘀血阻滞的月经后期。常与茜草、珍珠菜、泽兰等配伍，水煎服。

4. 刀伤出血　本品外用，又有收敛止血之功，可用于治疗外伤出血，习用全草洗净，捣烂敷伤口。

此外，本品还用于治疗骨折、腰腿疼痛、疮毒等。

【用法用量】内服：水煎，5 ～ 10 g；或研末；或泡酒。外用：适量，鲜品捣敷。

皮子药

【土家语】他爬药　tax pat yaof

【异名】山枝仁，山栀茶，钻山虎。

【来源】为海桐花科植物光叶海桐 *Pittosporum glabratum* Lindl. 的根或根皮。

【药性】性平，味辣、苦。

【功用】镇静安神，赶风除湿，活血疗伤，败毒消肿，用于治疗头晕失眠、风湿身痛、跌打伤痛、毒蛇咬伤等。

【应用举例】

1. 头晕失眠　本品味苦降泄，有较强的镇静安神之功，为治疗心神不安、头晕失眠的常用之药。多与头晕草、梦花、含羞草等配伍，水煎服。

2. 风湿身痛　本品辣散苦燥，有赶风除湿止痛之效，为治疗风湿身痛的主要之品，习与威灵仙、五加皮、山木通等同用，泡酒服。

3. 跌打伤痛　本品辣行苦泄，能促进气血运行，而有活血化瘀、疗伤止痛之效，多用于治疗跌打损伤、瘀血肿痛。可与见血飞、追魂箭、红毛七等配伍，泡酒或水煎兑酒服。

4. 毒蛇咬伤 本品外用，又有败毒消肿之功，善治毒蛇咬伤，尤为治疗竹叶青蛇咬伤之要药。可单用水煎服，并捣敷伤口，也可与其他蛇伤药同用。

此外，本品还用于治疗胃脘痛、痛经、骨折等。

【用法用量】内服：水煎，9 ～ 15 g；或泡酒。外用：适量，鲜品捣敷。

观音座莲

【土家语】马吉米莲 mav jir mix lianr

【异名】地莲花，马蹄树，马蹄蕨，马蹄莲，马蹄风。

【来源】为观音座莲科植物福建观音座莲 *Angiopteris fokiensis* Hieron. 的根茎。

【药性】性微冷，味微苦、微辣。

【功用】除烦安神，赶火止咯，活血疗伤，祛风解毒，明目，用于治疗心烦不安、肺热咳嗽、痄腮、跌打内伤、螃蟹戏珠等。

【应用举例】

1. 心烦不安 本品性冷，能赶心火、除心烦、安心神，常用于治疗火扰心神的烦躁不安、失眠等。习用根 30 g，水煎，冲飞朱砂服；或与含羞草、酢浆草、皮子药等同用。

2. 肺热咳嗽 本品能赶肺火，止热咳，可用于治疗肺热咳嗽、咯吐黄痰，习单用本品 30 g，水煎服，或与黄桑叶、蜂窝球、汁儿根等配伍。

3. 跌打内伤 本品辣散苦泄，有活血疗伤之效，可用于治疗跌打内伤。轻者习用根磨酒，兑童便服；重者常与强盗药、九节风、千锤打等同用。

4. 螃蟹戏珠 本品性冷赶火，能明目止痛，为治疗螃蟹戏珠（土家族疾病七十二窍病之一，表现为角膜上有一黑团，黑团周围有几对细丝，形如螃蟹，痛甚，不能睁眼，流泪不止，伴头胀痛）的常用之品。多与钓鱼草、六月雪、小血藤、铁蒿子各适量，活螃蟹 3 只，共捣烂，敷太阳穴，日换 1 次。

此外，本品还用于治疗风湿关节痛、痈肿疮毒、功能性子宫出血、毒蛇咬伤、外伤出血等。

【用法用量】内服：水煎，15 ～ 30 g；或磨汁。外用：适量，鲜品捣敷。

皂角

【土家语】泽可皮他色 cer kox pir tax ser

【异名】猪牙皂，刀皂，鸡栖子，大皂荚，长皂荚，悬刀，长皂角，大皂角，乌犀，棘刺称皂角刺，皂荚刺，皂刺，天丁，皂角针，皂针。

【来源】为豆科植物皂荚 *Gleditsia sinensis* Lam. 的果实及棘刺。

【药性】性热，味辣、咸。有小毒。

【功用】开窍聪耳，宣畅止呃，化痰止咳，消肿散结，用于治疗耳聋窍闭、呃逆不止、痰粘难咯、头风头痛、中风口眼歪斜、肠风便血、痈肿便毒、疮癣疥癞、猴儿疱等。皂角刺消肿排脓、消毒透脓、搜风、杀虫，治痈疽肿毒、疮疹顽癣、产后缺乳、胎衣不下、疠风等。

【应用举例】

1. 耳聋窍闭 本品辣行热通，有显著的开关通窍之功，为治疗寒凝气阻，窍闭耳聋的主药之一。如治疗盛夏酷暑之时，过饮山泉所致的突发性耳聋，习用果实，研细末吹鼻孔，打喷嚏即通。

2. 呃逆不止 本品有开关通窍之功，又能宣畅胃腑气机而止呃，可用于治疗胃气不降的呃逆不止。用法同上，得喷嚏即止。

3. 痰粘难咯 本品性辣能散，有较强的化痰止咳之功，常用于治疗痰涎黏稠，不易咯出。可单用本品研末，以毛当归煎水冲服。

4. 猴儿疱 本品辣咸，有行散软坚消肿之功，能用于治疗猴儿疱，习单用本品，煨后研末，醋调敷患处。

5. 痈疽 皂荚刺能拔毒祛风，凡痈疽未成者，能引之以消散；将破者，能引之以出头；已溃者，能引之以行脓。

此外，本品还用于治疗癫痫、便秘、癣疮等。

【用法用量】内服：水煎，3 ～ 5 g，或研末 1 ～ 1.5 g。外用：适量，研末吹鼻孔。

【使用注意】内服剂量不宜过大，以免引起呕吐、腹泻。孕妇忌用。

沾草子

【土家语】抛筒席克查　paox tongr xir ker car

【异名】豨莶草，野葵花，猪冠麻叶，风湿草，老前婆，野向日葵，牛人参，大叶草。

【来源】为菊科植物豨莶 *Siegesbeckia orientalis* L.、腺梗豨莶 *Siegesbeckia pubescens* Makino、毛梗豨莶 *Siegesbeckia glabrescens* Makino 的全草。

【药性】性冷，味辣、苦。

【功用】赶风安神，除湿止痛，发表散热，败毒消肿。用于治疗头晕失眠、风湿关节痛、四肢麻痹、筋骨疼痛、腰膝无力、半身不遂、风热感冒、蛇虫咬伤等。

【应用举例】

1. 头晕失眠 本品味辣赶风，味苦沉降，有赶风定晕、镇静安神之功，常用于治疗风邪上扰、气血逆乱的头晕、失眠。可与天麻、何首乌藤、钩藤等配伍。

2. 风湿关节痛　本品辣散苦燥，有赶风除湿止痛之效，为治疗风湿关节疼痛的常用之品。可与乌金七、巴岩香、上天梯等配伍，水煎或泡酒服

3. 风热感冒　本品辣散性冷，能赶风发表散热，可用于治疗风热感冒、头身疼痛。多与一枝黄花、路边荆、白当归等配伍，水煎服。

4. 蛇虫咬伤　本品外用，能败毒消肿，可用于治疗蛇虫咬伤。可单用，或与半边莲、构皮叶同用，洗净捣烂敷伤处。

此外，本品还用于治疗跌打伤痛、外伤出血、疮疡肿毒、疟疾、急性肝炎、高血压病、外伤出血等。

【用法用量】内服；水煎，20 ～ 50 g；或泡酒。外用：适量，鲜品捣敷。

莓茶

【土家语】窝泽胖思　wov cer panf six

【异名】长寿藤，茅岩莓，藤藤草，藤茶，灵芝草，山甜茶，甘露茶，白毛猴，白茶，白茶饼。

【来源】为葡萄科植物显齿蛇葡萄 *Ampelopsis grossedentata*（Hand.–Mazz.）W. T. Wang. 的茎叶或根。

【药性】性微冷，味甜、苦。

【功用】养心安神，赶火败毒，通利大便，用于治疗心慌心跳、喉蛾、肾炎水肿、小便不利、风湿痹痛、跌打瘀肿、内伤出血、痈肿疮毒、大便秘结等。

【应用举例】

1. 心慌心跳　本品味甜性补，味苦沉降，有较强的养心镇静安神之功，常用于治疗气血不足、心神失养的心慌、心跳等，习用茎叶 30 ～ 50 g，水煎服，或研末代茶泡服。

2. 喉蛾　本品性冷赶火，有败毒消肿之效，多用于治疗咽喉红肿疼痛的喉蛾病，习用叶研末，泡开水代茶饮，或与三两金等同用。

3. 痈肿疮毒　本品能败毒消肿，外用又可治疗痈疮肿毒，多用鲜叶适量，捣烂敷患处；或与毛毛香等配伍。

4. 大便秘结　本品味苦降泄，能通利大便，可用于治疗大便秘结，习用茎叶 30 ～ 50 g，水煎服。亦可泡之代茶服。

此外，本品还用于治疗感冒发热、湿热黄疸、目赤肿痛、口腔炎、肾炎、中耳炎、外伤出血、牙龈肿痛等。

文献报道莓茶及其提取物有抗氧化、抗肿瘤、抗病毒、抗炎镇痛、广谱抗菌、降血糖、降血脂、保肝等作用。

【用法用量】内服：水煎，30 ～ 50 g；或泡服。外用：适量，鲜品捣敷、煎水洗或

研末调敷。

牛独心

【土家语】南切卡普　lanr qief kax pux

【异名】牛独心（花），蕉心，蕉蕾。

【来源】为芭蕉科植物芭蕉 *Musa basjoo* Sieb. et Zucc. 的花蕾。

【药性】性微冷，味甜、淡。

【功用】镇静安神，赶火醒神，缓急止痛，消肿生肌，用于治疗心慌心跳、高烧神昏、胃脘痛、烫伤等。

【应用举例】

1. 心慌心跳　本品具有沉降之性，而能镇静安神，常用于治疗心神不安的心慌心跳。习用花 1 个，剖开，放入朱砂 0.5 g 后再用细绳捆紧，水煎服。

2. 高烧神昏　本品性冷，有赶火醒神之功，常用于治疗火毒犯脑、高烧神昏，多用花，与益母蒿、木芙蓉等配伍，水煎服。

3. 胃脘痛　本品味甜，有缓急止痛之功，可用于治疗胃脘疼痛，习用花水煎，兑白糖服。

4. 烫伤、枪伤、炸弹伤　本品性偏冷，有赶火消肿生肌之效，能用于治疗水火烫伤。习与根同用，捣汁涂伤处。将蕉心捶烂，敷于伤处，有加速金疮愈合，使异物从伤处自然排出之效。

此外，本品还用于治疗流痰、淋巴结肿大、红白痢、痔疮、热疖等。

【用法用量】内服：水煎，30 ～ 50 g，或花 1 个；或炖食。外用：适量，鲜品捣敷。

梦花

【土家语】目直卡普　mur zir kax pux

【异名】蒙花，密蒙花，雪花树，黄瑞香，野蒙花，新蒙花。

【来源】为瑞香科植物结香 *Edgeworthia chrysantha* Lindl. 的花蕾、根、根皮及枝叶。

【药性】性平，味甜、辣。

【功用】养心安神，赶风止痛，止血安胎，用于治疗多梦、神癫、风湿骨痛、胎动不安等。

【应用举例】

1. 多梦　本品味甜性补，有养心镇静安神之功，为治疗气血不足、心神失养所致入睡多梦，或梦中跑马的常用之品，故有“梦花”之名。习单用花 10 g，泡开水代茶饮，连服 5 ～ 7 天。

2. 神癫　本品有安神之功，又可用于治疗神癫（土家族疾病的癫病之一，症见神志痴呆，旁若无人，自言自语，喊不应答，不打人毁物）。多用根，与防风、八宝花、蜂窝球各 20 g，大风藤、大通、小通各 10 g，水煎服。

3. 风湿骨痛　本品味辣行散，有赶风止痛之效，多用于治疗风湿引起的筋骨关节疼痛。习用根，与雪冻花、扶芳藤、络石藤等同用，水煎兑酒服。

4. 胎动不安　本品味甜，有补气止血安胎之效，可用于治疗气虚不固的胎动不安。习用茎叶，与丝棉皮、三月泡根、算盘子根等同用，水煎服。

此外，本品还用于治疗跌打骨折、腰痛、夜盲症、目赤疼痛、崩红、带下、痈肿疮毒等。

【用法用量】内服：水煎，10 ～ 15 g；或泡酒。外用：适量，捣敷。

野棉花

【土家语】抗若灭华　kanr kux mier huar

【异名】打破碗花花，打碗花，山棉花，地阎王，五雷火，秋芍药，湖北秋牡丹，拐角七，清水胆，一把爪，铁钞，盖头花，铁丝筋。

【来源】为毛莨科植物打破碗花花 *Anemone hupehensis* Lem. 根、茎、叶或全草。

【药性】性微热，味苦。有毒。

【功用】镇静安神，散寒止痛，败毒消肿，溃坚透脓，截疟，杀虫止泻。用于治疗癫狂、胃脘冷痛、顽癣、秃疮、疖疮痈肿、痈疽不溃、痢疾、急性黄疸肝炎、疟疾、跌打损伤、风湿及劳伤疼痛、肺痈、急性腹泻呕吐、蛔虫症；外用治疗体癣牙痛、毒蜂蜇伤等。

【应用举例】

1. 癫狂　本品味苦降泄，有较强的镇静安神之功，可用于治疗癫狂，神志错乱。常用叶 120 g，水 6 大碗，煎至 3 碗，服下即趋安静，渐至清醒而愈。

2. 胃脘冷痛　本品热通苦泄，能顺降胃气、散寒止痛，多用于治疗过食生冷引起的胃脘冷痛。习用根一节，约 2 寸，洗净，刮去黑色外皮，在木柴火灰中煨至半熟捣烂，用开水冲泡约 10 分钟，去渣，药水一次服完，热痛忌用。

3. 毒蜂蜇伤　本品能以毒攻毒，外用有败毒消肿之效，可用于治疗毒蜂蜇伤。习用鲜叶捣汁涂伤口，或敷药渣。

4. 痈疽不溃　本品又有溃坚透脓之功，能用于治疗痈疽成脓不溃。习用全株，洗净捣烂敷患处，或结合皂角刺煎服。

5. 牙痛　取打碗花（鲜花）1 g，白胡椒 0.3 g。将鲜打碗花捣烂，白胡椒研成细粉，两药混匀，塞入龋齿蛀孔。在风火牙痛时放在痛牙上，将上下牙咬紧，几分钟后吐出漱口，一次不愈，可再使用一次。

6. 疟疾　取野棉花根 6 g，马鞭草 10 g，与鸡蛋同煮，吃鸡蛋。或野棉花叶少许捣烂，于发疟前 1 小时敷于内关穴 15 分钟。

此外，本品还用于治疗虫牙疼痛、钩虫、水泻、漆疮等。

【用法用量】内服：水煎，5 ～ 10 g，癫狂可用至 100 g 以上。外用：适量，捣敷。

【使用注意】孕妇慎服，肾炎及肾功能不全者禁用。

十二、止血药

路边黄

【土家语】拉丘王嘎拉席克查　lax qiux wanr gax lax xir ker car

【异名】仙鹤草，毛将军，毛脚英，牛头草，苦牙草，脱力草，泻痢草，过路黄，路边鸡，鸡爪沙，五蹄风，牛头草，毛脚鸡，刀口草，大毛药，地仙草，蛇倒退，狼牙草，金顶龙牙，黄龙尾。

【来源】为蔷薇科植物龙牙草 *Agrimonia pilosa* Ledeb. 的全草。

【药性】性微冷，味涩、苦、甜。

【功用】收敛止血，败毒止泻，益气补虚，固表止汗，用于治疗各种出血、泻痢腹痛、劳伤乏力、盗汗症等。

【应用举例】

1. 各种出血　本品味涩性收，有较强的收敛止血之功，且药性平和，故为治疗多种出血的主药之一。如咯血、吐血，多与白及、紫株等配伍；尿血、血淋多与白茅根、小蓟等同用；血崩、便血多与地榆、龙船泡等配伍；血热出血配伍凉血止血药等，水煎服。

2. 泻痢腹痛　本品性冷赶火，味苦燥湿，常用于治疗湿热下注的腹泻、痢疾，或腹痛。本品味涩，又能收敛止泻，故也可用于治疗久泻久痢，故有“泻痢草”之名。前者多与四棱草、水黄连等同用，后者可与救兵粮、椿树根皮等配伍。

3. 劳伤乏力　本品味甜，有益气补虚之功，多用于治疗过劳损伤、体虚乏力，故又名“脱力草”，多与土党参、绞股蓝等同用，水煎服；或炖鸡，吃肉喝汤。

4. 盗汗症　本品味涩而甜，其补虚固表止汗之功较强，多用于治疗体虚气弱、肌表不固的盗汗症，症见入睡汗出、醒后汗止，可用根煮鸡蛋，吃蛋喝汤。

此外，本品还用于治疗小儿食积、疳积、阴痒带下、疟疾寒热、毒蛇咬伤、跌打、痈疮肿毒等。

【用法用量】内服：水煎，30 ～ 50 g；或炖、煮。外用：适量，鲜品捣敷。

珍珠风

【土家语】炮竹卡蒙　paof zuf kar mongr

【异名】紫珠草，炮竹树，白蜡树，金珠枫，白棠子树，紫荆，止血草。

【来源】为马鞭草科植物紫珠 *Callicarpa bodinieri* H. Lév.、老鸦糊 *Callicarpa giraldii Hesse ex* Rehd. 的叶及树皮。

【药性】性平，味涩、微苦、微辣。

【功用】收敛止血，赶风除湿，镇静定晕，败毒消肿。用于治疗衄血、咳血、胃肠出血、便血、尿血、崩漏、子宫出血等各种出血、皮肤紫癜、外伤出血、风湿关节痛、头晕病、疮疡肿毒、毒蛇咬伤、烧伤等。

【应用举例】

1. 各种出血　本品味涩，有显著的收敛止血之功，且药性平和，不仅善治各部位的出血，而且不论病因寒热均可选用，其中用以止吐血、咯血之效果尤佳，研末或水煎服。

2. 风湿关节痛　本品辣散苦燥，有赶风除湿止痛之效，常用于治疗风湿所致的关节疼痛、屈伸不利，多与木姜子根、湘西皮子药、三加皮等配伍，水煎兑酒服。

3. 头晕病　本品味苦沉降，有镇静定晕之功，可用于治疗头晕病。常单用树皮 30 g，水煎服。或煮鸡蛋 1 ～ 3 只，吃蛋喝汤。

4. 疮疡肿毒　本品外用，能败毒消肿，可用于治疗疮疡肿毒，多用叶与田皂角各适量，洗净捣烂敷患处。

此外，本品还用于治疗上呼吸道感染、扁桃体炎、肺炎、跌打损伤、筋骨疼痛等。

【用法用量】内服：水煎，20 ～ 30 g。外用：适量鲜叶揉汁外搽或捣敷。

散血丹

【土家语】灭尔打皮鸡纳　miev dax pir jix lar

【异名】红绣球，土儿红，岩地芨，黄瓜香，玉札，山枣子，红地榆。

【来源】为蔷薇科植物地榆 *Sanguisorba officinalis* L. 的根。

【药性】性微冷，味苦、酸。

【功用】凉血止血，赶火除湿，止泻止带，败毒敛疮，用于治疗血热出血、便血、痔血、血痢、崩漏、腹泻、摆白、水火烫伤等。

【应用举例】

1. 血热出血　本品性冷味酸，有较强的凉血、收敛止血之功，用于治疗血热出血有标本兼治之效，可广泛用于治疗吐血、便血、血崩等多种出血。轻者可单用，研末或水煎服；重者可与旱莲草、大蓟、路边黄等配伍。

2. 腹泻　本品性冷味苦，能赶火燥湿而止泻，多用于治疗湿热腹泻。又因其味酸性收，故也常用于治疗虚泻久痢。前者多与黄连、苦参等同用；后者可与椿树皮、救兵粮等配伍。

3. 摆白　本品性冷苦燥酸收，可用于治疗水湿或湿热下注的摆白病，常与白鸡冠花、三白草等配伍，水煎服，有赶火收湿止带之功。

4. 水火烫伤　本品性冷味酸，能赶火败毒、消肿敛疮，为治疗水火烫伤之要药。习将本品炒炭研细末，香油调搽伤处。

此外，本品还用于治疗痢疾、湿疹、阴痒、毒蛇咬伤、疮疡肿毒等。

【用法用量】内服：水煎，15 ～ 30 g；或研末，每次 3 ～ 5 g。外用：适量，研末调涂。

仙桃草

【土家语】鲁嘎阿沙席克查　lux gax ax sax xir ker car

【异名】接骨草，接骨仙桃，蚊母草，地胡椒，小虫草，蟠桃草。

【来源】为玄参科植物蚊母草 *Veronica peregrina* L. 带虫瘿的全草。

【药性】性平，味涩、辣、苦。

【功用】收敛止血，活血疗伤，通经止痛，败毒消肿，用于治疗多种出血、跌打损伤、骨折、痛经、肝胃气痛、毒蛇咬伤等。

【应用举例】

1. 多种出血　本品味涩收敛，其止血之功较强。因其药性平和，为治疗多种出血的常用药物，其中肺痨咯血用之尤多且效佳，多与白及、血当归等配伍。

2. 跌打损伤　本品辣散苦泄，有活血疗伤止痛之效，多用于治疗跌打损伤、瘀血肿痛。可与打不死、九死还阳草、景天三七等配伍，捣烂兑酒敷伤处。

3. 痛经　本品能活血，又有通经止痛之能，可用于治疗妇女血行不畅的痛经，多与益母草、茜草、回头青等活血行气药同用，水煎服。

4. 毒蛇咬伤　本品外用，又有败毒消肿之功，能治疗毒蛇咬伤，可与半边莲、山苦瓜等同用，捣烂敷伤处。

此外，本品还用于治疗骨折、月经不调、痈疮肿毒等。

【用法用量】内服：水煎，15 ～ 30 g。外用：适量，鲜品捣敷或白酒调敷患处。

乌龙摆尾

【土家语】铺列蓬起七　puf lier pongf qix qir

【异名】乌泡，过江龙，老鸦泡，倒水莲。

【来源】为蔷薇科植物灰白毛莓 *Rubus tephrodes* Hance. 的根及叶。

【药性】性微热，味涩、苦。

【功用】收敛止血，散寒除湿，化瘀疗伤，活血通经，用于治疗吐血便血、寒湿骨痛、跌打损伤、血瘀经闭等。

【应用举例】

1. 吐血便血　本品味涩，有收敛止血之功，常用于治疗吐血、便血等多种出血。多用根与龙船泡、茅莓、仙鹤草等配伍，水煎服。

2. 寒湿骨痛　本品苦燥热通，多用于治疗风湿所致的筋骨疼痛、关节不利，常用根与高粱泡根、空心泡根、雪冻花等同用，泡酒服。

3. 跌打损伤　本品能活血通经，有化瘀疗伤之效，可用于治疗跌打损伤、瘀血肿痛。常单用，洗净捣烂，水酒各半兑服；或与过墙风、三裂蛇葡萄等配伍。

4. 血瘀经闭　本品热通苦泄，有活血通经之功，常用于治疗血瘀经闭。又因其味涩性收，故有活血不妄行的特点，多与茜草、小血藤、散血草等同用。

此外，本品还用于治疗水泻、痢疾、外伤出血等。

【用法用量】内服：水煎，20 ～ 30 g。外用：适量，鲜叶捣敷。

过岗龙

【土家语】形婆鸡纳　xinr por jix lar

【异名】白茅根，丝毛根，过山龙，穿山龙，穿山虎，钻地龙，丝茅草，茅草，白茅草，茅草根。

【来源】为禾本科植物白茅 *Imperata cylindrica* Beauv. var. major（Nees）C.E.Hubb. 的根茎及花。

【药性】性冷，味甜、淡。

【功用】凉血止血，赶火消积，利尿排石，解酒毒，用于治疗血热出血、热病烦渴、肺热咳嗽、胃热呕吐、湿热黄疸、热淋涩痛、尿积症、尿路结石、水肿病等。

【应用举例】

1. 血热出血　本品性冷赶火，有显著的凉血止血之功，且其味淡渗透，能使火热之邪随小便而下，故为治疗血热出血之佳品。如鼻出血，习用鲜根 100 g，茅花 50 g，与瘦肉或猪鼻子炖，吃肉喝汤；咯血配白及，吐血配紫株，便血配檵木，尿血配小蓟，均为常用且有效的配伍搭档，水煎服。

2. 尿积症　本品性冷味淡，有较强的赶火利尿消积之效，常用于治疗膀胱湿热的尿积症。多与萹蓄、大通草、车前草等配伍，水煎服。

3. 尿路结石　本品淡渗下行，有利尿排石之功，故为治疗尿路结石的常用之品。多与海金沙、石韦、金钱草等同用，水煎服。

4. 水肿病　本品淡渗，能利水透湿，可明显增加小便的排出量，又为治疗水肿尿少的常用之品。多与半边莲、五叶木通、包谷须等配伍，水煎服。

此外，本品还用于治疗肾炎、肝硬化腹水、咽喉炎、口舌生疮等，并可解酒毒。

【用法用量】内服：水煎，30 ～ 60 g，鲜品加倍；亦可绞汁服。

大刺甲

【土家语】趴切　pav qier

【异名】刺萝卜，牛倒嘴，大刺儿菜，大刺盖，老虎脷，山萝卜，刺萝卜，牛喳口。

【来源】为菊科植物大蓟 *Cirsium japonicum* Fisch. ex DC. 的根及地上部分。

【药性】性冷，味甜、苦。

【功用】凉血止血，赶火止咯，除湿退黄，败毒生肌，用于治疗血热出血、肺热咳嗽、黄疸病、水火烫伤等。

【应用举例】

1. 血热出血　本品性冷赶火，有较强的凉血止血之功，为治疗血热出血的主要药物之一。如咯血、吐血多与白及、紫珠枫等配伍；便血、血崩多与旱莲草、地榆等同用；尿血习与白茅根、小蓟等同用，水煎服。

2. 肺热咳嗽　本品性冷，能赶火止咯，常用于治疗肺热咳嗽、咯痰黄稠，习用全草，与猪肉或蹄子适量共炖，吃肉喝汤。

3. 黄疸病　本品性冷苦燥，有赶火除湿之效，多用于治疗湿热蕴结肝胆的黄疸病，可与马鞭草、羊蹄、地耳草等配伍，水煎服。

4. 水火烫伤　本品性冷赶火，又能败毒生肌，为治疗水火烫伤的常用药之一，习用鲜根适量，洗净捣烂，加少量井水滤汁，片刻汁成冻状，用鸭毛沾之涂擦患处，日数次。

此外，本品还用于治疗功能性子宫出血、产后出血、肝炎、肾炎、乳腺炎、跌打损伤、跌打骨折；外用治疗外伤出血、疮疡肿毒等。

【用法用量】内服：水煎，15～30 g；鲜品加倍。外用：适量，鲜品捣敷或捣汁涂搽。

刺儿菜

【土家语】他色被实克查　tax ser bif sir ker car

【异名】青刺蓟，刺蓟菜，刺菜，小蓟，曲曲菜，刺角菜，白鸡角刺，小鸡角刺，小牛扎口，千针草。

【来源】为菊科植物刺儿菜 *Cirsium setosum*（Willd.）MB. 的全草。

【药性】性冷，味微苦。

【功用】凉血止血，除湿退黄，败毒消肿，用于治疗血热出血、黄疸病、毒蛇咬伤、痈疮肿毒等。

【应用举例】

1. 血热出血　本品性冷赶火，有凉血止血之功，常用于治疗血热所致的多种出血。如配伍白茅根、车前草等善治尿血；配伍土三七、地螺蛳等可用于治疗咯血、吐血等，水煎服。

2. 黄疸病　本品性冷苦燥，有赶火除湿退黄之效，能用于治疗身目发黄的湿热黄疸病，习与虎杖、半枝莲、隔山消等配伍，水煎服。

3. 毒蛇咬伤　本品赶火，能败毒消肿，可用于治疗毒蛇咬伤、局部红肿热痛，多与黄药子、金果榄、雷胆子等同用，内服并捣敷伤口。

4. 痈疮肿毒　本品有败毒消肿之功，还可用于治疗痈疮肿毒，多与五爪龙、黄瓜香等同用，捣烂敷患处。

此外，本品还用于治疗跌打损伤、外伤出血等。

【用法用量】内服：水煎，15～30 g。外用：适量，鲜品捣敷。

牛血莲

【土家语】务灭尔莲　wuf miev lianr

【异名】称陀七，朱砂莲，薯莨，鸡血莲，血母，朱砂七，红药子，恶边，血葫芦，血当归，雄黄七，红孩儿，赭魁，金花果，孩儿血，染布薯。

【来源】为薯蓣科植物薯莨 *Dioscorea cirrhosa* Lour. 的块茎。

【药性】性平，味涩、甜、微苦。

【功用】收敛止血，活血疗伤，除湿止痛，补虚养血，用于治疗多种出血、跌打损伤、风湿腰腿痛、血虚症、泻痢症、虚汗症等。

【应用举例】

1. 多种出血　本品味涩，其收敛止血之功甚强，常用于治疗吐血、咯血、崩漏等多种出血症。又因本品性冷凉血，故用于治疗血热出血有标本兼治之效，多与凉血止血药同用，水煎服。

咳嗽吐血　取朱砂莲 6～9 g，水煎服。

红崩　取牛血莲、红鸡冠花各 9 g，百草霜 3 g，研粉。开水冲服。

外伤出血　取朱砂莲适量研末，外敷。

痔疮出血　取朱砂莲、旱莲草、海蚌含珠各 20 g，水煎服。

2. 跌打损伤　本品色红入血，能活血化瘀、疗伤止痛，多用于治疗跌打损伤、瘀血肿痛，常与雄黄莲、大救驾、追魂箭等同用，水煎兑酒服。

3. 风湿腰腿痛　本品味苦燥湿，多用于治疗湿邪偏重的风湿性腰腿疼痛，常与赶山鞭、枫树皮、南木香等配伍，水煎服，或泡酒服。

4. 血虚症　本品味甜色红，有较强的补虚养血之功，为治疗血虚症的主药之一，多与鸡筋参、土党参、红茗莲等配伍，水煎服，或制丸剂。

5. 水泻、腰痛、经闭 取牛血莲 6 ～ 9 g，水煎服，或研粉，每服 6 g。

此外，本品还用于治疗胃脘痛、月经不调、痛经等，外用可治疗带状疱疹、毒蛇咬伤、烧伤等。

【用法用量】内服：水煎，3 ～ 10 g；或制丸；或泡酒。外用：适量，研末调敷或磨汁涂搽。

土三七

【土家语】若苦三七　rox kux sanx qir

【异名】三七草，菊三七，水三七，紫背三七，血当归，天青地红，破血草，散血草，散血丹，破血丹。

【来源】为菊科植物菊叶三七 *Gynura segetum*（Lour.）Merr. 的根或全草。

【药性】性平，味甜、辣、微涩。

【功用】抗育隔喜，活血调经，疗伤止痛，收敛止血，用于治疗避孕拒育、月经不调、经闭、痛经、产后腹痛、跌打伤痛、骨折、劳伤疼痛以及吐血、衄血、便血、外伤出血等多种出血等。

【应用举例】

1. 多种出血 本品味涩，能收敛止血，常用于治疗多种出血。又因其味辣行血，故对出血夹有瘀血者尤为适宜。习用全草，洗净捣汁，兑酒服。

2. 月经不调 本品味辣活血，味涩止血，可用于治疗月经不调，不论经多经少均可选用。前者多与茜草、龙船泡等同用；后者常与月月红、泽兰等配伍，水煎服。

3. 跌打伤痛 本品能活血，有疗伤止痛之功，常用于治疗跌打损伤、瘀血肿痛，故有破（散）血草之名。轻者可单用全草捣烂兑酒敷伤处，重者与景天三七、金荞麦、皮子药等配伍。

4. 避孕拒育 本品辣行活血，有抗育隔喜之效，为避孕拒育的常用药。习与散血莲、血蜈蚣、五花血藤等活血通经药配伍，水煎服。

此外，本品还用于治疗产后瘀血腹痛、大骨节病、蛇虫咬伤、痈疮肿毒等。

【用法用量】内服：水煎，15 ～ 30；或鲜品捣汁。外用：适量，鲜品捣敷。

【使用注意】孕妇忌服。

艾蒿

【土家语】阿八米哈克思　ar bar miv har kex six

【异名】灸草，艾叶，白苦蒿，打火草，蕲艾。

【来源】为菊科植物艾 *Artemisia argyi* Lévl. et Vant. 的叶及全草。

【药性】性热，味辣、涩、苦。

【功用】散寒止痛，收敛止血，活血调经，燥湿止带，用于治疗脘腹冷痛、多种出血、月经不调、摆白等。

【应用举例】

1. 多种出血　本品味涩，能收敛止血，可用于治疗多种出血症。本品性热散寒，故出血兼有寒象者尤为适宜，多与仙鹤草、龙船泡、灶心土等同用。

2. 脘腹冷痛　本品性热，有温暖中元、散寒止痛之功，为治疗寒侵中元、脘腹冷痛之佳品。多与小杆子、木姜子、花椒等同用，水煎服。

3. 月经不调　本品性热散寒，味辣行血，味涩敛血，可用于治疗血寒、血瘀等多种原因引起的月经不调，如前者多与吴茱萸、月月红等同用；后者可与益母草、香血藤等配伍。

4. 摆白　本品味苦燥湿，味涩收湿，多用于治疗湿盛下注、带下过多的摆白病。常与白木菊花、白鸡冠花、烂泥巴尖等配伍，水煎服。

此外，本品还用于治疗泄泻、胎动不安、痛经、泄泻久痢；煎水外洗治风疹瘙痒、湿疹、疥癣、痔疮、痈疡等，又为艾灸原料。

【用法用量】内服：水煎，10 ～ 15 g。外用：适量，捣绒制成艾条、艾炷熏灸；或捣敷；或煎水熏洗；或炒热温熨。

大锯子草

【土家语】克欸此巴实克查　keif cix bax sir ker car

【异名】大女儿红，四轮草，血见愁，破血丹，过山龙，红丝线，拉拉锯，小血藤，调经草。

【来源】为茜草科植物茜草 *Rubia cordifolia* L. 的根及全草。

【药性】性冷，味苦、甜。

【功用】凉血止血，益气养血，赶火败毒，截疟，用于治疗血热出血、病后体虚、腰带疮、三分症等。

【应用举例】

1. 血热出血　本品性冷赶火，有较强的凉血止血之功，为治疗血热出血之佳品，故有“血见愁”之名，尤多用于治疗月经过多、崩红，而又名“调经草”，多与白茅根、路边黄、旱莲草等配伍，水煎服。

2. 病后体虚　本品味甜性补，能益气养血，常用于治疗病后体虚、气血不足、消瘦乏力，习与麦冬配伍，放入取出内脏的鸡内炖服，吃肉喝汤。

3. 腰带疮　本品性冷赶火，有败毒消肿之功，能用于治疗腰带疮，习用全草，火煨后捣汁涂患处。

4. 三分症　本品又有败毒截疟之功，可用于治疗感受虐邪引起的三分症，习用本品 30 g，鸡蛋 1 个，共煮，吃蛋喝汤。

此外，本品还用于治疗跌打损伤、痛经、经闭、鼻衄、摆红、摆白、腰腿痛、黄疸型肝炎等。

【用法用量】内服：水煎，15 ～ 30 g。外用：适量，捣汁涂搽。

墨斗草

【土家语】墨斗席克查　mef doux xir ker car

【异名】旱莲草，墨旱莲，八哥草，莲蓬草，水旱莲，莲子草，白花蟛蜞草，野向日葵，墨菜，黑墨草，墨汁草，墨水草，冰冻草，乌心草。

【来源】为菊科植物鳢肠 *Eclipta prostrata* L. 的全草。

【药性】性微冷，味酸、甘。

【功用】凉血止血，强腰固精，赶火止泻，败毒消肿，用于治疗血热出血、腰酸跑马、暑湿腹泻、淋浊、带下、阴部湿痒、疮疡肿毒等。

【应用举例】

1. 血热出血　本品性冷赶火，有较强的凉血止血之功。且其味酸，能收敛止血，故用于治疗血热出血可收标本兼治之效。多与白茅根、茜草、地榆等同用，水煎服。

2. 腰酸跑马　本品甜补酸收，有强腰固精止遗之效，为治疗下元肾虚、腰酸、跑马的主药之一。多与鸡筋参、杜仲、糖罐子等配伍，水煎服。

3. 暑湿腹泻　本品性冷赶火，酸敛止泻，能用于治疗暑湿腹泻、大便如水，可与水黄连、马齿苋等同用，煎水服。

4. 疮疡肿毒　本品外用，又有败毒消肿之功，可用于治疗疮疡肿毒，多与半边莲等同用，鲜品洗净捣烂敷患处。

此外，本品还用于治疗肺痨病、肝炎、跌打损伤、牙齿松动、须发早白、眩晕耳鸣、腰膝酸软、阴虚血热、外伤出血等。

【用法用量】内服：水煎，20 ～ 30 g。外用：适量，鲜品捣敷。

地螺蛳

【土家语】里提螺蛳　liv tir lor sir

【异名】白及，白及，白鸡儿，白鸡娃，一兜棕，羊角七，利知子，皲口药，白根，连及草，羊角七。

【来源】为兰科植物白及 *Bletilla striata*（Thunb.）Reichb. f. 的块茎。

【药性】性平，味涩、苦。

【功用】收涩止血，接骨疗伤，敛疮生肌，用于治疗多种出血、骨折、水火烫伤、皲口等。

【应用举例】

1. 多种出血 本品味涩，有显著的收敛止血之功，其性平和，故能广泛用于治疗各种出血，尤为治疗吐血、咯血之要药。既可单用研末冲服，也可结合病因配伍相应药物治疗，水煎服。

2. 骨折 本品味涩质黏，有接骨疗伤之效，常用于治疗骨折。习用根茎 200 g，天仙子 100 g，土鳖虫 50 g，研末水调。用时先将骨折复位，局部涂抹一层桐油后再敷上药，外用杉木皮固定。7 天换药 1 次，连续 3 次。

3. 水火烫伤 本品味涩，有收敛生肌之功，能用于治疗水火烫伤。可单用，研末调蜂蜜，涂伤处。

4. 皲口 本品有敛疮生肌之功，又可用于治疗手足皮肤干燥，裂皲口，习用本品熬膏贴敷患处。

5. 肺痨吐血 取本品与百合各 100 g，水煎兑红糖 50 g，内服。

此外，本品还用于治疗跌打损伤，痈疮疖肿等。

【用法用量】内服：水煎，15 ～ 50 g；或研末，每次 3 ～ 5 g。外用：适量，研末调涂；或熬膏贴敷。

麻根七

【土家语】泽库机纳　Cer kur jiv lar

【异名】线麻根，苎麻根，白麻头，苎根、苎麻头、园麻，线麻，山麻。

【来源】为荨麻科植物苎麻 *Boehmeria nivea*（L.）Gaudich. 的干燥根及根茎。

【药性】性寒，味甜、微苦。

【功用】凉血止血，散瘀接骨，安胎，止痛。用于治疗跌打损伤、骨折、尿路感染、血热咯血、吐血、衄血、月经过多、上呼吸道出血、尿路感染、肾炎水肿、孕妇腹痛、胎动不安、先兆流产、疮疡肿痛等。

【应用举例】

1. 习惯性流产 本品性寒凉，能安胎。取苎麻根 30 g，莲子、怀山药各 15 g，水煎服。

2. 吐血不止 本品性寒，能凉血止血。用苎麻根、人参、白垩、蛤粉各 10 g，研末，每服 2 g，糯米饮调下，不拘时饮。

3. 红肿恶毒大疮、蛇头缠指、恙虫病疮 本品外用能治疗疮疡肿痛等，生用去皮，捣烂敷患处。

4. 小儿鹅口 将鲜叶和米水蒸热后，用叶蘸该米水洗伤口。

此外，本品还用于治疗感冒发热、麻疹高烧等。

【用法用量】内服：煎汤，10 ～ 30 g。外用：鲜品适量，捣敷。

还阳草

【土家语】给聋信嘎席克查　gex longx xinf gax xir ker car

【异名】九死还魂草，回阳草，岩松，老虎爪，救命王，佛手草，万年青，一把抓，长生草。

【来源】为卷柏科植物卷柏 *Selaginella tamariscina*（Beauv.）Spring. 的全草。

【药性】性平，味涩、辣。

【功用】收敛止血，活血疗伤，赶风止痛，败毒消肿，用于治疗多种出血、跌打损伤、风湿腰腿痛、经闭痛经、癥瘕痞块、蜈蚣咬伤等。

【应用举例】

1. 多种出血　本品味涩，具有收敛止血之功，且其药性平和，故可用于治疗多种出血。如将本品研细末，撒布伤口，可止外伤出血；若与地柏枝、白茅根、檵木等同用，则能止血热出血，水煎服。

2. 跌打损伤　本品味辣行散，有活血疗伤之效，常用于治疗跌打损伤、瘀血肿痛。多与强盗药、金腰带、岩蜈蚣等配伍，水煎兑酒服或捣烂敷伤处。

3. 风湿腰腿痛　本品辣散，又可赶风止痛，能用于治疗风湿所致的腰腿疼痛、关节不利，多与五虎劲、扶芳藤、寻骨风等同用，水煎兑酒服。

4. 蜈蚣咬伤　本品外用，有败毒消肿之效，可用于治疗蜈蚣咬伤。习单用鲜品，捣烂敷伤处。

此外，本品还用于治疗带下、烫火伤、痔疮、脱肛等。

【用法用量】内服：水煎，15 ～ 30 g。外用：适量，捣敷。

毛猴子

【土家语】是嘎尔　sif gax ev

【异名】黄药子，毛肾子，猴子七，大叶射包七，金丝吊胆，铁秤砣。

【来源】为薯蓣科植物黄独 *Dioscorea bulbifera* L. 的块茎。

【药性】性冷，味苦、咸、涩。有小毒。

【功用】凉血止血，散结消肿，赶火败毒，止咳，用于血热出血、咯血、吐血、甲状腺肿痛、大脖子病、颌下生丸子、癌肿、咽喉肿痛、疔疮肿毒、天泡疮、无名肿毒、肺热咳嗽、小儿百日咳、虫蛇咬伤、狗咬伤等。

【应用举例】

1. 血热出血　本品性冷，能赶火凉血而止血，常用于治疗血热所致的多种出血，如肺热咯血。习用块茎磨水服，也可与白茅根、墨旱莲、乌泡等配伍。

吐血　取黄药子、大黄各 9 g，牛膝 12 g，鲜茅根 30 g。水煎服。

衄血、便血、咯血　取黄药子 15 g，侧叶 12 g，枳子 12 g，白术 12 g。水煎服，每日一剂。

2. 大脖子病（奅颈症） 本品咸软苦泄，有散结消肿之功，为治疗大脖子病的主药之一。多与回头青、八月扎、海带同用，水煎服。取黄药子 120 g，研为粗末，用白酒 500 mL 泡 1 周，每次 30 mL，每日 2 ～ 3 次；或取黄药子 15 g，冲天炮 30 g，海藻 20 g，牡蛎 24 g（研末），浙贝母、香附子各 9 g，水煎服。

3. 天泡疮 本品外用，有赶火败毒消肿之效，能用于治疗天疱疮。习用块茎研末，醋调涂患处。治疗无名肿毒，可取猴子七 100 g，土大黄 70 g，共研为末，用米泔水调敷患处。

4. 狗咬伤 本品赶火败毒，又常用于治疗狗咬伤，习与野青菜、天青地白、半边莲、野烟、马鞭草、马桑叶等同用，任选 3 ～ 5 种，洗净，捣烂敷伤口，也可水煎服。

5. 胃痛 用本品治疗胃痛，可取黄药子（炒）、陈皮、苍术、金钱草各 6 g，青木香 4 g。水煎服，每日 1 剂，煎 2 次分服。

6. 吊小肠（疝气） 用本品治疗吊小肠，可取黄药子（酒炒）、预知子、荔枝核各 15 g，车前子 9 g，水煎服。

7. 咽喉肿痛，热病 本品赶火败毒，擅治各种热毒症。如治热病咽喉肿痛，可取黄药子 30 g，地龙（微炙）30 g，马牙硝 15 g。研细末，混匀，以蜜水调下 3 g，每天 2 次。

8. 百日咳 用本品治疗百日咳，有良效。取猴子七 9 ～ 15 g，冰糖为引，水煎分 3 ～ 5 次服用。

此外，本品还用于治疗带下，腹泻，扭伤，毒蛇咬伤等。

【用法用量】 内服：水煎，10 ～ 20 g；或磨汁。外用：适量，研末醋调，浸酒涂搽；或鲜品捣敷。

【使用注意】 孕妇、儿童慎用；不宜久服，文献报道中毒剂量为 30 ～ 60 g。

土筋条

【土家语】 若苦我卡普　rox kux ngox kax pux

【异名】 土强树，土浆树，白清明花，继花，坚漆，鱼骨柴，刺木花，满山白。

【来源】 为金缕梅科植物檵木 *Loropetalum chinense*（R. Br.）Oliv. 的根、茎、花及果实。

【药性】 性微冷，味苦、涩。

【功用】 收敛止血，赶火燥湿，活血疗伤，排异生肌，用于治疗多种出血、泻痢、跌打损伤、拔异物等。

【应用举例】

1. 多种出血 本品味涩，有较强的收敛止血之功，广泛用于治疗多种出血病。可单用，水煎服；或结合病因，配伍相应的药物；亦可取鲜叶或花捣烂，用止外伤出血，效佳。

2. 泻痢 本品性冷赶火，味苦燥湿，味涩性收，故既可用于治疗湿热泻痢，又可用于治疗虚泻久痢。前者常用果实，与黄柏、苦参等配伍；后者多与木瓜子、糖罐子根等配伍，水煎服。

3. 跌打损伤 本品味苦能泄，有活血疗伤之效，常用于治疗跌打损伤、瘀血肿痛，多与接骨木、活血莲、刺包头等同用，水煎兑酒服。

4. 拔异物 本品外用，又有排异生肌、拔取异物之功，常用于治疗木刺、竹尖等异物刺入肌肉。习用叶，配伍苦尽中、老南瓜瓤适量，蓖麻子 2 粒（去壳），共捣烂。先将桐油涂布异物入口处，再敷上药，一般 1 天左右可提出异物。

此外，本品还用于治疗鼻出血、血瘀经闭、痛经、子宫出血、慢性关节炎、水火烫伤等。

【用法用量】内服：水煎，30 ～ 60 g；鲜品加倍。外用：适量，捣敷。

龙船泡

【土家语】色克他嘎布里　ser ker tafgax buf lix

【异名】覆盆子，爬船泡，爬船莓，插田泡，复盆子，大乌泡，乌沙莓，菜子泡，回头龙，两头草，两头忙，乌泡倒触伞，乌龙毛，乌龙须，白龙须，倒生根，过江龙（不定根）。

【来源】为蔷薇科植物插田泡 *Rubus coreanus* Miq. 的根、叶、果实及藤着地所生的不定根。

【药性】性微冷，味涩、苦、辣。

【功用】收敛止血，燥湿止泻，赶风止痛，败毒敛疮，用于治疗多种出血、湿盛腹泻、风湿关节痛、水火烫伤等。果：补肾固精，用于治疗阳痿、遗精、遗尿、白带。根、不定根：调经活血，止血止痛，用于治疗跌打损伤、骨折、月经不调；外用治疗外伤出血。

【应用举例】

1. 多种出血 本品味涩，有较强的收敛止血之功，为治疗咯血、吐血、血崩等多种出血的主药之一。因本品性冷，故血热出血者用之有标本兼治之效。习用鲜叶，洗净捣汁，冲凉开水服，或与檵木叶等同用。

2. 湿盛腹泻 本品味苦燥湿，味涩收敛，常用于治疗湿盛下注、大便如水的腹泻。可单用，水煎服，或与救兵粮、山莓、水杨梅等配伍。

3. 风湿关节痛　本品辣散苦燥，有赶风除湿止痛之效，可用于治疗风湿所致的肢体关节疼痛，多与腰子藤、南木香、七皮风配伍，水煎或泡酒服。

4. 水火烫伤　本品性冷赶火败毒，味涩敛疮生肌，能用于治疗水火烫伤，习用鲜叶，洗净捣汁涂患处。

此外，本品还用于治疗脘腹胀痛、腰痛等。

【用法用量】内服：水煎，15 ～ 30 g；或捣汁、泡酒。外用：适量，鲜叶捣汁敷。

天王七

【土家语】卖老嘎七 Mef faov gav qif

【异名】四块瓦、红四块瓦、四大天王、四大金刚。

【来源】本品为报春花科植物重楼排草 *Lysimachia paridiformis* Franch. 的根茎或全草。

【药性】性温，味涩、微辣。

【功用】祛风除湿，活血调经，止痛，止血。治崩漏、风湿疼痛、跌打损伤、小儿疳积等。

【应用举例】

1. 崩漏　本品性温，能活血调经止血，可用于治疗崩漏。取天王七 9 ～ 20 g，水煎服，连服 3 ～ 5 剂；或取天王七 20 g，牛血莲、血三七、天青地白各 10 g，水煎服。

2. 跌打损伤　本品能活血止痛，擅治跌打损伤。以天王七全草 120 g，泡酒 500 mL，每天早晚各服 20 ～ 40 mL。

3. 小儿疳积　取鲜天王七 30 ～ 50 g，与鸡蛋煮熟，吃蛋，喝汤。

4. 风湿疼痛　本品能祛风除湿、活血止痛，常用于治疗风湿疼痛。取天王七、三百棒各 50 g，虎杖 9 g，共研细末，每次服 12 g，每日服 2 ～ 3 次，温开水送服；或取天王七 20 g，排风藤、竹叶细辛、香血藤各 10 g，水煎服。

此外，本品还用于治疗肺结核，久咳，胃肠炎，胃痛，风湿腰痛，产后腹痛等。

【用法用量】内服：水煎，5 ～ 15 g。或泡酒服。

十月红

【土家语】翁巴泡　ongx bax paox

【异名】酸泡，刺泡，红娘藤，倒水莲，十月莓，秧泡子，寒扭，冬寒扭，倒拔千斤。

【来源】为蔷薇科植物高粱泡 *Rubus lambertianus* Ser. 的根和叶。

【药性】性冷，味苦、涩。

【功用】固精涩尿，收敛止血，赶火退烧，除湿止痛，用于治疗多种出血、跑马遗尿、感冒发烧、风湿腰痛等。

【应用举例】

1. 多种出血　本品味涩，又有收敛止血之效，能治疗多种出血病。因其性冷凉血，故尤宜止血热出血，可收标本兼治之效，多与凉血止血药同用，水煎服。

2. 跑马遗尿　本品味涩，有固精涩尿止遗之功，常用于治疗男子肾虚不固的跑马或遗尿，多与糖刺果、桑螵蛸、卵子参等同用，水煎服。

3. 感冒发烧　本品性冷，有赶火退烧之功，可用于治疗感冒发烧，多与高粱七、鸭跖草、贯众等配伍，水煎服。

4. 风湿腰痛　本品味苦燥湿而止痛，可用于治疗风湿所致的腰腿疼痛，多与枫香树、地刷子、红升麻等配伍，水煎服。

此外，本品还用于治疗感冒、口腔炎、鼻衄、咳血、产后腹痛、血崩、产褥热、痛经、白带过多、产后感染、子宫下垂、痔疮、癫痫、坐骨神经痛、风湿关节痛、偏瘫、黄水疮、虫牙痛、叶外用治疗外伤出血等。

【用法用量】内服：水煎，20 ～ 30 g。外用：适量，捣敷。

空心泡

【土家语】里可倮空不利　lix kox lox kongx buf lif

【异名】田坎泡，倒触伞，蔷薇莓，七叶饭消扭，划船泡，三月泡，白花三月泡，划船泡，龙船泡。

【来源】为蔷薇科植物空心泡 *Rubus rosaefolius* Smith. 的全株。

【药性】性冷，味微辣、苦、涩。

【功用】收敛止血，赶火燥湿，活血疗伤，败毒生肌，用于治疗多种出血、湿热泻痢、跌打损伤、肺热咳嗽、百日咳咯血、盗汗、水火烫伤等。

【应用举例】

1. 多种出血　本品味涩，能收敛止血，常用于治疗咯血、吐血、便血等多种出血，因其性冷赶火，故血热出血者尤为适宜。如本品与白茅根、侧柏叶、紫珠等同用，可用于治疗肺热咯血。

2. 湿热泻痢　本品性冷赶火，味苦燥湿，能用于治疗湿热腹泻或痢疾，多与凤尾草、铁苋、三颗针等配伍，水煎服。

3. 跌打损伤　本品苦泄辣散，有活血疗伤之效，可用于治疗跌打损伤、瘀血肿痛，多与强盗药、朱砂根、八棱麻等同用，泡酒服，并可做接骨外敷配药。

4. 水火烫伤　本品又有赶火败毒、收敛生肌之功，外用可治疗水火烫伤。习用嫩尖，捣汁涂伤处，或与铁包金等同用。

此外，本品还用于治疗牙痛、筋骨痹痛、胃痛、呕吐、咳嗽、脱肛等。

【用法用量】内服：水煎，15 ～ 30 g；或泡酒。外用：适量，鲜品捣敷或涂汁。

滑油丹

【土家语】泽堋形破　cer pongr xinr por

【异名】塘茅草，油婆草，水案板，水板凳，金梳子草，地黄瓜，压水草，鸭子草，牙齿草，弹木叶，扎水板。

【来源】为眼子菜科植物眼子菜 *Potamogeton distinctus* Benn. 的全草。

【药性】性冷，味甜、淡。

【功用】凉血止血，利尿消积，润肠通便，赶火败毒，用于治疗血热咯血、水肿、尿积症、大便秘结、水火烫伤等。

【应用举例】

1. 血热咯血　本品性冷赶火，有凉血止血之功，常用于治疗肺热炽盛，灼伤血络的咯血，习与猪瘦肉炖服，吃肉喝汤。

2. 尿积症　本品性冷味淡，有赶火利尿消积之效，能治疗膀胱湿热的尿积症，多与克马草、三白草、淡竹叶等配伍，水煎服。

3. 大便秘结　本品质地油润，能润肠通便，可用于治疗大便秘结，数日一行。本品性冷，故热结便秘者尤为适宜。轻者可单用煎水服，重者与土大黄配伍。

4. 水火烫伤　本品外用，又有赶火败毒消肿之功，可用于治疗水火烫伤，习用全草，洗净捣汁涂伤处。

此外，本品还用于治疗急性结膜炎、白浊、带下、痢疾、黄疸、小儿疳积、蛔虫病、吐血、肺痨咳血、鼻血、痔血、慢性咳嗽、水肿、痈疮肿毒等。

【用法用量】内服：水煎，30 ～ 50 g，鲜品加倍。外用：适量，鲜品捣敷。

酸泡根

【土家语】阿匹匹机纳　Ar piv piv jiv lar

【异名】牛尾泡，山泡刺藤，黄泡叶，黄泡子，黄蘼子，红五泡，酸泡，独叶龙。

【来源】为蔷薇科植物宜昌悬钩子 *Rubus ichangensis* Hemsl. et Kuntze 的干燥根及叶。

【药性】性平，味酸、涩。

【功用】收敛止血，通经利尿，解毒敛疮，用于治疗吐血，衄血，痔疮，尿血，血崩，痛经，小便短涩，湿热疮毒，黄水疮等。

【应用举例】

1. 吐血，痔疮出血，黄水疮，湿热疮毒　本品性平，味酸、涩，能收敛止血，解毒敛疮，可用于治疗吐血，痔疮出血，黄水疮，湿热疮毒等。取牛尾泡叶 9 ～ 15 g，水煎服，亦可研末外撒。

2. 身痛，小便不利 本品能通经利尿，擅治身痛、小便不利等。取牛尾泡根 9 ～ 15 g，水煎服。

此外，张家界土家族医生还以此为主药，用于治疗湿热黄疸及急、慢性肝炎等。

【用法用量】内服：煎汤，15 ～ 30 g。外用：适量，研末撒或调敷。

十三、活血药

益母蒿

【土家语】业司列翁席克查　nier six liex ongr xir ker car

【异名】益母草，月母草，野油麻，铁麻干，油粑菜，茺蔚，坤草。

【来源】为唇形科植物益母草 *Leonurus japonicus* Houtt. 的全草和种子。

【药性】性微冷，味辣、苦、淡。

【功用】活血调经，燥湿止带，利水透湿，赶火败毒，用于治疗月经不调、痛经、经闭、恶露不尽、摆白、水肿病、疮疡肿毒等。

【应用举例】

1. 月经不调 本品辣散苦泄，具有显著的活血调经之功，主治血瘀气滞所致的月经不调，经血紫暗或有瘀块。其性冷凉血，又能治疗血热所致的月经先期、量多色鲜。此外也常用于治疗产后瘀血腹痛，故本品谓之妇科经产要药。轻者可单用全草水煎服，重者与月月红、泽兰、散血草等配伍。

2. 摆白 本品淡渗苦燥，有除湿止带之效，多用于治疗摆白病。因其性冷，故由湿热所致者尤为适宜，多与苦参、黄柏、三白草等同用，水煎服。

3. 水肿病 本品淡渗，能利水透湿消肿，为治水肿、小便不利的常用之品，多与车前草、白茅根、蓑衣藤等配伍，水煎服。

4. 疮疡肿毒 本品性冷，有赶火败毒之功，可用于治疗疮疡肿毒，多用全草，捣烂敷患处，或与蛇莓同用。

此外，本品还用于治疗跌打损伤、堕胎下血、乳腺囊肿、夜盲症等。

【用法用量】内服：水煎，30 ～ 50 g；外用：适量，鲜品捣敷。

红牛克西

【土家语】务吉提克免姐　wuf jir tir kex mianx jiex

【异名】红牛膝，牛克膝，土牛膝，山牛膝，透血红，倒扣草。

【来源】为苋科植物柳叶牛膝 *Achyranthes longifolia*（Makino）Makino. 的根及茎叶。

【药性】性微冷，味酸、甜。

【功用】清热解毒，活血疗伤，赶火败毒，赶湿利尿，敛疮生肌，用于治疗风湿关节痛、跌打损伤、喉蛾、水火烫伤、感冒发热、咽喉肿痛，烧烫伤、月经不调、痛经、经闭、产后腹痛、小便不利、贫血、痈疽等。

【应用举例】

1. 跌打损伤 本品色红入血分，有较强的活血疗伤之功，为治疗跌打损伤、瘀血肿痛的常用药物之一，多与打不死、大救驾、算盘子根等同用，水煎兑酒服。或取土牛膝、益母草各 15 g，泽兰叶、马鞭草各 9 g，水煎，加酒适量，兑服。

2. 喉蛾 本品性冷赶火，有败毒消肿之效，多用于治疗咽喉肿痛的喉蛾病。可与过江龙、双飞蝴蝶、白两金等同用，水煎服。或取鲜土牛膝 60 ～ 120 g，洗净捣烂取汁，日服 3 次；或用鲜土牛膝、鲜芙蓉叶各 15 g，水煎，日服 3 次。

3. 水火烫伤 本品性冷赶火败毒，味酸收敛生肌，常用于治水火烫伤，习单用鲜根适量，洗净捣烂，取汁涂伤处。

4. 搭手 本品有败毒消肿之功，又可用于治疗火毒郁结背部的搭手，常采鲜叶捣烂调蛋清，敷患处，或与田皂角等同用。

此外，本品还用于治疗贫血、外感等。

【用法用量】内服：水煎，30 ～ 50 g。外用：适量，鲜品捣敷。

五花血藤

【土家语】卡普灭尔二拉 kax pux miev ef lax

【异名】花血藤，活血藤，血藤，五花血藤，穿尖龙，血灌肠，半血莲，过血藤，红木通，红藤。

【来源】为木通科植物大血藤 *Sargentodoxa cuneata*（Oliv.）Rehd. et Wils. 的藤茎。

【药性】性平，味辣、微苦。

【功用】活血通经，赶风除湿，排脓消痈，杀虫止痛，用于治疗经闭腹痛、虫积腹痛、急性阑尾炎、肠痈、跌打损伤、风湿骨痛、母猪症等。

【应用举例】

1. 经闭腹痛 本品味辣行散，色红入血，有较强的活血通经止痛之功，为治疗妇女瘀血阻滞之月经不调、经闭腹痛的主要之品，多与山鸡血藤、血当归、益母草等配伍，水煎服。

2. 跌打损伤 本品有活血通经之功，又有疗伤止痛之效，常用于治疗跌打损伤、瘀血肿痛。可与穿破石、八角枫、见血散等同用，泡酒服。或取血藤、菊叶三七、景天三七各 30 g。水煎服，每日 2 次。

3. 风湿骨痛 本品辣散苦燥，有赶风除湿止痛之效，多用于治疗风湿引起的筋骨疼痛，关节不利。多与绿葡萄根、洋桃根、青香藤等同用，水煎，兑酒服。或取血藤 15 g，铁筷子 8 g，铁扁担 12 g，黄包袱 12 g，螃蟹七 12 g，三百棒 15 g，泡酒服。

4. 母猪症（胆道蛔虫症） 本品苦泄沉降，能杀虫止痛，可用于治疗蛔虫上窜所致的母猪症，腹痛难忍，多与苦楝树皮、毛耳朵、花椒等同用，水煎服。

此外，本品还用于治疗半身瘫痪、脘腹胀痛、钩虫病等。

【用法用量】内服：水煎，15 ～ 30 g；或泡酒。

泽兰

【土家语】热书席克查　ref sux xir ker car

【异名】地瓜儿苗，风草，奶孩子，蛇王草，麻泽兰，地笋子，地蚕子，地藕，水三七，野三七，甘露子，旱藕。

【来源】为唇形科植物地笋 *Lycopus lucidus* Turcz. 的地上部分。

【药性】性微冷，味辣、淡。

【功用】活血调经，赶风止痛，利水透湿，败毒止咳，用于治疗月经不调、经闭、痛经、产后瘀血腹痛、伤风头痛、水肿病、肺痨病等。

【应用举例】

1. 月经不调 本品味辣行散，有较强的赶气活血调经之功，为治疗妇女瘀血气滞之月经不调及痛经的主药。习与益母草、散血草、锯子草等配伍，水煎服。

2. 伤风头痛 本品辣散，有赶风通络止痛之效，能用于治疗外感风邪所致头痛。多与薄荷、鸭脚当归、老君翁、草乌、岩川芎同用，鲜品捣烂炒热，敷痛处。

3. 水肿病 本品味淡能渗，有利水透湿消肿之效，常用于治疗水肿病，症见尿少，周身浮肿。多与车前草、种萝卜蔸、包谷须等配伍，水煎服。

4. 肺痨病 本品性冷赶火，有败毒止咳之功，可用于治疗肺痨咳嗽，痰少或无痰。习与矮地茶、叶下红、百部等配伍，水煎，分早晚服。

此外，本品还用于治疗毒蛇咬伤、疮痈肿毒等。

【用法用量】内服：水煎，15 ～ 30 g，外用：适量，鲜品捣敷。

元宝草

【土家语】窝炸起痛　wov zaf qix tongf

【异名】上天梯，对月草，对月莲，对经草，蛇开口，刘寄奴，合掌草，叫子草，帆船草，叶抱枝，大叶对口莲，穿心草。

【来源】为藤黄科植物元宝草 *Hypericum sampsonii* Hance.、黄海棠（湖南连翘）*Hypericum ascyron* L. 的全草。

【药性】性冷，味苦、辣。

【功用】活血调经，疗伤止痛，除湿退黄，止血，败毒消肿，用于治疗月经不调、跌打损伤、黄疸病、小儿血毒高热、热毒痢、吐血、衄血、便血、尿血、烧烫伤、乳痛、疱疮肿毒等。

【应用举例】

1. 月经不调　本品辣行苦泄，有活血调经之功，为治疗气血郁滞之月经不调的常用药，故名“对月草”。多与茜草根、瓜子金、泽兰等同用，水煎剂。或取对月草15～30 g，益母草9 g，金锦香根15 g，水煎服。

2. 跌打损伤　本品有活血之功，有化瘀疗伤止痛之能，多用于治疗跌打损伤、瘀血肿痛。可与活血丹、辣子七、石吊兰等配伍，水煎兑酒服。

3. 黄疸病　本品性冷赶火，味苦燥湿，有除湿退黄之效，常用于治疗湿热熏蒸肝胆所致的黄疸病。多与地耳草、土茵陈、酸筒杆等同用，水煎服。取鲜对月草根15 g，酒水各半煎服，另用对月草叶，加酒糟同捣匀敷患处。

4. 毒蛇咬伤　本品外用又能败毒消肿，可用于治疗毒蛇咬伤，多与岩花子、铁灯台、翻天印同用，共捣烂敷伤口，病情重者配合水煎服。

5. 吐血、咯血、衄血　本品治疗各种出血有良效，取对月草、墨旱莲各20 g，虎杖15 g，水煎服。

6. 疱疮肿毒　本品外用可败毒消肿，多用于治疗疱疮肿毒，取对月草、紫花地丁、芙蓉叶、一把伞各适量，捣烂敷贴。

此外，本品还用于治疗风湿病、痢疾、肠炎、鹅口疮等，外用治疗外伤出血、乳腺炎、烧烫伤、毒蛇咬伤等。

【用法用量】内服：水煎，10～15 g。外用：适量，研末撒布；或捣敷。

四块瓦

【土家语】瓦惹西　wax rev xix

【异名】四片瓦，四叶莲，四叶一枝花，四散风，四叶黄，追风伞，四大天王，四儿风，四匹瓦，大四块瓦，红四块瓦。

【来源】为报春花科植物落地梅 *Lyimachia paridiformis* Franch. 的全草。

【药性】性热，味辣、苦、微甜。

【功用】活血通经，散寒燥湿，赶风止痛，补气养血，用于治疗产后瘀血腹痛、月经不调、崩漏、消化道出血、血淋、跌打损伤、风寒咳喘、小儿疳积、风湿疼痛、胃痛、腹痛腹泻、风湿腰痛、气血不足等。

【应用举例】

1. 产后瘀血腹痛　本品辣散热通，有活血化瘀、通经止痛之能，常用于治疗血瘀所致妇女产后腹痛或月经后期、经色紫暗。轻者可单用全草水煎服，重者配伍散血草、小血藤、女儿红等同用。

2. 腹痛腹泻　本品性热散寒，味苦燥湿，常用于治疗过食生冷引起的腹痛腹泻，多用全草，与山鸡椒、小杆子、三月泡等配伍，水煎服。

3. 风湿腰痛 本品辣散苦燥热通，有赶风除湿散寒之效，能用于治疗风湿或寒湿引起的腰腿疼痛、活动不便，习与苕叶七、麻布七、一支箭等同用，水煎兑酒服。

4. 气血不足 本品味甜，能补益气血，可用于治疗年老体弱或久病大病后的气血不足、面黄少气。习用全草鲜品 50 g，洗净，先经开水烫，然后放入宰杀处理后的鸡的腹腔内，再缝合切口，蒸熟吃鸡肉，连吃 3 只。

此外，本品还用于治疗肺结核、久咳、毒蛇咬伤等。

【用法用量】内服：水煎，15 ～ 30 g；或泡酒、炖食。外用：适量，鲜品捣敷。

鸡血莲

【土家语】日阿灭尔莲　rer miev lianr

【异名】散血莲，活血莲，土当归，铁板金，铁蕨鸡，凤尾七。

【来源】为金星蕨科植物披针新月蕨 *Pronephrium penangianum*（Hook.）Holtt. 的根茎及叶。

【药性】性微冷，味微辣、微苦、涩。

【功用】活血调经，散瘀止痛，赶风除湿，收敛止泻，用于治疗月经不调、闭经、跌打损伤、筋骨疼痛、风湿关节痛、水泻、火眼；外用治疗外伤出血等。

【应用举例】

1. 月经不调 本品辣行苦泄，有活血调经之功，常用于治疗血行不畅的月经不调，多与星宿菜、益母草、元宝草等配伍，水煎服。

2. 跌打损伤 本品有活血之功，可散瘀疗伤止痛，故有“活血莲”“散血莲”之名，为治跌打损伤、瘀血肿痛的常用之品，多与红毛七、麻布七、追魂箭等同用，泡酒服。

3. 风湿关节痛 本品辣散苦燥，有赶风除湿止痛之功，多用于治疗风湿所致的肢体麻木，关节疼痛。习与金刚藤、大风藤、龙须藤等配伍，水煎兑酒服。

4. 水泻 本品苦燥涩收，有燥湿收敛止泻之效，可用于治疗湿盛下注、大便如水之泄泻，常与水杨梅、三月泡、天香炉等同用，水煎服。

此外，本品还用于治疗急性结膜炎、肺痨、痢疾、带下等。

【用法用量】内服：水煎，15 ～ 30 g；或泡酒。外用：适量，捣敷。

星宿菜

【土家语】牛秋串　niur qiux cuanf

【异名】大田基黄，散血草，红筷子，红脚兰，红头绳，矮桃草，定经草，赤脚草，红根子，红脚菜，黄鳝草，拔血红。

【来源】为报春花科植物红根草 *Lysimachia fortunei* Maxim. 的全株。

【药性】性微冷，味苦、辣。

【功用】活血调经，赶火发表，燥湿止带，用于治疗月经不调、跌打损伤、风热感冒、咳嗽咳血、肠炎、痢疾、肝炎、摆白等。

【应用举例】

1. 月经不调　本品味辣行散，有较强的活血调经之功，为治疗妇科瘀血经产诸病的主要药物，故有“定经草”之名。如治疗月经后期，经少色暗，习与泽兰、回头青、白当归配伍，水煎服。

2. 跌打损伤　本品活血化瘀疗伤之效，常用于治疗跌打损伤、瘀血肿痛，故又有“散血草”之名。轻者可用全草捣烂兑酒敷伤处；重者与接骨草、大救驾、金荞麦等药同用，水煎兑酒服。

3. 风热感冒　本品性冷味辣，有赶火发表之效，可用于治疗风热感冒，发烧头痛。多与金银花、野菊花、田边菊等配伍，水煎服。

4. 摆白　本品味苦，能燥湿止带，能治疗湿盛下注、白带过多的摆白病。多与白鸡冠花、八宝莲、白木菊花等同用，水煎服。

此外，本品还用于治疗咳血、痛经、产后腹痛、恶露不尽、风湿性关节炎、跌打损伤、疟疾、小便不利、毒蛇咬伤等。

【用法用量】内服：水煎，20 ～ 30 g。外用：适量，鲜品捣敷。

十四、止屙药

三月泡

【土家语】看克思 kan kex six

【异名】插秧泡，栽秧泡，过江龙，树莓，山抛子，牛奶泡，撒秧泡，四月泡，龙船泡，大麦泡，泡儿刺，刺葫芦。

【来源】为蔷薇科植物山莓 *Rubus corchorifolius* L. f. 的根、叶及顶芽。

【药性】性微冷，味苦、涩。

【功用】涩肠止泻，赶食除积，燥湿止痛，固肾涩精，赶火败毒。用于治疗小儿水泻、厌食症、风湿关节痛、白口疮等。

【应用举例】

1. 小儿水泻　本品味涩收敛，味苦燥湿，有涩肠燥湿止泻之效，常用于治疗夏秋季小儿腹泻，大便如水。习用嫩尖 5 ～ 7 个，洗净捣烂，冲冷开水加红糖服，日 3 次。

2. 厌食症　本品味苦降泄，能消食除积，多用于治疗食积胃脘、厌食纳呆之症。习与马齿苋配伍，泡醋饮。若用于治疗小儿腹胀食少，多用根，与地胡椒、疳积草等配伍，水煎服。

3. 风湿关节痛 本品味苦，有燥湿止痛之效，可用于治疗风湿所致的肢体关节疼痛。多用根，与凤丫蕨、山鸡椒根、大花椒根等配伍，水煎服。

4. 白口疮 本品性冷，有赶火败毒之功，可用于治疗小儿白口疮。习用根（取色白叶有泡者）捣烂浸水含漱，也可取叶碾细末吹入口中。

5. 阳痿遗精 取三月泡子 15 g，枸杞子、菟丝子、五味子、莲子各 9 g，水煎服。

6. 烧烫伤 取三月泡根皮研粉，加香油调膏，涂患处。

此外，本品还用于治疗跌打损伤、吐血、便血、肠炎、痢疾、月经不调、白带、子宫下垂等；外用治疗痈疖肿毒。

【用法用量】内服：水煎，15 ～ 30 g；或捣汁；或泡服。外用：适量，研末或鲜品捣敷。

人苋菜

【土家语】铁贴统 tiex tier tongx

【异名】灯盏窝，海蚌含珠，铁苋菜，血见愁，人苋，蚌壳草，撮斗撮金珠，撮斗装珍珠，叶里含珠，野麻草。

【来源】为大戟科植物铁苋菜 *Acalypha australis* L. 的全草。

【药性】性冷，味苦、微辣。

【功用】败毒止痢，凉血止血，赶风止痒，赶火消肿，用于治疗火毒痢疾、血热出血、咳嗽吐血、崩漏、便血及外伤出血、湿疹、风坨、毒蛇咬伤等。

【应用举例】

1. 火毒痢疾 本品性冷，有显著的赶火败毒止痢之功，为治疗火毒痢疾之要药，症见大便脓血或纯血。常单用全草，水煎加红糖服，或与凤尾草、红辣蓼等配伍。也善治急性水泻。

2. 血热出血 本品性冷赶火，有凉血止血之效，常用于治疗血热妄行所致的各种出血，故有“血见愁”之名。多与白茅根、旱莲草、乌泡根等配伍，水煎服。

3. 风坨 本品辣散，有赶风止痒之功，可用于治疗起风坨，皮肤瘙痒难忍，与千里光各适量，水煎外洗。

4. 毒蛇咬伤 本品外用，能赶火败毒、消肿止痛，可用于治疗毒蛇咬伤，多与廊茵等同用，捣烂敷伤处。

此外，本品还用于治疗小儿小消化不良、小儿疳积、肠炎、细菌性痢疾、阿米巴痢疾、肝炎、疟疾，外用治疗痈疖疮疡、皮炎、湿疹、外伤出血等。

【用法用量】内服：水煎，30 ～ 60 g。外用：适量，鲜品捣敷。

酸板草

【土家语】马屎苋　max six hanf

【异名】瓜子草，五行草，马齿菜，马苋菜，猪母菜，瓜仁菜，瓜子菜，长寿菜，马蛇子菜，酸味菜。

【来源】为马齿苋科植物马齿苋 *Portulaca oleracea* L. 的全草。

【药性】性冷，味酸。

【功用】败毒止泻，赶火止咳，消肿止痛，用于治疗火毒泻痢、鸬鹚咳、猴儿疱、毒蛇咬伤等。

【应用举例】

1. 火毒泻痢　本品性冷赶火败毒，味酸收敛止泻，为治疗火毒痢疾和水泻之佳品。习单用鲜品一大把，洗净，绞汁加红糖兑凉开水服。

2. 鸬鹚咳　本品冷酸，能赶火敛肺而止咳，常用于治疗小儿鸬鹚咳，多与马鞭草、葵花梗、百部等配伍，水煎服。

3. 猴儿疱　本品外用，有败毒消肿止痛之功，能用于治疗小儿猴儿疱（流行性腮腺炎）。可单用，洗净捣烂敷患处，或与钻岩尖、土大黄、芙蓉叶等同用。

4. 毒蛇咬伤　本品能赶火败毒，还可治疗毒蛇咬伤，常与半边莲、红辣蓼、凤仙花等同用，洗净捣烂敷伤处。

此外，本品还用于治疗跌打损伤、外伤出血、细菌性痢疾、急性胃肠炎、急性阑尾炎、乳腺炎、痔疮出血、白带；外用治疗疔疮肿毒、湿疹、带状疱疹等。

【用法用量】内服：水煎，30～50 g，鲜品加倍。外用：适量，鲜品捣敷。

山桐麻

【土家名】抗苦桐麻　kanr kux tongr mar

【异名】白面风，野桐，叶下白，白背木，白背娘，白朴树，白帽顶，白叶野桐。

【来源】为大戟科植物白背叶 *Mallotus apelta*（Lour.）Muell.–Arg. 的根、树皮及叶。

【药性】性微冷，味苦、涩。

【功用】赶火燥湿，止带止血，败毒消肿，用于治疗湿热泄泻、摆白、摆红、跌打损伤、外伤出血、疮疡肿毒等。

【应用举例】

1. 湿热泄泻　本品性冷味苦，能赶火燥湿而止泻，可用于治疗湿热腹泻，便稀黄臭。多用叶与铁油菜、辣蓼草配伍，水煎服。

2. 摆白　本品能赶火燥湿止带，可用于治疗湿热下注、带下黄臭的摆白病（土家族疾病三十六妇女病之一，又名崩白，泛指带下过多的病症）。多与臭牡丹、白鸡冠花、苦参同用，水煎服。

3. 摆红　本品味涩，能收敛止血，可用于治疗多种原因引起的摆红病（土家族疾病三十六妇女病之一，又名崩红。泛指崩漏、月经过多之类的病症）。本品性冷，能凉血止血，故血热所致者尤为适宜。多与乌泡根、凤尾草、锯子草等配伍，水煎服。

4. 疮疡肿毒　本品外用，有败毒消肿之功，能用于治疗疮疡肿毒。可单用叶捣烂敷患处，或与其他败毒药同用。

此外，本品还用于治疗慢性肝炎、脱肛、子宫下垂、癫狗咬伤；外用治疗中耳炎等。

【用法用量】内服：水煎，20～30 g。外用：适量，鲜品捣敷。

水杨梅

【土家语】泽杨梅　cer yanr meir

【异名】假杨梅，水杨柳，绣球柳，头晕药，绣球花。

【来源】为茜草科植物细叶水团花 *Adina rubella* Hance. 的花果、叶及根。

【药性】性微冷，味涩、苦、微辣。

【功用】涩肠止泻，赶火退烧，散瘀止痛，赶风止痒，用于治疗暑湿水泻、感冒高烧、跌打伤痛、漆疮等。

【应用举例】

1. 暑湿水泻　本品性冷涩苦，能赶火燥湿、涩肠止泻，为治疗夏秋暑湿水泻之主药。习用花果或叶，水煎服。若与马齿苋配伍，也可用于治疗湿热泻痢。

2. 感冒高烧　本品性冷，有赶火退烧之功，常用于治疗风热感冒引起的高烧不退。多与岗梅、石膏、十大功劳等同用，水煎服。

3. 跌打伤痛　本品辣散苦泄，有活血散瘀、疗伤止痛之效，多用于治疗跌打伤痛。常取鲜叶与一支蒿配伍，捣烂敷伤处。

4. 漆疮　本品味辣行散，有赶风止痒之功，可用于治疗漆疮，皮肤瘙痒难忍，习用根，煎水洗患处。

此外，本品还用于治疗风热咳嗽、小儿惊风、咽喉肿痛、腮腺炎等。

【用法用量】内服：水煎，15～30 g。外用：适量，捣敷；或煎水洗。

蜂子七

【土家语】米马七 mix max qir

【异名】地蜂子，土蜂子，山蜂子，铁秤砣，毛猴子，三叉苦，雷震子，三爪金，天青地白，地蜘蛛，地丸子。

【来源】为蔷薇科植物三叶委陵菜 *Potentilla freyniana* Bornm. 或中华三叶委陵菜

（地蜂子）*Potentilla freyniana* Bornm. var. sinica Ago 的根及全草。

【药性】性冷，味苦、涩。

【功用】赶火燥湿，收敛止血，活络止痛，败毒消肿。用于治疗湿热泻痢、便血、胃脘灼痛、胃肠道溃疡、腰痛、牙痛（嚼烂含服）、月经过多、痛经、带下、外伤出血、产后或流产后出血、肠胃出血、骨髓炎、痔疮肿痛、烧烫伤、小儿疳积、毒蛇咬伤等。

【应用举例】

1. 湿热泻痢　本品性冷味苦且涩，有较强的赶火燥湿、收敛止泻之功，可用于治疗湿热腹泻、痢疾，有标本兼治之效。可单用，水煎服；或与铁苋菜、金锦香、火炭母等同用。

2. 便血　本品味涩，有收敛止血之效，可用于治疗大便下血。又因其性冷，能凉血止血，故血热便血者尤宜，习单用根，研细末服。

3. 胃脘灼痛　本品性冷赶火，味苦降泄，常用于治疗火郁中元的胃脘灼痛，常单用根研末服，或与苦参等配伍。

4. 毒蛇咬伤　本品外用，有赶火败毒、消肿止痛之功，可用于治疗毒蛇咬伤，习与蛇不过同用，洗净捣烂敷患处。

此外，本品还用于治疗口腔炎、劳损腰痛、骨结核、跌打损伤、瘰疬、疮疡肿毒等。

【用法用量】内服：水煎，30 ～ 50 g；或研末，每次 3 ～ 5 g。外用：适量，鲜品捣敷。

金鸡尾

【土家语】查七列碰　car qir lier pongf

【异名】野鸡尾，阉鸡尾，三把叉，鸡脚草，龙须草，小凤尾草，井口边草，井边凤尾，井栏草，凤尾蕨，腊肾草，山鸡尾，五指草。

【来源】为凤尾蕨科植物凤尾草 *Pteris multifida* Poir. 的全草或根茎。

【药性】性冷，味苦、涩。

【功用】赶火除湿，收敛止血，败毒。用于治疗咽喉肿痛、湿热痢疾、黄疸病、摆红、食物中毒、水肿、淋脓、狂犬咬伤、烫火伤等。

【应用举例】

1. 湿热痢疾　本品性冷味苦，有较强的赶火燥湿止泻之效，为治疗湿热痢疾、大便脓血的主要药物。习单用，水煎服，连用 3 ～ 5 天，或与红辣蓼配伍。

2. 黄疸病　本品能赶火除湿，又可用于治疗湿热熏蒸肝胆的黄疸病，常与青鱼胆草、小金钱草、半枝莲等配伍，水煎服。

3. 摆红 本品性冷赶火凉血，味涩收敛止血，多用于治疗妇女血热所致的摆红病，有标本兼治之功，习与龙船泡同用，洗净捣烂，冲凉开水 1 碗，顿服。

4. 咽喉痛 取凤尾草 30 g，水煎服，可用于治疗咽喉痛。

5. 烫火伤 取凤尾草适量，焙干研末，麻油调敷。

6. 食物中毒 本品有败毒之功，还可用于治疗饮食不洁所致的食物中毒、腹痛吐泻。可单用煎水服，或与金银花叶、绿豆、红豆子配伍。

7. 狂犬咬伤 取小凤尾草根茎适量，加酒捶绒外包，另用全草及化香树皮、杨梅树皮、干者各 6 g，煎水，每日洗 3 次。

8. 刀伤 取小凤尾草嫩叶、酸浆草、糯米条各适量，捣烂敷患处，每日换药一次。

此外，本品还用于治疗泌尿系感染、劳伤、月经不调、带下、便血、尿血、感冒发烧、腮腺炎、肝炎、痈疽疔疮、目翳、胃脘疼痛、蛇虫咬伤、农药中毒；外用治疗外伤出血等。

【用法用量】内服：水煎，30 ～ 60 g。外用：鲜品适量或干品研末，麻油调敷。

红辣蓼

【土家语】趴古席克查　pax gux xir ker car

【异名】辣蓼，水辣蓼，辣蓼草，辣柳草，辣子草，红梗草，蓼辣子。

【来源】为蓼科植物水蓼（辣蓼）*Polygonum hydropiper* L 或伏毛蓼 *Polygonum pubescens* Blume. 的干燥全草。

【药性】性微冷，味苦、辣。

【功用】赶火燥湿，赶食化积，败毒消肿，杀虫止痒，发汗解毒，止血，用于治疗湿热腹泻、痢疾、食滞、小儿疳积、毒蛇咬伤、皮肤瘙痒、带下阴痒、湿疹、风疹、沙虫脚、痛经、外感发热、恶寒无汗、头痛、身痛、风湿痹痛、跌打外伤出血、便血等。

【应用举例】

1. 湿热腹泻 本品性冷赶火，味苦燥湿，常用于治疗大肠湿热，腹泻如水，习单用鲜品一把洗净，米泔水煎，兑红、白糖服。

2. 毒蛇咬伤 本品性冷赶火，外用能败毒消肿，为治疗毒蛇咬伤的常用药，可与苦瓜七、大红老鸦酸、凤仙花各适量，捣烂敷伤口。

3. 小儿疳积 本品辣散苦泄，有赶食化积之效，可治疗小儿疳积，多与疳积草、独脚金、地胡椒等同用，水煎服。

4. 沙虫脚 本品外用，又有杀虫止痒之功，能用于治疗沙虫脚，习将鲜品适量洗净捣烂，揉搽患处，日数次。

5. 各种外伤出血 本品外用，可治疗各种外伤出血。取大辣蓼子适量，捣烂外敷患处。

6. 寒毒内侵　取大辣蓼子 30 g，水煎服。如热重加生石膏 30 g，如寒重加生姜 24 g，水煎服。

此外，本品还用于治疗胃痛、呕吐、咽喉肿痛、狗咬伤、皮炎、湿疹等。

【用法用量】内服 6 ～ 10 g，外用适量。煎水洗或捣敷。

药木瓜

【土家语】阿屁屁木瓜　ar pix pix mur guax

【异名】铁脚梨，秋木瓜，皱皮木瓜，宣木瓜，红木瓜，酸木瓜。

【来源】为蔷薇科植物贴梗海棠 *Chaenomeles speciosa*（Sweet）Nakai 的果实和叶。

【药性】性平，味酸、甜、淡。

【功用】开胃赶食，收敛止泻，除湿退黄，缓急疏筋，用于治疗食积腹胀、湿盛水泻、黄疸病、湿痹拘挛、腰膝关节酸重疼痛、吐泻转筋、脚气水肿、小腿抽筋等。

【应用举例】

1. 湿盛水泻　本品酸淡，能渗湿收敛而止泻，常用于治疗湿盛下注所致的水泻，可与水杨梅、三月泡、车前草等同用，水煎服。

2. 食积腹胀　本品味酸，能促进消化，有开胃赶食之功，为治疗食积不化、腹满食少之要药，多与隔山消、山棠梨、小夜关门等同用，水煎服。

3. 黄疸病　本品渗湿，有利胆退黄之效，常用于治疗湿热熏蒸肝胆所致的黄疸病，对脘闷纳呆者尤为适宜。常与马蹄金、土大黄、隔山消等配伍，水煎服。

4. 小腿抽筋　本品味甜，又有缓急疏筋之功，多用于治疗霍乱吐泻之后引起的小腿抽筋。习与樟木、小血藤、三月泡根同用，水煎服。

此外，本品还用于治疗风湿腿痛、穿腮等。

【用法用量】内服：水煎，20 ～ 30 g；或泡酒服。外用：适量，鲜叶捣敷。

金香炉

【土家语】给聋铁贴　gex longx tex ter

【异名】金锦香，天香炉，九盏灯，朝天罐，紫金钟，七孔莲，蜂窝草，仰天钟，金钟草，罐罐草，金石榴。

【来源】为野牡丹科植物金锦香 *Osbeckia chinensis* L. 的全株。

【药性】性微冷，味苦、涩。

【功用】赶火燥湿，收敛固涩，和胃止痛。用于治疗湿热泻痢、摆白、多种出血、胃脘痛、毒蛇咬伤、疔疮疖肿等。

【应用举例】

1. 湿热泻痢 本品性冷赶火，味苦燥湿，能止泻，常用于治疗湿热腹泻或痢疾，可与人苋、地锦草、软水黄连等同用，水煎服。本品味涩性收，也可用于治疗虚泻久痢，与土筋条、金樱子、三月泡等配伍。

2. 摆白 本品性冷味苦，有赶火燥湿止带之效，多用于治疗湿热引起的摆白病，多与白鸡冠花、三白草、龙胆草等同用，水煎服。本品味涩，又能收湿止带，故又可用于治疗体虚湿盛的摆白病。

3. 多种出血 本品味涩，能收敛止血，可用于治疗咯血、便血等多种出血，多与乌泡、龙船泡、天青地白等同用，水煎服。若结合病因配伍相应药物治疗，则效果更好。

4. 胃脘痛 本品苦泄，能和畅胃气而止痛，为治疗胃脘疼痛的常用药。因其性冷赶火，故属热痛者尤为适宜。可单用水煎服，或与十大功劳、青木香等配伍。

此外，本品还用于治疗消化不良、急性细菌性痢疾、阿米巴痢疾、阿米巴肝脓疡、肠炎、感冒咳嗽、小儿支气管哮喘、肺结核咯血、阑尾炎等。

【用法用量】内服：水煎，30 ～ 50 g，单用加倍。

小龙胆草

【土家语】给司卡普 gex six kax pux

【异名】九月花，青鱼胆草，草龙胆，红龙胆，小青鱼胆草，星秀花，雪里梅，穿山七，小龙胆草。

【来源】为龙胆科植物红花龙胆 *Gentiana rhodantha* Franch. ex Hem–sl. 的全株。

【药性】性冷，味苦。

【功用】赶火燥湿，败毒消肿，活血疗伤，赶食和胃，凉血解毒。用于治疗湿热泻痢、牙龈肿痛、痈肿疔毒、目赤肿痛、小便淋痛、痰中带血、跌打损伤、黄疸病、脘痞纳呆等。

【应用举例】

1. 湿热泻痢 本品性冷赶火，味苦燥湿，常用于治疗湿热之邪引起的腹泻、痢疾，习单用本品水煎服，也可与蜂子七、水辣蓼等同用。

2. 牙龈肿痛 本品性冷赶火，能败毒消肿，可用于治疗火毒上攻引起的牙龈肿痛。可单用，水煎浓汁含漱，日数次，也可与玉簪花、双蝴蝶、开喉箭等配伍。

3. 跌打损伤 本品花红，入血分，有活血疗伤止痛之效，可用于治疗跌打损伤、瘀血肿痛。常与打不死、岩泽兰、一口血等同用，捣烂兑酒敷伤处。

4. 脘痞纳呆 本品味苦降泄，少量用之，有赶食和胃之功，可用于治疗消化不良引起的胃脘痞闷、纳呆厌食。多与刺梨、隔山消、橘皮等配伍，水煎服。

5. 黄疸病　取小青鱼胆、山栀各 6 g，用淘米水煎服。

6. 痈肿疔毒　取小青鱼胆捣烂外敷。

7. 目赤肿痛、小便淋痛　取小青鱼胆草 9 g，水煎服。

8. 痰中带血　取小青鱼胆草 9 g，蒸甜酒一小碗内服。

此外，本品还用于治疗腹痛、毒蛇咬伤、湿疹等。

【用法用量】内服：水煎，6 ～ 15 g。外用：适量，鲜品捣敷。

五倍子

【土家语】乌贝子　wux beif zix

【异名】漆（七）倍子，木附子，报母树，报木树，山盐青，百虫仓。

【来源】为漆树科植物盐肤木 *Rhus chinensis* Mill. 叶上的虫瘿。

【药性】性平，味涩。

【功用】固精缩尿，收敛止汗，涩肠止泻，杀虫止痛，用于治疗久泻久痢、跑马遗尿、入睡出汗、虫牙痛等。

【应用举例】

1. 久泻久痢　本品有涩肠止泻之功，常用于治疗体虚肠弱不固的久泻久痢不止。多与枞茯苓各等分，制成蜜丸如豌豆大，每次 20 丸，日 3 次。

2. 跑马遗尿　本品味涩收敛，有显著的固精缩尿之功，为治疗男子肾虚不固之跑马或遗尿的主药。习单用本品研细末，醋调稠糊状，敷脐中，固定。日换 1 次，连用 1 周。

3. 入睡出汗　本品味涩，又有收敛止汗之效，故为治疗入睡汗出之要药，习用本品研细末，醋调敷脐固定，每天换药 1 次，尤多用于治疗小儿盗汗。

4. 虫牙痛　本品有杀虫止痛之功，常用于治疗虫牙疼痛，习用本品水煎含痛处，日数次。

此外，本品还用于治疗外伤出血等。煎水外洗可治疗急慢性口腔炎、齿龈炎、风火牙疼、急慢性咽炎和扁桃体炎等，煎水洗发对头部脂溢性皮炎有疗效。

【用法用量】内服：水煎，30 ～ 60 g。外用：适量，捣敷。

四方麻

【土家语】惹拉别麻　rev lax bier maf

【异名】四轮草，大小梯，青鱼胆草，四方消，四方青，四棱草，鱼珠草，山练草。

【来源】为玄参科植物四方麻 *Veronicastrum cauloptera*（Hance）Yamazaki. 的全草。

【药性】性冷，味苦，涩。

【功用】赶火燥湿，败毒消肿，收敛止血。用于治疗暑湿腹泻、毒蛇咬伤、疮疡疔疖、皮肤痒症、刀伤出血等。

【应用举例】

1. 暑湿腹泻 本品性冷味苦，有赶火燥湿、止泻之效，常用于治疗暑湿腹泻、便稀如水，可与十大功劳、金锦香、白背叶等配伍，水煎服。

2. 毒蛇咬伤 本品性冷赶火，外用有败毒消肿之功，可用于治疗毒蛇咬伤，常与包谷七、雄黄等配伍，捣烂敷伤处。

3. 疮疡疔疖 本品能败毒消肿，又可治疗疮疡疔疖，常与芙蓉叶、蒲公英等同用，捣烂敷患处。

4. 刀伤出血 本品味涩，能收敛止血，外用可止刀伤出血，常取全草捣烂敷伤口，或与檵木叶、乌泡叶同用。

此外，本品还用于治疗水火烫伤、痢疾、腮腺炎等。

【用法用量】内服：水煎 10 ～ 20 g。外用：适量，鲜品捣敷。

灯笼果

【土家语】梯苦他色布里　tix kux tax ser buf lix

【异名】糖罐子，糖刺果，刺果果，刺梨子，丁矮子，刺榆子，金罂子，山鸡头子，糖罐。

【来源】为蔷薇科植物金樱子 *Rosa laevigata* Michx. 的果实、根及叶。

【药性】性微热，味甜、酸。

【功用】固精缩尿，涩肠止泻，收湿止带，败毒消肿，用于治疗跑马遗尿、久泻不止、摆白、狗咬伤等。

【应用举例】

1. 遗精、遗尿 本品甜补酸收，有较强的补肾固精缩尿之效，为治疗男子肾气不固之跑马、遗尿的主药。习用根或果实 50 g，与鸡蛋 1 个同煮，吃蛋喝汤。

2. 久泻不止 本品味甜而酸，有补虚涩肠止泻之功，用于治疗肠虚不固、久泻不止，有标本兼治之功。多与路边黄、水杨梅、木瓜等同用，水煎服。

3. 摆白 本品有收敛之性，能收湿止带，多用于治疗湿盛下注的摆白病，可与卫矛、空心泡、蛇葡萄等配伍，水煎服。

4. 狗咬伤 本品外用，有败毒消肿之功，可用于治疗狗咬伤。习用叶，与马桑叶、天葵子同用，捣烂敷伤口。

此外，本品还用于治疗跌打损伤、血崩、头晕、出虚汗、痈肿等。

【用法用量】内服：水煎，30 ～ 50 g。外用：适量，鲜叶捣敷。

狗尿脬

【土家语】嘎列迫　gar lief pex

【异名】桑螵蛸，螳螂子，螳螂巢，螳螂壳，螵蛸，桑蛸，赖尿郎，刀螂子，流尿狗。

【来源】为螳螂科动物大刀螂 *Tenodera sinensis* Saussure 的卵鞘。

【药性】性微热，味甜，微涩。

【功用】固精缩尿，补肾助阳，收湿止带，用于治疗小儿遗尿、跑马滑精、肾虚阳痿、小便频数、早泄、摆白等。

【应用举例】

1. 小儿遗尿　本品味甜性补，味涩性收，有显著的补虚缩尿止遗之效，为治疗下元不固、小儿遗尿之佳品。习在冬春二季采本品烧熟食之，每次 5 ～ 9 个，日 3 次，夏秋二季则水煎服。

2. 遗精、滑精　本品有补涩之功，又为治疗肾虚不固、跑马、滑精之主药，常与补肾固精的金樱子、鸡筋参、白果等配伍，水煎服。

3. 肾虚阳痿　本品味甜性热，有补肾助阳之功，为治疗肾虚阳痿不举的常用药，多与桂鱼风、仙茅、丝绵皮等同用，水煎服。

4. 摆白　本品有补涩之功，还可用于治疗湿盛下注、带下量多清稀的摆白病，常与野薯莲、鸡爪莲、白鸡冠花等配伍，水煎服。

此外，本品还用于治疗腰痛、白浊等。

【用法用量】内服：水煎，10 ～ 15 g；或烧熟。

大蒜子

【土家语】石托　sir tof

【异名】石唾，荤菜，蒜头，独头蒜。

【来源】为百合科植物大蒜 *Allium sativum* L. 的鳞茎及花。

【药性】性热，味辣。

【功用】败毒止泻，芳香定晕，解蛊毒，行滞气，暖脾胃，通便，杀虫，用于治疗腹痛泻痢、百日咳、头晕病、痈疽肿毒、白秃癣疮、蛊毒症、饮食积滞、脱腹冷痛、大便不通、水肿胀满、懒蛇症等。

【应用举例】

1. 腹痛泻痢　本品有显著的败毒止泻之功，为治疗湿热腹痛泄泻或痢疾之佳品。习用紫皮大蒜 5 ～ 7 枚，擂汁冲凉开水服。每天食用生大蒜 3 ～ 5 瓣，可预防春瘟、鸡窝症、痢疾、麸子证、百日咳。

2. 头晕病 本品味辣升散，其花质轻上浮，有芳香定晕之效，可用于治疗头晕病。习用花，与小茴香配伍，研末，开水泡服。

3. 大便不通 本品外用有通便之功，能用于治疗大便秘结不通，习用蒜头 1 枚，去皮煨熟，棉裹纳肛门内。

4. 懒蛇症 本品辣散热通，通则不痛，故有较强的止痛之功，常用于治疗懒蛇症。习用本品 5 g，雄黄 1 g，共捣烂冲开水服，连服 2 ～ 4 次，病好停服。

5. 妇女阴痒、阴虫、湿疹瘙痒 取大蒜适量，煎水洗。

此外，本品还用于治疗流行性感冒、流行性脑脊髓膜炎、肺结核、食欲不振、消化不良、呕吐、蛲虫病、钩虫病、阴道滴虫、蜈蚣咬伤、痈疮肿毒等。

【用法用量】内服：多生用，捣泥或擂汁服，3 ～ 7 瓣。外用：适量，鲜品捣敷；或作栓剂。

奶浆草

【土家语】忙泽席克查 manr cer xir ker car

【异名】地锦草，乳汁草，血见愁，对匹草，草血竭，一点浆，铺地红，红斑鸠窝，地马桑，红沙草，凉帽草，小苍蝇翅草。

【来源】为大戟科植物地锦 *Euphorbia humifusa* Willd. 或斑地锦 *Euphorbia maculata* L. 的全草。

【药性】性微冷，味涩、辣、苦。

【功用】赶火燥湿，收敛止血，赶风止痒，败毒消肿，用于治疗湿热泻痢、湿热黄疸、多种出血、风坨、毒蛇咬伤等。

【应用举例】

1. 湿热泻痢 本品性冷赶火，味苦燥湿，主治湿热之邪所致的腹泻、痢疾。可单用全草水煎服，或与马齿苋、小金刀配伍。

2. 多种出血 本品味涩，有收敛止血之效，能用于治疗多种出血证如咳血、吐血、便血、崩漏、外伤出血等，故有“血见愁”之名。因其性冷，故多用于治疗血热出血，有标本兼治之效，可与大蓟、茜草、龙船泡等凉血止血药配伍。

3. 风坨 本品味辣行散，有赶风止痒之功，可用于治疗起风坨、皮肤瘙痒难忍，常与漆姑草、无娘藤等同用，煎水洗。

4. 毒蛇咬伤 本品外用，能败毒消肿，可用于治疗毒蛇咬伤，多与杠板归、鹅脚板、磨架梁等同用，内服并外敷。

此外，本品还用于治疗肠炎、乳汁不通、痈肿疔疮、跌打肿痛等。

【用法用量】内服：煎汤，15 ～ 30 g，鲜品加倍。外用：适量，鲜品捣敷或煎水洗。

走吆竹

【土家语】走吆母业　zoux yaox mux nier

【异名】青荚叶，竹上子，叶上珠，叶上花。

【来源】为山茱萸科植物青荚叶 *Helwingia japonicd*（Thunb.）Dietr. 茎叶或根入药。

【药性】性凉，味苦、涩。

【功用】赶火燥湿，活血止血，用于治疗痢疾、疮疖痈肿、毒蛇咬伤、损伤、胃痛、月经不调等。

【应用举例】

1. 痢疾　本品性凉，味苦、涩，能赶火燥湿，常用于治疗痢疾。取叶上珠 25 g，马齿苋、豨莶草各 15 g，薤白 10 g，水煎服。

2. 大便后出血　本品能燥湿止血，可用于治疗大便后出血。取叶上珠 15 g，白及 10 g，柿饼 3 枚，三月泡根 15 g，黄花根 30 g，水煎服。

3. 外伤出血　取叶上珠适量，捣烂外敷。

此外，本品还用于治疗水肿、热淋、跌打瘀肿等。

【用法用量】内服 6 ～ 10 g，外用：适量，鲜品捣敷。

软水黄连

【土家语】伯伯得泽黄莲　ber bex der cer huanr lianr

【异名】细岩绒草，水黄连，土黄连，软杆子水黄连。

【来源】为毛莨科植物多枝唐松草 *Thalictrum ramosum* Boivin. 的全草。

【药性】性冷，味苦。

【功用】败毒止泻，赶火止痛，除湿退黄，明目，用于治疗湿热泻痢、胃脘灼痛、黄疸病、痈肿疮疖、目赤火眼等。

【应用举例】

1. 湿热泻痢　本品性冷味苦，有较强的赶火败毒、燥湿止泻之功，常用于治疗湿热泄泻与痢疾，可代替黄连，可单用或与黄皮树、苦参、青木香等同用，水煎服。

2. 胃脘灼痛　本品性冷苦泄，能赶火止痛，常用于治疗火郁中元引起的胃脘灼痛，可单用或与十大功劳配伍，水煎服。

3. 黄疸病　本品苦冷，有赶火除湿退黄之效，可用于治疗湿热熏蒸肝胆的黄疸病，多与虎杖、田基黄、铁马鞭等同用，水煎服。

4. 火眼病　本品外用有赶火明目之功，可用于治疗目赤肿痛之火眼病，多与千里光同用，煎浓汁，用棉签蘸药汁滴眼，或内服。

此外，本品还用于治疗淋巴结肿大、传染性肝炎、化脓感染、蛔虫病、犬咬伤、痈疮肿毒等。

【用法用量】内服：水煎，10 ～ 15 g。外用：适量，煎汁滴眼。

南竹子

【土家语】母布里　Muy buf liv

【异名】天竹，天竺子，阑天竹，南天烛，蓝田竹，猫儿伞，杨桐，大椿，小铁树，老鼠刺，珍珠盖凉伞，白天竹，天竹子，山黄芩，钻石黄，南天竹。

【来源】为小檗科植物南天竹 *Nandina domestica* Thunb. 的根、茎及果实。

【药性】性寒，味苦。

【功用】败火除湿，止咳。用于治疗湿热黄疸、泻痢、热淋、尿血、目赤肿痛、肺热咳嗽、百日咳、疮痈、瘰疬等。

【应用举例】

1. 急性肠炎　本品性寒味苦，能败火除湿，常用于治疗急性肠炎泻痢，取南天竹 20 g，水煎服。

2. 胃痛　取南天竹根或茎、岩豇豆（吊石苣苔）各 10 g，夏枯草 8 g，矮地茶（紫金牛）5 g，水煎服。

3. 咳嗽、哮喘、肺结核　本品常用于止咳，取南天竹果实 3 ～ 19 g，水煎服。

此外，本品还用于治疗感冒发热、牙痛、跌打损伤、疮毒等。

【用法用量】内服：煎汤，11 ～ 15 g，或泡酒。外用：适量，捣烂涂敷，或煎水洗。

救兵粮

【土家语】报起布利卡　baof qix buf lif kar

【异名】救命粮，木瓜子，火把果，赤阳子。

【来源】为蔷薇科植物火棘 *Pyracantha fortuneana*（Maxim.）Li. 的叶、果实及根。

【药性】性微冷，味酸、涩、微苦。果：甜、酸、涩，平。叶：酸、微苦，平。根：苦、涩，平。

【功用】涩肠止泻，收敛止血，除湿止痛，败毒消肿。果：健脾消积，活血止血；用于治疗消化不良、肠炎、痢疾、小儿疳积、崩漏、白带、产后腹痛等。叶：清热解毒；外敷治疮疡肿毒。根：清热凉血。用于治疗湿盛水泻、跌打损伤、风湿腰痛、虚痨骨蒸潮热、肝炎、崩漏、白带、月经不调、吐血、便血、疮疖肿毒等。

【应用举例】

1. 湿盛水泻　本品酸涩性收，有涩肠止泻之效，常用于治疗夏秋湿盛之泄泻，大便如水。习用果实与水杨梅花配伍，水煎服，或研末服。

2. 吐血便血　本品又能收敛止血，多用于治疗吐血、便血。其性偏冷赶火，可用于治疗血热出血，有标本兼治之效，常与檵木、乌泡、龙船泡等同用，水煎服。

3. 风湿腰痛　本品微苦性燥，有除湿止痛之功，能用于治疗风湿所致的腰腿疼痛。多用根，与蓑衣藤、金毛狗脊、铁古伞等配伍，水煎或泡酒服。

4. 疮疖肿毒　本品外用有赶火败毒消肿之效，可用于治疗疮疖肿痛，刁采鲜叶洗净，捣烂敷患处。因其有收敛之能，对疮溃久不收口者尤为适宜。

此外，本品还用于治疗火眼、外伤出血等。

【用法用量】内服：水煎，20 ～ 30 g；或泡酒。外用：适量，捣敷。

椿树皮

【土家语】冲母他爬　congx mux tax par

【异名】椿木香，春阳树，春菜树，椿芽树，白椿，香树。

【来源】为楝科植物香椿 *Toona sinensis*（A.Juss.）Roem. 的根皮、树皮。

【药性】性微冷，味涩、苦。

【功用】收敛止泻，赶火燥湿，止带止血，用于治疗慢性腹泻、湿热腹泻、摆白症、痔疮出血等。

【应用举例】

1. 慢性腹泻　本品味涩，有收敛止泻之功，为治疗慢性腹泻的常用之品，多用根皮，与路边黄、檵木、糯米藤等配伍，水煎服。

2. 湿热腹泻　本品性冷赶火，味苦燥湿，故又可用于治疗湿热腹泻，多与十大功劳、三颗针等同用，水煎服。

3. 摆白症　本品味苦、涩，能燥湿收敛止带，可用于治疗湿盛下注所致的摆白症。常与烂泥巴树尖、白鹤莲、白鸡冠花等配伍，水煎服。

4. 痔疮出血　本品既有收敛之功，又有止血之效，可治疗痔疮出血。因其性偏冷，故血热出血者尤为适宜，常与乌龙摆尾、龙船泡、八哥草等配伍，水煎服。

此外，本品还用于治疗鼻出血、胃溃疡出血、肠风便血、崩漏带下、男子跑马、疳积、风湿关节痛、毒蜂蜇伤等。

【用法用量】内服：水煎，15 ～ 30 g。

【备注】椿树果实也供药用，名香椿子，有祛风、散寒、止痛之功，可用于治疗外感风寒、风湿痹痛、胃脘痛、疝气痛、痢疾等。《药典》中椿根皮来源为臭椿，与本品功能类同。

雉鸡尾

【土家语】日阿尼嘎列碰　rar nir gar ler pongf

【异名】阉鸡尾，乌韭，金花草，大叶金花草，小鸡尾草，小叶野鸡尾，蜢蚱参，细叶凤凰尾。

【来源】为鳞始蕨科植物乌蕨 *Stenoloma chusanum*（L.）Ching 的全草。

【药性】性寒，味微苦。

【功用】败火利湿，解毒，止血，用于治疗砒霜、雷公藤、木薯、黄紫树根中毒，热泻痢疾、白浊、吐血、便血、外伤出血、烫伤、狂犬及毒蛇咬伤等。

【应用举例】

1. 痢疾　本品性寒，功能败火利湿，擅治痢疾。取鲜雉鸡尾全草、鲜水蜈蚣全草各 30 g，水煎服。如用于治疗白浊、湿热带下，可取鲜雉鸡尾全草 30 ～ 60 g，捣烂绞汁，调米泔水服。

2. 解毒　本品有较强的解毒作用，在土家族民间有“万能解毒药”之称，能用于治疗诸如砒霜、雷公藤、黄紫树根等中毒，还能解狂犬咬伤、毒蛇咬伤等。大剂量单用有效，也可与其他药物配伍使用。

木薯中毒证　取鲜乌韭 30 g，甘草 20 g，绿豆 50 g。水煎，分 2 次服。

3. 水火烫伤　将雉鸡尾叶捣烂或研末，冷开水调敷患处。

4. 止血　本品能止血，可用于治疗吐血、便血、外伤出血等多种出血证，常与其他药物配伍使用。如用于治疗外伤出血，同时以鲜药捣烂外敷。

此外，本品还用于治疗感冒发热、咳嗽、咽喉肿痛、痈疮肿毒、皮肤湿疹等，甚至可用以治疗胃癌、肠癌、肝炎等。

【用法用量】内服：水煎，10 ～ 20 g；解药毒，可用至 100 ～ 200 g。外用：捣敷。

翻白草

【土家语】阿实阿汝什　Ar sir av rav sir

【异名】鸡棒腿，鸡脚参，鸡腿子，毛鸡腿儿，天青地白，鸡脚莲，鸡腿根，鸡腿子，叶下白，郁苏参，鸡爪参，土洋参，野鸡坝，千锤打。

【来源】为蔷薇科植物翻白草 *Potentilla discolor* Bge. 的带根全草。

【药性】性平，味甜、微苦。

【功用】败火解毒，止血，止痢，用于治疗痢疾、腹泻、吐血、便血、外伤出血、疟疾、痈肿、疖疮。

【应用举例】

1. 痢疾　本品能败火解毒，可止血止痢，擅治湿热毒，常用于治疗各种痢疾（细菌性痢疾、阿米巴痢疾等）脓血、肠炎腹泻。可单用鸡脚参 30 g 水煎服，也可与其他药物配伍使用，还可用于治疗白带。

2. 止血　本品能止血，可用于治疗吐血、便血、外伤出血等各种内外出血，可单用或配伍应用。

3. 水肿　取鸡脚参、冬瓜皮、薏苡仁各 30 g，可治疗水肿。

此外，本品还用于治疗小儿疳积、肺痈、痈肿等；外用治疗创伤、瘰疬结核等皮肤病。

【用法用量】内服，煎汤，10 ～ 15 g。外用：适量，研末或煎水熏洗，或鲜品捣敷。

十五、止汗药

糯稻根

【土家语】且尔什　Gev ev sir

【异名】糯谷根。

【来源】禾本科植物糯稻 *Oryza sativa* L. var. glutinosa Matsum. 的带茎基的根。

【药性】性平，味甜。

【功用】益胃生津，退虚热，止盗汗，用于治疗阴虚发热、自汗、盗汗、口渴咽干、气阴亏虚所致咳嗽少痰等。

【应用举例】

1. 自汗、盗汗　本品能益胃生津、退虚热、止盗汗，常用于治疗气阴虚导致的自汗、盗汗等。取糯谷根 100 g，荷花子 50 g，水煎内服。

2. 肝病　本品可用于治疗肝病，取糯谷根 150 g，水煎加白糖 50 g，内服。

此外，本品还用于治疗丝虫病（乳糜尿）等。

【用法用量】内服：煎汤，30 ～ 60 g，量大可至 150 g。

十六、喜药

野南瓜

【土家语】抗苦那土　kanr kux naf tux

【异名】算盘子树，千锤打，斋巴树，铁门拴，铁暂板，馒头果，血泡木。

【来源】为大戟科植物算盘子 *Glochidion puberum*（L.）Hutch. 的根、果实及枝叶。

【药性】性微冷，味微苦、微辣、微涩、微甜。

【功用】通经助孕，止血调经，赶火除湿，升提固脱，用于治疗经闭不孕、崩漏、摆红、湿热积滞、吊茄子等。

【应用举例】

1. 经闭不孕　本品辣行苦泄，有活血通经助孕之功，为治瘀血阻滞之经闭不孕的常用品。习用根 30 g，水煎兑甜酒服，也可与瓜子金、益母草、月月红等配伍。

2. 摆红　本品味涩而收，可用于治疗经血过多的摆红病，有止血调经之效。因其味辣，又具有止血不留瘀的特点，多用枝叶 100 g，路边荆根 50 g，水煎服。

3. 湿热积滞 本品性冷赶火，味苦燥湿，为治疗湿热积滞之脘腹胀满，或痛或吐或泻的主药之一。多用果实，与夜关门、黄柏、青鱼胆草等配伍，水煎服。

4. 吊茄子 本品味甜，又有补气升提固脱之功，能用于治疗气虚下陷的吊茄子，多与棉花根、绿升麻、韭菜蔸、麻蔸配伍，水煎服。

此外，本品还用于治疗感冒发烧、劳伤咳嗽、喉痛、牙痛、风湿痹痛、痢疾、黄疸、白带、白浊、疟疾、瘰疬、跌打损伤、痈肿、内痔肿痛等。

【用法用量】内服：水煎，30 ～ 50 g。

月月红

【土家语】拉司黑欸列免姐　lax six heix ler mianx jiex

【异名】月季花，四季花，四季红，月月在，胜春，瘦客，斗雪红。

【来源】为蔷薇科植物月季花 *Rosa chinensis* Jacq. 的花、根及叶。

【药性】性热，味苦、辣，微涩。

【功用】祛瘀助孕，止血调经，活血疗伤，赶寒除湿，用于治疗瘀阻不孕、摆红不孕、跌打损伤、风湿关节痛等。

【应用举例】

1. 瘀阻不孕 本品辣行热通，有活血祛瘀、通经助孕之效，为治血瘀不孕的主药之一，多用花，与茜草、泽兰、星宿菜等配伍，水煎服。

2. 摆红不孕 本品味涩性收，有止血调经助孕之功，多用于治疗月经过多的摆红不孕。因本品又有活血之功，故瘀血阻滞、血不归经者尤为适宜，习用根 50 g，煮鸡蛋，吃蛋喝汤。

3. 跌打损伤 本品辣行热通，能促进血行，有活血化瘀、疗伤止痛之效，为治跌打损伤、瘀血肿痛的常用之品。多用根与毛乌金、钓竿草、插篱笆树根皮等配伍，水煎兑酒服。

4. 风湿关节痛 本品辣散苦燥热通，有赶风除湿散寒之功，可用于治疗风湿或寒湿所致的关节痛。多用根，与毛瑞香、威灵仙、蓑衣藤等配伍，泡酒服。

此外，本品还用于治疗带下、九子疡、疮疡肿毒等。

【用法用量】内服：水煎，根，15 ～ 30 g；花，10 ～ 15 g。外用：适量，鲜叶捣敷。

【使用注意】孕妇慎用。

鸡公花

【土家语】日阿八卡普　rar bar kax pux

【异名】白鸡冠花，红鸡冠花，老来少，鸡冠头，

【来源】为苋科植物鸡冠花 *Celosia cristata* L. 的花序及全草。

【药性】性冷，味甜、涩。

【功用】凉血止血，收敛固涩，败毒消肿，用于治疗摆红、摆白、吐血、崩漏、腹泻、蜈蚣咬伤等。

【应用举例】

1. 摆红　本品性冷赶火，有凉血止血之功，常用于治疗血热所致的妇女摆红病，或月经过多。轻者单用红鸡冠花研末，每次 3 g，米汤水送服；重者与茜草、大蓟、旱莲草等同用。因其味涩性收，又能收敛止血，故还可用于治疗其他出血症。

2. 摆白　本品味涩，有收湿止带之效，为治疗妇女摆白病的主要药物。因其性冷赶火，故对湿热带下有标本兼治之效。多用白鸡冠花与映山红根煮猪精肉，食肉喝汤，或再加车前草根水煎服。

3. 腹泻　本品又能收敛止泻，而用于治疗腹泻。其味甜能补，性冷赶火，故虚泻、热泻均可选用。前者习与野薯莲、糖罐子等配伍，后者多与铁苋、地锦等同用，水煎服。

4. 蜈蚣咬伤　本品性冷赶火，有败毒消肿之功，外用可治疗蜈蚣咬伤，可单用花捣烂敷伤口，或用全草洗净绞汁涂。

此外，本品还用于治疗痢疾、便血、痔疮下血、皮肤瘙痒等。

【用法用量】内服：水煎，30 ～ 50 g。外用：适量，鲜品捣敷。

瓜子七

【土家语】方嘎布里七　huanx gax buf lix qir

【异名】对月草，小远志，女儿红，瓜子草，瓜子金，铁线风，辰砂草，惊风藤，惊风草，金锁匙，挂米草，竹叶地丁，金牛草。

【来源】为远志科植物瓜子金 *Polygala aponica* Houtt. 的全株。

【药性】性微冷，味辣、甜、苦。

【功用】调经助孕，镇静安神，化痰止咯，燥湿止带，活血消肿，益精补气，解毒。用于治疗无子症、失眠症、咳嗽痰多、口腔炎、咽喉肿痛、小儿惊风、小儿肺炎、小儿疳积、跌打损伤、心胃气痛、摆白、泌尿系结石、乳腺炎、骨髓炎；外用治疗毒蛇咬伤、疔疮疖肿等。

【应用举例】

1. 无子症　本品味辣行散，能活血调经助孕，故有“对月草”之名，常用于治疗月经不调引起的无子症。因本品味甜性补，对本病兼有精血不足者尤为适宜。习与赶山鞭、五花血藤、路边黄、牛克膝、麻根、子上叶等同用，水煎服。

2. 失眠证　本品味苦降泄，有镇静安神之功，可用于治疗多种原因引起的失眠证。

因其味甜补，故血不养心的失眠症尤为适宜，多与夜交藤、夜关门、含羞草等同用，冲朱砂（水飞）为引，水煎服。

3. 咳嗽痰多 本品辣散化痰，苦降止咳，性冷赶火，多用于治疗风热或肺热之咳嗽痰多。前者常与水蜈蚣、桑叶等同用，后者习与汁儿根、瓜蒌等配伍，水煎服。

4. 摆白 本品味苦，能燥湿止带，可用于治疗水湿下注、带下过多的摆白病。习用全草 30 ～ 50 g，水煎服，或与白鹤莲、臭牡丹、乌泡根等同用。

5. 经闭枯瘦 取对月草、白茅根各 150 g，三月泡 9 g，煮鸡蛋服。

此外，本品还用于治疗流痰、吐血、便血；外用治疗痈疽疔疖、毒蛇咬伤等。

【用法用量】内服：水煎，15 ～ 50 g。外用：适量，鲜品捣敷。

十七、隔喜药

臭牡丹

【土家语】南八莲 nianr bar lianr

【异名】八宝莲，臭亲家母，臭梧桐，臭枫根，大风草，大红花，牡丹七，大红袍，矮桐子，逢仙草，臭八宝，臭芙蓉，矮脚桐。

【来源】为马鞭草科植物臭牡丹 *Clerodendrum bungei* Steud. 的根或茎叶。

【药性】性微热，味辣、微甜、微苦。

【功用】活血溜胎，赶风止痛，益气养血，除湿止带，用于治疗引产下胎、头痛头晕、气血不足、摆白、痔疮、脱肛、痈肿、肺痈、乳痈、瘰疬、吊茄子、风湿关节痛等。

【应用举例】

1. 引产下胎 本品辣散行血，苦泄沉降，有较强的活血溜胎之功，为引产下胎的常用之品。习用根适量，煎水当茶饮，或与棕树根、无根藤、伸筋草配伍。

2. 头痛、头晕 本品辣行苦泄，有赶风止痛之效，常用于治疗风邪上扰的头痛头晕。习与铁古伞配伍，同鸡蛋 2 个共煮，喝汤吃蛋。也有用根皮与糯米按 1 ∶ 5 的比例配伍，研末为丸服，用于治疗头晕病。

3. 气血不足 本品味甜性补，有益气养血之功，多用于治疗年老体弱、大病久病后的气血不足、形体消瘦。常与后人（胎盘）、小人参、白三七、青木香、茯苓配伍，共碾细粉，和糯米蒸熟后，加少许蜂蜜为丸服。

4. 摆白 本品味苦燥湿，有除湿止带之功，常用于治疗湿盛下注、白带过多的摆白病。习单用叶 30 g，水煎服；或与三白草、车前草等配伍。

5. 弱热症（慢性淋巴瘤病） 取大红袍根 30 g，雷旦子 10 g，铁灯台 10 g，白毛藤 30 g，石见穿 20 g，神花 10 g。每日 1 剂，水煎，分 2 次服。

此外，本品还用于治疗跌打损伤、筋骨痿弱、高血压病、肺脓疡、乳腺炎、牙痛、阳痿、月家痨；外用治疗痈疖疮疡、湿疹、皮肤瘙痒等。还可杀蛆，将鲜臭牡丹捣烂放粪池内。

【用法用量】内服：水煎，30～50 g；或制丸。外用：适量，煎水熏洗，研末撒布或鲜品捣敷。

血蜈蚣

【土家语】灭尔蜈蚣　miev wur gongr

【异名】蜈蚣七，水蜈蚣，酸猴儿，乌七，一口血。

【来源】为秋海棠科植物掌裂叶秋海棠 *Begonia pedatifida* Lévl. 的根茎及叶。

【药性】性冷，味酸。

【功用】活血隔喜，止血止痛，赶火止痢，败毒消肿，用于治疗避孕不育、肺痨咯血、胃溃疡出血、血崩症、痛经、便血、尿血、吐血、衄血、咯血、外伤出血、腹泻痢疾、肝炎、胃痛、跌打损伤、热毒痢疾、毒蛇咬伤、湿疹、疮疖久不收口等。

【应用举例】

1. 避孕不育　本品色红入血，能活血隔喜，而有避孕、不育之功，多用于控制生育。习用根茎，晒干研末，每次 50 g，加酒少许，于两次月经之间用糖水冲服。

2. 血虚经闭　取一口血、鹿衔草各 30 g，牛膝 10 g，蓝布正 15 g，炖鸡服。

3. 妇女赤白带下症　取血蜈蚣 10 g，红白鸡冠花 10 g，红、白土茯苓各 10 g，黄剥皮 10 g。每日 1 剂，水煎，分 2 次服。

4. 肺痨咯血　本品味酸，有收敛止血之效，常用于治疗肺痨咳血，多与岩丸子、地螺蛳、紫珠枫等同用，水煎服。

5. 血崩山（崩漏）、劳伤吐血　取一口血 60 g，阴地蕨 30 g。炖鸡服。

6. 热毒痢疾　本品性冷赶火，能败毒止痢，多用于治疗热毒痢疾、腹痛、大便脓血，对便血量多者尤为适宜，多与铁苋菜、马齿苋等配伍，水煎服。

7. 毒蛇咬伤　本品有赶火败毒之功，外用能治疗毒蛇咬伤。常与三白草、一点白、白辣蓼等同用，取鲜品适量洗净捣汁，冲冷开水服，以药渣敷伤口。

此外，本品还用于治疗风湿性关节痛、坐骨神经痛、带下等。

【用法用量】内服：水煎，30～50 g；或研末；或捣汁。外用：适量，捣敷。

【使用注意】未育妇女忌用。

满坡香

【土家语】八付你香　bar huf nix xianx

【异名】山射，满山香，五里香，香草，七姐妹，珍珠香，半边香，猪蹄香，马蹄香，穿心排草，鹿子草，猎食菜，抓地虎，拔地麻，七里香，大救驾，小救驾，蜘蛛香。

【来源】为败酱科植物缬草 *Valeriana officinalis* L. 或宽叶缬草 *Valeriana officinalis* Linn. var. *latifolia* Miq. 的根及根茎。

【药性】性热，味辣、苦。

【功用】活血溜胎，赶风散寒，疗伤止痛，镇静安神，用于治疗避孕、痛经、经闭、脘腹胀痛、消化不良、水泻、风寒头痛、跌打伤痛、情志内郁所致心神不安、心慌失眠等。

【应用举例】

1. 避孕 本品气味芳香，有活血行气、催产溜胎之功，为用于避孕的主要药物之一。习与牛王刺、胡葱果配伍，于两次月经之间水煎服。

2. 风寒头痛 本品性热味辣，有发表散寒、赶风止痛之效，常用于治疗外感风寒头痛。可与生姜、苕叶香、岩川芎等配伍，水煎服。

3. 跌打伤痛 本品辣散热通，能活血散瘀、疗伤止痛，多用于治疗跌打损伤、瘀血肿痛，习与见血飞、川乌、乌金七等配伍，泡酒用，外擦伤处。

4. 心慌失眠 本品苦泄沉降，有镇静安神之功，多用于治疗心神不安的心慌、失眠等。习与瓜子金、指甲花蔸、朱砂等配伍，水煎服。

此外，本品还用于治疗风湿腰腿痛、癫狂、脏躁、毒蛇咬伤等。

【用法用量】内服：水煎，6 ~ 15 g。外用：适量，鲜品捣敷；或泡酒搽。

无娘藤

【土家语】业太二拉　nier taif ef lax

【异名】大菟丝子，黄丝藤，金丝藤，无根藤，无爹娘。

【来源】为旋花科植物金灯藤 *Cuscuta japonica* Choisy. 的藤茎及种子。

【药性】性冷，味辣。一说有小毒。

【功用】活血溜胎，败毒散结，赶风止痒，赶火明目。用于治疗引产下胎、九子疡、风坨、火眼病等。

【应用举例】

1. 引产下胎 本品味辣行散，能促进血行，有活血溜胎之功，为用于引产下胎的常用药。习与散血莲、五花血藤、山射等配伍，水煎服。

2. 九子疡 本品辣散，性冷赶火，有败毒散结之效，常用于治疗九子疡，习单用本品，洗净捣浓汁，加少许白酒，涂患处。

3. 风坨 本品辣散，又有赶风止痒之效，多用于治疗起风坨、皮肤瘙痒，习单用本品，煎水外洗；若痒疹面积较小，可用鲜品捣汁涂搽，效佳。

4. 火眼病　本品外用又有赶火明目之功，可用于治疗火眼病，症见目赤肿痛、畏光流泪。习用全草泡水，或绞汁点眼。

此外，本品还用于治疗月家痨、毒蛇咬伤、痈疮肿毒等。

【用法用量】内服：水煎，15 ～ 30 g。外用：适量，煎水外洗；或泡水、鲜品捣汁涂搽、点眼。

【使用注意】未育妇女忌用。

棕树根

【土家语】哭若几那　kuf rof jix lar

【异名】棕巴掌，定海针。

【来源】为棕榈科植物棕榈 *Trachycarpus fortunei*（Hook.f.）H. Wendl. 的根。

【药性】性冷，味辣、涩。

【功用】活血下胎，赶火止血，固精止遗，用于治疗打胎引产、摆红、倒经、男子跑马等。

【应用举例】

1. 打胎引产　本品味辣行散，有活血下胎之功，为用于打胎或引产的常用药，习与阳尘各 15 g，水煎服。

2. 摆红　本品性冷味涩，有赶火收敛止血之效，多用于治疗妇女血热引起的摆红病，常与白金条、野葡萄、木子树根皮、家麻根、倒生根配伍，水煎服。

3. 倒经　本品有收敛止血之功，又可用于治疗妇女经期鼻孔流血，即倒经，习与大锯子草、倒生根、地柏枝等同用，水煎服。

4. 遗精　本品味涩性收，有固精止遗之效，常用于治疗男子肾虚不固的跑马病。习用根水煎，白糖冲服，也可与金樱子、南五味子等同用。

此外，本品还用于治疗风湿关节痛、带下等。

【用法用量】内服：水煎，15 ～ 30 g。外用：适量，鲜品捣敷。

十八、打伤药

拐子药

【土家语】里墨他册　liv mef tax cer

【异名】地雷，救命王，雪里开，镇天雷，地雷根，地炸弹。

【来源】为毛茛科植物单叶铁线莲 *Clematis henryi* Oliv. 的根及全草。

【药性】性热，味辣、苦。

【功用】活血疗伤，开窍醒神，定惊止痉，赶气止痛，用于治疗跌打损伤、坠伤神昏、小儿高热惊风及喉痛、疔疮、胃脘胀痛等。

【应用举例】

1. 跌打损伤 本品辣行热通，有显著的活血疗伤止痛之效，为治疗跌打损伤、瘀血肿痛之要药，故有“强盗药”之名，习用块根磨酒服，并外揉伤处。

2. 坠伤神昏 本品辣行热通，具有较强的开窍醒神之功，为用于治疗坠伤神昏不醒的主药之一，故又名“救命王”。民间习用块根磨酒，老人磨童便，小儿磨乳汁服。

3. 急惊风 本品味苦降泄，有定惊止痉之效，能用于治疗小儿急惊风，习用块根磨煮开的米汤服，或与钩藤、蜈蚣等同用。

4. 胃脘胀痛 本品味辣行散，能赶气消胀止痛，多用于治疗气机不畅的胃脘胀痛，习用根磨酒服，或与乌药、青木香、厚朴等配伍。

此外，本品还用于治疗头痛、咳嗽、急慢性支气管炎、疮疡初起等，外用治疗腮腺炎。

【用法用量】内服：水煎，5 ～ 10 g；或磨汁。外用：适量，捣敷等。

马蹄香

【土家语】泽哭惹子　cer kur rev zix

【异名】土细辛，毛细辛，四两麻，马蹄细辛，花脸细辛。

【来源】为马兜铃科植物杜衡 *Asarum forbesii* Maxim. 的全株。

【药性】性热，味苦、辣、麻，有小毒。

【功用】赶寒止痛，发表止咳，活血疗伤，败毒消肿。用于治疗寒湿筋骨痛、跌打伤痛、风湿关节痛、毒蛇咬伤、胃寒疼痛、风寒感冒头痛、皮肤溃疡久不收口、恶疮等。

【应用举例】

1. 寒湿筋骨痛 本品辣散苦燥，味麻止痛，可用于治疗寒湿或风湿所致的筋骨关节疼痛，有较强的赶寒止痛之效，多与透身汗、八角枫、乌头等同用，水煎服。

2. 风寒感冒 本品辣散性热，有显著的散寒发表之功，为治疗风寒感冒，怕冷咳嗽，头身疼痛的主药之一。多与四两麻、土川芎、生姜等配伍，水煎服。

3. 跌打伤痛 本品味麻辣行热通，有活血化瘀、疗伤止痛之效，善治跌打伤痛、瘀血肿胀。轻者单用全株，捣烂兑酒揉患处，重者与茗叶七、乌金七等配伍。

4. 毒蛇咬伤 本品外用能败毒消肿，可用于治疗毒蛇咬伤，习与八角莲同用，捣烂敷伤处。

5. 胃寒痛 马蹄香研末，每次 1.5 g，开水吞服。

6. 疮疖肿毒 取马蹄香适量，捣烂敷患处。

此外，本品还用于治疗风寒咳嗽、牙痛等。

【用法用量】内服：水煎，3～5 g。外用：适量，捣敷。

【使用注意】孕妇禁用；大量服用可引起中毒，严重者可致呼吸麻痹而死亡。

包谷七

【土家语】母机纳七　mux jix lar qir

【异名】九节莲，竹根七，牛尾七，开喉箭，开喉剑，开口箭，斩蛇剑，牛大黄，冬不凋。

【来源】为百合科植物万年青 *Rohdea japonica*（Thunb.）Roth. 的全株。

【药性】性冷，味甜、辣。

【功用】赶火败毒，消肿止痛，活血疗伤，止咳止血，用于治疗跌打损伤、喉蛾、毒蛇咬伤、癫狗咬伤、咳嗽咯血等。

【应用举例】

1. 跌打损伤　本品味辣行散，能活血化瘀、疗伤止痛，多用于治疗跌打损伤、瘀血肿痛。可与八角七、散血莲、麻口皮子药等同用，泡酒服，并外揉伤处。

2. 毒蛇咬伤　本品有赶火败毒之功，又常用于治疗毒蛇咬伤，故又名“斩蛇剑”。多与蛇背生、蛇包谷、黄药子等同用，水煎服，或捣烂敷伤口。

3. 喉蛾　本品性冷赶火，有较强的赶火败毒、消肿止痛之功，善治咽喉红肿疼痛的喉蛾病，故也有“开喉箭”之美誉。习用鲜根捣汁，兑冷开水含咽，或磨水缓服。

4. 咳嗽咯血　本品有赶火止咳、凉血止血之效，可用于治疗肺热咳嗽或咯血，常与枇杷叶、十大功劳、白茅根等药配伍，水煎服。

此外，本品还用于治疗水火烫伤、无名肿毒等，近代还用于治疗心源性水肿。

【用法用量】内服：水煎，10～20 g；或泡酒；或捣汁。外用：适量，鲜品捣敷。

【使用注意】有催生作用，孕妇忌服。

神仙草

【土家语】神仙什 Senr xianv sir

【异名】山兰，孩儿菊，神仙草，多须公，麻点杆，大金刀，六月雪，六月霜，麻杆消，白花莲，不老草。

【来源】为菊科植物白头婆 *Eupatorium japonicum* Thunb. 的全草。

【药性】性凉，味苦、微辣。

【功用】祛暑发表，化湿和中，理气活血，化瘀，行水消肿，用于治疗夏伤暑湿、发热头痛、胸闷腹胀、消化不良、月经不调、跌打损伤、痈肿、虫蛇咬伤等。

【应用举例】

1. 跌打损伤　本品能理气活血化瘀，擅治跌打损伤，习用本品泡酒服，或水煎兑酒服，多用于治疗伤科病症，是著名的“强盗药”。

2. 毒蛇咬伤 本品擅治毒蛇咬伤，有良效。取鲜品捣汁内服，用药渣外敷。吉首市蛇伤研究所以此为主药，配合一点白，制备的吉首蛇药，曾广泛应用于临床。

3. 夏季伤暑 以此药配伍他药，可用于治疗夏伤暑湿、发热头痛、胸闷腹胀等。

此外，本品还用于治疗扁桃体炎、支气管炎等，其花泡制的药酒还有抗衰老、延年益寿等功能。

【用法用量】内服：15 ～ 30 g。外用：适量，鲜品捣敷或泡酒揉。

火炭母

【土家语】墨青麦七　mef qinx mier qir

【异名】接骨笋，天荞麦，山荞莲，火炭星，火炭藤，鸡骨七，溜子七，翅地利，白饭草，白饭藤，信饭藤，盲更蔗，天师印，假糖梅，斑鸠饭，毛甘蔗。

【来源】为蓼科植物火炭母 *Polygonum chinense* L. 的全株。

【药性】性冷，味辣、微苦。

【功用】赶火燥湿，败毒消肿，化痰止咳，利胆退黄，消肿痛，用于治疗跌打伤痛、湿热泻痢、喉蛾、肺热咳嗽、黄疸病、下血、红眼病等。

【应用举例】

1. 跌打损伤、风湿骨痛 本品能活血消肿，可用于治疗跌打损伤、风湿骨痛。取接骨笋 15 ～ 30 g，络石藤 12 g。水煎服。

2. 湿热泻痢 本品性冷赶火，味苦燥湿，常用于治疗湿热腹泻或痢疾。多与铁苋菜、奶浆草、酸板草等同用，水煎服。或取接骨笋 10 g，崩大碗 10 g，满天星 2 g，水煎服。

3. 喉蛾 本品性凉赶火，又有败毒消肿之效，能治疗火毒郁结的喉蛾病。可与土牛膝、双飞蝴蝶、搜山虎等配伍，水煎含咽。

4. 肺热咳嗽 本品能赶肺火、止咳嗽，为用治肺热咳嗽、咳吐黄痰的常用药，多与鱼腥草、冬古子、矮地茶等配伍，水煎服。

5. 黄疸病 本品又有利胆退黄之效，可用于治疗以身、目、尿黄为主症的黄疸病，常与黄疸草、马蹄金、田基黄等同用，水煎服。

6. 粪毒 本品接骨笋适量捣烂外搽，可治疗粪毒。

此外，本品还用于治疗白带、乳腺炎、水肿、尿路感染、疖肿、小儿脓疱疮、湿疹、毒蛇咬伤等。

【用法用量】内服：水煎，10 ～ 20 g。外用：适量，鲜品捣敷。

观音坐莲

【土家语】灭尔屁席克查　miev pif xir ker car

【异名】马三七，费菜，土三七，岩三七，旱三七，四季还阳，景天三七，见血散，八仙草，打不死，岩还阳，回生草，豆瓣还阳草，打死还，吐血草。

【来源】为景天科植物景天三七 *Sedum aizoon* L. 的全株。

【药性】性微热，味酸。

【功用】收敛止血，活血疗伤，生肌敛疮，败毒消肿，定悸除烦。用于治疗多种出血、跌打损伤、水火烫伤、小血劳（血小板减少紫癜）、心悸心烦、不寐、毒蜂蜇伤等。

【应用举例】

1. 跌打损伤　本品性偏热能行血，有活血疗伤之功，故又有“三七”“见血散”之名，常用于治疗跌打损伤、瘀血肿痛。习用全草适量，捣烂兑酒敷伤处。

2. 多种出血　本品味酸，有收敛止血之效，为治疗吐血、咯血等多种出血的常用药，故又名“吐血草”。习用全草，取鲜品适量洗净，绞汁冲红糖服。若捣烂外敷，可用于治疗外伤出血。

3. 水火烫伤　本品性能收敛，有生肌敛疮之效，可用于治疗水火烫伤，习用全草，洗净捣汁涂伤处。

4. 毒蜂蜇伤　本品外用又能败毒消肿，常用于治疗毒蜂蜇伤之红肿疼痛，多用全草洗净，捣汁涂敷，或捣烂敷伤口。

此外，本品还用于治疗毒蛇咬伤、乳痈、疮毒等。

【用法用量】内服：水煎，30～50 g；或鲜品绞汁。外用：适量，鲜品捣敷或捣汁涂搽。

马蹄草

【土家语】铜钱席克查　tongr qianr xir ker car

【异名】铜钱草，活血丹，八步拿，马脚草，连钱草，透骨消，穿墙草，遍地金钱，遍地香，地钱儿，钹儿草。

【来源】为唇形科植物活血丹 *Glechoma longituba*（Nakai）Kupr. 的全草。

【药性】性冷，味苦、辣、淡。

【功用】活血疗伤，利尿排石，透湿退黄，发表止咳，用于治疗跌打扭伤、骨折、热淋、尿路结石、带下、黄疸病、风热咳嗽、疮痈肿毒等。

【应用举例】

1. 跌打扭伤　本品辣散苦泄，有较强的活血疗伤之功，为治疗跌打损伤、瘀血肿痛的主药之一，故土家族有“打得地下爬，离不开八步拿”的俗语，多与酢浆草、八棱麻、鹿蹄草等鲜用，捣烂兑酒敷伤处，或内服。

2. 尿路结石　本品淡透，有利尿通淋排石之效，为治尿路结石的常用之品，多与金钱草、车前草、木通等配伍，水煎服。

3. 奓肿症（急、慢性肾炎）　取连钱草、葎草各 60 g，车前草 30 g。水煎服。

4. 黄疸病　本品性冷赶火，味淡透湿，多用于治疗湿热熏蒸肝胆所致的黄疸病，多与田基黄、茅莓、土大黄等配伍，水煎服。

5. 风热咳嗽　本品辣散性冷，有发表赶火止咳之功，能治疗风热感冒引起的咳嗽，多与岩川芎、枇杷叶、水蜈蚣等同用，水煎服。

此外，本品还用于治疗风湿性关节痛、疳积、毒蛇咬伤等。

【用法用量】内服：水煎，15 ～ 30 g，鲜品加倍。外用：适量，鲜品捣敷或煎水外洗。

【使用注意】有阴毒和虚泻者忌用。

乌莨

【土家语】五毒　wux dur

【异名】草乌头，制草乌，川乌，乌毒，草乌，藤乌，毒公，断肠草，乌喙，五毒根，耗子头，土附子。

【来源】为毛茛科植物乌头 *Aconitum carmichaeli* Debx. 的块根。

【药性】性热、味麻、辣、苦。有毒。

【功用】麻醉镇痛，活血疗伤，散寒除湿，引火归原，败毒消肿，用于治疗跌打伤痛、寒湿关节痛、久患口疮、疮疖肿毒等。

【应用举例】

1. 跌打伤痛　本品为重要的麻醉镇痛药，且辣行热通，有较强的活血疗伤之效，故为治跌打损伤、瘀血肿痛之要药。轻者习用根磨酒，搽伤处；重者配伍地雷、皮子药、飞龙掌血等内服。

2. 寒湿关节痛　本品辣散苦燥而性热，有显著的赶风散寒、除湿镇痛之功，为治疗寒湿或风湿关节冷痛之佳品。多与威灵仙、八角枫、大救驾等同用，水煎兑酒服。

3. 久患口疮　本品有引火归原之功，常用于治疗虚火上炎的口舌生疮、久不收口。习用根研末，醋调敷足心，能引火下行。

4. 疮疖肿毒　本品能以毒攻毒，有败毒消肿之功，还可用于治疗疮疖肿毒初起，习用根磨桐油，搽患处。

此外，本品还用于治疗胃脘冷痛、中风偏瘫、虫牙、毒蛇咬伤等。

【用法用量】内服炮制品：水煎，3 ～ 10 g，先煎 1 小时。外用：生用适量，研末，或以醋、酒调敷，或以桐油搽。

【使用注意】孕妇禁用。本品有毒，如出现中毒症状，可用生姜 120 g，甘草 15 g，水煎服。

打不死

【土家语】哈社他　har sef tax，

【异名】牛耳草，猫耳朵，九死还阳草，四瓣草，翻魂草，八宝茶，蝴蝶草，绵还阳草，石花子，崖青叶。

【来源】为苦苣苔科植物猫耳朵 *Boea hygrometrica*（Bunge）R.Br. 的全草。

【药性】性平，味辣、苦、涩。

【功用】活血疗伤，收敛止血，止咳化痰，健脾消积，败毒消肿，用于治疗跌打损伤、外伤出血、月家痨、大便出血、小儿疳积、咳嗽痰多、疮疡肿毒等。

【应用举例】

1. 跌打损伤　本品味辣行散，有活血散瘀、疗伤止痛之功，为治疗跌打损伤、瘀血肿痛的常用之品，故有“打不死”“九死还阳草”之名，多与岩泽兰、血当归、九节茶等配伍，水煎，兑酒服，或泡酒。

2. 大便出血　本品味涩，又有收敛止血之效，多用于治疗大便下血。根据出血的具体病因配伍相应的药物，如属热伤血络，则与旱莲草、地榆等同用，水煎服。

3. 咳嗽痰多　本品味苦降泄，有止咳化痰之效，常用于治疗感冒引起的咳嗽痰多，多与大表药、前胡、瓜子金等配伍，水煎服。

4. 疮疡肿毒　本品外用能败毒消肿，可用于治疗疮疡肿毒。轻者用全草适量，洗净捣烂敷患处；重者与黄瓜香、五爪龙同用。

5. 小儿疳积　取牛耳草 3 g，炖鲜肉或鸡肝吃。

6. 月家痨　取牛耳草 60 g，叶下红、苦竹根、野青草各 30 g，炖刀口肉吃。

此外，本品还用于治疗肠炎、聤耳等。

【用法用量】内服：水煎，10 ～ 15 g；或泡酒。外用：适量，鲜品捣敷。

打不烂

【土家语】哈得他　har der tax

【异名】一代宗，豌豆七，豌豆草，还阳参，小观音莲，接骨丹，岩还阳，岩老鼠，岩田三七，岩见血参，岩豌豆，水三七。

【来源】为景天科植物菱叶红景天 *Rhodiola henryi*（Diels）S.H.Fu. 的全草。

【药性】性平，味辣、甜、涩。

【功用】活血疗伤，镇静安神，赶风止痛，收敛止血。用于治疗跌打损伤、失眠、风湿腿痛、心口痛、刀伤出血、痈疖等、劳伤、咳血等。

【应用举例】

1. 跌打损伤、劳伤身痛 本品味辣行散，有活血散瘀、疗伤止痛之功，为治疗跌打损伤或骨折的常用药，故有“接骨丹”之名。多与景天三七、骨碎补、皮子药等同用，泡酒服，或捣烂敷痛处。

2. 失眠 本品有镇静安神之功，可用于治疗心神不安的心烦、失眠、睡后易醒。其味甜能补，故体虚失眠者尤宜。多与梦花、酢浆草、光叶海桐等配伍，水煎服。

3. 风湿腿痛 本品味辣行散，能赶风止痛，可用于治疗风湿所致的腰腿疼痛。其性平和，故寒湿、湿热所致者均可选用。常与上天梯、伸筋草、麻布七等同用，水煎服，或泡酒。

4. 刀伤出血 本品味涩，外用有收敛止血之效，可用于治疗刀伤出血，习用本品洗净，捣烂敷伤处。

5. 痈疖 取豌豆草鲜叶，与鲜绞股蓝各适量，捣烂外敷。

此外，本品还用于治疗咳嗽、胃腹疼痛、月经不调等。

【用法用量】内服：水煎，10 ～ 15 g；或泡酒。外用：适量，鲜品捣敷。

三百棒

【土家语】三百棒　sanx bex banf

【异名】见血散，破皮走血，刮皮见血，剥皮打，见血飞，大救驾，下山虎，簕钩，黄大金根。

【来源】为芸香科植物飞龙掌血 *Toddalia asiatica*（L.）Lam. 的根及叶。

【药性】性热，味辣、麻、苦、涩。有小毒。

【功用】疗伤接骨，赶风除湿，赶气活血，收敛止血。用于治疗跌打骨折、风湿腰痛、肋间神经痛、关节红肿、麻症、痛经、闭经、吐血便血、创伤出血、疮痈肿毒等。

【应用举例】

1. 跌打骨折 本品辣散热通，味麻止痛，具有显著的活血化瘀、接骨疗伤之功，为治疗跌打损伤、瘀血肿痛之要药，故有“见血散”“三百棒”之名。若用于治疗骨折，习用根皮，与鸟不站根皮、松树根皮、烂泥巴树根皮、桐树根皮、巴地虎叶、钻岩龙配伍，于骨折复位后，将上药捣烂外敷，再用夹板固定。

2. 风湿腰痛 本品辣散苦燥而性热，有较强的赶风除湿散寒之效，常用于治疗风湿或寒湿引起的腰腿疼痛。习用根，与算盘七、金腰带、一点血等配伍，泡酒服。

3. 麻症 本品辣散热通，有赶气行血、舒筋活络之功，常用于治疗气血运行不畅、筋脉失养的肢体麻木不仁。多用根，与散血莲、四两麻、小血藤同用，水煎，兑酒服。

4. 吐血、便血 本品味涩，能收敛止血，可治疗吐血、便血。对于虚寒所致者，则有标本兼治之功。习单用根皮，研末冲服。

5. 创伤出血　取三百棒根皮研细末，加冰片少许，撒于伤口上。

此外，本品还用于治疗胃脘疼痛、妇女红崩、白带；外用治疗骨折、外伤出血、毒蛇咬伤等。

【用法用量】内服：水煎，15 ～ 30 g；或泡酒。外用：适量，研末或鲜品捣敷。

【使用注意】孕妇禁服。

江边一碗水

【土家语】湖趴泽拉书　hur par cer lax sux

【异名】窝儿七，阿儿参，金边七，山荷叶，旱荷，一碗水，阿儿七，窝儿参，一把伞。

【来源】为小檗科植物中华山荷叶 *Diphylleia sinensis* Li. 的根及根茎。

【药性】性冷，味苦、辣。有毒。

【功用】活血疗伤，赶风除湿，止痛，赶火败毒。用于治疗跌打损伤、腰肌劳损、风湿骨痛、外伤出血、胃气痛、胁痛、小腹疼痛、痈肿疮疖、无名肿毒、毒蛇咬伤等。

【应用举例】

1. 跌打损伤、腰肌劳伤　本品辣行苦泄，有较强的活血疗伤之功，为治疗跌打扭伤、瘀血肿痛之要药。习用根茎，磨酒服。或取江边一碗水 6 g，雪上一枝蒿 1 g，白三七 10 g，血当归 10 g，当归 10 g，接骨仙桃草 12 g，八月瓜根 12 g，花脸细辛 10 g，白酒 2500 mL。浸泡 6 天即可，口服 3 次，每次 15 mL。

2. 胃气痛（痛处拒按）　本品可用于治疗胃气痛，取江边一碗水适量研粉，每次 0.3 g，凉开水送服。

3. 风湿骨痛　本品味辣散风，味苦燥湿，为治疗风湿所致筋骨关节疼痛的主药之一。轻者可单用，重者多与乌头、红毛七、千里马等同用，水煎兑酒服。

4. 毒蛇咬伤　本品性冷赶火，能败毒消肿，外用可治疗毒蛇咬伤。可单用，或与一点白、公鸭脚板、东风菜同用，共捣敷伤口。

5. 疮疖　取鲜江边一碗水适量，捣烂，敷患处。

此外，本品还用于治疗月经不调、痛经等。

【用法用量】内服：水煎，5 ～ 10 g；或磨酒；或研末。外用：适量，捣敷。

【使用注意】本品有毒，勿超量服用或长期服用（一般连续服用不超过 3 天），孕妇及月经过多者忌服。

赶山鞭

【土家语】铺给梯科倮　puf gax tix kox lox

【异名】蜘蛛抱蛋，九龙盘，竹根七，潦叶七，盘龙七，竹叶盘，九节鞭，铁马鞭，斩龙剑，地蜈蚣，地雷公，竹节伸筋，一寸十八节，蓼叶伸筋，大伸筋，摇边竹，甘心蜈蚣，九节龙。

【来源】为百合科植物蜘蛛抱蛋 *Aspidistra elatior* Bl. 或九龙盘（褐黄蜘蛛抱蛋）*Aspidistra lurida Ker*–Gawl 的全株。

【药性】性微热，味甜、辣、苦。

【功用】活血疗伤，赶风除湿，补肾健骨，益精助孕，清肺止咳，利尿通淋，消食。用于治疗跌打损伤、风湿身痛、腰膝酸软、无子症、经闭腹痛、砂淋、小便不利、食积腹胀、肝气犯胃引起胃痛、心胃气痛、肺热咳嗽等。

【应用举例】

1. 跌打损伤 本品辣散热通，能活血化瘀、疗伤止痛，多用于治疗跌打损伤、瘀血肿痛。轻者可单用水煎兑酒服，重者与理骨风、百两金、三百棒等配伍。

2. 风湿身痛 本品辣散苦燥，其根茎性善走串，有赶风除湿、通络止痛之功，常用于治疗风湿所致的肢体关节疼痛。可与雪冻花、三加皮、穿破石等配伍，水煎或泡酒服。

3. 腰膝酸软 本品味甜性热，有温阳补肾健骨之功，为治疗肾阳虚弱所致腰膝酸软、下肢无力的常用之品。多与丝绵皮、五加皮、拉白叶配伍，泡酒服。

4. 无子症 本品味甜补肾，有益精助孕之效，多用于治疗肾精亏虚的无子症，习与对月草、五花血藤、路边黄、子上叶等配伍，水煎服。

此外，本品还用于治疗月经不调、闭经腹痛、尿路结石、腰痛、肺虚咳嗽、咳血及感冒咳嗽等。

【用法用量】内服：水煎，30～60 g；或泡酒。外用：适量，捣敷。

接骨木

【土家语】鲁嘎阿洒卡 lux gax ax sax kar

【异名】八棱麻，八里麻，接骨丹，接骨风，续骨木，插地活，根花木，九节风，扦扦活，插插活。

【来源】为忍冬科植物接骨木 *Sambucus williamsii* Hance. 的茎枝和根。

【药性】性平，味辣、苦、淡。

【功用】活血疗伤，散瘀止痛，接骨续筋，赶风除湿，利水消肿，用于治疗跌打扭伤、骨折、麻木、风湿腰腿痛、创伤出血、水肿病等。

【应用举例】

1. 跌打扭伤 本品味辣行散，有较强的活血疗伤之功，为治疗跌打损伤、瘀血肿痛的常用药物，多与麻口皮子药、追风箭、蛇葡萄根等同用，水煎兑酒服。

2. 骨折　本品可活血疗伤，又能接骨续筋，为治疗骨折的主药之一，故名“接骨木”，习用根皮，与雄黄莲、巴岩姜、老鸦酸配伍，取鲜品适量捣烂，加面粉、白糖调匀，待骨折整复后，敷伤处，并用杉树皮固定。

3. 风湿腰腿痛　本品辣散苦燥，有赶风除湿之效，常用于治疗风湿所致的腰腿疼痛。可与木瓜、石菖蒲、淫羊藿等配伍，水煎服。

4. 水肿病　本品味淡渗透，有利水消肿之功，可用于治疗水肿病之周身浮肿、小便量少。可与木通、半边莲、包谷须等配伍，水煎服，同时配合低盐饮食。

此外，本品还用于治疗水火烫伤、风痒、瘾疹、漆疮、湿脚气、产后血晕、外伤出血等。

【用法用量】内服：水煎或泡酒，20 ～ 30 g。外用：适量，鲜品捣敷；或煎水洗，或研末搽。

【使用注意】孕妇禁服。

八棱麻

【土家语】叶棱克思　yer lern kex six

【异名】接骨草，八里麻，八棱蒿，陆英，龙骨草，蒴藋，戳戳草，秧心草，扫地风，大气草，臭草。

【来源】为忍冬科植物接骨草 *Sambucus chinensis* Lindl. 的全株。

【药性】性微热，味辣、苦、淡。

【功用】活血疗伤，利水消肿，除湿止痛，赶风止痒，用于治疗跌打损伤、风湿筋骨痛、骨折疼痛、风湿痹痛、水肿病、黄疸、带下、风疹瘙痒、疮痈肿毒、漆疮等。

【应用举例】

1. 跌打损伤　本品辣散热通，有较强的活血疗伤之功，为用于治疗跌打损伤、瘀血肿痛的常用之品，故又名“接骨草”，习用根，水酒各半煎服，药渣敷伤处。

2. 水肿病　本品味淡，有利水透湿消肿之功，多用于治疗水肿病之浮肿尿少，取鲜茎叶 100 g，油炸豆腐适量，水煎服，忌盐。

3. 风湿筋骨痛　本品辣散苦燥，能赶风除湿止痛，常用于治疗风湿引起的筋骨关节疼痛。多用根，与红毛七、竹叶细辛、毛瑞香等配伍，泡酒服。

4. 漆疮　本品辣散，外用有赶风止痒之功，为治疗漆疮、皮肤瘙痒之要药，习用鲜茎叶，捣汁涂患处，或煎水洗患处。

此外，本品还用于治疗慢性气管炎、脚气浮肿、痢疾、脾胃虚弱、消化不良、赤白带下、丹毒、蛇虫咬伤等。

【用法用量】内服：水煎，30 ～ 50 g；或泡酒。外用：适量，鲜品捣汁涂；或煎水洗。

【使用注意】孕妇禁服。

下搜山

【土家语】八达业利　bar dar nier lif

【异名】搜山虎，搜山狗，下搜，下山虎，鸭子七，鸭屁股，蓝蝴蝶，扁竹根，克蚂七，蛤蟆三七，蛤蟆七，青蛙七，蜞马七，冷水丹，豆豉叶，燕子花，土知母。

【来源】为鸢尾科植物鸢尾 *Iris tectorum* Maxim. 的根茎。

【药性】性微冷，味辣、苦。

【功用】活血疗伤，泻下通便，赶火败毒，止痛，用于治疗跌打损伤、风湿疼痛、大便秘结、臌胀、食滞、咽喉肿痛、腮腺炎、咳嗽、毒蛇咬伤、癫狗咬伤等。

【应用举例】

1. 跌打损伤　本品味辣行散，有较强的活血疗伤之功，为治疗跌打损伤、瘀血肿痛的常用药物。轻者习用本品磨汁，兑酒服；重者与一枝蒿、散血草、牛王刺尖同用，捣汁兑酒服，药渣揉伤处。

2. 大便秘结　本品味苦降泄，有泻下通便之效，常用于治疗大便秘结。习用本品研末，与菜油（半生半熟）各 5 g，鸡蛋 1 个（去黄，半生半熟），混合调匀，1 次服。

3. 毒蛇咬伤　本品性冷赶火，能败毒消肿，可用于治疗毒蛇咬伤，多与黄药子、山乌龟等同用，捣烂敷伤口。

4. 癫狗咬伤　本品有败毒消肿之功，还可用于治疗癫狗咬伤。多与金腰带、树乌泡根、马桑根等同用，水煎服，并捣敷伤口。

5. 蛔虫腹痛　取搜山虎、野菊花、眼子菜各 10 g，苦楝根皮 15 g。水煎服。

6. 食积腹胀　取搜山虎 3 g，研细，开水或兑酒吞服。

7. 疮疡肿毒，咽喉肿痛　取搜山虎 12 g，玄参、连翘、山豆根、射干各 9 g，桔梗、马勃、薄荷各 6 g。水煎服。

此外，本品还用于治疗风湿疼痛、疟疾；外用治疗痈疖肿毒、外伤出血等。

【用法用量】内服：磨汁或捣汁；或研末，3 ～ 6 g。外用：适量，鲜品捣敷。

【使用注意】本品泻下作用强烈，孕妇、体弱者禁用；以沸水燀后去皮，可减其泻下作用。

笔筒草

【土家语】鲁嘎阿洒席克查　lux gax ax sax xir　ker car

【异名】笔杆草，接骨草，节节草，木贼草，锉草，千峰草，笔头草，马人参。

【来源】为木贼科植物木贼 *Equisetum hyemale* L. 的全草。

【药性】性微冷，味辣、微苦、微涩。

【功用】接骨疗伤，赶风止痒，赶火明目，收敛止血，用于治疗跌打骨折、风坨、目赤生翳、迎风流泪、痔疮下血等。

【应用举例】

1. 跌打骨折　本品味辣行散，有活血疗伤接骨之功，常用于治疗跌打骨折，故有接骨草之名。习配伍泽兰、钓竿草、伸筋草、五加皮、石粉各适量，小鸡 1 只，共捣烂，敷于整复后的骨折处，再用杉木皮固定，每 7 天换药一次（仅第一次用小鸡）。

2. 风坨　本品质轻走表，味辣行散，而有赶风止痒之效，可用于治疗起风坨之皮肤瘙痒，多与茜草同用，水煎内服，并外洗。

3. 目赤生翳　本品辣散赶风，性冷赶火，质轻升浮，为治疗外感风热之目生星翳、畏光红肿的常用药，多与野菊花、千里光、满天星等配伍，水煎服。

4. 痔疮下血　本品性冷赶火，味涩敛血，可用于治疗痔疮下血，多与黄柏、路边黄煎汤内服，或结合浸泡患处。

此外，本品还用于治疗血崩、尿闭、血痢、疟疾、喉痛、痈肿、水火烫伤等。

【用法用量】内服：水煎，15 ～ 30 g。外用：适量，捣敷；或浸、洗。

大救驾

【土家语】马吉爬当归 max jir par danx guix

【异名】马蹄当归，红马蹄炮，马蹄叶，捶头宝，冬苋菜三七。

【来源】为菊科植物蹄叶橐吾 *Ligularia fischeri*（Ledeb.）Turcz. 的根、根茎及全草。

【药性】性微冷，味辣。

【功用】活血通经，凉血止血，赶火败毒，用于治疗跌打损伤、妇女经闭、血热出血、毒蛇咬伤等。

【应用举例】

1. 跌打损伤　本品味辣行散，有赶气活血、疗伤止痛之功，常用于治疗跌打损伤、瘀血肿痛。轻者单用鲜叶捣汁兑酒服，并用药渣敷伤处；重者与土三七、景天三七、荞麦三七等同用。

2. 妇女经闭　本品有活血通经之效，可用于治疗妇女血瘀经闭，小腹刺痛，习用鲜叶捣汁，兑甜酒服；也可与益母草、小血藤、香附等活血赶气药配伍。

3. 血热出血　本品性冷赶火，能凉血止血，可用于治疗血热引起的咯血、吐血等多种出血症，习用本品炖猪蹄，吃肉喝汤，也可与大蓟、旱莲草等配伍。

4. 毒蛇咬伤　本品外用有赶火败毒之效，能治疗毒蛇咬伤。可用全草捣烂敷伤处，或与雷胆子、天葵子、满天星等同用。

此外，本品还用于治疗咳嗽、岔气、湿疹、烫伤、疮疡肿毒等。

【用法用量】内服：水煎，30 ～ 60 g，单用可至 100 g；或炖服。外用：适量，鲜品捣敷。

小血藤

【土家语】灭尔二拉被 miev ef iax bif

【异名】南五味子，红木香，红血藤，香血藤，血风藤，秤砣子，内风消，内红消，紫金藤。

【来源】为五味子科植物长梗南五味子 *Kadsura longipedunculata* Finet et Gagn. 的全株及果实。

【药性】藤、根：性热，味辣，微苦。果实：性热，味酸、咸、微甜。

【功用】活血疗伤，赶风通络，收敛止血，补虚敛汗。用于治疗跌打损伤、风湿筋骨疼痛、胃腹胀痛、急性肠炎、尿血、痛经、月经不调、无名肿痛、虚汗症等。

【应用举例】

1. 跌打损伤 本品热通辣行，有较强的活血化瘀、疗伤止痛之功，为治疗跌打损伤、瘀血肿痛的主要药物。多用根与秤砣消、大血藤、三百棒等配伍，泡酒服。

2. 风湿身痛 本品辣散热通，有赶风通络止痛之效，常用于治疗风湿身痛、骨节酸疼。多用藤，与龙须藤、大风藤、山木通等配伍，水煎兑酒服。

3. 尿血 本品味涩，又能收敛止血，可用于治疗尿血。取果实，与丝茅根、小蓟、石韦等同用，水煎服。

4. 虚汗症 本品果实味酸且甜，有补虚敛汗之功，为治疗气虚体弱之易出虚汗的主药。多与土党参、七叶参、百虫仓等同用，水煎服。

此外，本品还用于治疗胃脘痛、骨折、经闭腹痛等。

【用法用量】内服：水煎，15 ～ 50 g；或泡酒。外用：适量，煎水洗，研末调敷或鲜品捣敷。

润筋草

【土家语】窝列碰七　wov lier pongf qir

【异名】强盗药，蛇尾七，软筋藤，竹根七，解晕草，松寿兰，竹叶草，小叶万年青。

【来源】为百合科植物吉祥草 *Reineckia carnea*（Andr.）Kunth. 的全株。

【药性】性微冷，味甜、辣、苦。

【功用】活血疗伤，赶风除湿，败毒透疹，赶火止咯，用于治疗跌打损伤、风湿关节痛、麻毒内陷、腰痛身痛、骨折、遗精、痈肿疮疖、咽喉肿痛、目赤翳障、咳血、吐血、衄血、便血、肺热咳喘等。

【应用举例】

1. 跌打损伤　本品味辣行散，有活血化瘀、疗伤止痛之效，多用于治疗跌打损伤、瘀血肿痛，故有“强盗药”之名。可与打不死、岩泽兰、拐子药等同用，水煎，兑酒服。

2. 风湿关节痛　本品辣散苦燥，有赶风除湿之功，常用于治疗风湿所致的肢体关节疼痛。因其性偏冷赶火，故湿热明显的关节肿痛尤为适宜，多与赶山鞭、老鹳草、伸筋草等配伍，水煎服。

3. 麻毒内陷　本品性冷赶火败毒，味辣行散透疹，可用于治疗麻毒内陷，疹出不畅，高烧不退，多与鱼腥草、芫荽、高粱七等配伍，水煎服。

4. 肺热咳喘　本品性冷辣散苦降，有赶火止咳平喘之功，能用于治疗肺热咳喘，多与平地木、枇杷叶、胡颓子叶、鼠曲草等同用，水煎服。

此外，本品还用于治疗慢性肾炎、牙痛、肺结核、急慢性支气管炎、哮喘、肾炎、肝炎、疮毒等。

【用法用量】内服：水煎，15 ～ 30 g。外用：适量，泡酒揉搽。

散血草

【土家语】灭尔打皮席克查　miev dax pir xir ker car

【异名】满天星，红根散血草，大酸酸草，红头蝇。

【来源】为报春花科植物黑腺珍珠菜 *Lysimachia heterogenea* Klatt. 的全株。

【药性】性微冷，味苦、辣。

【功用】活血疗伤，通经止痛，败毒排脓，赶火消肿。用于治疗跌打损伤、风湿痹痛、经闭、痛经、崩漏、带下、破骨流痰、小儿疳积、水肿、痢疾、喉痛乳痈、痈肿疔疮、黑眼疔等。

【应用举例】

1. 跌打损伤　本品味辣行散，有活血化瘀、疗伤止痛之功，为治跌打损伤、瘀血肿痛的主要之品。轻者单用鲜品捣烂兑酒敷伤处；重者多与千里马、巴地虎、接骨藤等配伍，水煎，兑酒服。

2. 痛经　本品活血通经止痛之效，常用于治疗妇女血行不畅之行经腹痛，或瘀血闭经，多与大血藤、小血藤、泽兰等同用，水煎服。

3. 破骨流痰　本品辣散苦泄，有托毒排脓之功，可用于治疗破骨流痰。多与野麻根、夏枯草、犁头尖鲜用，捣烂加枯矾敷患处。

4. 黑眼疔　本品性冷，有赶火败毒消肿之功，能用于治疗黑眼疔。习与黄瓜香、五叉叶、破铜钱、钓竿草等同用，水煎服并外敷。

此外，本品还用于治疗毒蛇咬伤等。

【用法用量】内服：水煎，30 ～ 50 g。外用：适量，鲜品捣敷。

【使用注意】孕妇忌服。

散血莲

【土家语】灭尔打皮莲　miev dax pir lianr

【异名】活血莲，鸡血莲，鸡血七，马肋巴，金鸡草，蛇眼草，眉风草，大叶凤凰尾巴草，凤丫蕨，凤丫草，羊角草，铁蕨。

【来源】为裸子蕨科植物凤丫蕨 *Coniogramme japonica*（Thunb.）Diels. 的根茎。

【药性】性微冷，味辣，微苦。

【功用】活血散瘀，通络止痛，赶风除湿，用于治疗跌打损伤、瘀血经闭、麻症、风湿关节痛、皮肤肿毒、奶疮、目赤肿毒等。

【应用举例】

1. 跌打损伤　本品味辣行散，色红入血，有活血疗伤之功，故又有“活血莲”之名，为治疗跌打损伤、瘀血肿痛的常用药，多与活筋草、强盗草、野葡萄等同用。

2. 瘀血经闭　本品辣行活血，能通经祛瘀，多用于治疗瘀阻胞宫、经闭不行，或少腹刺痛，习与益母草、星宿菜、月月红等配伍，水煎服。

3. 麻症　本品有活血通经活络之效，常用于治疗气血运行不畅的肢体麻木。轻者可单用，重者与山鸡血藤、小血藤、铁箍散等同用，水煎或泡酒服。

4. 风湿关节痛　本品辣散苦燥，有赶风除湿之功，常用于治疗风湿引起的肢体关节疼痛。多与樟树根、理骨风、五虎劲等配伍，煎水兑酒服。

此外，本品还用于治疗坐骨神经痛、小腿抽筋、瘀血腹痛、火眼、肿毒初起、乳腺炎等。

【用法用量】内服：水煎，15 ～ 30 g；或泡酒。

五虎进

【土家名】阿八错布　ar bar cof buf

【异名】花椒，野花椒，岩椒，野总管。

【来源】为芸香科植物青椒 *Zanthoxylum schinifolium* Sieb. et Zucc. 的果皮、根、树皮及叶。

【药性】性热，味辣、麻、苦。小毒。

【功用】活血疗伤，温胃止痛，散寒除湿，驱蛔打虫，用于治疗跌打损伤、胃脘冷痛、寒湿腰痛、蛔虫病等。

【应用举例】

1. 跌打损伤　本品麻辣热通，有较强的赶气活血、疗伤止痛之效，常用于治疗跌打损伤、瘀血肿痛，可单用皮、叶适量，捣烂兑酒，揉敷伤处。

2. 胃脘冷痛 本品性热，有显著的温胃散寒止痛之功，为治疗胃脘冷痛的主药之一。可单用果皮研末，温开水冲服。

3. 寒湿腰痛 本品性热苦燥，其赶风除湿散寒之功甚强，多用于治疗寒湿或风湿所致的腰腿疼痛。可与枫树根、草乌、竹叶细辛等同用，水煎服或泡酒。

4. 蛔虫病 本品有麻醉之性，又能驱蛔打虫，常用于治疗蛔虫病之腹痛阵作。可单用根 30 g，水煎服，或与苦楝皮等配伍。

此外，本品还用于治疗外伤出血、牙痛、秃顶、断奶回乳、痛经、阴痒、痔疮、冻疮等。

【用法用量】内服：水煎，根 15 ～ 30 g，根皮 5 ～ 10 g，果皮 3 ～ 6 g；或研末，每次 1 ～ 2 g。外用：适量，煎水洗；或鲜品捣敷。

土花椒

【土家语】若苦错布　rok kux cof buf

【异名】刺壳椒，单面针，大元帅，见血飞，铁杆椒，岩花椒。

【来源】为芸香科植物蚬壳花椒 *Zanthoxylum dissitum* Hemsl. 的根及果实。

【药性】性热，味辣、麻、苦。小毒。

【功用】活血疗伤，赶风除湿，赶气散寒，通经止痛，用于治疗跌打损伤、风湿腰痛、脘腹疼痛、行经腹痛等。

【应用举例】

1. 跌打损伤 本品辣行热通，能促进血行，有活血散瘀、疗伤止痛之功，为治疗跌打损伤、瘀血肿痛的常用之品。习用根皮，捣烂兑酒，布包揉伤处，或水煎服。

2. 风湿腰痛 本品辣散苦燥而性热，有赶风除湿散寒之效，常用于治疗风湿或寒湿所致的腰腿疼痛。多与土升麻、石足蜈蚣、摇竹消等同用，水煎兑酒服。

3. 脘腹疼痛 本品性热味辣，能赶气散寒，可用于治疗气滞或寒凝胃肠引起的脘腹胀满或冷痛。习用根皮与香叶子、木姜子根、和山姜等配伍，水煎服。

4. 行经腹痛 本品能活血散瘀，又有通经止痛之效，可治疗气血瘀滞的行经腹痛。多与散血草、星宿菜、红牛膝等同用，水煎兑红糖服。

此外，本品还用于治疗骨折、疝气、虫牙疼痛、月经过多等。

【用法用量】内服：水煎，15 ～ 30 g。外用：适量，捣揉。

大叶花椒

【土家语】错布阿巴　cof buf ax bax

【异名】红三百棒，大元帅，见血飞，黄椒，刺三加。

【来源】为芸香科植物刺异叶花椒Zanthoxylum dimorphophyllum Hemsl. var. spinifolium Rehd. et. Wils 的根或根皮。

【药性】性热，味辣、麻、苦。

【功用】接骨疗伤，赶风除湿，赶气消胀，活血止痛，用于治疗跌打骨折、风湿身痛、脘腹胀痛、行经腹痛等。

【应用举例】

1. 跌打骨折　本品辣行热通，能麻醉止痛，有较强的活血接骨疗伤之功，为治骨折、跌打损伤的常用之品，用于治疗骨折，多与接骨木、鸟不踏、追魂箭、野葡萄等同用，取鲜根皮适量，洗净捣烂。于骨折整复后，酒调外敷，用杉树皮固定，喷酒保持湿润，3～5天换药1次。

2. 风湿身痛　本品辣散苦燥而性热，有赶风除湿散寒之效，常用于治疗风湿或寒湿所致的周身疼痛、关节不利。习与威灵仙、五虎劲、雪冻花等同用，水煎服，或泡酒。

3. 脘腹胀痛　本品辣行热通，能赶气消肿止痛，多用于治疗胃肠气滞、脘腹胀满或胀痛。多与香药、枫树根、黄木消等同用，水煎服。

4. 行经腹痛　本品辣行，有赶气活血、调经止痛之效，可用于治疗妇女行经不畅、小腹刺痛。多与月季花、回头青、岩丸子等配伍，水煎服。

此外，本品还用于治疗伤风咳嗽、吐血、外伤出血等病证。

【用法用量】内服：水煎，15～30 g。外用：适量，鲜品捣敷。

独正岗

【土家语】那致枯列　laf zif kuv lev

【异名】野葡萄、山葡萄、绿葡萄，蛇白蔹，假葡萄，见毒消，酸藤，烟火藤，山天萝，过山龙，母苦藤，酸古藤，禾黄藤，禾稼子藤，水葡萄。

【来源】为葡萄科植物蛇葡萄 *Ampelopsis brevipedunculata*（Maxim.）Trautv. 的根及叶。

【药性】性凉，味辣、甜。

【功用】活血散瘀，消肿止痛，用于治疗跌打损伤、风湿痹痛、骨折、溃疡病、腹泻、丹毒、肾炎水肿、小便不利等。

【应用举例】

1. 跌打损伤、骨折、青紫肿痛　本品能活血散瘀、消肿止痛。取独正岗、毛五加皮、红刺老苞、地骨皮各适量，共研细粉，蜜调外敷。若已骨折，需经正骨手术后，包敷患处。

2. 丹毒　以本品治疗丹毒疼痛难忍，取独正岗、六月寒各12 g，竹叶细辛6 g，香血藤10 g，水煎服。

此外，本品还用于治疗内伤出血、外伤出血、胃热呕吐、风疹块、疮疡肿毒、烧烫伤等。

【用法用量】内服：水煎，30 ～ 50 g。外用：适量，研细粉或捣敷。

千层塔

【土家名】黑敛他塔 heif tav tar

【异名】虱子草，蛇足草，矮杉树，万年杉，铁板草，夜打不死，矮松，矮罗汉，生扯拢，蛇交子，毛青杠，奔梁山。

【来源】石杉科植物蛇足石杉 *Huperzia serrata*（Thunb. ex Murray）Trev. 的干燥全草。

【药性】性冷，味微苦、涩；有小毒。

【功用】散瘀止血，败火减毒，祛风除湿，收敛，杀虫，用于治疗跌打损伤、瘀血肿痛、内伤吐血、尿血、痔疮下血、白带、风湿疼痛、风疹、口腔溃疡、无名肿毒、烧烫伤等。

【应用举例】

1. 跌打损伤　本品能散瘀止血，常用于跌打损伤，单用即能取效，也可配伍其他药物如三百棒、八不拿等同用。

2. 水火烫伤　用鲜品适量捣敷，对水火烫伤有效。

此外，本品还用来治疗毒蛇咬伤、小儿麻痹症、重症肌无力和老年性痴呆症，而且有助于提高青春期孩子的记忆。

【用法用量】内服：煎汤，5 ～ 10 g。外用：适量，煎水洗，研末撒，或鲜品适量捣敷。

【使用注意】本品有小毒，多外用，内服不超过 10 g，孕妇禁服。

牛王刺

【土家语】务他色　wuf tax ser

【异名】牛头刺，黄牛刺，鸟不落，阎王刺，药王刺，百鸟不停，老虎刺尖，到钩刺，马豆，药王子。

【来源】为豆科植物云实 *Caesalpinia decapetala*（Roth）Alston. 的根、根皮、嫩尖和种子。

【药性】性微冷，味辣、苦。

【功用】活血疗伤，赶风除湿，发表败毒，止痛。用于治疗跌打损伤、筋骨疼痛、风湿腰痛、伤风感冒、麻疹透发不畅、天蛇头、小儿疳积、痢疾、乳痈等。

【应用举例】

1. 跌打损伤　本品味辣行散，有活血疗伤之功，常用于治疗跌打损伤、瘀血肿痛。

多用根皮，与蛇葡萄根、烂泥巴根、楤木根配伍，洗净捣烂兑酒取汁服，并用药渣揉伤处。

2. 风湿腰痛 本品辣苦，有赶风除湿之效，多用于治疗风湿所致的腰腿疼痛、屈伸不利。可与八角枫根、杉树根、猕猴桃根等配伍，水煎兑酒服。

3. 风湿痹痛症 取药牛王刺根 30 g，黑骨风 10 g，四匹箭 10 g，丝绵皮 10 g，红牛膝 10 g。每日 1 剂，水煎 2 次服，忌生冷。

4. 伤风感冒 本品辣散走表，有赶风发表之功，能治疗伤风感冒，多与六月雪、一枝黄花、薄荷等同用，水煎服。

5. 天蛇头 本品性冷赶火，能败毒消肿，可用于治疗火毒壅盛的天蛇头（蛇头疔，生于手指尖，肿似蛇头，故名）。取嫩尖捣烂敷患处，或劈开老茎，取出 2～3 条肉虫，捣敷。

6. 抱耳风 取云实 50 g 磨细，仙人掌 50 g 捣碎，共调敷患处。

此外，本品还用于治疗咳嗽、牙痛、痢疾、毒蛇咬伤、疮疡肿毒等，还可用于治疗驱虫、治钩虫病、蛔虫病等。

【用法用量】内服：水煎，30 ～ 50 g。外用：适量，磨细水调敷或鲜品捣敷。

【使用注意】孕妇忌内服。

九龙盘

【土家语】给铺盘 gev puf panr

【异名】算盘七，螺丝七，九节雷，血三七，红三七，红蜈蚣七，九牛造，螺丝三七，蓼子七，鸡血七。

【来源】为蓼科植物支柱蓼 *Polygonum suffultum* Maxim. 或细穗支柱蓼 *Polygonum suffultum* Maxim. var. pergracile（Hemsl.）Sam. 的干燥根茎。

【药性】性平，味苦、涩。

【功用】散瘀止血，理气止痛，止泻。治跌打损伤、风湿腰腿痛、胃痛、崩漏、外伤出血、痢疾、腹泻。

【应用举例】

1. 跌打损伤、风湿疼痛 、各种出血 本品性平，味苦、涩，能散瘀止血、理气止痛，擅治跌打损伤、风湿腰腿痛、崩漏、外伤出血等。

跌打损伤 取算盘七、爬岩香、三百棒、香血藤各 10 g，扣子七 6 g，水煎服。

劳伤腰痛 取算盘七 20 ～ 30 g，泡酒服。

吐血、红崩 取算盘七 20 g，水煎服。

外伤出血 取算盘七适量研粉，或用鲜品捣烂，外敷患处。

2. 胃痛 本品能理气止痛，擅治胃痛。用算盘七研末，每次服 3 ～ 6 g，温开水吞服。

3. 肚子屙、屙痢　本品苦涩止泻，能治疗泻痢拉肚，取算盘七 9 ～ 15 g，水煎服；或研末，开水送服，每服 3 ～ 6 g。

此外，本品还用于治疗便血、脱肛等。

【用法用量】内服：煎汤或泡酒，10 ～ 15 g。外用：适量，研末调敷。

牛筋草

【土家语】务筋草蓆 wuf jinv xir

【异名】蟋蟀草，路边草，鸭脚草，蹲倒驴，牛顿草，老驴拽，千千踏，忝仔草，粟仔越，野鸡爪，粟牛茄草。

【来源】为禾本科植物牛筋草 *Eleusine indica*（L.）Gaertn 的全草。

【药性】性平，味甘、淡。

【功用】活血止痛，清热利湿。用于治疗跌打损伤、伤暑发热、痢疾、小便不利、淋浊、湿热黄疸、鼻衄、乙型脑炎等。

【应用举例】

1. 腰部挫闪疼痛　本品有活血止痛之功，擅治跌打损伤。取牛筋草、丝瓜络各 1 两，炖酒服；或外用鲜品适量，捣烂敷患处。

2. 湿热黄疸　本品能清利湿热，可用于治疗湿热黄疸。取鲜牛筋草 2 两，山芝麻 1 两，水煎服。

3. 下痢拉肚　用本品治疗下痢拉肚，取牛筋草 1 ～ 2 两，煎汤调乌糖服，日 2 次。

4. 高热抽筋神昏　取鲜牛筋草 4 两，水 3 碗，炖 1 碗，食盐少许，12 小时内服尽。

此外，本品还用于治疗脱力、乳痈等。

【用法用量】内服：煎汤，10 ～ 30 g。外用：鲜品适量，捣烂敷患处。

红毛野人

【土家语】是嘎免姐细辛　sif gaf mianx jiex xif xinx

【异名】金丝七，红毛七，红毛三七，海椒七，红毛细辛。

【来源】为小檗科植物类叶牡丹 *Caulophyllum robustum* Maxim. 的根茎和根。

【药性】性热，味苦、辣。

【功用】活血疗伤，祛瘀通经，散寒止痛，赶气消胀。用于治疗跌打损伤、风湿疼痛、血瘀痛经、脘腹胀痛等。

【应用举例】

1. 跌打损伤　本品辣行热通，有赶气活血、疗伤止痛之功，为治疗跌打损伤、瘀血肿痛的主要药物。多与牛毛七、蛤蟆七、扣子七同用，捣烂兑酒敷伤处，或泡酒服。

2. 血瘀痛经 本品有活血祛瘀、通经止痛之效，可用于治疗气血瘀滞的行经不畅、少腹刺痛。多与泽兰、活血莲、散血草等配伍，水煎服。

3. 关节冷痛 本品苦燥而性热，为治疗寒湿凝滞、关节冷痛的常用药，风湿为患者也常用，多与麻布七（先煎）、毛乌金、毛独活等同用，水煎服。

4. 脘腹胀痛 本品味辣行散，能赶气消胀，可用于治疗气机不畅的脘腹胀痛，多与山胡椒、地梭子、青木香等同用，水煎服。

此外，本品还用于治疗月经不调、产后瘀血腹痛及疮毒初期等。

【用法用量】内服：水煎，10 ～ 15 g；或泡酒。外用：适量，捣敷。

【使用注意】孕妇禁服。

红藿麻草

【土家语】趴切免姐 pav qier mianx jiex

【异名】红藿毛草，藿辣子草，藿鸡婆，合麻，火麻草，喊草。

【来源】为荨麻科植物蝎子草 *Girardinia suborbiculata* C. J. Chen. 的全株。

【药性】性热，味辣，淡。

【功用】赶风散寒，败毒截疟，利水透湿，用于治疗风湿疼痛、毒蛇咬伤、三分症、水肿病等。

【应用举例】

1. 风湿疼痛 本品辣散淡渗热通，能赶风除湿散寒而止痛，常用于治疗风湿或寒湿所致的肢体、关节疼痛。习用鲜草 1 株，在痛处刷打数次，至局部发红、发热、起疙瘩而奏效，也可煎水服。

2. 毒蛇咬伤 本品有败毒消肿之效，可用于治疗毒蛇咬伤，多与半边莲、臭蒿子、垂盆草同用，鲜品捣烂敷伤处。

3. 三分症 本品有败毒之功，又能截疟，可用于治疗感受疟邪所致的三分症。取全草 1 株，水煎，于发作前 1 小时服。隔日 1 次，连服 3 次。

4. 水肿病 本品味淡，能利水透湿而消肿，可用于治疗水湿内停、小便量少、肢体浮肿的水肿病。常用根，与益母蒿各 30 g，水煎服。

此外，本品还用于治疗跌打损伤、食积腹胀、妇女血崩、疮毒等。

【用法用量】内服：水煎，15 ～ 30 g。外用：适量，捣敷；或用全株拍打患处。

【使用注意】用于治疗风湿疼痛拍打后如出现烧灼红肿不退，可用肥皂水洗涤。

老君须

【土家语】松萝 Songv lor

【异名】龙须草，老龙须，松萝，海风藤，青丝还阳，云雾草，树挂，金线草，天棚草，雪风藤，山挂面。

【来源】为松萝科植物松萝（环裂松萝）*Usnea diffracta* Vain.、长松萝 *Usnea longissima* Ach. 的干燥地衣体。

【药性】性寒，味苦。

【功用】祛风止痛，赶火败毒，止咳平喘，止血。治骨折、关节疼痛、风湿麻木、肺痨、咳喘、支气管炎；外治外伤出血、烫火伤创伤感染等。

【应用举例】

1. 筋骨痛、风湿麻木　本品能祛风止痛，可用于治疗关节疼痛、风湿麻木等，取龙须草 20 g，水煎服。

2. 骨折　本品常用于治疗骨折。取龙须草、接骨木、寄生（以寄生于桐树者为佳）各适量捣烂，敷伤处。

3. 干血痨　治疗干血痨，用龙须草 15 ～ 20 g，水煎兑酒服。

4. 烫火伤　以龙须草适量研末，麻油调敷。

此外，本品还用于治疗头痛、目赤、咳嗽痰多、疟疾、瘰疬、白带、崩漏、痈肿、毒蛇咬伤等。

【用法用量】内服：煎汤，6 ～ 12 g。外用：适量，研细末，调敷患处。

烂泥巴树

【土家语】八致聋迫卡　bar zif longx per kar

【异名】叨里木，大接骨丹，接骨丹，烂泥树根皮，水冬瓜木。

【来源】为山茱萸科植物有齿鞘柄木 *Toricellia anguiata* Oliv. var. *intermedia*（Harms）Hu. 或角叶鞘柄木 *Toricellia angulata* Oliv. 的根皮、花、叶及嫩尖。

【药性】性微冷，味辣，微苦。

【功用】活血化瘀，赶风除湿，败毒化痰，截疟，用于治疗内伤瘀血、骨折、跌打损伤、风湿关节痛、火流痰、慢性肠炎、腹泻、三分症等。

【应用举例】

1. 内伤瘀血　本品味辣行散，有活血化瘀之功，常用于治疗内伤瘀血，多与大救架、散血莲、岩泽兰、润筋草、五虎进、乌葱同用，水煎，兑酒服。

2. 风湿关节痛　本品味辣散风，味苦燥湿，多用于治疗风湿引起的筋骨关节疼痛、屈伸不利，习与八角枫、毛瑞香、楤木等配伍，泡酒服。

3. 火流痰　本品性冷赶火，有败毒化痰之功，能用于治疗痰火郁结筋骨的火流痰，习用根皮与鸟不落、六月雪、贯头尖、见肿消、小血藤、散血草、收山虎、鱼腥草各适量，捣烂兑酒敷患处。

4. 三分症　本品又有败毒截疟之功，可用于治疗外感疟邪所致的三分症，习用嫩尖5个或7个，鸡蛋1个。先将鸡蛋煮熟，剥壳刺眼，再与药共煮，吃蛋喝汤。

此外，本品还用于治疗胃痛、扁桃腺炎、哮喘、妇女干血痨、闭经、带下等。

【用法用量】内服：水煎,30～50 g，鲜品加倍；或泡酒。外用：适量，鲜品捣敷。

钻墙风

【土家语】凌霄卡普　lenr xiaox kax pux

【异名】凌霄花，钻骨风，追骨风，追魂箭，接骨丹，接骨藤，倒挂金钟，吊墙花，过江龙，木防风，接骨风，搜骨风，五爪龙，红花倒水莲，上树龙，上树蜈蚣，白狗肠，堕胎花，茇华，藤罗花。

【来源】为紫葳科植物凌霄 *Campsis grandiflora*（Thunb.）K. Schum. 和美洲凌霄花（硬骨凌霄）*Campsis radicans*（L.）Seem. 的根、茎叶及花。

【药性】性微冷，味辣、酸。

【功用】活血疗伤，化瘀通经，赶风止痛，败毒消肿，疏筋活络，解表。用于治疗跌打扭伤、骨折、胃腹痛、腹泻、风热感冒、月经不调、痛经闭经、风湿腰腿痛、痈疽疔疖等。

【应用举例】

1. 跌打扭伤　本品味辣行散，有显著的活血疗伤之功，为治跌打扭伤、瘀血肿痛之佳品。习用根皮泡酒，供内服或外揉伤处。

2. 痛经闭经　本品辣散活血，有化瘀通经之效，多用于治疗妇女血瘀阻滞的行经腹痛或经闭小腹刺痛。多与血当归、珍珠菜、棕树根等配伍，水煎服。

3. 风湿腰腿痛　本品味辣行散，能赶风止痛，常用于治疗风湿所致的腰腿疼痛、关节不利。习用藤茎，与威灵仙、鸡矢藤、赶山鞭等同用配伍，水煎服，或泡酒服。

4. 痈疽疔疖　本品性冷赶火，外用有败毒消肿之效，为治疗痈疽疖疔的常用药。习用花或叶，捣烂敷患处。

此外，本品还用于治疗吼病、产后乳肿、酒糟鼻、痤疮、皮肤瘙痒等。

【用法用量】内服：水煎，15～20 g；或泡酒。外用：适量，捣敷或泡酒揉。

绿葡萄

【土家名】尔他所欸二拉　ex tax sox eix ef lax

【异名】三叶藤，金刚散，大母猪藤，见肿消，山葡萄，玉葡萄，耳坠果，飞蜈蚣藤，野葡萄，枫藤。

【来源】为葡萄科植物三裂叶蛇葡萄 *Ampelopsis delavayana* Planch. 或毛三裂叶蛇葡萄 *Ampelopsis delavayana* Planch. var. setulosa（Diels & Gilg）C. L. Li 根及茎藤。

【药性】性微冷，味甜、辣、苦。

【功用】活血疗伤，赶风除湿，败毒排脓，止血止痛，用于治疗跌打损伤、骨折、风湿腿痛、流痰、痈疮肿毒等。

【应用举例】

1. 跌打损伤　本品味辣行散，有活血疗伤之功，为治疗跌打损伤、瘀血肿痛的常用之品，故有“见肿消”之名，习用根皮与接骨木根皮、竹叶细辛、辣子七等配伍，鲜品捣烂，兑酒敷伤处。

2. 风湿腿痛　本品辣散苦燥，有赶风除湿止痛之效，常用于治疗风湿所致的腰腿疼痛，多用藤与山鸡血藤、九节风、岩五加等配伍，水煎兑酒服。

3. 流痰　本品性冷赶火，有败毒排脓之功，可用于治疗生流痰，常与蛇葡萄、刺葡萄、牛王刺同用，取新鲜根皮适量，捣如泥，敷患处。

4. 痈疮肿毒　本品能赶火败毒，外用可治疗痈疮肿毒，轻者单用根皮或叶，捣烂敷患处，重者与七叶一枝花同用。

此外，本品还用于治疗水火烫伤、尿路感染、流痰、便毒、外伤出血等。

【用法用量】内服：水煎，30 ～ 50 g。外用：适量，鲜品捣敷。

铜锤草

【土家语】铜锤草　tongr cuir caox

【异名】红花酢浆草，土田七，酸味草，酸黄瓜，酸米草，三叶酸，三梅草，老鸦酸。

【来源】为酢浆科植物酢浆草 *Oxalis corniculata* L. 的全草。

【药性】性冷，酸、寒。

【功用】散瘀消肿，赶火败毒，用于治疗咽喉肿痛、扁桃体炎、口疮、牙痛、泄泻、痢疾、黄疸、淋症、痛经、赤白带下、跌打损伤、吐血、衄血、疔疮、疥癣、痈疮、毒蛇咬伤等。

【应用举例】

1. 跌打损伤、劳伤腰痛、风湿麻木　取铜锤草 10 g，毛姜 10 g，血三七 10 g，三百棒 12 g，鸡血藤 12 g，血当归 12 g，扣子七 10 g，白酒 1 kg。浸泡 3 天即可服，日服 3 次，每次 15 g。

2. 痈肿疔毒　取鲜铜锤块茎捣烂敷患处。

3. 小儿停食症（消化不良）　取鲜铜锤草洗净，用淘米水磨汁服，每次服药量不得超过 1 g。

此外，本品还用于治疗感冒发热、肝炎、肠炎、尿路感染、结石、神经衰弱、湿疹、烧伤等。

【用法用量】内服：煎汤，10 ～ 15 g，鲜品 30 ～ 60 g。外用：适量，煎水洗，捣敷或捣汁涂，或煎水漱口。

【使用注意】孕妇及体虚者慎服。

醉鱼草

【土家语】送闹卡普 songf laof kax pux

【异名】闹鱼花，鱼尾草，铁帚尾，吊阳尘，花灯草，痒见消，羊饱药。

【来源】为醉鱼草科植物醉鱼草 *Buddleja lindleyana* Fort. 的根及茎叶。

【药性】性微冷，味辣、苦，有毒。

【功用】活血疗伤，化瘀止痛，败毒消肿，解酒除痨，用于治疗跌打损伤、产后腹痛、痈疮肿毒、酒色劳等。

【应用举例】

1. 跌打损伤 本品味辣行散，有活血疗伤止痛之功，常用于治疗跌打损伤、瘀血肿痛。多与四两麻、八棱麻、辣子七等同用，采鲜品洗净捣烂，兑酒敷伤处。或取鲜鱼尾草全草 15 ～ 25 g，酌加白酒，开水炖 1 小时，内服。

2. 产后腹痛 本品辣散，能活血化瘀而止痛，可用于治疗妇女产后瘀阻胞宫之小腹刺痛。常单用全草水煎兑酒服；或与珍珠菜、矮桃草、泽兰等活血调经药配伍，水煎服。

3. 痈疮肿毒 本品性冷赶火，有败毒消肿之效，可用于治疗痈疮肿毒，多采鲜叶与黄瓜香等同用，捣烂敷患处。

4. 酒色劳 本品辣散苦泄，又有解酒除痨之功，能用于治疗酒色痨（土家族疾病七十二劳之一。指酒醉醺醺即行房事而引起的慢性虚弱性疾病，症见头昏耳鸣、口苦、右腹疼痛、不欲饮食、面色黯红、目赤、精神恍惚、尿黄便干等）。习用根，与荞麦三七、韭菜蔸、葛麻蔸、十大功劳、一支蒿、三颗针等同用，水煎内服。

5. 虚黄肿症（钩虫病） 用于治疗虚黄肿症，可取鱼尾草 15 g，水煮 2 小时，取汁 100 mL，加白糖，于晚饭后与次日晨饭前分服。

6. 风寒牙痛 取鲜鱼尾草叶和食盐少许，捣烂取汁漱口。

7. 痄腮 取醉鱼草 5 钱，枫球 7 枚，荠菜 3 钱，煮鸡蛋食。

此外，本品还用于治疗小儿疳积、支气管炎、咳嗽、哮喘、风湿性关节炎、瘰疬、水火烫伤等，外用治疗创伤出血，烧烫伤，并作杀蛆灭孑孓用。

【用法用量】内服：水煎，10 ～ 15 g。外用：适量，鲜品捣敷。

【使用注意】内服不宜过量，否则可产生头晕、呕吐、呼吸困难、四肢麻木和震颤等毒副反应。

遍身刀

【土家语】杉卡蒙　saf kar mongr

【异名】杉树，千把刀，天蜈蚣。

【来源】为杉科植物杉 *Cunninghamia lanceolata*（Lamb.）Hook. 的根、树皮、叶及油脂。

【药性】根、树皮、叶：性微热，味辣、苦。油脂：性微热，味辣、苦、涩。

【功用】活血疗伤，固精止遗，赶气安神，赶风止痒，用于治疗男子跑马、跌打损伤、气癫、漆疮等。

【应用举例】

1. 跌打损伤　本品辣行热通，能活血化瘀、疗伤止痛，为治疗跌打损伤、瘀血肿痛的常用药。轻者习用嫩尖捣汁兑童便服；重者用根与樟树根、枫树根、木姜子根等配伍，泡酒服。又常用其树皮做夹板固定肢节，为伤科骨折辅助材料。

2. 男子跑马　本品的油脂味涩性收，有固精止遗之效，常用于治疗男子肾虚不固的跑马病。习与李树油、椿树油各等量研末，每次 5 ～ 10 g，冲酒服。

3. 气癫　本品味辣走散，有赶气安神之功，可用于治疗气癫病，多与满身刀、回龙草等同用，水煎服。

4. 漆疮　本品辣散，又有赶风止痒之效，能用于治疗漆疮、皮肤瘙痒，习用叶水煎服，亦可配合树皮煎水洗。

此外，本品还用于治疗风寒咳嗽、腹痛、外伤出血等。

【用法用量】内服：水煎，15 ～ 30 g；或捣汁、泡酒；或用油脂研末。外用：适量，捣敷；或煎水洗。

香血藤

【土家语】灭尔二拉被　miev ex lax bif

【异名】内红消，小血，小血藤，野五味，钻岩尖，钻骨风，冷饭陀，称陀叶，五香血藤，散血藤，铁箍散。

【来源】为五味子科植物铁箍散 *Schisandra propinqua*（Waii.）Baill. var.sinensis Oliv. 的根、藤茎及叶。

【药性】性平，味辣、甜。

【功用】活血疗伤，赶风通络，调经止痛，壮腰健肾，缓和药性，用于治疗跌打损伤、骨折、劳伤吐血、风湿麻木、痛经、月经不调、缓解毒副作用等。

【应用举例】

1. 跌打损伤　本品味辣行散，有活血通络、疗伤止痛之效，常用于治疗跌打损伤、瘀血肿痛，可用与烂泥巴根、云实根、麻口皮子药等同用，水煎，兑酒服。

2. 骨折 取内红消、血筋草、三月泡根、红刺老苞根皮鲜品各适量，捣烂敷患处。

3. 风湿麻木 本品味辣，又有赶风活血通络之功，能用于治疗风湿关节疼痛，或肢体麻木不仁。习用藤茎，与清风藤、大风藤、扶芳藤等药配伍，水煎或泡酒服。

4. 月经不调 本品味辣行血，可用于治疗血瘀所致的月经后期或痛经，前者多与散血草、定经草、珍珠菜等同用，水煎服。

5. 缓解毒副作用 本品与其他有刺激性的药物同用，可降低其副作用，能减轻呕吐，或不呕吐。

6. 劳伤吐血 取内红消、苦三七各 10 g，血三七 3 g，水煎服。

此外，本品还有补益作用，可用于治疗气血不足之症、胃脘痛、外伤出血、疮疡肿毒等。外用捣敷治流痰、痈肿。

【用法用量】内服：水煎，15 ～ 30 g；或制丸、酒剂。外用：适量，鲜品捣敷。

荞麦三七

【土家语】起麦三七 kanr kux qix mersanx qir

【异名】荞麦七，苦荞头，苦荞麦，天荞麦，金荞麦，野荞麦，野荞子，荞子七，铁菱角，天荞蔸，荞当归，开金锁。

【来源】为蓼科植物金荞麦 *Fagopyrum dibotrys*（D.Don）Hara. 的根茎及全草。

【药性】性微冷，味辣、苦、微甜。

【功用】活血止痛，赶火燥湿，补虚定眩，止咳化痰。用于治疗跌打损伤、膝冷痛、痛经、痢疾、肺热咳嗽、胸痛、咯黄浓痰、肺痈、咽喉肿痛、色痨、盗汗、肝炎腹胀、头晕等。

【应用举例】

1. 跌打损伤 本品味辣行散，有活血化瘀、疗伤止痛之功，主治跌打损伤、瘀血肿痛。轻者用全草捣烂，兑酒揉伤处；重者用根与田边菊、打不烂、辣子七等同用，水煎兑酒服。取鲜荞麦七全草 60 g，水煎服或泡酒服，可治疗关节肿痛。

2. 痛经 本品有活血之功，又能通经止痛，常用于治疗痛经，痛如刀绞。可单用本品 100 g，水煎兑甜酒服，或与珍珠菜、散血草、香药等配伍。

3. 痢疾 本品性冷赶火，味苦燥湿，能用于治疗湿热痢疾，大便脓血。常与蜂子七、奶浆草、老鸦酸等同用，水煎服，连服 3 ～ 5 剂。

4. 头晕 本品微甜，又有补虚定眩之功，可用于治疗年老或久病引起的头晕，多与大、小麦冬，加鸡蛋数枚同煮，吃蛋喝汤。

5. 腹胀 取荞麦七根 15 g，连线草 15 g，水煎服。或用茎叶 6～9 g，泡水当茶喝，可治肝炎，亦可预防。

6. 小儿盗汗　取荞麦七嫩尖 7 个，切碎炒鸡蛋吃。

此外，本品还用于治疗腰痛、瘰疬、癌肿、疮疡肿毒、毒蛇咬伤等。

【用法用量】内服：水煎，30 ～ 50 g；或煮食。外用：适量，鲜品捣敷，或捣汁、磨汁涂敷。

十九、打虫药

号筒杆

【土家语】号筒杆　haof tongr ganx

【异名】通天大黄，博落回，通大海，泡通珠，边天蒿，号筒梗，三钱三，博落筒，大号筒。

【来源】为罂粟科植物博落回 *Macleaya cordata*（Willd.）R. Br. 的根或全草。

【药性】性冷，味涩、麻、辣。有毒。

【功用】杀虫止痛，败毒消肿。用于治疗钩虫病、滴虫病、虫牙痛、梅毒溃烂、指疔、脓肿、下肢溃疡、烫伤、顽癣等。

【应用举例】

1. 钩虫病　本品麻辣有毒，能杀虫，可用于治疗钩虫病。多与菖蒲、五倍子、皂矾、明矾、针砂、皮硝各等量，共研细末，米糊为丸，如梧桐子大，每次服 5 ～ 7 丸。

2. 虫牙痛　本品味麻，能止牙痛，可用于治疗虫牙疼痛。取根皮适量洗净，塞入痛牙缝内。

3. 梅毒溃烂　本品能以毒攻毒，可用于治疗梅毒溃烂。多用全草适量，水煎浓汁洗患处，能败毒敛疮。

4. 下肢溃疡　用于治疗下肢溃疡，可取号筒杆适量，水煎洗，另用叶二张，中夹白糖，放锅内蒸几分钟，取出贴患部，每日换一次。

5. 疔疮肿痛　本品性冷赶火，有败毒消肿之效，又可用于治疗疔疮肿痛。可单用捣烂敷患处，或与虎耳草、五爪风等配伍。

6. 指疔　取号筒杆根皮、倒地拱根各等分，加食盐少许，同浓茶汁捣烂，敷患处。

7. 黄癣　先剃头，再用号筒杆 60 g，明矾 30 g，煎水洗。每日 1 次，洗 7 天。

8. 鼻渊　可用大号筒捣烂包头部，另用大号筒 15 g、天麻 9 g、刺梨 9 g，水煎服。

9. 罐蚕耳　取大号筒杆 15 g，捣烂包耳后，或捣烂与螺蛳水滴入耳内。

此外，本品还用于治疗便秘、带下、跌打损伤、风湿关节痛、阴道滴虫、湿疹、蛇虫咬伤、烧烫伤等。并可杀蛔虫。

【用法用量】内服：多入丸剂。外用：适量，煎水洗；或鲜品捣烂外敷；或研粉撒敷；或塞牙缝。

【使用注意】本品有毒，内服易引起中毒，故慎用。

苦皮树

【土家语】克欸致子他爬卡蒙　keif zif zif tax par kar mongr

【异名】苦楝子树，苦楝，紫花树。

【来源】为楝科植物楝 *Melia azedarach* L. 的树皮、根皮及果实。

【药性】性冷，味苦、涩。有小毒。

【功用】驱蛔打虫，赶火消肿，调经止血。用于治疗蛔虫病、沙虫脚、内痔肿痛、倒经等。

【应用举例】

1. 蛔虫病　本品能以毒杀虫，其味苦降泄，有显著的驱蛔打虫之功，为治疗蛔虫病之要药，习单用根皮，水煎浓汁服。

2. 沙虫脚　本品味苦有毒，也能燥湿杀虫，为外用治疗沙虫脚的常用药物，取根或皮适量，捣汁兑水涂搽或煎水洗脚。

3. 内痔肿痛　本品性冷赶火，有败毒消肿之效，可用于治疗内痔肿痛或便血，常与天葵子、黄柏、半川树根等配伍，水煎服。

4. 倒经　本品味苦降泄，可引血下行，且味涩性收，而有调经止血之效，能用于治疗倒经，多与血当归、茜草、土牛膝、倒生根、棕树根等配伍，水煎服。

此外，本品还用于治疗虫牙痛、头癣、滴虫、肛门瘙痒等。

【用法用量】内服：水煎，10 ～ 15 g。外用：适量，煎水洗；研末撒布或调涂。

【使用注意】本品有毒，不宜过量或持续服用。其有效成分难溶于水，需文火久煎。

管仲

【土家语】巴写　bax xiex

【异名】贯中，贯仲，百头，伯药，野鸡膀子，绵马羊齿，东绵马，日本绵马，牛毛黄。

【来源】为鳞毛蕨科植物粗茎鳞毛蕨 *Dryopteris crassirhizoma* Nakai 的根茎。

【药性】性冷，味苦、涩。有小毒。

【功用】驱蛔打虫，赶火退烧，燥湿止泻，收敛止血，用于治疗虫积腹痛、感冒发烧、湿热腹泻、多种出血等。

【应用举例】

1. 虫积腹痛　本品能以毒杀虫，又味苦降泄，有驱蛔打虫之功，可用于治疗蛔虫、钩虫病，常与土荆芥、苦楝根皮、大血藤等同用，水煎服。

2. 感冒发烧　本品性冷，有赶火退烧之效，常用于治疗感冒发烧，多与金银花、野菊花、十大功劳等配伍，水煎服。

3. 湿热腹泻　本品性冷苦燥，有赶火燥湿止泻之效，常用于治疗湿热腹泻，习与凤尾蕨各 100 g 同用，水煎服。本品味涩收敛，也可用于治疗虚泻、久泻。

4. 多种出血　本品味涩性收，又有收敛止血之功，可用于治疗多种出血，因本品性冷，又长于止血热出血。

此外，本品还用于治疗风湿关节痛、带下、流感、流行型脑脊髓膜炎、麻疹、热毒疮疡、痢疾等。

【用法用量】内服：水煎，50 ～ 100 g。外用：适量，捣敷。

大元帅

【土家语】错布　cof buf

【异名】花椒，血见飞。

【来源】为芸香科植物花椒 *Zanthoxylum　bungeanum* Maxim. 的果皮、根及叶。

【药性】性热，味麻、辣、苦。有小毒。

【功用】温胃止痛，驱蛔打虫，赶风除湿，升提固脱，用于治疗胃脘冷痛、蛔虫病、风湿腿痛、脱肛等。

【应用举例】

1. 胃脘冷痛　本品性热，有显著的温胃散寒止痛之功，为治疗过食生冷、胃脘冷痛的主药之一。可单用果皮研末，温开水冲服。

2. 蛔虫病　本品味麻且辣，有较强的驱杀蛔虫之效，常用于治疗蛔虫病、腹痛阵作。可单用果皮水煎服，与苦楝树根皮、石榴皮等同用。

3. 风湿腿痛　本品辣散苦燥而热，能赶风除湿、散寒止痛，多用于治疗风湿或寒湿所致腰腿疼痛。习用根与洋桃根、樟树根、千里马等配伍，水煎服。

4. 脱肛　本品味辣主升，外用可治疗体虚气陷的脱肛。常用叶，与土茯苓叶、拦路虎叶等配伍，洗净捣烂，调香油敷患处，有升提固脱之功。

此外，本品还用于治疗腹痛、虫牙痛、月经过多、疝气、皮肤瘙痒等。

【用法用量】内服：水煎，根用 15～30 g，果皮用 3～6 g；或研末，每次 1～2 g。外用：适量，叶捣敷。

石榴皮

【土家语】石榴他爬　Si liuv tuv pa

【异名】安石榴，石榴壳，酸石榴皮，安石榴酸实壳，酸榴皮。

【来源】为安石榴科植物石榴 *Punica granatum* L. 的果皮、根皮、茎皮。

【药性】果皮：性热，味酸、涩，有毒。根皮、茎皮：性热，味苦、涩，有毒。

【功用】果皮杀虫，收敛止泻。根皮、茎皮杀虫。常用于治疗虫积腹痛、疥癣、疮疡、水火烫伤等证。

【应用举例】

1. 槽虫、饶虫　本品杀虫力强，常用于蛔虫、蛲虫证。取榴皮、北瓜子各等分，研细末。每次 6 g，1 日 2 次，连服 2 天。

2. 火疤疮　用本品治疗水火烫伤，可取石榴皮研末，加樟脑、冰片，以麻油调匀外敷。

3. 垮血带下　本品具有收敛作用，常用于治疗垮血带下，取石榴皮、椿树根皮各等分，水煎内服。

此外，本品还用于治疗久泻久痢、便血、脱肛、滑精、崩漏、带下等。

【用法用量】内服：水煎，5 ～ 15 g。外用：适量，研末调敷。

泽漆草

【土家语】泽七什　Cer aif sir

【异名】风气消，倒毒伞，断肠根，猫眼草，五朵云，五凤草，倒毒散。

【来源】为大戟植物泽漆 *Euphorbia helioscopia* L. 的全草。

【药性】辣、苦，微凉。有小毒。

【功用】杀虫，利水消肿，化痰散结，用于治疗瘰疬、癣疮、咳嗽喘逆、水气肿满、结核性瘘管、骨髓炎等。

【应用举例】

1. 灭蛆　本品功能杀虫，常取泽漆草适量，捣烂放粪坑内，能杀灭蛆虫孑孓。

2. 瘰疬　本品去腐散结作用较强，常用于治疗瘰疬溃烂不收口。取鲜泽漆草适量，煎浓汁浸纱布，塞入疮口。

3. 癣疮　本品鲜草捣汁外搽或煎水洗，可治癣疮。

4. 咳嗽喘逆　取泽漆草、法半夏、生姜各 6 g，紫菀、白前、茯苓各 9 g，甘草 4 g，水煎服。

此外，本品还用于治疗肝硬化腹水、细菌性痢疾、疟疾、淋巴结结核、神经性皮炎等。

【用法用量】内服：水煎，3 ～ 6 g。外用：适量，鲜品捣汁外擦或煎水洗。

【使用注意】有毒，孕妇忌用。

黎辣根

【土家语】黎罗机纳　lir lor jix lar

【异名】黎罗根，一扫光，黎头根，琉璃根，土黄柏，西洋葵菜，山葵萝卜，马萝卜。

【来源】为鼠李科植物长叶冻绿 *Rhamnus crenata* Sieb. et Zucc. 的根及叶。

【药性】性热，味辣、苦。有毒。

【功用】杀虫止痒，赶风燥湿。用于治疗疥疮、铜钱癣、风坨、湿疹等。

【应用举例】

1. 疥疮　本品有毒，能攻毒杀虫，为治疗疥疮之佳品，习用根皮适量，洗净捣烂，调桐油搽患处，连用 5 天。

2. 铜钱癣　本品有杀虫止痒之功，又可用于治疗铜钱癣。习用根或叶，与松杨根配伍，共研末，香油调搽。

3. 风坨　本品味辣行散，有赶风止痒之效，可治疗起风坨，皮肤瘙痒难忍，习用根与千里光、无根藤等同用，煎水洗。

4. 湿疹　本品味苦燥湿而止痒，可用于治疗湿疹瘙痒，抓破流水，习单用根煎水洗患处；或与苦参、黄柏配伍。

5. 蛔虫　取黎辣根 30 g，煮浓汁，用汁煮鸡蛋一枚食。

此外，本品还用于治疗跌打损伤、癞、疔疮、麻风、烂脚疮等。

【用法用量】内服：水煎，3 ～ 5 g。外用：适量，煎水洗，或研末调搽。

【使用注意】本品有毒，内服宜慎，以外用为主。

二十、火疤药

马桑树

【土家语】马桑卡蒙　max sanx　kar mongr

【异名】上天梯，蛤蟆树，阿斯木，连花献，坐山王，马鞍子，水马桑，千年红，红马桑，紫桑，野马桑，醉鱼儿，闹鱼儿，四联树，黑果果，黑虎大王，黑龙须，乌龙须（根名），马桑。

【来源】为马桑科植物马桑 *Coriaria nepalensis* Wall. 的根及叶。

【药性】性微冷，味辣、酸。有小毒。

【功用】开窍醒神，赶火败毒，打虫，用于治疗跌坠昏迷、骨折、水火烫伤、风火牙痛、癫狗咬伤、钩虫病等。

【应用举例】

1. 水火烫伤　本品性冷，有赶火败毒之效，多用于治疗水火烫伤，习用叶研细末，以桐油调敷伤处。

2. 跌坠昏迷　本品味辣行散，能开窍醒神，为治疗跌坠神志昏迷的常用药物。习用鲜叶适量，洗净捣汁，兑热童便服。

3. 癫狗咬伤 本品有赶火败毒之功，为治疗癫狗咬伤的常用之品。习用鲜根 30 g，水煎服，呕吐痰涎者为有效。

4. 钩虫病 本品能以毒攻毒而打虫，可用于治疗钩虫病。多用根，与苡米根、木瓜同用，水煎冲糖服。

5. 骨折 用本品治疗骨折，可取马桑根皮适量，捣绒加白酒焙热外包。

6. 风火牙痛 取马桑根皮 6 g，地骨皮 9 g，水煎服。

此外，本品还用于治疗目赤肿痛、外伤出血、头癣、湿疹、疮疡肿毒、牛皮癣等。

【用法用量】内服：水煎，15 ～ 30 g；或捣汁。外用：适量，捣敷。

【使用注意】本品有毒，内服需注意用量。

酸筒梗

【土家语】迷米咚咚　mif mix dongr dongx

【异名】酸筒杆，土羌活，土大黄，土升麻，酸茄子，麻酸杆，姑娘茶，酸杖，苦杖根，酸桶笋，酸杆，酸通，酸汤杆。

【来源】为蓼科植物虎杖 *Polygonum cuspidatum* Sieb. et Zucc. 的根茎、根及嫩茎。

【药性】性冷，味酸、苦。

【功用】除湿退黄，赶火止咳，泻下通便，败毒敛疮。用于治疗黄疸病、肺热咳嗽、大便秘结、水火烫伤等。

【应用举例】

1. 水火烫伤 本品性冷味酸，能败毒敛疮，为治疗水火烫伤的常用药。取根，研极细粉末，以麻油调搽伤处，或用鲜根磨汁涂搽。

2. 黄疸病 本品性冷味苦，有较强的赶火除湿之功，为治疗湿热黄疸病的主药之一。多与岩壁风、土茵陈等配伍，水煎服。

3. 大便秘结 本品味苦降泄，有较强的泻下通便之效，可用于治疗大便秘结。因其性冷赶火，故热结便秘者尤为适宜。习单用根切片，开水泡服，便通即止。

4. 肺热咳嗽 本品性冷，善赶肺火而止咳嗽，常用于治疗肺热咳嗽、咳痰黄稠，可与白花前胡、六月雪、十大功劳等同用，水煎服。

此外，本品还用于治疗跌打损伤、关节痹痛、胆道蛔虫症、血瘀经闭、产后瘀血不下、癥瘕、痈肿疮毒、漆疮等。

【用法用量】内服：水煎，10 ～ 15 g；或泡服。外用：适量，磨汁或研末调涂。

小鱼蜡树

【土家语】虎不卡蒙被　hux bur kar mongr bif

【异名】小冬青，小蜡树，山紫甲树，山指甲，水黄杨，米腊树。

【来源】为木犀科植物小蜡 *Ligustrum sinense* Lour. 的叶及树皮。

【药性】性冷，味苦。

【功用】败毒消肿，赶火止血，杀虫止痒。用于治疗水火烫伤、疮疡肿毒、毒蛇咬伤、顽癣、黄疸、痢疾、肺热咳嗽、咳血等。

【应用举例】

1. 水火烫伤　本品性冷赶火，有较强的败毒消肿之功，为治疗水火烫伤的常用药物。习用叶，研极细粉末，加香油调成稀糊状，涂伤处。

2. 毒蛇咬伤　本品能败毒消肿，可用于治疗毒蛇咬伤。习采鲜叶嚼烂敷患处，也常与杠板归、三叶青的同用。

3. 咯血　本品性冷苦降，能赶肺火、止咳血，常用于治疗热伤肺络之咳血、痰中带血。多用叶，与侧柏叶、荷叶、菊叶三七等配伍，水煎服。

4. 顽癣　本品外用有杀虫止痒之效，可用于治疗顽癣、皮肤瘙痒。习用鲜叶，与铁灯台配伍，共捣烂取汁，涂擦患处。

此外，本品还用于治疗扁桃体炎、外伤出血、黄水疮等。

【用法用量】内服：水煎，10 ～ 20 g。外用：适量，鲜品嚼敷；或捣汁外搽；或研末调涂。

山木香

【土家语】抗苦他色面姐几纳　kanr kux tax ser mianf jiex jix lar

【异名】小刺花，小红根，鱼杆子，小金樱，白花七叶树，七姊妹，红刺根。

【来源】为蔷薇科植物小果蔷薇 *Rosa cymosa* Tratt. 的根及叶。

【药性】性微冷，味涩、苦。

【功用】涩尿止遗，除湿止痛，败毒敛疮，用于治疗体虚遗尿、风湿骨痛、对口疮、水烫火伤等。叶：解毒消肿，用于治疗治痈疖疮疡、烧烫伤等。

【应用举例】

1. 水烫火伤　本品能败毒消肿，又味涩敛疮，可用于治疗水火烫伤。多用叶，与红牛膝根、大蓟根配伍，捣汁涂患处。

2. 风湿骨痛　本品味苦，有除湿止痛之功，多用于治疗风湿所致的筋骨疼痛、关节不利。常用根，与破骨风、龙须藤、刺包头等配伍，水煎服。

3. 体虚遗尿　本品味涩收敛，有缩尿止遗之功，常用于治疗肾虚不固的遗尿。多用根 50 g，水煎服；或取嫩尖 1 把（取单数，7 或 9），煮鸡蛋，吃蛋喝汤。

4. 对口疮　本品性冷赶火，有败毒消肿之功，可用于治疗对口疮。多用叶，与五爪龙、枇杷树皮等配伍，捣烂敷患处。

此外，本品还用于治疗跌打损伤、腹泻、脱肛、子宫脱垂、带下、便血等。

【用法用量】内服：水煎，30 ～ 50 g；或煮食。外用：适量，鲜品捣敷或涂汁。

活血三七

【土家语】哈社他　har sef tax

【异名】景天，火焰草，打不死，苞菜还阳，打死还阳，九还阳，土田七，蚕豆七，土三七,八宝草，八宝景天，对叶景天，白花蝎子草，蚕豆三七。

【来源】为景天科植物八宝 *Hylotelephium erythrostictum*（Miq.）H.Ohba. 的全草。

【药性】性微冷，味酸、辣。

【功用】赶火败毒，活血疗伤，收敛生肌，止血。用于治疗水火烫伤、跌伤肿痛、枪伤、毒蛇咬伤、各种内外出血、眼生花翳、涩痛、咽喉痛、热疖、小儿赤游丹毒等。

【应用举例】

1. 水火烫伤　本品性冷赶火败毒，味酸收敛生肌，为治疗水火烫伤的常用药物。习采鲜品洗净，捣烂绞汁涂伤处。

2. 跌伤肿痛　本品味辣行散，有活血疗伤之效，常用于治疗跌打损伤、瘀血肿痛。轻者可单用；重者与小救驾、酢浆草配伍，捣烂取汁兑酒服，并用药渣敷伤处。

3. 枪伤　本品有败毒生肌之功，可用于治疗枪伤。多与满天星、六月凉、空心草、青木香叶同用，捣烂敷伤口。

4. 毒蛇咬伤　本品外用有败毒消肿之功，多用于治疗毒蛇咬伤。取鲜品适量洗净，捣烂取汁服，并用药渣敷伤口；或与蛇莓、蛇不过同用。

5. 各种内出血　以本品治疗各种出血，可取火焰草 5 ～ 10 g，冰糖 15 g，冲开水炖服。

6. 眼生花翳、涩痛　取火焰草适量，绞取汁，点眼，日 3 ～ 5 次。

7. 咽喉痛、热疖、小儿赤游丹毒　本品能赶火败毒，可用于治疗热毒证，取火焰草 9 ～ 15 g，水煎服。

此外，本品还用于治疗漏下赤白、腹泻、瘾疹、外伤出血、疔疮肿毒、缠腰火丹等。

【用法用量】内服：水煎,15 ～ 30 g，鲜品加倍；或捣汁。外用：适量，鲜品捣敷。

金鸡两头连

【土家语】报起列碰　baof qix lier pongf

【异名】野鸡尾，岩间生，一点血，石林珠，蕨蕨滕，铁角凤尾草，瓜子莲。

【来源】为铁角蕨科植物铁角蕨 *Asplenium trichomanes* L. 的全株。

【药性】性微冷，味涩、微苦。

【功用】败毒消肿，燥湿止泻，赶火止痉，收敛止血，用于治疗水火烫伤、湿热泻痢、小儿惊风、血尿等。

【应用举例】

1. 水火烫伤　本品性冷味涩，有败毒消肿、收敛生肌之功，为治疗水火烫伤的常用药，多与芭蕉叶同用，洗净捣烂，取汁涂伤处。

2. 湿热泻痢　本品性冷赶火，味苦燥湿，味涩收敛，常用于治疗湿热泄泻、痢疾，有标本兼治之功，常与醋酱草、铁苋菜、苦参等配伍，水煎服。

3. 小儿惊风　本品性冷赶火而止痉，能用于治疗小儿高烧引起的惊风抽搐，习与双钩藤、六月雪、蛇含等配伍，水煎服。

4. 血尿　本品味涩，能收敛止血，可治疗血尿。因其性冷赶火，故也可用于治疗热伤血络之血尿，多与小蓟、野烟蔸、白茅根等同用，水煎服。

此外，本品还用于治疗月经过多、便血、痈肿疮毒等。

【用法用量】内服：水煎，20 ～ 30 g。外用：适量，捣敷或捣汁涂搽。

老鸦蒜

【土家语】阿石托　ar sir tof

【异名】石蒜，乌蒜，蒜头草，龙爪花，蟑螂花，野蒜，一枝箭，避蛇生。

【来源】为石蒜科植物老鸦蒜 *Lycoris radiata*（L.Herit.）Herb. 鳞茎入药。

【药性】性凉，味甜、淡，有毒。

【功用】消肿毒，催吐祛痰。用于治疗痈肿疮毒、牛皮癣、食物中毒、水肿等。

【应用举例】

1. 烫火伤　土家族民间以本品治疗水火烫伤，取老鸦蒜捣烂取汁，和鸡蛋清涂伤处。

2. 食物中毒、痰涎壅塞　本品能催吐祛痰，可治疗食物中毒、痰涎壅塞。取鲜石蒜 1.5 ～ 3 g，水煎服催吐。

3. 牛皮癣　本品外用可治疗牛皮癣，取鲜老鸦蒜加冰片少许共捣烂，外敷患处，皮肤起泡后去药，刺破皮，纱布外包。

4. 痈肿疮毒　用石蒜捣烂，外敷。或用本品 25 ～ 50 g，凤仙花叶 15 g，共捣烂敷患处。

此外，本品还用于治疗喉风、痢疾、风湿等。

【用法用量】内服 3 ～ 6 g，外用适量。

桐油

【土家语】桐色四　tongr ser sif

【异名】桐子树油。

【来源】为大戟科植物油桐 *Vernicia fordii*（Hemsl.）Airy-Shaw. 榨取的油脂。

【药性】性冷，味甜、微辣。有毒。

【功用】赶火败毒，宣肺止咳，泻下通便，催吐排毒，用于治疗水火烫伤、咳喘痰鸣、风痰喉痹、痰火瘰疬、食积腹胀、大小便不通、丹毒、癣疥、食物中毒等。

【应用举例】

1. 水火烫伤　本品性冷赶火，有败毒生肌之功，为治疗水火烫伤的主药之一。习用鲜花，浸入桐油内，浸泡时间越久越好，用时将油涂搽伤处。

2. 咳喘痰鸣　本品味辣行散，有宣肺止咳之功，常用于治疗小孩感冒之咳喘痰鸣。在火坑燃烧大火后，解开小孩上衣，先露出胸部，此时施术者将桐油涂于手掌，烤至能耐受的热度时，迅速来回上下擦患儿胸部，油冷却后烤热再擦，反复 7 次（或 9 次），然后擦背部，方法同上，早晚各施术 1 次。一般施术 1～2 次后，症状明显减轻，3 天可愈。操作时应注意，热度和用力以小儿能耐受为度。

3. 大便干结　本品滋润下行，有较强的泻下通便之功，可用于治疗高烧引起的大便干结。常用 5～10 滴桐油，冲开水服，便通即止。

4. 食物中毒　本品辣散升浮，具有升提胃气、催吐排毒之功，常作为食物、药物急性中毒的抢救之品，习用本品灌服，可立即引起呕吐，使患者转危为安，再行调理。

此外，本品还用于治疗水肿、蛔虫病、急性软组织炎症、漆疮、寻常疣等。

【用法用量】内服：便秘，5～10 滴；急救 3～5 汤匙。外用：适量，涂搽。

【使用注意】本品有毒，内服不宜过量，且中病即止。

【备注】本品根、叶、花及果壳皆可入药，功用类同。

二十一、蛇药

一点白

【土家语】忙泽二拉　manr cer ef iax

【异名】奶浆藤，野羊角，野隔山消，刀口药，白环藤，天浆壳，婆婆针线包，青小布。

【来源】为萝摩科植物萝藦 *Metaplexis japonica*（Thumb.）Makino. 的块根、全草和果壳。

【药性】性微冷，味甜。

【功用】败毒消肿，益气补虚，健胃消食，收敛止血，用于治疗毒蛇咬伤、乳汁不足、奶痈、气虚体弱、小儿疳积、刀伤出血等。

【应用举例】

1. 毒蛇咬伤　本品性偏冷，有赶火败毒消肿之功，为治疗五步蛇咬伤的主药之一，习与过路黄、黄瓜香、七倍子叶、见肿消、苦瓜莲、野皮叶、射天箭配伍。将鲜药捣烂调水先服，后用此药水洗伤口，并向下挤压、推赶以排毒。并用药渣外敷（敷前，以冬古子根磨水涂伤口）。另取大黄 10 g，金银花 20 g，连翘 15 g，土茯苓 30 g，冬古子根 30 ～ 50 g，水煎服。

2. 气虚体弱　本品味甜，有益气补虚之效，常用于治疗劳力过度引起的神疲乏力、面黄肌瘦。习用根炖鸡，吃肉喝汤；或与土党参、七叶胆、路边黄等配伍，水煎服。

3. 小儿疳积　本品味甜性补，有健胃消食之功，多用于治疗小儿疳积、食少、腹胀。习用全草研末，每次 6 g，泡开水加白糖服。

4. 刀伤出血　本品外用有收敛止血之功，可用于治疗刀伤出血，故有“刀口药”之名，习用果内白色绒毛敷伤口。

此外，本品还用于治疗痰喘咳嗽、阳痿、遗精、蜈蚣咬伤、淋巴结炎等。

【用法用量】内服：水煎，15 ～ 50 g；单方可用至 100 g。外用：适量，涂汁，或用种子绒毛敷伤口。

半边莲

【土家语】半边卡普　banf bianx kax pux

【异名】细米草，急解索，小蛇参，疳积草，腹水草，金菊草，金鸡舌，半边花，半边旗，吹风草。

【来源】为桔梗科植物半边莲 *Lobelia chinensis* Lour. 的全株。

【药性】性冷，味辣、淡。

【功用】赶火止惊，驱蛇虫毒，利尿消肿，抗癌攻毒，用于治疗水肿病、毒蛇咬伤、痈疮肿毒、蛾子肿大、肝癌、肠痈、小儿惊风等。

【应用举例】

1. 毒蛇咬伤　本品性冷赶火，有较强的败毒消肿之功，是治疗毒蛇咬伤的常用之品，故有“家有半边莲，可以伴蛇眠”的俗语。习用全草洗净，加水擂烂取汁，兑甜酒服，并用药渣敷伤处，或加雄黄，或加水慈姑、鱼腥草外敷，并用鲜品 30 ～ 60 g，水煎服。

2. 水肿病　本品味淡，有较强的利水透湿之效，为治疗水肿病的主药之一，故也名“腹水草”。治疗腹水、（肾炎）浮肿，可用急解索 15 ～ 30 g（鲜品 60 g），水煎服；或与车前草、鱼腥草、白茅根等同用，水煎服。

3. 痈疮肿毒　本品有赶火败毒之功，又常用于治疗痈疮肿毒，暑疖习用全草适量，洗净捣烂敷患处；疔疮配合黄瓜香、蒲公英等煎服。

4. 小儿惊风 本品有赶火止惊定痉之效，可用于治疗小儿惊风、高烧抽搐。常与三爪风、倒钩藤、石膏、蜈蚣（末）等配伍。

5. 痢疾腹泻 取小蛇参全草 10 g，地苦胆 10 g，乌龟七 10 g。水煎服。

6. 肚气痛及胃疡症 取小蛇参 10 g，红毛七 6 g，文王一支笔 6 g。共研细末，温开水送服，每服 0.5 ～ 2 g。

此外，本品还用于治疗黄疸病、尿路感染、晚期血吸虫病腹水、毒蜂蜇伤等。

【用法用量】内服：水煎，30 ～ 50 g，鲜品可用至 250 g；或擂汁。外用：适量，鲜品捣敷。

蛇不过

【土家语】窝拉卡他 wov lax kax tax

【异名】蛇不钻，蛇不拉，蛇倒退，三角草，贯叶蓼，白大老鸦酸，河白草，梨头刺，犁头刺，蚂蚱簕，急解素，老虎脷，猫爪刺，蛇牙草，穿叶蓼。

【来源】为蓼科植物杠板归 *Polygonum perfoliatum* L. 的全草。

【药性】性冷，味酸。

【功用】败毒消肿，收湿敛疮，赶火止咳，用于治疗毒蛇咬伤、腰带疮、清水疮、诸疮肿毒、泻痢、湿疹、水肿、皮肤瘙痒、咽痛咳嗽、鸬鹚咳等。

【应用举例】

1. 毒蛇咬伤 本品性冷赶火，有较强的败毒消肿之功，为治疗毒蛇咬伤的主要药物，故有“蛇不钻”“蛇倒退”之名。习单用本品捣烂敷伤口，也可与盐肤木叶、半枝莲、满天星同用。

2. 腰带疮 本品能败毒消肿止痛，善治火毒郁结所致的腰带疮，习用鲜叶适量，洗净捣烂，取汁涂患处，或连渣敷。

3. 清水疮 本品味酸，有收湿敛疮之效，常用于治疗清水疮，多用全草研末，加少量冰片、麻油调搽。

4. 鸬鹚咳 本品既能赶火止咳，又能敛肺止咳，故可用于治疗小儿鸬鹚咳。习用全草水煎服，也可与老鸦酸、矮地茶等配伍。

此外，本品还用于治疗肺热咳嗽、气管炎、百日咳、腹泻、肠炎、痢疾、痈疖肿毒等。

【用法用量】内服：水煎，30 ～ 50 g。外用：适量，研末调搽；或鲜品捣汁涂搽或捣敷。

八角莲

【土家语】叶克莲 yer kex lianr

【异名】八角七，金边七，八角盘，荷叶莲，叶下花，一碗水，山荷叶。

【来源】为小檗科植物六角莲 *Dysosma pleiantha*（Hance）Woods. 的根茎及根。

【药性】性微冷，味苦、辣、麻。有小毒。

【功用】败毒消肿，赶气止痛，活血疗伤，利尿排石。用于治疗毒蛇咬伤、脘腹胀痛、咽喉肿痛、肺热痰咳、腮腺炎、痈肿、瘰疬、胃痛腹痛、跌打损伤、尿路结石、毒蛇咬伤以及多种癌症等。

【应用举例】

1. 毒蛇咬伤　本品性冷赶火，能以毒攻毒，有显著的败毒消肿之功，为治疗毒蛇咬伤之要药。习用根茎磨水服，或用鲜根捣烂敷伤处。

2. 脘腹胀痛　本品辣行热通，有赶气止痛之效，常用于治疗气机不畅的脘腹胀痛，常用本品磨凉开水服。

3. 跌打损伤　本品味辣行散，能促进血行、消散瘀血；其味麻止痛，而有活血疗伤之效，多用于治疗跌打损伤、瘀血肿痛。习与白三七、四两麻、三百棒等泡酒服，并揉伤处。或取八角莲 20 g，血丝大黄、血筋草各 10 g，共捣烂外敷患处。

4. 尿路结石　本品辣行苦降，能利尿排石，可用于治疗尿路结石，多用本品研末，每次 1.5 g，温开水冲服，日 3 次。

5. 蛇斑疮　取八角莲研末，醋调涂患处。

6. 瘰疬　取八角莲根、独脚莲根各等量，磨醋敷患处；或两药等量研细末，蜜调加醋外敷患处。

此外，本品还用于治疗哮喘、压劳、喉蛾、淋巴结肿大、淋巴结炎、腮腺炎、疮毒等。

【用法用量】内服：水煎，6 ～ 12 g；或研末；或磨汁；或泡酒。外用：适量，捣敷或泡酒揉。

【使用注意】孕妇禁服，体质虚弱者慎服。

铁灯台

【土家语】吉那尺莲　jir nax cir lanr

【异名】独脚莲，蚤休，重楼，七叶莲，海螺七，七叶一枝花，重台根，整休，草河车，重台草，九道箍，鸳鸯虫，枝花头，灯台七，白河车，螺陀三七，土三七。

【来源】为百合科植物七叶一枝花 *Paris polyphylla* Smith. *var Chinensis*（Franch.）Hara 的根茎。

【药性】性冷，味辣、苦。有小毒。

【功用】赶火败毒，活血疗伤，赶气止痛，用于治疗毒蛇咬伤、痈疮疔毒、流行性腮腺炎、灌聤耳、癌肿、丸子肿大（瘰疬）、喉痹、跌打损伤、胃脘胀痛、小儿惊风等。

【应用举例】

1. 毒蛇咬伤 本品性冷赶火，有较强的败毒消肿之功，为治疗毒蛇咬伤的主药之一，习单用根茎磨醋，涂擦伤口。

2. 痈疮疔毒 本品能败毒消肿，又善治痈疮疔毒，故有“七叶一枝花，深山是我家，痈疽如遇着，一似手拈拿”的俗语。既可以单用，也可与三爪龙、五爪龙等赶火败毒药配伍，既可外敷，也能内服。

3. 流行性腮腺炎 取海螺七适量，研细末，以酒醋各半调成糊状涂于患处，如睾丸发炎也可涂敷。

4. 跌打损伤 本品味辣行散，有活血化瘀、疗伤止痛之效，常用于治疗跌打损伤、瘀血肿痛，习用根茎研末，每次 3 g，兑酒服。

5. 胃脘胀痛 本品辣行苦泄，能赶气止痛，可用于治疗胃脘胀痛。多单用磨水服，也可与青木香、黄木香、厚朴等同用，水煎服。

6. 小儿慢凉风症 取白甘遂（炒焦）3 g，七叶一枝花 3 g。共研末，薄荷汤送下。

7. 灌聤耳 取海螺七适量，研细末，调入乳滴耳。

此外，本品还用于治疗高烧、咽喉肿痛、腮腺炎、带状疱疹、无名肿毒、外伤出血等，并可用于避孕。

【用法用量】内服：水煎，10 ～ 15 g。外用：适量，磨汁涂伤口；或鲜品捣敷。

【使用注意】孕妇忌服。

黄瓜香

【土家语】黄瓜香 huanr guar xianx

【异名】毛毛香，黄瓜菜，提脓草，踏地消，匍伏堇、地白菜，抽脓拔，七星莲，白地黄瓜，野白菜，冷毒草，王瓜草，黄瓜草，银茶匙，石白菜，雪里青。

【来源】为堇菜科植物匍伏堇 *Viola diffusa* Ging. 的全草入药。

【药性】性冷，味甜、微苦。

【功用】败毒消肿，止咳排脓，益精助孕。用于治疗精亏不孕、痈疮疔毒、乳痈、瘰疬、癫狗咬伤、血劳、百日咳、风热咳嗽、肝炎、目赤肿痛、水火烫伤、毒蛇咬伤、跌打损伤、半夏中毒等。

【应用举例】

1. 毒蛇咬伤 用本品治疗毒蛇咬伤，可取全草捣烂外敷。

2. 痈疮疔毒 本品性冷赶火，有显著的败毒消肿之功，为治疗痈疮疔毒之要药，故有“抽脓拔”“提脓草”之名，习单用全草，捣烂敷患处。

3. 癫狗咬伤 本品有败毒之功，外用可治疗癫狗咬伤，多与钓鱼杆、犁头草、豆豉、紫竹马鞭等同用，水煎服，并敷伤口。

4. 半夏中毒　本品能解半夏之毒，可用于治疗误食或炮制不当引起的半夏中毒。习与萝卜同用，水煎服。

5. 精亏不孕　本品味甜性补，有补虚益精、促进生育之效，常用于治疗精血亏虚的不孕症。习单用鲜品适量，与鸡蛋共炒食。又因本品性冷苦燥，也可用于治疗湿热蕴结下元的不孕症。

6. 跌打损伤　治疗跌打损伤，可取本品全草 50 g，白三七 6 g，山乌龟 15 g，水煎服。

7. 烫伤　取黄瓜香、连钱草各适量，捣烂加鸡蛋清调敷。

此外，本品还用于治疗淋浊、哮喘；外用治疗急性乳腺炎、带状疱疹等。

【用法用量】内服：水煎服，30 ～ 50 g，鲜品加倍；或炒食。外用：适量，鲜品捣敷或绞汁外搽。

木子树

【土家语】木油卡蒙　muf your kar mongr

【异名】蜡子树，蜡烛树，乌树果，桕树，木油树，木蜡树，木梓树，乌油木。

【来源】为大戟科植物乌桕 *Sapium sebiferum*（L.）Roxb. 的根、皮和叶。

【药性】性微冷，味苦、淡。有小毒。

【功用】消水退肿，赶火败毒，化痰排脓，驱蛇毒杀虫毒，用于治疗中板症（臌胀）、大小便不利、毒蛇咬伤、枪伤肿痛、火流疔疮、乳痈、湿疹等。

【应用举例】

1. 毒蛇咬伤　本品性冷，能赶火败毒，为治疗毒蛇咬伤的常用药，习用嫩叶加盐少许，捣烂敷伤口周围，或与雷胆子同用。

2. 水肿病　本品淡渗苦泄，能通过分利二便排出体内多余的水湿，达到消水退肿之效，用于治疗水肿病有明显的效果。可单用根 15 g，水煎服，或与皮叶树、蓑衣藤、山扁豆等配伍。

3. 枪伤肿痛　本品有败毒之功，能消肿生肌，常用于治疗枪伤，多与酸枣树皮、千锤打、野菊花、败酱草、路边黄、血当归、凤尾草同用，水煎服，并外敷。

4. 火流　本品可赶火败毒，又能化痰排脓，常用于治疗痰火蕴结的流病，多用根皮与麻根、桐麻根、鸟不踏、芭蕉蔸、尿脚子配伍，捣烂敷患处。

5. 疥癣、皮炎、湿疹、妇女阴痒　取木子树叶适量，煎水洗。

6. 蛔虫病　取木子树根皮 30 g，伸筋草 15 g，鲜贯众 15 g。水煎服。

此外，本品还用于治疗崩漏、水毒等。

【用法用量】内服：水煎，10 ～ 15 g。外用：适量，煎水洗或鲜品捣敷。

【使用注意】孕妇禁用。

鹅脚板

【土家语】压吉爬　yaf jir par

【异名】骚羊古，蛇倒退，瘙疡股，苦爹菜，公鸭脚板，六十三天红，罗柱叶下风，六月寒，肚寒草，铁铲头。

【来源】为伞形科植物异叶茴芹 *Pimpinella diversifolia* DC. 的全草。

【药性】性冷，味辣、苦。

【功用】败毒消肿，活血疗伤，赶气除胀，止痛，用于治疗毒蛇咬伤、跌打损伤、脘腹胀满、腹痛、痢疾、肠炎、经闭、痛经、湿疹、无名肿毒等。

【应用举例】

1. 毒蛇咬伤　本品性冷赶火，有败毒消肿之功，常用于治疗毒蛇咬伤，故也名"蛇倒退"。习与白辣蓼同用，洗净，捣烂取汁服，并敷伤口。

2. 跌打损伤　本品辣散苦泄，有活血疗伤之效，多用于治疗跌打损伤、瘀血肿痛。多与野荞麦、八不拿、醉鱼草等配伍，取鲜品捣烂敷伤处，或水煎服。

3. 脘腹胀满　本品味辣行散，有赶气除胀之功，可用于治疗气机郁滞的脘腹胀满，常与橘皮、青木香、回头青等同用，水煎服。

4. 无名肿毒　本品能败毒消肿，外用可治疗无名肿毒。多与野菊花叶、木芙蓉叶等同用，捣烂敷患处。

此外，本品还用于治疗感冒咳嗽、偏头痛、肺脓疡、疟疾、腮腺炎、淋巴结结核、鼻咽癌、蜂螫伤等。

【用法用量】内服：水煎，15 ～ 30 g。外用：适量，捣敷。

摇竹消

【土家语】母尔他几那　mu er ta ji la

【异名】徐长卿，竹叶细辛，逍遥竹，对月草，鬼督邮，土细辛，寮刁竹，了刁竹，对节莲，铜锣草，一支箭，一枝香，英雄草。

【来源】为萝藦科植物徐长卿 *Cynanchum paniculatum*（Bge.）Kitag. 的全草。

【药性】性热，味辣、苦。

【功用】赶风镇痛，活血疗伤，败毒消肿，温经止痛，利水。用于治疗风湿骨痛、跌打伤痛、枪伤、腰痛、牙痛、胃寒气痛、痛经、腹水、水肿、毒蛇咬伤等。

【应用举例】

1. 毒蛇咬伤　本品有败毒消肿之功，又常用于治疗毒蛇咬伤。可单用，也可与贯头尖、东风菜、五爪龙等各适量，洗净捣烂取汁服，并用药渣敷伤口。或取鲜一支箭

30 g，水煎服，另用鲜草适量，捣烂外敷。

2. 跌打伤痛　本品辣行，能赶气活血、疗伤止痛，为治跌打损伤、瘀血肿痛之佳品。多与麻口皮子药、仙桃草、一支蒿等配伍，泡酒服。或取竹叶细辛、桃仁各 9 g，红花、土鳖虫各 6 g，水煎服。

3. 枪伤　本品外用有败毒疗伤、消肿生肌之效，能用于治疗猎枪打伤。习与润筋草、紫竹草、水梯云配伍，等分研细末，用鸡蛋清调敷患处，不封口。

4. 风湿骨痛　本品味辣行散，通则不痛，而有较强的赶风镇痛之功，且苦燥性热，故常用于治疗风湿或寒湿所致的筋骨关节疼痛，屈伸不利，多与草乌、见风消、马蹄香等同用，水煎兑酒服。

5. 慢性腰痛　取竹叶细辛、虎杖各 9 g，红四块瓦 5 g。研末，每服 0.6 ～ 1 g，每日 1 ～ 2 次，温开水吞服。

6. 湿热毒疮　取一支箭 30 g，一把伞 30 g，鱼鳅串 30 g，鱼腥草 30 g。水煎服。

7. 指头疔，痈疖疔毒疼痛　取一支箭、雄黄连各等量研细末，用醋调外敷患处。

此外，本品还用于治疗呕吐、胃脘痛、痧症腹痛、小儿惊风、荨麻疹、湿疹、皮肤瘙痒等。

【用法用量】内服：水煎，10 ～ 15 g；或捣汁；或泡酒。外用：适量，捣敷。

小蛇参

【土家语】窝闭人参 wov bif renr senv

【异名】碧血雷，华陀草，急解索，一点血，辟蛇雷，红白药，金丝丸，碧血莲。

【来源】为马兜铃科植物管花马兜铃 *Aristolochia tubiflora* Dunn 的根或全草。

【药性】性寒，味辣、苦。

【功用】解毒消肿，赶气止痛，用于治疗虫蛇咬伤、心口窝痛、肚子痛、痢疾腹泻、高血压、疔疮等。

【应用举例】

1. 虫蛇咬伤　本品性寒凉，功能解毒消肿，常用于治疗虫蛇咬伤，取碧血莲鲜叶或根茎适量，捣烂外敷。

2. 心口窝痛、肚子痛　本品能赶气止痛，常用于治疗心口窝痛、肚子痛，取碧血莲 10 g，红毛七、文王一支笔各 6 g，共研细末，温开水送服，每服 0.5 ～ 2 g。

3. 痢疾腹泻　用本品治疗痢疾腹泻，可取碧血莲全草、地苦胆、乌龟七各 10 g，水煎服。

4. 高血压　治疗高血压，可取碧血莲 9 g，野菊花 6 g，水煎服。

5. 疔疮　本品能解毒消肿，外用可治疗疔疮。取碧血莲根适量研细末，水调敷患处。

此外，本品还用于治疗跌打损伤、肺痨等。

【用法用量】内服：5～10 g。外用：适量。

三角草

【土家语】杨梅席克查　yanr meir xir ker car

【异名】水蜈蚣，杨梅草，三夹草，水香草，金牛草，地杨梅，一粒珠，金钮草，球子草，散寒草，疟疾草。

【来源】为莎草科植物水蜈蚣 *Kyllinga brevifolia* Rottb. 的全草。

【药性】性微冷，味辣、淡。

【功用】活血消肿，赶风发表，赶火止咳，利尿别浊，止咳化痰，截疟。用于治疗风热感冒、鸬鹚咳、尿膏积、三分症、黄疸、痢疾、乳糜尿、疮疡肿毒、皮肤瘙痒、毒蛇咬伤、风湿性关节炎、跌打损伤等。

【应用举例】

1. 蛇咬伤　本品能活血消肿，擅治蛇咬伤。取三角草、巴蕉根各适最，捣烂，敷患处。

2. 跌打损伤　治疗跌打损伤，可取水蜈蚣 500 g 捣烂，加酒 120 g 捣匀，滤取酒 60 g，内服，渣炒热外敷患处。

3. 疹子透发不畅　本品能赶风发表，常用于疹子透发不畅，取水蜈蚣、浮萍、水竹叶、小杆子、水灯草各 20 g，水煎服，二煎水洗。

4. 咳嗽、百日咳　本品能止咳化痰，可用于治疗咳嗽、百日咳。取水蜈蚣 15～30 g，加红枣 3 枚，水煎服。

5. 疮疡肿毒　取三角草、雄黄、大蒜子各适量，共捣烂，敷患处。

此外，本品还用于治疗小儿口腔炎、黄疸等。

【用法用量】内服：煎汤，10～30 g。外用：鲜品适量，捣敷。

白花蛇舌草

【土家语】窝阿实玉拉实克查　wov ar sir yif lax sir ker car

【异名】蛇舌草，甲猛草，蛇针草，蛇舌癀，蛇总管，二叶葎，白花十字草，尖刀草，龙舌草，蛇脷草，鹤舌草。

【来源】为茜草科植物白花蛇舌草 *Oldenlandia diffusa*（Willd.）Roxb. 的全草。

【药性】性凉，味甜、淡。

【功用】败火攻毒，活血利尿。用于治疗恶性肿瘤、肠痈（阑尾炎）、黄疸、小便不利等；外用治疗疮疖痈肿、毒蛇咬伤等。

【应用举例】

1. 毒蛇咬伤　本品败火攻毒力强，为治疗毒蛇咬伤的常用药。取蛇舌草 50 g，万年青 9 g，丝茅根 50 g，水煎内服，或捣烂外敷伤口周围。

2. 肠热毒证　本品能败火攻毒，常用于治疗肠热毒证，单用蛇舌草 250 g，水煎内服。

此外，本品还用于治疗恶性肿瘤、肺热喘咳、扁桃体炎、咽喉炎、肝炎、盆腔炎、附件炎、痈肿疔疮、热淋涩痛、水肿、痢疾、肠炎等。

【用法用量】内服：煎汤，10 ～ 30 g。外用：适量，鲜品捣敷。

剪刀草

【土家语】色克图沙玉拉　ser kex tur sav yif lax

【异名】木架梁，莫荚娘，磨架梁，慈姑，水慈姑，狭叶慈姑，三脚剪，燕尾草，水芋，藉姑，槎牙，茨菰，白地栗。

【来源】为泽泻科植物慈姑 *Sagittaria trifolia* L. var. *sinensis*（sins）Makino. 的球茎及全草。

【药性】性冷，味甜、苦、淡，一说有小毒。

【功用】赶火败毒，化痰散结，利尿别浊，用于治疗毒蛇咬伤、黄疸、对口疮、疡子、尿膏积等。

【应用举例】

1. 毒蛇咬伤　本品性冷，有赶火败毒之功，常用于治疗毒蛇咬伤，可单用全草鲜品洗净，捣烂敷伤处。或与野烟、龙葵、一点白等同用。

2. 对口疮　本品能赶火败毒，常用于治疗脑后正中发际下的对口疮，多与黄瓜香、五爪龙、铁灯台同用，共捣烂敷患处。

3. 疡子　本品味苦能泄，故有化痰散结之效，可用于治疗痰火郁结所致的疡子，多与夏枯草、天去子、鱼鳞菜等同用，捣烂敷患处。

4. 尿膏积　本品味淡渗透，能分清别浊而利尿，常用于治疗湿浊下注的尿膏积，症见小便混浊如米汤水，多与黄柏、石韦、向日葵茎髓等配伍，水煎服。

此外，本品还用于治疗产后血闷、胎衣不下、淋病、咳嗽痰血、带下、崩漏、衄血、呕血、咳嗽痰血、疮肿、目赤肿痛、角膜白斑、瘰疬、睾丸炎、骨膜炎、二便不利、蜂蜇肿痛等。

【用法用量】内服：水煎，15 ～ 30 g。外用：适量，捣敷。

一年蓬

【土家语】拉拢阿夫　lax longx ax hux

【异名】白马兰，白旋覆花，治疟草，牙肿消，野蒿，瞌睡草，墙头草，长毛草，地白菜，油麻草，千层塔。

【来源】为菊科植物一年蓬 *Erigeron annuus*（L.）Pers. 的全草。

【药性】性微冷，味辣、微苦。

【功用】败毒截疟，活血疗伤，赶火消肿，清热解毒，助消止泻，用于治疗毒蛇咬伤、三分症、牙龈肿痛、丸子肿（淋巴结炎）、肝病黄疸、消化不良、腹泻、血尿、跌打损伤等。

【应用举例】

1. 毒蛇咬伤 本品性冷，有赶火败毒之功，多用于治疗毒蛇咬伤。习用全草洗净，与雄黄末共捣，敷伤处。

2. 三分症 本品有较好的败毒截疟之效，常用于治疗感受疟邪引起的三分症，故有“治疟草”之名，多与青蒿配伍，水煎，于发作前 1 ～ 2 小时内服。

3. 牙龈肿痛 本品可赶火败毒，又能消肿止痛，常用于治疗牙龈红肿疼痛。可单用煎水服，或与豆根同用，煎浓汁含漱。

4. 跌打损伤 本品味辣行散，能活血疗伤，可用于治疗跌打损伤、瘀血肿痛，多与一支蒿、一支箭等同用，捣烂兑酒敷伤处。

此外，本品还用于治疗消化不良、急性胃肠炎、传染性肝炎、淋巴结炎、血尿、疮疡肿毒等。

【用法用量】内服：水煎，30 ～ 50 g，量大可用至 100 g。外用：适量，鲜品捣敷。

苦瓜莲

【土家语】克欸致子那土莲　keif zif zix laf tux lianr

【异名】山苦瓜，王瓜，土瓜，吊瓜，水瓜，山冬瓜，毛瓜六。

【来源】为葫芦科植物王瓜 *Trichosanthes cucumeroides*（Ser.）Maxim. 的根及果实。

【药性】性冷，味苦。一说有毒。

【功用】根赶火败毒，燥湿止泻，消肿止痛，用于治疗毒蛇咬伤、湿热吐泻、食物中毒、奶疡、乳蛾肿痛，烫火伤等。果实清热，生津，消瘀，通乳，用于治疗消渴、黄疸、噎膈反胃、经闭、乳汁滞少、痈肿、慢性咽喉炎等。

【应用举例】

1. 毒蛇咬伤 本品性冷赶火，味苦泄火，有显著的赶火败毒之效，为治疗毒蛇咬伤的主药之一，习与半边莲、马齿苋各 50 g 同用。先将苦瓜莲浸入澄清透明的小便中 7 天后，取出阴干，用布包裹，贴近皮肤携带，使其沾汗水，以增强药力。用时取清洁水磨浓汁，同时把后两药捣烂与之调匀，敷于伤口周围，并常用苦瓜莲汁浸润勿使干燥。

2. 陈旧蛇咬伤及毒蜂、蜈蚣螫伤　取山苦瓜（童便浸）干品适量，用开水磨汁涂于伤口周围。

3. 湿热吐泻　本品性冷赶火，味苦燥湿，可用于治疗湿热侵犯胃肠所致的上吐下泻。习用根，研末冲服，每次 3 g，日 3 次。

4. 食物中毒　本品有败毒之功，多用于治疗食物中毒、恶心呕吐、腹痛腹泻，习用根研末，每次 5 g，凉开水冲服。

5. 奶痨　本品外用，又为治疗奶痨的常用药，症见乳房红肿热痛。可单用研末，醋调涂患处，也可与七叶一枝花同用。

此外，本品还用于治疗口疮、咽喉肿痛、蜈蚣咬伤等。

【用法用量】内服：研末，现多入胶囊，每次服 3 ～ 5 g。外用：适量，磨汁或研末调涂。

指甲花

【土家语】借从采　jief congr caix

【异名】透骨草，急性子，小桃红，凤仙梗，凤仙花梗，凤仙花秸，凤仙花杆。

【来源】为凤仙花科植物凤仙花 *Impatiens balsamina* L. 的全草及种子。

【药性】性冷，味苦、辣，有小毒。

【功用】赶火败毒，活血通经，散瘀止痛，用于治疗隔食症、毒蛇咬伤、痛经、闭经、难产、跌打肿痛、风湿痹痛、筋骨挛缩、屈伸不利、肿块积聚、痈疮肿毒、骨鲠咽喉等。

【应用举例】

1. 毒蛇咬伤　本品性冷，有赶火败毒消肿之功，为治疗毒蛇咬伤的常用药，可单用，多与蛇不过、马蹄金、白龙须等配伍，捣烂敷伤口。

2. 痛经　本品辣行苦泄，有活血通经之效，可用于治疗瘀血阻滞引起的经前小腹刺痛。多与漆树根、野刺桑、益母草等配伍，水煎服。

3. 跌打肿痛　本品有活血散瘀止痛之效，能用于治疗跌打损伤、瘀血肿痛，常与八棱麻、一支箭、麻口皮子药等同用，水煎兑酒服，或泡酒外揉。

4. 痈疮肿毒　本品外用能败毒消肿，可用于治疗痈疮肿毒，习用全草，捣烂敷患处，或与黄瓜香配伍。

5. 食积隔食症　取指甲花子 10 g，半支莲 30 g，天龙 6 g，石贝穿 30 g，干蟾皮 10 g，蛇莓 10 g，野辣子草、烂心木 20 g。每日 1 剂，水煎 2 次服。

此外，本品还用于治疗闭经、难产、鹅掌风、蛇虫咬伤等。

【用法用量】内服：水煎，10 ～ 15 g。外用：适量，捣敷或泡酒揉。

雷胆子

【土家语】阿尔　ar ev

【异名】金线吊葫芦，石猴子，雷胆子，石老鼠，三叶青，蛇附子。

【来源】为葡萄科植物三叶崖爬藤 *Tetrastigma hemsleyanum Diels et* Gilg. 的块根及全草。

【药性】性冷，味苦、咸。

【功用】赶火败毒，消肿止痛，软坚散结。用于治疗毒蛇咬伤、猴儿疱、奶痨、痨子、高热惊风、流行性感冒、肝炎、肺痨、结石等，外用治疗铜钱癣、痈疽疮毒、腮腺炎、毒蛇咬伤、狗咬伤、黄水疮、外伤出血。

【应用举例】

1. 毒蛇咬伤　本品性冷，有显著的赶火败毒之功，为治疗毒蛇咬伤的要药之一。习用块根磨汁涂伤口，同时配合水煎服，尤宜用于治疗五步蛇咬伤。

2. 猴儿疱　本品能败毒消肿，常用于治疗时邪疫毒郁结腮部引起的猴儿疱，习用块根磨醋，涂患处，日数次。

3. 奶痨　本品有败毒消肿之功，又常用于治疗乳房红肿热痛的奶痨，多用全草或块根捣烂，敷患处。

4. 痨子　本品性冷赶火败毒，味咸软坚散结，善治颌下耳后长痨子，习用块根磨汁涂患处，或捣烂敷。

此外，本品还用于治疗跌打损伤、风湿、肺炎、哮喘月经不调、咽痛、瘰疬、跌打损伤、小儿惊风等。

【用法用量】内服：水煎，15 ～ 30 g。外用：适量，磨汁或捣敷。

【使用注意】孕妇禁服。

魔芋

【土家语】魔芋　Mor yif

【异名】蛇六谷，麻脚杆，鬼头，蛇包谷，磨芋，鬼芋，蒟蒻。

【来源】为天南星科植物魔芋 *Amorphophallus konjac* K. Koch.（Amorphophallus rivieri Durieu）的干燥块茎。

【药性】性寒，味辣、苦。有毒。

【功用】解毒散结，化痰消积。用于治疗痰嗽、癥瘕、瘰疬、损伤瘀肿、便秘腹痛、疟疾、跌打损伤、咽喉肿痛、牙龈肿痛、痈疽疮毒、癫痫、烫火伤、毒蛇咬伤等。

【应用举例】

1. 毒蛇咬伤　本品能解毒，常用于治疗毒蛇咬伤，取魔芋（鲜）、青木香、半边莲各适量，捣敷。

2. 痈疽 本品用于痈疽，可取魔芋（鲜）适量，捣烂外敷。

3. 淋巴结核 本品能散结化痰，常用于治疗淋巴结核，可取魔芋 50 g，水煎 3 小时后，去渣内服。

4. 跌打损伤 用本品治疗跌打损伤，可取魔芋（鲜）、韭菜、葱白各适量，捣烂，黄酒调敷。

此外，本品具有降血糖、降血脂、降压、散毒、养颜、通脉、减肥、通便、开胃等作用，还具有补钙、平衡盐分、洁胃、整肠、排毒等作用。

【用法用量】内服：煎汤，9 ～ 15 g（需久煎 2 小时以上）。外用：适量，捣敷或抹醋涂。

【使用注意】内服不宜过量，药渣有毒，勿食用；鲜品不可内服；外敷注意可能有过敏现象。

参考文献

1. 田华咏，潘永华，唐永佳，等 . 土家族医药学［M］. 北京：中医古籍出版社，1994.

2. 田华咏 . 土家族医学史［M］. 北京：中医古籍出版社，2005.

3. 田华咏 . 土家医病证诊疗规范［M］. 北京：中医古籍出版社，2014.

4. 彭芳胜，田华咏，滕建卓 . 土家医方剂学［M］. 北京：中医古籍出版社，2007.

5. 田华咏，梅之南 . 土家医方药精选［M］. 北京：中医古籍出版社，2014.

6. 田华咏，梅之南，田禹顺 . 土家医药双语词汇［M］. 北京：中医古籍出版社，2014.

7. 田华咏 . 土家医医疗技术［M］. 武汉：湖北科技出版社，2017.

8. 袁德培，彭芳胜 . 中国土家族医药学［M］. 北京：科学出版社，2014.

9. 杨德胜 . 土家族药学［M］. 西宁：青海人民出版社，2009.

10. 彭芳胜，彭慧娟 . 土家医毒气病学［M］. 北京：中医古籍出版社，2014.

11. 胡先容 . 医方守约［M］. 北京：中医古籍出版社，2012.

12. 胡先兆 . 南垣医抄［M］. 侯启年，侯启柱，侯如艳，等，校注 . 北京：中医古籍出版社，2015.

13. 秦子文 . 玲珑医鉴［M］. 北京：中医古籍出版社，2006.

14. 万定荣 . 医疗机构处方常用土家药手册［M］. 武汉：湖北科技出版社，2017.

15. 湖北省食品药品监督管理局 . 湖北省中药材质量标准（2009 年版）［M］. 武汉：湖北科技出版社，2009.

16. 湖南省食品药品监督管理局 . 湖南省中药材质量标准（2009 年版）［M］. 长沙：湖南科技出版社，2010.

17. 贵州省食品药品监督管理局 . 贵州省中药材、民族药材质量标准（2003 年版）［M］. 贵阳：贵州科技出版社，2003.

后 记

《土家医药》为传统医药类非物质文化遗产项目读本。编著本书旨在保护与传承土家医药文化。本书的出版使湘西土家医药从静态保护走向动态保护，让土家族传统医药“活”起来，助推民族传统医药在医疗实践中广泛应用，为广大群众的健康提供更多适宜的技术服务。

本书由田华咏研究员统筹并执笔编写第一章至第四章，第五章由张元忠主任中药师执笔，田兰参与第一章与第四章相关内容的文献收集整理及部分内容的组稿，向洪彪、叶凡协助土家医经典方剂（简称“经方”）的前期整理工作。

本书的编著工作是在湘西土家族苗族自治州非物质文化遗产保护中心的组织下开展的，本书的出版得到湘西土家族苗族自治州非物质文化遗产保护中心与国家重点研发计划中医药现代化研究《十五个少数民族医防治常见病特色诊疗技术、方法、方药整理与示范研究》项目的资助。在编写中还得到有关专家、土家医药人员的大力支持，在编写中参考或引用了相关作者的论文或论著，对关心和支持本书编写、出版的单位、专家及同行们致以感谢！

编著者

2019 年 6 月